磁共振成像诊断学

MAGNETIC RESONANCE IMAGING DIAGNOSIS

主　审　郭顺林　冯　骥

主　编　雷军强　窦　郁

副主编　张春雨　殷　亮

编　者　（按照姓名汉语拼音顺序排名）

陈　勇（兰州大学第一医院）
陈梓娴（兰州大学第一医院）
窦　郁（兰州大学第一医院）
雷军强（兰州大学第一医院）
刘　鹏（甘肃省肿瘤医院）
李芸芝（甘肃省妇幼保健院）
郭吉刚（兰州大学第一医院）
龚　瑞（宁夏医科大学总医院）
王　刚（兰州大学第一医院）
王　琳（甘肃中医药大学附属医院）
王正盛（甘肃省康复中心医院）
殷　亮（兰州大学第一医院）
张春雨（甘肃卫生职业学院）
张　皓（兰州大学第一医院）
张　静（兰州大学第二医院）
张云海（青海省人民医院）
周　晟（甘肃省中医院）

兰州大学教材建设基金资助项目

磁共振成像诊断学

MAGNETIC RESONANCE IMAGING DIAGNOSIS

雷军强 窦 郁 主编

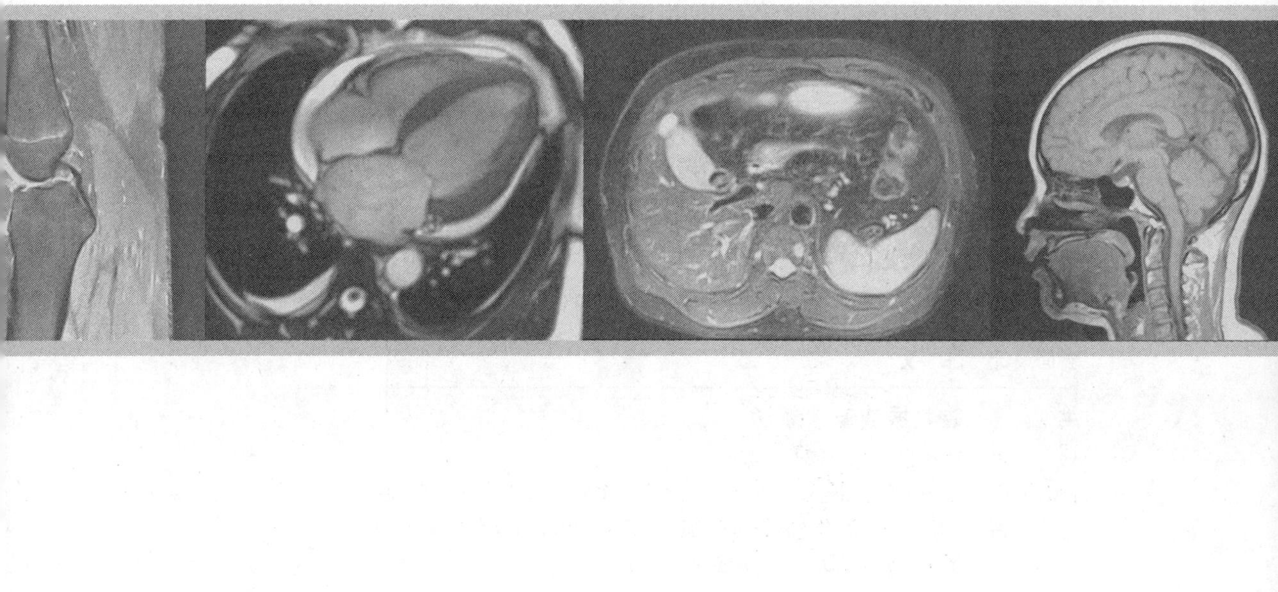

蘭州大學出版社
LANZHOU UNIVERSITY PRESS

图书在版编目（C I P）数据

磁共振成像诊断学 / 雷军强，窦郁主编. -- 兰州 :
兰州大学出版社，2019.1
ISBN 978-7-311-05563-9

Ⅰ. ①磁… Ⅱ. ①雷… ②窦… Ⅲ. ①核磁共振成象
Ⅳ. ①R445.2

中国版本图书馆CIP数据核字(2019)第022002号

策划编辑 宋 婷
责任编辑 郝可伟
封面设计 陈 文

书 名 磁共振成像诊断学
作 者 雷军强 窦 郁 主编
出版发行 兰州大学出版社 （地址:兰州市天水南路222号 730000）
电 话 0931-8912613(总编办公室) 0931-8617156(营销中心)
0931-8914298(读者服务部)
网 址 http://press.lzu.edu.cn
电子信箱 press@lzu.edu.cn
印 刷 甘肃春宇印务有限公司
开 本 787 mm×1092 mm 1/16
印 张 29.5(插页4)
字 数 732千
版 次 2019年2月第1版
印 次 2019年2月第1次印刷
书 号 ISBN 978-7-311-05563-9
定 价 69.00元

前 言

磁共振成像（Magnetic resonance imaging，MRI）是核磁共振（Nuclear magnetic resonance imaging，NMR）现象在医学上的应用。MRI不涉及X射线，具有多参数、多序列、多方位成像且有良好的软组织对比度和较高的空间分辨率等特点，用于身体各系统、各部位的形态学诊断、功能及分子成像研究。自20世纪七八十年代应用于临床以来，日益受到临床与科研工作者的青睐，已成为临床和科研工作中不可或缺的成像方法。同时，随着临床诊疗对功能成像需求增多，以及MRI技术研发的深入，MRI新的检查序列和后处理软件不断涌现。

精准医学，影像先行，基于MRI检查的广泛使用、新技术的不断面世，我们编写了《磁共振成像诊断学》一书，在借鉴前辈经验的同时，也补充了一些MRI新概念、新分类及新共识等，希望读者从中受益，有所提高。

本书总共十章，分别为总论、中枢神经系统、头颈部、胸部、循环系统、消化系统、泌尿系统、生殖系统和腹膜后间隙、骨关节与软组织病变、脊柱与脊髓，介绍了磁共振成像原理和相关概念、MRI检查技术、图像的特征与信号解读、MRI在疾病诊断中的应用、MRI伪影以及安全性问题。

本书在编写上紧密结合临床实践，以临床应用为导向，旨在提高实用性，总论部分介绍了MRI的成像原理，作为解读MRI信号的基础；各论每章内容包括检查技术、正常及异常表现，疾病的病因、病理及临床、MRI表现特点、诊断及鉴别诊断。编撰上力求深入浅出，图文并茂，语言通俗易懂，希望读者易于理解与获益。

本书旨在为初学者提供一条系统学习MRI原理及诊断的便捷通道，使他们在短期内获得MRI诊断疾病的基础知识、要点和注意事项。本书主要供医学影像专业学生、临床医学生、研究生、进修医生、住院医师及磁共振成像技术员使用，对涉足MRI应用或培训的医院各专业临床医师、大专院校教师和其他专业人员也会有所裨益。

本书得到了兰州大学教材建设基金的支持。本书编者均工作在临床一线，编写过程中倾注了他们大量心血与经验。郭顺林教授、冯骥教授对本书进行了精心评审，并提出了许多宝贵意见；本书编者、兰州大学第一医院放射科的各位同仁和研究生对本书的文字修订、校审和编辑方面给予了很多帮助，在此一并致以衷心的感谢。

由于我们水平有限，经验不足，书中难免有疏漏之处，敬请读者和学界同道不吝赐教，批评指正。

雷军强　窦　郁

2018年12月

目 录

第一章　总论

第一节　MRI概况

一、MRI的定义及发展

（一）MRI的定义

NMRI（nuclear magnetic resonance imaging）即核磁共振，为避免与核医学中放射成像相混淆，现将核磁共振成像统一称为磁共振成像（magnetic resonance imaging, MRI）。

磁共振成像是利用射频脉冲（radio frequency，RF）对置于磁场中的含有自旋不为零的原子核的物质进行激发，发生磁共振，用感应线圈采集磁共振信号，按一定数学模型进行重建处理而成的一种数字成像技术。

含有偶数质子或中子的原子核，如 ^{16}O、^{12}C 等，其自旋和磁矩都成对地相互抵消，故整体上不呈现磁场；含有单数质子、单数中子或两者均为单数的原子核（如 ^{1}H、^{13}C、^{19}F、^{31}P 等）具有自旋及磁矩的物理特性，可产生净自旋，自旋原子核在人体内的含量及该原子核产生共振的敏感性和难易程度是原子核能否用于临床MRI的标准。目前，临床所用MRI图像通常指 ^{1}H 的MRI图像，一方面 ^{1}H 是人体内最多的元素，另一方面 ^{1}H 有很强的磁敏感性，很容易产生共振，虽然目前MRI仅使用 ^{1}H 成像，其他原子核（如 ^{13}C、^{19}F、^{31}P 等）也可用于临床磁共振波谱（magnetic resonance spectroscopy，MRS）。

（二）MRI的发展

1946年，由Bloch教授领导的美国加州斯坦福大学研究小组和Purcell教授领导的哈佛大学研究小组同时发现了核磁共振现象。由于这一发现在物理、化学、生物化学、医学上具有重大意义，因此两人于1952年获得诺贝尔物理学奖。1946—1972年，NMRI主要用于有机化合物的分子结构分析，即磁共振波谱分析。1971年，美国纽约州立大学的Damadian教授在《Science》杂志上发表了《NMRI信号可检测疾病》和《癌组织中氢的 T_1 延长》等论文。1973年，美国人P. C. Lauterbur用反投影法第一次完成了MR的实验室模拟成像工作，即仿真模块的二维磁共振图像。直到20世纪70年代后期，对人体的MRI才获得成功。1978年，英国第一台头部MRI设备投入临床使用；1980年，全身的MRI设备研制成功；1984年，美国FDA正式批准MRI应用于临床；1985年，中国首次引进MRI设备。1989年，安科公司生产出我国第一台永磁型磁共振成像机。1993年，功能MRI（fMRI）得到发展，该技术可将人脑各部位的功能信息图像化。

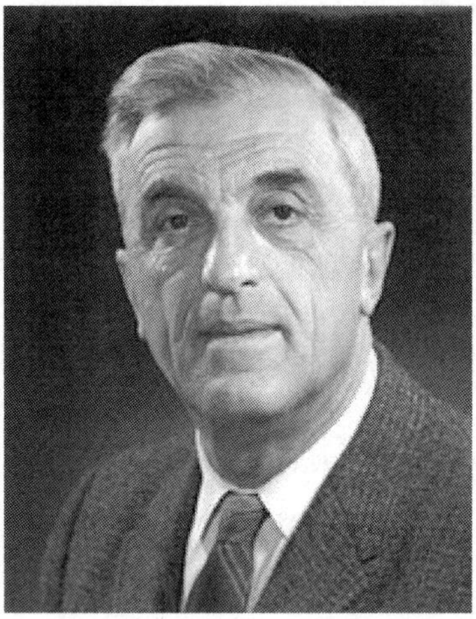
1

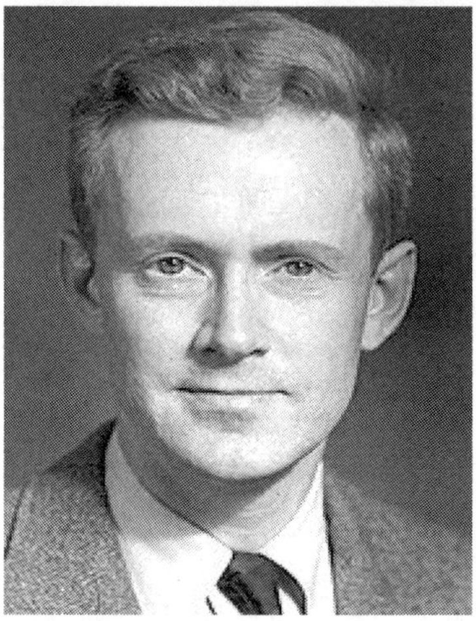
2

1. Bloch； 2.Purcell

图1-1 Bloch教授 和Purcell教授

二、MRI的特点及局限性

（一）MRI的特点

1.多参数成像，可提供丰富的诊断信息

MRI信号强度与组织的弛豫时间、氢质子的密度、血液（或脑脊液）流动、化学位移及磁化率有关，其中弛豫时间对图像对比起了重要作用，成为区分不同正常组织、正常组织与病变组织的主要诊断基础。由于MRI信号是多种组织特征参数的可变函数，所反映的病理生理基础较CT（仅有密度一个参数）更广泛，MRI的多参数成像为临床提供了更多的诊断信息。在MRI诊断中，影像对比基于T_1对比、T_2对比、质子密度对比、T_2*对比、相位对比、扩散对比、磁化传递对比、流动静止对比、流速对比等。

2.多方位成像，使从三维空间上观察人体图像成为现实

自线性梯度场应用于MRI系统后，就不再用旋转或移动病人的方法来获得扫描层面，而是用Gx、Gy、Gz三个梯度或者三者的任意组合来确定层面，即实现了所谓的空间定位。因此，MRI可在不改变病人体位的情况下获得人体横断面、冠状面、矢状面及任何方位断面的图像，有利于病变的三维定位及解剖结构的完整、连续显示，使从三维空间上观察人体图像成为现实。

3.组织特异性成像，可选择性提高组织的成像对比

MRI可通过使用特殊的脉冲序列特异地显示水、脂肪、软组织、软骨和流体等组织，如水成像技术用于显示静态或缓慢流动液体；也可采用不同的脉冲序列特异地显示某种病理组织，监测病理演变过程，如血肿不同时期的演变过程，提高了组织成像对比。

4.功能成像

磁共振功能成像（functional MRI，fMRI）有广义和狭义之分，广义的磁共振功能成像包括：扩散加权成像（diffusion weighted imaging，DWI）、扩散张量成像（diffusion tensor imaging，DTI）、灌注加权成像（perfusion weighted imaging，PWI）、磁共振波谱分析（magnetic resonance spectroscopy，MRS）、基于血氧水平依赖（blood oxygenation level-dependent，BOLD）的脑功能成像等。狭义的磁共振功能成像仅指血氧水平依赖性成像。磁共振功能成像是目前唯一能对人体的组织代谢、生化环境和功能变化进行无创伤性检查的方法。

5.无气体和骨伪影的干扰

后颅凹病变等清晰可见。

6.无电离辐射

MRI系统应用短波或超短波的电磁波，其波长在1 m以上（小于300 MHz），无电离辐射损伤。从成像所用的频率来看，尽管MRI系统的峰值功率可达千瓦数量级，但平均功率仅为数瓦，完全低于推荐的非电离辐射的安全标准。可见，MRI是一种安全的检查方法，是一种可常规应用于婴幼儿及孕妇的影像检查方法。

（二）MRI的局限性

1.成像速度慢；

2.对钙化灶和骨皮质病灶不够敏感；

3.图像易受多种伪影影响；

4.禁忌症多；

5.定量诊断困难。

第二节 MRI系统的组成

MRI系统主要由以下四部分构成：主磁体系统、梯度磁场系统、射频系统、计算机及图像后处理系统。各系统间相互连接，由计算机控制、协调。

一、主磁体系统

（一）主磁体系统的组成

主磁体系统主要由磁体线圈、匀场线圈、梯度线圈及体线圈组成，如图1-2-1所示。

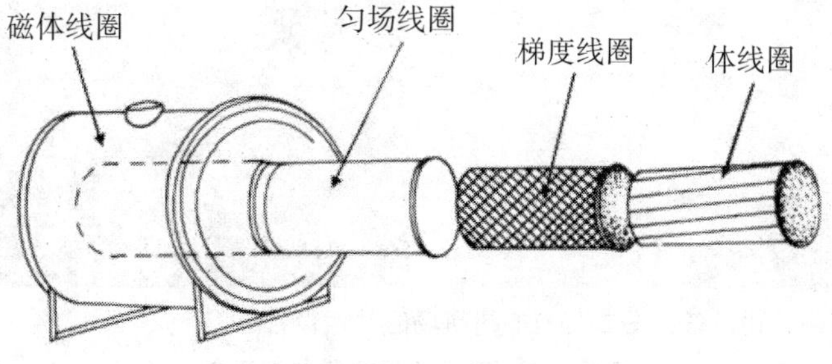

图1-2-1 主磁体系统

（二）主磁体的主要性能指标

主磁体的主要性能指标是磁场强度、磁场均匀度、磁场的稳定性及磁体孔径大小等，这些性能指标直接影响图像质量。

1.磁场强度

应用于临床的MRI扫描仪主磁体强度大多为0.15～3.0 T。磁场强度越高，组织的磁化强度越高，产生的磁共振信号强度越高。在一定范围内，磁场强度越高，图像的信噪比越大，信噪比近似与磁场强度呈线性关系。但高场强也有一些不利因素，例如在高场强中化学位移伪影较明显，对运动较敏感而更易产生伪影。

2.磁场均匀度

磁场均匀度由磁体本身的设计和外部环境决定，磁体的成像区域越大，所能达到的磁场均匀度越低。

3.磁场的稳定性

磁场的稳定性是衡量磁场强度随着时间而漂移程度的指标，在成像序列周期内磁场强度的漂移对重复测量的回波信号的相位产生影响，导致图像失真、信噪比下降。磁场的稳定性与磁体的类型和设计的质量密切相关。

4.磁体孔径

磁体的孔径大小限制着被检查者的体型尺寸大小，延伸到磁体外部的磁场的范围亦与孔径大小及磁场强度有关。在磁场的延伸范围内，电子仪器对磁场均匀度及其本身的磁场产生破坏作用。为限制磁场向外部延伸及外部磁场的影响，一般采用各种屏蔽措施。

任何磁体都不会产生绝对均匀的磁场，故使用匀场线圈，以补偿因不可控制的环境因素及其他不可避免的因素引起的磁场不均。匀场线圈位于磁体中心，梯度线圈外，多由铌钛（NbTi）合金制成。

（三）MRI设备主磁体类型

主磁体是MRI系统的核心部分之一，其功能是提供主磁场。磁共振根据磁场强度不同，分为：低场<（0.5 T）、中场（0.5～1.0 T）、高场（1.0～2.0 T，1.5 T为代表）、超高场（>2.0 T，3.0 T为代表）四种类型，如图1-2-2所示；根据主磁体类型分为：永磁型、常导型、超导型。

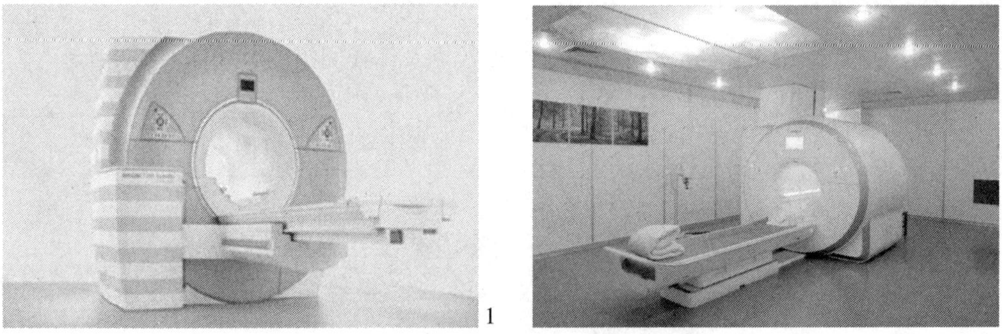

1　2

图1　1.5 T高场强磁共振设备；图2　3.0 T超高场磁共振设备

图1-2-2　不同场强的磁共振设备

1.永磁型磁体

（1）构成

由具有铁磁性的永磁材料构成。

（2）优点

磁场强度衰减极慢，几乎永久不变；运行维护简单，无水电消耗；磁力线闭合，磁体漏磁少；射频线圈制作简便，线圈效率高。

（3）缺点

磁场强度限制，目前最大场强仅0.4 T；且磁体庞大、笨重；磁场均匀度受环境温度影响大，磁场稳定性较差。周围环境发生变化就会导致磁场均匀度被破坏，使图像质量下降。

2. 常导型磁体

（1）构成

由电流通过导线产生磁场，其磁力线与受检人体长轴平行。此型磁体大致可分为三种：空心磁体、铁心磁体和电磁永磁混合型磁体。

（2）优点

常导型磁体制造安装容易，造价低廉，质量小，可关闭，磁场线圈易于维护。

（3）缺点

磁场均匀性和稳定性较差，受室温影响大，必须水冷却维持其运行，故运行费用高，且其磁场强度亦较低，一般不超过0.5 T。

3. 超导型磁体

（1）构成

超导型磁体是由电流通过导线产生磁场，与常导型磁体的主要差别在于导线由超导材料制成并置于液氦之中。超导体的电磁线圈的工作温度在绝对温标4.2 K的液氦中获得，此时线圈处于超导状态，没有电阻。

超导型磁体配有一个励磁电源，励磁电流从励磁电源发出通过超导型磁体线圈循环流动，当电流上升到使磁场建立起预定的场强时，超导型磁体开关闭合，励磁电源断开，电流在闭合的超导线圈内几乎无衰减地循环流动，产生稳定、均匀、高场强的磁场。

（2）优点

磁场强度高，临床常用的一般为1.5～3.0 T，超导型磁体的磁场稳定而均匀，几乎不受环境温度的波动影响，成像质量高，能进行磁共振波谱分析及功能磁共振成像等一些研究项目。

（3）缺点

维持运行费用较高，需消耗一定量的液氦；工艺复杂，造价昂贵；特殊情况下具有发生失超的危险，如线圈温度超过8K时。所谓失超，即超导体变为导体，温度急剧升高，液氦大量挥发，磁场强度迅速下降，不过，现代磁体的设计使运行中失超的可能性极小。

（四）励磁

励磁，又叫充磁，是指超导型磁体系统在励磁电源的控制下逐渐给超导线圈施加电流，从而建立预定磁场的过程。励磁一旦成功，超导型磁体就将在不消耗能量的情况下提供强大的高度稳定的匀强磁场。对于超导型磁体，成功励磁的首要条件是建立稳定的超导环境，其次是要有一套完善的控制系统，其输出电流大，精度高，重复性好。

励磁前的主要准备工作是：

①补充制冷剂，因为励磁时液氦的挥发比较多；

②建立磁体间的安全体系，对控制电路，尤其是失超开关进行检验；

③安装磁场测控设备，连接好高斯计，便于在励磁过程中动态地对磁场进行监测；

④清理现场，移走磁体周围的一切铁磁性物体；

⑤设置警示标志，防止有心脏起搏器的病人误入。

（五）匀场

励磁结束后，获得的磁场叫基础磁场，基础磁场未经任何匀场处理，均匀性较差，需要进行匀场（shimming）。匀场分为无源匀场和有源匀场。

无源匀场（passive shimming）是指在磁体孔内壁上贴补专用的小铁片（也叫匀场片），以提高磁场均匀性的方法，因其在匀场过程中不使用有源器件，因而称为无源匀场。对于超导磁体，应在去磁的情况下进行操作，以增加其安全性。无源匀场的一般过程为：励磁→测量场强数据→计算匀场参数→去磁→贴补小铁片匀场。这一过程要反复进行多次，因此反复的励磁和去磁将会挥发大量液氦。

有源匀场（active shimming）是指通过适当调整匀场线圈的电流强度，使其周围的局部磁场发生变化来调节主磁场以提高磁场整体均匀性的过程，经过有源匀场通常可获得高度均匀的成像空间。

（六）磁屏蔽

磁屏蔽（magnetic shield），就是用高饱和度的磁性材料来包容容积内的磁力线。它不仅可防止外部铁磁性物质对磁体内部均匀性的影响，还能大大减弱磁屏蔽外部杂散磁场的分布。磁屏蔽可分为有源和无源两种。有源屏蔽（active shield）是指由一个线圈或线圈系统组成的屏蔽线圈形成磁屏蔽，屏蔽线圈通以反向电流以产生反向磁场来抵消工作磁场的杂散磁场，达到屏蔽的目的。无源屏蔽（passive shield）使用的是铁磁性屏蔽体，因不使用电流源而得名。

根据屏蔽范围的不同，无源屏蔽可分为三种：

（1）房屋屏蔽：即在磁体间的四壁、地基和天花板中镶入几毫米厚的镀锌钢板或铜箔而构成磁屏蔽间的屏蔽方法；

（2）定向屏蔽：如果杂散磁场的分布仅在某个方向上超出了规定的限度，则可只在对应方向的墙壁中安装屏蔽物，形成杂散场的定向屏蔽；

（3）自屏蔽：指仅在磁体周围安装屏蔽体的屏蔽方法。

（七）射频屏蔽

磁共振射频单元按照拉莫尔频率发射射频（RF）脉冲，RF脉冲极易干扰邻近的无线电设备，同时，线圈接收的磁共振信号功率为纳瓦级，又容易受干扰而湮没。因此，磁体间需安装有效的RF屏蔽。常见的RF屏蔽是将铜板或不锈钢板镶嵌于磁体间的四壁、地板及天花板内，以构成一个完整的、密封的RF屏蔽体。各屏蔽体间的接缝应当全部叠压，并用氩弧焊、无磁螺钉等工艺连接。各屏蔽体还需进行防潮、防腐和绝缘处理。观察窗的玻璃采用铜丝网屏蔽体，进出磁体间的电源线、信号线均应通过滤波板以有效抑制RF干扰。所有进出磁体间的送风管、回风口和氦气回收管等穿过RF屏蔽时必须通过相应的波导管。整个屏蔽体须通过一点单独接地，且其接地电阻要小于规定值。

二、梯度系统

（一）梯度系统和梯度磁场的组成

梯度系统的组成包括梯度线圈和梯度电源两部分。

1. 梯度线圈（见图1-2-3）

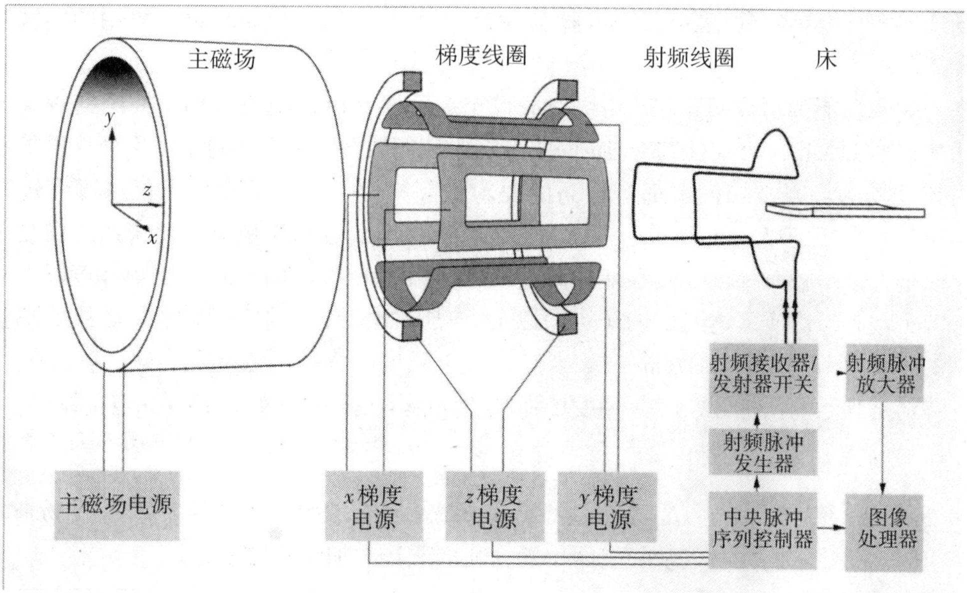

图1-2-3

梯度线圈绕在主磁体和匀场补偿线圈内，它由三组线圈组成，梯度场的方向按x、y、z三个基本轴线方向设计，这三个方向的任何一个梯度场均可提供层面选择梯度、相位编码梯度、频率编码梯度三项作用之一，而这三个方向的梯度场的联合使用可获得任意斜面的图像。

2. 梯度电源

每组梯度线圈都有它们各自的驱动电源，在计算机控制下随时开关，精确调节供应给线圈的电源，以便获得精确的梯度磁场。

（二）梯度磁场的性能指标

1. 梯度场强

按照拉莫尔方程$\omega=\gamma \cdot B_0$，质子的共振频率等于磁旋比与静磁场强度的乘积。因此，静磁场的轻微变化必然使受检组织的共振频率随之产生变化。在固定的静磁场上附加一个线形的梯度场，虽然该梯度场相对于静磁场来说非常微弱，但还是会使受检体形成不同共振频率的空间分布坐标。例如在1.5 T的主磁体场强下，由于梯度线圈绕向相反，其梯度场分别为+25 Gs和-25 Gs。因此，在磁体孔径内一端的场强为15025 Gs，另一端则为14975 Gs。

质子在15000 Gs场强下旋进频率为63.87 MHz。选择不同频率的射频脉冲可选择相应层面的组织。改变梯度场强和射频脉冲的带宽，就可选择层面厚度。在x、y、z三个方向上施加梯度场可对冠状面、矢状面和横断面进行层面选择，如其中之一用于层面选择梯度，则另两个分别用于相位编码和频率编码。相位编码与频率编码可对每个体素进行空间定位，每个体素与像素是对应的。梯度线圈的主要性能指标包括梯度场强和切换率（slew rate）。

2.切换率

切换率是指单位时间及单位长度内的梯度磁场强度变化量，常用每秒每米长度内磁场强度的变化［mT/(m·s)］来表示。切换率越高表明梯度磁场变化越快，也即梯度线圈通电后梯度磁场达到预设值的速度越快，成像时间越短（可缩短重复时间和回波时间）。切换时间即梯度场从零上升至预定的稳定值所需时间，响应时间长短对成像系统最小可用的回波时间具有较大的影响。

梯度线圈性能的提高对于MR超快速成像至关重要，可以说没有梯度线圈的进步就不可能有超快速序列MRI。SS-RARE、Turbo-GRE及EPI等超快速序列MRI以及水分子扩散加权成像对梯度场的场强及切换率都有很高的要求，高梯度场及高切换率不仅可以缩短回波间隙，加快信号采集速度，还有利于提高图像的SNR，因而近几年快速或超快速成像技术的发展可以说是直接得益于梯度线圈性能的改进。现代新型1.5 T MRI设备的常规梯度线圈场强已达25 mT/m以上，切换率达120 mT/(m·s)以上。1.5 T MRI设备最高配置的梯度线圈场强已达60 mT/m，切换率超过200 mT/(m·s)。当然，由于梯度磁场的剧烈变化会对人体造成一定的影响，特别是刺激周围神经，因此梯度场强和切换率不是越高越好，是有一定限制的。

（三）梯度磁场的作用

梯度磁场系统是磁共振成像系统核心之一，它利用梯度线圈来产生相对主磁场来说较微弱的在空间上变化的磁场，这个随空间位置变化的磁场叠加在主磁场上。

梯度磁场的作用有：

1.对MR信号进行空间编码，以确定成像层面的位置和成像层面的厚度；

2.产生MRI回波（梯度回波）；

3.施加扩散加权梯度场；

4.进行流动补偿；

5.进行流动液体的流速相位编码。

三、射频系统

（一）射频系统的组成和作用

射频系统主要由发射和接收两部分组成，其中包括发射器、功率放大器、发射线圈、接收线圈和低噪声信号放大器等。射频系统的作用是发射射频脉冲，使磁化的质子吸收能量产生共振，并接收质子在弛豫过程中释放的能量，进而产生MR信号。

（二）射频脉冲

发射器用于产生射频信号，形成射频脉冲（radio frequency pulse）并对其进行加工处理。此RF脉冲为一宽带频率，具有精确的时相及复杂、准确的波形，其频带在Larmor频率上下波动。这些经过加工处理的射频波经过功率放大器放大后由发射线圈向人体发射射频信号。上述过程均由计算机控制。

发射器功率一般为0.5～15 kW，高场强磁共振成像仪通常以病人体重为标准，由计算机选定所需发射功率。如欲做多种原子磁共振成像检查（例如波谱分析），则发射器和接收器频率范围要宽，如1.5 T磁共振成像仪频率范围要求16～64 MHz，以便接收^{1}H、^{31}P、^{23}Na、

^{13}C、^{19}F的磁共振信号。

（三）射频线圈

用于发射射频建立射频磁场的射频线圈叫发射线圈，用于检测MR信号的射频线圈叫接收线圈。

MRI中射频线圈可在成像序列周期内不同时间分别完成发射和接收两种任务，这种射频线圈既是发射线圈又是接收线圈，如体部线圈等。有的线圈只用于接收MR信号，如大部分表面线圈。射频线圈的敏感容积及其与被检查组织的距离直接决定着图像的质量，线圈的敏感容积越大，图像信噪比越低，噪声越大；反之，信噪比越高，噪声越小。为兼顾成像的信噪比和敏感容积，根据人体各个部位的不同形状、大小，需要制成不同尺寸和类型的线圈，以获得最佳质量的图像。

1.表面线圈

表面线圈是一种直接放置在成像解剖部位的线圈，最常见的是扁平形（如腰椎线圈和TMJ线圈）和半鞍形（如一些膝线圈或肩关节线圈）。大部分表面线圈是刚性的。

表面线圈不是发射线圈，一般仅用作接收线圈。

2.相控阵线圈

小的表面线圈提供较高的信噪比，但均匀度差，覆盖范围小；大线圈均匀度和覆盖范围略有提高，但信噪比降低。相控阵线圈很好地解决了两者间的矛盾。从两个以上（通常为4个）的线圈采集到的信号用于产生一幅图像。相控阵线圈提高了覆盖范围、信噪比，而且是用多个接收通道（放大器、A/D转换器、计算机内存等等）和强大的后处理功能来合成一幅图像。尽管相控阵线圈较表面线圈提高了均匀度，但是信号强度还是受到距离的制约。

（四）射频脉冲接收单元

质子弛豫释放出的信号被接收线圈接收，经过前置放大器放大转至相位敏感检测器解调，从信号中过滤出接近Larmor频率的波形，再经A/D转换器将波形转换成数字信息，经计算机处理最后形成MR信号。

四、主控计算机及信号采集、图像重建系统

MRI系统的操作、控制、协调、安装、维护等均须由计算机完成，磁共振信号的采集、处理、显示及储存亦须靠数字计算机完成，且MRI设备对患者扫描得到的数据和图像较CT多。因此，其计算机要求大容量、大内存、运算速度快及良好的软件支持。MRI系统中多采用高档小型计算机，它主要由硬件和软件两部分组成。

（一）硬件

硬件包括主机和外部设备。主机由中央处理器（CPU）和主存储器组成，外部设备包括存储器、输入设备、输出设备等。

A/D转换器将MRI信号转换成数字信号传输到CPU的阵列处理器处理，并进行傅里叶转换，运算的结果是一个数字阵列，扫描过程中，原始数据经缓冲器进入硬盘，扫描结束后计算机重新输入原始数据重建，然后按灰阶的数值排列组合成MRI图像储存于主存储器（硬盘）中，并在显示器屏幕上显示，从硬盘可提取数据转存于磁盘或光盘以长期保存，CPU还驱动、控制和协调各分系统的工作，硬盘还用于存储一些CPU暂时不用的程序。外存储器由

磁盘和光盘构成，主要用于存储图像和原始数据，还用于存储一些备份文件和程序。

输入设备主要是主控台，主要用于将程序和成像参数输入计算机，对扫描过程进行干预和控制，输入设备将各种形式的信息变成计算机内的二进制代码形式。输出设备包括显示器、医用胶片打印设备及网络传输设备等，磁共振成像仪的显示系统大多具有较高的分辨率（512×512或1024×1024）。胶片打印设备目前多采用激光照相机打印设备。

（二）软件

磁共振成像系统的运行均由软件系统来实施，软件系统包括系统软件和应用软件两大部分。

系统软件是计算机厂家设计用来支持计算机运行的程序，如实时磁盘操作系统和资源分享执行程序等操作系统。

应用软件是由磁共振成像设备厂家设计并用于MRI系统诊断和现场调整的程序以及用户操作软件程序等。

第三节　MRI原理

一、原子核的自旋

（一）原子核的结构

大部分物质都是由分子组成的，分子是由原子组成的。人体内最多的分子是水，水约占人体质量的65%，氢原子是人体中含量最多的原子。

原子又由原子核和绕核运动的电子组成，电子在原子核外快速运动，这些运动包括轨道运动和自旋运动。因为电子有质量和电荷，其轨道运动产生轨道角动量和轨道磁矩，自旋运动产生自旋角动量和自旋磁矩。在许多情况下，轨道磁矩的贡献很小，分子的磁矩主要来自自旋磁矩，这种电子的运动在电子显微镜下看来如云状，称电子云。原子核位于原子的中心，由质子和中子组成。原子核中的质子是带正电荷的，通常与原子核外的电子数相等，以保持原子的电中性，原子核中的质子数和中子数可不相同，质子数和中子数决定原子的质量。质子和中子如不成对，将使质子在旋转中产生角动量，一个质子的角动量约为1.41×10^{-26} T，磁共振就是要利用这个角动量的物理特性来进行激发、信号采集和成像的。

（二）原子核的自旋特性

原子核中的质子类似地球一样围绕着一个轴做自旋运动，正电荷附于质子上，并与质子一起以一定的频率旋转，此称自旋。质子的自旋就好比电流通过环形线圈，根据法拉第（Faraday）电磁原理，将产生一定值的微小磁场，它的能量是一个有空间方向性的矢量，称为角动量，是磁性强度的反映，角动量大，就是指磁性强。此时质子自旋分为两种：一种为与磁场方向一致的自旋；另一种为与磁场方向不一致的自旋。如果原子内的质子数和中子数是相等的，质子的自旋运动在质量平衡的条件下做任何空间方向的快速均匀分布，总的角动量保持为零。但是，许多原子中的质子数和中子数是不相等的，在质子数和中子数不相等的条件下，质子自旋运动产生的角动量将不为0。人体中的氢、碳、钠、磷原子都存在质子数、中子数不相等的情况，都可用于MRI成像。

二、原子核在外加磁场中的自旋变化

我们已经讨论了原子核的一些固有特性，下面介绍自旋核在静磁场中的变化。在没有磁场的情况下，自旋中质子的磁矩的方向是杂乱无章的。因此，对一个原子核宏观聚集体而言，就不可能看到任何宏观的核磁性现象。如果将质子数与中子数不相等物质的原子核放置于均匀磁场中，情况就不一样了。这些微观的磁矩会在一定的时间（称为自旋-晶格弛豫时间）内发生改变。下面，我们将详细加以说明。

（一）质子自旋和角动量方向

根据电磁原理，质子自旋产生的角动量的空间方向总是与自旋的平面垂直。由于质子自旋的方向总是在变化的，因此角动量的方向也跟着变，在自然状态下，角动量方向随机而变。当人体处于强大的外加磁场（B_0）中时，体内的质子将发生显著的磁特性改变。角动量方向将受到外加磁场（也称主磁场）的影响，趋向于与外加主磁场平行的方向，与外加磁场同方向时处于低能级状态，而与外加磁场方向相反时处于高能级状态，极易改变方向。经过一定的时间后，终将达到相对稳定的状态，约一半多一点的质子的角动量与主磁场方向一致，约一半少一点的质子的角动量与主磁场方向相反，方向一致与方向相反的质子的角动量总和之差就是角动量总的净值。这个净值是一个整体的概念，不是指单个质子的角动量方向。因此，我们把它称为磁矩，它的方向总是与外加磁场（B_0）的方向一致的。

（二）磁矩和进动

磁矩有一些重要的特性：第一，磁矩是一个总和的概念。磁矩方向与外加磁场方向一致，并不代表所有质子的角动量方向与B_0一致，实际上约一半的质子的角动量方向与B_0方向相反。第二，磁矩是一个动态形成过程，人体置于磁场中后，需要一定的时间才能达到一个动态平衡状态。因此，当磁矩受到破坏后，其恢复也要考虑到时间问题。第三，磁矩在磁场中是随质子进动的不同而变化，而且进动具有特定频率，此频率称进动频率。在磁矩的作用下，原子核自身旋转的同时又以B_0为轴做旋转运动，此运动称进动。它是一种围绕某一个轴的圆周运动，这个轴就是B_0的方向轴。由于磁矩是有空间方向性的，它绕着B_0轴而转。因此，磁矩方向与B_0轴的夹角决定了旋转的圆周大小。譬如陀螺自身在旋转时，它会出现自身旋转轴与地面垂直线有夹角的情况，这时陀螺本身的位置将围绕某一点做圆周运动，它的轨迹将是一个圆周。当人体置于强磁场中一定时间达到相对平衡后，质子总的磁矩围绕B_0旋转的角度也相对恒定，B_0方向上的分值可由三角原理来确定，这个B_0方向上的值随着磁矩与B_0的夹角变化而变化。

进动是在B_0存在时出现的，所以进动与B_0密切相关。外加磁场的大小决定着磁矩与B_0轴的角度，磁场越强大，角度越小，B_0方向上的磁矩值就会越大，因此可用来进行磁共振的信号会越强，图像结果会越好。此外，外加主磁场的大小也决定了进动的频率，B_0越大，进动频率越高，与B_0强度相对应的进动频率也叫Larmor（拉莫尔）频率，原子在1.0 T的磁场中的进动频率称为该原子的磁旋比（γ），γ为一常数值。氢原子的磁旋比为42.58 MHz。B_0等于0.5 T时，氢质子进动频率为21.29 MHz。B_0等于1.5 T时，氢质子进动频率为63.87 MHz。

三、核磁共振现象

共振是一种自然界普遍存在的物理现象。物体是永恒运动着的，物体的运动在重力作用下将会有自身的运动频率。当某一外力作用在某一物体上时，一般只是一次的作用而没有共振的可能，当外力是反复作用时，而且有固定的频率，如果这个频率恰好与物体的自身运动频率相同，物体将不断地吸收外力，转变为自身运动的能量，哪怕外力非常小，随时间的积累，能量不断被吸收，就会产生共振。

质子在一定的磁场强度环境中，它的磁矩是以Larmor频率做旋进运动的，进动频率是由磁场强度决定的。如果把三维的进动用透视法改为二维运动图，就能更清楚地看到它与单摆运动是极其相似的。在B_0作用下以某一恒定频率进动的磁矩，在受到另一个磁场（B_1）的重复作用时，如果B_1的频率与Larmor频率一致，方向与B_0垂直，进动的磁矩将吸收能量，改变旋进角度（增大），旋进方向将偏离B_0方向，B_1强度越大，进动角度改变越快，但频率不会改变。以上就是原子核（MRI中是质子）的磁角动量在外加主磁场（B_0）的作用下，受到另一外加磁场（B_1）的作用而发生的共振现象，即磁共振现象。

四、核磁弛豫

（一）弛豫过程

1.弛豫

原子核在外加的磁场（B_1）作用下产生共振后，吸收了能量，磁矩旋进的角度变大，偏离B_0轴的角度加大了，实际上处在了较高的能态中，在B_1消失后将迅速恢复原状，就像被压紧的弹簧“放松”了。原子核的磁矩的弛豫过程与之有许多相似之处，原子核发生磁共振而达到稳定的高能态后，从外加的B_1消失开始，到恢复至发生磁共振前的磁矩状态为止，整个变化过程就叫弛豫过程。弛豫过程是一个能量转变的过程，需要一定的时间，磁矩的能量状态随时间延长而改变，磁矩的整个恢复过程是较复杂的，但却是MRI的关键部分。MRI检查时受检脏器的每一个质子都要经过反复的RF激发和弛豫过程。弛豫有纵向弛豫和横向弛豫之分。

2.纵向弛豫

纵向弛豫是一个磁矩从零状态变化到最大值的过程。磁矩是有空间方向性的，当人体进入B_0环境中以后，数秒或数十秒钟后将形成一个与B_0方向一致的净磁矩，我们称其为M_0，B_0方向是一条空间的中心轴线，我们定义它为纵轴。在外加的RF（B_1）作用下，B_0将发生偏离纵轴的改变，此时B_0方向上的磁矩将减少，当B_1终止后，纵轴（B_0轴）上的分磁矩又将逐渐恢复，直至恢复到B_1作用前的状态，这个过程就叫纵向弛豫，所需要的时间就是纵向弛豫时间。由于要使纵向磁矩恢复到与激发前完全一样的时间很长，有时是一个无穷数。因此，我们人为地把纵向磁矩恢复到最大值的63%时，所需要的时间定义为一个单位时间，叫T_1。“T”就是Time，T_1一般以秒或毫秒为表示单位。T_1是反映组织纵向磁矩恢复快或慢的物理指标，人体各种组织因组成成分不同而具有不同的T_1。

3.横向弛豫

横向弛豫是一个磁矩从最大值恢复至零状态的过程。在RF作用下，纵向的磁矩发生了偏离：与中心轴有了夹角，横向上则出现了分磁矩（M_{xy}），当B_1终止后，横向（xy平面）上的分磁矩（M_{xy}）又将逐渐减少，直至恢复到RF作用前的零状态，这个过程就叫横向弛豫，所需要的时间为横向弛豫时间。与T_1一样的原因，我们将横向磁矩减少至最大值的37%时所需要的时间定义为一个单位时间，这个单位时间也叫T_2。横向弛豫与纵向弛豫是同时发生的。

（二）磁共振信号

磁共振信号是MRI机中使用的接收线圈探测到的电磁波，它具有一定的相位、频率和强度。根据这个信号的相位、频率和强度的特征，结合它出现的时间先后顺序，可以用来进行计算机空间定位处理和信号强度数字化计算及表达，在MRI图像上反映出不同组织的亮暗特征。各种形态特征组织具有不同的信号特点，将共同组成一幅亮度对比良好、信噪比较高、空间分辨率适中的MRI图像。

MRI过程中，每个组织都将经过磁共振物理现象的全过程。组织经过B_1激发后，吸收能量，磁矩发生偏离B_0轴的改变，横向（xy平面）上出现了磁矩，处于高能态中。B_1终止后，横向上的磁矩将很快消失，恢复至激发前的零状态，其中B_1激发而吸收的能量将通过发射与激发RF频率相同的电磁波来实现能量释放，这个电磁波就是MRI信号的来源，也叫回波，是MRI的基础。磁共振中的回波信号，实质上是射频信号，具有频率和强度的特点。

MRI设备中，接收信号用的线圈可以是一个线圈，也可以是方向相同的两个线圈。线圈平面与主磁场平行，其工作频率需要尽量接近Larmor频率。线圈发射RF脉冲对组织进行激励，在停止发射RF脉冲后进行接收，RF脉冲停止作用后组织出现弛豫过程，磁化矢量只受主磁场的作用时，这部分质子的进动与主磁场方向一致，所以无法测量。而磁共振成像过程中受到射频激励而产生的横向磁化矢量垂直于主磁场方向，并围绕主磁场方向旋进，按照电磁感应定律（即法拉第定律），横向磁化矢量的变化，能使位于被检体周围的接收线圈产生随时间变化的感应电流，其大小与横向磁化矢量成正比，这个感应电流经放大即为MR信号。由于弛豫过程中横向磁化矢量的幅度按指数方式不断衰减，决定了感应电流为随时间周期性不断衰减的振荡电流，因为它是自由进动感应产生的，所以称之为自由感应衰减（free induction decay，FID）。90°RF脉冲后，由于受纵向弛豫时间和横向弛豫时间的影响，磁共振信号以指数曲线形式衰减，因此它是一种自由衰减信号，其幅度随时间指数式衰减的速率就是横向弛豫速率。

自由感应衰减（FID）信号描述的是信号瞬间幅度与时间的对应关系。实际上各质子群的FID过程并不相同，所叠加在一起的总信号也不会是一个简单的指数衰减曲线。因此，有必要将振幅随时间变化的函数变成振幅随频率分布变化的函数。“傅里叶变换”就是将时间函数变换成频率函数的方法。FID信号不仅提供幅值和频率，它还提供幅值和频率相关的相位的信息。

一个FID信号的产生，都是一个特定组织（受检组织）在MRI过程中产生且特有的。不同组织在受到同一个脉冲激发后产生的回波各不相同，相同的组织在受到不同的脉冲激发后的回波特点也不一样，这是因为组织结构的不同导致的磁共振特性（主要指T_1、T_2）不同所致，而不同的脉冲序列就是要充分发掘和显示组织的内在特性而设计的。总的来说，组织在MRI上的亮暗差别随回波信号不同而不同，FID信号的表现特点要受到组织本身的质子密度、T_1、T_2、运动状态、磁敏感性等因素影响，MRI时采用的不同脉冲组合序列及其相关的TR、TE、翻转角等都是为了显示组织特性的。

五、MRI的空间定位

（一）MRI的数据采集方法

1.梯度磁场（gradient magnetic field）

利用梯度磁场（G）实现MRI的空间定位，共有三种梯度磁场：横轴位（G_z）、矢状位（G_x）和冠状位（G_y）。梯度磁场是在主磁场基础上外加的一种磁场，使成像时感兴趣人体模块受到的磁场强度出现微小的差别。根据磁共振的拉莫尔（Lamor）定律，人体组织在不同的磁场强度下，其共振频率就会不同，这就形成了根据梯度磁场的变化达到空间定位的理论和实际应用基础。

MRI的空间定位主要由梯度磁场来完成。在相对均匀的主磁场基础上施加梯度磁场，将使人体不同部位的氢质子处于不同的磁场强度下，因而具有不同的拉莫尔（Lamor）频率。用不同的RF激发，结果将选择性地激发对应的质子，不断变化的梯度磁场与对应变化的RF发生放大器配合，将达到空间定位的目的。

根据梯度磁场的变化来确定位置时，不需移动受检病人，这与CT成像明显不同。梯度磁场性能是MRI机性能的一个重要指标，它可提高图像分辨能力和信噪比，可做更薄层的MRI，提高空间分辨率，减少部分容积效应。同时，梯度磁场的梯度爬升速度越快，越有利于不同RF频率的转换。

2.层面选择

MRI是多切面的断层显像。要使某一段大块的人体组织分层面显示，就要进行层面定位，人为地分解组织器官成为许多具有一定层厚的断面。横轴位（G_z）、矢状位（G_x）和冠状位（G_y）的梯度磁场可作为层面选择梯度场，根据要求做矢状面、冠状面还是横断面，只要通过计算机控制启动某一轴上的梯度场即可。如果采用第一层对应梯度强度和频率的RF激发，RF停止后出现的具有特定频率的回波信号，将被计算机认为是第一层面质子的信号，然后再采用第二层对应频率的RF激发，如此重复，至最后一层，可以达到层面选择的目的，所以MRI做任何断面都不需移动病人，只是启动不同的梯度场即可。

（二）MRI断层平面信号的空间编码

以上仅对不同层面进行分辨，出现的回波信号仅仅为一个层面的总和。一个层面中有128×256个像素或256×256个像素，如何分辨？对一个层面而言，平面上位置有左右和上下不同，可以再用相位和频率两种编码方法来实现定位。

层面分辨梯度是z轴方向的话，我们可以在y轴的上下方向上施加第二个梯度磁场将上下空间位置的体素用不同相位状态来分辨，我们称这个梯度磁场为相位编码梯度磁场。一个128×256矩阵可用128种不同相位来编码，这时成像时间就与相位编码数直接相关。这样，我们用梯度磁场使层面在z轴上和y轴上均有不同。但是，此时某一次RF激发后的回波仍是左右方向上一排像素（128或256个）的总和，这一排像素要用频率编码的方法来区分，在一个RF激发停止后，立即在这一排像素所在方向上再施加另一梯度磁场（称为频率编码梯度磁场）。使这一排上不同像素的质子在弛豫过程中出现频率不同，计算机可以识别此频率的差异而确定不同质子的位置。频率编码与成像总时间没有直接关系，故频率编码上的矩阵点数一般都为256。层面梯度、相位编码梯度和频率编码梯度的时间先后排列和协同工作，可以达到对某一成像体积中不同空间位置体素的空间定位。由以上可知，一次RF激发是对某一层面中的某一排（一般256个）像素的同时激发，而且要间隔一个TR后再进行该层面下一排像素的第二次激发，时间就与TR、层数、像素数有关。这个定位过程是一个反复的过程，较CT的定位更复杂。

（三）MRI图像重建理论

1.*K*空间填充技术

一次RF激发是相同相位编码位置上的一排像素的同时激发，这一排像素的不同空间位置是由频率编码梯度场的定位作用确定的。因此，相位和频率的相对应就可明确某一信号的空间位置。所以，在计算机中，按相位和频率两种坐标组成了另一种虚拟的空间位置排列矩阵，这个位置不是实际的空间位置，只是计算机根据相位和频率不同而给予的暂时识别定位，这就是"*K*空间"。*K*空间实际上是MRI信号的定位空间。在*K*空间中，相位编码是上下、左右对称的，从正值的最大逐渐变化到负值的最大，中心部位是相位处于中心点的零位置，而不同层面中的多次激发产生的MRI信号被错位记录到不同的*K*空间位置上。

由于一排像素的数量在同一序列中总是恒定的，使频率变化范围也恒定，某一排像素的频率编码起始频率低，则最末一个像素的终末频率也低。在*K*空间上相位变化的对称性的前提下，处于*K*空间频率坐标的中心位置的中等频率值的像素会最多，总的合计信号强度将最大。所以，*K*空间中心位置确定了最多数量的像素的信号，在傅里叶转换过程中的作用最大，处于*K*空间周边位置的像素的作用要小很多。

在*K*空间采集中，频率和相位编码的位置一一对应，虽然图像信号采集的矩阵为128×256或256×256，但*K*空间在计算机中为一个规整的正方形矩阵。如前所述，处于*K*空间中心区域的各个数值对图像重建所起的作用要比周边区域的更大，所以，在非常强调成像时间的脑扩散加权成像、灌注加权成像及心脏MR成像时，为了节约时间，可以将周边区域的*K*空间全部作零处理，节约一半的时间，可能导致小于10%的图像信噪比损失。这种特殊的成像方法就叫*K*空间零填充技术。*K*空间分段采集技术一般应用于心脏快速MRI，在FLASH或Turbo-FLASH等快速梯度成像时，一个序列常可在1 s左右的时间内完成。但是，对心脏来说仍然太慢，一个心动周期不足1 s，运动伪影在所难免，且信号激励次数（number of excitations，NEX）只有一次时的图像质量不太理想。这时，可采用*K*空间分段采集的方法，将*K*空间分成8或16段，采用心电图门控触发的方法，使一段*K*空间的信号采集固定于心动周期的某一个时段内，达到心脏相对静止的效果。一个序列被分解在8或16次心搏中完成，总时间也在一次屏气时间允许之内，这样，即解决了心脏搏动伪影问题。

2.二维傅里叶图像重建法

二维傅里叶变换法是MRI特有且最常用的图像重建方法。*K*空间排列的原始数据，整合了相位、频率和强度的信息，傅里叶转换技术就是将以上的*K*空间信息逐行、逐点地解析和填补到真正的空间位置上去，形成很多幅反映信号强弱的MR图像。二维傅里叶变换可分为频率和相位两个部分，通过沿两个垂直方向的频率和相位编码，可得出该层面每个体素的信息。不同频率和相位结合的每个体素在矩阵中有其独特的位置。计算每个体素的灰阶值就形成一幅MR图像。

第四节　MRI序列

一、自旋回波脉冲序列

自旋回波脉冲序列简称SE脉冲序列，是目前磁共振成像最基本、最常用的脉冲序列。SE脉冲序列的基本组成是一个90°射频脉冲和一个180°射频脉冲。其过程是先发射一个90°激励脉冲，其后至少跟随一个180°相位重聚脉冲，90°的脉冲产生横向磁化（在横向平面上产生磁性），180°脉冲对横向磁化矢量的失相位进行相位重聚，用来产生自旋回波。180°脉冲通常在TE的一半发出。从90°脉冲到接收回波信号的时间称回波时间，即TE，两个90°脉冲之间的时间称重复时间，即TR（如图1-4-1所示）。

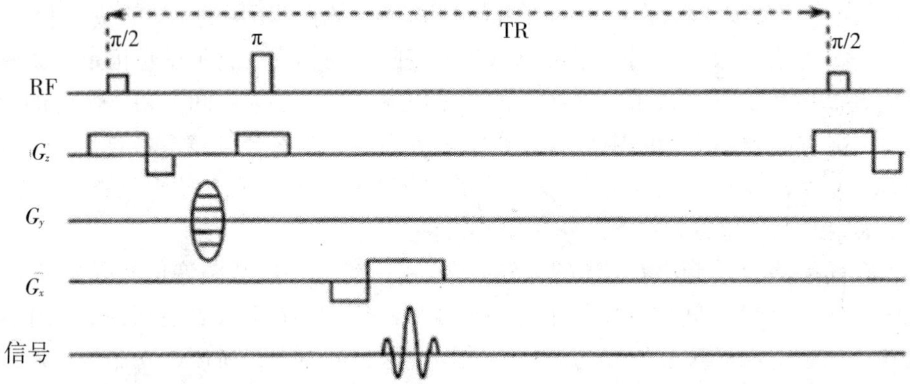

图1-4-1

在SE脉冲序列中，可变回波是按双回波采集的，其中第二个回波时间不必是第一个回波时间的整数倍，如TE_1为20 ms，TE_2为90 ms（见图1-4-2）。

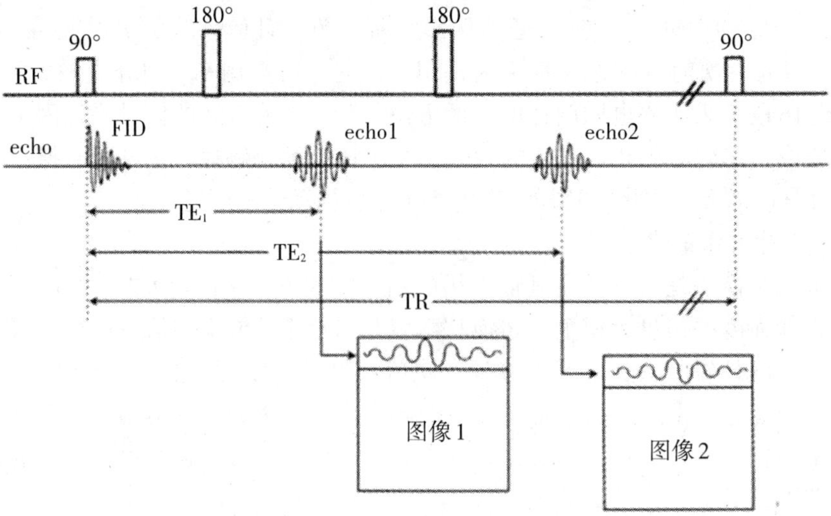

图1-4-2

在第一个90°脉冲后，在B_0作用下形成的z轴上的M_0被翻转到xy平面上，90°脉冲终止后，z轴上的磁矩逐渐恢复，xy平面上的磁矩逐渐消失。xy平面上的磁矩衰减或消失就是自由感应衰减（FID），即T_2*衰减。由于受到组织T_2和磁场不均匀等因素的综合影响，质子群的进动频率存在快慢差别，结果它们的相位分散，信号难以采集和成像。所以SE脉冲序列中，在90°脉冲后的180°脉冲可使xy平面上的磁矩翻转180°，产生相位重聚的作用，使相位离散的质子群在xy平面相位重新趋向一致，消除因磁场不均匀导致的T_2*衰减。180°脉冲后相位重聚后xy平面（横向）上的磁矩又将重新汇聚增大，可被磁共振线圈测得，此时测得的信号强度值就是MRI图像中的亮度值，也是SE脉冲序列形成MRI图像亮暗灰度差别的最基本原理。

SE脉冲序列一般使用T_1加权像（T_1WI）、质子密度加权像（PDWI）来得到成像层面，使用T_2加权像（T_2WI）可以得到更高的图像对比度，显示病变组织更有利。

在T_1加权像上，当TR增加的时候，则CNR会减小，SNR、扫描时间和成像层面的数量都会增加；当TE增加的时候，则CNR、SNR和成像层面的数量都会减小，扫描时间不变。在TR>600 ms的情况下，当翻转角增加的时候，T_1的图像对比度也会增加。

在质子密度加权像和T_2加权像上，当增加TR的时候，则CNR、SNR、扫描时间和成像层面的数量都会增加；当TE增加的时候，CNR会增加，而SNR和成像层面的数量都会减小，扫描时间保持不变。

二、反转恢复脉冲序列

反转恢复（inversion recovery，IR）脉冲序列包括一个180°反转脉冲、一个90°激发脉冲与一个180°复相脉冲（如图1-4-3）。反转恢复脉冲序列可以看作是一个具有原始180°反转脉冲（这种脉冲优先于90°脉冲）的SE脉冲序列，原始的180°脉冲使质子群的磁化矢量由正z轴翻转至负z轴，在负z轴的方向上产生磁化。在180°和90°脉冲之间的时间称为反转时间（TI），介于90°和回波信号之间的时间是TE，IR脉冲序列和SE脉冲序列比较相似。

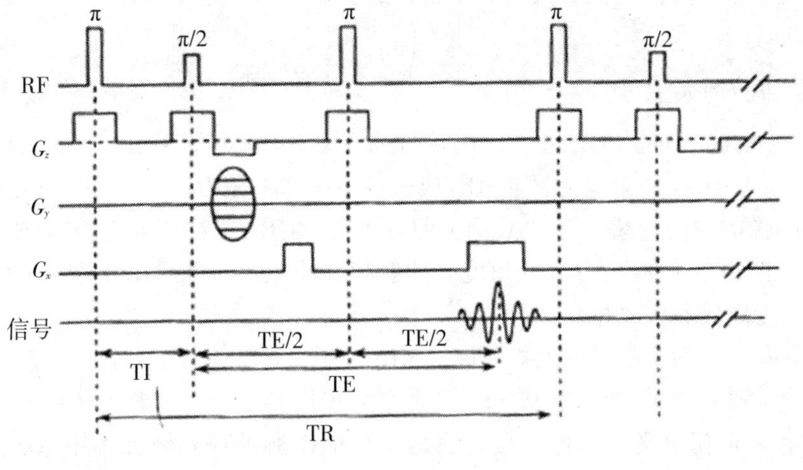

图1-4-3

反转恢复脉冲序列中，第一个180°脉冲后，经过重复时间的弛豫，有些重复时间较长的组织，纵向磁矩尚处于负值，有些组织重复时间较短，纵向磁矩可能已变化至正的某一值，但无论纵向磁矩变化到正值或负值，90°脉冲后在xy平面上的磁矩值是其绝对值。因为，只有此绝对值才与采集到的信号强度和频率有关，也就是说这两种组织的信号强度值是一样的。所以，TI对图像信号的形成非常重要。TI如果较长，大部分组织的纵向磁矩已至正值，这时TI值对图像信号对比起决定性作用，形成T_1WI。但是，IR形成的T_1加权像因存在重复时间，费时长，信噪比低，一般不用。如果TI较短，可能不同组织恢复到正值和负值的绝对值相仿，90°脉冲后的信号强度值就相差不大，也就是说组织TI对图像的影响很小，形成的图像就是T_2加权像。TI的数值取决于一种组织从负z轴恢复到xy平面所需要的时间，这个时间就是零点，TI从负z轴到xy平面的时间曲线称为零点曲线（如图1-4-4）。

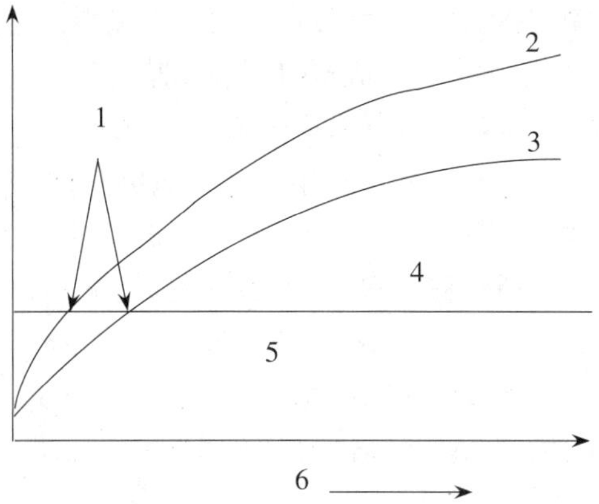

图1-4-4

IR脉冲序列可形成重T_1WI，可在成像过程中完全除去T_2的作用，可精细地显示解剖结构，如脑的灰白质，因而在检测灰白质疾病方面有很大的优势。目前IR脉冲序列除用于重T_1WI外，主要用于两种特殊的MRI，即脂肪抑制MRI和水抑制MRI。

STIR脉冲序列可用于抑制骨髓、眶窝、腹部等部位的脂肪信号，更好地显示被脂肪信号遮蔽的病变，同时可以鉴别脂肪与非脂肪结构。另外，由于脂肪不产生信号，STIR脉冲序列也会降低运动伪影。用于脂肪抑制时，在1.5 T场强设备中TI设置应接近于170 ms。用STIR方法获得的肩关节脂肪抑制图像，其含脂丰富的肱骨黄骨髓信号以及皮下脂肪被抑制，可以突出显示关节软骨的信号。

三、梯度回波脉冲序列

梯度回波（gradient echo，GRE）脉冲序列也称为场回波（field echo，FE）脉冲序列，是基本的成像序列。GRE脉冲序列是目前MRI快速扫描序列中最为成熟的方法，不仅可缩短扫描时间，而且图像的空间分辨率和SNR均无明显下降。GRE脉冲序列与SE脉冲序列主要有两点区别：一是使用小于90°（常用α角度）的射频脉冲激发，并采用较短的TR；另一个区别是使用反转梯度取代180°复相脉冲。

MRI中，只有xy平面上的横向磁矩才能被MRI机测量到具体数值或强度。90°脉冲对纵向磁矩激发后，横向磁矩按T_2*快速衰减，SE脉冲序列采用再给予一个180°脉冲的方法使T_2*快速衰减的横向磁矩重新出现，以供测量。但是，在GRE脉冲序列时就不用180°脉冲来重聚焦，而是用一个紧接的反方向梯度来重新使快速衰减的横向磁矩再现，同样也可获得一个回波信号，进行成像。这种序列就是梯度回波脉冲序列。由于梯度回波脉冲序列使用反向梯度来获得回波，这个回波的强度是按T_2*衰减的，与使用180°脉冲的SE脉冲序列是不同的。所以，GRE脉 冲序列要求磁场有更高的稳定性，梯度的切换要非常快。GRE时，第一个脉冲不必用90°脉冲，常用小角度翻转角，使用小于90°的射频脉冲激励，在横向部分有相当大的磁化矢量，而纵向磁化矢量M_z的变动相对较小。如30°脉冲可使50%的磁化矢量投影到横向平面，而保留87%的纵向磁矢量。信号幅度分为纵向、横向两部分，仅数十秒，M_z即可恢复到平衡状态。因此，与传统的自旋回波脉冲序列相比，TR和TE都可以很短，在很短的TR内反复对组织的小角度激发，一般三次激发后，纵向上的磁矩复原值就趋向一个定值。所以，小角度翻转角成像时组织T_1对图像没有影响，获得的图像是T_2*（实际横向弛豫时间）加权像。如果使用较大的翻转角，这时激发后纵向磁矩复原值与组织的T_1的关系就大了，所以将形成T_1加权图像。

MRI图像信号强度的大小与M_z翻转到xy平面的M_{xy}的大小呈正相关，而M_{xy}的大小是由激发脉冲发射时M_z的大小及其激发后翻转的角度两个因素决定的。尽管GRE脉冲序列因使用小于90°的激发脉冲，对于同样的M_z，其投影到xy平面的矢量比例要小于90°激发脉冲序列。但是，小角度脉冲的M_z变化较小，脉冲发射前的M_z接近于完全恢复，能形成较大的稳态M_z，故GRE脉冲序列可产生较强的MRI信号（甚至可以强于90°脉冲序列），能够明显地缩短成像时间，同时具有较高的图像SNR。GRE序列在TR非常短时（T_R可减少到10～20 ms）仍能保持很好的图像质量，这是该序列的一个重要优点。

GRE脉冲序列产生的图像对比要比SE脉冲序列复杂得多，可产生其他序列难以获得的对临床有用的信息。GRE脉冲序列图像的对比不仅取决于组织的T_1、T_2，还与B_0的不均匀性有关，但是，主要依赖于激发脉冲的翻转角α、TR和TE三个因素，另外，还与磁敏感性和流动有关。小角度激发有以下优点：脉冲的能量较小，SAR值降低；产生宏观横向磁化矢量的效率较高，与90°脉冲相比，30°脉冲的能量仅为90°脉冲的1/3左右，但产生的宏观横向磁化矢量达到90°脉冲的1/2左右；小角度激发后，组织可以残留较大的纵向磁化矢量，纵向弛豫所需要的时间明显缩短，因而可选用较短TR，从而明显的缩短采集时间（acquisition time，TA），这就是梯度回波脉冲序列相对SE脉冲序列能够加快成像速度的原因。

四、平面回波成像

平面回波成像（echo planar imaging, EPI）是在梯度回波基础上发展而来的一种超快速成像方法。一般的梯度回波是在一次射频脉冲激发后，利用读出梯度场（即频率编码梯度场）的一次正反向切换产生一个梯度回波。EPI技术则与之不同，它是在一次射频脉冲激发后，利用读出梯度场的连续正反向切换，每次切换产生一个梯度回波，因而将产生多个梯度回波，因而有回波链的存在。因此，实际上EPI可以理解成“一次射频脉冲激发采集多个梯度回波”。

由于EPI是由读出梯度场的连续正反向切换产生的，因此，产生的信号在K空间内填充是一种迂回轨迹，与一般的梯度回波或自旋回波类序列显然是不同的。这种K空间迂回填充轨迹需要相位编码梯度场与读出梯度场相互配合方能实现，相位编码梯度场在每个回波采集结束后施加，其持续时间的各点正好与读出梯度场切换过零点时重叠。

五、EPI序列的分类

EPI序列的分类方法主要两种：一种按照一幅图像需要进行射频脉冲激发的次数进行分类；另一种则根据其准备脉冲进行分类。

（一）按激发次数分类

按一幅图像需要进行射频脉冲激发的次数，EPI序列可分为多次激发EPI和单次激发

EPI。

1.多次激发EPI（multishot EPI，MS-EPI）

MS-EPI是指一次射频脉冲激发后利用读出梯度场连续切换采集多个梯度回波，填充*K*空间的多条相位编码线。需要多次射频脉冲激发和相应次数的EPI采集及数据迂回填充才能完成整个*K*空间的填充。MS-EPI所需要进行的激发次数，取决于*K*空间相位编码步级和回波链长度（echo train length，ETL）。

MS-EPI与FSE颇为相似，不同之处在于：FSE序列是利用180°复相脉冲采集自旋回波链，而MS-EPI是利用读出梯度场的连续切换采集梯度回波链；FSE的*K*空间是单向填充，而MS-EPI的*K*空间需要进行迂回填充；由于梯度场连续切换比连续的180°脉冲所需的时间短得多，因此，MS-EPI回波链采集要比ETL相同的FSE序列快数倍。多次激发SE-EPI一般用于腹部屏气T_2WI。

2.单次激发EPI（single shot EPI, SS-EPI）

SS-EPI是指在一次RF脉冲激发后连续采集的梯度回波，即在一个RF脉冲激发后采集所有的成像数据，用于重建一个平面的MRI图像。单次激发EPI存在信号强度低、空间分辨率差、视野受限及磁敏感性伪影明显等缺点。单次激发ERP是目前采集速度最快的MRI序列，单层图像的TA可短于100 ms。目前单次激发GRE-EPI主要用于MRI对比剂首次通过灌注加权成像和基于血氧水平依赖（blood oxygenation level dependent，BOLD）效应的脑功能成像。

单次激发EPI与多次激发各有优缺点：SS-EPI的成像速度明显快于MS-EPI，因此更适用于对速度要求很高的功能成像；由于ETL相对较短，MS-EPI的图像质量一般优于SS-EPI，SNR更高，EPI常见的伪影更少。

（二）按EPI准备脉冲分类

EPI本身只能算是MRI信号的一种采集方式，并不是真正的序列，EPI技术需要结合一定的准备脉冲方能成为真正的成像序列，而且EPI序列的加权方式、权重和用途都与其准备脉冲密切相关。EPI序列主要包括以下几种：

1.梯度回波EPI序列

梯度回波EPI（GRE-EPI）序列是最基本的EPI序列，结构也最简单，是在90°射频脉冲后利用EPI采集技术采集梯度回波链。

2.自旋回波EPI序列（SE-EPI）

自旋回波EPI序列是EPI与自旋回波序列结合。如果EPI采集前的准备脉冲为一个90°脉冲后随一个180°脉冲，即自旋回波序列方式，则该序列被称为SE-EPI序列。180°脉冲将产生一个标准的自旋回波，而EPI方法将采集一个梯度回波链，一般把自旋回波填充在*K*空间中心，而把EPI回波链填充在*K*空间其他区域。由于与图像对比关系最密切的*K*空间中心填充的是自旋回波信号，因此，认为该序列得到的图像能够反映组织的T_2特性，一般被用作T_2WI或水分子扩散加权成像（diffusion-weighted imaging，DWI）序列。

单次激发SE-EPI序列主要用于脑部超快速T_2WI，该序列图像质量不及FSE-T_2WI，一般用于临床情况较差或不能配合检查的患者。该序列用于腹部的优点是成像速度快，数秒钟可完成数十幅图像的采集，即便不能屏气也没有明显的呼吸伪影。缺点在于磁化率伪影较明显。

在该序列基础上施加扩散敏感梯度场即可进行水分子扩散加权成像（DWI），主要用于超急性期脑梗死的诊断和鉴别诊断。

3.反转恢复EPI序列

所谓反转恢复EPI（inversion recovery EPI，IR-EPI）序列是指EPI采集前施加的是180°反转恢复预脉冲。EPI与IR序列脉冲结合，形成IR-EPI，可产生典型的T_1WI。利用180°反转恢复预脉冲增加T_1对比，选择适当的TI时，还可以获得脂肪抑制图像或液体抑制图像。

第五节 特殊成像技术

一、脂肪抑制技术

由于人体组织里含有大量脂肪，而脂肪信号T_1WI呈高信号，T_2WI信号也较高。因此，在图像中由于脂肪信号干扰，有时对病灶的观察难以令人满意，特别是脂肪分布较多的部位，脂肪高信号影响对病变范围、大小、性质的显示，进而影响病变的检出。

1.脂肪信号影响的具体表现

（1）脂肪组织可引起运动伪影，例如腹部检查时腹壁皮下脂肪随呼吸运动而出现明显的呼吸运动伪影；

（2）水脂界面产生化学位移伪影；

（3）脂肪组织的存在降低了图像对比，例如骨髓水肿在T_2WI表现为高信号，髓腔的脂肪同样为高信号，从而掩盖病变；

（4）脂肪组织的存在降低了增强扫描的效果，注射对比剂后被增强的组织和脂肪组织在T_1WI均呈现高信号，两者之间对比降低，可能掩盖病变。

2.MRI检查中脂肪抑制的意义

（1）减少运动伪影、化学位移伪影或其他相关伪影；

（2）抑制脂肪组织信号，增加图像对比；

（3）增加增强扫描的效果；

（4）判断病灶内是否含有脂肪。

临床上常常使用脂肪抑制技术来消除脂肪信号的干扰。常使用的脂肪抑制技术方法有以下几种。

（一）频率选择饱和法

频率选择饱和法也被称为化学位移选择饱和（chemical shift selective saturation，CHESSS）技术，由于化学位移效应，脂肪中氢质子的进动频率比水中氢质子慢3.5×10^{-12}。在成像脉冲施加前，先连续施加一个或数个与脂肪中氢质子进动频率相同的带宽较窄的脉冲，因此脂肪组织被连续激发而发生饱和现象，此预脉冲产生的横向磁化矢量M_{xy}可用梯度技术予以消除。而水分子中的氢质子由于进动频率不同而不被激发，这时再施加真正的成像脉冲，脂肪被饱和而只有水质子产生信号，从而达到脂肪抑制的目的。此方法的优点是选择性高，主要抑制脂肪而对其他组织影响较小；使用方便，可用于T_1WI、T_2WI、FSE T_1WI、FSE

T_2WI、GRE序列。缺点是：场强依赖性大，1.0 T以上机型才可取得良好效果；增加扫描时间，因为需要另加射频脉冲及梯度场；受磁场均匀性影响大，磁场不均匀或偏离中心处脂肪抑制效果差；SAR值增加。

（二）STIR技术

STIR（short T_1 inversion recovery）技术即短反转时间反转恢复脂肪抑制技术，在180°反转脉冲后，脂肪组织的纵向磁化矢量从负向最大逐渐恢复到零再到正向最大，而其恢复到零所需要的时间为其T_1的69%，在1.5 T的机型中，脂肪组织的T_1为200～250 ms，如果所选的反转时间为140～175 ms，则脂肪组织恢复到零点，此时如果施加90°脉冲，由于没有宏观纵向磁化矢量，就没有宏观横向磁化矢量的产生，从而达到抑制脂肪组织信号的目的。因此1.5 T机型中采用STIR技术压脂时TI取140～175 ms，3.0 T机型中TI取200～240 ms。因为脂肪组织的T_1很短，纵向弛豫速度很快，取69%T_1的TI也很短，STIR由此得名。

1.STIR技术的优点

（1）场强依赖性低，低场机也能取得较好的抑脂效果；

（2）对磁场的均匀度要求较低；

（3）大FOV也能取得较好的抑脂效果。

2.STIR技术的缺点

（1）与脂肪T_1接近的组织信号也被抑制，信号抑制的选择性较低；

（2）由于TR延长，扫描时间较长；

（3）一般不用于增强扫描，由于信噪比较低，增强组织T_1缩短至接近脂肪组织T_1时信号会被抑制，影响增强效果的判断。

（三）SPAIR技术

频率衰减反转恢复（spectral attenuated inversion recovery，SPAIR）技术是传统频率饱和技术的一个替代。一个特定选择性绝热脉冲只激励脂肪信号，且这一脉冲略大于90°，脂肪组织会出现一个较小的负方向纵向磁化矢量，预脉冲结束后，脂肪组织发生纵向弛豫，其纵向磁化矢量将从负向到零再正向恢复直至平衡状态。由于预脉冲仅略大于90°，因此从负向恢复到零点所需要的时间很短，选择很短的TI（10～20 ms），仅需要一次预脉冲激发就能对三维容积内的脂肪组织进行很好的抑制。这种频率选择与反转恢复技术相结合的抑脂技术在临床上具有广泛的应用。

（四）水激发技术

水激发技术通常采用频率和空间选择的二项式脉冲，这种脉冲实际上是偏转角和偏转方向不同的多个脉冲的组合。一个90°的二项式脉冲可以由22.5°脉冲、45°脉冲、22.5°脉冲组合而成。

（五）Dixon技术

Dixon技术即水脂分离成像，水中氢质子和脂肪中氢质子的化学位移为3.5 ppm。在不同场强的磁场中其频率相差不大。在1.5 T磁场中，水质子比脂肪质子快1周时所用的时间大约为8.4 ms。激发停止后，水质子的横向磁化与脂肪质子的横向磁化每隔8.4 ms出现相位相同状态，即同相位。每隔4.2 ms，其横向磁化的相位呈相反状态，即反相位。用成像序列不同的回波时间，采集水和脂肪的质子宏观磁化矢量同相位和反相位的MRI信号，同相位时两者信号相加，反相位时，两者信号相减。将来自于水和脂肪的信号分别定义为W和F，那么脂肪和水同相位图像的信号强度（$I_{同}$）和反相位图像的信号强度（$I_{反}$）为：

$$I_{同}=W+F$$

$$I_{反}=W-F$$

于是，由以上两个式子可以得到：

$$W=(I_{同}+I_{反})/2$$

$$F=(I_{同}-I_{反})/2$$

即可以得到单独的水（W）或脂肪（F）的图像，即水脂分离成像（图1-5-1），也就是Dixon技术。

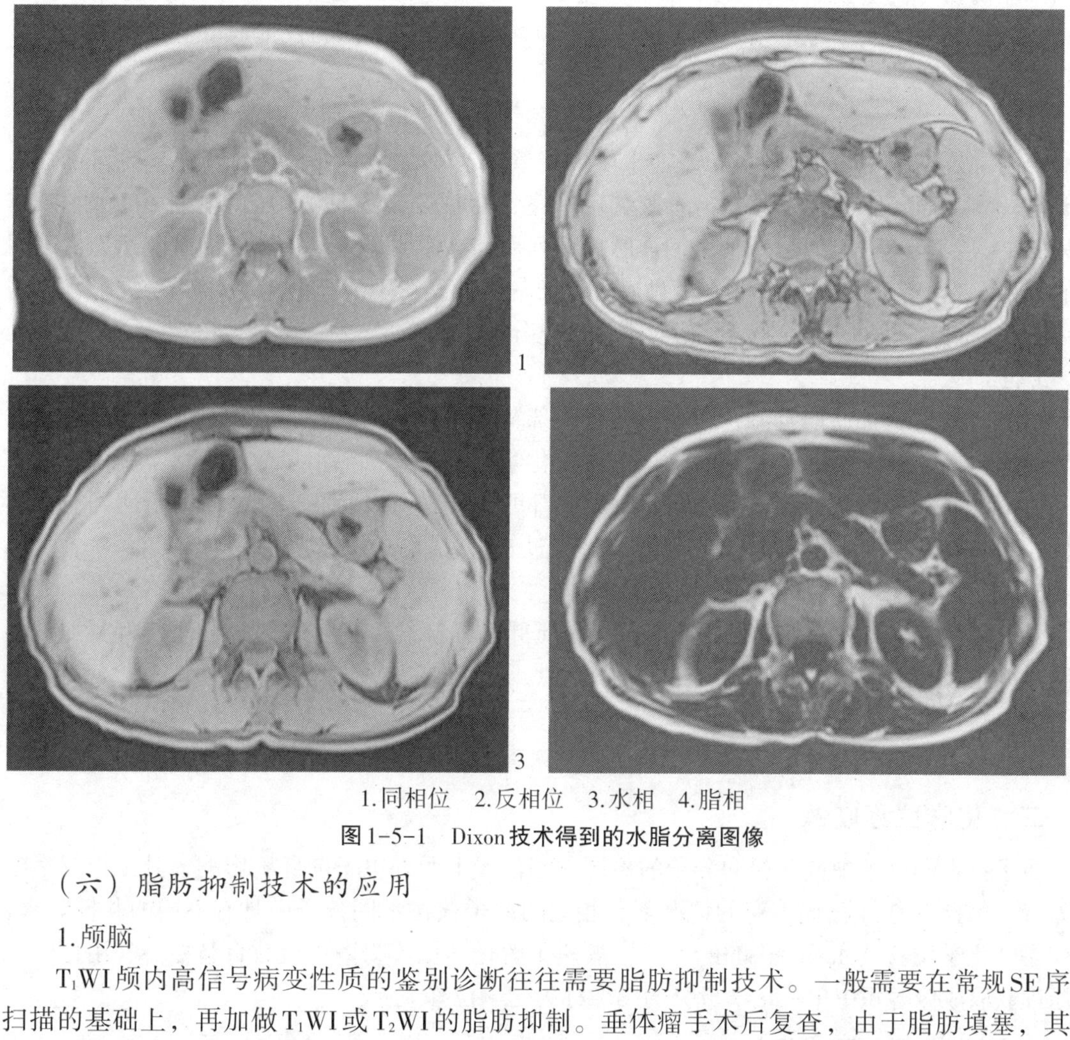

1.同相位　2.反相位　3.水相　4.脂相

图1-5-1　Dixon技术得到的水脂分离图像

（六）脂肪抑制技术的应用

1.颅脑

T_1WI颅内高信号病变性质的鉴别诊断往往需要脂肪抑制技术。一般需要在常规SE序列扫描的基础上，再加做T_1WI或T_2WI的脂肪抑制。垂体瘤手术后复查，由于脂肪填塞，其信号变化与垂体瘤复发难以分辨清；颅内脂肪瘤以及含脂肪类肿瘤破裂等高信号病变，含脂类病变信号会降低。

位于颅底附近的病变，往往需做Gd-DTPA增强扫描，以确定病变的位置及性质。但在颅底区，脊髓的高信号易于掩盖增强后的病变，显示病变较为困难。因此，在做T_1WI增强扫描时，与脂肪抑制技术同时使用，对诊断病变颇有帮助。一般在增强扫描时，在常规的3个方位中选择1～2个方位做脂肪抑制，选择冠状位做脂肪抑制收效更大。

2.颈部

颈部区域解剖复杂，脂肪较多。显示、确定该区肿瘤性病变的范围和性质比较困难。平扫时，T_2WI加脂肪抑制，必要时T_1WI也要增加脂肪抑制序列。特别是T_1WI增强扫描，增强后的病变，因受周围脂肪信号的影响，显示病变边界效果不好。快速自旋回波（FSE）序列T_2WI脂肪信号较常规SE序列更强。鉴于以上情况，做颈部扫描时，都需加脂肪抑制技术，以降低脂肪信号，突出病变，更好地显示细微结构。

3.眼眶

眼眶内的大量脂肪会掩盖视神经、视神经周围病变及两者关系的显示。应用脂肪抑制技术消除脂肪信号的干扰，可清楚显示视神经、肌肉以及肿瘤。因此，做眼眶检查时，常规T_2WI需使用脂肪抑制技术。增强扫描时3个方位均应使用脂肪抑制技术，以避免病变增强后与脂肪的高信号影重叠，影响显示病变。

4.脊柱

脊髓常规扫描用SE序列T_1WI，如果发现椎管内有高信号，一般要加做T_1WI脂肪抑制，对确定髓内肿瘤、脂性脊髓肿瘤、脊膜膨出等病变性质极有帮助。疑有转移性病变时，FSE序列T_2WI转移灶信号有时不像梯度回波脉冲序列那么高而明显，使用脂肪抑制能达到梯度回波的效果。对于硬膜外转移也不会因硬膜外脂肪信号而显示不清。做T_1WI增强扫描时，更需使用脂肪抑制，以消除硬膜外脂肪信号干扰，充分显示病变。

5.腹部

腹部扫描T_2WI加脂肪抑制，可明显改善腹部MRI图像质量。腹腔内大量的脂肪组织是产生呼吸运动伪影的重要因素，同时，还可诱发化学位移伪影。做肝脏、肾脏、胰腺等的FSE序列T_2WI，必须加脂肪抑制，方能显示脏器内部的病变。所以脂肪抑制技术对于明确病变组织特性和范围有其特殊的价值。腹部脏器做动态增强扫描也必须加脂肪抑制。

6.盆腔

男、女盆腔内有大量的脂肪组织，特别是肥胖患者。盆腔及前列腺扫描时T_2WI要加脂肪抑制才能充分显示盆腔的解剖结构。增强扫描时，3个方位均须加脂肪抑制。

7.骨关节、长骨

做T_2WI要加脂肪抑制才能充分显示病变。增强扫描时，3个方位均须加脂肪抑制。

二、化学位移成像

质子在不同分子中或在相同分子的不同空间位置上受外电子的屏蔽影响，其工作频率略有差异。因此，在外磁场不变的情况下，相同的原子核在不同分子中具有不同的共振频率，这就是“化学位移（chemical shift）”。一般质子的化学位移为数十至数百赫兹。利用化学位移原理获取成像容积中单一化学成分的图像称为化学位移成像。

三、磁共振血管成像技术

磁共振血管成像（MR angiography，MRA）已经成为MRI检查的常规技术之一，包括无须对比剂的时间飞跃（time of flight，TOF）法、相位对比（phase contrast，PC）法和使用对比剂增强MRA（contrast enhancement MRA，CE-MRA）等三种（图1-5-2），其中前两种方法借助于血液流动特性来形成对比。

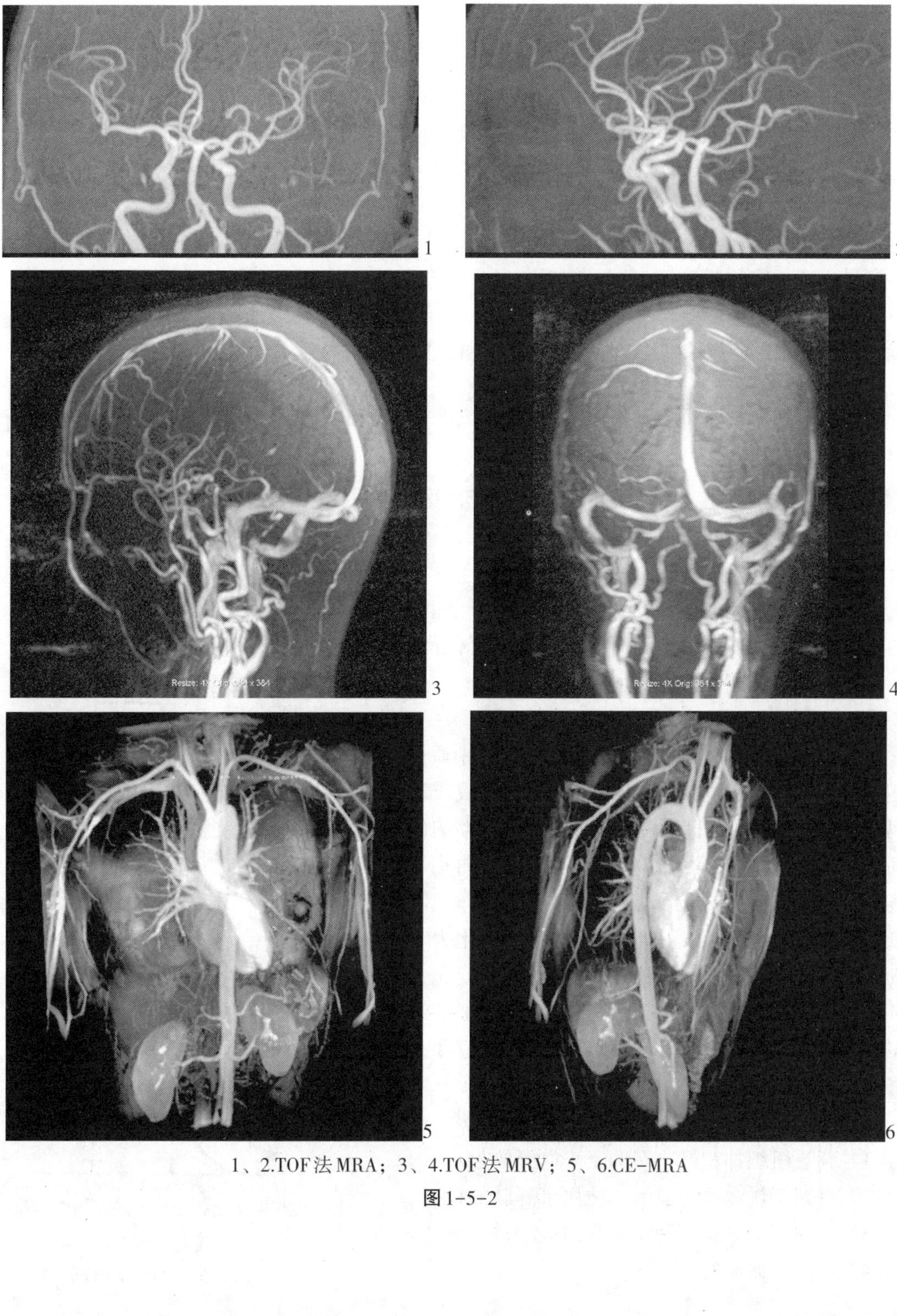

1、2.TOF法MRA；3、4.TOF法MRV；5、6.CE-MRA

图1-5-2

1.TOF法

TOF法是目前临床最常用的MRA技术，主要用于脑部血管、颈部血管、下肢血管等病变的检查。该技术基于血流的流入增强效应，临床上可采用二维或三维技术进行采集。二维TOF MRA是指利用TOF技术进行连续的薄层（层厚一般为2～3 mm）采集，然后对原始图像进行后处理重建。

优点：

（1）由于采用较短的TR和较大的反转角，因此背景组织信号抑制较好；

（2）由于是单层采集，层面内血流的饱和现象较轻，有利于静脉慢血流的显示；

（3）扫描速度较快，单层图像TA一般为3～5 s。

缺点：

（1）由于空间分辨率相对较低，体素较大，流动失相位较明显，特别是受湍流的影响较大，容易出现相应的假象；

（2）后处理重建的效果不如三维成像。

三维TOF MRA是针对整个容积进行激发和采集。

优点：

（1）空间分辨率更高，特别是层面方向，由于采用三维采集技术，原始图像的层厚可以小于1 mm；

（2）由于体素较小，流动失相位相对较轻，受湍流的影响相对较小；

（3）后处理重建的图像质量较好。

缺点：

（1）容积内血流的饱和较为明显，不利于慢血流的显示；

（2）为了减少血流的饱和而减小激发角度，背景组织的抑制效果相对较差；

（3）扫描时间相对较长。

2.PC法

MRIA的原理是基于沿梯度场流动的血液中质子发生的相位变化，相位编码采用双极梯度场对血液流动进行编码，在射频脉冲激发后，在层面选择和频率编码梯度之间施加两个大小相等、持续时间相同但方向相反的梯度场。对于静止组织的质子，两个梯度场的作用刚好完全抵消，到TE时刻，静止组织的M_{xy}相位变化为零，而流动质子由于两次梯度场施加时位置发生了变化，所以TE时刻M_{xy}相位的改变被保留了下来，如图1-5-3。PC法MRA一般需要3个基本步骤，即：成像信息的采集、减影和图像的显示。

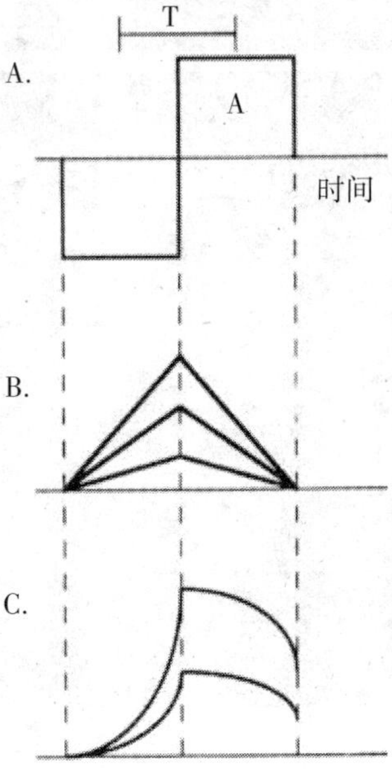

A.双极梯度脉冲　B.静止组织相位

C.流动组织相位

图1-5-3　PC法原理

PC法MRA的优点：

（1）背景组织抑制好，有助于小血管的显示；

（2）有利于慢血流的显示，适用于静脉的检查；

（3）有利于血管狭窄和动脉瘤的显示；

（4）可进行血流的定量分析。

PC法MRIA的缺点：

（1）成像时间比相应TOF MRA长；

（2）图像处理相对比较复杂；

（3）需要事先确定编码流速，编码流速过小容易出现反向血流的假象；编码流速过大，则血流的相位变化太小，信号明显减弱。

PC法MRA主要用于：

（1）脑动脉瘤的显示；

（2）心脏血流分析；

（3）静脉病变的检查；

（4）门静脉血流分析；

（5）肾动脉病变的检查。

3.CE-MRA

其原理是利用对比剂使血液的T_1明显缩短，短于人体内其他组织的T_1，然后利用超快速且权重很重的T_1WI序列来记录这种横向弛豫差别。

CE-MRA的优点：

（1）对于血管腔的显示，CE-MRA比其他MRA技术更为可靠；

（2）出现血管狭窄的假象明显减少，血管狭窄的程度反映比较真实；

（3）一次注射对比可完成多部位动脉和静脉的显示；

（4）动脉瘤不易遗漏；

（5）成像速度快。

CE-MRA的缺点：

（1）需要注射对比剂；

（2）不能提供血液流动的信息。

CE-MRA临床应用于脑部或颈部血管、肺动脉、主动脉、肾动脉、肠系膜血管和门静脉和四肢血管病变的显示。

四、磁共振水成像技术（magnetic resonance hydrography，MRH）

水具有长T_2的特性，人体所有组织中水样成分如脑脊液、尿液、胆汁、淋巴液、胃肠液等的T_2远远长于其他实质性脏器的T_2，采用T_2权重很重的T_2WI序列，即选择很长的TE（如500 ms以上），其他组织的横向磁化矢量几乎完全衰减，信号强度很低甚至几乎没有信号，而水样结构由于T_2很长仍保持高信号，利用特殊的磁共振成像方法显示由液体构成的结构而忽略其他组织器官，所采集的信号主要来自水样结构，因此称为水成像。目前临床上常用TSE/FSE或单次激发TSE/FSE T_2WI序列以及Balance-SSFP类序列。临床常用的水成像技术主要有磁共振胆胰管成像（magnetic resonance cholangiop ancreatography，MRCP）、MR尿路成像（magnetic resonance urography，MRU）、磁共振内耳水成像、磁共振脊髓成像（magnetic resonance myelography，MRM）（图1-5-4）。

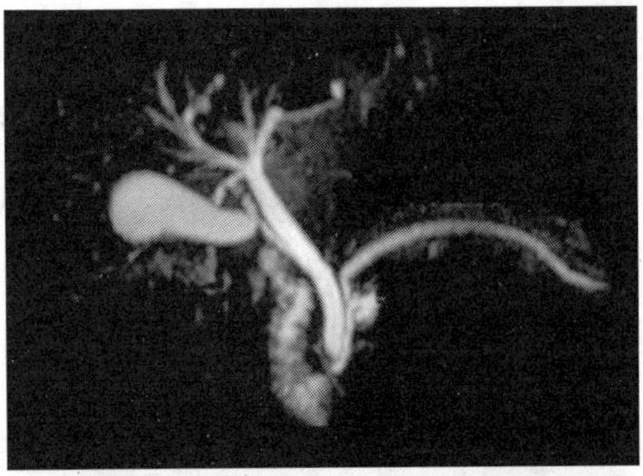

1

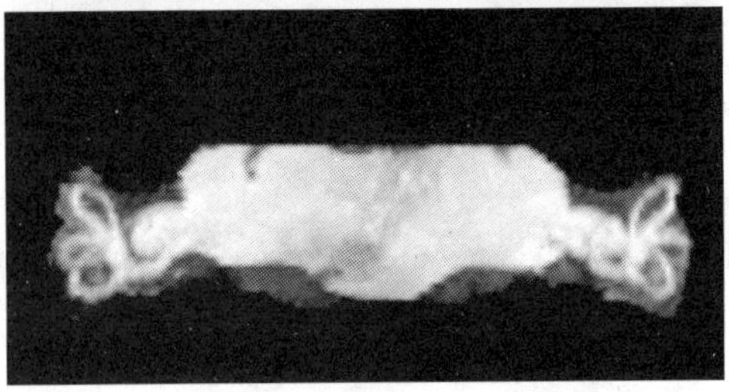

2

1.MRCP 2.内耳水成像

图1-5-4

第六节 功能MRI及MRI新技术

一、扩散加权成像（diffusion weighted imaging，DWI）

通过测量施加扩散敏感梯度场前后组织发生的信号强度变化来检测组织中水分子扩散状态（自由度及方向），后者可间接反映组织微观结构的特点及其变化。DWI是目前唯一能够无创检测活体组织内水分子扩散运动的功能MRI方法。DWI在临床上主要应用于（超）急性脑梗死的诊断，它可在脑梗死发生后1～6 h内即显示病灶所在，而常规SE T_2WI要到6～10 h后才能显示病灶，所以它要比常规SE方法敏感得多，可更早、更准确地发现梗死灶的异常信号。DWI也可应用于全身肿瘤性病变早期诊断，该技术被称为类PET技术。

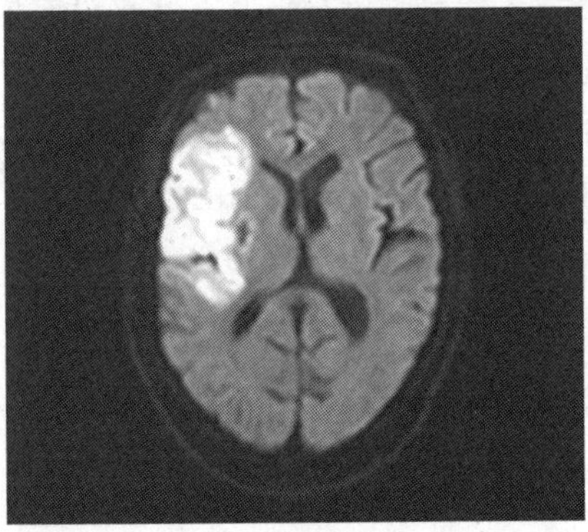

1

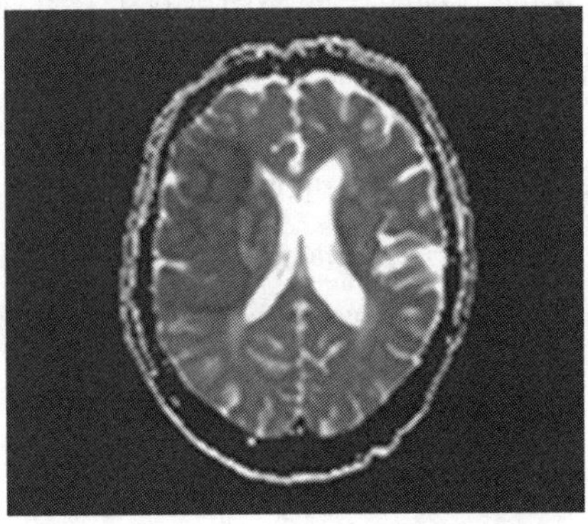

2

1.DWI图（b=1000）；2.ADC图。

图1-6-1

二、灌注加权成像（perfusion weighted imaging，PWI）

灌注加权成像是经静脉注射对比剂的同时，对所选定的层面进行连续多次扫描，获取感兴趣的一系列参数，通过分析参数，量化组织器官的血流灌注状态，从而获得病变组织的微循环血流信息。其应用最多的是脑部（彩图1-6-2），主要用于脑缺血性病变、脑胶质瘤手术前分级研究、脑肿瘤治疗后疗效评估及早期复发诊断等。定量观察到正常脑白质内的血容量（cerebral blood volume，CBV）、平均通过时间（mean transition time，MTT）和相对局部血容量（relative regional cerebral bold volume，rrCBV）。灌注加权成像在临床上用于脑梗死的预后推测、脑梗死的溶栓治疗效果和脑肿瘤的定性诊断等。

三、动脉自旋标记技术

动脉自旋标记技术（arterial spin labeling，ASL）是利用血液作为内源性示踪剂的磁共振成像技术，成像过程中先标记上游动脉血内的水分子，待标记的动脉血到达脑组织并进行交换后采集信号，再采集一次不标记的对照像，相减去掉背景信号，而磁化矢量的改变与脑血流量（cerebral blood fluid，CBF）成一定比例关系，从而可以对灌注进行定量分析。按标记方式的不同分为脉冲式ASL（pulsed ASL，PASL）和连续式ASL（continuous ASL，CASL），其中PASL使用10～20 ms的RF脉冲翻转10～20 cm厚块内的动脉血中的水分子，其扫描时间短，但覆盖范围和信噪比有限；CASL使用连续RF脉冲持续标记单个平面，其标记效率更高，但会产生显著的磁化传递效应，影响精确定量。目前临床推广使用的ASL技术为伪连续式ASL（pseudo-continuous ASL，pCASL）技术，这种方法使用超短促的连续RF进行标记（1 ms标记1000次以上），配合快速的梯度切换，不但保证了标记效率，同时克服了对射频硬件的限制。

四、体素内不相干运动

体素内不相干运动（intravoxel incoherent motion，IVIM）是近年来新兴的功能磁共振成像技术。传统的DWI，由于生物体受组织结构影响的水分子扩散还受毛细血管内血液无规律方向灌注所致假扩散的影响，导致单指数模型测出的ADC值高于实际值，其在鉴别良恶性方面存在较大重叠。IVIM最先于1986年由Le Bihand等学者提出，近年来随着MRI硬件设备的发展而得以应用，通过多*b*值DWI图像上组织信号强度的变化，经双指数拟合分别获得单纯水分子的扩散系数（pure diffusion coefficient，D）及微循环灌注所致的假性扩散系数（pseudo-diffusion coefficient，D*）；此外，还可以获得微循环灌注所占组织容积的比例，即灌注分数（perfusion fraction，f）。此方法可以将微血管内血流产生的假扩散从真正的水分子扩散中分离，IVIM理论用更精确的拟合方法通过定量参数分别评价组织的扩散分数及微血管灌注分数。

五、功能MRI

功能磁共振成像（functional MRI，fMRI）包含很多技术，临床常用到的是基于血氧水平依赖（blood oxygenation level dependent，BOLD）效应的脑功能磁共振成像。当大脑某区域被激活时，该区域脑组织的耗氧量增加，脱氧血红蛋白增加，但相应区域血流灌注量也同时增多，带来更多的氧合血红蛋白，最终的结果是氧合血红蛋白与脱氧血红蛋白的比例增高，氧合血红蛋白具有轻度反磁性，可导致T_2延长，从而使得T_2WI相应区域脑组织信号增高。脑组织被激活时其T_2WI信号增高，脑组织被抑制时其T_2WI信号减低。通过比较执行某个刺激前后脑组织信号强度的变化，从而获得BOLD对比（彩图1-6-3）。

六、磁敏感加权成像

以T_2加权梯度回波序列作为序列基础，根据不同组织间的磁敏感性差异提供图像对比增强，可同时获得磁矩图像和相位图像。磁敏感加权成像（susceptibility weighted imaging，SWI）是一种利用组织间磁敏感性差异及血氧水平依赖（BOLD）效应成像的磁共振成像新技术。它采用3D梯度回波扫描、完全速度补偿、射频脉冲扰相等技术，具有三维、高分辨率及高信噪比等特点，是目前最理想的显示静脉系统结构和相关疾病的磁共振成像方法。SWI在显示脑内小静脉及出血方面敏感性优于常规梯度回波序列，具有较高的临床应用价值（图1-6-4）。

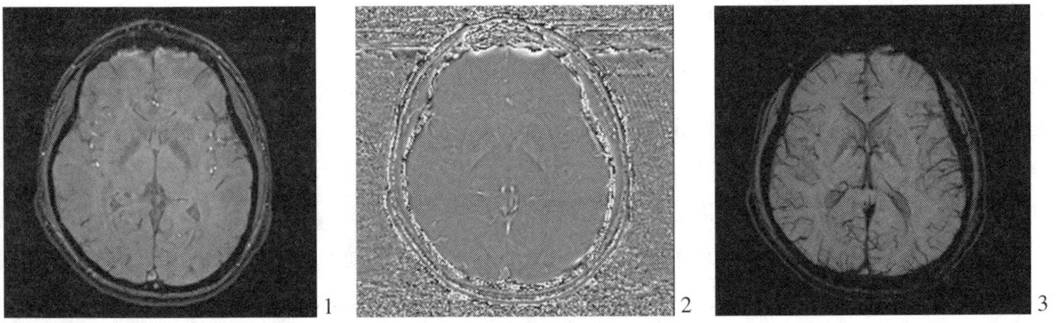

1.幅度图；2.相位图；3.SWI图。

图1-6-4　正常脑组织SWI图

七、扩散张量成像

扩散张量成像（diffusion tensor imaging，DTI）利用组织中水分子的自由热运动的各向异性的原理，可以无创地定量分析大脑的微细结构（彩图1-6-5），如可定量分析病变组织和正常组织的扩散特征，从而为疾病的诊断和鉴别诊断提供更多的信息。目前DTI是唯一可在活体显示脑白质纤维束的无创性成像方法，可以直观显示颅内病变尤其肿瘤与白质纤维之间的关系，更加有利于指导手术的进行，以便最大限度地切除肿瘤和保护功能区。

八、磁共振波谱成像

磁共振波谱成像（magnetic resonance spectroscopy，MRS）是利用磁共振化学位移现象来测定组成物质的分子成分的一种检测方法，最早用于物理和化学分析物质结构方面的研究。随着高场强MRI的应用及相关技术的迅速发展，MRS在活体应用日渐广泛，是目前唯一可测得活体组织代谢物的化学成分和含量的检查方法。利用氢质子波谱技术判断化合物性质是目前常用的技术。在体MRS的空间定位一般分为单体素（single voxel，SV）技术和多体素（multiple voxels，MV）技术。氢质子波谱检测时，采用磷酸肌酸（PCr）为参照物，化学位移为0.0ppm。不同化合物中原子核化学位移不同，可以根据其在MRS中共振峰位置加以识别，共振峰积分面积与共振核数目成正比，反映化合物的浓度，可进一步进行定量分析。目前生物体能检测的原子核有^{1}H、^{31}P、^{13}C、^{19}F、^{23}Na、^{17}O等，以^{1}H和^{31}P最常用。MRIS硬件环境要求静磁场具有高场强、高均匀度。MRIS检测的敏感性与磁场强度的2/3次方成正比，均匀的磁场是获得高分辨率MRIS的必要条件，故MRS检测前必须匀场。氢质子磁共振波谱成像（^{1}H-MRS）是敏感性最高的检测方法，可检测与脂肪代谢、氨基酸代谢以及神经递质有关的化合物，如肌酸（Cr）、胆碱（Cho）、肌醇（mI）、γ-氨基丁酸（GABA）、谷氨酸和谷氨酰胺（Glu+Gln）、乳酸（Lac）和N-乙酰天门冬氨酸（NAA）等（如图1-6-5）。目前主要应用在颅内病变的鉴别诊断、乳腺及前列腺肿瘤的良恶性鉴别辅助诊断方面，在前列腺癌诊断方面临床应用广泛（图1-6-6）。

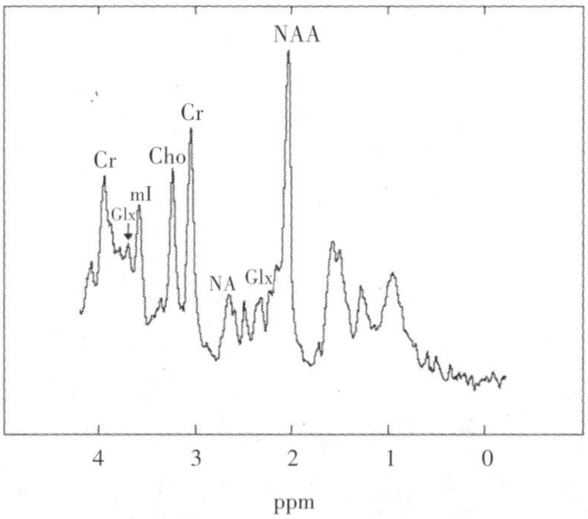

图1-6-5 正常颅脑MRI波谱

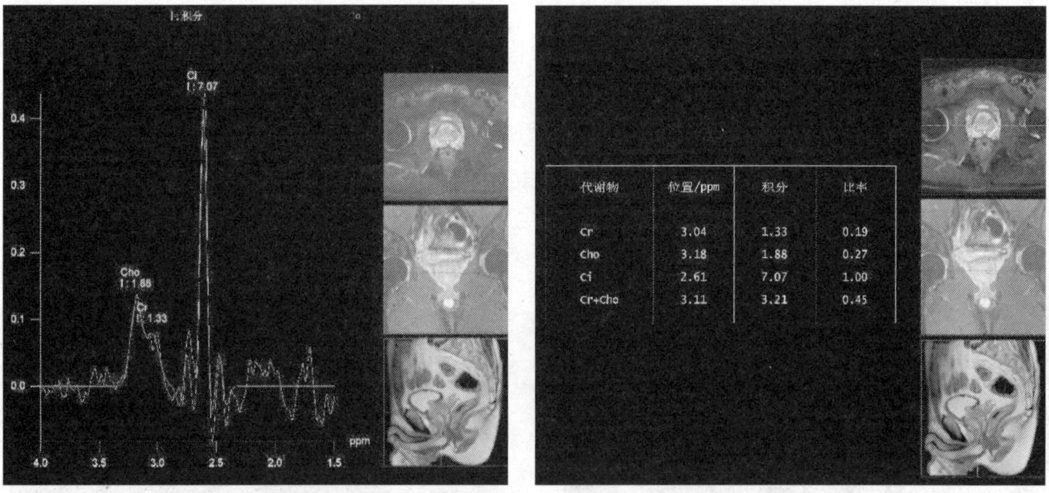

图1-6-6 前列腺增生，中央带多发异常信号结节，(Cr+Cho)/Ci为0.45

第七节 MRI质量控制

一、伪影

与其他医学影像技术相比，MRI是出现伪影最多的一种影像技术。所谓伪影是指在磁共振扫描或信息处理过程中，由于某一种或几种原因出现了一些人体本身不存在的图像信息，致使图像质量下降的影像，也称假影或鬼影（ghost）。MRI出现伪影的原因与其扫描序列以及成像参数多、成像过程复杂有关。由于原因不同，所产生的伪影表现和形状也各异。只有正确了解伪影产生的原因以及各种伪影的图像特征，方能有效地限制、抑制以至消除伪影，提高图像质量。根据伪影产生的原因，伪影可分为装备伪影、运动伪影和金属异物伪影。

（一）装备伪影

装备伪影是指机器设备系统本身产生的伪影。它包括机器主磁场强度、磁场均匀度、软件质量、电子元件、电子线路以及机器的附属设备等所产生的伪影。装备伪影主要取决于生产厂家设计生产的产品质量以及某些人为因素，如机器设备的安装、调试以及扫描参数的选择，相互匹配不当等。与机器设备有关但主要由操作者掌握的各种参数，如TR、TE、矩阵、观察野等出现偏差也可出现伪影。

1.化学位移伪影（图1–7–1）

磁共振成像是通过施加梯度磁场造成不同部位共振频率的差异来反映人体组织的不同位置和解剖结构。由于化学位移现象的存在，水中氢质子的进动频率比脂肪中氢质子的进动频率约高3.5×10^{-12}，相当于150 Hz/T，在1.5 T设备上两者进动频率相差约225 Hz。MRI图像一般以水中氢质子进动频率为中心频率，在傅里叶变换时，会把低频的脂肪中的氢质子误认为空间位置的低频率，这样在重建后的图像上脂肪组织的信号会在频率编码方向上向梯度场强较低的一侧移位，这种移位在一侧使两种质子在图像上相互分离而无信号，而另一侧因相互重叠表现为高信号。

化学位移伪影在沿含水组织和脂肪组织界面处，表现为无信号的黑色和高信号的白色条状或月牙状影像。例如肾和肾周围脂肪之间一侧为黑色，而另一侧为白色的化学位移伪影。任何磁共振系统都能产生化学位移伪影，但高场强的MRI机比低场强的MRI机更加明显。化学位移伪影易于识别，并且可通过改变相位和频率编码方向加以抑制。

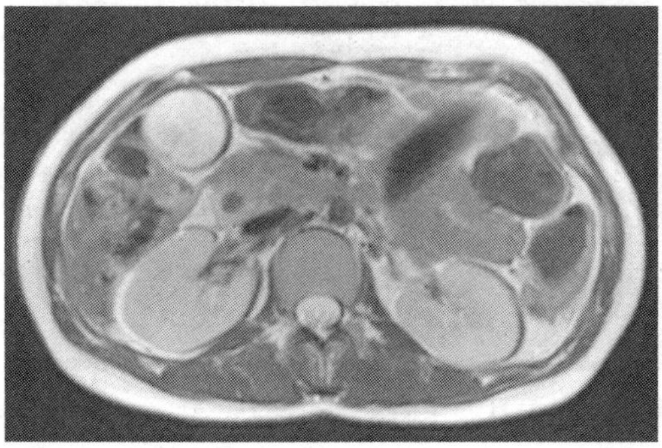
1

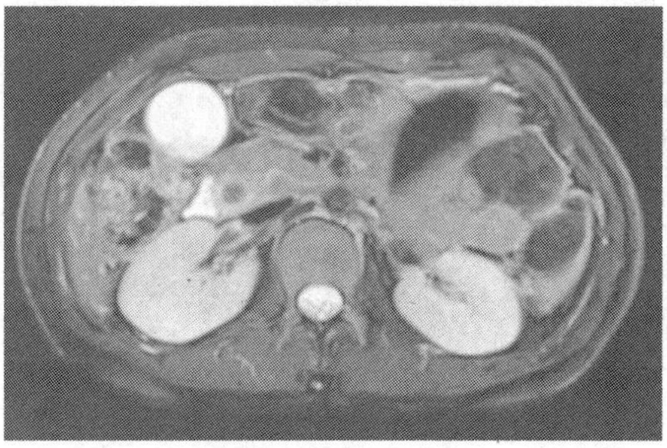
2

图1为肾脏轴位，频率编码为左右方向，右侧为高频侧，左侧为低频侧，可见化学位移伪影，脂肪向低频侧移位，右肾的外缘和左肾的内缘形成一条高信号弧线影，在右肾内缘和左肾外缘出现一条低信号弧线影。图2为压脂TSE T_2WI，可见上述伪影消失。

图1–7–1　化学位移伪影

2.卷褶伪影（图1–7–2）

被检查的解剖部位的大小超出了观察野（FOV），即选择的观察野过小，而使观察野以外部分的解剖部位的影像移位或卷褶到图像的另一端。相位编码方向不同，卷褶伪影的位置也不同。

在相位编码方向上，相位移动超出了去相位周期，观察野外信号频率高于观察野内信号频率。由于数据采集的间断性，计算机将观察野外的高频率信号误认为低频率信号，而置于图像的另一端，从而在相位编码方向上出现伪影。

卷褶伪影主要发生在相位编码方向上。图像出现卷褶伪影不仅影响图像质量，从而影响对病变的观察，而且也不美观，因此，应避免卷褶伪影发生。消除卷褶伪影的方法是将被检查部位的最小直径摆到相位编码方向上、增大FOV或在相位编码方向上过采样。

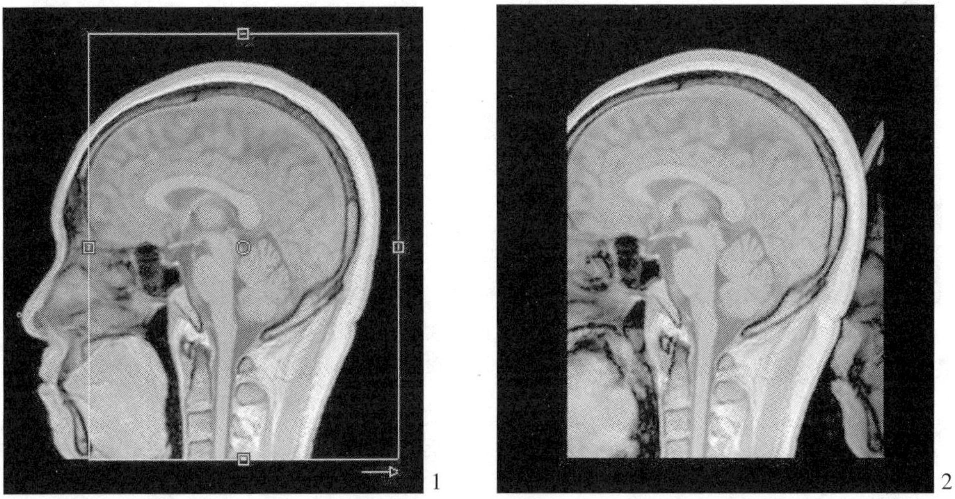

图1中由于FOV太小，使得位于FOV以外的鼻尖部分在图2中卷褶到了图像的另一侧。

图1–7–2　卷褶伪影

3.勾边伪影（图1–7–3）

勾边伪影出现在梯度回波序列的反相位图像上，表现为脏器与脂肪组织的界面处出现宽度为一个像素的黑线，勾勒脏器的轮廓。勾边伪影常见于腹部脏器周围、肌肉间隙等部位。消除勾边伪影的方法有施加脂肪抑制技术、通过改变TE采集同相位图像、用自旋回波序列取代梯度回波序列。

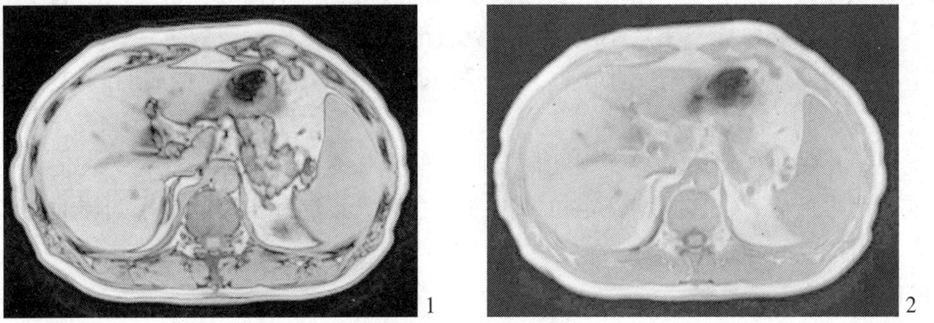

图1为反相位图像，可见勾勒脏器轮廓的黑线形成的勾边伪影；图2为同相位图像，可见勾边伪影消失。

图1–7–3　勾边伪影

4.截断伪影（图1–7–4）

截断伪影是因数据采样不足所致，常出现在空间分辨率较低的图像上。在图像中高、低信号差别大的两个环境的界面（如颅骨与脑表面、脂肪与肌肉界面等）会产生信号振荡，表现为多条同中心的弧线状高低信号影，此即截断伪影。截断伪影可以通过增加矩阵来避免数据采样不足或在傅里叶变换前对信号滤过来抑制或消除，但后者会导致空间分辨率下降。

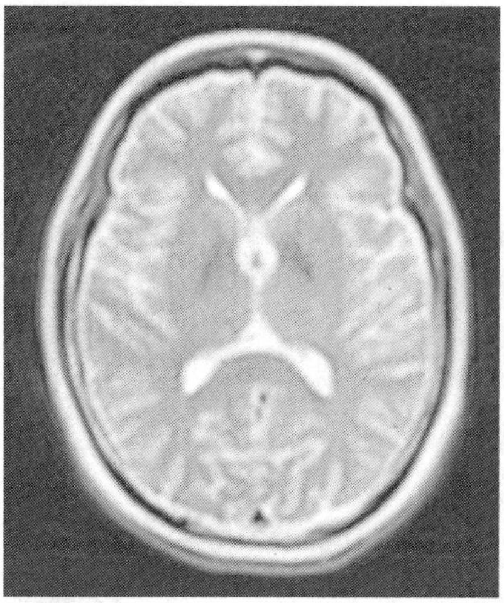

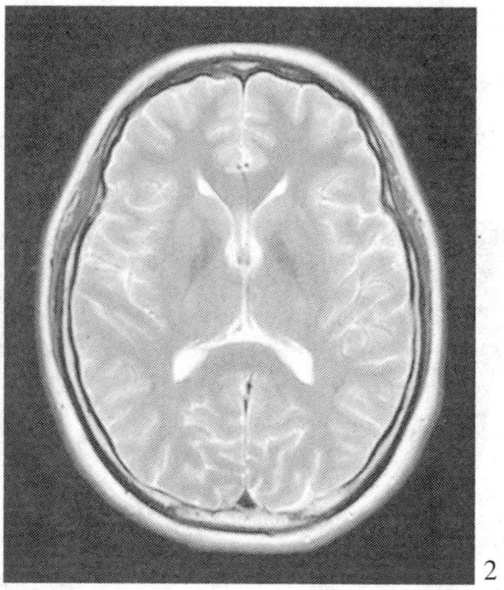

图1采集矩阵为128×128，可见大脑皮质及皮质下明暗相间的弧线状高低信号影，即截断伪影，同时可见由于采集矩阵减小造成的图像空间分辨率下降；图2将采集矩阵增大至320×320，截断伪影消失，图像空间分辨率增加。

图1-7-4 截断伪影

5.部分容积效应

当选择的扫描层面较厚或病变较小且又骑跨于扫描切层之间时，周围高信号组织掩盖小的病变而出现假影，这种现象称为部分容积效应。目前，MRI是以三维切层、二维成像的，所以，图像的基本单位为像素，每一像素乘以层厚即为体素。实际上，任何一个像素的信号强弱都是通过体素内包括的不同组织成分的平均信号强度反映出来的。因此，如果低信号的病变位于高信号的组织中，由于周围组织的影响，病变信号比原有的信号强度高。反之，高信号的病变如果位于低信号的组织中，其病变的信号比病变原有的信号强度低。由此可见，部分容积效应的存在，可能漏掉小的病变或产生假像。这种假像在B超或CT扫描时也常见到。部分容积效应可以通过选用薄层扫描或改变选层位置得以消除。这对微小病变的检出更为重要。减少扫描层厚而不是减小观察野是克服部分容积效应的有效方法。在可疑是部分容积效应造成的伪病灶的边缘作垂直方向定位，也可消除部分容积效应造成的假像。

6.交叉伪影

交叉伪影是由于层面内组织受到其他层面的射频脉冲激发，提前饱和，表现为交叉部位低信号或无信号产生；往往在斜位定位像出现；有时预置饱和也可能带来同样的伪影，也是由于设备原因造成的一种伪影。

7.磁敏感性伪影

不同组织成分的磁敏感性不同，它们的质子进动频率和相位也不同。平面回波成像（EPI）由于使用强梯度场，对磁场的不均匀性更加敏感，在空气和骨组织磁敏感性差异较大的交界处，如颅底与鼻窦处会因失相位出现信号丢失或几何形状变化的磁敏感性伪影。

消除磁敏感伪影的方法是在做EPI之前先进行匀场；改变扫描参数，如减小层厚、选择射频带宽较宽的序列或倾斜切面等。当然这样会延长扫描时间，降低时间分辨率。改善后处理技术对减轻磁敏感伪影也是有帮助的。

（二）运动伪影

运动伪影包括人体生理性运动和自主性运动所产生的伪影。

1.生理性运动伪影

生理性运动伪影是因MRI检查时间较长，在MRI检查过程中心脏收缩、大血管搏动、呼吸、血液流动以及脑脊液流动等引起的伪影，这种伪影是引起MRI图像质量下降的最常见的原因。生理性运动伪影是生理性周期运动的频率和相位编码频率一致，叠加的信号在傅里叶变换时使数据发生空间错位，导致在相位编码方向上产生间断的条形或半弧形阴影。这种伪影与运动方向无关，而影像的模糊程度取决于运动频率、运动幅度、重复时间和激励次数。

（1）心脏搏动伪影

心脏搏动伪影是由于心脏的周期性搏动引起（图1-7-5），可采用心电门控技术或脉搏门控技术加以控制。心电门控的机理主要是通过心电图的R波控制扫描系统，从而获得心动周期不同阶段的心脏影像，使心脏搏动所产生的伪影得到控制。脉搏门控通过传感器控制射频脉冲触发可有效地控制伪影产生。

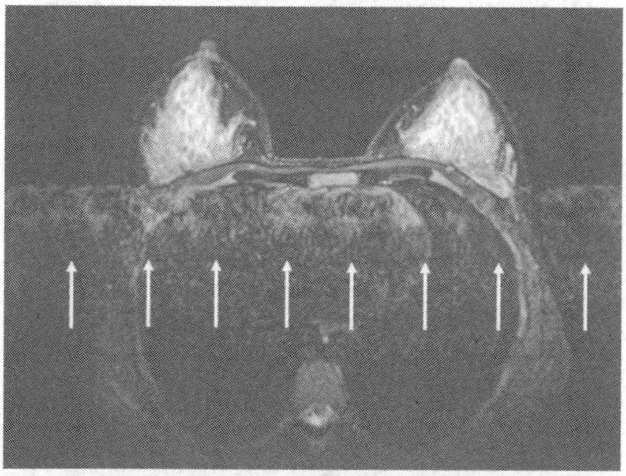

图1-7-5 乳腺扫描时，心脏搏动伪影沿着左右方向的相位编码方向分布（白色箭头所示）

（2）呼吸伪影

呼吸伪影在高磁场设备显得更加明显（图1-6-6）。使用呼吸门控或快速成像技术屏气扫描，能够有效地控制呼吸伪影的产生。但在无快速成像的低磁场设备，因呼吸频率较低，通过呼吸门控阈值时MRI检查时间过长，限制了这种技术的使用价值。低场强设备应尽可能缩短检查时间，以便减小产生伪影的概率。如改变矩阵、减少激励次数以及通过呼吸补偿技术去除呼吸时腹壁运动产生的伪影。高场强MRI设备，呼吸门控与心电门控同时使用，做心脏大血管扫描能获得更加完美的效果。当前MRI设备迅速发展，快速梯度回波脉冲序列屏气扫描10～14 ms，可以克服呼吸伪影。

（3）血管搏动伪影

在采集图像不同的*K*空间相位编码线时，血管的形态或位置发生着变化，导致相位的错误，从而在相位编码方向上出现搏动伪影，表现为沿相位编码方向等间距分布的血管影（图1-7-7）。解决的办法有：在成像区域血流的上游施加饱和带；切换相位编码方向（可改变伪影的方向）；施加心电门控。

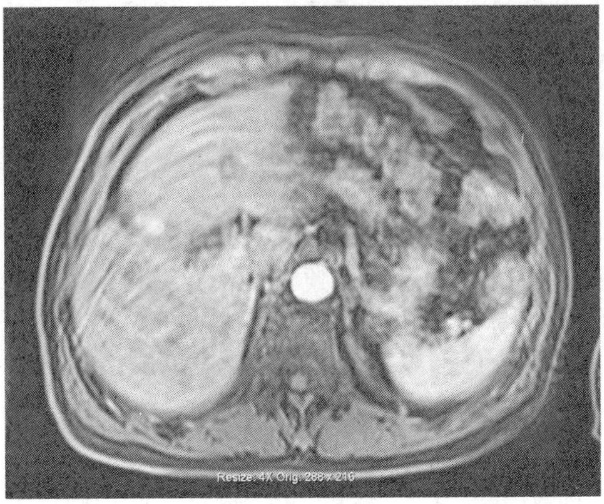

图 1-7-6　上腹部增强扫描患者屏气不佳腹壁运动产生的呼吸伪影

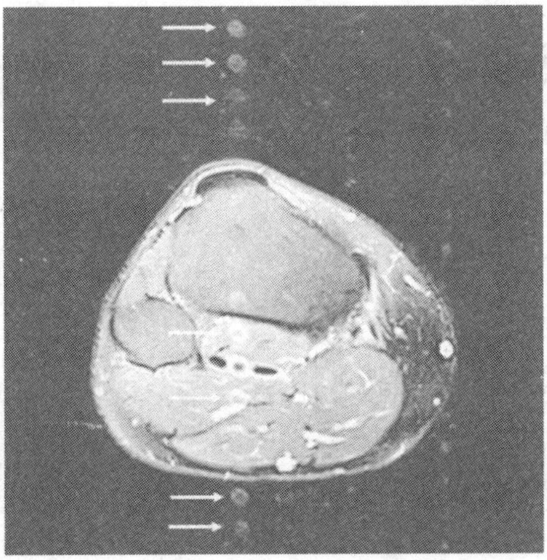

图 1-7-7　膝关节轴位扫描图像，可见腘动脉搏动伪影沿着相位编码方向（前后方面，箭头所示）

（4）血液流动伪影

血管搏动伪影与血液流动产生的伪影信号强度取决于血流方向与切层平面之间的相互关系、血流速度以及使用的TR、TE等参数。当扫描层面与血管走行方向平行时，在相位编码方向上会产生与血管形状类似的条状阴影（血流伪影）。动脉血流伪影多因血管搏动引起，类似运动产生的伪影。预饱和技术可消除来自扫描层上下方的血流搏动产生的伪影。另外，梯度变换（相位、频率方向交换）可使伪影方向变换90°，例如做肝脏扫描时，主动脉血流搏动伪影干扰对肝左叶的观察，当交换相位频率方向后，主动脉影像可转动90°，可以使肝左叶显示清楚。

（5）脑脊液流动伪影

脑脊液流动伪影与血液流动伪影产生的原因相同。因为脑脊液与血液均受心脏同步搏动影响，此影像表现为在脑脊液处出现模糊条形伪影，最常见于胸段脊髓后方类似占位性病变样改变。甚至在脊髓中央出现空洞样改变，或侧脑室内T_2加权像出现低信号影，而T_1加权像无任何改变。识别脑脊液流动伪影更加重要，以免误诊。血流补偿（flow composition）技术是减少和抑制脑脊液流动伪影的最有效方法，必要时与心电门控同时使用会取得抑制伪影的更好效果。变换梯度或改变脉冲序列也可消除脑脊液流动伪影。

2. 自主性运动伪影

在MRI扫描过程中，由于患者运动，如颈部检查时吞咽运动、咀嚼运动，头部检查时病人躁动、眼眶检查时眼球运动等均可在图像上造成各种不同形状的伪影，致使图像模糊、质量下降（图1-7-8）。图像模糊的原因与生理性运动伪影相似。克服自主性运动伪影最有效的办法是改变扫描参数、尽量缩短检查时间、使用快速成像技术、减少信号激励次数、改变矩阵等。另外，固定患者及检查部位，如在做眼眶扫描时，为了避免眼球运动，固定头部并嘱患者在扫描时闭目，颈部检查时固定下颌部等，都是减少自主性运动伪影的有效方法。

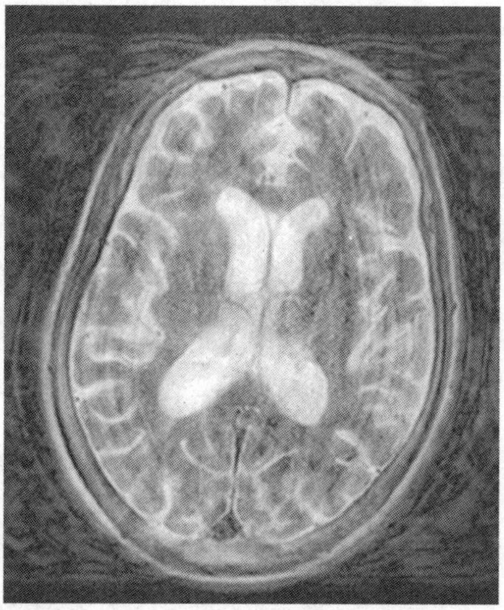

图1-7-8 患者意识不清伴躁动导致的运动伪影

（三）金属异物伪影

金属异物包括抗磁性物质及铁磁性物质。只要它们仅使磁场均匀性改变百万分之几，就足以造成图像变形（图1-7-9）。抗磁性物质磁化率为负值，其组成原子的外电子是成对的。人体内大多数物质和有机化合物属这类物质。本节讲的金属异物主要是指铁磁性物质，如发夹、金属钮扣、针、胸罩钩、各种含铁物质的化妆品、外科用金属夹、固定用钢板及含有金属物质的各种标记物以及避孕环等。在实际工作中强调要患者不把体内或体表的金属异物带入磁场，其原因之一是金属异物会使图像产生金属异物伪影而影响诊断；二是对患者有潜在的危险。例如，外科手术夹可能会受磁性吸引脱落造成再出血；刀片等锐利物在磁场中飞动时，会刺伤患者或损坏机器。不慎将金属异物带入磁场时，在MRI检查过程中易产生涡流，在金属异物的局部形成强磁场，从而干扰主磁场的均匀性，局部强磁场可使周围旋进的质子很快丧失相位，而在金属物体周围出现一圈低信号“盲区”，其边缘可见周围组织呈现的高信号环带，以及图像出现空间错位而严重失真变形。金属异物伪影是很容易避免的。首先要做好必要的宣传解释工作；在受检者进入磁场前要认真检查，杜绝将金属异物带入机房。目前，骨科手术所用的高科技镍、钛合金固定板及假关节等材料不受磁性吸引，在其周围不产生伪影，可以进行MRI检查，但必须达到标准要求。要特别注意检查时间不能过长，以免造成灼伤。

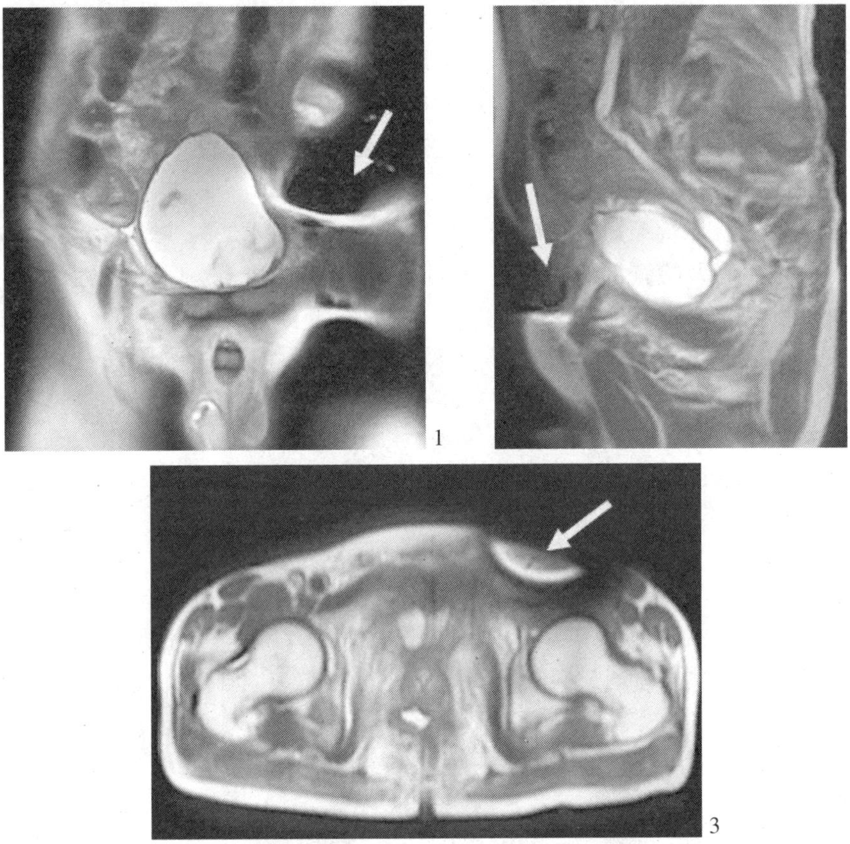

图1-7-9 左侧下腹壁金属异物伪影（箭头所示）

二、信噪比

（一）概念

信号噪声比简称信噪比（SNR），是指感兴趣区内组织信号强度与噪声信号强度的比值。信号是指某一感兴趣区内像素的平均值。噪声是指患者、环境和MRI系统电子设备所产生的不需要的信号。信噪比是衡量图像质量的最主要参数之一。在一定范围内，SNR越高越好。因此，努力提高组织信号强度和最大限度地降低噪声信号强度是提高SNR、改善图像质量的关键。SNR高的图像表现为图像清晰、轮廓鲜明。提高SNR是图像质量控制的主要内容之一。

信号噪声比受诸多因素的影响，当运动伪影被抑制后，MRI系统场强越高，产生的SNR越高。影响信噪比的因素，除了MRI系统设备性能和工作环境外，主要有被检组织的特性、体素大小、扫描参数（重复时间、回波时间、翻转角、平均采集次数等）和射频线圈。

（二）被检组织特性对SNR的影响

感兴趣区内组织的质子密度影响信号强度，质子密度高的组织，如脑灰质和脑白质能产生较高信号，SNR高；质子密度低的肺组织产生低信号，因此SNR低。具有短T_1和长T_2的组织在不同加权像上信号强度均较高，从而可获得高SNR。

（三）体素大小对SNR的影响

在“空间分辨力”中已经提到，体素的大小取决于观察野、矩阵和层面厚度三个基本成像参数。体素越大，体素内所含质子数量越多，所产生的信号强度就越大，图像的SNR越高。层厚越厚，体素越大，SNR越高；观察野越大，体素越大，SNR越高；相反，矩阵越大，体素越小，SNR越低。

（四）扫描参数对SNR的影响

影响SNR的扫描参数主要是：重复时间（TR）、回波时间（TE）、翻转角以及信号采集次数、层间距和接收带宽等。

TR：TR是决定信号强度的一个因素。TR越长，各种组织中的质子可以充分弛豫，纵向磁化矢量增加，信号强度也增加。TR短时，仅有部分纵向磁化得到恢复，信号强度减小。因此，长TR时，SNR高；短TR时，SNR降低。但是，SNR的增加是有限的。

TE：TE是横向磁化矢量衰减的时间，它决定进动质子失相位的多少。TE越长，采集信号前横向磁化的衰减量越大，回波幅度越小，产生的信号量也越少，SNR就会下降。

翻转角：翻转角决定了有多少纵向磁化能转变成横向磁化。翻转角越小，产生的信号越弱，SNR就越低。因为SE脉冲序列使用90°射频脉冲，使纵向磁化均转变为横向磁化，而梯度回波脉冲序列，纵向磁化只能部分转变为横向磁化。SE脉冲序列使用的是180°射频脉冲，使相位重叠，而梯度脉冲序列是用梯度翻转产生相位重聚，前者比后者更好。因此，SE脉冲序列获得的信号更强，SNR也更高。

信号采集次数：增加采集信号的平均次数，反复采样，可降低图像噪声，提高SNR。但是，SNR的变化与采集信号平均次数的平方根成正比，会大大增加扫描时间。

接收带宽：减少接收带宽，就减少了信号采集范围，也就减少了噪声接收量，从而提高了SNR。

（五）射频线圈对SNR的影响

射频线圈的类型影响SNR。线圈的形状、大小、敏感性、检查部位与线圈间的距离均能影响SNR。因为信号受噪声干扰的程度取决于线圈的大小和形状，与检查部位的容积有关。线圈分为体线圈、头线圈及各种表面线圈。体线圈SNR最低，因为它包含的组织体积大，产生的噪声量也大，同时成像组织与线圈之间的距离也大，减弱了信号强度。各种表面线圈比较小，距离检查部位近，能最大限度地接收MR信号。所以，表面线圈的SNR最高。在操作时，应尽量选择合适的表面线圈以提高SNR。

三、空间分辨力

（一）概念

空间分辨力是指影像设备系统对组织细微解剖结构的显示能力，它用可辨的线对（cm）或最小圆孔直径（mm）表示，它是控制MRI图像质量的主要参数之一。空间分辨力越高，图像质量越好。空间分辨力大小除了与MRI系统的磁场强度、梯度磁场等有关以外，人为的因素主要是由所选择的体素大小决定的。

（二）影响空间分辨力的因素

MRI的每个图像都是由像素组成的。MRI图像的分辨力是通过每个像素表现出来的。像素的物理意义是MRI图像的最小单位平面。在图像平面内，像素的大小是由观察野和矩阵的比值确定的。因此，像素的大小与观察野和矩阵两者密切相关。像素的面积取决于观察野和矩阵的大小，像素面积=观察野/矩阵。像素是构成矩阵相位和频率方向上数目的最小单位。矩阵是频率编码次数和相位编码步码数的乘积，即矩阵＝频率编码次数×相位编码步码数。当观察野一定时，改变矩阵的行数（相位方向）或列数（频率方向），像素大小都会发生变化。

体素是像素与层面厚度的乘积，它的物理意义是MRI的最小体积单位（立方体）。层面厚度实际上就是像素的厚度。所以体素的大小取决于观察野、矩阵和层面厚度三个基本成像参数，其大小等于观察野×层面厚度/矩阵。在这三个成像参数中，只要改变其中任何一个参数（另两个不变）都会使体素容积发生变化。体素容积小时，能分辨出组织的细微结构，空间分辨力高。相反，体素容积大时，不能分辨组织细微结构，空间分辨力低。

层面厚度越厚，体素越大，空间分辨力越低。当观察野确定后，矩阵越大，体素越小，空间分辨力越高。当矩阵确定后，观察野越小，空间分辨力越高。因此，体素的大小与层面厚度和观察野成正比，与矩阵成反比。

由于信号强度与每个体素内共振质子的数量成正比，所以增大体素会增加信号强度，使信噪比增大。选择观察野主要由成像部位的大小决定。观察野选择过小，会产生卷褶伪影；观察野选择过大，会降低图像的空间分辨力。观察野大小的选择还受到射频线圈的限制。在实际工作中，为了节省扫描时间，经常使用矩形观察野，将图像部位的最小经线放在相位观察野方向，最大经线放在频率观察野方向。因为只有相位方向观察野缩小才能减少扫描时间，而频率方向观察野缩小，不会减少扫描时间。矩阵选择，在相位编码方向上，每做一次编码就需要一个重复时间，所以降低相位编码步码数就要减少扫描时间，同时降低了空间分辨力。在频率编码方向只是依靠梯度磁场，增加频率编码方向次数，所以不会增加扫描时间。

体素大小受所选择的层面厚度的影响。在工作中要根据检查部位的大小及解剖特点选择层厚，既要考虑到改善图像的空间分辨力，也要注意到图像的信噪比。

四、对比度

（一）概念

MRI图像对比度是指一幅图像两个相邻的不同组织结构信号强度的差别，即能够区分最小信号强度的能力，可用以下公式计算：

$$C=(S_1-S_2)/(S_1+S_2) \tag{4}$$

式中：C为图像对比度；S_1、S_2分别为两个感兴趣区组织信号的平均值。

信号强度的差异越大，图像对比度越好。在磁共振成像中，影响对比度的三个组织特征值是：有效质子密度、T_1、T_2。MRI图像对比度是由成像过程中使用的各种脉冲序列控制的，它通过选择扫描参数来实现影响图像的对比度，从而使图像产生理想的对比度。通过选择TR、TE等来突出某种组织的加权像产生最大对比度。

（二）TR对图像对比度的影响

TR是RF脉冲结束后纵向磁化恢复所需要的时间。TR对图像对比度的影响分为两个方面。

1.对T_1对比度的影响

TR越长，纵向磁化恢复就越充分，但当所有组织都充分弛豫时，组织间的对比度就无法建立。因此，对于T_1对比度，TR的选择应短于T_2。TR短时，只有短T_1组织得到弛豫，而长T_1组织尚未恢复，在下次激发时短T_1组织比长T_1组织产生更强的信号，从而获得T_1的图像对比。人体组织的T_1约为500 ms，把TR定在500 ms，SE脉冲序列就能获得T_1对比度图像。TR与T_1的比值应在0.6～2.5之间；组织的T_1随场强的变化而延长，此时应增大TR，保持TR与T_1比值不变。

2.对T_2对比度的影响

TR较长时可得到T_2加权像，因为T_2对比度不仅与组织的T_2有关，而且还受质子密度的影响。

（三）TE对图像对比度的影响

TE主要影响图像的T_2对比度，即，TE是T_2加权像的控制因素。也就是说，改变序列的TE，将主要影响图像的T_2对比度。TE越长，即在回波出现之前已有更多质子失相位，信号衰减越严重，虽然组织的信号幅度降低，但各种组织的T_2是不同的。因此，组织间的对比度随TE的延长而增加。T_1对比度主要是在短TR的条件下取得的。但是，TE越短图像的对比度越好。因为TE缩短减少了图像中T_2弛豫的影响，得到突出组织T_1特征的T_1加权像。因此，在T_1加权、质子密度加权及MRA中采用尽可能短的TE。但是，短TE可能导致信噪比降低。

（四）TI对图像对比度的影响

在IR序列中，图像的对比度主要受TI的影响，在180°反转脉冲后质子处于基本饱和状态，然后再以不同的弛豫时间恢复纵向磁化，这时TI决定了90°射频脉冲后纵向磁化矢量恢复的多少，从而决定了信号强度的对比。比如，想要抑制脂肪，TI就要短。

（五）翻转角对图像对比度的影响

在梯度回波脉冲序列中，翻转角的大小决定了射频脉冲激励后横向磁化矢量的大小。小翻转角使横向磁化矢量相当大，而纵向磁化矢量变动很小，从而产生T_2图像对比，而大翻转角使短T_1组织弛豫，产生的图像T_1加权明显。

（六）对比剂对图像对比度影响

为了提高正常组织与病变组织的对比，MRI成像常常用对比剂。常用的Gd-DTPA可使组织的T_1缩短，特别是病变组织的T_1缩短，提高了显示病变组织的能力。

（七）对比噪声比或其他影响因素

在考虑对比度时，也要注意噪声对图像质量的影响，对比噪声比同样是影响图像质量的重要因素。这是因为信号噪声比与图像对比度密切相关，不考虑噪声是不能评价对比度的。可以说，同样对比度的图像，如果重叠在图像上的噪声不同，图像质量也会有很大区别。因为对比度仅仅是信号强度的差异。

五、磁场均匀性

MRI图像质量除了用信噪比、空间分辨力、图像对比度以及对比噪声比来评定外，磁场的均匀度也是一个质量控制的评价因素。磁场均匀性是安装机器时的主要调试指标。磁场的均匀度越高，图像的质量越好。因此，磁共振频谱或脂肪抑制之前必须对主磁场进行匀场。对磁场中心的利用也是十分必要的。磁场强度在主磁场的磁体中心直径50 cm的球形内最均匀，越远离中心，磁场均匀度越差，而且采集的信号也越弱。所以，摆位时要注意将被检查部位的中心放在主磁场中心区。

第八节　MRI对比剂

磁共振成像的优势之一是具有良好的组织对比，使MRI发现病变的敏感性显著提高。但是，正常组织与病变组织的弛豫时间有较大的重叠，仅有MRI平扫，定性诊断困难，而且有时难以发现小病灶。磁共振成像对比剂能改变组织的弛豫时间，改变组织的信号强度，从而提高组织对比。

一、对比剂分类

根据MRI对比剂在体内的分布、磁敏感性、对组织的特异性等将磁共振成像对比剂分为细胞内外对比剂、磁敏感性对比剂和组织特异性对比剂三大类，也可根据化学结构分类。

（一）根据细胞内、外分布分类

1.细胞外对比剂

细胞外对比剂是应用最早的MRI对比剂，目前应用最广泛的钆制剂属此类对比剂。它在体内非特异性分布，可在血管内或细胞外间隙自由通过。

2.细胞内对比剂

细胞内对比剂以体内某一组织或器官的一些细胞作为目标靶来分布，如网织内皮系统对比剂和肝细胞对比剂。此类对比剂注入静脉后，立即从血中廓清并与相关组织结合，可使不摄取对比剂的组织与摄取对比剂的组织之间产生对比。

（二）根据磁敏感性的不同分类

物质在磁场中产生磁性的过程称为磁化。不同物质在单位磁场中产生磁化的能力称为磁敏感性（也称磁化率），用磁化强度表示。根据物质磁敏感性的不同，MRI对比剂可分为顺磁性对比剂、超顺磁性对比剂和铁磁性对比剂三类。

1.顺磁性对比剂

顺磁性对比剂中顺磁性金属原子的核外电子不成对，故磁化率较高，在磁场中具有磁性，而在磁场外则磁性消失。如镧系元素钆、锰、铁等均为顺磁性金属元素，其化合物溶于水时，呈顺磁性。

顺磁性对比剂浓度低时，主要使T_1缩短，信号增强；浓度高时，主要使T_2缩短，超过T_1效应，使MRI信号降低。常用顺磁性对比剂作为T_1加权像中的阳性对比剂。

2.超顺磁性对比剂

超顺磁性对比剂是指由磁化强度介于顺磁性和铁磁性之间的各种磁性微粒或晶体组成的对比剂。其磁化速度比磁性物质快，在外加磁场不存在时，其磁性消失，如超顺磁性氧化铁（super paramagnetic iron oxide，SPIO）。

3.铁磁性对比剂

铁磁性对比剂为铁磁性物质组成的一组紧密排列的原子或晶体（如铁-钴合金）。这种物质在一次磁化后，无外加磁场下也会显示磁性。

（三）根据对比剂特异性的不同分类

此类对比剂可被体内的某种组织吸收、并在其结构中停留较长时间。此类对比剂可分为肝特异性对比剂、血池对比剂、淋巴结对比剂和其他特异性对比剂四类。

1.肝特异性对比剂

肝特异性对比剂分为由网状内皮系统（SPIO）和肝细胞摄取两种。钆塞酸二钠（Gd-EOB-DTPA）是一种肝胆特异性磁共振成像对比剂，通过在Gd-DTPA分子结构上添加脂溶性乙氧基苯甲基（EOB）得到的Gd-EOB-DTPA具有独特的生物特性。Gd-EOB-DTPA一方面通过缩短组织T_1，可得到与Gd-DTPA相似的多期动态增强效果，从而观察肝脏病变的常规多期动态增强方式及其表现；另一方面，肝功能正常者注射Gd-EOB-DTPA后10～20 min肝实质最大限度增强，同时胆系也可显影，称该期相为肝胆特异期。Gd-EOB-DTPA通过肝细胞膜窦面的有机阴离子转运多肽1B3进入肝细胞，再通过主要位于肝细胞膜胆系面上多药耐药蛋白2排泄入胆系，比例高达约50%，其余的经肾脏排出体外，批准用量为0.025 mmol/kg，相当于0.5 mol/L的溶液0.1 mL/kg，是常规钆剂的1/4。

2.血池对比剂

血池对比剂主要用于MRI血管造影、心肌缺血时心肌生存率的评价。

3.淋巴结对比剂

淋巴结对比剂用于观察淋巴结的改变。

4.其他特异性对比剂

如胰腺对比剂、肾上腺对比剂等。

二、对比剂临床应用

（一）Gd-DTPA的使用方法

目前，临床上广泛应用的对比剂主要是顺磁性对比剂Gd-DTPA。Gd-DTPA主要经肾脏排泄，不透过细脑膜，分布在细胞外液，不易透过血-脑屏障，只有血-脑屏障遭到破坏时，才能进入脑组织和脊髓。

Gd-DTPA常规使用剂量为0.1 mmol/kg（或0.2 mL/kg）。静脉注射应在1～2 min内完成。如果做动态增强扫描，采集首过效应需严格控制注射速度及注射时间。近年来，试验表明，高剂量钆（0.2～0.3 mmol/kg）可提高信号强度，增加小病灶的检出率。比较上述两种剂量，在安全性和副作用方面，未发现明显差别。病变类型与增强效果关系密切。血-脑屏障未破坏的脑良性胶质瘤用双倍剂量对比剂，也不会增强。血供丰富的神经鞘瘤，常规剂量或1/2剂量，便可得到显著的增强效果。

Gd-DTPA行MRI增强扫描时，利用T_1效应特性，选用SE或FSET_1加权脉冲序列，往往要加脂肪抑制或磁化传递技术，这样能增加对比效果。通常采用横断位、冠状位及矢状位扫描，其中一个扫描方位要包括整个扫描部位，另两个扫描方位可在病灶处定位扫描。

（二）Gd-DTPA的临床应用

1.颅脑、脊髓

Gd-DTPA用于中枢神经系统引起血-脑屏障破坏的病理改变，如肿瘤、缺血、炎症等，均会引起对比剂在组织间隙内聚集，进而在正常脑组织中显示病变。正常情况下，解剖学上缺乏血-脑屏障的区域，如垂体腺和漏斗、鼻甲、鼻咽部黏膜、软腭、脉络膜丛、Meckel窝的硬脑膜及天幕有时也会出现增强。

Gd-DTPA增强扫描主要解决中枢神经系统的诊断问题：发现平扫未显示的脑内、脑外等信号病变；鉴别脑内肿瘤及脑外肿瘤；显示肿瘤内部情况；区分水肿和病变；鉴别诊断肿瘤与非肿瘤性病变；手术后及放疗后随访；观察疗效等。脊柱增强扫描常常使用脂肪抑制诊断手术后纤维化，鉴别椎间盘脱出与肿瘤，鉴别诊断骨转移、椎间盘感染、骨髓炎、结核等，对脊椎动静脉畸形的检出也有一定帮助。

2.鼻咽部

鼻咽部对比增强能明确病变部位、范围、大小及浸润的深度，显示转移或用于治疗后复查。

3.眼眶

Gd-DTPA扫描用脂肪抑制技术对于眼眶内肿瘤、眼球内病变的显示及鉴别诊断帮助较大。

4.头颈部

头颈部做增强扫描能明确显示肿瘤的位置、大小、范围，对确定病变性质能提供更多的诊断信息。头颈部占位性病变及转移性病变用对比剂做增强扫描要用脂肪抑制技术。

5.胸部

胸部、纵隔：增强扫描选用多时相动态增强，对纵隔肿瘤、占位性病变的鉴别诊断是必要的。肺部病变：增强扫描不及CT诊断价值大。肺部结节需要做动态增强扫描方能对定性诊断有帮助。心脏：增强扫描用于评价心内肿瘤的范围。在评价心肌梗死和心肌灌注方面有重要作用。乳腺：多时相动态增强扫描对乳腺良恶性病变鉴别诊断帮助极大，同时对手术后或放射治疗后瘢痕与肿瘤复发的鉴别也相当准确。

6.腹部

肝脏、脾脏、胰腺、肾及肾上腺鉴别扫描均需要采用动态增强方式，以提高对良恶性病变的鉴别诊断价值。常规使用梯度回波脉冲序列加脂肪抑制技术。

盆腔的增强扫描，特别是采用动态增强方式，对诊断良恶性病变也十分有帮助。

7.肌肉、骨骼系统

MRI增强扫描显示骨肿瘤、骨转移的敏感性很强，其特异性优于核素扫描，有助于发现对X射线平片未能发现的骨折，无菌坏死，区分放、化疗后改变与肿瘤复发等。

三、对比剂临床副反应及处理

自由钆离子与DTPA结合形成螯合物Gd-DTPA后，不但毒性大为降低，而且很少与血浆蛋白结合，不经过肝脏代谢，很快以原状态由肾脏排出。Gd-DTPA的静脉半致死量为6～10 mmol/kg。试验结果证明，这是一种安全的对比剂。外周静脉给药的副反应发生率为约2.4%。主要副反应为头痛、不适、恶心、呕吐等，一般较轻，呈一过性。

Gd-DTPA发生严重副反应的概率很低，约为1/35万～1/45万；发生严重副反应的患者常有呼吸道病史、哮喘及过敏史，一般表现为呼吸急促、喉头水肿、血压降低、支气管痉挛、肺水肿等。对于癫痫患者，可能诱发癫痫发作。孕妇不宜使用。哺乳期妇女在用药后24 h内禁止哺乳。总之，Gd-DTPA安全性高。常规静脉注射用量为0.1 mmol/kg。操作人员应了解Gd-DTPA的各种副反应临床表现，能熟练处理所发生的副反应。

第九节　正常及病理组织的磁共振影像特点

组织成分	T_1WI	T_2WI
脂肪	高信号	高信号
水	低信号	高信号
气体	极低信号	极低信号
炎症	低信号	高信号
出血、血肿	急性期高信号、亚急性期高信号	急性期高信号、亚急性期低信号
肿瘤	大部分低信号,黑色素瘤高信号	大部分高信号,黑色素瘤低信号
钙化	大部分低信号	大部分低信号
软骨	低信号	低信号
坏死、囊变	多为低信号,部分信号混杂	多为高信号,部分信号混杂
肌肉	等信号	等信号
韧带	低信号	低信号

第十节　MRI检查适应症及禁忌症

一、适应症

（一）中枢神经系统病变

中枢神经系统病变是MRI检查的最佳适应症。MRI的多方位、多参数成像特点，对中枢神经系统病变的定位、定性诊断极有帮助，而且均优于CT，是诊断中枢神经系统病变的最佳选择。

（二）颅颈部病变

由于MRI不产生骨伪影，对后颅凹及颅颈交界区病变显示十分清晰，为咽、喉、颈部淋巴腺、血管病变等的诊断提供可靠信息。

（三）胸部疾患

纵隔内血管的流空效应及纵隔内脂肪的高信号衬托，形成MRI图像的良好对比，MRI诊断纵隔占位性病变优于CT。但MRI对肺内病变的诊断不如CT。

（四）心脏、大血管病变

MRI可对心肌、心包病变、先天性心脏病做出明确诊断，可对心功能做定量分析，可直观显示主动脉瘤、夹层动脉瘤等大血管病变，对冠状动脉的显示前景看好。

（五）肝、胆、脾、肾、腹膜后病变

MRI对腹部脏器的占位性病变可做出比较明确的定位、定性诊断，对良恶性病变的鉴别诊断优于CT。

（六）胰腺、胆管病变及输尿管病变

由于胰腺周围脂肪的衬托，MRI能显示胰腺及胰管。MRCP对胰腺疾病的诊断有一定的帮助，能清晰显示扩张的胰管。MRI图像中肾周围脂肪囊能与肾形成对比，MRI对肾脏疾病的显示有重要诊断价值。MRU对肾、输尿管梗阻、狭窄显示清楚，与静脉肾盂造影、逆行肾盂造影两者具有互补作用。

（七）盆腔病变

MRI能清楚地显示盆腔的解剖结构。对男、女性盆腔肿瘤、炎症、转移等病变，淋巴结等，MRI能提供重要的诊断依据，是最佳的影像学诊断手段。

（八）四肢、关节病变

MRI可清楚地显示软骨、关节囊、关节液及关节韧带，对关节软骨损伤性病变能提供重要的诊断依据。MRI能比其他影像方法更早地对早期关节软骨变性与坏死做出诊断。

二、禁忌症

1.有心脏起搏器的患者（近年来新型材料的起搏器也可兼容MRI检查）。

2.手术后动脉夹存留患者。

3.有铁磁性异物患者，如体内存留有弹片、眼内存留有金属异物等。

4.换有人工金属心脏瓣膜患者。

5.有金属假肢、金属关节患者。

6.体内置有胰岛素泵或神经刺激器者。

7.妊娠不足3个月者尽量避免做MRI检查。

以上各项有疑问的患者要进行询问，弄清情况，再决定是否做MRI检查。目前许多人工植入物是利用非磁性不锈钢或钛合金材料制成的，对进行MRI检查影响不大，但非磁性植入物若为金属质地，会使得图像产生严重的金属伪影。

（雷军强，陈勇，龚瑞，张静，周晟，张云海，张春雨，张皓，王琳）

第二章　中枢神经系统

第一节　MRI检查技术

磁共振成像（magnetic resonance imaging，MRI）具有多平面、多方位、无损伤成像的特点，能清楚地显示颅脑各组织。MRI为评估脑正常结构和病变组织提供了高时间分辨力、高空间分辨力和高对比分辨力的检查方法，相对其他影像学方法，MRI对颅脑疾病的诊断具有独特的优势，成为中枢神经系统疾病的首选检查方法。

一、检查方法

采用颅脑正交线圈，患者仰卧位，头置于线圈内，进行横断位、矢状位、冠状位或任意平面的成像；常规检查包括MRI平扫及增强。使用MRI对比剂可增加病变与正常脑组织的对比，有利用病灶的检出。

二、检查技术

（一）磁共振血管造影（magnetic resonance angiography，MRA）

MRA是利用MRI血液流动效应进行的血管成像方法，是一种完全非损伤性血管成像技术，不需要注射对比剂即可清晰地显示血管结构（图2-1-1）。其成像方法主要包括时间飞跃法（time of flight，TOF）和相位对比法（phase contrast，PC）。两者有各自优缺点，适用的范围也略有不同。

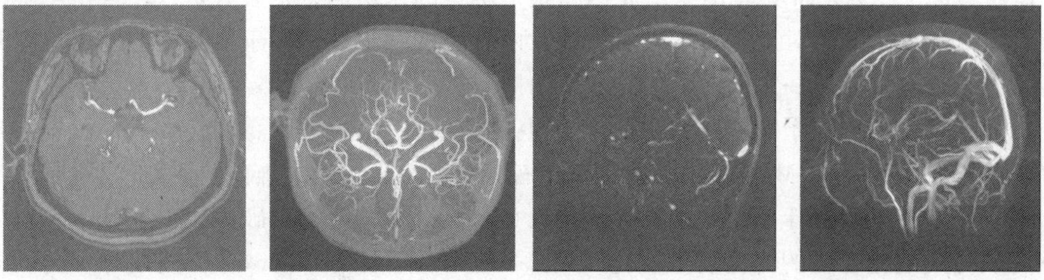

图2-1-1　MRA

颅脑和颈部大血管因为血流量大、没有呼吸等移动伪影的干扰，易得到质量较高的MRA图像，是MRA最早应用于临床的部位，也是MRA应用最广泛的部位。目前，MRA至少可以显示大血管及各主要脏器的一、二级分支血管，用于血管性病变的诊断，如血管的栓塞、血栓形成、血管硬化的分期等。与MRI对比剂如Gd-DTPA联合使用，MRA可显示与肿瘤相关的血管和肿瘤对周围血管结构的侵犯情况。但MRA对直径小于5 mm的动脉瘤漏诊率较高，对于伴有颅内出血的动脉瘤患者，MRA不能代替常规血管造影。MRA可检出颅脑和颈部血管的硬化，但MRA的分辨率尚不及血管造影，对检出小动脉硬化和小血管脉管炎等还有困难。MRA除了利用流动原理成像之外，也可注射顺磁性对比剂，利用顺磁性对比剂明显缩短T_1的原理来提高血管的信号。注射对比剂的MRA一般都使用带序列脉冲的3D-GR序列，如三维扰相梯度回波（three-dimensional spoiled gradient-recalled，3D-SPGR）等。增强MRA可以显示更细小的血管和更细微的血管病变。

（二）磁共振弹性成像（magnetic resonance elastography imaging，MREI）

弹性是人体组织的重要物理特性，正常组织与病理组织相比，两者的弹性存在较大差异，MRI能够无创性地显示组织的弹性，具有重要的临床诊断价值。MREI作为一种新的能直观显示和量化组织弹性的非侵入性成像方法，显示出了良好的研究和应用前景，尤其是在脑组织检查方面，提供了一种全新的反映组织生物力学特性的检查手段。它使“影像触诊”成为可能，扩大了临床医生触诊的范围。

MREI对脑外伤和脑肿瘤具有潜在的应用价值，但目前对该项目的研究非常少，尚未见有关病变脑组织的研究报道。鉴于目前文献报道的资料非常有限，其成功的临床应用尚需要进一步的临床研究。

（三）磁共振波谱（magnetic resonance spectroscopy，MRS）

MRS是目前能够无创地检测活体组织内化学物质、反映组织代谢信息的方法，以颅脑检查应用最普及，脑部主要化合物谱峰及含义如下：①N-乙酰天门冬氨酸（NAA）为神经元标志物，是正常脑MRS谱峰中最高者；②胆碱（Cho）参与细胞膜的构成，与细胞膜磷脂合成和分解有关，是反映细胞代谢和髓鞘形成的指标；③肌酸（Cr）和磷酸肌酸（Pcr）与能量代谢有关，因含量较为恒定，常常作为内参照物（图2-1-2）。MRS可用于脑肿瘤、脑缺血及代谢性疾病的诊断与鉴别诊断等。

MR波谱分析与MR成像技术有较大的区别，它是以化合物或单质的频率分布曲线来表达的检查技术而非以图像对比显示病变的方法。尽管MRI和MRS采用了类似的基本原理，但两者间仍有许多重要差异。对临床医师来讲，最大的不同是MRI平扫得到的是一幅幅解剖图像并反映组织的T_1、T_2，而从MRS中所获得的则是定量的化学信息，后者是以化合物化学位移的频率数值来表示的。对工程技术人员来讲，两者间的根本区别在于MRI需要采用梯度磁场才能获得信号，而MRS一定要在均匀的磁场条件下才能采集信号。

目前能应用于神经系统疾病诊断的MRS主要是^1H和^{31}P的波谱。^1H（质子）在体内含量最多。临床上已经用^1H MRS来监测脑组织中神经元的含量和预测脑梗死后血管再通的可能性，由于NAA主要存在于脑组织的神经元中，如果大量的神经元被破坏，NAA的峰值就会大大下降或与其他化合物的比值发生变化。而Lac是无氧酵解的产物，在脑梗死时，血供中断的脑组织只能进行无氧酵解，Lac就会积累，^1HMRS的波谱，Lac的含量就会上升。一旦血供恢复，有氧氧化重新建立并逐步代替无氧酵解，Lac的含量就会下降。^{31}P磁共振波谱主要反映的是体内能量状况。临床上^{31}P的波谱分析和应用不如^1H广泛，它主要用于某些酶缺乏的肌肉代谢性病变的诊断和心肌病变的诊断。

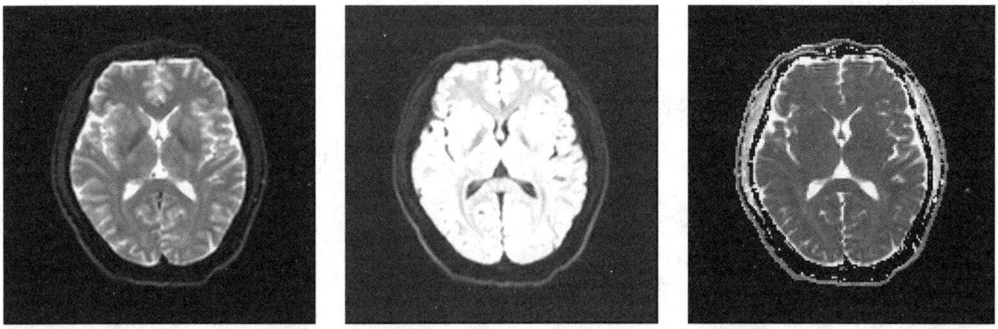

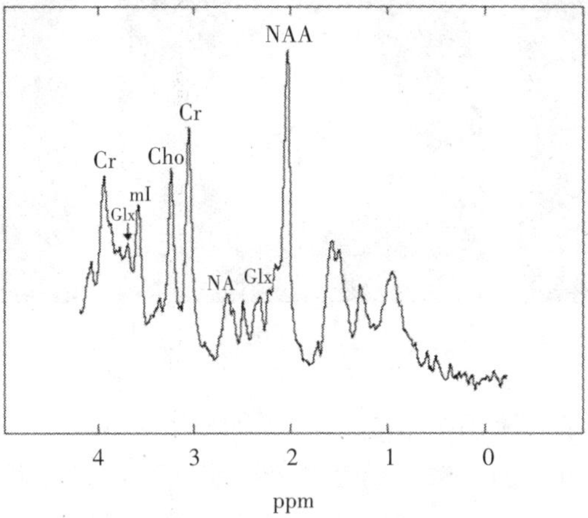

N-乙酰天冬氨酸（NAA）为谱峰中的最高峰。

图2-1-2　正常MRS曲线

（四）敏感加权成像（susceptibility weighted imaging，SWI）

SWI是一种利用组织间磁敏感性差异及血氧水平依赖效应成像的磁共振成像新技术。它采用3D梯度回波、完全速度补偿、射频脉冲扰相等技术，具有三维、高分辨率及高信噪比等特点，是目前最理想的显示静脉系统结构和相关疾病的磁共振成像方法。SWI显示静脉结构、血液代谢产物、矿物质沉积十分敏感，能够比常规梯度回波序列更敏感地显示出血，甚至是微小出血，在脑肿瘤、脑血管病、脑外伤及神经变性病等病变中有较高的临床应用价值和广阔的临床应用前景。但SWI鉴别出血灶与钙化灶不敏感，需要结合CT检查做出定性诊断。

（五）灌注加权成像（perfusion weighted imaging，PWI）

PWI主要反映脑组织血流动力学信息，主要用于脑缺血性病变、脑胶质瘤手术前分级研究、脑肿瘤治疗后疗效评估及早期复发诊断等。

灌注过程是指血流从动脉向毛细血管网灌注，然后汇入到静脉的过程。一般我们仅指涉及细胞外液的液体交换的血流灌注过程，而不涉及细胞内液的液体交换。为了测定这个过程，必须有一种介质来代替血液，使我们能通过外部的仪器设备来跟踪媒体的流动过程。CT常用的是碘对比剂，MRI常用Gd-DTPA对比剂作为介质。当对比剂在短时间内高浓度通过某区域的毛细血管网时，基本上可代表血流通过的情况。由于顺磁性对比剂Gd-DTPA具有磁化率效应，它不但大大缩短T_1，也缩短T_2*。用对磁化率效应敏感的梯度回波成像序列进行检测时，不难发现组织内Gd-DTPA的分布和浓聚情况，可获得时间-浓度变化线性相关的曲线，定量观察到正常脑白质内的血容量（cerebral blood volume，CBV）、平均通过时间（mean transit time，MTT）和相对血容量（relative CBV，rCBV）。灌注成像在临床上用于脑梗死的预后推测、脑梗死的溶栓治疗效果评估和脑肿瘤的定性诊断等。

（六）扩散加权成像（diffusion weighted imaging，DWI）

DWI是建立在磁共振成像要素的流动效应上的一种成像方法（图2-1-3）。MRA观察的是宏观的血液流动现象，而扩散加权成像观察的是微观的水分子流动扩散现象。

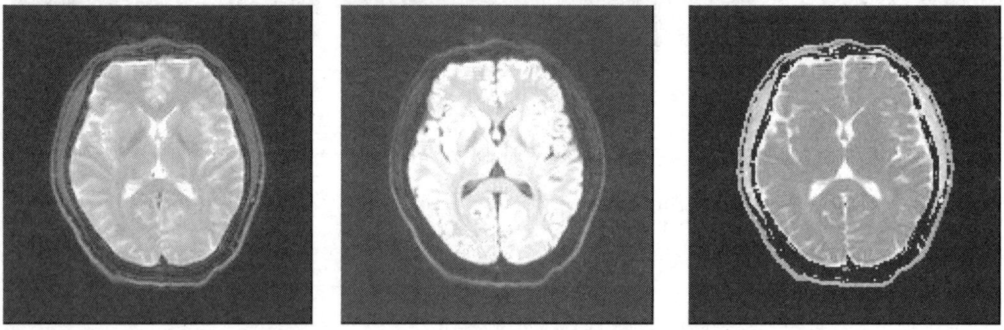

图2-1-3　脑实质正常DWI表现

在均质的水中，水分子的流动扩散是一种完全随机的热运动。但在人体组织中，由于存在各种各样的屏障物，水分子的扩散活动就会受到影响。这些屏障不单来自组织液本身的组成，也来自各种细胞结构的影响。在这样的环境下，水分子就不能自由自在地随机活动，而是只能在有限的环境和范围内活动。进一步讲，水分子的活动可能在某一方向上活动较多而在另一个方向上活动受到限制较多。例如，在脑白质的髓鞘中，水分子沿着髓鞘的流动扩散明显要多于横跨髓鞘的流动扩散。水分子的这种强烈依赖于扩散方向的活动称为各向异性。即在水分子活动的各个方向上其扩散规律不是随机均等的，而是有扩散方向上的不均匀性。在非均一的磁场（空间上不均匀的磁场）环境下，因水分子扩散而产生的质子随机活动会造成MRI信号的下降。因为MRI设备必须有一个用于空间定位的梯度磁场，它在空间上一定是不均匀的磁场，所以水分子的扩散可造成MRI信号的下降，但是在梯度磁场较小时，它的作用是很微弱的。当在三维空间（*x*、*y*、*z*轴）任一方向上使用一预先准备的高场强梯度磁场时，水分子的扩散造成的MRI信号改变就不再是微不足道的了，而是“可见的”了。DWI实际是在MRI原有图像对比上出现的一种新的独特的对比图像。

DWI是目前唯一能够无创检测活体组织内水分子扩散运动的磁共振功能成像方法。DWI在临床上主要应用于（超）急性脑梗死的诊断，它可在脑梗死发生后1～6 h内即显示病灶所在，而常规SE T_2WI要到6～10 h后才能显示病灶，故比常规SE方法敏感得多，可更早、更准确地发现梗死灶，其敏感性、特异性高；DWI可用于肿瘤性病变诊断及分级诊断；DWI还可用于脑脓肿与肿瘤、表皮样囊肿与蛛网膜囊肿、肿瘤复发（残存）与放射性坏死等鉴别。

（七）扩散张量成像（diffusion tensor imaging，DTI）

扩散张量成像（DTI）可以无创性定量分析大脑的微细结构，如可定量分析病变组织和正常组织的扩散特征，从而为疾病的诊断和鉴别诊断提供更多的信息。同时，DTI在大脑白质纤维的成像方面具有独特的优势，可以直观显示颅内病变尤其肿瘤与白质纤维之间的关系，更加有利于指导手术的进行，以便最大限度地切除肿瘤和保护功能区。扩散加权成像（DWI）可以获得水分子空间扩散图像。在大脑白质，分子的扩散表现为各向异性，分子沿白质纤维通道方向的扩散速度快于沿垂直方向。各向异性程度反映分子在空间位移的程度，且与组织的方向有关。用来分析各向异性的参数很多，包括各向异性指数（anisotropy index，AI）、各向异性分数（fractional anisotropy，FA）、相对各向异性（relative anisotropy，RA），其中由于FA图像观察大脑白质纤维结构最清晰，目前应用最为广泛。

DTI目前的应用有：

1.在脑梗死的早期，脑白质ADC值和各向异性明显降低。

2.利用扩散张量所得数据可以进行大脑白质束成像，获得大脑白质纤维通道的方向和完整性的信息，可立体直观地观察梗死灶与白质纤维之间的关系。

3.发生在大脑白质的非缺血性病变种类较多，包括脱髓鞘性病变和髓鞘形成不良性病变两类，DTI对发现此类病变具有更高的敏感性，且能定量分析病灶。

4.利用DTI技术，定量分析不同部位脑组织的各向异性程度，可以清楚地显示大脑的发育过程。

5.DTI可用于评价肿瘤组织和肿瘤周围脑组织病理改变，直观显示肿瘤与周围的大脑白质纤维的关系，勾画肿瘤的边界，观察肿瘤与白质纤维通道之间的关系，以更好地指导手术。

6.DTI还可用于脑部其他疾病的研究，如用于精神分裂症、颞叶癫痫、脑外伤、原发性侧索硬化等的研究。

虽然目前DTI在临床已被广泛应用，但DTI亦存在一定的缺陷：首先，由于扫描用的是EPI序列，图像易受运动、涡流和磁敏感效应的影响，导致图像变形明显，尤其在接近颅底部位时更加明显。其次，扫描时间较长，数据后处理亦需较长时间，影响临床日常工作。

（八）扩散峰度成像（diffusion kurtosis imaging, DKI）

水分子扩散是人体非常重要的生理活动，常规磁共振弥散成像DWI、DTI假设组织内水分子的扩散是不受阻碍的自由运动，水分子在不规则的随机运动（即布朗运动）中，其弥散运动位移满足高斯分布（即正态分布）。但由于人体组织结构的复杂性（细胞内外结构及成分、细胞膜渗透性、游离及结合水的理化特性差异等），加之水分子弥散实际上是在细胞间隙、细胞内外的运动，故其运动必然不是自由运动，因此，水分子真实的弥散运动位移是非高斯分布的。DKI技术则是基于非高斯扩散理论的弥散成像衍生序列，最早由Jensen教授于2005年提出，并进行了体模及人脑的初步研究，证明了其可行性。该技术引入峰度（kurtosis）的概念来量化真实水分子扩散位移与理想的高斯分布水分子扩散位移间的偏离，进而来表示水分子扩散受限程度以及扩散的不均质性。当K=0时弥散为高斯分布，K通常为非负值，K值越大，表示偏离高斯分布越明显，组织微观结构及环境越复杂。DKI的采集与常规弥散成像序列类似，采用同一类型的脉冲序列，但所需b值较DWI略大，且至少使用3个不同b值及至少15个独立的扩散敏感梯度方向以反映组织的各向异性扩散特性。如今DKI已广泛应用于临床多种系统疾病的研究，并展现出重要的临床价值。

（九）体素内不相干运动（intra-voxel incoherent motion, IVIM）成像

IVIM成像也是弥散成像的衍生序列，由“弥散之父”Denis Le Bihan于1986年提出。与经典的DWI、DTI单指数模型弥散成像序列不同，IVIM成像基于双指数模型原理，通常使用

10个以上的b值。在b值较低的情况下，微血管的灌注情况对图像的影响更大；在b值较高的情况下，水分子的真实弥散运动对图像的影响更大。在IVIM序列中，主要有三个量化参数：D^*值，又叫快弥散系数（ADC fast），该值反映的是灌注信息，又叫灌注系数，主要代表灌注对弥散图像信号衰减的贡献；D值，又叫慢弥散系数（ADC slow），反映的是真实的弥散信息，又叫实际弥散系数，主要代表真实弥散对弥散图像信号衰减的贡献；f值，即灌注分数（%），反映血流量。由于该技术可以同时获得弥散信息和灌注信息，同时无需造影剂，故目前已广泛应用于临床研究。

（十）血氧水平依赖（blood oxygen level dependent，BOLD）脑功能成像

用于探测局部血流量的MRI方法较多，应用比较广泛的即是BOLD技术。BOLD技术是利用脑活动区域局部血液中氧合血红蛋白与去氧血红蛋白比例的变化所引起的局部组织T_2*的改变，从而判断某个区域是否处于活动之中。去氧血红蛋白是一种强有力的顺磁性物质，而氧合血红蛋白是抗磁性物质，与周围的脑组织相似。因此去氧血红蛋白就像内源性对比剂一样，在用对T_2*敏感的MRI序列时，因成像体素内失相位的原因，可造成局部信号降低的结果。在刺激活动后，相应的脑皮层局部血流量增加，去氧血红蛋白水平降低。降低的去氧血红蛋白水平也减少了成像体素内失相位的程度，最后出现局部信号升高的结果。目前BOLD脑功能成像主要用于脑组织功能定位的研究、临床脑部手术前计划的制订、手术后评估以及神经精神疾病病理机制的研究等。

（十一）3D动脉自旋标记（three-dimensional arterial spin labeling，3D-ASL）

ASL技术是反映组织血流灌注情况的一种功能MRI（functional MRI，fMRI）技术，它作为一种无创性灌注功能成像技术，得到了临床医生的广泛认可，目前主要应用于脑部疾病临床诊断及功能研究。ASL技术同时也是一种内源性对比剂的功能MRI技术，由于利用脉冲标记的动脉血水质子作为内源性对比剂，因而具备无创、成本低、操作简单、可重复检查等优点，有效地避免了外源性对比剂所带来的潜在风险。

3D-ASL是基于快速自旋回波（fast spin echo，FSE）的螺旋K（spiral K）空间采集，能有效克服平面回波成像（echo planal imaging，EPI）所带来的运动伪影和磁敏感伪影。与常规ASL相比，克服了常规ASL信噪比低、成像范围小、采集时间长等缺点，其优势主要包括成像范围更广、影像质量更好、采集速度更快、信号定位更精准等，故较常规ASL应用范围更广。3D-ASL作为一种无创性评价组织灌注的全新成像技术，可用于颅内肿瘤的分类及分级、脑功能病变如阿尔茨海默病（Alzheimer disease，AD）与轻度认知功能障碍以及缺血性脑血管病变等研究。

（十二）高分辨率磁共振血管壁成像（high resolution magnetic resonance vascular wall imaging，HRMRVWI）

HRMRVWI的出现弥补了传统血管成像技术的缺陷，能直接显示血管壁信息，可呈现出每种颅内动脉疾病的特征病变，确定颅内动脉狭窄的原因，识别卒中机制，进行危险患者分层，指导血管内疾病治疗和评估治疗反应，因此具有较好的发展前景。

目前，HRMRVWI作为唯一无创性对动脉管壁结构进行观察及分析的影像学技术，已广泛应用于动脉粥样硬化、动脉夹层、烟雾病、动脉瘤及血管炎性反应等多种脑血管疾病的影像学诊断，可用于对血管壁形态、血管重构等特征进行观察计算、对斑块稳定性等进行有效

评价、对动脉瘤破裂风险进行评估，并有助于烟雾病及血管炎性反应疾病的鉴别诊断。因此，该技术对认识脑血管病的发病机制，对指导使用药物、介入治疗及判断预后等均有重要临床意义。但该技术也存在一定的局限性，如部分影像学征象仍有待于病理组织学检查的支持，对动脉粥样硬化斑块的评价尚无统一的量化标准，由于其序列扫描时间较长，目前尚未作为临床常规检查，缺乏大样本长期随访的研究。

（十三）颅神经成像（cranial nerves imaging）

随着高场（1.0～2.6 T）和超高场（≥2.0 T）磁共振的应用，针对细微解剖结构的成像有了明显进步。三维磁共振成像技术具有较高的空间分辨力，重建层厚可达到亚毫米，且能够任意角度成像，已逐渐取代二维磁共振成像检查技术，成为观察颅神经的常用方法。但是不同研究机构所采用的MRI序列的名称和方法不尽相同，不同的序列对各个颅神经的显示情况也各有不同。常用的颅神经MRI三维快速容积扫描分为梯度回波序列和自旋回波序列两大类，梯度回波序列按照去除磁场伪影方法的不同，进一步分为稳态自由进动（stead-state free procession，SSFP）序列和扰相梯度回波（spoiled gradient-recalled，SPGR）序列。

3D-MRI能够清晰显示脑池段颅神经，对于确定脑池内起源于颅神经的肿瘤及颅神经和血管的关系有重要的意义。但是，部分在3D-MRI显示为血管压迫神经的病例并无相关临床症状，说明3D-MRI检查技术目前对于该类疾病的诊断尚缺乏特异性。另外，对于周围结构围绕的脑内段及颅外段颅神经的显示尚需进一步研究。

第二节 正常颅脑MRI表现与异常颅脑MRI表现

一、正常颅脑MRI表现

脑位于颅腔内，分为大脑、间脑、中脑、脑桥、延髓和小脑六个部分。MRI扫描时，在T_1加权像上灰质信号比白质略低，在T_2加权像上灰质信号高于白质。因此，在MRI图像上，脑白质和脑灰质对比度极佳，中枢神经系统的解剖结构得以非常清晰地显示（图2-2-1）。

（一）脑实质

新生儿脑含水量明显高于成年人，且白质T_1和T_2又比灰质长，所以在T_1WI上脑白质的信号低，而脑灰质的信号相对较高。生后2～7个月，脑白质与脑灰质信号基本相等。2～3岁时脑白质与脑灰质信号接近成人。成人脑灰质在T_1WI上信号强度低于脑白质，在T_2WI高于脑白质。脑内一些铁质沉积较多的结构如苍白球、红核、黑质和齿状核在高磁场T_2WI上呈低信号，在低磁场T_2WI上除红核与脑白质的信号强度相似外，苍白球、黑质和齿状核的信号强度与脑灰质一致。在T_1WI上，垂体的信号强度一般高于脑白质，神经垂体信号更高。

（二）脑室、脑池、脑沟

脑室、脑池及脑沟内含有大量的脑脊液，在T_1WI和T_2WI分别呈低信号和高信号，MRI可清晰地显示出各脑室、脑池和脑沟、脑裂的位置、形态、大小、内部结构以及与周围组织的毗邻关系。

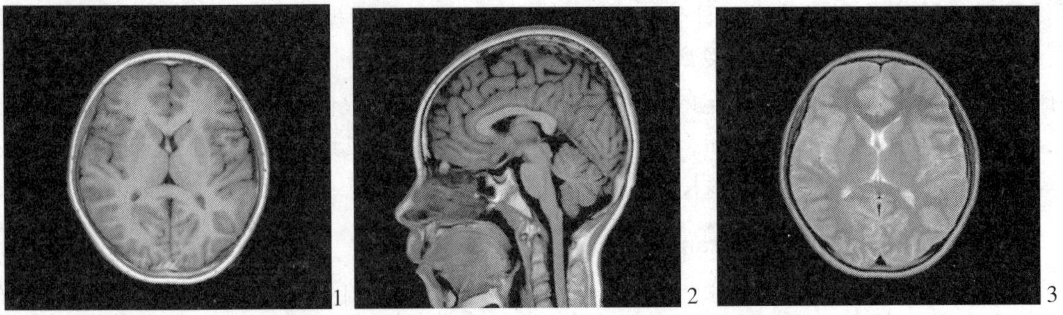

1.T_1WI横状位；2.T_1WI矢状位；3.T_2WI横状位。T_2WI上脑灰质的信号强度高于脑白质，脑脊液呈高信号，T_1WI上脑白质的信号高于脑灰质，脑脊液呈低信号。

图2-2-1　颅脑正常MRI表现

（三）脑血管

动脉因其内血流速度快，造成流空效应，常显示为无信号，而静脉血流较慢，常呈高信号。MRA可以直接显示颅内血管的位置、分布与形态。

（四）颅神经

高场MRI可清楚地显示颅神经走行，常用T_2WI进行显示，在高亮的脑脊液信号衬托下颅神经显示为等信号，对比清楚。

（五）颅骨与软组织

头皮及皮下组织内含大量的脂肪，在T_1WI和T_2WI上均呈高信号；颅骨板障及其中的静脉血流，亦呈高信号；颅骨内、外板及硬脑膜、乳突气房、含气副鼻窦腔等结构在T_1WI和T_2WI上均呈无信号或低信号。

二、异常颅脑MRI表现

（一）脑实质信号异常

1.T_1低信号、T_2高信号：主要见于绝大多数的脑内原发肿瘤、转移瘤、梗死灶、脑软化、脱髓鞘病变、神经上皮囊肿、脑积水、脑脓肿以及颅内病变引起的周围脑水肿。

2.T_1、T_2均呈低信号：主要见于动脉瘤、动静脉血管畸形（AVM）、肿瘤内血管、钙化、骨化、纤维组织增生等。

3.T_1、T_2均呈高信号：主要见于含脂肪的病变、富含蛋白的病变及脑出血的亚急性期等。

4.T_1高信号、T_2低信号：主要见于急性出血、黑色素瘤、胶样囊肿、少数垂体瘤以及肿瘤卒中。

5.T_1、T_2均呈等信号：主要见于某些脑膜瘤、脑出血的超急性期及脑灰质移位等。

6.混杂信号：主要见于肿瘤合并出血、坏死、囊变、钙化和肿瘤血管等。

信号的高低程度多与病变的性质及其包含的成分相关。

（二）形态结构异常

1.占位效应：由于颅腔容积固定，颅内肿瘤几乎均有占位效应。

2.病灶周围水肿：颅内肿瘤多有瘤周水肿发生。

3.中线结构移位、变形。

4.脑疝、脑积水、脑池扩大变形，其中脑积水常见类型为梗阻性脑积水。

5.脑室异常包括脑室扩大和脑室缩小，脑室的扩大原因多样，主要见于局部脑萎缩和软化、侧脑室神经上皮囊肿、脑先天发育畸形、交通性脑积水等；脑室的缩小主要见于弥漫性脑肿胀，多发生在颅脑外伤后，少见原因包括缺氧、中毒和过敏。

（三）脑血管异常

MRI对显示脑血管的异常变化有独特的优越性，利用MRI的流空效应可显示正常血管及脑血管畸形中的异常血管结构、巨大动脉瘤内的湍流现象、脑肿瘤的异常血供及新生肿瘤血管的分布。

（四）增强对比异常

增强检查时，病灶是否强化以及强化程度，与病变组织血供是否丰富以及血-脑屏障的破坏程度有关，强化程度因病变程度不同有很大差异。根据强化程度可分为明显强化、中度强化、轻度强化和无强化。根据信号特点分为均匀强化及不均匀强化，其中不均匀强化中包括：中心性强化、周边性强化、环形强化及部分强化等。

第三节 肿瘤

一、星形细胞瘤

星形细胞瘤（astrocytoma）指星形胶质细胞起源的肿瘤，是最常见的胶质瘤，约占颅内肿瘤的30%，占胶质瘤的78%以上，男性发病较多见，高峰发病年龄为30～40岁。以额叶和颞叶最多发。在2007年WHO公布的脑肿瘤组织学新分类中，星形细胞肿瘤被分为Ⅰ—Ⅳ级，其中Ⅰ级：毛细胞星形细胞瘤和室管膜下巨细胞星形细胞瘤；Ⅱ级：弥漫性星形细胞瘤、黏液型星形细胞瘤、多形性黄瘤细胞瘤；Ⅲ级：间变型星形细胞瘤、大脑胶质瘤病；Ⅳ级：胶质母细胞瘤。不同分级的肿瘤具有其相应的影像学表现。

【病因】

流行病学研究显示胶质瘤发生的危险性与多种病因有关，除了X射线放射治疗以外，目前还没有发现哪一种特定的接触或环境因素能明确引起胶质瘤的发生。垂体腺瘤、颅咽管瘤、松果体实质细胞瘤、生殖细胞瘤放疗可增加星形细胞瘤发生概率。大约50%的星形细胞瘤含有SV40大T抗原，但目前还不清楚脊髓灰质炎病毒疫苗是否在脑肿瘤中发挥作用。已经明确人类星形细胞瘤TP53突变型是内源性致癌因子。

（一）WHOⅠ级星形细胞瘤

1.毛细胞星形细胞瘤

毛细胞星形细胞瘤（pilocytic astrocytoma，PA）是Penfield于1937年根据肿瘤细胞两端突起为细长的毛发样胶质纤维丝而命名的一种少见的良性肿瘤，好发于儿童和青少年，男女发病比率相似，约占原发性中枢神经系统肿瘤的1.5%。

【病理与临床】

肿瘤界限较清楚，无包膜。瘤内大多伴有不同程度囊变，可见红色壁结节，腔内充满淡黄色澄清液体。患者可出现局灶性神经功能障碍或巨颅症、头痛、内分泌紊乱、颅内压增高等非特异体征。

【MRI表现】

肿瘤生长部位多变，最常见于小脑，鞍区、大脑半球、脑干、脑室等均可发生。肿瘤常伴有不同程度的囊变，根据囊变程度不同，可分为3种类型：即囊型（无壁结节或突出肿块）；大囊小结节型（囊性病变伴壁结节）；实型（实性为主伴或不伴囊变）。其中大囊小结节型最常见。肿瘤囊壁、壁结节和实性成分T_1WI呈等信号或不均匀低信号，T_2WI呈不均匀高信号，信号比脑灰质稍高，FLAIR序列呈不均匀高信号。肿瘤囊性成分因囊液蛋白含量丰富，T_2WI及FLAIR序列均呈高信号，而且比正常脑脊液信号更高。增强后壁结节和实性成分明显不均匀强化，囊性成分不强化，肿瘤囊壁不强化或轻度强化。肿瘤大多数无周围水肿反应，仅少数见轻微周围水肿（图2-3-1）。

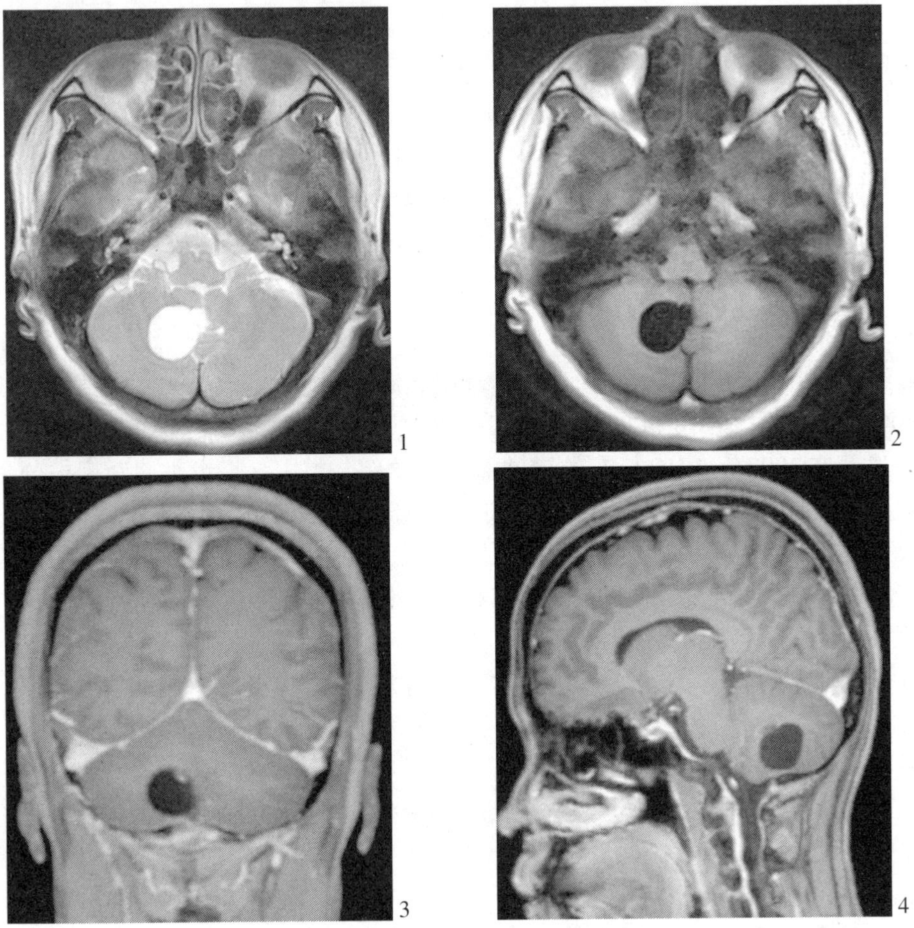

1.T_2WI轴位；2.T_1WI轴位；3、4.T_1增强冠状位、矢状位。右侧小脑半球以囊性病灶，呈长T_1、长T_2信号影，周围无水肿，增强扫描见强化壁结节。

图2-3-1　毛细胞星形细胞瘤

【诊断与鉴别诊断】

儿童及青少年患者，小脑半球出现“大囊小结节”病灶，首先应考虑毛细胞星形细胞瘤，但还需与以下肿瘤鉴别：

（1）血管母细胞瘤

血管母细胞瘤表现为大囊小结节，多见于20～40岁成人，增强可见壁结节明显强化，囊壁无强化，瘤旁常可见一条或多条流空的血管影。血管母细胞瘤的壁结节多数较小，多位于软脑膜面，而毛细胞星形细胞瘤的壁结节较大，并多处于中线位置。

（2）髓母细胞瘤

髓母细胞瘤多见于儿童后颅凹，好发于小脑蚓部，但肿瘤多呈实性，囊变坏死较少，囊变时囊壁不均匀强化，无壁结节。

（3）第四脑室室管膜瘤

室管膜瘤可发生于脑室系统的任何部位，以第四脑室最多见，多不规则，可伴有钙化，周围常伴脑水肿。肿瘤强化不均匀，强化程度弱于毛细胞星形细胞瘤。

2.室管膜下巨细胞星形细胞瘤

室管膜下巨细胞星形细胞瘤（subependymal giant cell astrocytoma，SGCA）常常发生于结节性硬化患者，个别病例可单独存在，结节硬化患者的5%～14.3%伴发本病。好发部位为侧脑室的室管膜下，亦可位于矢状窦旁及幕上半球脑实质内。本病好发于20岁以下的青少年。

【病理与临床】

肿瘤与脑组织境界清晰，主要由胖细胞、梭形细胞、节细胞样瘤细胞组成，偶尔钙化明显。患者主要表现为颅内压增高的症状和体征。

【MRI表现】

肿瘤常发生于孟氏孔附近，边界较清楚，MRI平扫信号不具特征性，与皮层相比较，T_1WI为等或稍低信号，T_2WI为等或高信号，钙化常见，且钙化常位于肿瘤周边；可发生囊变，但多为小囊状；偶尔可发生瘤内出血；呈明显均匀或不均匀强化。因室管膜下巨细胞星形细胞瘤多数伴发于结节硬化，故同时可见室管膜下结节及结节硬化其他征象（图2-3-2）。

【诊断及鉴别诊断】

肿瘤发生于孟氏孔附近室管膜下，边界清楚，明显均匀或不均匀强化，伴钙化；同时合并室管膜下结节或其他结节硬化表现时，诊断室管膜下巨细胞星形细胞瘤较容易。

但不伴发结节硬化时需与以下疾病鉴别：

（1）脉络丛乳头状瘤

脉络丛乳头状瘤常见于10岁以下儿童，常见部位为侧脑室三角区，少数成人可发生在第四脑室，呈分叶状或菜花状，增强后明显均匀强化，少数不均匀强化，脑积水常见。

（2）室管膜下瘤

室管膜下瘤好发于第四脑室及侧脑室前角，多在中年发病，增强后无或轻微强化为其特征性表现。

（3）中枢神经细胞瘤

中枢神经细胞瘤多发生于20～40岁，孟氏孔及透明隔为好发部位，囊变、钙化常见，增强后不均匀强化。

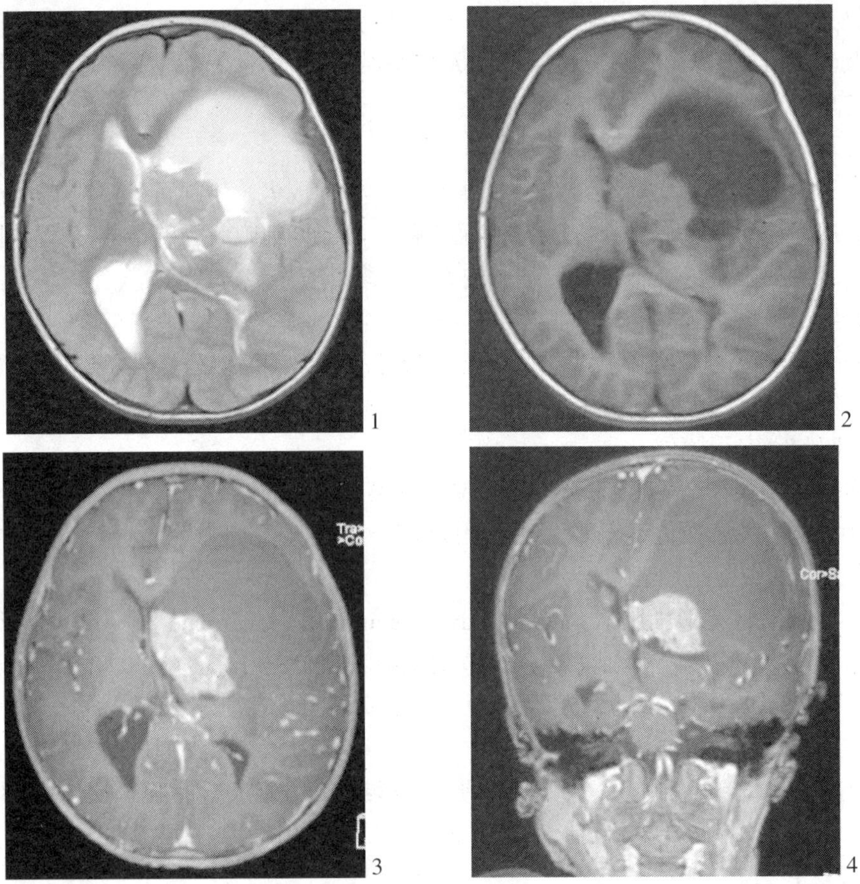

1.T_2WI轴位；2.T_1WI轴位；3.T_1增强轴位；4.T_1增强冠状位。左侧侧脑室前角室管膜下较大囊实性病灶，囊性成分呈长T_1、长T_2信号影，实性成分呈等T_1、等T_2信号影，增强扫描实性成分明显均匀强化。左侧侧脑室后角可见不强化室管膜下结节影。

图2-3-2　室管膜下巨细胞星形细胞瘤

（二）WHO Ⅱ级星形细胞瘤

1.弥漫性星形细胞瘤

弥漫性星形细胞瘤是Ⅱ级星形细胞瘤最常见的类型，占星形细胞来源肿瘤的10%～15%；好发于青年人，峰值年龄为30～40岁，男性发病多见。弥漫性星形细胞瘤分化程度好，但呈浸润性缓慢生长，有转变为间变性星形细胞瘤和胶质母细胞瘤的恶性倾向。

【病理与临床】

大体病理上肿瘤边界不清，病灶位于额叶者可侵犯至对侧。镜下以肿瘤细胞高度分化、在脑组织中弥漫浸润生长为特点，偶见核异型，缺乏核分裂，无坏死及微血管增生。临床上主要表现为癫痫样抽搐，以及头痛、头晕、呕吐。

【MRI表现】

弥漫性星形细胞瘤好发于幕上，以额叶、颞叶受累多见。大多表现为边界不清的异常信号病灶，部分边界清楚者可形成类圆形肿块样影；T_1WI呈等低信号，T_2WI呈高信号，病灶内信号欠均匀，部分可伴有大小不一的囊变信号影，病变周围大多无水肿，或仅伴轻度水肿，占位效应轻。增强后病变不强化或轻中度强化，表现为结节样、小片状或环形强化，伴有囊变者多表现为大小不一的不规则环形强化，这些强化常代表肿瘤的间变区，提示有转化为更高级别星形细胞瘤的倾向（图2-3-3）。

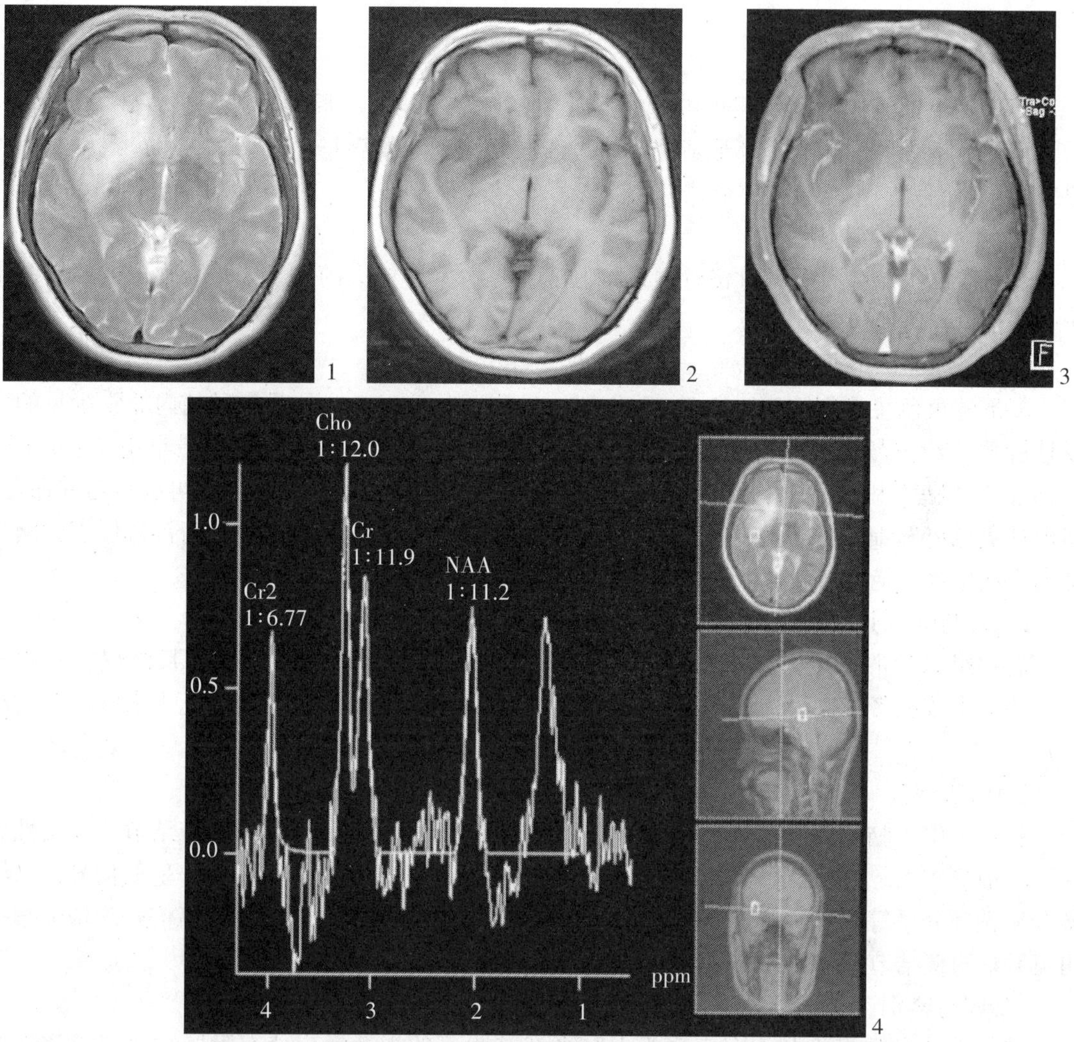

1.T_2WI轴位；2.T_1WI轴位；3.T_1增强轴位；4.MRS。右侧额颞叶弥漫不均匀稍长T_1、稍长T_2信号影，形态不规则，境界模糊不清，增强扫描无明显强化。磁共振波谱示Cho峰升高，NAA峰减低。

图2-3-3　弥漫性星形细胞瘤

【诊断及鉴别诊断】

弥漫性星形细胞瘤好发于幕上，以额叶、颞叶受累多见。病灶大多边界不清，呈等长T_1、长T_2信号影，周围大多无水肿或仅伴轻度水肿，占位效应轻，增强后病变不强化或轻中度强化。

需与以下疾病鉴别：

（1）脑梗死

脑梗死临床急性起病，症状较重。低密度楔形病变累及灰质和白质，于供血动脉分布，增强后病灶内可见脑回样、线样强化改变。灌注成像显示为低灌注，MRS可见倒置的乳酸峰，提示无氧酵解。

（2）脑炎

脑炎发病急，进展快，常有上呼吸道前驱感染史。病变主要侵犯边缘系统，增强常见斑片状、线样强化。

（3）高级别星形细胞瘤

间变性星形细胞瘤和胶质母细胞瘤病灶内密度多不均匀，周围水肿及占位效应更明显，增强后明显不均匀强化，呈环形或花环状，胶质母细胞瘤发病年龄较大，肿瘤可跨中线侵犯胼胝体至对侧大脑半球形成“蝴蝶”状。

（4）少突胶质细胞瘤

少突胶质细胞瘤钙化较弥漫性星形细胞瘤多见，常呈粗大的条状或不规则形，肿瘤多位于表浅部位，可压迫邻近颅板。

2.多形性黄色星形细胞瘤

多形性黄色星形细胞瘤（pleomorphic xanth astrocytoma，PXA）是一种脑内非常少见的原发性肿瘤，约占颅内肿瘤的0.09%，在星形细胞瘤中所占比例不足1%。最早由Kepes等于1973年以“脑膜和脑的纤维黄色瘤和纤维黄色肉瘤”首次报道，于1979年再次报道并命名。多形性黄色星形细胞瘤好发于儿童及青少年，发病率无显著性别差异。肿瘤常常位于大脑半球的表浅位置，绝大部分发生于幕上，最常见于颞叶。

【病理与临床】

病理组织学的特点为单核或多核巨怪瘤细胞和泡沫样瘤细胞。肿瘤生长缓慢，病程较长，绝大多数患者临床多表现为反复发作的癫痫及头痛，尚可有呕吐及视乳头水肿等颅内高压症状。

【MRI表现】

肿瘤多位于脑的表浅部位，典型表现为位于脑膜下的囊性病变伴有附壁结节或囊实性肿块，一般囊腔大、瘤结节小。肿瘤周围伴有轻到中度水肿。T_1WI上囊性部分呈低信号，壁结节和实性部分呈等信号和低信号；T_2WI囊性部分为高信号，实性部分呈稍高信号。增强扫描可见肿瘤附壁结节明显强化（图2-3-4）。

【诊断与鉴别诊断】

多形性黄色星形细胞瘤多表现为大脑半球脑膜下的囊性病变伴有附壁结节或囊实性肿块，增强扫描肿瘤附壁结节或实性成分明显强化。

需与以下疾病鉴别：

（1）节细胞胶质瘤

节细胞胶质瘤多位于大脑半球表浅位置，表现为圆形、卵圆形或不规则形，呈低、等、稍高或混杂信号，边缘清楚，钙化较为常见，MRI增强扫描强化程度不一。

（2）毛细胞星形细胞瘤

毛细胞星形细胞瘤好发于儿童及青年人，多位于幕下，发生于幕上视交叉及下丘脑的毛细胞星形细胞瘤通常以实性多见。

（3）少突胶质细胞瘤

少突胶质细胞瘤多见于成人，常位于大脑半球白质内，瘤周水肿轻，肿瘤内弯曲条索状钙化为其特征性表现。

（4）胚胎发育不良性神经上皮肿瘤

胚胎发育不良性神经上皮肿瘤多以囊实性肿块出现，同时邻近肿瘤处的脑组织伴有皮层结构不良有助于鉴别诊断。

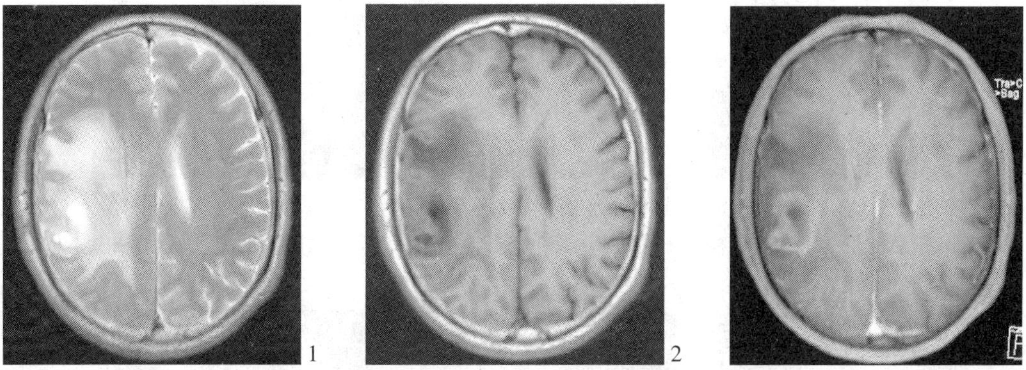

1.T_2WI轴位；2.T_1WI轴位；3.T_1增强轴位。右侧额顶叶脑表类圆形等T_1、稍长T_2信号肿块影，病灶中心可见长T_1、长T_2囊变区，境界模糊不清，周围可见水肿反应。增强扫描肿块实性成分较明显强化，囊变区不强化。

图2-3-4　多形性黄色星形细胞瘤

（三）Ⅲ～Ⅳ级星形细胞瘤

高级别星形细胞瘤最常见的为间变星形细胞瘤和胶质母细胞瘤（glioblasto mamultiforme，GBM），其中间变星形细胞瘤约占全部胶质瘤的25%，好发于大脑半球额叶、颞叶及额叶交界区。胶质母细胞瘤约占所有颅内肿瘤的15%～30%，大多数确诊病例年龄大于50岁，发病高峰年龄为60岁。高级别星形细胞瘤可发生于任何脑叶，常累及一个以上脑叶，额叶受累最常见，其次为颞叶。

【病理与临床】

间变星形细胞瘤和胶质母细胞瘤均呈弥漫性生长，形态不规整，与脑实质分界不清。半数以上肿瘤有囊变、易发生大片坏死和出血。肿瘤血管形成不良，血-脑屏障结构不完整。生长迅速，高度恶性，病情进展一般较快。临床表现多为头痛、抽搐及精神症状等。

【MRI表现】

间变星形细胞瘤和胶质母细胞瘤均呈弥漫性生长，形态不规则，边界不清，周围水肿及占位效应明显。其中胶质母细胞瘤可以经胼胝体侵犯对侧大脑半球呈蝶形生长。肿瘤多信号不均匀，坏死、囊变、出血常见。强化表现多样，可以是局灶性结节状、均匀强化或环形强化。其中典型的胶质母细胞瘤呈“花环样”强化（图2-3-5、图2-3-6）。

【诊断与鉴别诊断】

间变星形细胞瘤和胶质母细胞瘤均表现为病灶边界模糊不清，常伴坏死、出血、囊变，故信号多不均匀，周围水肿及占位效应明显，增强后明显不均匀强化。其中胶质母细胞瘤可见花环状强化或“蝴蝶”状特征性表现。

需与以下疾病鉴别：

（1）转移瘤

转移瘤见于年龄较大患者，常有原发病史，病灶小而水肿广泛，好发于枕叶、额叶灰白质处，常多发，增强环形强化。

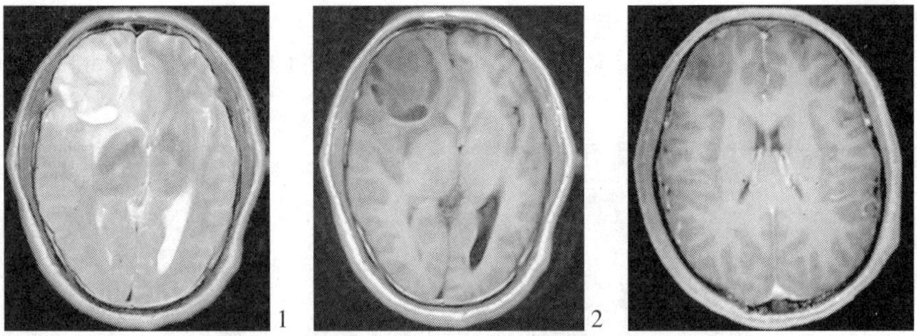

1.T_2WI轴位；2.T_1WI轴位；3.T_1增强轴位。右侧额叶不规则形等T_1、稍长T_2信号肿块影，病灶中心可见多囊变、坏死长T_1、长T_2影，境界模糊不清，周围可见水肿反应。增强扫描肿块明显不均匀环形强化。

图2-3-5　间变星形细胞瘤

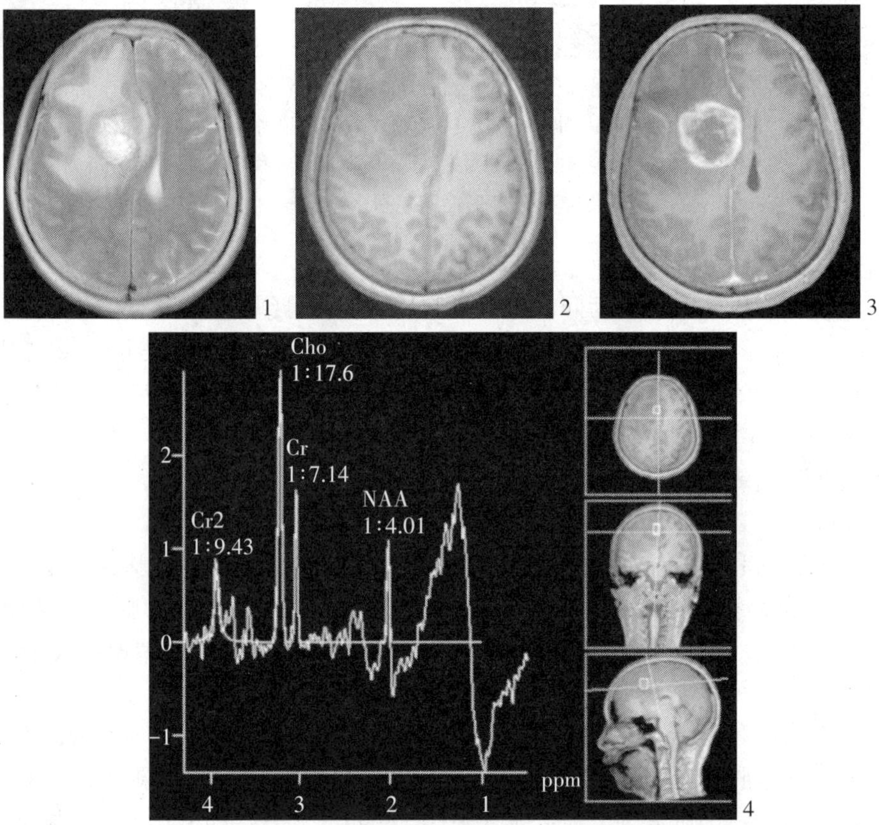

1.T_2WI轴位；2.T_1WI轴位；3.T_1增强轴位；4.MRS。右侧额叶不规则形等T_1、稍长T_2信号肿块影，病灶中心可见明显囊变、坏死长T_1、长T_2影，境界模糊不清，周围可见水肿反应。增强扫描肿块花环样强化。磁共振波谱示Cho峰明显升高，NAA峰明显减低。

图2-3-6　胶质母细胞瘤

（2）淋巴瘤

淋巴瘤最常见的表现为T_2WI均匀低信号，而胶质瘤较少见此类信号特点，MRS出现明显脂质峰，淋巴瘤对放疗敏感，有助于鉴别。

（3）急性或亚急性脑梗死

较大面积不典型脑梗死易被误认为胶质母细胞瘤，应仔细观察异常信号是否符合血管分布区。

二、少突胶质细胞肿瘤

少突胶质细胞肿瘤起源于少突胶质细胞，包括少突胶质细胞瘤（oligodendroglioma）和间变型少突胶质细胞瘤（anaplastic oligodendroglioma），占胶质瘤的5%～10%，占颅内肿瘤的1.3%～4.4%，男女发病比例为2.13：1，多见于成人。WHO分级系统认可两种恶性级别少突胶质肿瘤：少突胶质细胞瘤为WHOⅡ级；间变型少突胶质细胞瘤为WHOⅢ级。

【病因】

尽管少突胶质细胞瘤和少突胶质星形细胞瘤是最常见的由化学致癌剂（如乙基亚硝基脲和甲基亚硝基脲）引起的神经系统肿瘤，但无直接证据表明这些物质在人类胶质瘤发生中起到致癌作用。个别少突胶质瘤病例有先前接受放射史。偶尔可见到肿瘤遗传综合征的家族成员发生该肿瘤的报道。

【病理与临床】

低级别少突胶质细胞瘤大体呈边界相对清晰的粉灰色鱼肉状肿块，少部分呈凝胶状；质地较硬，囊变、出血少见，多伴条索状钙化。间变型少突胶质细胞瘤的瘤细胞成分多样，细胞分裂活跃，间质血管增生明显，坏死多见，好发于35～40岁。常见首发症状为局灶性癫痫，局部神经功能障碍则取决于病变部位。晚期常出现颅内高压，还可以出现精神症状。

【MRI表现】

肿瘤常位于大脑皮质或皮质下，其生长缓慢，半数以上位于额叶，其次为顶叶与颞叶，肿瘤特征性改变为病灶内有弯曲条带状或斑块状钙化，MRI自旋回波序列对钙化不敏感，但梯度回波序列却高度敏感，是少突胶质细胞瘤MRI检查的主要脉冲序列。Ⅱ级肿瘤境界较清楚，信号较均匀，呈长T_1、长T_2信号改变，周围水肿及占位效应轻，增强扫描无强化或轻度强化；Ⅲ级肿瘤境界欠清，常见坏死、囊变、出血，信号混杂，周围水肿及占位效应重，增强扫描呈不均匀强化（图2-3-7、图2-3-8）。

【诊断与鉴别诊断】

少突胶质细胞瘤好发于额叶，其次为顶叶与颞叶。肿瘤特征性改变为病灶内有弯曲条带状或斑块状钙化，低级别少突细胞瘤边界清晰，信号均匀，水肿及占位效应轻，强化不明显；间变型少突胶质细胞瘤边界模糊，信号不均匀，水肿及占位效应重，明显不均匀强化。

鉴别诊断主要有：

（1）胚胎发育不良性神经上皮肿瘤（DNET）

DNET发病年龄小于20岁，好发于颞叶，常单发，以囊性成分为主，边界清楚，部分病灶内可见分隔；肿瘤呈三角征且病灶内可见分隔，这两种表现同时具备时强烈提示DNET。

（2）胶质母细胞瘤

胶质母细胞瘤发病部位较深，增强呈花环样强化，多有子灶。

（3）单发转移瘤

转移瘤周围多无浸润，而间变型少突胶质细胞瘤多呈浸润性生长。

（4）大脑胶质瘤

大脑胶质瘤病灶呈弥漫性浸润生长，向纵向发展，以脑组织肿胀为主，少见囊变坏死、出血、钙化，增强无强化。

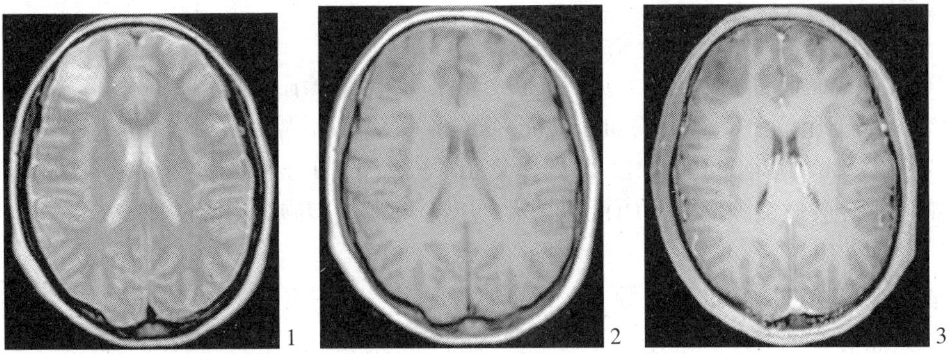

1.T_2WI轴位；2.T_1WI轴位；3.T_1增强轴位。右侧额叶皮层及皮层下不规则形稍长T_1、稍长T_2信号肿块影，境界清晰，周围无水肿反应。增强扫描无强化。

图2-3-7　少突胶质细胞瘤（WHO Ⅱ级）

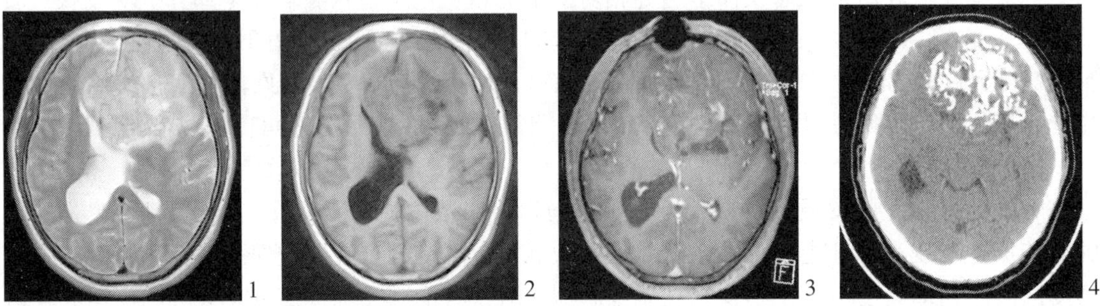

1.T_2WI轴位；2.T_1WI轴位；3.T_1增强轴位；4.CT。左侧额叶不规则形等T_1、稍长T_2信号肿块影，病灶中心可见囊变、坏死长T_1、长T_2影，境界模糊不清，周围可见轻度水肿反应。增强扫描肿块内少量散在条片状强化。CT示肿块内明显多发弯曲条带状钙化。

图2-3-8　少突胶质细胞瘤（WHO Ⅲ级）

三、室管膜肿瘤

室管膜肿瘤（ependymal tumors）包括室管膜下瘤、室管膜瘤、间变性室管膜瘤、黏液乳头型室管膜瘤，前三者好发于颅内，后者多见于椎管内。

【病因】

在大部分人脉络丛乳头状瘤和室管膜瘤可检测到SV40病毒的T抗原相关DNA序列，这可能是1955—1962年间广泛应用含SV40的急性脊髓灰质炎疫苗所致的隐性感染。SV40可能在室管膜瘤的发生当中起作用。

（一）室管膜下瘤

室管膜下瘤（subependymoma）起源于室管膜下细胞，为良性肿瘤，WHO Ⅰ级，约占颅内肿瘤的1%，中老年人发病多见，好发于侧脑室和第四脑室。

【病理与临床】

室管膜下瘤起源于室管膜下细胞，大体上为实质性肿瘤，可见分叶，肿瘤内含有室管膜细胞、星形细胞和室管膜下胶质细胞，表现为大小不等的硬结突入脑室内。镜下见瘤细胞形态一致，核分裂象偶见。

患者多无明显临床症状，当肿瘤阻塞脑脊液循环时，可引起颅内压增高症状。

【MRI表现】

室管膜下瘤呈类圆形、椭圆形肿块，分叶状，边界清楚，T_1WI上呈稍低信号，T_2WI上呈稍高信号，内部可见更长T_1、更长T_2囊性部分，由于肿瘤血供较差，增强后多无明显强化，少数可轻度强化。

【诊断与鉴别诊断】

室间孔附近实性肿块，增强后无明显强化是室管膜下瘤的重要特点，主要需与室管膜下巨细胞星形细胞瘤、中枢神经细胞瘤和侧脑室脑膜瘤相鉴别。

（1）室管膜下巨细胞星形细胞瘤

室管膜下巨细胞星形细胞瘤常见于儿童或青少年，合并结节性硬化，典型临床表现有癫痫、皮下结节和智力低下，肿瘤常位于侧脑室孟氏孔附近，边界清楚，多伴有室管膜下多发结节，增强后多表现为中度均质强化。

（2）中枢神经细胞瘤

中枢神经细胞瘤好发于青壮年，肿瘤生长缓慢，临床症状多为梗阻性脑积水所致头痛、恶心、呕吐等，肿瘤多以宽基底附着于透明隔附近，向双侧侧脑室突出，肿瘤瘤体较大，边界清楚，呈分叶状，瘤内钙化和囊变多见，增强后呈中度强化。

（3）侧脑室脑膜瘤

侧脑室脑膜瘤好发于侧脑室三角区，呈等T_1、等T_2信号，边界清楚，内部信号均匀，增强后呈中度均匀强化。

（二）室管膜瘤

室管膜瘤（ependymoma）起源于室管膜细胞，WHOⅡ级，约占颅内肿瘤的1%～5%，可发生于各个年龄阶段，以儿童及青少年最多见，第二个发病高峰为30～40岁。肿瘤主要发生于脑室系统和脊髓内，最常见于第四脑室和脊髓，其次为侧脑室、第三脑室，少数发生于脑实质内，以幕上多见。

【病理与临床】

室管膜瘤起源于脑室系统的室管膜细胞及其下的胶质上皮细胞，肿瘤生长缓慢，瘤内可伴有出血、坏死、钙化等。大体见肿瘤质软，黄褐色，边界较清，镜下见肿瘤细胞密度适中，细胞核均一，核分裂象罕见，血管周围假菊形团形成为其重要的组织学特征。

临床表现与肿瘤部位有密切的关系，幕上室管膜瘤多表现为局灶性神经功能障碍、癫痫；幕下室管膜瘤常出现脑积水和颅内高压征；脊髓内肿瘤则主要表现为相应的运动与感觉障碍。肿瘤可以通过脑脊液沿脑室系统播散。

【MRI表现】

发生于脑室系统者，以第四脑室室管膜瘤多见，肿瘤多起自第四脑室底部，向四脑室生长，肿瘤亦可以通过正中孔或侧孔向外蔓延生长。肿瘤形态不规则，边界清楚，T_1WI上呈等或稍低信号，T_2WI上呈不均匀高信号，坏死囊变部分呈长T_1、长T_2信号，肿瘤内钙化多见，斑点状分布，肿瘤侧后方常常可见脑脊液环绕，周围脑组织内可见水肿信号影，增强后病灶实性部分呈不均匀轻中度强化，囊变部分不强化（图2-3-9）。

发生于脑实质内的室管膜瘤可分为部分囊性型和完全实性型。部分囊性型，主要发生于青少年，以明显囊性变为主要特征，常见于侧脑室枕角周围脑实质，肿瘤体积较大，囊变明显，瘤周水肿较轻，肿瘤与周围脑组织分界较清，增强后呈环形强化或不均匀强化。完全实性型室管膜瘤则以成人发病居多，多见于额叶，瘤内囊变较少，出血、钙化多见，与周围脑组织分界多不清楚。

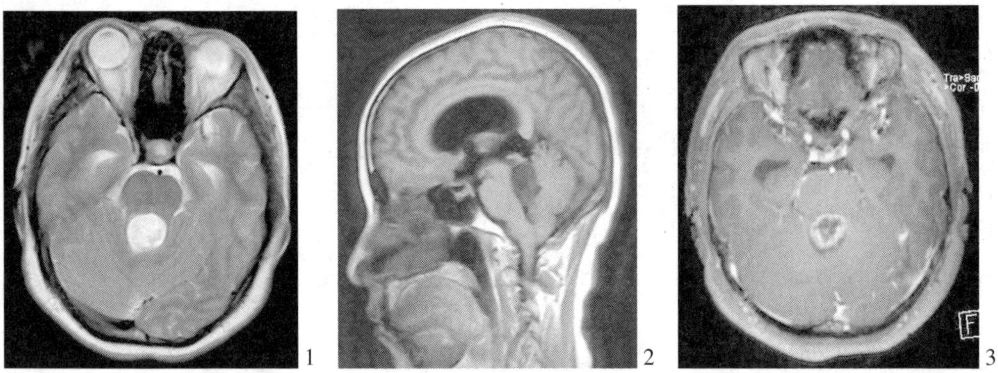

1.T_2WI轴位；2.T_1WI矢状位；3.T_1WI增强轴位。病灶位于第四脑室，平扫呈稍长T_1、稍长T_2信号，边界尚清，增强后呈不均匀中度强化。

图2-3-9　第四脑室室管膜瘤

间变性室管膜瘤，WHOⅢ级，儿童发病多见，生长速度快，细胞多形性明显，核分裂象活跃。间变性室管膜瘤以后颅窝多见，实质部分较多，钙化较少而出血、坏死多见，因此信号更不均匀，与周围脑组织分界不清，增强后呈显著不均匀强化。

MRS示肿瘤内部局部感兴趣区域Cho峰升高，NAA峰和Cr峰减低，但因室管膜瘤多为良性肿瘤，Cho/NAA比值多在2～4之间，间变性室管膜瘤Cho/NAA比值升高。

【诊断与鉴别诊断】

脑室内或脑实质内边界清楚、分叶状肿块，信号混杂，囊变、出血、钙化多见，增强后不均匀强化是室管膜瘤的主要特征。

发生在第四脑室内的室管膜瘤主要需与髓母细胞瘤相鉴别，后者多发生于第四脑室，儿童发病多见，起源于小脑蚓部或髓帆，肿瘤钙化少见，信号较均匀，增强后强化显著，MRS上肿瘤由于恶性程度较高，Cho/NAA比值多大于4。

发生在第三脑室内的室管膜瘤主要需与脉络丛乳头状瘤相鉴别，脉络丛乳头状瘤多见于侧脑室三角区，5岁前的儿童发病多见，肿瘤边缘呈小分叶状，边界清楚，可见散在钙化，由于肿瘤分泌大量脑脊液，脑积水较重，增强后病灶呈显著不均质强化为其主要特点。

发生在脑实质内的室管膜瘤则需要与星形细胞瘤、少突胶质细胞瘤相鉴别。

四、髓母细胞瘤

髓母细胞瘤（medulloblastoma）是一种高度恶性的原始神经外胚层肿瘤，WHOⅣ级，多见于10岁以下儿童，约占儿童后颅窝肿瘤的33%，以第四脑室及中线处多见，发生于成人的髓母细胞瘤仅占成人脑肿瘤的0.1%，以小脑半球多见。

【病因】

无证据表明环境因素是人类髓母细胞瘤的病因。免疫组化显示人类髓母细胞瘤常可检测出JC病毒DNA序列和病毒糖蛋白，这提示JC病毒在这种肿瘤发生中起作用。也有报道显示SV40在该肿瘤标本也被检测到，但其在肿瘤中的作用有待进一步评估。

【病理与临床】

髓母细胞瘤起源于第四脑室顶后髓帆神经上皮细胞的残余，该原始细胞随生长发育向外移行，形成小脑的外颗粒层，因此肿瘤的发病部位与年龄相关。儿童髓母细胞瘤起源于小脑上蚓部，即第四脑室顶中线部；成人髓母细胞瘤多偏离中线，位于小脑表面。大体见肿瘤呈粉色灰色团块状，质地较软，边界尚清，可见小坏死灶。镜下见肿瘤细胞密度高，核圆，大小不等，细胞质不明显，核异形性较高，核分裂象多见。

髓母细胞瘤起病急，病程短，患者常出现共济失调、步态不稳，亦可以因为脑脊液循环通路受阻出现颅内高压症状，包括嗜睡、头痛、呕吐等。

【MRI表现】

儿童髓母细胞瘤多见于小脑上蚓部，向前下生长，突入四脑室，致前方脑脊液存留；肿瘤呈类圆形肿块，T_1WI上呈等、稍低信号，T_2WI上呈等、稍高信号，多数较均质，DWI上呈稍高信号，出血、囊变少见，增强后显著强化，瘤周水肿较轻（图2-3-10）。

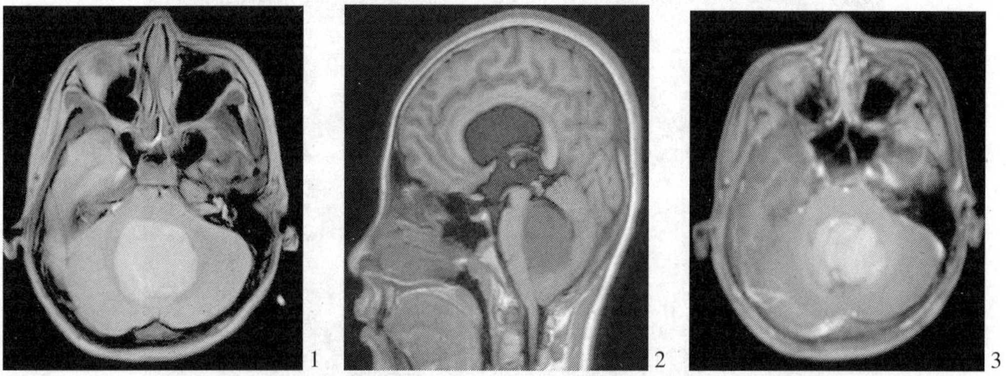

1.T_2WI FLAIR；2.T_1WI矢状位；3.T_1WI增强轴位。病灶位于第四脑室内，呈稍长T_1、稍长T_2信号影，边界清楚，内部信号均匀，增强后呈显著强化。

图2-3-10 儿童第四脑室内髓母细胞瘤

成人髓母细胞瘤多发生于小脑半球靠近脑表，且年龄越大病灶越靠近脑表，肿瘤呈浸润性生长，肿块内可见微囊变，出血、钙化少见，信号欠均匀，瘤周可见不同程度水肿，增强后轻中度不均匀强化，累及脑膜时邻近脑表可见线样或结节样强化。

MRS示肿瘤内部局部感兴趣区域Cho峰升高，NAA峰和Cr峰减低，Lac峰轻度升高，因髓母细胞瘤恶性程度较高，Cho/NAA比值多大于4。

【诊断与鉴别诊断】

发生于儿童后颅窝中线区实性肿块，增强后明显均一强化，常沿脑脊液播散种植，可诊断髓母细胞瘤。

主要需与儿童常见的室管膜瘤和毛细胞型星形细胞瘤鉴别：

（1）室管膜瘤

室管膜瘤多起源于第四脑室底部，钙化常见，囊变明显，不均匀中度强化，MRS示Cho/NAA比值多在2～4之间。

（2）毛细胞型星形细胞瘤

儿童发病多见，肿瘤生长缓慢，形态不规则，典型者大部分呈囊性，伴有壁结节，肿瘤边界清楚，增强后附壁结节明显强化。

成人髓母细胞瘤多见于小脑半球近脑表，边界清楚，占位效应显著，增强后不均匀轻度强化，主要与星形细胞瘤、血管母细胞瘤、转移瘤相鉴别（图2-3-11）。

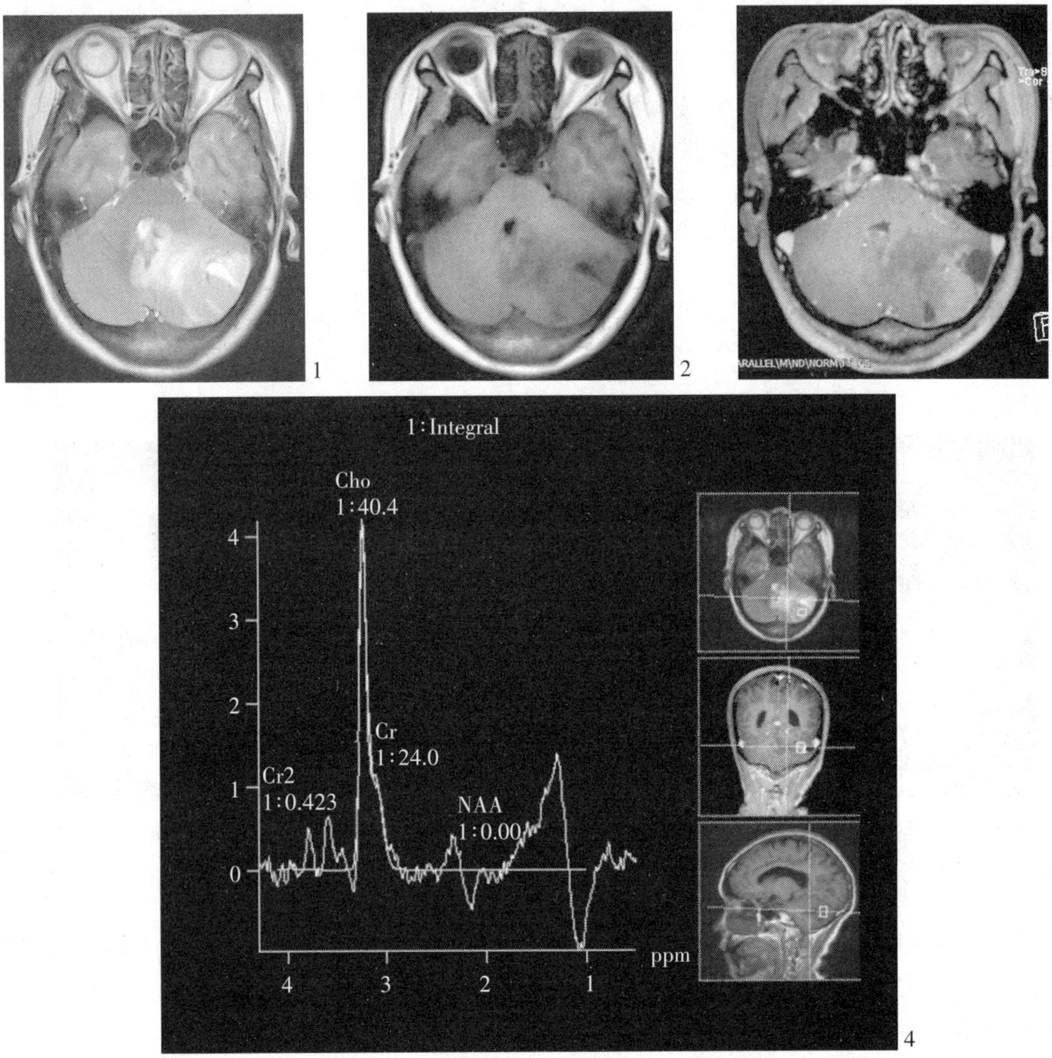

1.T_2WI轴位；2.T_1WI轴位；3.T_1WI增强轴位；4.病灶区MRS。病灶位于左侧小脑半球近脑表，病灶呈稍长T_1、稍长T_2信号，内部信号不均匀，可见多发小囊性灶，增强后实性部分呈轻度强化、囊性部分不强化。MRS示局部感兴趣区内Cho峰明显升高，NAA峰明显减低。

图2-3-11　成人髓母细胞瘤

五、血管母细胞瘤

血管母细胞瘤（hemangioblastoma，HB）又称血管网状细胞瘤（angioreticuloma，ARM）、成血管细胞瘤，好发于后颅窝，占神经系统肿瘤的1.1%～2.4%。HB被认为是起源于中胚层细胞的胚胎残余组织，属于良性血管性肿瘤。2007年WHO中枢神经系统肿瘤分类将其归类于其他脑膜相关性肿瘤，WHO Ⅰ级。HB分为散发和家族遗传性两种，后者被称为VHL病（von Hippel Lindau's diseas），是一种常染色体显性遗传性疾病，患者常伴有视网膜的HB、肾脏透明细胞癌、嗜铬细胞瘤以及胰腺肿瘤和内耳肿瘤。

【病因】

血管母细胞瘤常伴有其他脏器的血管性肿瘤，如视网膜血管母细胞瘤、肾母细胞瘤或胰腺的血管瘤等。此类血管母细胞瘤又称为von Hippel Lindau病（VHL病）。临床与流行病学调查研究发现，VHL病患者大多具有家族史。患者分子生物学研究表明，患者细胞内出现VHL基因的表达，该基因可能与该病的发生有关。

【病理与临床】

血管母细胞瘤局限性生长，病灶有或无包膜，多数有囊腔，切面呈暗红色，质较软，似血管瘤状改变。光镜下其显著特点是丰富的血管呈薄壁毛细血管和血窦状，血管网之间可见大量的间质细胞，无核分裂象。

血管母细胞瘤常发生于30～60岁，男女发病率之比为2∶1，以小脑半球或蚓部最为常见，其次是延髓后部、颈髓上部，偶见于幕上大脑半球。临床症状取决于肿瘤所在部位，可有头晕、头痛、呕吐、共济失调、视力下降或视物障碍以及不同节段的感觉运动障碍或自发疼痛等症状。

【MRI表现】

依据大体病理及MRI表现，血管母细胞瘤可分为3种类型，即囊结节型、单纯囊肿型以及实质型。囊结节型为血管母细胞瘤的典型表现，MRI表现为边界清晰的病灶，边缘光滑，壁结节直径一般小于2 cm，表现为大囊小结节，壁结节多附着于邻近软脑膜侧，在T_1WI上呈稍低信号，T_2WI上信号低于囊液，常被囊液的高信号掩盖，在T_2-FLAIR序列呈较高信号，高于脑实质；Gd-DTPA增强扫描囊壁多不强化，少数肿瘤周围囊壁有胶质增生或有肿瘤组织时可发生强化，壁结节呈显著强化。实质型血管母细胞瘤相对少见，病灶形态可不规则，信号多混杂，于T_1WI呈不均匀低信号或高、低混杂信号，T_2WI呈不均质高信号，Gd-DTPA增强扫描呈不均匀显著强化。单纯囊肿型少见，未见明确壁结节。血管母细胞瘤灶周可见轻至中度水肿或无水肿；周边通常可见迂曲走行的供血血管（图2-3-12）。

国内外学者报道可通过DWI及其ADC值测量来区别实性血管母细胞瘤与其他肿瘤，实性血管母细胞瘤表现为在DWI呈低信号改变，ADC值增高。

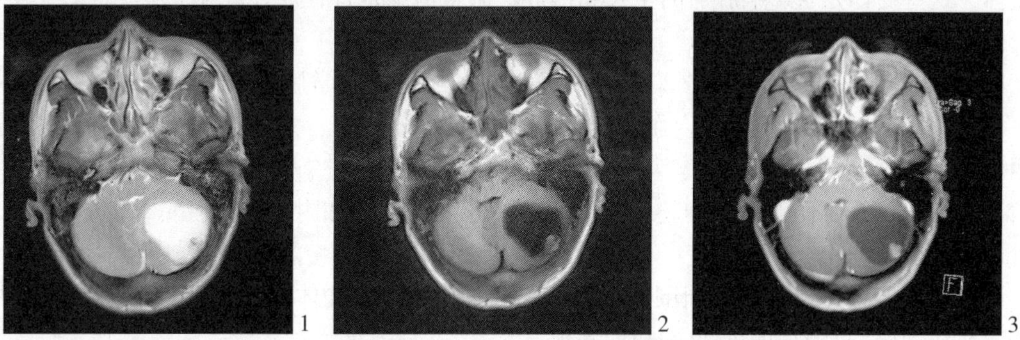

1.T_2WI；2.T_1WI；3.T_1+C。左侧小脑半球一囊性长T_1、长T_2影，其内侧壁旁可见一等信号结节影；增强扫描结节明显强化，囊壁未见明显异常强化。

图2-3-12　血管母细胞瘤

【诊断与鉴别诊断】

成年人小脑半球发生的囊实性病灶，呈典型的大囊小结节型，壁结节明显强化，周缘可见迂曲走行的供血血管，诊断血管母细胞瘤不难。

但仍需与下列疾病鉴别：

（1）大囊小结节型血管母细胞瘤

本型主要与毛细胞星形细胞瘤、囊性转移瘤、脑脓肿鉴别。毛细胞星形细胞瘤主要见于儿童，附壁结节呈中等度强化，少见瘤内、瘤周异常血管信号。转移瘤发病年龄通常较大，有原发肿瘤病史，同时多个转移病灶，强化程度相对较低。脑脓肿病程短，有发热，T_1WI显示脓肿低信号，周围水肿中度低信号，两者之间显示等信号环状间隔，为脓肿壁；T_2WI显示脓肿及水肿高信号，两者之间的脓肿壁为环状等、中、低信号，增强后脓肿壁明显环状强化，壁厚薄较均匀，而脓肿中心不强化。

（2）实质型血管母细胞瘤

本型比较少见，因本身无明显特征性征象，所以容易误诊，主要与高级别星形细胞瘤、血管瘤型脑膜瘤等鉴别。高级别星形细胞瘤易出现坏死、囊变，呈高、低混杂信号，边界不清。血管瘤型脑膜瘤属脑外肿瘤，与硬脑膜宽基底相连，邻近灰、白质塌陷，接触颅骨局限性骨质增生、硬化，增强扫描可见硬膜尾征。

（3）单纯囊型血管母细胞瘤

本型极少见，需要与蛛网膜囊肿、表皮样囊肿鉴别。

六、脑膜瘤

脑膜瘤（meningioma）起源于蛛网膜绒毛顶端的帽状细胞，为颅内常见肿瘤，发病率仅次于胶质瘤，占颅内肿瘤的15%～20%，以女性发病多见。大脑凸面和矢状窦旁发病最常见；发病年龄多为40～60岁，20岁以下者仅占3%～4%，WHO根据临床和细胞学特点将脑膜瘤分为典型脑膜瘤（WHO Ⅰ级）、不典型脑膜瘤（WHO Ⅱ级）和恶性脑膜瘤（WHO Ⅲ级）。

【病因】

放射诱发的脑膜瘤较常见，低剂量放射线、中剂量放射线和高剂量放射线均可诱发。非典型、侵袭性和多灶性多见，表现高分裂指数并多见于年轻人。脑膜瘤在女性多见，提示与性激素有关，但在大部分脑膜瘤，雌激素受体含量很低或缺如，大约2/3的脑膜瘤表达孕激素受体，这些受体是否影响肿瘤的生长和形成，激素治疗是否有效有待进一步验证。

【病理与临床】

脑膜瘤发生于脑表面有蛛网膜颗粒的部位，依组织病理学脑膜瘤可分为15型：脑膜皮型、纤维型、过渡型、沙粒型、血管瘤型、微囊型、分泌型、富淋巴-浆细胞型、移行型、透明细胞型、脊髓瘤样型、非典型、乳头状瘤型、横纹肌样型、间变型。肿瘤质韧或硬，边界清，与硬脑膜广泛附着，常压迫附近脑组织，累及硬脑膜和附近的硬膜窦，偶尔也可侵犯颅骨，造成骨质增生。

脑膜瘤生长缓慢，常压迫周围神经组织引起相应的症状和体征，患者的症状与肿瘤位置有关。头痛和癫痫是脑膜瘤常见的初期表现。

【MRI表现】

典型脑膜瘤常见于大脑凸面、矢状窦旁和蝶骨翼区，属脑外肿瘤，具有脑外肿瘤的征象，MRI表现为病灶广基底与局部硬膜相连，瘤脑界面清晰并可见脑脊液或血管间隙影环绕，邻近脑组织受压表现为“皮质塌陷征”，脑沟裂增宽，但当病灶较大时判断脑内或脑外占位有一定的困难。病灶常呈半球形无分叶状肿块，T_1WI为均匀低或等信号，T_2WI为等或稍高信号，15%～20%的脑膜瘤可见钙化；由于脑膜瘤多为脑膜中动脉供血，无血-脑屏障，因此增强扫描时多数发生明显均匀强化，少数肿瘤呈边缘环形增强，60%～72%可见硬膜尾征，即邻近硬脑膜的增厚强化征象。病灶周围水肿轻，但当病灶压迫邻近静脉或硬脑膜窦时可产生不同程度的水肿。

非典型脑膜瘤及恶性脑膜瘤不同于良性脑膜瘤，表现多样，侵袭性强，肿瘤边缘不规则，瘤脑界面欠清晰，病灶多呈分叶状长T_1、长T_2信号，内部信号混杂且可见囊变坏死区，可引起浸润性骨质破坏；增强扫描病灶呈明显不均匀强化，脑膜尾征短促而不规则或呈锯齿状。周围水肿发生率高且范围较大。

DWI信号的增高提示不典型及恶性脑膜瘤的可能。脑膜瘤MRS中Cho峰值明显升高，Cr峰值减低，Cho/Cr比值升高，NAA缺如或明显减低，并可出现1.47ppm处的Ala峰，当脑膜瘤中的Ala浓度高出其他肿瘤3～4倍时，对于脑膜瘤有一定诊断意义；非典型脑膜瘤Cho/Cr较良性脑膜瘤高（图2-3-13）。

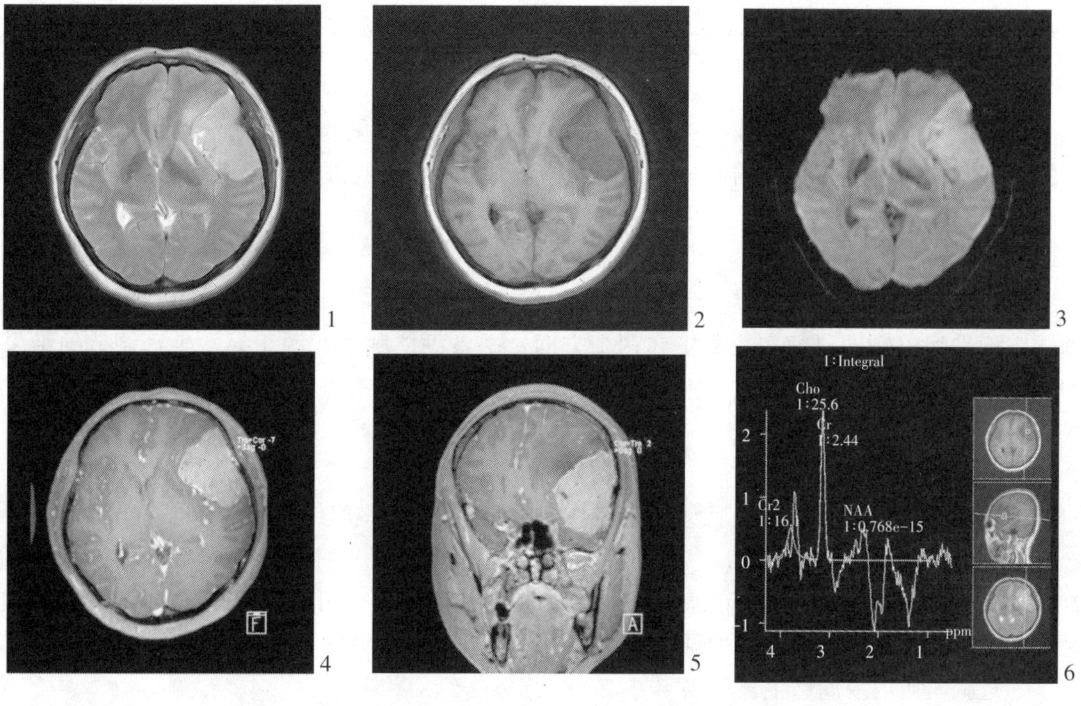

1.T_2WI；2.T_1WI；3.DWI；4.T_1轴位+C；5.T_1冠状位+C；6.MRS。左额部半圆形稍长T_1、稍长T_2信号肿块影，边缘有分叶，其内信号尚均匀，DWI为高信号，增强扫描示病灶呈中度不均匀强化，强化的硬脑膜短而粗；MRS示病灶Cho峰值明显升高，NAA峰值明显减低。

图2-3-13　左侧额部非典型脑膜瘤（WHO Ⅱ级）

【诊断与鉴别诊断】

脑膜瘤属脑外肿瘤，幕上常见，具有典型脑外肿瘤征象，与颅骨呈宽基底附着，形状规则，信号均匀，T_1WI、T_2WI近乎等信号，强化明显，可见硬膜尾征。不典型及间变性脑膜瘤形态欠规整，易坏死、出血，不均匀强化，脑膜尾征短促而不规则。脑膜瘤依其影像特征容易诊断，但仍需与以下疾病相鉴别：

（1）血管外皮细胞瘤

血管外皮细胞瘤起源于脑膜间质内毛细血管的Zimmerman外皮细胞，属脑外肿瘤，具有脑外肿瘤的特征。但血管外皮细胞瘤呈“分叶状”形态，T_2WI呈等、高混杂信号影，血管流空信号影多见；无“硬膜尾征”——由于肿瘤生长时间较短，对硬膜的侵袭或刺激还没有达到使“硬膜尾征”显现的程度。

（2）胶质瘤

当非典型脑膜瘤定位困难时，需与胶质瘤相鉴别，临床上胶质瘤好发于幕上，男性发病多见，分化程度好的信号均匀，信号于T_2WI较非典型脑膜瘤高，增强扫描多无强化；分化程度差的信号不均匀，瘤体内可有坏死、出血，与周围脑组织分界不清，瘤周有不同程度的水肿，以中重度水肿为主，水肿多呈“指状”，增强扫描肿瘤呈不规则环状或花环状强化。

（3）转移瘤

成人硬膜外转移瘤均继发于邻近颅骨的转移，增强扫描时颅骨下方曲线状强化，并不累及脑回，软脑膜可引起沿皮层表面线状或结节状强化，结合病史不难诊断。

发生在鞍区、桥小脑角区以及脑室内的脑膜瘤应与该部位常见肿瘤鉴别，如鞍区最常见的垂体瘤，桥小脑角区的神经鞘瘤、颈静脉球瘤等，脑室内脉络丛乳头状瘤、室管膜瘤等。

七、垂体腺瘤

垂体腺瘤（pituitary adenoma）起源于垂体前叶，是最常见的垂体肿瘤，约占颅内原发肿瘤的10%左右，占鞍区肿瘤的1/3～1/2。垂体腺瘤多发生于成人，男女发病率相当，但促肾上腺皮质激素腺瘤及泌乳素瘤多见于成年女性，生长激素腺瘤多见于成年男性及小儿。

【病因】

垂体腺瘤的形成涉及了多方面因素的影响，其成因还没有得到较系统的解释。目前关于垂体腺瘤发病机制的研究主要集中在两个方面：一是垂体腺瘤起源于异常生理调节的结果，如下丘脑激素的异常调节、生长因子及其受体的激活等；二是垂体腺瘤起源于癌基因的激活或抑癌基因的丧失。

【病理与临床】

垂体腺瘤始于腺垂体，属于脑外肿瘤，包膜完整，与周围组织界限清楚。

依肿瘤的生物学行为分为：膨胀性、侵袭性和癌。膨胀性最常见，约占所有垂体瘤的2/3，肿瘤生长缓慢，通常维持其球形，主要向鞍上突出，但也可以向两侧推压海绵窦，引起颈内动脉外移。侵袭性垂体瘤少见，约占垂体瘤的1/3，是指肿瘤超过垂体窝，向颅底、海绵窦、邻近脑实质内浸润性生长。癌罕见。

按肿瘤大小可分为微腺瘤和大腺瘤：直径小于10 mm者称为微腺瘤；直径大于10 mm者称为大腺瘤。

按有无分泌激素功能分为功能性腺瘤和无功能性腺瘤。

垂体瘤的临床表现主要取决于肿瘤有无功能、肿瘤大小、部位、生长方式等，主要有以下4组症候群：

（1）内分泌亢进症状

如闭经、泌乳多见于泌乳素腺瘤；肢端肥大常见于生长激素腺瘤；Cushing综合征多见于促肾上腺皮质激素腺瘤等。

（2）垂体本身受压症候群

如无功能垂体腺瘤较大时压迫正常垂体致内分泌功能低下；下丘脑和垂体柄受压可出现

尿崩症。

（3）垂体周围组织受压症候群

如头痛、视力下降、视野缺损等。

（4）垂体瘤卒中

指垂体瘤发生出血或缺血坏死，临床上出现急性压迫症状。

【MRI表现】

（一）垂体微腺瘤

1.直接征象

一般选用冠状位或矢状位薄层扫描（层厚<3 mm）。与正常垂体组织相比，微腺瘤表现为长T_1、长T_2信号，在T_1加权图像上更易于观察病灶，肿瘤组织与邻近颞叶的灰质信号相等，而正常垂体组织与颞叶白质信号相等。动态增强扫描可增加腺瘤与正常腺体之间的信号差别，早期，正常垂体无血-脑屏障，呈明显强化，腺瘤相对缺乏血供，呈强化相对减低区；晚期，正常垂体钆剂消退，呈低信号，腺瘤持续强化，呈相对高信号（图2-3-14）。

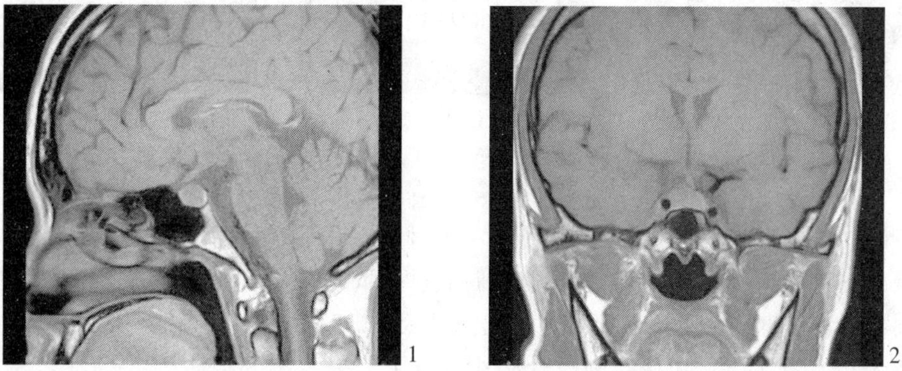

1.T_1WI矢状位；2.T_1WI冠状位。垂体饱满，信号欠均匀，垂体右缘异常低信号影，垂体柄向左侧移位。

图2-3-14　垂体微腺瘤

2.间接征象

垂体增大，垂体高度大于9 mm，这一标准并非绝对，因为青春期、经期女性及妊娠期间常超过这一数值，正常垂体高度内发现微腺瘤亦不少见；垂体上缘对称性或不对称性膨隆，不对称性更有意义；若腺瘤长于一侧，常致垂体柄偏移。

【诊断和鉴别诊断】

临床上有垂体功能亢进表现，T_1WI上垂体内低信号病灶，加之垂体体积增大，垂体柄偏移等，可做出垂体微腺瘤诊断。MRI诊断垂体微腺瘤优于CT，应作为首选，但MRI诊断微腺瘤仍有一定限度，促肾上腺皮质激素腺瘤大小仅为2～4 mm，MRI可不显示，对于有明显临床症状与相应的实验室结果者，即使垂体形态、信号、增强均正常，仍不能排除垂体微腺瘤。

垂体微腺瘤主要与垂体内Rathke囊肿或其他囊肿鉴别，典型Rathke囊肿位于垂体中间部，由于内部成分的改变，信号表现多样，多为长T_1、长T_2信号，与微腺瘤表现相似，但后者边缘更光滑锐利，T_1WI信号更低，无垂体功能亢进表现等可鉴别。部分病灶可表现为短T_1、短T_2信号，这种情况与腺瘤出血鉴别困难，此时最好的办法是定期复查，Rathke囊肿信号复查无变化可鉴别。

（二）垂体大腺瘤

垂体大腺瘤通常为无功能肿瘤，大腺瘤多生长缓慢，临床症状出现较晚，因此在发现病变时蝶鞍即有扩大，故蝶鞍扩大是垂体瘤较具特征性改变。大腺瘤在MRI表现为鞍内肿块向鞍上生长，其信号特点为各序列与脑灰质信号相似，信号常不均匀，多因合并出血或囊变。亚急性期出血在T_1WI和T_2WI都表现为高信号，出血时间较长者可见分层。垂体瘤钙化罕见，这一点往往具有重要鉴别诊断价值，可以与脑膜瘤合并钙化，脊索瘤等鉴别。增强扫描大腺瘤多呈较明显强化，囊变坏死区无强化（图2-3-15）。

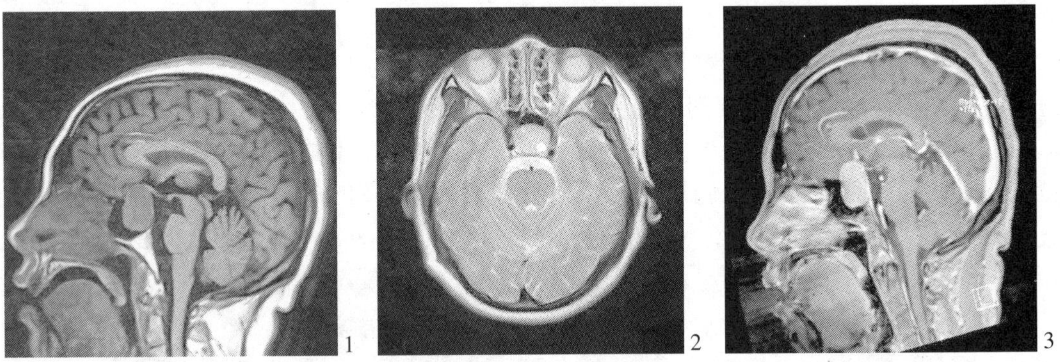

1 2 3

1.T_1WI矢状位；2.T_2WI冠状位；3.T_1WI矢状位增强。垂体窝扩大，见鞍内肿块向鞍上生长，视交叉受压，呈等T_1、等T_2信号影，内可见斑片状囊变区，增强扫描呈明显强化。

图2-3-15 垂体大腺瘤

肿瘤可以向朝各个方向生长，以鞍上生长最常见，冠状面扫描时呈葫芦状，为鞍隔束缚肿瘤的缘故，称之为“束腰征”。冠状位常看到肿瘤向鞍旁生长，是侵袭性垂体瘤的重要征象，但判断是肿瘤直接侵犯还是仅压迫海绵窦较困难，一般认为当海绵窦内血管被推挤且被肿瘤包绕达2/3以上时，才可确定肿瘤累及海绵窦。

【诊断和鉴别诊断】

根据鞍内肿块向鞍上生长，蝶鞍扩大等，临床常伴内分泌症状，垂体瘤往往容易诊断。

垂体瘤侵犯鞍旁海绵窦时，需要与鞍旁脑膜瘤侵犯垂体腺鉴别，以下几点有助于鉴别：

①鞍旁脑膜瘤侵犯垂体腺时常见肿瘤包裹同侧颈内动脉海绵窦段并使其狭窄，而垂体瘤虽然可侵犯海绵窦，但较少引起颈内动脉海绵窦段的狭窄或闭塞。

②鞍旁脑膜瘤常同时沿脑膜向周围发展，向前可达眶尖部，向后达斜坡与小脑幕，而垂体大腺瘤一般不具有这种生长特点。

③肿瘤内有钙化和邻近骨质有硬化时可考虑脑膜瘤。

垂体瘤向上发展且鞍上部分较大时需要与颅咽管瘤鉴别，颅咽管瘤常发生于儿童和青少年，病变位于鞍上，常表现为囊实性且以囊性为主或完全囊性，成分复杂，信号混杂，CT常见钙化，增强扫描多呈多环样不规则强化，蝶鞍不扩大，通常诊断不难。

八、颅咽管瘤

颅咽管瘤（craniopharyngioma）是上皮来源肿瘤，约占颅内肿瘤的3%，发病率无明显的性别差异，有两个发病年龄高峰：一半以上发生于儿童时期或青少年，5～10岁是第一个发病高峰；第二个发病高峰年龄是60岁左右。大多数瘤体中心位于鞍上池，少数瘤体可完全位于蝶鞍内或第三脑室，MRI扫描可清楚显示鞍内肿瘤瘤体与垂体的分界，但完全位于鞍内者有时与垂体不易区分。

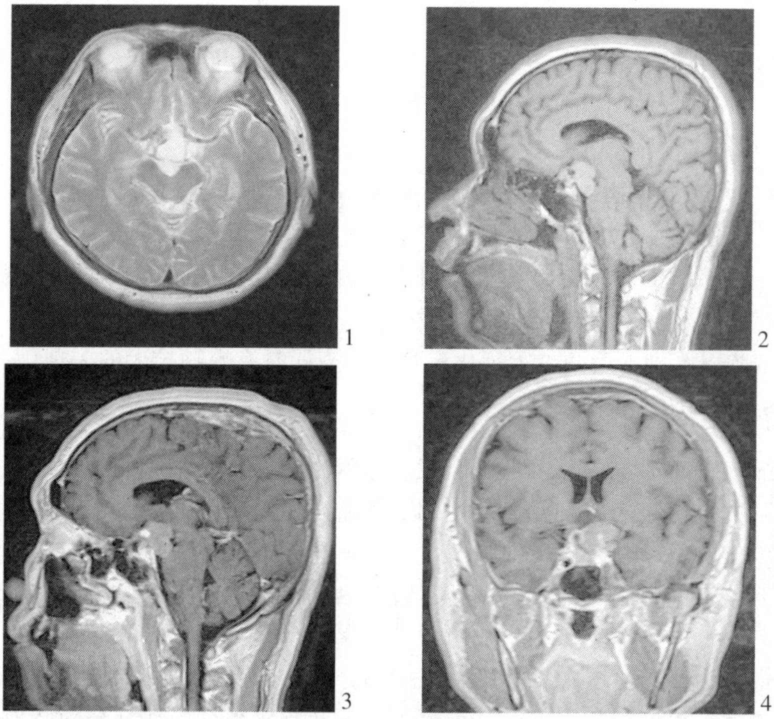

1.T_2WI轴位；2.T_1WI矢状位；3.T_1WI矢状位增强；4.T_1WI冠状位增强。鞍上囊性为主的囊实性肿块，囊性部分为短T_1、长T_2信号影，实性部分为等T_1、等T_2信号影，内可见点片状T_1WI及T_2WI低信号，提示钙化，增强扫描实性部分及囊壁强化。

图2-3-16 颅咽管瘤

【病因】

研究报道，绝大多数的颅咽管瘤具有BRAF^{v600E}基因突变。BRAF^{v600E}基因突变所导致的MAPK信号通路激活被认为是颅咽管瘤主要的致病驱动因素。

【病理与临床】

在胚胎时期，Rathke囊与原始口腔连续的细长管道称颅咽管，随着胚胎发育，此管逐渐退化消失，但可残留一些鳞状上皮细胞，颅咽管即起源于这些鳞状上皮细胞，但亦有人认为这些鳞状上皮并非颅咽管退化时所残留，而是垂体腺细胞的鳞状化生。

肿瘤直径大小不等，大者为数厘米，小者为数毫米。可为球形或不规则形。肿瘤几乎均由厚壁囊性病变和实性组织成分构成，极少数为完全实性。典型囊性病变为棕褐色“机油样”内容物，其中含有特征性悬浮胆固醇结晶，绝大多数肿瘤都可见钙化。组织学上颅咽管瘤分为造釉细胞型和鳞状乳头型。

儿童颅咽管瘤以发育障碍与颅内压增高为主要临床表现，成人则多以视力障碍、垂体功能低下和精神异常为主要表现。

【MRI表现】

典型颅咽管瘤位于鞍上，也可同时累及鞍内，MRI平扫颅咽管瘤信号变化很大，囊性部分因含有胆固醇、蛋白等呈短T_1表现，在T_1WI和T_2WI上均呈高信号，这种信号变化以釉质细胞型多见。但若不含上述物质或上述物质含量较少时，T_1WI则呈略高于脑脊液的低信号。

若含较多钙化，则在T_1WI和T_2WI均呈低信号改变。肿瘤实性部分在T_1WI上呈等信号，在T_2WI上呈稍高信号。增强扫描，肿瘤实性部分及囊壁呈中等强化或显著的不均匀强化（图2-3-16）。MRI扫描钙化既不敏感，也不具有特异性，所以对疑似病例，CT平扫可作为MRI的重要辅助手段，对确认颅咽管瘤更好。

【诊断与诊断】

鞍上为主的囊实性或囊性为主的占位，钙化多见，MRI信号变化很大，且不均质，实质部分及囊壁可见强化，一般诊断不难。

若肿瘤完全为囊性时需要与表皮样囊肿和皮样囊肿鉴别，后两者增强扫描囊壁无强化，且表皮样囊肿在DWI序列具有特征性高信号改变。若肿瘤为完全实性时，需要与突到鞍上的垂体瘤和生殖细胞瘤鉴别，后两者无钙化，且垂体瘤同时有蝶鞍扩大的表现。

九、生殖细胞瘤

颅内生殖细胞瘤（germinoma）起源于发育过程中原始生殖细胞的残余组织，是一种少见的胚胎性恶性肿瘤，WHO Ⅱ～Ⅲ级，仅占颅内肿瘤的1%～2%，任何年龄均可发生，主要发生在儿童和青少年。原发颅内生殖细胞瘤主要发生在松果体区、鞍区及第三脑室旁等中线部位，70%的男性患者生殖细胞瘤发生于松果体区，75%的女性患者生殖细胞瘤发生于鞍上。

【病因】

促性腺激素在中枢神经系统生殖细胞肿瘤的发生、发展中起到了作用。中枢神经系统生殖细胞肿瘤好发于青春期前的患者，肿瘤发生于调节刺激生殖腺活动的间脑神经核附近，与Klinefelter综合征有关，病人血清促性腺激素慢性升高。

【病理与临床】

颅内原始生殖细胞瘤起源倾向于胚芽移行异常学说，卵黄囊经原始系膜向泌尿生殖系统迁移，沿途残余的原始生殖细胞会向多个方向分化，形成各种生殖细胞肿瘤。而原始的未分化生殖细胞增殖则形成生殖细胞瘤。

大体观察，生殖细胞瘤大小不一，实性肿块，外观呈粉红色或灰红色，质地软、脆，常无包膜，无明显出血、坏死或囊性变。镜下观察，肿瘤细胞体积较大，排列成片状、小叶状或间质促纤维反应性增生呈条索状或梁状，胞质透明空泡状，胞核圆而大，核分裂象常见，常伴有小淋巴细胞浸润，多认为是机体对肿瘤的免疫反应。

颅内原发生殖细胞瘤根据受累部位不同有各种各样的临床表现，可有颅内压增高表现、视神经受累、尿崩症、下丘脑-垂体功能受损等表现。生殖细胞瘤还可向脑膜、脑脊液及脑室播散转移，使脑脊液产生增加、循环受阻，导致颅内压增高，出现头痛、头晕、恶心、呕吐等症状。

【MRI表现】

不同部位的生殖细胞瘤MRI表现有所不同，大致分为松果体区型、鞍区型、基底节区型。其中松果体区型是生殖细胞瘤最常见的类型，肿瘤大多为圆形、类圆形，边界较清楚，肿瘤较大时可呈分叶状。信号多均匀，T_1WI为稍低信号，T_2WI为稍高信号，DWI实质部分受限呈高信号，ADC值降低；无或有轻度瘤周水肿及占位效应，但常伴有不同程度的幕上脑室扩张、积水。肿瘤本身坏死、囊变及钙化少见，可伴有出血。MRS示：Cho峰升高，NAA峰降低，在1.3ppm和0.9ppm处可见明显宽大的脂质峰。增强扫描多为明显强化。鞍区型囊变较多见，常沿脑脊液通路播散。基底节区型可侵及颞叶深部及丘脑，有轻度占位效应，可伴出血及不同程度囊变。增强扫描时可呈花环样或不规则形强化（图2–3–17）。

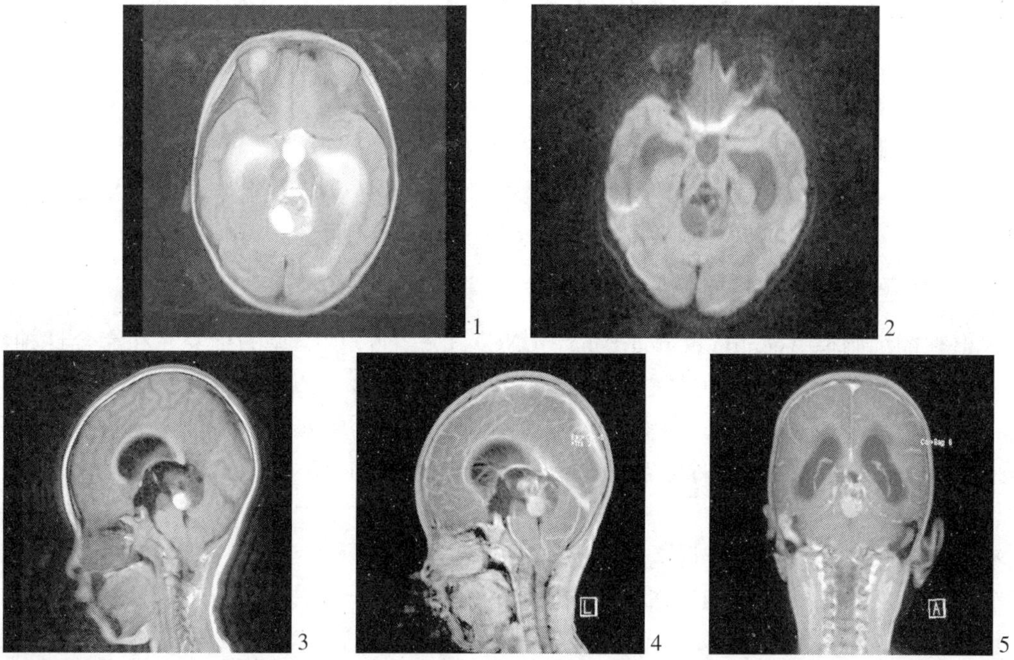

1.T_2WI轴位；2.DWI轴位；3.T_1WI矢状位；4.T_1WI增强矢状位；5.T_1WI增强冠状位。松果体区占位，致幕上脑室系统积水、扩张；囊性成分呈高信号；实性部分明显强化。

图2–3–17　生殖细胞瘤

【诊断与鉴别诊断】

青年男性患者，松果体区及鞍区边界清楚的实性占位，不同程度囊变坏死，增强呈明显强化，应考虑到生殖细胞瘤。

松果体区生殖细胞瘤需与畸胎瘤、脑膜瘤、松果体细胞瘤及胶质瘤等鉴别：

（1）畸胎瘤

畸胎瘤多数有囊变，含有三个胚层成分，内部信号更混杂，脂肪为短T_1、长T_2信号，钙化和骨骼是无信号的黑影。

（2）脑膜瘤

脑膜瘤多见于成人，常起自中间帆或小脑幕游离缘，可见到“脑膜尾征”。

（3）松果体细胞瘤

松果体细胞瘤多见于成人，瘤体大而不规则，周边钙化，性征发育迟滞或不发育也具特征性。

（4）胶质瘤

胶质瘤多来源于脑干，呈浸润性生长，不强化或不均匀强化。

鞍区生殖细胞瘤需与垂体瘤、颅咽管瘤、脑膜瘤、视神经胶质瘤及动脉瘤鉴别：

（1）垂体瘤

可见蝶鞍扩大、典型的束腰征。

（2）颅咽管瘤

囊变钙化明显。

（3）脑膜瘤

呈等信号，有宽基与颅底相连，且有假包膜和供血瘤床。

（4）视神经胶质瘤

视神经胶质瘤发生于视神经，沿视神经浸润。

（5）动脉瘤

可见流空征象和搏动伪影。

基底节区生殖细胞瘤需要和发生于年轻患者的毛细胞星形细胞瘤鉴别，T_1WI低信号，T_2WI高信号的囊实性肿块是其特点，实性部分有强化，囊变明显，周围有水肿。

十、中枢神经细胞瘤

中枢神经细胞瘤（central neurocytoma，CNC）是一种颅内少见的神经元和混合性神经元胶质瘤，属于WHOⅡ级，发病率占中枢神经系统肿瘤的1%，以青壮年发病多见，发病年龄一般为15～54岁，平均30岁，男女发病率比例近乎相等。主要发生部位为透明隔近室间孔（又称Monro孔、孟氏孔），有时可累及胼胝体、尾状核头或丘脑。

【病因】

有报道显示，该肿瘤可伴随7号染色体获得，也有17号等臂染色体和复杂核型的报道。而没有检测到TP53的突变和MYCN的扩增。

【病理与临床】

该病的本质及病因尚不清楚，可能起源于脑室周围生发层的双电位前体细胞。大体上肿瘤有清晰的界面，切面灰褐或灰白，质地脆软，内有出血、钙化及囊性变，囊变区域大部分充填胶冻样物质。镜下肿瘤由大小一致的小圆形细胞组成，核圆、规则，位于中央，无核分裂象，偶见核仁，胞质透明，形成特征性核周空晕，瘤细胞排列成菊形团状或蜂窝状，瘤细胞间为分支状毛细血管，可见特征性的无核神经原纤维基质岛。

中枢神经细胞瘤由于肿瘤位于侧脑室内Monro孔附近，临床上主要表现为梗阻性脑积水引起的颅内压增高症状。少数患者在发病初期有轻度头痛、恶心、呕吐、头晕目眩或平衡失调等症状。

【MRI表现】

肿瘤一般位于Monro孔区，为边界清楚的不规则形团块，多呈分叶状，向双侧侧脑室内突出或以一侧侧脑室为主，也可向第三脑室生长，多以广基底与侧脑室透明隔相连。病灶以实性部分为主，边缘及内部可见多发囊泡。T_1WI上为不均匀的等、低信号，其内可见钙化或肿瘤血管的低信号或无信号区；T_2WI呈等高信号，肿瘤血管可见流空现象，瘤体内可见出血。瘤体血供丰富，增强扫描实性部分呈均质或不均质轻度至中度强化，囊变部分无强化。MRS通常显示Cho峰明显升高，NAA峰降低，Gly峰（甘氨酸）出现是CNC较为特征性的波谱表现（2-3-18）。

【诊断与鉴别诊断】

发生于青中年人群，侧脑室内孟氏孔附近肿块，宽基底连接于透明隔，向两侧侧脑室突出，病灶周边多发囊变及等信号条索状结构是中枢神经细胞瘤的特征性表现。

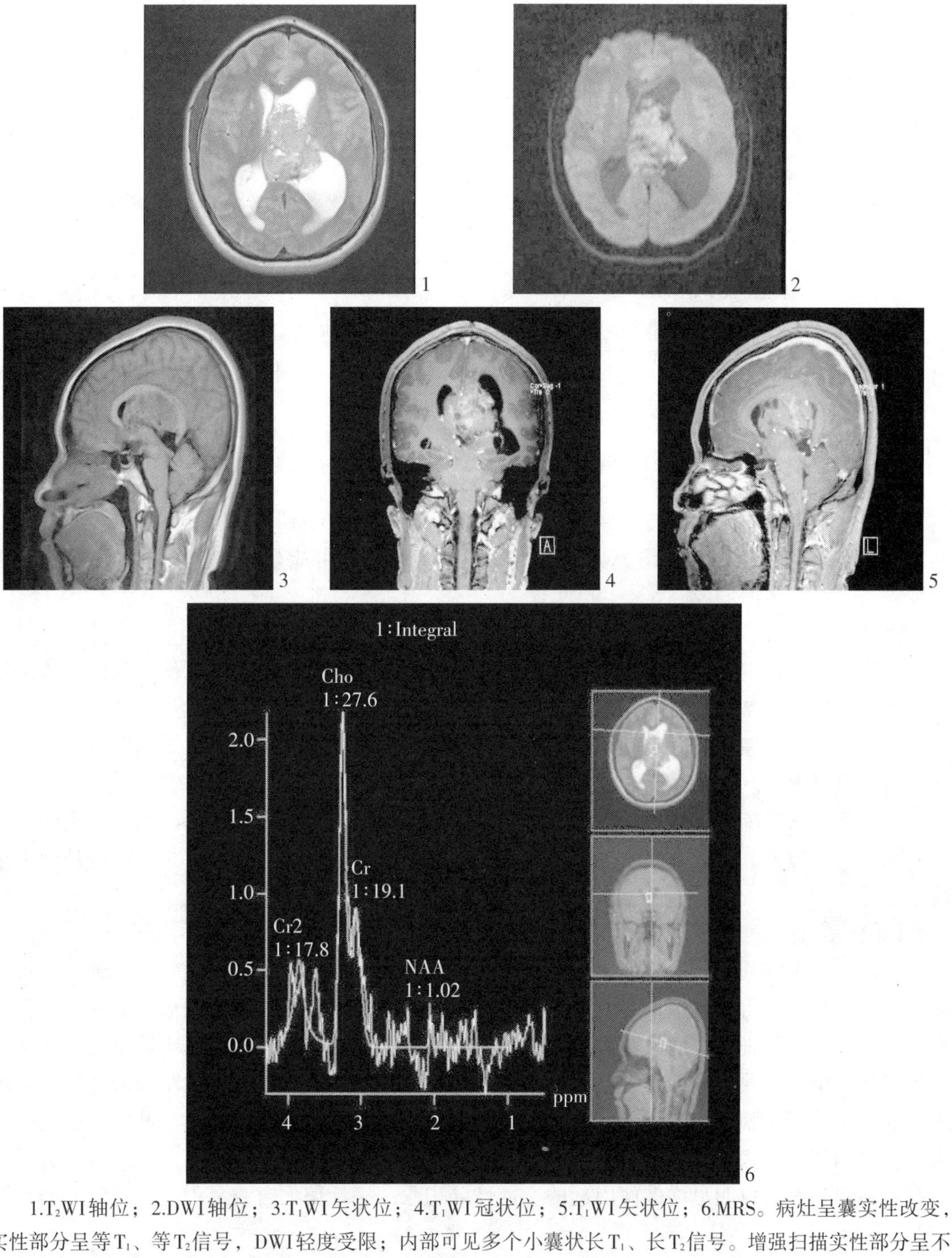

1.T_2WI轴位；2.DWI轴位；3.T_1WI矢状位；4.T_1WI冠状位；5.T_1WI矢状位；6.MRS。病灶呈囊实性改变，实性部分呈等T_1、等T_2信号，DWI轻度受限；内部可见多个小囊状长T_1、长T_2信号。增强扫描实性部分呈不均匀轻度强化，囊性部分未见强化。MRS示Cho峰明显升高，NAA峰降低。

图2-3-18　中枢神经细胞瘤

病变需与室管膜下巨细胞星形细胞瘤、室管膜瘤、脉络丛乳头状瘤等鉴别诊断：

（1）室管膜下巨细胞星形细胞瘤

室管膜下巨细胞星形细胞瘤发生于结节性硬化患者，发病年龄较中枢神经细胞瘤小，多见于青少年，侧脑室壁可见多发钙化或非钙化结节。

（2）室管膜瘤

起自室管膜或室管膜残余部分的肿瘤，可发生于脑室内及脑室外，主要见于儿童，MRI诊断本病主要靠肿瘤位置和形态的改变，其中肿瘤沿脑室塑性生长是其特征性改变。

（3）脉络丛乳头状瘤

脉络丛乳头状瘤好发于侧脑室三角区，常见于儿童，大量分泌脑脊液是其特征性表现，增强扫描时肿瘤强化显著。

十一、脉络丛乳头状瘤

脉络丛乳头状瘤（choroid plexus papilloma）起源于脑室脉络丛上皮细胞，是颅内少见的肿瘤，约占颅内肿瘤的0.4%～0.6%。男性发病多见，好发部位依次为第四脑室、侧脑室及第三脑室，成人多见于四脑室内，儿童多发生于侧脑室三角区，部分还可发生于桥小脑角，WHO Ⅰ级。

【病因】

脉络丛乳头状瘤的发生与乳多空病毒感染有一定关系。有研究显示，9号染色体短臂的重复与脉络丛乳头状瘤和脉络丛异常增生相关。超单倍体可能是脉络丛乳头状瘤的特征性核型。

【病理与临床】

脉络丛乳头状瘤生长于脑室内、起源于脉络丛上皮细胞。大体病理标本呈灰白色或灰红色，血运丰富，边界呈乳头状、绒毛颗粒状，质软或稍韧。组织学具有上皮组织肿瘤之特点，乳头状结构由一层立方或柱状上皮细胞围绕在纤细的毛细血管纤维组织周围构成，细胞核呈圆形或卵圆形，核分裂象鲜见。

患者无特殊临床症状，发生于脑室内较早出现脑积水，引起脑压增高，表现为头痛、头晕、呕吐、嗜睡等。在儿童尚出现发育延迟、头围增大、癫痫或抽搐等症状。病程从数天至数年不等。

【MRI表现】

肿瘤好发于四脑室、侧脑室。MRI表现为脑室内乳头状或分叶状实性软组织肿块，边缘凹凸不平，T_1WI呈等或稍低信号，T_2WI多呈高信号，信号基本均匀；增强后明显强化，调节窗宽、窗位后仔细观察，瘤内可见细小颗粒状或桑葚样不均匀强化区，此为脉络丛乳头状瘤的特征性征象，反映了病理上瘤细胞呈乳头状排列的特点；肿瘤周围可见脑脊液环绕，表现为肿瘤完全浸泡在脑脊液中；部分侧脑室肿块可见与邻近脉络丛组织相连。肿瘤易引起脑积水，一是脑室内的病灶因其阻塞脑脊液循环通路而导致的梗阻性脑积水，二是因肿瘤分泌大量脑脊液致脑脊液量明显增多而引起的交通性脑积水。病灶偏大时，易引起邻近脑实质水肿（图2-3-19）。

【诊断与鉴别诊断】

成人脉络丛乳头状瘤多见于第四脑室，儿童多位于侧脑室三角区，肿瘤呈分叶状、凹凸不平，强化明显且可出现细小颗粒状或桑椹样不强化区，脑积水征象明显，一般容易诊断。然而在诊断该疾病的过程中应注意与以下疾病相鉴别：

（1）发生在侧脑室的脉络丛乳头状瘤主要与脑膜瘤、室管膜瘤鉴别。侧脑室脑膜瘤好发于成人，边缘规整光滑，信号均匀，T_1WI呈低信号，T_2WI呈等低信号，增强后明显均匀强化，很少引起交通性脑积水。侧脑室室管膜瘤可发生于成人及儿童，起源于脑室室管膜细胞，与脑室壁之间常有广基底相连或跨壁生长，肿瘤常浸润邻近脑实质，多合并囊变、坏死、出血、钙化而致其信号混杂，增强后强化程度较脉络丛乳头状瘤轻且不均匀。

（2）发生在四脑室的脉络丛乳头状瘤主要需与室管膜瘤、髓母细胞瘤鉴别。第四脑室室管膜瘤多见于儿童，而且信号及强化特点与脉络丛乳头状瘤完全不同。髓母细胞瘤起源于小脑蚓部，多见于15岁以前的儿童，病灶内常可见低信号的坏死囊变区，增强后中等强化，常没有脉络丛乳头状瘤明显，DWI明显高信号为其特征。

（3）发生在CPA的脉络丛乳头状瘤多为第四脑室肿瘤经侧孔直接蔓延而来，也可为单纯的CPA肿瘤，后者少见，后者可能起源于胚胎残余的脉络组织，也可能为第四脑室内脉络丛乳头状瘤经脑脊液向外种植转移，此处肿瘤需要与听神经瘤和该部位的脑膜瘤鉴别。

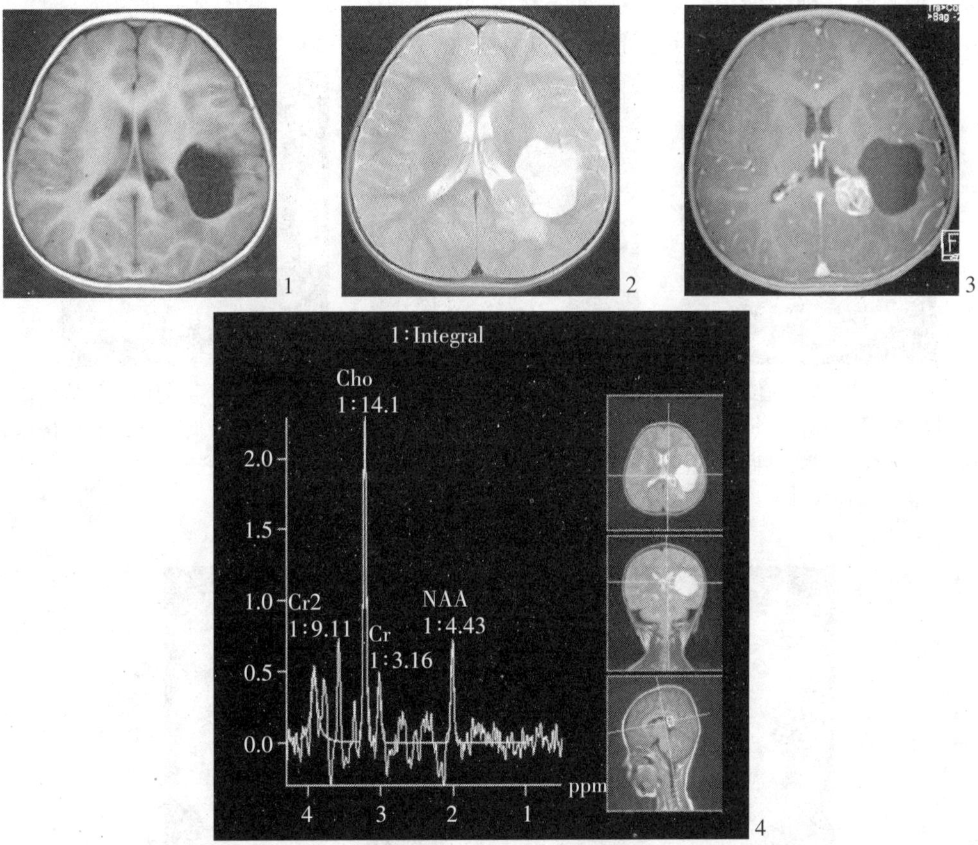

1.T_1WI轴位；2.T_2WI；3.T_1WI增强轴位；4.病灶区MRS。左侧侧脑室后角内可见一团片状异常等稍长T_1、稍长T_2信号影，边缘呈浅分叶状，增强后不均匀强化，病灶区MRS示Cho峰明显升高，NAA峰明显减低。

图2-3-19 脉络丛乳头状瘤

十二、听神经瘤

听神经瘤（acoustic neurinoma）是起源于前庭蜗神经的雪旺氏细胞瘤，是桥小脑角区最常见的良性脑外肿瘤，占桥小脑角区肿瘤的80%，占颅内肿瘤的8.43%。发病年龄高峰在30～50岁，多为单侧，双侧听神经鞘瘤多见于神经纤维瘤病Ⅱ型，是一种常染色体显性遗传性疾病。患者发病年龄较低，可见于10岁以下。

【病因】

有研究表明，22号染色体等位基因丢失在散发的听神经瘤患者中非常常见。听神经瘤的最小的杂合基因丢失中包括神经纤维瘤Ⅰ抑制基因。

【病理与临床】

瘤体呈圆形或椭圆形，囊性多见，包膜完整；镜下表现为典型的栅栏状细胞排列，部分肿瘤可见局部瘤细胞生长活跃或细胞异型性较大，随着瘤体的增大，泡沫状细胞逐渐增多。

首发症状几乎均是听神经本身症状，表现为单侧耳聋及持续性高音调耳鸣，前庭功能障碍，肿瘤较大时压迫三叉神经、面神经等可出现颜面部感觉减退、面瘫以及舌部麻木、味觉减退等相应的症状。

【MRI表现】

桥小脑角区以内听道为中心的实性肿块影，呈类圆形或分叶状，边界清晰，多呈漏斗状的内听道扩大及听神经增粗，瘤体实质部分不均匀长T_1、长T_2信号，常有坏死及囊变，呈更长T_1、更长T_2信号，增强肿瘤实性部分呈明显强化（图2-3-20、图2-3-21）。

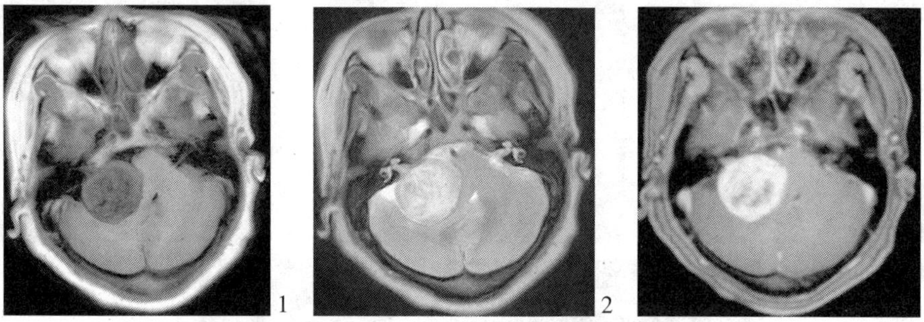

1.T_1WI轴位；2.T_2WI轴位；3.增强轴位。瘤体位于右侧桥小脑角区，T_1WI呈不均匀等、低信号，T_2WI呈不均匀较高信号影。瘤体外周包膜完整，边缘光滑，包膜于T_1WI、T_2WI上均呈低信号，明显挤压邻近结构。Gd-DTPA增强扫描，肿瘤实性部分可呈明显不均匀环形强化，其内液化坏死区或囊变区不强化，肿瘤显示更为清楚。病理诊断：右侧桥小脑角区听神经瘤。

图2-3-20　听神经瘤

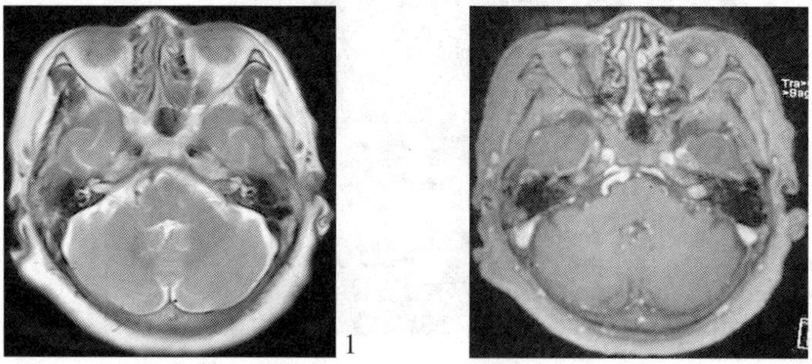

1.T_2WI轴位；2.T_1WI增强轴位。左侧听神经显示不清，局部可见一小片状等稍低信号影，增强后呈一结节状中度不均匀强化影。

图2-3-21　听神经瘤

微小听神经瘤由于病灶小，需通过增强检查以确诊，表现为患侧听神经的局限性增粗，增强后明显强化。

【诊断与鉴别诊断】

桥小脑角区以内听道为中心的呈类圆形或分叶状，边界清晰的实性肿块影，瘤体实质部分不均匀长T_1、长T_2信号，增强扫描肿瘤实性部分呈明显强化。以单侧耳聋、耳鸣及听力下降为主要临床表现，应考虑听神经瘤。

常需与以下病变鉴别：

（1）脑膜瘤

两者均为局部常见脑外肿瘤，桥小脑角区脑膜瘤表现为宽基底与岩骨相连，与岩骨间夹角常为钝角，T_1WI、T_2WI近乎等信号，信号较均匀，囊变少见并常伴有邻近骨质增生。此外，内听道不扩大也可鉴别。

（2）胆脂瘤（表皮样囊肿或珍珠瘤）

胆脂瘤同样表现为长T_1、长T_2信号占位，胆脂瘤最大的特点是匍匐性生长、“见缝就钻”的生长方式，因其内含豆腐渣样角化物，故DWI呈高信号，增强后无强化。

（3）三叉神经瘤

三叉神经瘤是起源于三叉神经的神经鞘瘤，病变位于内耳道前方岩骨尖处三叉神经走形区，常有岩骨尖骨质破坏，瘤体常跨中后颅窝，呈哑铃状，具有一定特征。

（4）颈静脉球瘤

颈静脉球瘤是发生于颅底颈静脉孔区的化学感受器瘤，表现为以颈静脉孔区域为中心向周围生长的软组织肿块，常伴穿凿样的颅底骨质破坏，病灶血供丰富，出现“盐和胡椒”征象。

十三、表皮样囊肿

表皮样囊肿（epidermoid cyst）为源于外胚层的良性肿瘤，又称胆脂瘤或珍珠瘤，发病率较低，约占颅内肿瘤的0.2%～1.8%，常见于桥小脑角池、鞍区、鞍旁、纵裂、侧裂、四叠体池、枕大池等，其中桥小脑角池为最好发部位。

【病因】

病因不明。

【病理与临床】

表皮样囊肿由胚胎发育期间外胚层残余组织异位所导致，也可由于后天各种原因，如损伤、手术等，使上皮细胞植入皮下生长而形成。其囊壁为正常表皮，内容物主要为细胞碎屑、蛋白、角化物及胆固醇结晶。大体标本为不规则肿块，部分边界不清，囊内为豆腐渣样物，增厚实变区切面灰白、实性、质脆。镜检示囊内为变性层状角质物，囊壁内衬复层鳞状上皮。

不同部位的表皮样囊肿临床症状及体征亦不相同，临床主要表现为肿瘤引起的压迫症状，其中以三叉神经痛最为多见，可有听力下降、耳鸣、耳聋、面部感觉减退等。发生在鞍区的病变主要表现为进行性视力、视野损害等。

【MRI表现】

肿瘤具有“见缝就钻”的生长特点，形态多不规则，沿蛛网膜下腔呈匍匐性生长，且局部占位效应不明显。由于内部成分的不同，信号表现多样，绝大多数呈T_1WI低信号、T_2WI高信号，T_2-FLAIR呈不均匀絮状稍高信号，病理上以胆固醇结晶为主；部分T_1WI、T_2WI均呈等或高信号，是由于瘤内集聚有角化物和高蛋白成分。DWI均表现为高信号，信号不均匀，增强扫描后大部分病变未见明显强化，当病灶合并感染时可出现环形强化（图2-3-22）。

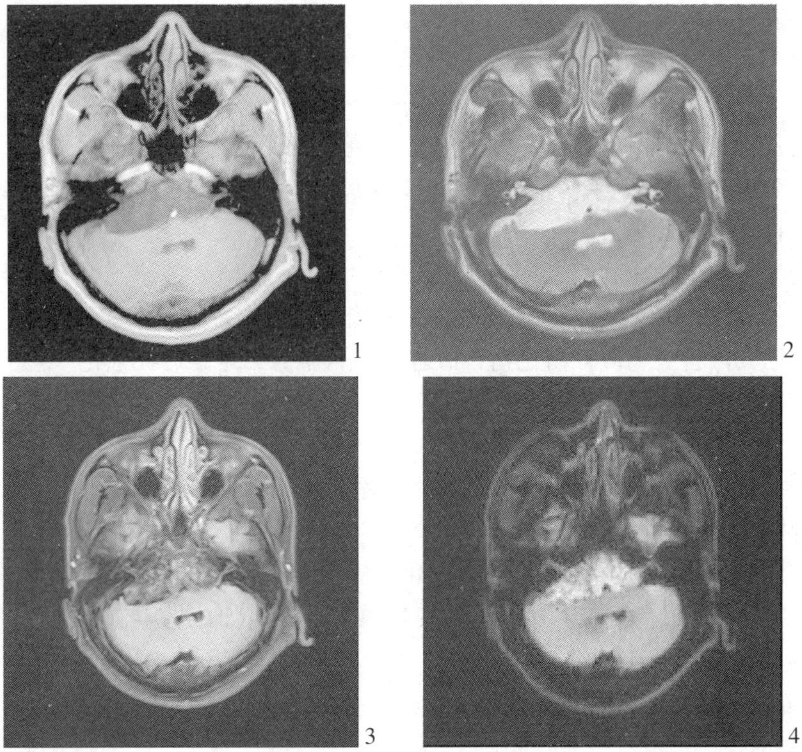

1.T_1WI轴位；2.T_2WI轴位；3.T_2-tirm轴位；4.DWI。脑干前方桥前池、脚间池、桥小脑脚池、脚鞍上池及环池团片状稍长T_1、长T_2信号影，T_2-tirm呈混杂低信号，DWI呈不均匀高信号，病灶主体位于中线偏右侧，占位效应明显，具有“见缝就钻”特征。右侧脑干及三叉神经受压。

图2-3-22　表皮样囊肿

【诊断与鉴别诊断】

桥小脑角区边界清晰呈不规则匍匐性生长，见缝就钻的长T_1、长T_2信号病灶，T_2-FLAIR呈不均匀絮状稍高信号，DWI呈明显高信号，增强扫描不强化，首先考虑表皮样囊肿。

其常需与以下病变鉴别：

（1）脑内皮样囊肿

脑内皮样囊肿较表皮样囊肿少见，由于其囊内张力相对较大，常表现为圆形或类圆形，多位于中线或旁中线区，类似脂肪信号，易发生破裂；常见于鞍旁或脑室内；多为T_1WI低信号、T_2WI高信号或T_1WI及T_2WI均呈不均匀高信号，且不具有包埋血管或神经的特性。

（2）蛛网膜囊肿

蛛网膜囊肿常发生于儿童，男性发病较女性发病多见。因其呈囊状，其内成分相对较单纯，其信号强度较均质，T_2-FLAIR成像可被完全抑制，呈低信号，DWI呈低信号。

（3）囊变听神经瘤

其多位于桥小脑角区，同时有内听道扩大、听神经异常信号，但强化检查时肿瘤实性部分明显强化。脑内鞍区及鞍旁区表皮样囊肿还需与颅咽管瘤、皮样囊肿、Rathke囊肿鉴别。

十四、皮样囊肿

皮样囊肿（dermoid cysts）是胚胎残余组织形成的先天性肿瘤，起源于外胚层，为进行性生长的良性肿瘤。颅内皮样囊肿发病率较低，约占颅内肿瘤的0.2%。皮样囊肿可发生于任何年龄，多见于20～30岁，发病率性别无差异。皮样囊肿常发生于脑中线及旁中线区，主要好发部位依次为鞍区、鞍旁区或鼻额部，其次是后颅窝，包括小脑蚓部或第四脑室。少数皮样囊肿可发生恶变。

【病因】

病因不明。

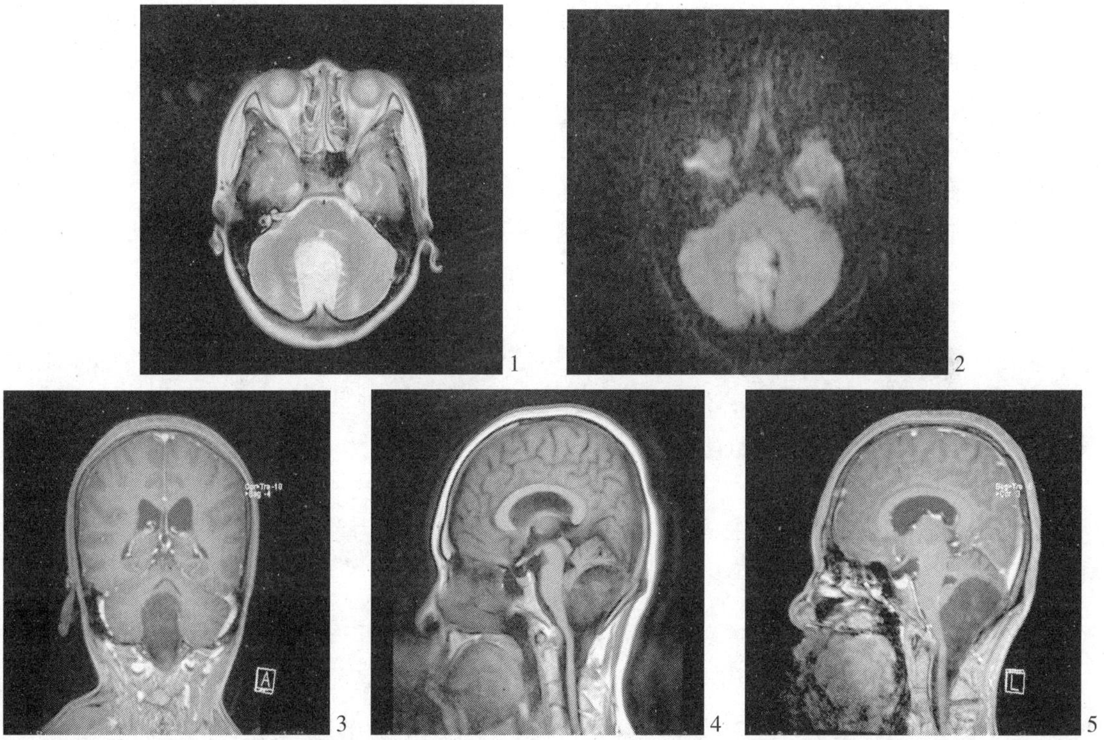

1.T_2WI轴位；2.DWI轴位；3.T_1WI增强冠状位；4.T_1WI矢状位；5.T_1WI增强矢状位。小脑蚓部占位，T_2WI呈不均匀高信号；实性部分呈高信号受限表现；中心呈不均匀稍高信号，周缘呈低信号；未见明显强化。

图2-3-23　皮样囊肿

【病理与临床】

皮样囊肿内的毛发、皮脂腺、汗腺起源于胚胎早期的外胚层，是妊娠3～5周神经沟闭合成为神经管时，将部分皮肤组织带入而形成，出生后则形成胚胎类肿瘤。

皮样囊肿大体上是分叶状肿物，界限清晰，大小不等。镜下可见囊壁由两层构成，外层由纤维组织构成，内层由皮肤构成，囊壁被覆鳞状上皮，上皮表面附有角化物，上皮下有皮脂腺、毛囊组织，可见胆固醇结晶。

皮样囊肿由于其生长缓慢而很少引起症状，故常发现较晚，较常见的临床表现包括癫痫和头痛，常与其占位效应和自发破裂有关，当囊壁破裂时还可引起化脓性脑膜炎、血管痉挛、脑梗塞等，少数囊壁可见窦道通过缺损的颅骨与皮肤窦相通，感染后可引起脑脓肿。

【MRI表现】

皮样囊肿多呈圆形或类圆形，边界清楚。囊壁多较厚，T_1WI及T_2WI均呈低信号，囊液由于成分不同常出现不同的信号，一般认为，当皮样囊肿内含大量的以甘油三酯和不饱和脂肪酸为主的脂质成分时，表现为短T_1、长T_2的双高信号；而当囊肿仅含少量的以胆固醇为主的脂质时，呈长T_1、长T_2信号。FLAIR呈混杂信号，T_1WI脂肪抑制序列对于辨别有无脂肪成分很有价值。增强扫描时由于皮样囊肿的囊壁及囊内均缺乏血供，病灶一般无强化，部分囊壁可见强化（图2-3-23）。当囊肿破裂时，可见沿蛛网膜下腔分布的或脑室内的脂肪滴；继发化脓性脑膜炎时会引起软脑膜强化。

【诊断与鉴别诊断】

皮样囊肿发病年龄较小，发病率较低，常位于中线附近，MRI信号不均匀，T_1WI呈高信号，脂肪抑制序列高信号脂肪消失；囊壁较厚，周边可见断续的环形钙化；增强扫描多无强化，瘤周无水肿，MRI影像表现相对具有特征性。

常需与畸胎瘤、表皮样囊肿、脂肪瘤等鉴别：

（1）畸胎瘤

畸胎瘤常见于第三脑室后部及鞍上，发病年龄较小。亦可破裂，在蛛网膜及脑室内出现脂肪滴。典型者有三个胚层成分，MRI表现为混杂信号，肿瘤可见不规则强化。

（2）表皮样囊肿

表皮样囊肿又称胆脂瘤，也来源于外胚层的异位细胞，两种囊肿内均含脂类物质，T_1WI及T_2WI上均可呈等或稍高信号，但在DWI上表现为表皮样囊肿呈明显高信号有助于鉴别。且其具有见缝就钻的生长特点可资鉴别。

（3）脂肪瘤

脂肪瘤常位于中线、胼胝体周围、四叠体池等部位。常为单发，信号与脂肪组织相同，MRI抑脂序列呈低信号，可伴钙化及胼胝体发育异常。

十五、淋巴瘤

中枢神经系统淋巴瘤包括继发性淋巴瘤和原发性中枢神经系统淋巴瘤（primary central nervous system lymphoma，PCNSL），前者最常见为全身系统性淋巴瘤的一部分；而后者是指原发于脑、脊髓和脑脊膜的淋巴瘤，身体其他部位未发现淋巴瘤证据，其恶性度高，预后较差，近年来发病率逐年提高。免疫正常的PCNSL患者为60岁以上老年人，单发病灶多见；免疫缺陷患者发病年龄多为40岁左右，多发病灶多见。

【病因】

遗传性或获得性免疫缺陷者易发生原发性中枢神经系统淋巴瘤，免疫缺陷包括Wiskott-Aldrich综合征、艾滋病和器官移植免疫抑制治疗所致；多数情况下治疗霍奇金病和自身免疫性疾病如风湿性关节炎等也可引起免疫缺陷。EBV在免疫受损病人的原发性中枢神经系统淋巴瘤的发生中起了重要的作用。少数原发性中枢神经系统淋巴瘤中还可以检出疱疹病毒DNA基因。疱疹病毒感染可能和该肿瘤发生有关。

【病理与临床】

PCNSL多起自血管周围间隙内的单核吞噬细胞系统，因此肿瘤多发生在近中线深部脑组织。肿瘤多为非霍奇金淋巴瘤，其中多为B细胞型，占90%以上。淋巴瘤内含有丰富的网状纤维及瘤体富于细胞成分。网状纤维为纤细而分支较多的纤维，互相连接成网，又称嗜银纤维，其主要成分为胶原蛋白，含水量很少。淋巴瘤细胞胞质少，核大，核质比例增大，常染色质多，细胞器缺乏，核糖体丰富，故细胞含水量较少。

免疫功能正常者PCNSL发病多见于老年人，发病年龄高峰为60～70岁。免疫功能缺陷者

PCNSL发病常见于遗传性免疫缺陷患者、脏器移植免疫抑制剂治疗患者、艾滋病患者等。临床表现多为局灶性神经功能障碍及精神状态改变，少数病人有颅高压和癫痫发作。PCNSL进展迅速，早期诊断、早期放疗及化疗对于提高其治疗效果及生存率具有重要意义，MRI在淋巴瘤的诊断中占有重要地位。

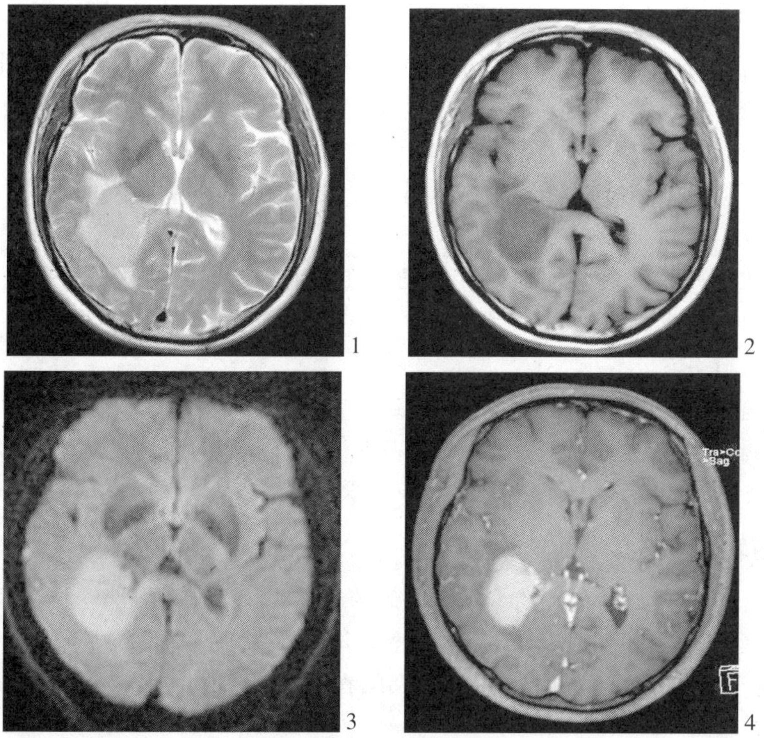

1.T_2WI轴位；2.T_1WI轴位；3.DWI；4.T_1WI轴位增强。右侧枕角旁类圆形等T_1、等T_2肿块影，边界清楚，信号均匀，DWI受限，增强后均匀强化，呈“握拳样”改变。

图2-3-24　中枢神经系统淋巴瘤

【MRI表现】

肿瘤以幕上分布为主，好发于额叶、颞叶、基底节、胼胝体及脑室周围白质。单发或多发，免疫功能正常者常为单发（多发占20%～40%），免疫功能缺陷患者多发（30%～80%）更为常见。肿瘤形态为圆形或不规则形，边缘可见分叶。T_1WI呈等或稍低信号，T_2WI呈等或稍高信号，信号比较均匀。多数肿瘤轻至中度水肿。增强后肿瘤呈典型的“握拳样”或“团块样”强化，强化病灶边缘可出现“尖角征”（“尖角征”为病灶部不规则，向某一方向呈尖角状突出）及“脐凹征”（“脐凹征”为圆形或类圆形强化病灶的边缘有1～2个脐样、勒痕状或啃噬状缺损）(图2-3-24)。胼胝体淋巴瘤呈典型的蝶翼样强化。免疫缺陷患者肿瘤强化形式不同于免疫正常人，肿瘤内坏死相对常见，肿瘤呈不均匀强化、边缘强化或环状强化。肿瘤对放疗和化疗敏感，治疗后肿瘤形态、大小变化明显。

PCNSL在DWI明显受限，呈高信号影。因为PCNSL的瘤细胞密集、核质比率高，瘤组织的细胞外间隙缩小，造成水分子扩散受限，ADC值降低。MRS可见Cho峰升高，NAA峰明显降低，可出现特征性的Lip（脂质）峰，可能与淋巴瘤生长过快，其内进行无氧代谢有关；PCNSL是乏血管肿瘤，PWI呈相对低灌注，有较低的rCBV值。

【诊断与鉴别诊断】

典型淋巴瘤为幕上基底节区及脑室周围白质单发或多发肿块，边缘较清或浸润性生长，占位效应轻，与肿瘤大小不成比例，明显强化肿块。

鉴别诊断：

（1）胶质母细胞瘤

肿瘤呈长T_1、长T_2信号，淋巴瘤多呈等或稍长T_1、等或稍长T_2信号。增强后胶质母细胞瘤呈不均匀性斑片状、“花环样”不均匀强化，占位效应明显，囊变、坏死及出血多见；淋巴瘤呈明显均匀强化，边界清晰，囊变、坏死、出血及钙化少见，而且容易侵犯室管膜、软脑膜。淋巴瘤的rCBV低，多呈低灌注，不同于胶质母细胞瘤的高灌注。

（2）转移瘤

多发性淋巴瘤与转移瘤鉴别困难，淋巴瘤好发于脑深部，转移瘤好发于皮、髓质交界处。转移瘤有明确的原发肿瘤病史，肿瘤占位效应明显，囊变、坏死及出血多见，T_2WI上信号较高，强化多不均匀。

（3）炎性脱髓鞘改变

炎性脱髓鞘改变多呈“马蹄铁样”开环表现，开口多指向脑皮质，强化多呈斑片样或絮状，激素治疗有效。

十六、脑转移瘤

脑转移瘤（brain metastasis）约占颅内肿瘤的40%，原发灶在男性以肺癌居首位，女性多来自乳腺癌。脑转移瘤可见于任何年龄组，中老年男性多发，高发年龄为40～70岁。主要的转移途径为血行播散和直接浸润，淋巴转移和脑脊液转移较少见。

【病因】

继发性肿瘤起源于原发肿瘤中具有转移能力的一部分亚群。转移过程与肿瘤细胞通过血液传播到脑、脊髓、骨、硬膜和软脑膜有关，接着扩散到中枢神经系统。中枢神经系统的继发性肿瘤可从附近原发肿瘤蔓延而来，如副鼻窦或骨。这些肿瘤不是转移瘤，因为它们与原发瘤相连。

【病理与临床】

脑转移瘤可发生在脑实质或脑膜，其组织特点与原发瘤的特点一致，明显者可由此推断出原发瘤。脑膜转移表现为脑膜广泛种植，累及软脑膜、蛛网膜。

脑转移瘤的临床症状主要由肿瘤的占位效应所引起，包括头痛、恶心、呕吐及视乳头水肿，少数病人临床发病可以很急，类似急性脑梗死或脑出血，仔细询问病史可发现在此发病前病人常有头痛发作。

【MRI表现】

转移瘤可见于脑内任何部位，80%位于皮髓质交界区，15%在小脑，3%在基底节。多数为多发病灶，但相当数目的患者也可表现为单发病灶。病灶大小多样，呈边界清晰的结节或肿块，T_1WI呈稍低信号，T_2WI呈稍高或高信号，DWI呈稍高信号，增强多呈较规则环形强化，环壁厚薄不均匀，病灶较小时表现为均质结节样强化。病灶周围见大片状脑水肿，占位效应明显。部分转移瘤易于合并出血，如黑色素瘤、肾细胞癌、绒毛膜上皮癌等。成骨性骨肉瘤以及腺源性肿瘤如前列腺癌、甲状腺癌、乳腺癌等易发生钙化。部分转移瘤主要侵犯脑膜，表现为脑膜局限性结节状增厚，呈条状强化。有研究认为双倍剂量对比剂检出病灶多于常规剂量，增强扫描可大大提高病灶的检出率。

转移瘤属于非神经上皮源性肿瘤，缺乏神经元，故在MRS上NAA不存在，但由于部分容积效应的存在，常能检测到微弱的NAA峰（图2-3-25）。

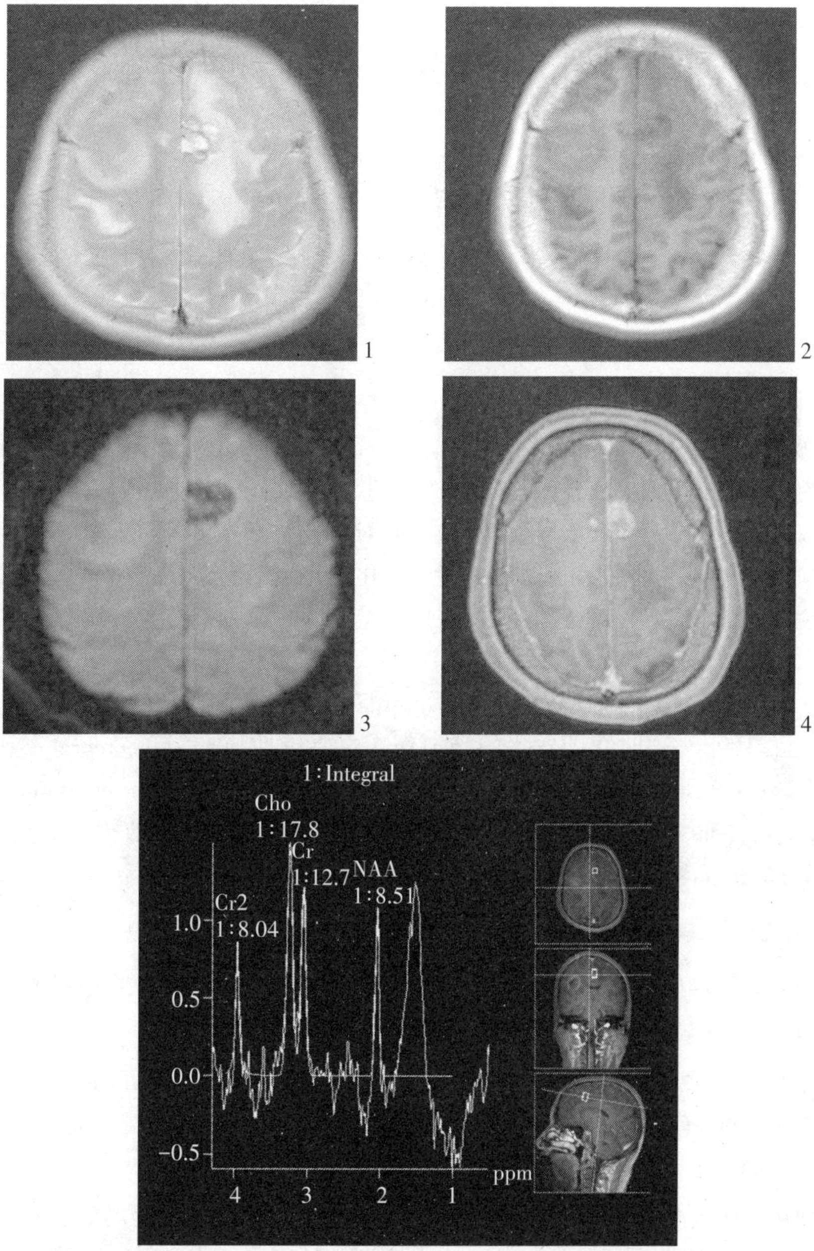

1.T_2WI轴位；2.T_1WI轴位；3.DWI；4.T_1WI轴位增强；5.MRS。双侧额叶近镰旁皮层内小圆形混杂信号影，左侧病灶内有短T_2影，DWI不受限，增强不均匀强化，左侧病灶MRS提示NAA峰消失。

图2-3-25　脑转移瘤

【诊断与鉴别诊断】

典型病灶表现为灰、白质交界区多发或单发肿块，小病灶大水肿，呈环形强化或结节样强化，结合患者原发肿瘤病史，易于诊断。

需要与以下肿瘤鉴别：

（1）脑脓肿

脑脓肿同样表现为多发环形强化病灶，脓肿发病年龄较小，常有感染病史，环壁厚薄均匀，DWI显示脓腔呈高信号，ADC值降低，而转移瘤表现为囊壁弥散受限呈高信号。

（2）恶性胶质瘤

这类肿瘤常单发，呈浸润性生长，增强后呈不规则花环样强化，MRS示NAA峰明显降低但仍存在，Cho峰常升高。

（3）亚急性期脑内血肿

转移瘤合并出血时需与单纯脑内血肿鉴别，需结合病史。

第四节　颅脑损伤

颅脑损伤（craniocerebral injury）多是由直接暴力或间接暴力作用于头颅所导致的损伤。颅脑损伤分为头皮损伤、颅骨损伤与脑损伤，三者可单独发生，亦可合并存在。由于MRI检查时间长，较多急救设施不能进入检查室，因此对于急性期危重病人，MRI不能作为首选检查；但MRI检查能够清楚地显示脑损伤的病理变化，且MRI对弥漫性轴索损伤、脑干及后颅窝的非出血性损伤比较敏感，利于对病人的预后做正确、全面的判断，可以为临床治疗提供准确的依据。

脑损伤（brain injury）分为原发性脑损伤和继发性脑损伤，原发性脑损伤（primary brain injury）指暴力作用于头部时立即发生的脑损伤，主要包括脑震荡（cerebral concussion）、脑挫裂伤（cerebral contusion and laceration）及弥漫性轴索损伤（diffuse axonal injury，DAI）；继发性脑损伤（secondary brain injury）指受伤后一定时间内出现的脑损伤，主要有脑水肿（cerebral edema）和颅内血肿（intracranial hematoma）。

一、脑外血肿

外伤性脑外血肿按出血部位和来源可分为硬膜外血肿、硬膜下血肿及蛛网膜下腔出血。

（一）硬膜外血肿

硬膜外血肿（epidural hematoma）：颅内出血积聚于颅骨内板与硬脑膜之间称为硬膜外血肿，占全部颅内血肿的30%，仅次于硬膜下血肿。

【临床与病理】

硬膜外血肿多数是因为头部受到直接暴力作用使颅骨骨折或颅骨局部变形，致硬脑膜动脉或静脉窦破裂，血液进入硬膜外间隙；出血来源常见于脑膜中动脉。硬膜外血肿多见于颞顶部，多局限，一般不跨越颅缝。

由于硬膜外血肿部位不同，伴随颅脑损伤程度不同，因此临床表现轻重不一：典型的临床表现为昏迷—清醒—再昏迷，早期为外伤后原发性昏迷，时间较短，中间清醒期一般短于24小时，严重者可形成脑疝。

【MRI表现】

硬膜外血肿呈梭形、双凸透镜形，边界清晰；血肿一般不跨越颅缝，若骨折超过颅缝，血肿亦可跨越颅缝。邻近脑实质受压，中线结构移位；血肿信号变化与出血时间有关。急性期（72小时以内）：T_1WI呈等信号，血肿内缘硬膜呈线样低信号，T_2WI血肿呈低信号；亚急性期（3天～3周）：在T_1WI、T_2WI序列信号逐渐增高，最终均呈高信号；慢性期（3周以后）：呈T_1WI低、T_2WI高信号。SWI序列上血肿均表现为低或高、低混杂信号（图2-4-1）。

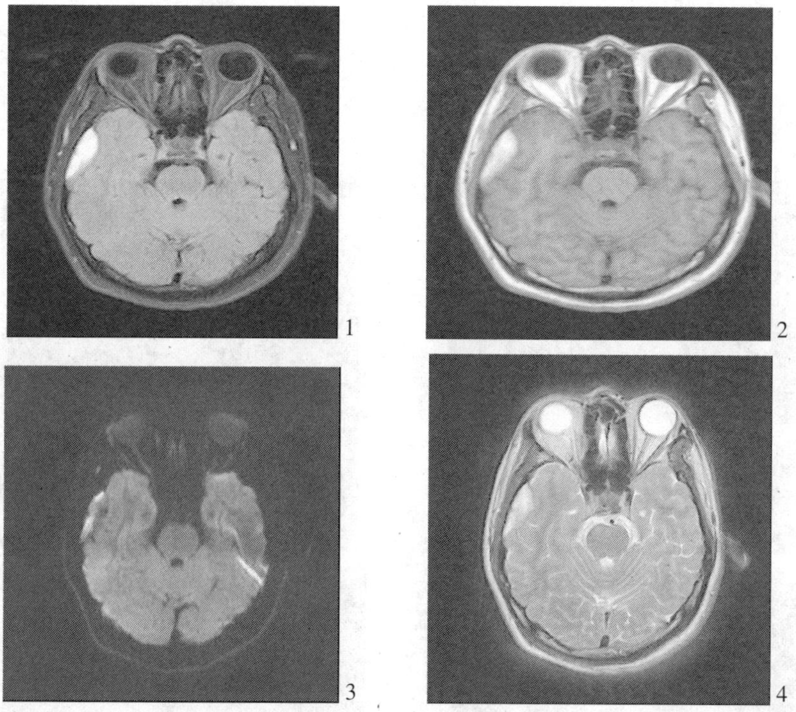

1.T_1-tirm轴位；2.T_1WI轴位；3.DWI；4.T_2WI轴位。右侧颞部颅骨内板下梭形长T_1、长T_2信号影，DWI上呈高信号。

图2-4-1　右侧颞部硬膜外血肿（亚急性期）

【诊断与鉴别诊断】

诊断要点：①外伤史；②梭形、双凸透镜形硬膜外病灶，伴有颅骨骨折。需要与硬膜下血肿鉴别，典型硬膜下血肿呈新月形，较好鉴别，少数硬膜下血肿呈梭形，与硬膜外血肿形态相似，但硬膜外血肿较局限，一般不跨越颅缝，且MRI可显示低信号的硬脑膜，有助于二者鉴别。

（二）硬膜下血肿

硬膜下血肿（subdural hematoma）是指出血积聚于硬脑膜下腔即硬脑膜与蛛网膜之间，是颅内血肿中最常见者，占创伤性颅内血肿的60%左右，常多发，并且多与其他血肿合并发生。

【病理与临床】

硬膜下血肿是由对冲性脑挫裂伤导致皮层动脉或静脉破裂引起，或者脑内血肿穿破皮层流到硬脑膜下腔形成，常与脑挫裂伤同时存在，好发于额极、颞极及其底面；由于蛛网膜与硬脑膜结合不紧密，血肿范围较广，可跨越颅缝。

因为大部分硬膜下血肿都伴有脑挫裂伤及脑水肿，故病情一般较重，表现为伤后1～3天内意识障碍进行性加重，无中间清醒期或意识好转的表现，少数不伴有脑挫裂伤的单纯性硬膜下血肿患者可有中间清醒期。

【MRI表现】

硬膜下血肿多数呈新月形、弧形，边界清晰，有占位效应，邻近脑实质受压内移，脑沟消失，中线结构向对侧移位；血肿可跨越颅缝，甚至可累及整个大脑半球的硬脑膜下腔。血肿信号与硬膜外血肿三期信号相似。急性期硬膜下血肿可因为蛛网膜撕裂、脑脊液混入而成混杂信号；亚急性期从血肿周边开始，T_1WI上信号由低信号逐渐变为高信号，T_2WI由等信号变为高信号；慢性期硬膜下血肿周围形成包膜，边界更加清楚，T_1WI血肿信号减低，但仍高于脑脊液信号（图2-4-2）。

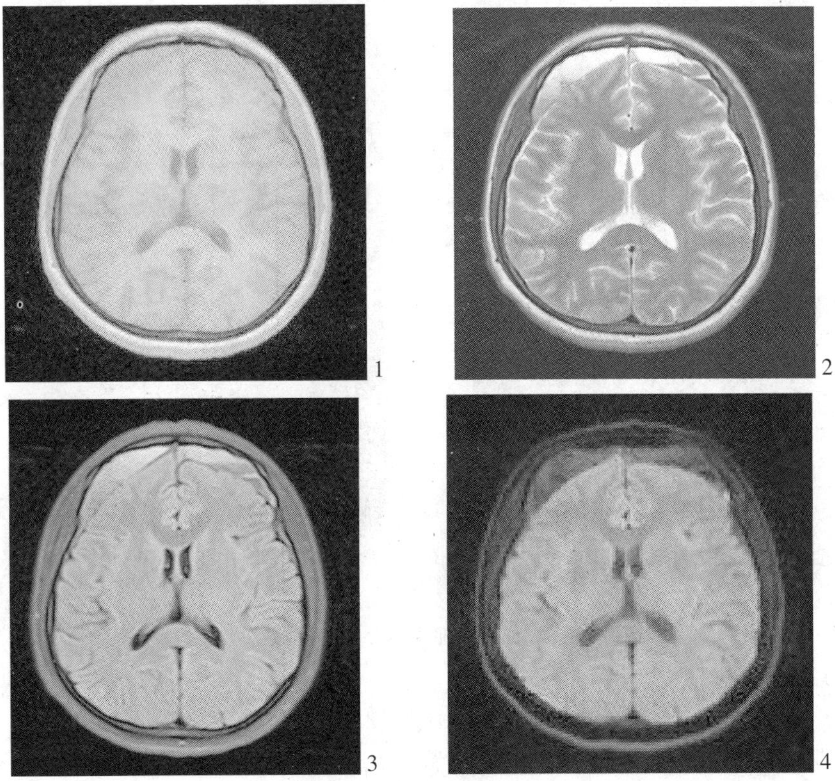

1.T_1WI轴位；2.T_2WI轴位；3.T_2-tirm轴位；4.DWI。双侧额部颅骨内板下新月形异常信号影，T_1WI以等信号为主，T_2WI呈高信号，T_2-tirm呈高信号，DWI呈低信号。

图2-4-2　双侧额部硬膜下血肿（慢性期）

【诊断与鉴别诊断】

（1）诊断要点

①有外伤史；

②血肿呈新月形、弧形，边界清，可跨越颅缝。

（2）鉴别诊断

①硬膜外血肿，MRI可显示硬脑膜呈低信号，有利于确定血肿位于硬膜下或硬膜外，且硬膜外血肿多数呈梭形，血肿较局限，一般不跨越颅缝，有助于鉴别。

②慢性硬膜下血肿需与硬膜下积液相鉴别，硬膜下积液是由于蛛网膜撕裂造成脑脊液聚

集于硬脑膜下腔，MRI表现为长T_1、长T_2信号，信号均匀，与脑脊液信号一致，而硬膜下血肿信号多混杂。

（三）蛛网膜下腔出血

蛛网膜下腔出血（subarachnoid hemorrhage）是指血液流入蛛网膜下腔内，常与脑挫裂伤同时发生。

【病理与临床】

创伤性蛛网膜下腔出血是因为创伤导致脑表面血管破裂，血液进入蛛网膜下腔所致，最主要的原因是脑挫裂伤，二者常并发。

特征表现是三联症：剧烈头痛、脑膜刺激征、血性脑脊液。

【MRI表现】

蛛网膜下腔出血超急性期表现为T_1WI呈低信号，但稍高于脑脊液信号，T_2WI呈略低于脑脊液的稍高信号，敏感性较低；急性期和亚急性期，T_1WI可表现为蛛网膜下腔内见局灶性高信号影；慢性期，T_2WI可见短条状、线样低信号影。FLAIR序列上均表现为沿脑沟分布的短条状高信号。在SWI序列上蛛网膜下腔出血均表现为线状低信号（图2-4-3）。

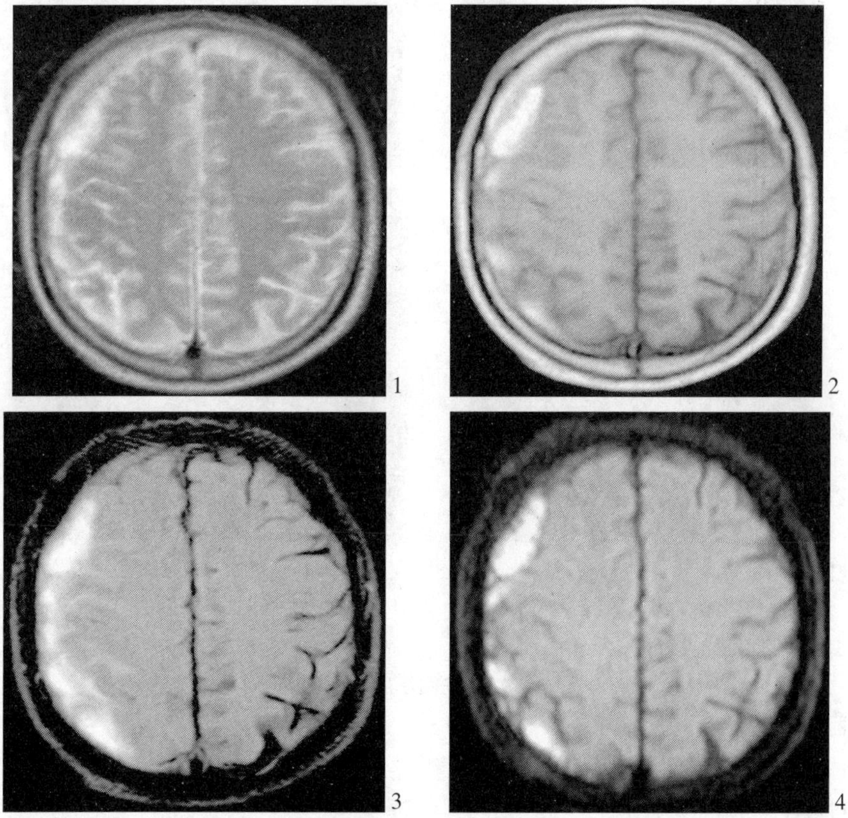

1.T_2WI轴位；2.T_1WI轴位；3.FLAIR序列；4.DWI序列。右顶叶见短条状稍长T_1、稍长T_2信号，DWI序列及FLAIR序列均呈高信号。

图2-4-3 右顶叶蛛网膜下腔出血（急性期）

【诊断与鉴别诊断】

根据MRI表现，尤其是FLAIR特征性表现，结合临床三联症特点，诊断蛛网膜下腔出血应该不难。但是MRI对于蛛网膜下腔出血超急性期敏感性较低，较难诊断，但此期CT较MRI敏感；少量蛛网膜下腔出血时MRI难以发现，应结合脑脊液穿刺做出正确诊断。

二、脑内血肿

脑内血肿（intracerebral hematoma）为脑外伤后脑实质出血所形成的血肿，占创伤性颅内血肿的5%～10%。

【病理与临床】

脑内血肿常由对冲性脑挫裂伤引起，冲击伤造成局部血管破裂形成血肿，常位于挫裂伤灶周围或脑裂伤灶的裂口中，也可位于脑白质深部，血肿较大时可破入脑室。

临床表现为颅内压增高症状，如头痛、呕吐，同时有一侧肢体麻木、失语以及瘫痪等。

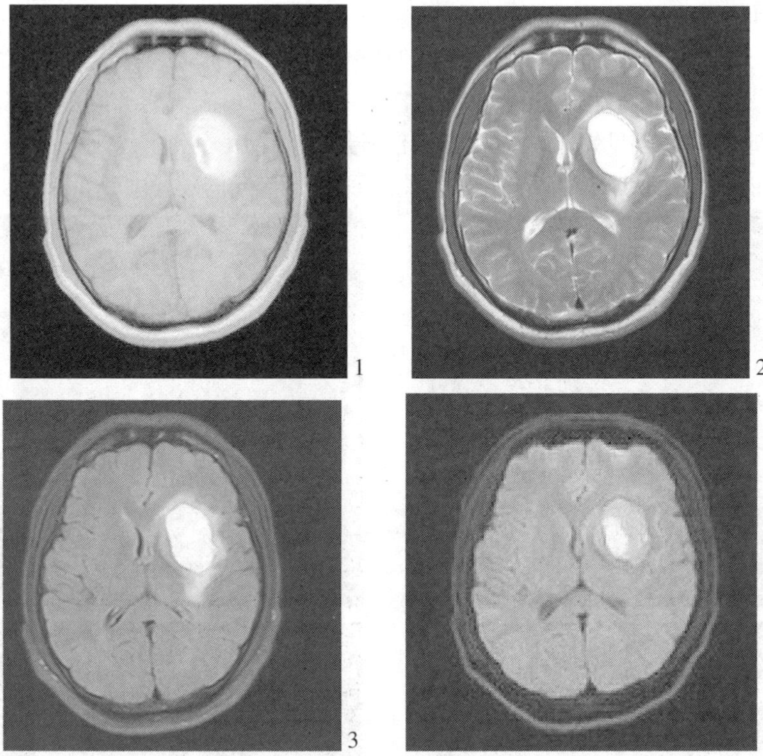

1.T_1WI轴位；2.T_2WI轴位；3.T_2-tirm轴位；4.DWI。左侧基底节区团块状短T_1、长T_2信号影，其内侧部见条片状长T_1、稍短T_2信号影，病灶边缘见低信号环，周围环绕大片状长T_1、长T_2信号影，DWI上病灶呈不均匀高信号，左侧侧脑室前角受压。

图2-4-4　左侧基底节区血肿

【MRI表现】

脑内血肿呈类圆形或不规则形，边界不清，信号混杂、多变。

①超急性期（≤24 h）

T_1WI呈稍低信号，T_2WI呈高信号，DWI呈高信号。

②急性期（24～72 h）

T_1WI呈等信号，T_2WI呈低信号，周围见水肿带，DWI呈低信号。

③亚急性期（72 h～3周）

早期T_1WI呈中心等信号、边缘高信号，周围稍低信号水肿带，T_2WI早期呈中心低信号、边缘更低信号，周围高信号水肿带，DWI信号与急性期一致；随着时间推移，后期可见T_2WI呈中心低信号、边缘高信号，并可见低信号环，周围高信号水肿带，FLAIR序列与T_2WI表现、信号基本一致，T_1WI信号表现与亚急性早期无明显变化，DWI呈高信号。

④慢性期（≥3周）

血肿在T_1WI表现为低信号，在T_2WI表现为高信号，T_1WI及T_2WI均可在血肿与水肿带之间见环形低信号影，DWI呈低信号（图2-4-4）。

【诊断与鉴别诊断】

诊断要点：①有外伤史；②脑内血肿呈类圆形或不规则形，边界不清，周围多见水肿带，常伴有脑挫裂伤。MRI表现典型，不难诊断。有时需与肿瘤合并出血（瘤卒中）鉴别。

三、脑挫裂伤

脑挫伤指脑组织遭受破坏较轻，软脑膜尚完整者；脑裂伤指软脑膜、血管和脑组织同时有破裂，伴有外伤性蛛网膜下腔出血。两者常同时存在，临床上又不易区别，故常合称为脑挫裂伤。

【病理与临床】

脑挫裂伤主要是发生于大脑皮层的损伤，好发于额极、颞极及其底面，轻者见局部软膜下皮质散在点片状出血，严重者损伤范围较广泛，常有软膜撕裂，深部白质亦受累。严重者脑皮质及其深部的白质广泛挫碎、破裂、坏死，局部出血、水肿，甚至形成血肿。显微镜下可见脑组织出血，皮质分层不清或消失；神经元胞质空泡形成，尼氏体消失，核固缩、碎裂、溶解，轴突肿胀、断裂、髓鞘崩解；胶质细胞变性肿胀；毛细血管充血、细胞外间隙水肿。

脑挫裂伤病人的临床表现可因损伤部位、范围、程度不同而悬殊。轻者仅有轻微症状，重者深昏迷，甚至迅速死亡。头疼、恶心、呕吐也是脑挫裂伤最常见的症状，对脑外伤患者应注意生命体征的监测。

【MRI表现】

因脑挫裂伤病理变化复杂，所以MRI图像也复杂多变，主要取决于脑挫裂伤的内容物（如出血、水肿及液化），或者伤后至检查时间间隔的长短。点片状出血与脑出血信号变化一致。早期表现为稍短T_1、长T_2信号，后期表现为长T_1、短T_2信号。对于非出血性脑损伤病灶，常表现为长T_1、长T_2信号。T_2-FLAIR对脑挫裂伤具有一定的诊断价值，局灶性脑水肿和微量蛛网膜下腔出血，均呈高信号。DWI能从分子水平动态反映脑挫裂伤的病理生理变化，有利于了解脑挫裂伤的严重程度，在伤后1～24 h挫伤周围带扩散受限，ADC值降低，DWI呈环状或不规则点、片状高信号，病变中心呈不均匀低信号；伤后72 h～5 d，DWI上信号强度稍低，ADC值开始升高。由于SWI序列对显示脑挫裂伤病灶有很高的敏感性，较常规MRI序列能发现更早、更多、更小的病灶而广泛应用于脑外伤后检查，常规微出血灶常表现为SWI均匀低信号。晚期，脑挫裂伤可以不留痕迹，也可以形成软化灶，表现为长T_1、长T_2信号区，伴有邻近部位脑萎缩，FLAIR序列周边可见胶质增生呈高信号（图2-4-5）。

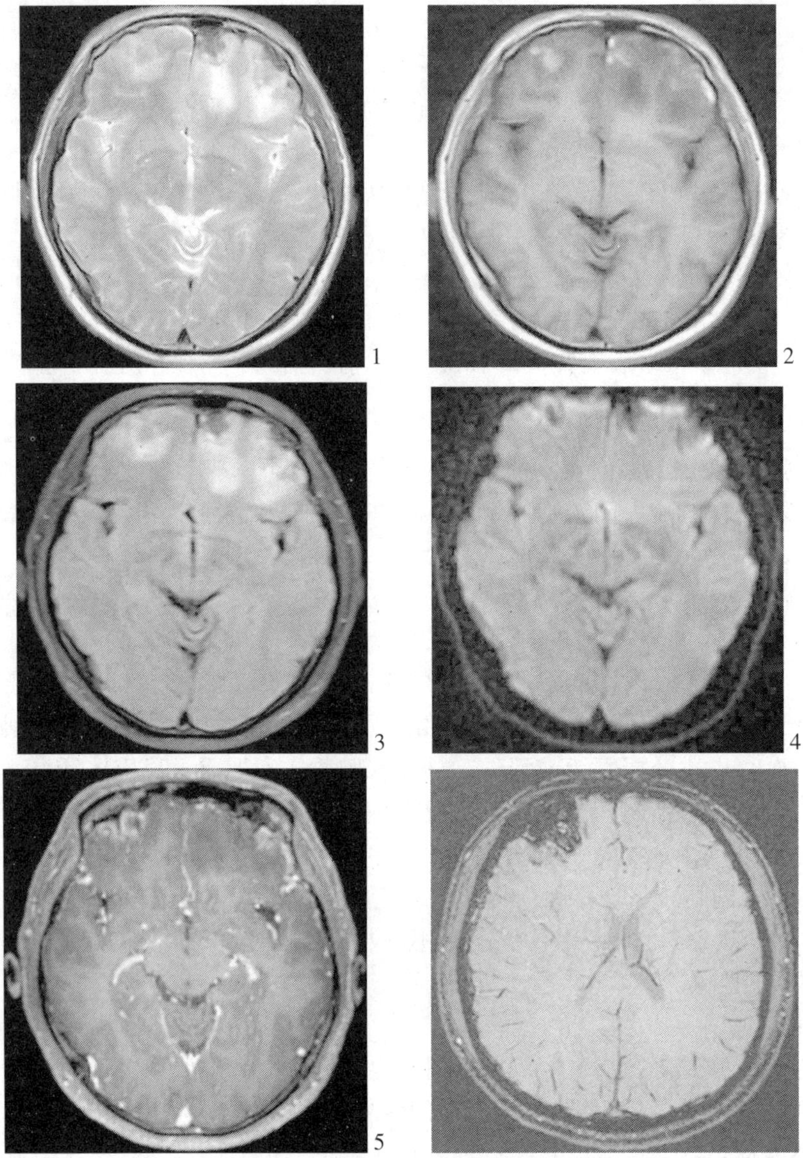

1.T_2WI 轴位；2.T_1WI 轴位；3.FLAIR；4.DWI；5.Gd-DTPA 增强；6.SWI。双侧额叶多发团状混杂信号影，周围可见水肿，边界模糊，增强扫描环形不规则强化，SWI呈低信号。

图2-4-5　双侧额叶多发脑挫裂伤

【诊断与鉴别诊断】

诊断要点：

①明确的外伤史。

②伤后出现意识障碍、局灶症状和体征及较明显的头疼、恶心、呕吐等症状。

③MRI颅内多发不规则形混杂信号影，早期有占位效应。

需要与弥漫性轴索损伤进行鉴别：

弥漫性轴索损伤临床症状常较重，颅内多发异常信号影多出现在脑深部，常表现为点状或小类圆形，边界清楚。

四、弥漫性轴索损伤

弥漫性轴索损伤（diffusive axonal injury，DAI）是头部遭受加速性旋转外力作用时，因剪应力而造成的以脑内神经轴索肿胀断裂为主要特征的损伤，在重型颅脑损伤中约占28%～50%，诊断及治疗均较困难，预后差。

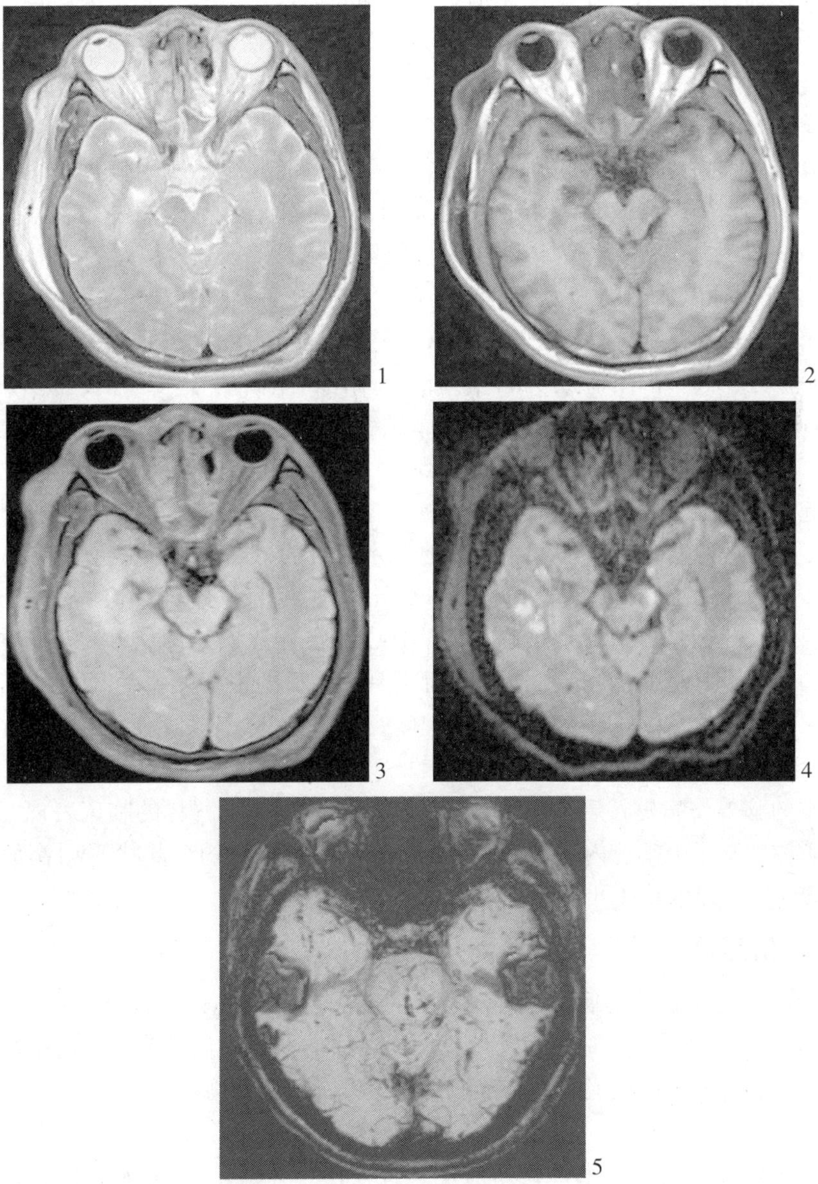

1.T_2WI轴位；2.T_1WI轴位；3.FLAIR；4.DWI；5.SWI。双侧大脑半球多发等、稍长T_1、稍长T_2信号影，FLAIR、DWI呈明显高信号。

图2-4-6　弥漫性轴索损伤

【病理与临床】

弥漫性轴索损伤好发于神经轴索聚集区，如胼胝体、脑干、灰白质交界处、小脑、内囊和基底节。肉眼可见损伤区组织间裂隙和血管撕裂性出血灶，一般不伴明显脑挫裂伤和颅内血肿。显微镜下发现轴缩球是确认弥漫性轴索损伤的主要依据。轴缩球是轴索断裂后，近断端轴浆溢出膨大的结果，为圆形或卵圆形小体，直径5～20 μm，一般在伤后12 h出现，2周内逐渐增多，持续约2个月。

伤后即刻发生的长时间的严重意识障碍是弥漫性轴索损伤的典型临床表现。损伤级别愈高，意识障碍愈重，特别严重者数小时内即死亡，即使幸存下来，也多呈严重失能或植物状态。一般认为，弥漫性轴索损伤病人无伤后清醒期。但近年来的研究发现，轻型损伤者伤后可有清醒期，甚至能言语。部分病人可有单侧或双侧瞳孔散大，广泛损伤者可有双眼向损伤对侧和向下凝视。但此种改变缺乏特异性。

【MRI表现】

常规MRI在DAI的诊断及病情判断方面具有重要意义，能够发现较大病灶，特别是对大面积脑出血及脑部水肿较为敏感。无论CT或MRI，均不能直接显示受损的轴索，只能以弥漫性轴索损伤中的组织撕裂出血作为诊断的间接依据，临床多数DAI病灶为非出血性，T_1WI呈等、低信号，当合并出血灶时显示不均；T_2WI、FLAIR序列，对于非出血性病灶明显优于T_1WI，呈高信号，FLAIR敏感性高于常规T_2WI序列。出血常发生在胼胝体、皮髓交界处、中脑背侧和基底节区，典型的出血灶T_1WI呈高信号、T_1WI呈高信号。小角度激发快速梯度回波序列（fast low angle shot，FLASH）成像具有高磁敏感性的特性，可以较敏感地检出小出血灶及非出血灶，明显优于其他常规序列（SE序列），其信号为特征性的显著低信号（图2-4-6）。

近年兴起的功能磁共振成像在DAI的检查中逐步得到了应用。DWI诊断非出血性具有很高的敏感性，能较常规MRI更早、更准确地显示DAI病灶信号变化，DWI能够显示T_2WI、FLAIR不能够显示的病灶。SWI对出血性DAI病灶非常敏感，可以显示2 mm小出血灶，可明确出血灶数目、大小及位置，更加精确地评估DAI预后情况。DAI患者中FA值在不同部位出现不同程度的减低，其降低程度与DAI严重程度具有明显的正相关关系，因此FA值为神经轴索损伤提供了量化指标，能够评估DAI严重程度及受伤类型。

【诊断与鉴别诊断】

根据严重的脑外伤病史，患者病情危重，不能用颅内血肿解释的临床表现，结合MRI典型表现，胼胝体、脑干上端、内囊和基底节区、白质等脑深部的小灶状T_1WI高信号、T_2WI低信号、SWI低信号，提示DAI可能。

五、脑外伤后遗症

脑外伤后遗症又叫脑外伤后综合征（post-traumatic brain syndrome，PTBS），是指脑外伤病人由于损伤程度不同，治疗时间和条件不同而造成的器质性病理改变，包括脑软化、脑萎缩、脑积水、脑囊肿和蛛网膜囊肿、神经胶质增生和海马硬化等。

【病理与临床】

脑软化和脑萎缩是常见的脑外伤后遗症，且往往合并存在。颅脑外伤引起局部脑水肿、坏死、液化和多发散在小出血等变化，挫裂伤和出血灶吸收不良形成液化囊肿，上述病变使脑局部体积暂时增加，引起颅内高压，同时，出血局部产生的5-羟色胺引起血管痉挛，使脑组织血供减少，容易引起脑组织脱髓鞘、坏死、液化，继而脑组织体积减小。阻塞性脑积水多为血凝块堵塞脑脊液通路所致；而交通性脑积水常见于蛛网膜下腔出血，由于血凝块堵塞蛛网膜颗粒绒毛，使脑脊液吸收障碍而发生。脑内血肿由于血肿内蛋白质分解，渗透压增高，吸收液体，使血肿增大，同时周围血液循环可使血肿内蛋白质吸收，液体变清，形成脑内囊肿，囊肿与脑室相通则形成脑穿通畸形囊肿。

头痛是脑外伤后遗症患者最常见的症状，头痛可以出现在整个头部、额部或枕部。部分患者在脑外伤后数年出现癫痫发作，部分出现伤后失语、失忆、运动失调等，这与损伤部位有关。

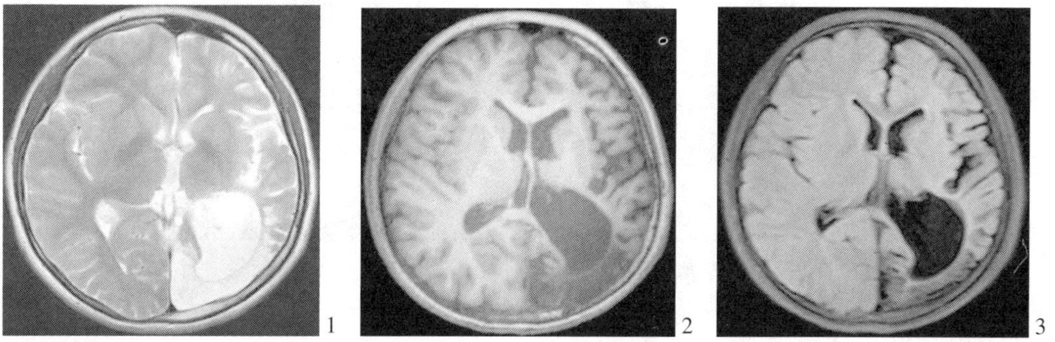

1.T_2WI轴位；2.T_1WI轴位；3.FLAIR。左侧颞枕叶片状不规则形长T_1、长T_2信号影，信号均匀，邻近脑沟增宽加深、侧脑室牵拉扩大，周围可见胶质增生。

图2-4-7　左侧颞枕叶脑软化并局限性脑萎缩

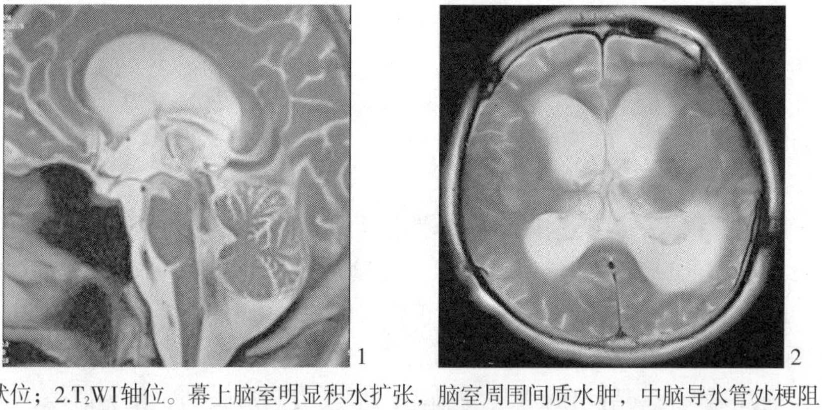

1.T_2WI矢状位；2.T_2WI轴位。幕上脑室明显积水扩张，脑室周围间质水肿，中脑导水管处梗阻，结构模糊。

图2-4-8　外伤性脑积水

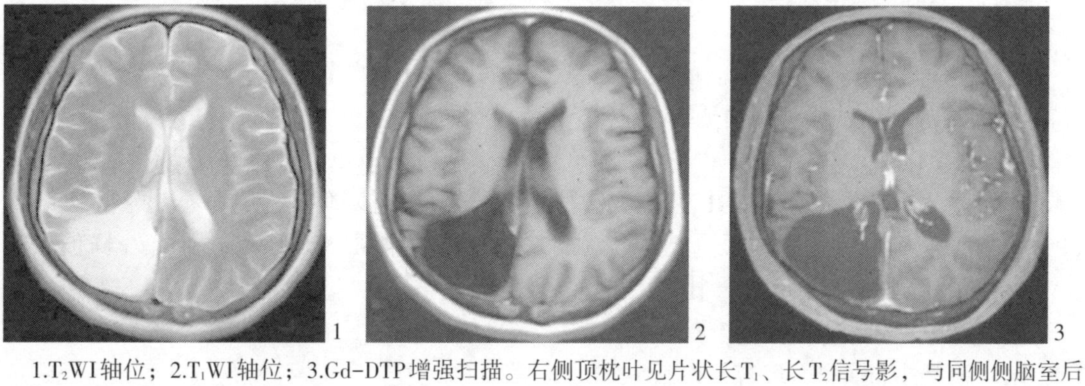

1.T_2WI轴位；2.T_1WI轴位；3.Gd-DTP增强扫描。右侧顶枕叶见片状长T_1、长T_2信号影，与同侧侧脑室后角相通，增强扫描无强化效应。

图2-4-9　右侧顶枕叶脑穿通畸形囊肿

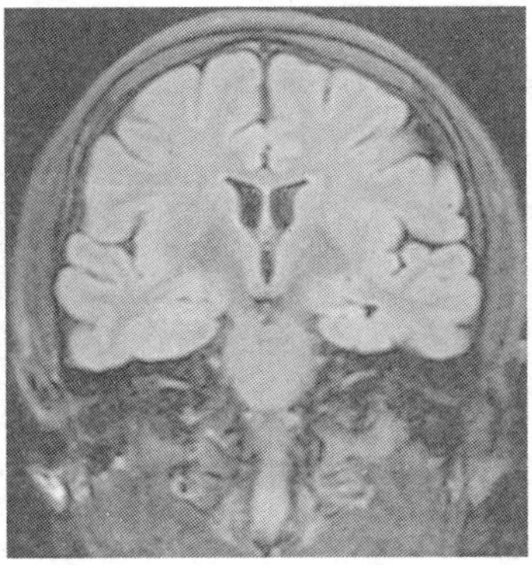
1

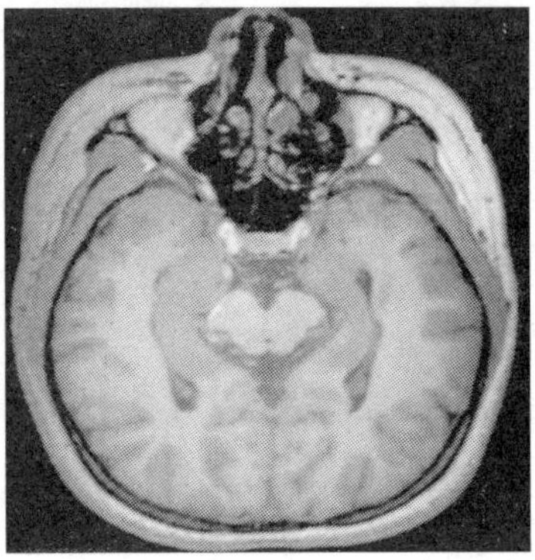
2

1.FLAIR冠状位；2.T_1WI轴位。左侧海马体积减小，周围颞角增宽，FLAIR信号增高。

图2-4-10　左侧海马硬化

【MRI表现】

1.脑软化

MRI表现为脑实质内边缘锐利的T_1WI呈低信号，T_2WI呈高信号，信号均匀或不均匀，FLAIR序列显示周边环形高信号，提示胶质增生，脑软化附近的脑室扩大，脑沟加深，呈负占位效应。

2.脑萎缩

严重脑外伤后30%可发生脑萎缩，表现为弥漫性或局限性，MRI图像上显示皮质变薄，邻近脑室、脑沟和脑池扩大（图2-4-7）。

3.脑积水

MRI上交通性脑积水表现为全脑室对称性扩大，当急性脑压增高时出现间质水肿，表现为脑室周围对称分布的斑片状长T_2信号，但不伴脑沟、脑回加深；而阻塞性脑积水则显示阻塞部位以上的脑室扩大，阻塞部位以下脑室正常（图2-4-8）。

4.脑囊肿或脑穿通畸形囊肿、蛛网膜囊肿

脑囊肿或脑穿通畸形囊肿MRI表现为脑内圆形或类圆形长T_1、长T_2信号，与脑脊液信号一致，部分囊肿与脑室相通形成脑穿通畸形囊肿。蛛网膜囊肿MRI可见颅骨内板下新月形或菱形长T_1、T_2信号，边缘光整、锐利，较大囊肿可具有张力，邻近脑组织受压（图2-4-9）。

5.神经胶质增生

神经胶质增生是外伤后癫痫的主要原因，MRI FLAIR序列上显示清晰，呈条索样、斑片样高信号，GD-DTPA增强扫描无强化，亦无占位效应。

6.海马硬化

外伤性海马硬化少见，MRI表现为海马体积减小，邻近颞角扩大，海马信号T_2WI增高，FLAIR序列显示清楚呈高信号（图2-4-10），磁共振波谱MRS显示Cho和或Cr峰值增高，NAA峰值降低，NAA/(Cr+Cho) 比值下降。

【诊断与鉴别诊断】

结合患者外伤病史一般容易诊断。

第五节　脑血管疾病

脑血管疾病是常见病和多发病，影像学检查能直接显示者，主要为缺血性脑血管疾病和出血性脑血管疾病，包括脑梗死、脑出血、脑动脉瘤与脑血管畸形等。

一、脑梗死

脑梗死（cerebral infarction）又称缺血性卒中，是缺血性脑血管病中最常见的一种疾病，常见的有脑动脉闭塞性脑梗死和腔隙性脑梗死。

（一）脑动脉闭塞性脑梗死

【病因】

脑动脉闭塞性脑梗死是颅内外大、中动脉及其主要分支因为血栓形成或栓子阻塞而造成的病变血管供应区脑组织坏死，闭塞动脉以大脑中动脉最多见，其次为大脑后动脉、大脑前动脉以及小脑的主要动脉。脑动脉闭塞性脑梗死多见于50岁以上患有动脉硬化、糖尿病、高脂血症者。常于休息或睡眠时发病。

【临床与病理】

梗死发生后4～6 h脑组织发生缺血与水肿，继而脑组织出现坏死。1～2周后脑水肿逐渐减轻，坏死脑组织液化，梗死区吞噬细胞浸润、清除坏死组织，同时有胶质细胞增生和肉芽组织形成，8～10周后形成软化灶。少数缺血性脑梗死在发病24～48 h后可因再灌注而发生梗死区出血，称为出血性脑梗死。临床表现因梗死区部位不同而异，常见的临床症状和体征包括偏瘫和偏身感觉障碍、偏盲、失语等，小脑或脑干梗死时常有共济失调、吞咽困难、呛咳等症状。

【MRI表现】

1.超急性期（6 h内）

在梗死6 h内，由于细胞毒性水肿，梗死区内弥散速度下降，DWI即呈高信号，而此时常规MRI信号可表现正常，通常在梗死后3 min DWI均可清楚显示病变。此后发生血管源性水肿、细胞死亡、髓鞘脱失、血-脑屏障破坏，T_1与T_2延长。

2.急性期（6 h～1周）

细胞毒性水肿和血管性水肿加重，出现明显的占位效应，可以有脑室受压移位、变形或闭塞，也可有大脑镰等中线结构的移位，梗死区仍呈长T_1、长T_2信号。

3.亚急性期（1周～2周）

占位效应开始逐渐减轻，一般于梗死后3周，脑水肿及占位效应基本消退，少数也可持续更长时间，梗死在DWI上呈等信号或稍低信号。

4.慢性期（3周～3个月）

MRI信号逐渐接近于脑脊液信号，形成软化灶，出现脑萎缩，DWI上呈脑脊液样低信号。

在梗死后1～3 d，增强扫描常可见到梗死区脑膜强化，其原因尚不清楚，可能与反应性血管充血有关。梗死后1～2周，几乎所有病例在MRI增强扫描时均出现强化，表现为脑回样强化，是脑梗死的特征性强化表现。PWI可以明确脑血流灌注减少的区域和程度，梗死中心区几乎没有灌注或完全无灌注。与DWI对照，可以判断缺血半暗带的存在。急性期脑梗死，灌注异常区常较弥散异常区大，非常接近最终脑梗死的范围，缺血半暗带常为低于正常脑组织灌注的低灌注，是可以恢复的缺血区，紧急介入治疗最有效。DTI可以显示脑梗死后传导束的损害情况（图2-5-1）。MRS对脑梗死的诊断也有重要意义，在脑缺血后90 min即可显示Lac波升高，早于DWI的ADC降低。另外，MRS还可为脑梗死预后的判断提供重要的信息，可恢复的缺血区Lac波中度升高、NAA波无变化或仅轻度降低，而Lac/Cho比值升高、NAA/Lac比值降低区将发展为完全梗死，慢性期梗死Lac波降低，NAA波也明显降低。

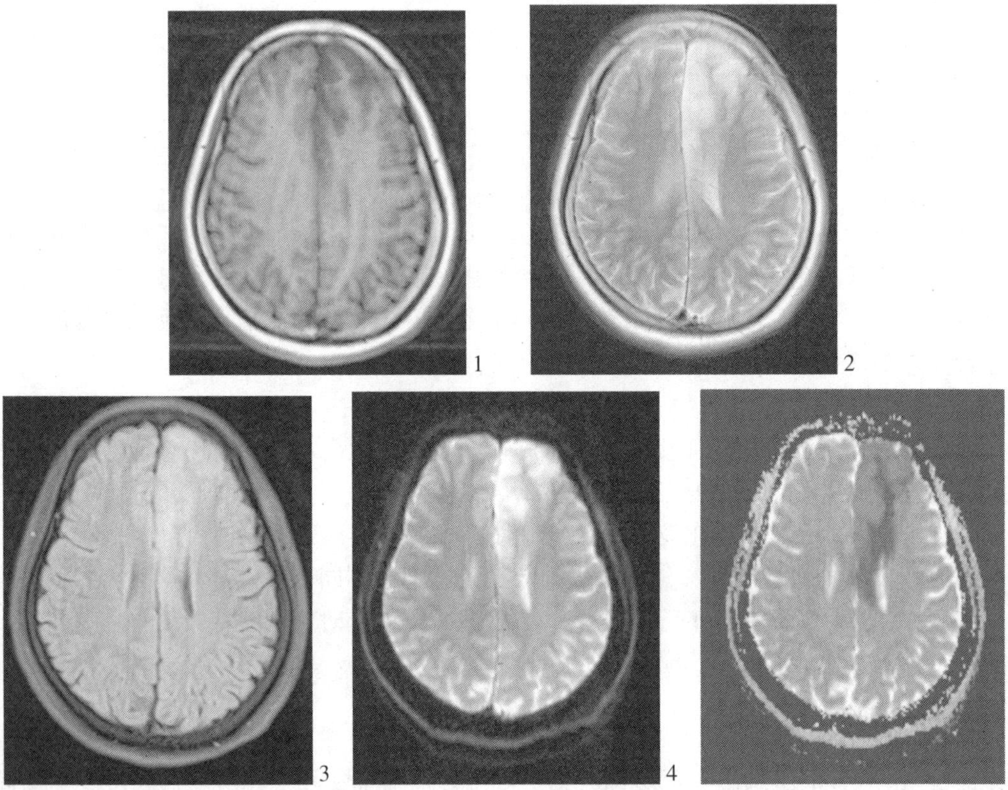

1.轴位T_1WI；2.轴位T_2WI；3.轴位$T_2WIFLAIR$；4.轴位DWI；5.轴位ADC图。左侧额叶片状长T_1、长T_2信号，T_2FLAIR及DWI图均呈高信号，ADC图呈低信号。

图2-5-1　左侧额叶脑梗死

【诊断与鉴别诊断】

根据影像学表现特点并结合临床发病情况，脑动脉闭塞性脑梗死诊断通常不难。有些临床表现不典型的脑梗死需要与星形细胞瘤区别，区别的要点包括：

（1）脑梗死常同时累及灰质和白质，且常以灰质受累为主，而星形细胞瘤起源于脑白质，且以累及白质为主或仅累及白质；

（2）位于皮质的较大范围脑梗死，虽可同时累及其下的白质，但梗死区形态多较特殊，呈楔形，底位于脑表皮质，尖指向脑室；

（3）脑梗死的范围常与脑动脉分布区一致，而星形细胞瘤的水肿沿白质扩散，肿瘤本身呈浸润性生长，多无明显分布规律；

（4）增强扫描对鉴别意义重大，明显的脑回样强化提示脑梗死的诊断；

（5）脑梗死发病突然，常于睡眠后或休息情况下突然发生，1～2 d内达高峰，而脑肿瘤发病缓慢，呈进行性加重，病程长；

（6）急性脑梗死和星形细胞瘤在波谱上的表现完全不同，星形细胞瘤表现为NAA波明显降低，Cr波中度降低，Cho波升高，急性脑梗死NAA波也降低，但急性脑梗死的特征性波谱改变表现为出现明显的Lac波升高。

（二）腔隙性脑梗死

【病因】

腔隙性梗死（lacunar infarction）是脑穿支小动脉闭塞引起的深部脑组织较小面积的缺血性坏死，主要见于脑动脉硬化、高脂血症、高血压或糖尿病患者，发病年龄多在50岁以上，好发部位为中央半卵圆区、脑室周围白质及基底节区和丘脑区，也可发生于脑干、小脑等区域，常为多发性。

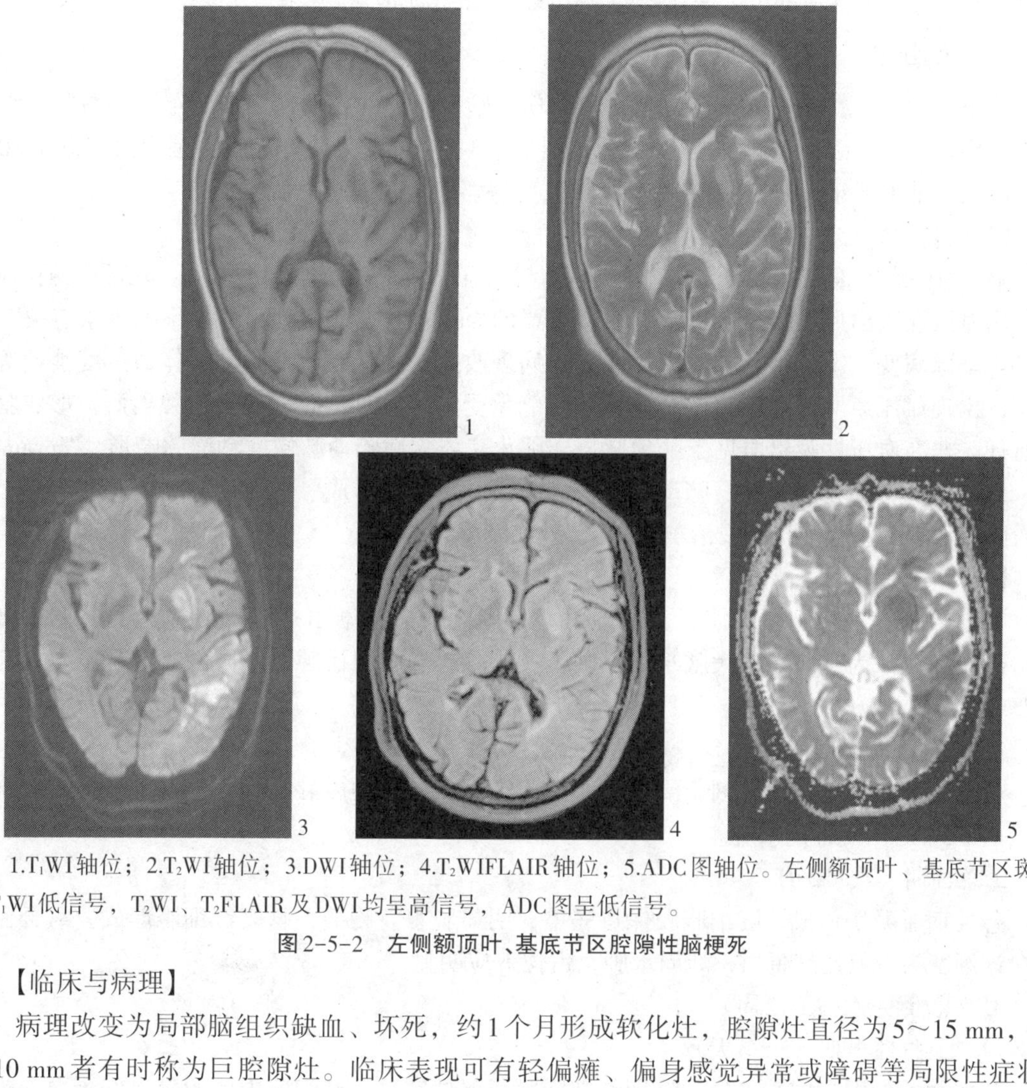

1.T_1WI轴位；2.T_2WI轴位；3.DWI轴位；4.T_2WIFLAIR轴位；5.ADC图轴位。左侧额顶叶、基底节区斑片状T_1WI低信号，T_2WI、T_2FLAIR及DWI均呈高信号，ADC图呈低信号。

图2-5-2　左侧额顶叶、基底节区腔隙性脑梗死

【临床与病理】

病理改变为局部脑组织缺血、坏死，约1个月形成软化灶，腔隙灶直径为5～15 mm，大于10 mm者有时称为巨腔隙灶。临床表现可有轻偏瘫、偏身感觉异常或障碍等局限性症状。梗死部位不同，临床表现不同，但多数症状轻而局限，预后也好。但个别严重者可发展为多发腔隙梗死，使中枢神经系统广泛损害，病灶可进一步发展，最终导致痴呆、延髓性麻痹等。

【MRI表现】

腔隙性脑梗死主要分布于深部脑白质，表现为脑白质斑片状或斑点状病灶，T_1加权图呈低信号，T_2加权图及FLAIR成像呈高信号，没有占位征象。DWI对区别新旧病灶很有意义，新鲜病灶呈高信号，陈旧病灶呈等信号或低信号（图2-5-2）。

【诊断与鉴别诊断】

腔隙性脑梗死表现为基底节区、丘脑区或脑干类圆形小病灶，呈长T_1、长T_2信号，边界清楚，无明显占位表现，可多发，结合病史可以诊断。发生在基底节者需与皮质下动脉硬化性脑病、多发梗死性痴呆等脑血管病或血管周围间隙扩大等鉴别，这些疾病，基底节病灶常比较小，呈多发斑点状或斑片状，累及一侧或双侧基底节区及周围白质，偶尔也可仅累及一侧尾状核头和豆状核的全部或大部。基底节梗死也可合并出血，多同时合并有半卵圆区及脑室旁多发腔梗灶，同时结合年龄及临床表现一般不易与其他基底节病变混淆，氢质子波谱表现也很有特征，与其他部位脑梗死一样，出现明显的Lac波。

二、脑出血

脑出血（cerebral hemorrhage）是指非外伤性脑实质内的自发性出血，绝大多数是高血压小动脉硬化的血管破裂引起，故也称高血压性脑出血。男女发病率相近。脑出血多见于50岁以上成人，是中老年人常见的急性脑血管病，其病死率占脑血管病首位。

【病因】

脑出血的病因很多，大致可分为两类，即与高血压有关的脑出血和非高血压所致的脑出血。

高血压性脑出血是脑出血最常见、最重要的原因。其发病机理可能与下列因素有关：①脑内小动脉病变；②微小动脉瘤。存在上述病理改变的患者在情绪激动、体力过度消耗等诱因下，出现血压急剧升高，超过其血管壁所能承受的压力时，血管就会破裂出血，形成脑内出血灶。非高血压性脑出血见于脑动脉粥样硬化、先天性脑动脉瘤、动静脉畸形、Moyamoya病、血液病、脑淀粉样变性、脑动脉炎、硬膜静脉窦血栓形成、夹层动脉瘤、肿瘤卒中、梗死后脑出血、药物（如抗凝及溶栓剂等）、外伤及中毒等。

【临床与病理】

主要临床表现为剧烈头痛、头昏、恶心、呕吐，并逐渐出现一侧肢体无力、意识障碍等；出血部位常为基底节、大脑半球、脑干及小脑等。脑内血肿在不同的时期有不同的病理学改变：

1.超急性期（≤6 h）

超急性期是指出血的即刻，漏出的血液尚未凝固，血肿内红细胞完整，主要含有氧合血红蛋白，3 h后出现灶周水肿。

2.急性期（7～72 h）

急性期血凝块形成，红细胞膜保持完整，明显脱水、萎缩，棘突红细胞形成，氧合血红蛋白逐渐变为脱氧血红蛋白，灶周水肿，占位效应明显。

3.亚急性期（3天～2周）

（1）亚急性早期（3～6天）

从血肿的外周向中心发展，该期红细胞膜仍保持完整，红细胞内的脱氧血红蛋白变为正铁血红蛋白。

（2）亚急性晚期（1～2周）

红细胞皱缩、溶解，正铁血红蛋白被释放到细胞外，血肿周围出现炎性反应，有巨噬细胞沉积、灶周水肿，占位效应减轻。

4.慢性期（2周后）

血块周围水肿消失，反应性星形细胞增生，巨噬细胞内含有铁蛋白和含铁血黄素；坏死组织被清除，缺损部分由胶质细胞和胶原纤维形成瘢痕；血肿小，可填充；血肿大，则遗留囊腔，成为囊变期。血红蛋白产物可长久残留于瘢痕组织中，使该组织呈棕黄色。

【MRI表现】

MRI在血肿不同时期，信号强度不一。MRI在显示出血、判定出血时间方面有独特优势，其信号强度与血肿内成分的演变有关；可反映血肿内血红蛋白（hemoglobin）、氧合血红蛋白（oxyhemoglobin，OxyHb）、脱氧血红蛋白（deoxyhemoglobin，DeoxyHb）、正铁血红蛋白（methemoglobin，MetHb）、含铁血红素（hemosiderin）的演变过程。

1.超急性期

出血量在24～82.5 mL，血肿内红细胞完整，含有氧合血红蛋白和类似血液的蛋白溶液，在高场强MRI时，T_1WI呈等信号，T_2WI呈高信号；在低场强MRI时，T_1WI可能为高信号，这可能与低场强设备对蛋白质的作用较为敏感有关。出血3 h后可出现灶周水肿，血肿较大时也会出现较明显的占位效应。

2.急性期

出血量在4～44 mL，完整的红细胞内氧合血红蛋白变为脱氧血红蛋白，为顺磁性，造成局部磁场不均匀，由于磁敏感效应（susceptibility effect）加快了质子失相位，能显著缩短T_2；血肿在T_1WI为等或略低信号，在EPI-T_2*加权像上呈低信号或低信号环的迹象。

3.亚急性期

出血量在4～32.5 mL，早期细胞内的脱氧血红蛋白渐变为正铁血红蛋白，为顺磁性，T_1WI、T_2WI均为周边环形信号、病灶中心低信号或等信号；随着红细胞溶解，出现游离正铁血红蛋白，脑血肿在T_1WI及T_2WI均为高信号（图2-5-3）。

4.慢性期

正铁血红蛋白演变为含铁血黄素，为顺磁性物质，产生T_1和T_2缩短效应，血肿由游离稀释的正铁血红蛋白和周边的含铁血黄素构成，信号表现为：①T_1WI和T_2WI表现为高信号血肿周围包绕一圈低信号环；②血肿充分吸收，T_1WI和T_2WI均表现为斑点样不均匀略低或低信号影；③软化灶形成，T_1WI低信号，T_2WI高信号，周边为低信号环绕（图2-5-4）。

【诊断与鉴别诊断】

高血压性脑出血多见于50岁以上的高血压患者，常因情绪激动、过度脑力与体力劳动或其他因素引起血压剧烈升高，导致已病变的脑血管微小动脉瘤破裂出血并有神志改变。高血压性脑出血有其好发部位，MRI信号随血肿演变而多变，脑出血后血红蛋白在向含铁血黄素演变过程中形成不同形式的血红蛋白，各有其不同的MRI特点，结合临床较易诊断。

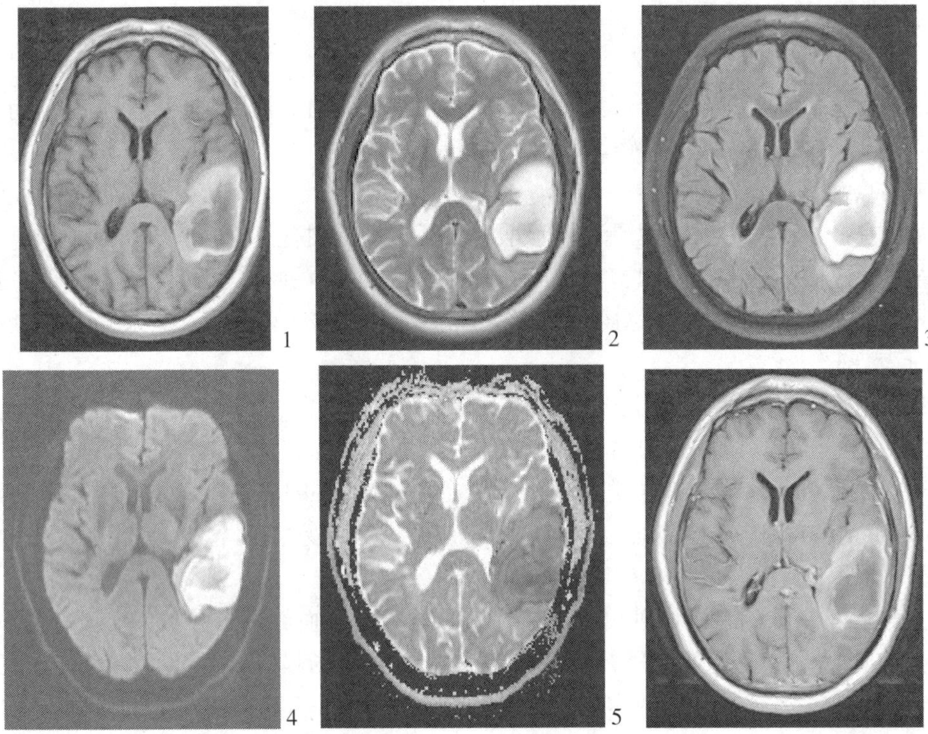

1.T_1WI轴位；2.T_2WI轴位；3.T_2WIFLAIR轴位；4.DWI轴位；5.ADC图轴位；6.T_1WI增强轴位。T_1WI表现为环形高信号，血肿中心部位为低信号。T_2WI表现：左侧侧脑室后角旁病灶周边为薄层低信号，其内高信号，病灶中心呈等或低信号。水抑制像表现为：血肿周边呈薄层低信号，其内呈高信号，病灶中心呈等或低信号。DWI表现：血肿周边为薄层低信号，其内为高信号，病灶中心呈等或低信号。ADC表现：血肿呈稍低信号。增强扫描表现为环形高信号，血肿中心部位为低信号。

图2-5-3　左侧亚急性脑出血

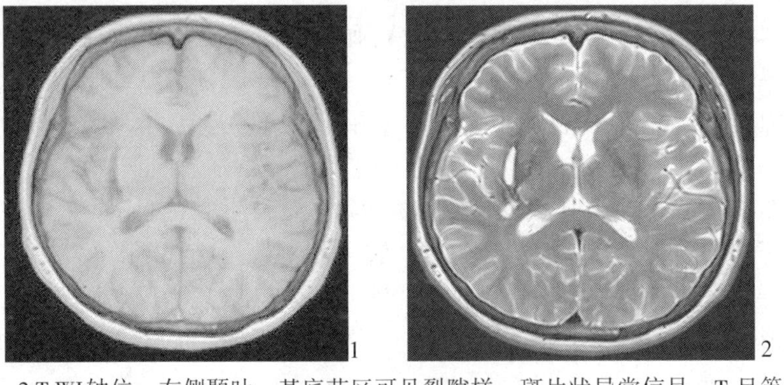

1.T_1WI轴位；2.T_2WI轴位。右侧颞叶、基底节区可见裂隙样、斑片状异常信号，T_1呈等低信号，T_2呈明显高信号，边缘可见低信号环，其中低信号环为含铁血黄素沉积。

图2-5-4　右侧慢性脑出血

脑出血后血红蛋白在向含铁血黄素演变的过程中形成不同形式的血红蛋白，各有其不同的MRI特点，因此根据脑出血后MRI信号特点及其演变规律，可用来区分脑梗死、脑肿瘤、脑脓肿，分辨4～5周后CT不能辨认的脑出血。脑梗死符合一定的血管分布区，增强扫描呈脑回状强化；脑肿瘤占位表现常较显著，胶质瘤多呈不规则强化；脑脓肿常呈规则的环状强化，可以鉴别。

高血压性脑出血与外伤性脑内血肿、动脉瘤和动静脉畸形（arteriovenous malformation，AVM）破裂形成的脑内血肿具有相似的演变规律，其辨别除外伤史外，血肿的位置对鉴别诊断有一定的帮助。外伤性脑出血常与外伤着力点有相关性，且较浅，硬膜下血肿在EPI-T_2*加权像上表现为脑表面局部的轻微波浪状变形；MRI检查动脉瘤本身较具特征性，显示流空效应，且颅内血管瘤破裂常可见蛛网膜下腔出血；急性蛛网膜下腔出血在T_1加权像上与T_2加权像上不能显示，在EPI-T_2*加权像上表现为沿脑沟走行的低信号图；AVM则表现为蜂窝状或蚯蚓状异常血管，血管造影和MRA常可显示其引流静脉和增粗的供血动脉。

三、脑血管畸形

脑血管畸形（cerebral vascular malformation）是先天性或进展性错构瘤，而不是起源于血管的真性肿瘤。血管畸形就其细胞增生来讲是相当稳定的，作为进展性的错构瘤，所有的中枢神经系统的血管畸形在出生前便已经发生，根据大量的镜下和大体组织病理学观察分为以下四类：动静脉畸形（arteriovenous malformation，AVM）；毛细血管扩张症；海绵状血管瘤（cerebral cavernous angioma，CCA）；脑静脉畸形（cerebral venous malformation，CVM），其中以AVM最多见。毛细血管扩张症通常需要病理诊断，MRI显示困难。

（一）动静脉畸形

动静脉畸形（AVM）可发生于任何年龄，多见于青壮年（20～40岁），男女发病比例约为1.2∶1，绝大多数（98%）为单发。

【临床与病理】

脑动静脉畸形（AVM）是颅内最常见的先天性脑血管畸形，可发生于颅内的任何部位，其中约85%位于幕上，两侧大脑半球无差异，以大脑中动脉分布区的脑实质为常见部位。病变畸形血管粗细不等，其中有的血管呈极度扩张、扭曲成团块状，有的血管细小，有时可见动静脉直接相通。血管团内部分血管壁仅有一层内皮细胞，容易破裂出血。

AVM的常见临床症状包括出血、抽搐和头痛。此外，尚可见颅内压增高征象、精神及脑神经症状。

【MRI表现】

T_1WI和T_2WI多以低信号为主，具有流空信号特征的不均质信号；无占位效应，周围脑组织可有不同程度的萎缩，伴有出血，可呈不同时期脑内血肿表现或蛛网膜下腔出血。MRA可精确定位病灶，多方位（轴位、矢状位及冠状位）成像，畸形血管团表现为迂曲或扭曲的高信号血管影，血管管壁光滑，“乱线团”及“蜂窝”样形态多见，可见供血动脉、血管巢、引流静脉（图2-5-5）。增强MRA畸形血管团呈条索状、斑片状不规则强化，畸形血管可清晰地显示引流静脉和供血动脉与血管巢的关系。部分病灶周围尚可见水肿信号。另外，在MRI新技术的研究中发现SWI对脑血管畸形病灶数的检出、对病灶范围、周边情况清晰度的对比明显高于常规MRI。

【诊断与鉴别诊断】

AVM在MRI平扫上的特征表现为乱线团状或蜂窝状血管流空影，另外，再结合MRA及MRI增强扫描的表现，均可做出诊断。

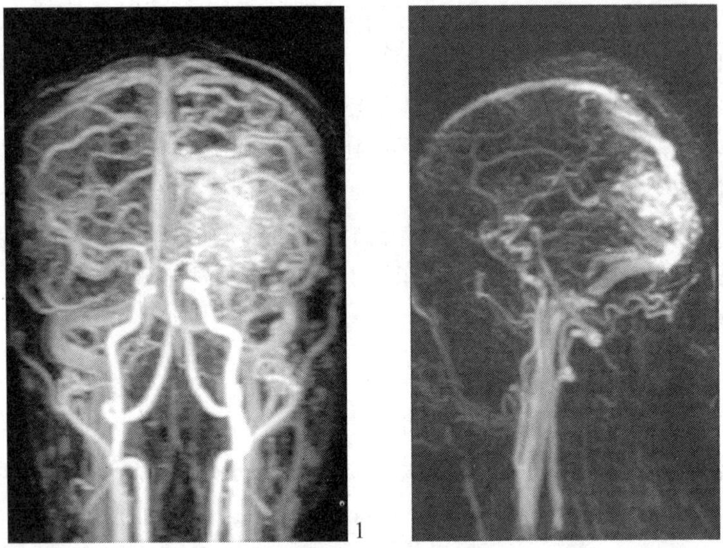

1.MRA；2.MRV。左顶枕部异常团状血管影，左侧大脑后动脉远端分支与血管团影相连，见一粗大的引流静脉；下矢状窦左侧分支静脉扩张，血管走行紊乱并聚集成团。

图2-5-5　左侧脑动静脉畸形

（二）脑海绵状血管瘤

脑海绵状血管瘤（cerebral cavernous angioma，CCA）是一种脑部血管先天性发育异常的非增生性血管畸形，此病以前被认为少见，但随着CT、MRI等检查手段逐渐普及，脑海绵状血管瘤在临床中越来越多地被发现，尤其是MRI运用的增多，使更多CCA得到诊断。

【临床与病理】

脑内海绵状血管瘤并非真正意义上的肿瘤，是起自脑内毛细血管水平的血管畸形，由许多窦样血管和纤维间隔组成，无弹力纤维和平滑肌，血管排列紧密，其间没有脑组织，一般无粗大的供血动脉和引流静脉，切面上呈海绵状，属先天性血管畸形，发病率仅次于AVM。本病多见于20～50岁青壮年，少见于儿童。临床上可无明显症状，或表现为癫痫、头痛、步态不稳及颅内出血。

【MRI表现】

CCA的MRI特征与该病变的病理结构有关。CCA易出血、血流缓慢、血成分沉着、血栓形成和钙化等病理变化是主要影像学成像基础。含铁血黄素呈低信号，钙化是无信号的黑影，T_1WI多数呈等或低信号，少数为高信号或混杂信号，出血显示为高信号；T_2WI呈高、低混杂信号，似爆米花样或桑葚状，T_2WI瘤体周围圆形低信号环是由于反复出血并被周围沉积的含铁血黄素所包绕，称“铁环征”。由于CCA是一种先天性慢性疾病，主要以机化、纤维化、钙化为主，所以大部分病灶无水肿占位，并且增强后强化也不明显。在SWI上病灶多呈显著低信号，但可能由于出血时间的不同，在低信号内常可见点状、桑葚状高信号（图2-5-6）。

【诊断及鉴别诊断】

海绵状血管瘤主要与脑内肿瘤出血、高血压脑出血相鉴别。

（1）肿瘤出血常有肿瘤周围血肿及明显的占位效应，出血肿瘤周围多无含铁血黄素沉着所形成的低信号环，增强后可见肿瘤组织呈不规则团块状或环状强化，可资鉴别。

（2）高血压脑出血与脑海绵状血管瘤急性出血CT上表现相似，在T_2WI上脑海绵状血管瘤急性出血灶周边见含铁血黄素沉着所形成的低信号环，此特征表现可以鉴别。因此，脑海绵状血管瘤的MRI具有特异性，结合脑海绵状血管瘤的临床表现、年龄特点，在完善的影像学检查的基础上，不难对脑海绵状血管瘤做出准确的诊断。

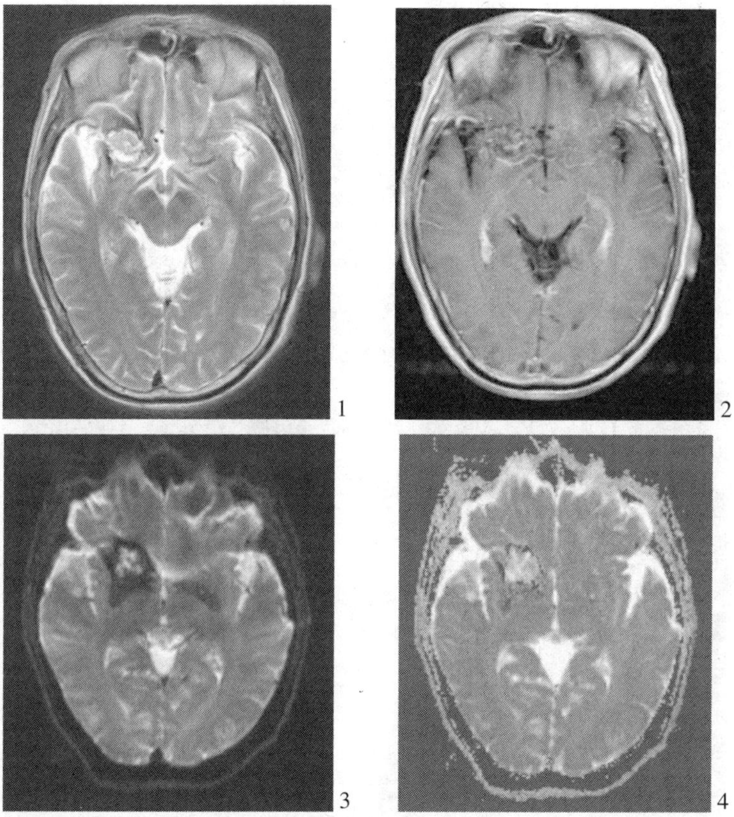

1.T_2WI；2.T_1WI增强；3.DWI；4.ADC图。右侧外侧裂水平部稍低信号病灶，T_2WI呈高信号，周围见线样低信号，T_2FLAIR示病灶呈不均匀混杂稍高信号，周围有环状低信号，DWI上病灶呈混杂高信号，周边见低信号环，ADC呈混杂高信号。

图2-5-6　右侧海绵状血管瘤

（三）脑静脉畸形

脑静脉畸形（cerebral venous malformation，CVM）以往认为是静脉瘤，实际上是脑静脉发育过程中的形态异常，其大体形态为孤立的静脉异常扩张，在周围有放射状静脉与脑实质的正常引流静脉沟通。

【临床与病理】

其病理基础始于脑髓质内，多支扩张的异常静脉呈放射状及树根状排列构成，共同汇流至粗大的中央静脉干，然后向脑深部或表浅引流至静脉系统内。其临床表现缺乏特征性，大多数病人无临床症状，少数病人以头痛、头晕、癫痫、共济失调、出血为主要临床表现。

【MRI表现】

绝大多数脑静脉畸形具有典型表现，其表现为：①平扫呈长T_1、短T_2条管状信号区，增强呈条状强化。②平扫呈团片状长T_1、长T_2信号，其内可见点、条状流空信号，增强见粗大的中央静脉干及周围放射状髓静脉强化，呈星状血管聚集成收集静脉，引流至静脉窦或室管膜静脉，部分可显示“海蜇头”状扩张的髓静脉，为本病特征性表现。3D-TOFMRA扫描可以更好地显示静脉结构及引流静脉引入静脉系统。SWI扫描序列上病变显示更清楚，呈明显低信号，可见增粗的穿皮质静脉，而髓静脉呈根须状或辐轮状扩张（图2-5-7）。

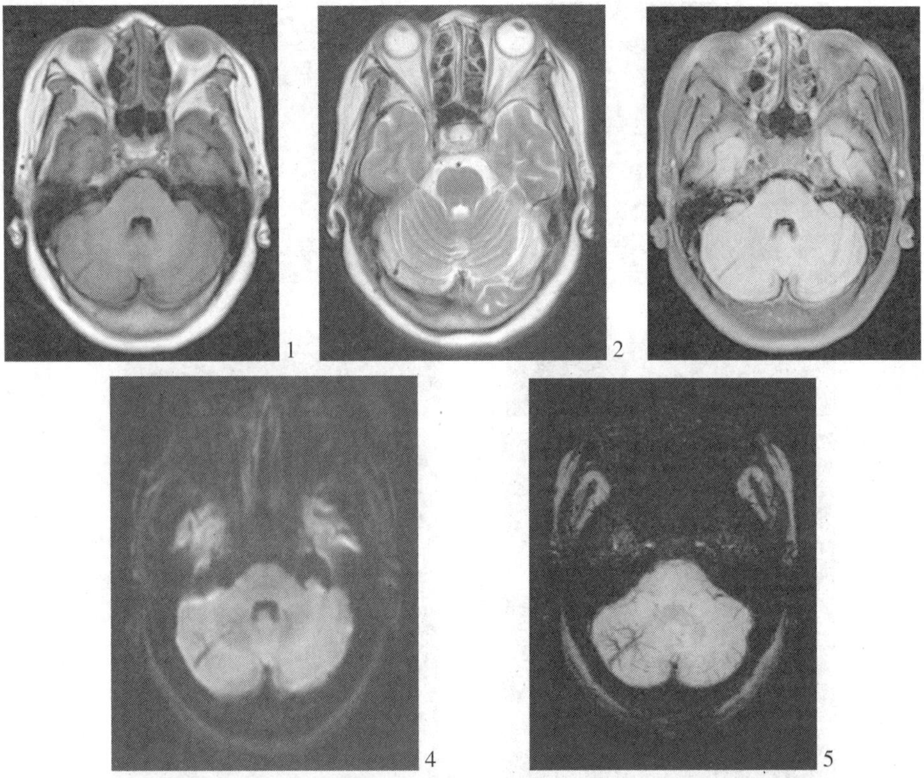

1.T_1WI轴位；2.T_2WI轴位；3.T_2FLAIR轴位；4.DWI；5.SWI。右侧小脑半球条状长T_1、长T_2信号，T_2FLAIR亦为低信号，DWI呈树枝状低信号；SWI示右侧小脑半球放射状分布的低信号影，见“海蜇头”状扩张的髓静脉。

图2-5-7　右侧小脑半球静脉畸形

【诊断及鉴别诊断】

脑静脉血管畸形行MRI多序列检查绝大多数均能明确诊断，只有CVM破裂出血时表现不甚典型，需与海绵状血管瘤及动脉瘤鉴别。海绵状血管瘤一般出血较少，时间亦长，症状较轻，MRI有典型的含铁血黄素沉着的“铁环”征表现。动脉瘤可见典型流空征象，结合MRA序列扫描可鉴别。

四、脑静脉窦血栓形成

脑静脉窦血栓形成（cerebral venous sinus thrombosis，CVST）是一组相对少见的特殊类型脑血管病，常见病因包括头面部或全身性感染、严重脱水、产褥期、头部外伤、脑肿瘤侵犯静脉窦以及某些血液病等，部分病例原因不明。

【临床与病理】

在病理上，血栓形成一般先自静脉窦开始，逐渐发展至所属皮质桥静脉和皮质静脉，造成脑静脉回流障碍，所属引流区发生脑水肿、脑梗死和脑出血。大脑大静脉、直窦闭塞时可出现双侧脑深部灰质和中脑上部梗死。静脉窦闭塞最常发生于上矢状窦，其次为横窦、乙状窦和海绵窦。

临床表现常不具特征性，可有头痛、呕吐、视乳头水肿等颅内压增高表现，严重者可发生抽搐、昏迷、偏瘫。海绵窦闭塞出现眼睑下垂、眼球突出、结膜充血和眼外肌麻痹。腰穿脑脊液压力多增高，部分病例脑脊液白细胞和蛋白增多，呈炎性反应。

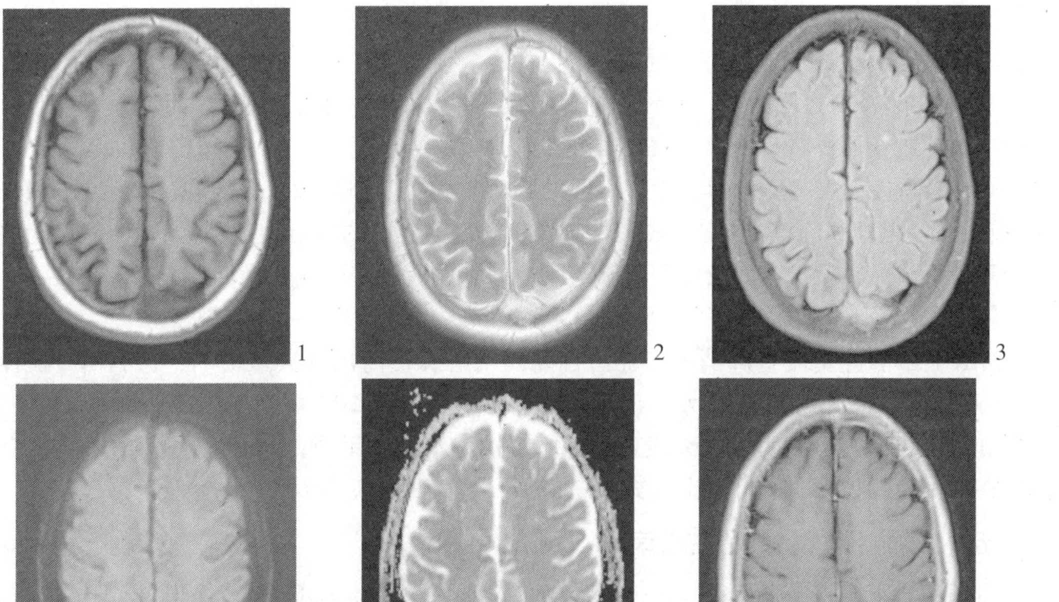

T_1WI（图1）示顶部上矢状窦走形区不规则三角形低信号影，T_2WI、T_2FLAIR、DWI序列（图2～4）呈不规则三角形高信号，ADC（图5）呈低信号。增强扫描（图6）呈不均匀环状强化，增强扫描矢状位（图7）上矢状窦内充盈缺损影；MRV（图8）示上矢状窦近窦汇处变细、连续性中断，右侧横窦、乙状窦、颈内静脉颅内段变细。

图2-5-8　上矢状窦血栓形成

【MRI表现】

脑静脉窦血栓形成在MRI上的表现随血栓形成的时间变化而变化，MRI可以反映静脉窦血栓形成不同时期的演变过程。依其形成的时间分为急性期（<1周）、亚急性期（1～2周）

和慢性期（>2周）。

①急性期静脉窦血栓的细胞内含有脱氧血红蛋白，MRI表现为T_1WI呈中等信号，T_2WI常呈低信号。

②亚急性期由于细胞外正铁血红蛋白形成，T_1WI和T_2WI均呈明显高信号。此期的表现具有特征性，故在此期发现T_1WI和T_2WI高信号具有诊断价值。

③慢性期可表现为血栓信号在各脉冲序列上不均匀降低，静脉窦再通时可出现流空信号，T_1WI和T_2WI均为低信号，增强扫描显示血栓呈均匀性强化，此强化可能继发于机化血栓中的内源性血管形成以及硬膜和血栓内侧支血管中的慢血流。

MRI的间接征象主要为静脉阻塞所致的脑实质病变。脑静脉窦血栓在MRV上的直接征象为发育正常的静脉窦高流空信号缺失或边缘模糊且不规则的较低血流信号，间接征象为静脉回流障碍所致，常见脑表面及深部静脉扩张，静脉血液淤滞及侧支循环形成（图2-5-8）。

【诊断及鉴别诊断】

MRI显示静脉窦流空影消失，亚急性期闭塞静脉窦内出现典型短T_1、长T_2信号血栓影，具有特征性，结合脑水肿、梗死、出血等征象可以诊断。MRA可直接显示主要静脉窦闭塞的位置和范围。但左侧横窦可先天表现为静脉窦发育不良或闭锁；同时正常静脉窦存在窦内分隔或在蛛网膜颗粒影响下可以出现充盈缺损，以上情况要注意鉴别，防止误诊。

五、皮质下动脉硬化性脑病

皮质下动脉硬化性脑病（subcortical arteriosclerotic encephalopathy，SAE）是一种脑深部供血不足所导致的脑白质变性、血管源性脱髓鞘疾病，主要累及侧脑室周围、半卵圆中心等深部白质，多见于50岁以上的老年人，且发病率随年龄的增大而增高，一般认为高龄、高血压、缺血性脑血管病史是导致皮质下动脉硬化性脑病的相关危险因素。

【病因】

其主要病因为大脑半球深部脑白质长穿支动脉透明变性，管壁中层增厚，弹力组织以及血管周围间隙扩大，造成半卵圆中心以及侧室旁脑白质局限性或弥漫性脱髓鞘和坏死，并见多数较小囊性脑梗死。

【临床与病理】

临床上可以仅表现为头晕、头痛、肢体麻木等非特异性症状。只有当病变发展到一定程度，如病变累及额叶时，病变的总体积较大或有脑萎缩，临床上可表现为明显的精神障碍，如记忆力减退、抽象思维障碍、语言障碍等。以往多数临床医师对此病没有足够的认识，患者平时症状不明显而未被本人注意，多因发生卒中而就诊。

病理表现包括白质轴突丧失并胶质增生及多发性软化灶。大脑半球白质在侧脑室周围为皮层长髓支、白质深穿支供血的交织区。二者均为终末动脉，其间缺少血管吻合，血液供应相对较差，加之长期高血压，动脉粥样硬化致血管壁增厚，管腔狭窄，该区域血管还具有需要经很长的距离才终止于脑室壁附近的解剖特征，在距离脑室壁3～10 mm范围内的终末区为分水岭。此特点决定了该区白质最容易受到缺血的影响。上述血供特点导致了脑室周围白质长期慢性进行性缺血、缺氧引起神经纤维脱髓鞘，甚至软化、坏死等病理改变，继而表现为白质疏松、室管膜细胞层的丢失及侧脑室前角附近反应性胶质细胞增生，室管膜周围间隙细胞外液含量的增加及轴索变细变少均为其病理改变。

【MRI表现】

典型表现：

（1）侧脑室前角、后角及体部周围对称性月晕样异常信号，在T_1加权像上呈低信号，在T_2加权像上呈高信号，在FLAIR序列上呈高信号；

（2）严重患者的异常信号可与放射冠、半卵圆中心的异常信号融合，双侧侧脑室扩大；

（3）基底节区、丘脑、脑干的腔隙性梗死或脑梗死灶。

SAE的影像学分型采用Goto所推荐的分型标准：

Ⅰ型：病变主要局限于侧脑室前、后角周围；

Ⅱ型：除两侧脑室前后角周围，亦可见于侧脑室体部，呈条状或带状，半卵圆中心区病灶呈散点状或小片状，但未融合；

Ⅲ型：Ⅱ度所见病变相互融合成片。

【诊断与鉴别诊断】

常规MRI基本明确皮层下脑动脉硬化的程度和范围，有些情况下需要与脊髓空洞症、常压性脑积水、感染性脱髓鞘病、中毒性缺氧性脱髓鞘病等鉴别。

（1）脊髓空洞症

导致半卵圆区域及脑室周围白质长T_1、长T_2异常信号改变的疾病还可见于脊髓空洞症，但其特点是通常30～40岁为好发年龄，30%累及胼胝体，因皮质下弓状纤维及胼胝体为皮质供血，所以在SAE时并不受累。脊髓空洞症急性期病灶有强化。

（2）常压性脑积水

常压性脑积水长T_1、长T_2异常信号主要位于额前角，与正常白质分界清楚，常涉及胼胝体，较少涉及半卵圆中心区，侧脑室前角形态如空泡状，其角呈钝角。

（3）感染性脱髓鞘病

感染性脱髓鞘病临床表现为昏迷、死亡，病理变化为血管周围白细胞浸润和灰、白质的静脉周围脱髓鞘改变，MRI主要为皮质下、白质皮层和深层灰质处的T_2WI高信号灶。T_1WI呈不规则等信号。患者多有感染史，增强扫描病灶边缘可强化。

（4）中毒性缺氧性脱髓鞘病

中毒性缺氧性脱髓鞘病包括放射线损害缺氧、CO中毒，MRI表现为局限性长T_1、长T_2或广泛白质扇形长T_1、长T_2异常信号，可通过详细了解病史及治疗鉴别。文献记载，脑部退行性变是引起痴呆的常见原因，包括Alzheimer病、多发性梗死性痴呆、常压性脑积水及白质病变，不一定是深部白质长支皮层动脉硬化所致的缺氧性改变，不属于SAE的类型。

第六节　颅内感染性疾病

一、化脓性脑炎和脑脓肿

【病因】

化脓性病原体侵入脑组织，引起局限性化脓性炎症继而形成脓肿，分别称为化脓性脑炎和脑脓肿（purulentence phalitis and cerebral abscess）。两者是脑部感染发生和发展的连续过程。

脑脓肿根据感染的来源可分为五类：

①耳源性脑脓肿；

②鼻源性脑脓肿；

③损伤性脑脓肿；

④血源性脑脓肿；

⑤隐匿性脑脓肿。

脑脓肿的感染病原体分为三类：

①化脓性细菌；

②真菌；

③原虫。

真菌感染和溶组织阿米巴等少见。脑脓肿幕上多见，以颞叶居多，占幕上脓肿的40%，也可见于额、顶、枕叶，少见于小脑，偶见于垂体。脑脓肿发生的部位与感染的途径密切相关，耳源性脓肿2/3发生在大脑颞叶、1/3在小脑半球，少数可发生远位耳源性脑脓肿，如额叶、顶叶、小脑蚓部及大脑白质深部；鼻源性脓肿以额窦炎引起额叶的前部和眶面的脓肿多见；损伤性脓肿大都位于伤道或异物附近；血源性脓肿可散布于脑的任何部位，但以大脑中动脉分布最为多见。

【临床与病理】

化脓性脑炎和脑脓肿的发生和发展是一个连续的过程，不能硬性地分期，但可以分为三个阶段来叙述：

①急性脑炎阶段

任何类型及原因引起的脑脓肿最初都引起局限性化脓性脑炎，组织局限性炎症、充血、水肿、变性、软化、坏死，伴小静脉炎性栓塞及脑膜反应。

②化脓阶段

历时7～14 d，脑炎继续扩散，脑部软化坏死区逐渐扩大汇合，形成较大脓腔，周围有新生血管及大量结缔组织增生，逐渐形成不明显和不规则的肉芽组织。

③包膜形成阶段

历时3～4周，亦可短至12～14 d，长至半年以上。脓肿壁不断增厚。显微镜下见脓肿壁分为三层：最内层为化脓性渗出物和胶质细胞，大量格子细胞及大量新生血管和中性粒细胞浸润；中间层为大量肉芽组织、纤维结缔组织，其厚度及密度不一；外层为神经胶质增生，脑组织水肿，血管增多及白细胞浸润。

脑脓肿可以是单发，也可以是多发，或为多房性改变。脑脓肿的形状和大小不一，可为圆形、椭圆形、念珠形、葡萄状或不规则状。小的脓肿可仅米粒大小，称为粟粒状脑脓肿；大的可占据整个颅腔容积的二分之一以上。

一般来说，病人具有三类症状：急性感染症状、颅内高压症状、脑局灶性症状。在急性脑炎阶段有发热、头痛、呕吐等症状，血白细胞计数升高；脑脓肿形成阶段有颅内压增高、头痛、视乳头水肿等；局灶性症状与脓肿发生的部位有关，可有偏瘫、失语、偏盲等。临床表现的轻重差别也很大，发病急骤者可在数天之内意识不清，十分危急；也可发展缓慢，甚至感染后长达20年后才出现明显的脑部症状，如慢性生长的颅内肿瘤。

【MRI表现】

（1）脑炎期

早期T_1加权图像上表现为白质内不规则、边界模糊的等或稍低信号，T_2加权图像上中心炎症与周围水肿均呈高信号，有时脑炎的信号可稍低于周围水肿的信号。占位效应明显。应用Gd-DTPA增强后扫描，在T_1加权图像上等至略低信号的水肿区内可见不规则的弥漫性强化。晚期坏死区相互融合后，最早的脓肿形成中心区，T_1加权图像上呈低信号，T_2加权图像上呈高信号；其周边可显示较薄、不规则环状影，T_1加权图像呈等至中等高信号，T_2加权图像上呈等至相对低信号。增强扫描有环状强化，约持续30～60 min。周围脑水肿持续存在。常可见卫星病灶存在。

（2）脓肿期

脑脓肿形成的标志即脓肿壁出现，脓肿壁在T_1加权图像上呈环状相对等或略高信号，在T_2加权图像上呈相对环形低信号；脓肿在T_1加权图像上呈低信号，在T_2加权图像上呈高信号；周围脑水肿在T_1加权图像上呈低信号，在T_2加权图像上呈高信号；注射Gd-DTPA增强后扫描显示脓肿壁明显强化，像CT强化环一样，可分辨出脓腔、脓肿壁、水肿带三个部分。MRI上常可见子脓肿形成（图2-6-1）。

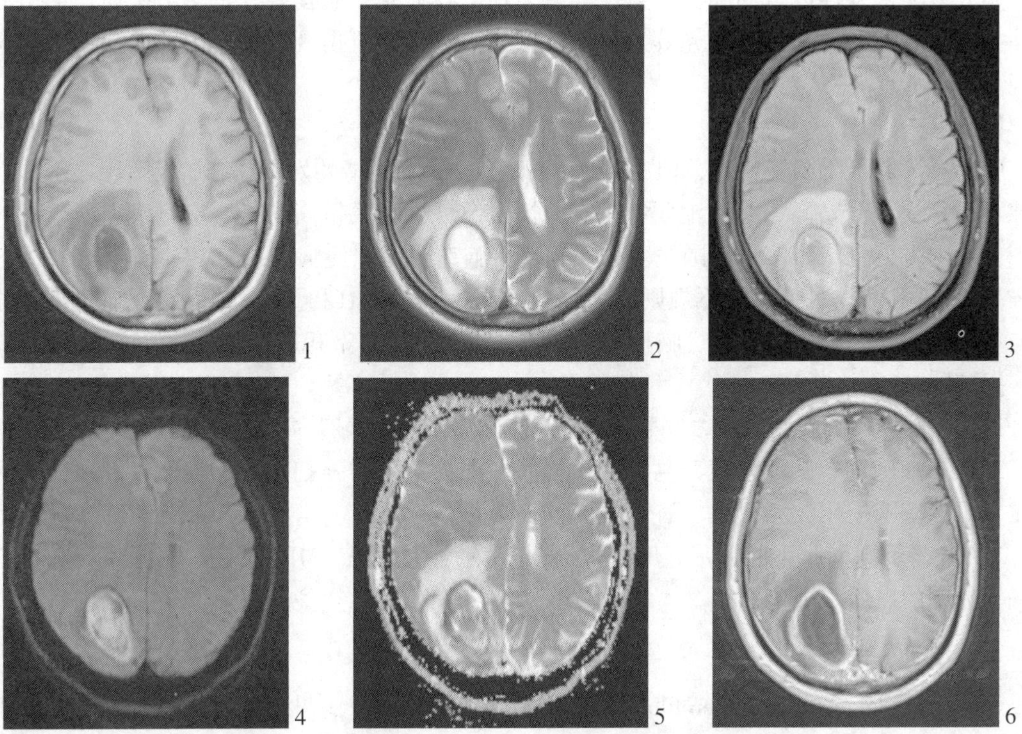

T_1WI（图1）示右侧顶枕叶椭圆形低信号影；T_2WI（图2）呈高信号；T_2FLAIR（图3）及DWI（图4）、ADC（图5）病灶呈混杂高信号；增强扫描轴位（图6）脓肿壁呈环形强化。

图2-6-1　右侧顶枕叶脑脓肿

【诊断与鉴别诊断】

脑脓肿最常见的MRI表现是薄而光滑的环状强化，中心为低信号区，病变周围脑水肿明显，结合临床资料，诊断并不十分困难，手术前正确诊断率可达85%以上。少数脑脓肿CT表现不典型，如缺乏相应的临床资料，易造成误诊，随访检查可提高正确诊断率。

由于脑脓肿的环状强化并无特异性，而具有环状强化的病变可见于脑肿瘤（如胶质瘤）、转移瘤、肉芽肿、脑内血肿、脑梗死，也可见于有血栓形成的血管畸形、脱髓鞘病变（如多发硬化），还可见于有血栓形成的动脉瘤、其他原发性脑脓肿及手术残腔等，故需做出鉴别。

二、化脓性脑膜炎

【病因】

化脓性脑膜炎是软脑膜和蛛网膜受化脓性细菌感染所致的炎性病变。常见的细菌有脑膜炎双球菌、肺炎链球菌、流感杆菌、变形杆菌、大肠杆菌等。细菌的主要感染途径为血行播散，其次为邻近感染、外伤或医源性等直接污染。

【临床与病理】

化脓性脑膜炎（purulent meningitis）是软脑膜的化脓性感染，为严重的颅内感染之一，常与化脓性脑炎或脑脓肿同时存在。早期软脑膜及大脑浅表血管充血、扩张，炎症沿蛛网膜下隙扩散，大量脓性渗出物覆盖于脑表面，常沉积于脑沟及脑基底部脑池等处，亦可见于脑室内。病程后期因脑膜粘连引起脑脊液吸收及循环障碍，导致交通性或非交通性脑积水。

病人多为暴发性或急性起病。急性期常表现全身症状，有畏寒、发热。头痛为突出的症状，并伴呕吐、颈项强直、畏光等。化脓性脑膜炎病程中可出现多种颅内并发症而有相应的表现。

【MRI表现】

脑膜炎早期可无阳性发现，但MRI比CT敏感。随着病情的发展，T_1加权图像显示蛛网膜下隙不对称，信号略高，基底池闭塞，T_2加权图像可见脑膜呈高信号，室管膜炎严重时脑室周围白质内可见带状高信号区围绕。脓性碎片在脑室内聚积使脑室内T_1WI上信号升高，增强扫描T_1WI则可见蛛网膜下隙不规则明显强化的高信号，MRI和CT一样可发现脑膜炎的并发症，如脑炎、脑脓肿、脑水肿、脑积水、硬膜下积液、硬膜下积脓、脑梗死等。

【诊断与鉴别诊断】

1.急性发热，脑膜刺激征，脑脊液检查细胞及蛋白量明显升高，可有脑神经受损表现。

2.CT平扫脑沟、脑池密度升高，脑回之间界限模糊。增强扫描，脑表面有细条或脑回状强化，可伴有脑梗死、脑积水、脑外积脓等征象。

3.MRI显示蛛网膜下腔变形，T_2WI信号高，有强化表现。MRI检查，室管膜炎需与单纯性脑室周围的白质水肿鉴别。

三、颅内结核

颅内结核（encephalic tuberculosis）是中枢神经系统比较少见的感染性病变，常继发于肺结核或人体其他部位的结核，是由结核分枝杆菌经血行侵入中枢神经系统造成的。目前我国的脑结核发病率已大为降低，约为1.4%。颅内结核可分为三型：1.脑结核瘤；2.结核性脑膜炎；3.结核性脑脓肿。各型可独立存在，也可合并发生。

【病因】

全身各部位的活动性结核病灶内的结核分枝杆菌经血运系统或淋巴系统侵入颅内，从而引起颅内的一种特异性炎症反应，导致脑组织及其周围组织发生破坏等一系列病理改变。

【临床与病理】

颅内结核好发于儿童和青少年，临床主要表现为颅内压增高和局限性神经症状，包括：头痛、癫痫、偏瘫、失语、感觉异常等。

脑结核瘤由许多结核结节组成，中心为干酪样坏死区，周围环绕朗格汉斯细胞及异物巨细胞，再向外为上皮细胞，纤维组织和反应性胶质增生。结核性脑膜炎主要病理变化发生在软脑膜，有大量炎性物质黏附表现，有时可见灰白色或半透明的结核结节，脑膜增厚以脑基底部的鞍上池最明显。亚急性或慢性脑膜增厚粘连可以压迫脑组织，可阻塞脑脊液循环通路，形成脑积水。结核性脑脓肿由干酪样病灶软化、多形核白细胞浸润形成，病灶中央为脓腔，内含脓液，周围多为结核性肉芽组织。

【MRI表现】

脑结核瘤表现为大小不一、边界清楚的圆形或类圆形病灶，T_1WI呈低或等信号，T_2WI信号不定，新鲜的结核肉芽肿性病灶多呈稍高信号，干酪样坏死多呈稍低信号，钙化呈低信号，液化坏死物质呈高信号。周围可有水肿，急性期水肿明显，晚期水肿较轻。增强扫描病灶呈结节状或环形强化（图2-6-2）。结核瘤在0.9ppm～1.6ppm可出现明显的Lip波，脑正常代谢物质明显降低或缺失，包括NAA波、Cr波、Cho波和MI波。

结核性脑膜炎，T_1WI可见基底池闭塞，信号增高，以鞍上池最多见，其次为侧裂池及环池，T_2WI呈高信号，FLAIR为高信号。增强扫描脑膜明显增厚、强化（图2-6-3）。早期即可发生脑积水。

结核性脑脓肿，平扫T_1WI中央坏死区呈低信号，脓肿壁呈等信号；T_2WI中央坏死区呈明显高信号，脓肿壁呈低信号；周围可见片状长T_1、长T_2水肿信号，增强扫描表现为明显环形强化。

【诊断与鉴别诊断】

结核瘤影像表现比较多样，环形强化者需与胶质瘤、脑脓肿、转移瘤、脑囊虫病鉴别。

（1）胶质瘤

胶质瘤的环形强化通常较大，壁厚，内、外壁不规则，可有分叶及壁结节。

（2）脑脓肿

脑脓肿可有发热、头痛、呕吐、抽搐等症状，MRI表现为圆形或者类圆形的环形强化，环的张力高，环壁薄而均匀，DWI显示环内囊性部分呈明显高信号；磁共振波谱显示在0.9ppm可见AAS波。

（3）转移瘤

转移瘤病灶多位于皮髓交界区，常表现为多发环形强化，内壁不规则，可有分叶，病灶周围一般可见水肿，典型的呈小病灶大水肿；氢质子波普表现为NAA波、Cr波消失不见，坏死严重时NAA波、Cr波、Cho均消失。

（4）脑囊虫病

脑囊虫病分为脑实质型、脑室型、脑膜型和混合型；脑实质型最为常见，头节是典型表现，表现为小圆形长T_1、长T_2囊状信号，内见逗点状稍短T_1、短T_2信号，活动期囊虫一般不强化，蜕变期增强扫描呈环形强化，环形强化的特点是环小，通常为数毫米；壁厚，一般位于皮层或皮层下。

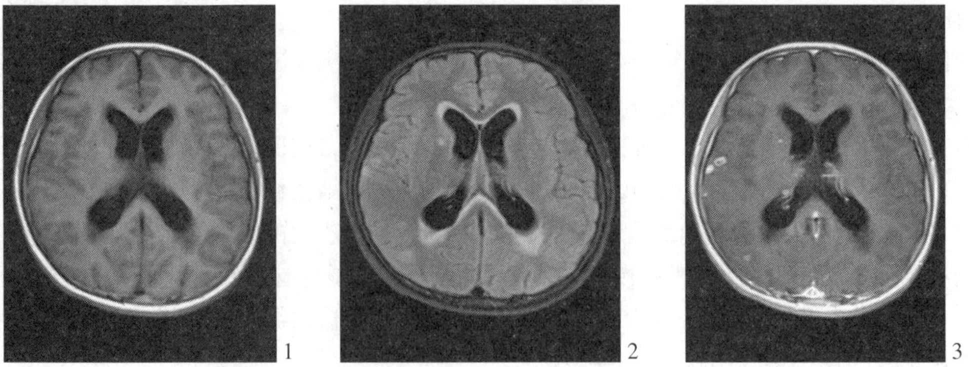

图1、2：T_1WI、T_2FLAIR示右侧颞枕叶、基底节区见多发斑点状长T_1、长T_2异常信号影；图3：增强T_1WI，示病变呈结节状及环形强化。

图2-6-2 脑结核瘤

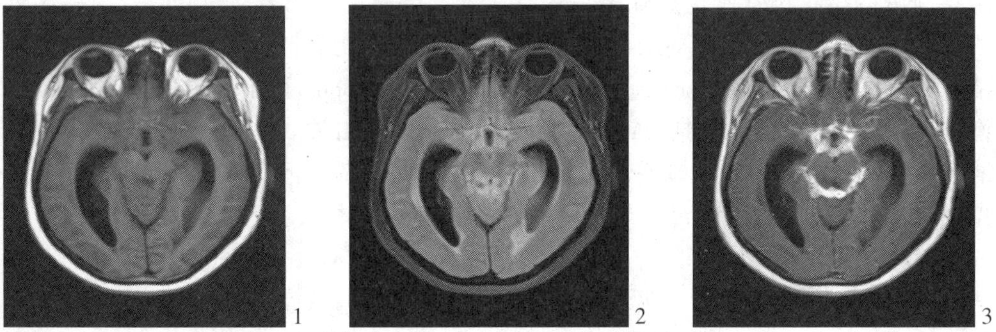

图1、2：T_1WI示环池、鞍上池闭塞，脑膜增厚，信号增高；T_2FLAIR呈稍高信号；图3：增强T_1WI，示病灶明显强化。

图2-6-3 结核性脑膜炎

四、颅内寄生虫病

（一）脑包虫病（cerebral echinococcosis）

脑包虫病为牧区常见疾病之一，是由于棘球属（echinococcus）绦虫的幼虫棘球蚴感染人体而引起的寄生虫病。棘球蚴分为细粒棘球蚴和泡状棘球蚴两类，细粒棘球蚴（Echinococcus granulosus）可引起囊型脑包虫病（cystic hydatid disease，CHD）；泡状棘球蚴（Alveolar hydatid）可引起泡型脑包虫病（alveolar hydatid disease，AHD）。

【病因】

误食入的棘球蚴虫卵，在十二指肠内孵化出六钩蚴，经门静脉入肝后进入肺内，有极少数随动脉血流进入颅脑，在脑组织或颅骨与硬膜之间寄生生长而引起疾病。

【临床与病理】

脑包虫病就其发生的部位而产生相应的症状，包括头疼、恶心、呕吐、失语、癫痫、偏身感觉运动障碍、视神经减退等症状。临床上血清免疫试验（IHA ELISA）阳性率较低，主要依靠流行病学特点及影像学检查确诊。

在颅内，细粒棘球蚴以囊性和多房性生长发育为其特征，包虫囊肿分内囊及外囊。内囊为固有虫体，由角质层和生发层构成。生发层具有繁殖头蚴的生发囊及子囊的生育能力和分泌清亮囊液功能。外囊是宿主脑组织对棘球蚴反应逐渐形成的一层纤维组织包膜。与细粒棘球蚴不同，泡状棘球蚴呈芽生方式向外生长；囊泡内含胶样物，周围组织发生慢性炎性肉芽肿，不形成纤维包膜，在受损的病灶中央可有坏死、钙盐沉着，被很多的小子囊带包绕，形成一薄的外膜，围绕的这些小囊具有头节，具有生长发育的能力。

【MRI表现】

脑细粒棘球蚴呈囊性占位时，T_1WI和T_2WI的信号强度与脑脊液信号相似，囊壁光整，少有边缘强化及灶周水肿。若病灶呈多房性占位，MRI显示母囊与子囊信号不同，T_1WI子囊信号低于母囊；T_2WI显示子囊信号高于母囊。脑泡状棘球蚴比较少见，T_1WI上呈略高信号；T_2WI上多显示为不规则的低信号肿块，中央部可为高信号，此为特征性表现；增强后，多有周边环状强化，常有广泛白质水肿（图2-6-4）。

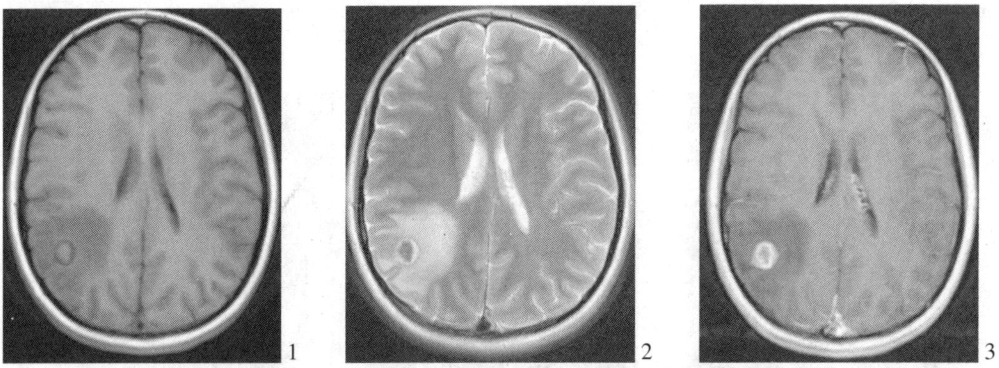

图1右侧颞叶泡状棘球蚴，在T_1WI上病变呈略高信号；图2T_2WI病变则为低信号，且其内和边缘可见多发高信号小囊，病变周围有较广泛的脑水肿；图3增强扫描后病灶周边环形强化。

图2-6-4　脑包虫病

【诊断与鉴别诊断】

脑细粒棘球蚴病影像学表现特殊，在本病流行地区，若患者有颅内疾病症状，补体结合试验阳性，尤其是患者有肝或肺细粒棘球蚴病时，若见到上述典型的MRI征象，可确诊为脑细粒棘球蚴病。脑泡状棘球蚴病T_2WI病变主要呈低信号，并有高信号的小囊，结合居住地和实验室检查，也可提示诊断。本病需与表皮样囊肿、脑脓肿、脑蛛网膜囊肿等低密度颅内囊性占位性病变鉴别。表皮样囊肿80%见于脑桥小脑角、鞍区及中颅窝，发生在大脑半球者不足10%。25%可见钙化，囊内含大量脂肪。脑脓肿虽好发于大脑半球近皮层下，但病灶周围有明显水肿，可显示均匀一致的强化壁。蛛网膜囊肿为脑外性囊肿，2/3位于外侧裂区，非居脑内，多无多房性。

（二）脑囊虫病

脑囊虫病（cerebral cysicercosis）是中枢神经系统最常见的寄生虫感染，是由猪带绦虫的幼虫（囊尾蚴）寄生于人体颅内所致的寄生虫性疾病。

【病因】

囊虫感染来自异体或自体，当食入绦虫卵或绦虫节片由肠道反流入胃后，卵壳被胃液溶解，幼虫经肠道血流而散布至全身，如果进入脑内则成为脑囊虫病。

脑囊虫进入中枢神经系统途径有两种：一是通过血液寄生于脑实质；二是通过脉络丛进入脑室系统和蛛网膜下腔。

【临床与病理】

该病最常见的临床表现是癫痫发作、高颅压所致头痛和视乳头水肿以及脑膜炎症状和体征。

病理上分为4期：

Ⅰ期，囊泡期：囊虫头节在含清亮囊液的囊腔内，囊壁薄，周围炎症反应轻微。

Ⅱ期，胶样囊泡期：虫体死亡，囊虫头节开始退变，囊内液体变混浊，囊肿收缩，囊壁变厚，释放的代谢物质破坏血-脑屏障，引起脑组织炎性反应和水肿。

Ⅲ期，颗粒结节期：囊泡退变、钙化结节。囊壁增厚，虫体和囊壁钙化，形成肉芽肿，周围脑水肿仍存在。

Ⅳ期，钙化结节期：本期是病变终末期，囊虫形成钙化结节，多发的病灶可处于不同时期。

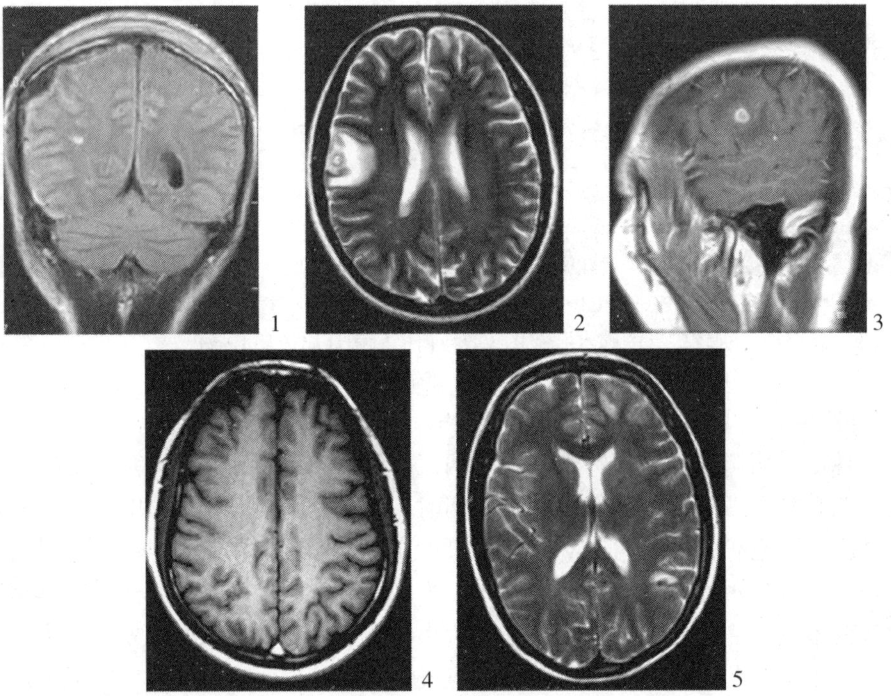

图1：右侧额叶病变，在T_1WI上呈低信号，其内可见点状高信号（为头节）；图2：与图1为同一病例，病变在T_2WI上呈高信号，头节为中低信号；图3在Gd-DTPA上，呈环状强化，头节轻度强化；图4、图5为同一病例，双侧顶叶多发钙化型，在T_1WI及T_2WI上均呈低信号。

图2-6-5　脑囊虫病

【MRI表现】

根据囊虫在颅内寄生部位分为脑实质型、脑室型、脑膜型（蛛网膜下腔型）、混合型。其中以脑实质型发病率最高，主要位于灰质或灰、白质交界区，依据分期不同而具有不同的MRI表现。

脑囊虫病MRI分期特点

（1）活动期

MRI为小囊状长T_1、长T_2信号灶，边缘清晰，囊周无水肿，有时可见囊壁或头节，呈等或略长T_1、T_2信号改变。

（2）退变死亡期

囊状病灶扩大，早期仍可见头节，囊泡周围可见不同程度长T_1、长T_2信号水肿带，增强后可见囊壁环形强化；后期表现比较复杂多样，程度不同的水肿区内可见大小不等的长T_1、长T_2信号囊泡或边界不清的长T_1、长T_2信号灶，水肿也可缩小或消失，囊壁厚，头节消失，增强时可为厚壁环形强化或结节状强化，易与周围水肿区分。

（3）钙化期

虫体死亡后发生钙化，脑内单发或多发斑点状低信号，灶周无水肿。

（4）混合期

上述各期中两期以上混合存在者，表现更为复杂多样（图2-6-5）。

【诊断与鉴别诊断】

根据病人的临床表现、绦虫病史、皮下结节及相应的囊虫补体结合试验或囊虫间接血凝试验阳性、影像学表现可做出诊断。本病需与蛛网膜囊肿、表皮样囊肿、囊性胶质瘤、多发性脑转移瘤和多发性腔隙性脑梗死鉴别。蛛网膜囊肿多发生于颅中窝、外侧裂池，形状不规则或呈方形，边界平直，颅内板压迫变薄。表皮样囊肿CT值低于囊虫病囊液，可伴有钙化。单腔脑脓肿显示薄壁均匀强化，周围脑水肿明显。囊性胶质瘤的囊壁不规则，可见壁结节。转移瘤表现为大小不等的圆形低密度影，明显强化，壁厚，周围水肿明显，有原发病史。腔隙性脑梗死小片状低密度灶多局限于基底节区，无占位表现，临床有高血压病史。

（三）脑血吸虫病

脑血吸虫病（cerebral schistosomiasis）是由于血吸虫虫卵异位沉积在脑组织中，引起细胞和体液免疫反应形成的肉芽肿性疾病。

【病因】

虫卵通过肺血管由左心室经脑动脉入脑，或通过门静脉与Baston静脉的吻合支逆流入脑，或居于脑静脉的成虫直接排卵形成，病变多发生于大脑半球的皮层、皮层下区，以顶枕叶为多见，少数出现于小脑、脑干、软脑膜及蛛网膜内。

【临床与病理】

本病好发于青壮年，多见于男性，大多数急性血吸虫感染后数周或数年后发病，患者常出现颅高压、局灶性癫痫、偏瘫等，有时似肿瘤样表现，以癫痫最为多见。

病理表现为急性期虫卵分泌毒素和代谢产物，引起急性虫卵反应，虫卵周围有大量嗜酸性细胞浸润，脑组织形成边界不清的肿块和结节，分布于皮质或皮髓质中，称为嗜酸性脓肿，周围有脑水肿和脑肿胀表现。慢性期大量虫卵沉积和异物反应，形成虫卵性肉芽肿，虫卵栓塞血管或脉管炎引起脑梗死，当虫卵死亡后，脑组织形成纤维化结节，出现脑萎缩和瘢痕。

【MRI表现】

急性期MRI平扫T_1WI为低信号，T_2WI为高信号；慢性期MRI平扫T_1WI呈等、稍低信号，T_2WI为稍高信号，周围血管源性水肿为高信号，在水抑制像表现为病灶形成佛手或手握球样影像；灶周水肿与占位效应不相称，多表现为灶周水肿重而占位效应相对轻。增强扫描很重要，可以显示平扫不能显示的虫卵结节及其大小，表现为簇状分布，明显强化，延时扫描强化更明显，病灶显示趋多，部分融合成团、慢强化慢消退。

【诊断与鉴别诊断】

根据疫区接触史及相应影像学表现做出相应诊断，需与下列疾病鉴别诊断。

（1）其他常见寄生虫脑病

如脑囊虫病、脑包虫病。脑囊虫病多能见到小囊及囊内偏心性的点状头节，即“小靶征”，诊断不难；脑包虫病具有特征性的大囊套小囊表现。

（2）结核

结核性脑膜炎多位于基底池附近，增强后多呈小结节状强化，结节灶少见聚集，常伴脑积水；结核瘤可发生于颅内任何部位，增强后呈环形强化，如出现“靶征”则强烈提示结核瘤诊断。

（3）脑恶性肿瘤

如胶质瘤、转移瘤、淋巴瘤。胶质瘤一般没有相邻脑膜改变，呈明显斑块或花环状强化，侵犯胼胝体则高度支持胶质瘤诊断；淋巴瘤多位于脑内表面或中线两侧，单发或多发，多均匀明显强化，无满天星或融合趋势；脑转移瘤多为环形或多发结节样强化灶，无堆积、融合趋势，水肿明显，多有原发癌肿病史。

（4）其他类型的脑炎、脑脓肿

脑炎MRI表现无明显特征性，部分学者认为脑脓肿T_2WI有明显低信号环，脑血吸虫病T_2WI未见低信号环，因此有无低信号环可作为鉴别重点。

（5）脑梗死、脑内血肿

高血压脑梗死、单纯脑内血肿患者年龄一般较大，有高血压病史，增强扫描梗死灶、血肿无强化。当两种病变重叠，结合实验室检查鉴别仍较困难时，MRI的一些新技术及实验性治疗或许可资鉴别。

五、病毒性脑炎

病毒性脑炎（viral encephalitis）是由多种病毒引起的中枢神经系统感染性疾病，一年各个季节均可发病，表现复杂多样，不具特异性。该病病情轻重缓急不等，轻者可自愈，重者可引起多种神经系统后遗症或并发症，甚至死亡。病毒性脑炎的诊断，主要应通过病毒学和免疫学的检查而确定，但一些脑炎的病毒类型目前尚难通过病毒分离或其他实验性检查而确定，故其诊断主要依赖临床。后一类情况临床并不少见，大多称为散发性病毒性脑炎，它包括病毒直接侵犯中枢神经系统所致的脑炎和机体免疫功能异常在病毒感染诱发下产生变态反应所致的急性脱髓鞘脑炎。

【病因】

病毒性脑炎的病因和发病机制尚未阐明，可能的病因和发病机制为：①病毒直接侵犯脑组织；②病毒感染引起机体免疫力异常所产生的变态反应性脱髓鞘病。前者称为原发性病毒性脑炎，在其血、脑脊液组织中可分离出病毒，后者是机体免疫功能改变而发病，可通过免疫学检查加以诊断。国内外报道有100多种病毒可引起脑炎，而文献报道中单纯疱疹病毒（HSV）、带状疱疹病毒、腺病毒、肠道病毒、细胞病毒等是病毒性脑炎常见病原。

【临床与病理】

早期的临床表现主要有发热、头痛、智力减退及反应迟钝、精神症状、抽搐、恶心、呕吐和脑膜刺激征阳性等。

不同病毒学类型脑炎的组织病理改变虽有所差别，但均可有脑组织的局限性或弥漫性水肿、神经细胞变性坏死、胶质细胞增生、脑膜或脑实质的炎性细胞浸润等病理改变。急性脱髓鞘脑炎以弥漫性脱髓鞘改变为其特点，病变多位于皮层下及侧脑室周围白质，尤见于白质小静脉周围，常呈多灶性。单纯疱疹病毒性脑炎也称急性坏死性脑炎，病变主要沿嗅、三叉神经侵入脑内。典型的病理改变为脑组织的出血、坏死，细胞核内有嗜酸性包涵体，血管周围及脑膜出现广泛淋巴细胞浸润。在发病部位上，HSV脑炎有其倾向性，主要累及颞叶、额叶底部、岛叶及扣带回，而其他病毒性类型脑炎则无明显部位倾向。

【MRI表现】

MRI检查可以发现病灶，评价病灶大小和变化情况，在病毒性脑炎的诊断和治疗方案的制定中具有重要的应用价值。病毒性脑炎表现为脑内的多发性或单发性病灶，多见于双侧大脑半球额、顶、颞叶及基底节-丘脑区，可对称分布或不规则，亦可累及脑干和小脑。病变侵犯以灰质为主，主要位于皮层。急性脱髓鞘性脑炎病灶则主要位于皮层下及侧脑室周围白质。T_1WI上呈低信号，T_2WI和FLAIR上呈高信号。发病1周内T_1WI对病变的显示可不敏感，但T_2WI和FLAIR常能敏感地发现病灶。增强扫描病灶可强化，大多见于病程第2周，如果病变合并出血，可在MRI上表现出不同时期的出血信号。

常规MRI可以较为清楚地显示病灶，且因为不同类型病毒侵及脑组织部位的不同，可以为不同类型脑炎的鉴别诊断提供依据，但在早期发现病灶、显示病灶的病理变化等方面仍有不足之处，因而一些新的功能序列陆续应用于病毒性脑炎的诊断中。

扩散加权成像（diffusion weighted imaging，DWI）是测量水分子在分子之间的运动，这种运动产生于分子动能并与温度有关。目前DWI已广泛应用于病毒性脑炎的诊断中，单纯疱疹病毒性脑炎表现为DWI（b=1000 s/mm^2）高信号，而ADC值则因病理改变的不同而不同：细胞毒性水肿，ADC值降低；血管源性水肿，ADC值增高（图2-6-6）。DWI在早期显示单纯疱疹病毒性脑炎上较常规MRI序列具有优势，因此可以为单纯疱疹病毒性脑炎早期发现和诊断提供有力的帮助。

【诊断与鉴别诊断】

病毒性脑炎的影像表现可与多种病变相似，故应紧密结合临床。

1.对称累及双侧基底节-丘脑区的病毒性脑炎主要应与Wilson's病、一氧化碳中毒以及霉变甘蔗中毒性脑病等病变相鉴别。单纯依靠CT、MRI表现，定性有困难，但这些病变的病史及临床表现有其特点，结合临床资料不难将它们与病毒性脑炎区别开来。

2.累及双侧大脑半球白质的急性脱髓鞘脑炎应与多发性硬化相鉴别。临床上，后者症状多具有复发缓解或缓慢进展的特点，与病毒性脑炎呈急性或亚急性起病，以精神、意识障碍、癫痫等为主要临床表现不同。此外，其他实验室检查，如视觉诱发电位（VEP）和CSF检查，二者结果不同，也有鉴别意义。

3.同时累及皮髓质的脑炎病灶可类似脑梗死，伴出血时可类似出血性脑梗死，此种情况尤见于颞、顶叶，但脑梗死灶常按血管分布区分布，且患者年龄偏高，起病急骤，具有卒中的症状和体征，与脑炎的临床表现明显不同。

4.当病毒性脑炎局部脑组织坏死、水肿，出现明显强化和占位效应时可类似于脑肿瘤。病毒性脑炎有散在多发的趋势，故CT、MRI上常可在其他部位发现病灶。此外，病毒性脑炎具有起病急、常伴上呼吸道感染和消化道前趋症状的特点，脑脊液中蛋白和细胞数轻度增高，对皮质激素治疗反应良好等临床特点，这些临床表现和影像学征象结合，对鉴别诊断很有价值。

5.与急性播散性脑脊髓炎（acute disseminated encephalomyelitis，ADEM）鉴别。病毒性脑炎与ADEM病灶的分布区域、大小、强化范围及形态存在显著差异。病毒性脑炎病灶主要累及灰质、灰白质交界区，病灶较大（直径>5 cm多见），呈斑片状、脑回样改变，强化亦多为斑片状或脑回样强化；ADEM病灶位于白质区，病灶较小（直径<5 cm多见），呈斑点状、斑片状改变，强化多为环形、斑点状强化，无脑回样强化。

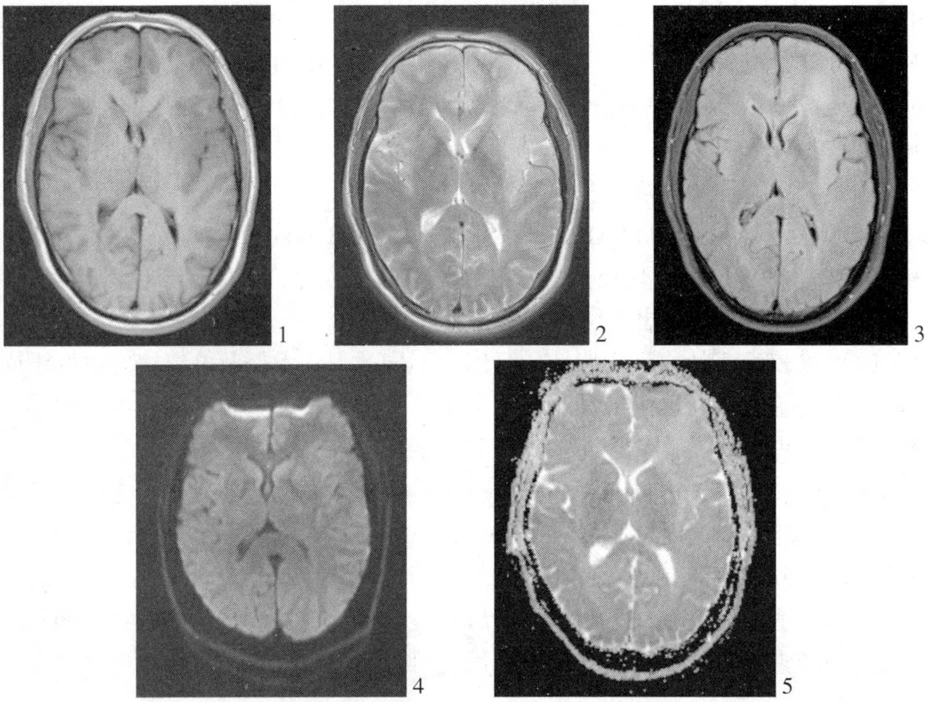

T_1WI（图1）示：双侧额叶、颞叶及岛叶弥漫性低信号影；T_2WI（图2）病灶呈高信号；T_2FLAIR（图3）病灶呈稍高信号；DWI（图4）序列为等信号影；ADC（图5）呈稍高信号影，相应脑组织肿胀，以左侧额叶为著。

图2-6-6　病毒性脑炎

第七节　颅脑先天性畸形及发育异常

颅脑先天性畸形及发育异常是由于胚胎期神经系统发育异常所致，颅脑发育畸形可为染色体变异，显性或隐性遗传，子宫内缺氧、感染等因素所致，部分机制不详。先天性颅脑发育畸形的过程机理尚不详。

一、脑膜膨出和脑膜脑膨出

脑膜膨出和脑膜脑膨出是颅内结构经过颅骨缺损疝出于颅外的一种先天性发育异常，累及部分脑结构（外胚叶）和覆被物（中胚叶），致神经管形成障碍。

【病因】

原因不明，可能与胚胎时期神经管发育不良，中胚叶发育停滞，使颅骨、脑膜形成缺陷有关。还可伴有颅脑其他发育异常，如脑小畸形、胼胝体发育不全等。

【临床与病理】

临床表现为囊性肿物与头部相连，出生时即可发现，也可于生后几个月或几年发现，哭闹或咳嗽时肿物增大，张力增加，压迫肿物，则前囟突出。局部可扪及骨缺损的边缘。一般无明显神经系统症状，也可有智力低下、抽搐及脑损害表现。

脑膜膨出：膨出囊由软膜和蛛网膜组成，硬膜常缺如。囊内充满脑脊液，不含脑组织。脑膜脑膨出：膨出囊内含有脑组织、软膜和蛛网膜，有时尚含有部分扩张的脑室，脑组织受压变薄。膨出包块呈圆形或椭圆形，皮肤覆盖，偶见皮肤缺损而脑组织外露，通常好发于中线部位，少数偏于一侧。颅顶各部均可发生，但以枕部多见。颅底可自鼻根、鼻腔、鼻咽腔或眼眶等部位膨出，以鼻根部多见。

【MRI表现】

颅骨缺损，有脑脊液样信号强度的囊性肿物向外膨出，伴有脑组织信号，脑室受牵拉、变形，并移向病侧。

【诊断与鉴别诊断】

如有脑膨出同时诊断要点是颅骨缺损和通过缺损疝出于颅腔之外的肿物，诊断并不困难。对颅底部脑膜膨出或脑膜脑膨出，应考虑与鼻息肉或鼻咽部肿瘤相鉴别。MRI对颅骨缺损的分辨不如CT，但对膨出内容物分辨力较高，观察蛛网膜下隙、脑实质、脑室的形态均优于CT。

二、先天性脑积水

先天性脑积水（congenital hydrocephalus）又称婴儿性脑积水（infantile hydrocephalus）、积水性无脑畸形。

【病因】

病因不明，可能由于胚胎时期颈内动脉发育不良，使大脑前、中动脉供血的幕上半球发育障碍，而形成一个大囊；也可能与母体感染、照射放射线、缺氧有关。

【临床与病理】

多为中脑导水管发育不良，发生狭窄或闭锁，引起梗阻，上方脑室扩大，脑质变薄如纸，也可发生于第四脑室出口。在大脑半球形成一个囊，囊壁由软脑膜组成，其内衬以神经胶质组织，而不是室管膜，颅骨及脑膜发育正常，出生后数周或数月逐渐出现症状，头颅迅速增大，呈球状，与面部比例失调，吞咽艰难，运动失调，两眼下视呈落日征，深反射亢进等，颅骨透光试验阳性，智力低下，多数在1岁之内死亡，个别可存活至6岁以上。

【MRI表现】

额叶、顶叶、颞叶脑实质几乎完全消失或残留极少。小脑和脑干发育一般正常，第四脑室位置、形态无异常改变。所有病例中均可见到正常的大脑镰结构。显示幕上为水样信号，T_1WI为低信号，T_2WI为高信号。显示大脑镰、基底节、小脑及脑干结构，MRI更清楚（图2-7-1）。

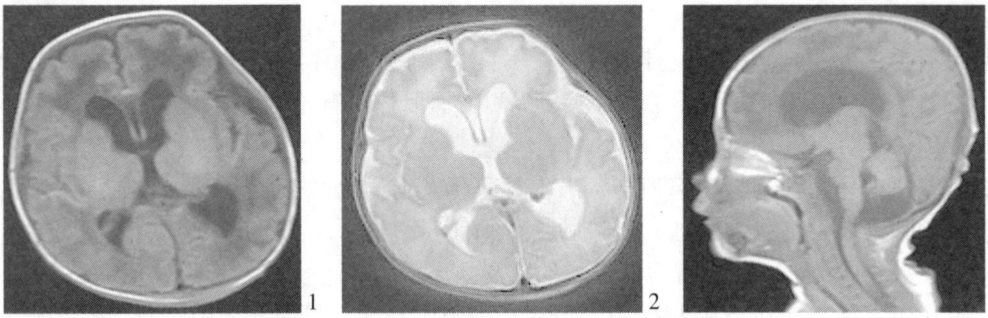

1.T_1WI轴位；2.T_2WI轴位；3.T_1WI矢状位。双侧侧脑室、第三脑室、第四脑室扩大，边缘圆钝，侧脑室周围脑实质大片状长T_1、长T_2水肿带。

图2-7-1 先天性脑积水

【诊断与鉴别诊断】

根据临床表现及影像所见，诊断先天性脑积水不难。在鉴别诊断上，需与重度脑积水、慢性双侧性巨大硬膜下血肿或水瘤以及脑严重缺氧鉴别。

三、小脑扁桃体下疝畸形

小脑扁桃体下疝畸形又称Chiari畸形，是一种先天性后脑疾病，常合并颅底畸形、脊髓空洞、脊膜脊髓膨出等。

【病因】

本病是由于后颅凹中线结构在胚胎期发育异常所致。

【临床与病理】

Chiari畸形按严重程度分为四型：

Ⅰ型：多见于儿童及成人，小脑扁桃体疝入上椎管，第四脑室位置正常。

Ⅱ型：最常见，多见于婴儿，小脑下蚓部疝入上颈椎管，脑桥和延髓向下移位，第四脑室延长。

Ⅲ型：罕见，多见于新生儿期，延髓向下移位，第四脑室及小脑疝入。

Ⅳ型：非常罕见，常于婴儿期，以小脑发育不全为特点。

【MRI表现】

本病诊断主要依据小脑扁桃体疝入椎管内。以正中矢状面T_1加权像最适于观察小脑扁桃体的位置和大小。MRI矢状位上可显示一侧或双侧小脑扁桃体下疝超过枕大孔缘5 mm以下，后颅窝狭小、扁桃体下疝、扁桃体呈猪尾状变形、后颅窝蛛网膜下腔与脑池消失等征象（图2-7-2、图2-7-3）。

【诊断与鉴别诊断】

本病诊断主要依据小脑扁桃体疝入椎管内，MRI矢状位显示清晰，一般可明确诊断。

Chiari畸形需要和小脑扁桃体延髓联合畸形、其他颅内占位病变合并枕大孔疝、小脑扁桃体下疝畸形等鉴别。前者扁桃体多呈舌状，并常合并其他畸形；而后者扁桃体多呈锥形，并可同时显示颅内占位性病变的征象，鉴别不难。

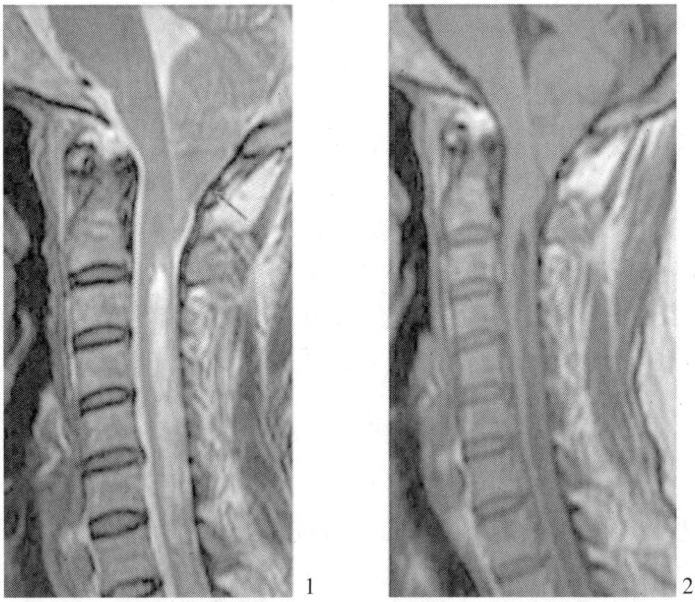

矢状面T_1WI及T_2WI示小脑扁桃体下疝入椎管超过枕大孔22 mm，枕大池缩小，颈段脊髓中央管扩张明显，内可见长T_1、长T_2囊状脑脊液信号影。

图2-7-2　Chiari畸形Ⅰ型

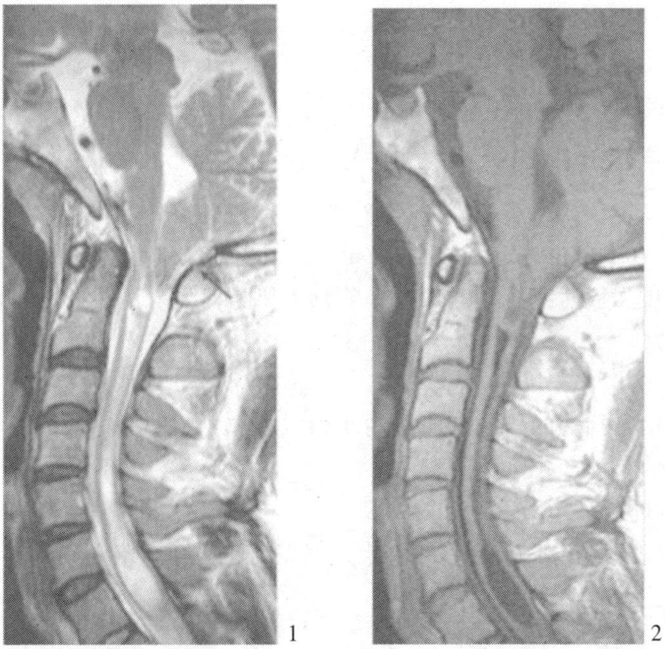

矢状面T_1WI及T_2WI示扁桃体呈舌状延长经枕大孔疝入上颈段椎管，部分延髓、四脑室同时向下延伸，脊髓受压变形，可见脊髓空洞为T_1低信号、T_2高信号。

图2-7-3　Chiari畸形Ⅱ型

四、先天性第四脑室中孔和侧孔闭锁

先天性第四脑室中孔和侧孔闭锁又称Dandy-Walker综合征，为先天性菱脑发育畸形，常见于婴儿和儿童，有家族史。

【病因】

小脑发育畸形和第四脑室中、侧孔闭锁，引起第四脑室囊性扩大和继发梗阻性脑积水。

【临床与病理】

病理改变主要有小脑蚓部不发育或发育不全，约有25%的病例蚓部缺如，伴颅后窝囊肿。其囊壁由后髓帆组成，包括室管膜、胶质、小脑组织、软脑膜和蛛网膜等组织，囊肿壁中央与蚓部残留组织相连，两侧和小脑半球相邻。囊肿的大小变化很大，囊壁可发生钙化；由于第四脑室的中孔和侧孔闭塞，常合并不同程度的脑积水；还可见到颅后窝扩大，颅板变薄，窦汇、横窦和天幕上移超过人字缝；此外，还可合并大脑发育异常，如胼胝体发育不全等。临床可见头颅明显扩大和面部不相称，前后径增宽，以枕部膨隆为著，眼睛向下倾斜，一般智力尚可。

【MRI表现】

第四脑室向后扩大，形成小脑后囊肿。脑干前移，桥前池及脑桥小脑角池消失。常合并幕上畸形，如脑积水、胼胝体发育不全、枕部脑膨出、神经元移行异常。颅后窝增大，其内为液体信号。小脑蚓部缺如，并发脑积水。

【诊断与鉴别诊断】

根据上述表现，本病的诊断可以确定。鉴别诊断：本病应与颅后窝巨大蛛网膜囊肿区别，后者可压迫第四脑室，使其变小和向前移位，幕上脑室对称性扩大积水，蛛网膜囊肿不与脑室系统相通，且脑积水程度较前者轻。巨大枕大池亦应与本病区别，巨大枕大池是一种发育异常，根据其小脑半球可伴有萎缩、第四脑室位置正常、脑桥池和桥小脑角池可显示正常等，即可与本病区别。

五、脑灰质异位

【临床与病理】

脑灰质异位（cerebral heterotopic gray matter）是成神经细胞在胚胎发育过程中未能移至皮质表面。病灶小可无症状或有癫痫发作；病灶大则常有癫痫、精神呆滞和脑发育异常；可并发其他脑发育异常。

【MRI表现】

可显示与灰质信号相等的异位灰质居白质内，多位于半卵圆中心，并有占位作用，并发的脑畸形也易于显示。

【诊断与鉴别诊断】

根据CT和MRI表现结合临床，诊断不难，但需与颅内肿瘤鉴别。

六、胼胝体发育不全

胼胝体发育不全（hypoplasia of corpus callosum）包括胼胝体缺如或部分缺如。

【病因】

先天遗传抑或因胚胎在孕12～20周内受代谢、机械等因素影响，是少见的先天性畸形。

【临床与病理】

胼胝体发育不全常伴有第三脑室上移、两侧侧脑室分离，也可伴有颅脑其他发育畸形，如胼胝体脂肪瘤、脑回畸形、脑膜脑膨出、视隔发育不全等。许多病人无明显症状，有些仅有轻度视觉障碍。严重者精神发育迟缓和癫痫，发生脑积水及颅高压，表现呈痉挛状态和锥体束受损。

【MRI表现】

矢状面T_1WI显示胼胝体发育不全最清楚，可见大脑半球内侧面的脑随上移的第三脑室顶部呈放射状排列，顶叶、枕叶和距叶裂的会聚点消失。横断面、冠状面T_1WI显示双侧侧脑室分离，后角大而前角小，第三脑室抬高常合并脂肪瘤（图2-7-4）。

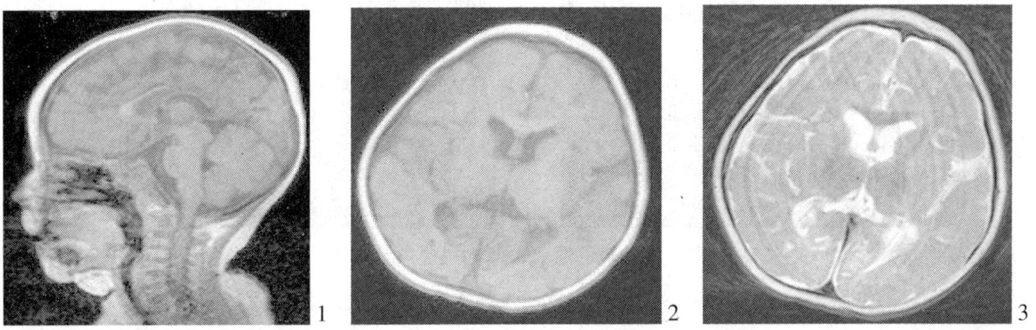

1.T_1WI矢状位；2.T_1WI轴位；3.T_2WI轴位。T_1WI矢状位可见胼胝体部分体部、压部缺如，T_1WI、T_2WI轴位可见双侧脑室枕角、颞角间距增宽。

图2-7-4 胼胝体发育不全

【诊断与鉴别诊断】

根据上述表现，胼胝体发育不全的诊断并不困难。鉴别诊断：需与透明隔囊肿相区别。

七、蛛网膜囊肿

颅内蛛网膜囊肿（arachnoid cyst）是脑脊液在脑外的异常局限性积聚。

【病因】

先天发育异常所致者，多见于小儿；由外伤、感染、手术等原因所致的少数脑肿瘤也可并发蛛网膜囊肿，可发生于任何年龄，多见于中青年。

【临床与病理】

囊壁多由透明而富有弹性的薄膜组成，囊内充满清亮、透明的脑脊液，少量出血时可呈微黄色。原发性蛛网膜囊肿多属蛛网膜内囊肿，囊肿与蛛网膜下隙不交通，好发于侧裂池、大脑半球凸面、鞍上池及枕大池，极少发生于脑室内。继发性蛛网膜囊肿其囊腔多数情况下与蛛网膜下隙之间有狭窄的通道相连，囊腔实际上是蛛网膜下隙的局部扩大，多见于较大的脑池处，如鞍上池、枕大池、侧裂池和四叠体池等。囊肿可推压局部脑组织和颅骨，引起颅骨菲薄、膨隆，原发性者尚可导致脑发育畸形。临床上部分病人无任何症状、体征，部分病人可出现与其他颅内占位性病变相似的表现，如轻瘫、癫痫发作等。

【MRI表现】

蛛网膜囊肿在T_1WI呈低信号，在T_2WI呈高信号，与脑脊液信号完全一致，但当囊液内蛋白和脂类成分含量较高时，在T_1WI和T_2WI上，其信号均可稍高于正常脑脊液。由于MRI可以多轴位观察以及无骨性伪影干扰，对中线和颅后窝囊肿显示较好（图2-7-5）。

【诊断与鉴别诊断】

根据上述影像学表现，CT和MRI不但可以明确囊肿性质、部位、大小，还可了解病灶对周围重要组织的损害情况。在鉴别诊断上，鞍上池的囊肿需与第三脑室扩大鉴别，需行脑池造影CT检查，如为囊肿，则对比剂可进入；如为扩大的第三脑室，则无对比剂进入。颅后窝蛛网膜囊肿需与颅后窝肿瘤如血管母细胞瘤、表皮样囊肿相鉴别。根据各自的密度和信号以及增强情况，鉴别诊断不难。

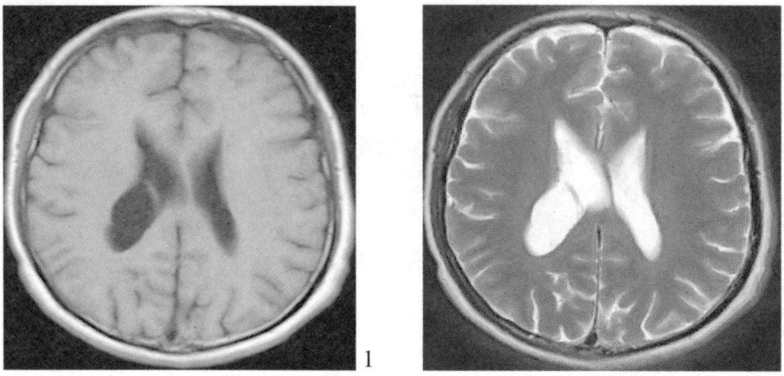

1　　2

1.T_2WI轴位；2.T_2WI轴位。右侧侧脑室较对称增大，其内可见囊性长T_1、长T_2信号，边缘可见低信号囊壁。

图2-7-5　右侧脑室蛛网膜囊肿

八、结节性硬化

【病因】

结节性硬化又称Bourneville病，是常染色体显性遗传病，是以不同器官形成错构瘤为特点的疾病。结节性硬化可为家族性发病，又可散发。男性发病率比女性发病率高2～3倍。

【临床与病理】

结节性硬化主要临床表现是癫痫、智力障碍和面部皮脂腺瘤。痉挛状态和其他脑性麻痹征象也不少见。皮肤改变主要是棕色痣呈蝶翼状分布于鼻、颊、颏部。常有多发皮脂腺瘤。可并发纤维瘤、先天性视网膜肿瘤和多指及并指畸形等。病理特征主要为皮层结节、白质内异位细胞团和脑室内的小结节，结节内可有钙盐沉积，偶有囊变。易伴发室管膜下巨细胞型星形细胞瘤，亦可伴有视网膜的胶质瘤及其他内脏肿瘤。皮脂腺瘤由皮脂腺、增生的结缔组织与血管组成，常见于面部皮肤。

【MRI表现】

较大的结节在T_1WI是等信号或低信号，T_2WI呈高信号，有时结节周围有厚薄不一的高信号环包绕（图2-7-6）。部分病例有脑室扩大及脑萎缩。少数病例可合并有室管膜下巨细胞星形细胞瘤。

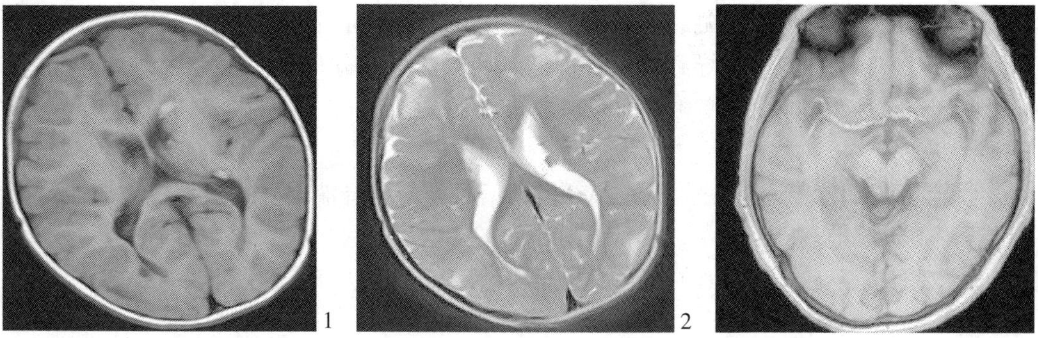

1　　2　　3

1.T_1WI轴位；2.T_2WI轴位；3.T_2-tirm轴位。双侧侧脑室室管膜下、皮层下多发斑片状、结节样异常信号，T_1低信号、T_2高信号。

图2-7-6　结节性硬化

【诊断与鉴别诊断】

根据面部皮脂腺瘤、癫痫、智力发育障碍的临床特点，和MRI特征表现，诊断并不困难。鉴别诊断：应与脑囊虫病区别，后者虽然也可表现为钙化或非钙化的结节或小囊，但多见于脑实质内，偶然也可在脑室内形成囊肿，两者仍可区别。

第八节　脑变性疾病

一、阿尔茨海默病

阿尔茨海默病又称老年性痴呆或Alzheimer型老年性痴呆，大多数病人65岁以后起病，且随着年龄增加，患病率也逐渐增加。

【病因】

病因未明，目前认为较为肯定的危险因素有年龄、缺乏教育、痴呆家族史、头外伤、冠心病等。

【临床与病理】

本病为中枢神经系统的原发性变性疾病，临床上以记忆丧失、抽象思维和计算受损、人格和行为改变为特征。脑的大体检查显示弥漫性脑皮质萎缩，组织学上可见神经原严重丧失伴胶质增生。

【MRI表现】

主要表现为弥漫性脑萎缩，以颞叶前部及海马最明显，两侧多不对称。颞角扩大，颞角内侧脑实质密度减低，即所谓海马透明区（hippocam pallucency），MRI线性测量海马萎缩能够作为早期诊断Alzheimer病的可靠性指标之一。

【诊断与鉴别诊断】

Alzheimer病以女性发病多见，病前多数无高血压病及脑血管意外史，病程缓慢进行性发展，症状较为固定，无明显波动性，MRI表现为弥漫性脑皮质萎缩，早期病例诊断困难，中晚期病例根据影像所见，结合临床诊断不难。主要需与正常老年性变化、Pick病、亚急性动脉硬化脑病和多发梗死性痴呆鉴别。多发梗死性痴呆以男性多见，既往多有高血压病史，多数在痴呆明显前有脑血管意外的病史，病情时好时坏，呈阶段性加重趋势，MRI表现为多发梗死、腔隙和软化灶。

二、帕金森病

帕金森病（Parkinson disease）又称为原发性震颤麻痹，是常见的运动障碍性疾病，好发于40～70岁。

【病因】

病因不明，继发于脑炎、脑血管病、脑瘤、脑外伤以及药物或毒物中毒性脑病之后者，称为Parkinson综合征。

【临床与病理】

主要原发病变部位在黑质及黑质纹状体通路，病理变化是中脑黑质致密带、脑桥蓝斑区色素细胞丧失及迷走神经背核等部位的神经元减少，同时伴有神经胶质增生。临床症状包括静止性震颤、动作缓慢或不能、步态缓慢、平衡和起步动作困难及僵硬。继发症状包括抑郁、易激动、焦虑、认知能力下降、发音和吞咽困难等，晚期多死于并发症。

【MRI表现】

高分辨率MRI，可见呈略高信号的黑质致密带萎缩、变窄，而呈短T_2的黑质网状部相对增宽以及弥漫性大脑皮质萎缩。双侧苍白球出现短T_2异常信号。壳核也可出现短T_2信号。

【诊断与鉴别诊断】

MRI虽然可以显示上述病变，但都是不肯定的和非特异性的，MRI为正常表现的也不少见。诊断必须密切结合临床。

三、肝豆状核变性

肝豆状核变性又称Wilson病，通常见于少年或青年成人。

【病因】

本病为家族性常染色体隐性遗传性铜代谢障碍型神经系统变性疾病。

【临床与病理】

本病三大主征为脑豆状核变性、角膜Kayser-Fleisher色素环（K-F环）及小叶性肝硬化。肝脏由于铜的沉积而硬化，脑由于铜的沉积而发生神经系统症状，包括构音障碍、震颤、手足徐动症和痉挛状态。脑的铜沉积合并胶质增生在壳核最显著并可继发皮质、脑干、小脑齿状核、黑质和白质受累。

【MRI表现】

豆状核、尾状核、丘脑表现为T_2WI病灶可呈对称性高信号或混杂信号，病变亦可见于基底节以外其他部位，如脑干、皮层或小脑。T_2WI上中脑被盖高信号，红核低信号。同时有脑萎缩。增强扫描无强化（图2-8-1、图2-8-2）。

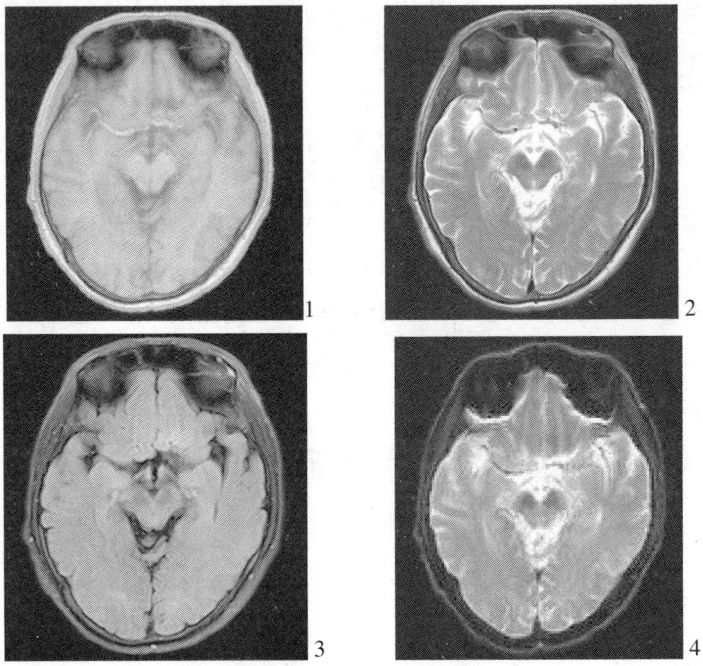
1 2 3 4

脑干双侧大脑脚T_2WI稍低信号（低场强MRI）

图2-8-1　肝豆状核变性

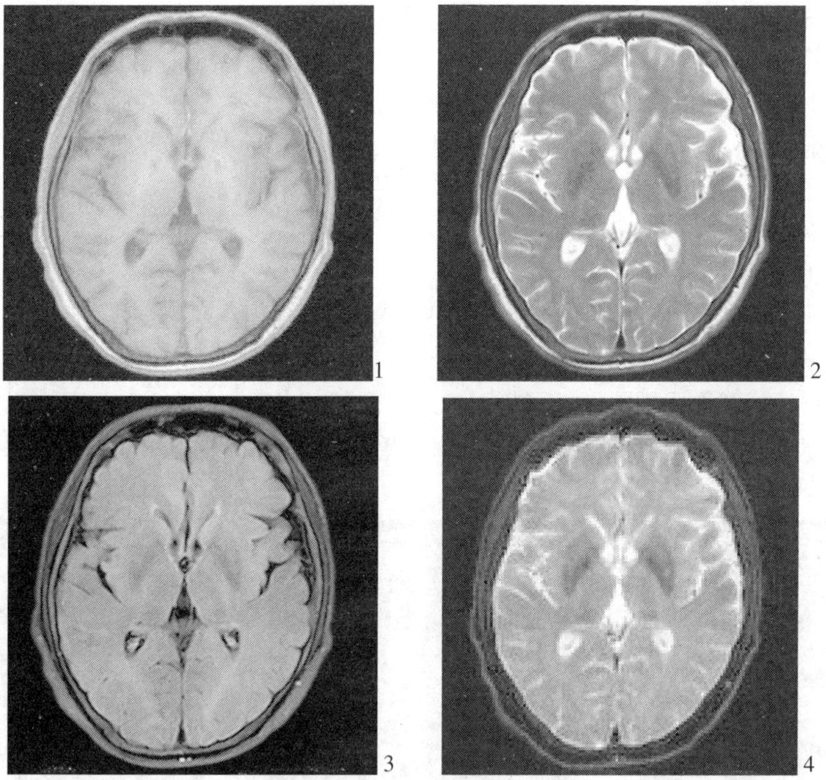

双侧豆状核T_2WI条带状稍高信号

图2-8-2　肝豆状核变性

【诊断与鉴别诊断】

多数青春期发病，多有家族史；肝功能障碍、神经症状和K-F环三大症状；血清总铜量和血铜蓝蛋白降低，尿铜排量增加。MRI上T_2WI病灶呈高信号。鉴别诊断：本病需与Huntington病、Hallervorden-Spatz病、Parkinson病、中毒性脑缺氧性损害和Leigh病区别。

第九节　脱髓鞘疾病

一、多发性硬化

多发性硬化（multiple sclerosis，MS）是以病灶多发，病程以缓解与复发为特征的中枢系统脱髓鞘疾病。本病好发于中青年，女性发病稍多，欧洲地区MS以白质内硬化斑为主，一般起病慢，病程长，症状较轻。而我国的MS以白质软化坏死为主，一般起病快，病程短，症状重。

【病因】

病因不明，可能与早年病毒感染，在中枢神经系统引起的自体免疫反应有关。

【临床与病理】

临床表现复杂多变，常是缓解与复发交替，常有癫痫、感觉或运动障碍以及精神症状等。视神经损害可以是早期症状之一。

早期：髓鞘崩解，小胶质细胞增生形成泡沫细胞。血管周围有淋巴细胞、浆细胞浸润。轴索保持。中期：髓鞘崩解产物逐渐被吞噬细胞清除，形成坏死灶。轴索消失。晚期：病灶区有胶质细胞增生，周围有网状与胶原纤维增殖，形成灰色斑块。各期病理征象，往往在同一病人的不同部位看到，病灶多发，病变新旧不一。病灶小自几毫米，大至几厘米。病变后期有脑萎缩改变。

【MRI表现】

MS的病灶可见于大脑半球、脑干，也可见于小脑半球。病灶主要位于侧脑室周围以及深部脑白质，脑干以中脑的大脑脚为多。病灶可以几个毫米至整个侧室周围，大者有占位效应。横断面病灶呈圆形或椭圆形，冠状面呈条状，可垂直于侧脑室，这种征象称“直角脱髓鞘征象”。这是因为病灶源于静脉周围。病灶T_1WI为低信号，T_2WI为高信号。处于活动期的MS斑块具有明显异常增强（图2-9-1）。

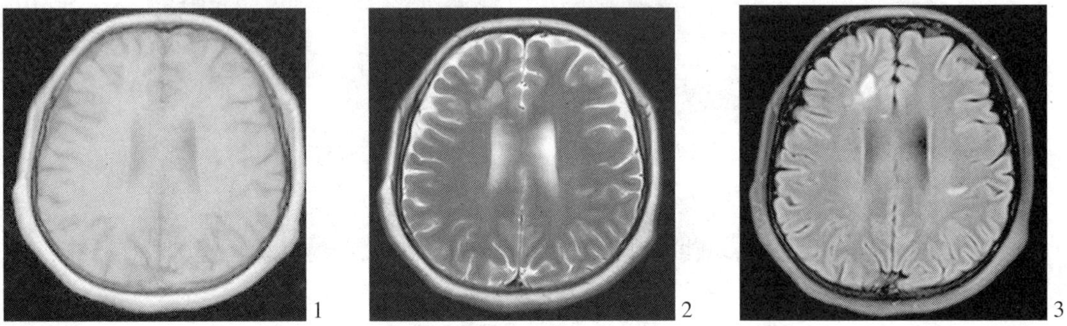

1.T_1WI轴位；2.T_2WI轴位；3.T_2-tirm轴位。双侧脑室旁、半卵圆中心可见条片状T_1WI等低信号，T_2WI、T_2-tirm呈高信号，其中部分病灶垂直于侧脑室呈Dawnson’s指征。

图2-9-1　多发性硬化

【诊断与鉴别诊断】

本病常累及神经系统多个部位。平扫双侧侧脑室周围尤以侧室前角、后角多发T_2WI高信号，病灶新旧不一。大多数无占位征象。增强扫描急性期可有强化。

鉴别诊断：本病需与正常年龄增长、免疫有关脑脊髓炎、转移性肿瘤、脑炎、多灶性胶质瘤、皮层下脑动脉硬化、多发性脑梗死、脑炎、肾上腺脑白质营养不良、放疗和化疗反应以及结节病等区别。

二、肾上腺脑白质营养不良

【病因】

肾上腺脑白质营养不良属性连锁隐性遗传，多见于男孩。由于缺乏酰基辅酶A合成酶导致脂肪代谢紊乱，长链脂肪酸在细胞内异常堆积，以脑及肾上腺皮质尤甚，破坏脑白质及肾上腺皮质。

【临床与病理】

多在3～14岁起病。神经症状呈进行性发展，可有偏瘫、偏盲，后期发展成四肢瘫、去大脑强直、痴呆。肾上腺皮质功能不全时可发生危象，皮肤色素沉着，皱褶纹明显。大脑白质广泛脱髓鞘，从后部向前扩展。肾上腺皮质萎缩，特殊的大细胞质呈条纹状，有脂质板层。

【MRI表现】

平扫：两侧脑室三角区周围白质内呈现大片对称性T_2WI高信号，可通过胼胝体将两侧联系起来，病灶可向前延伸至额叶。锥体囊、脑桥基底部有萎缩性改变。小脑也可受累。发生Wallerian变性，表现为皮层脊髓束退变，多伴有脑萎缩。增强扫描病灶活动期有周边环形强化，非活动期无强化（图2-9-2）。

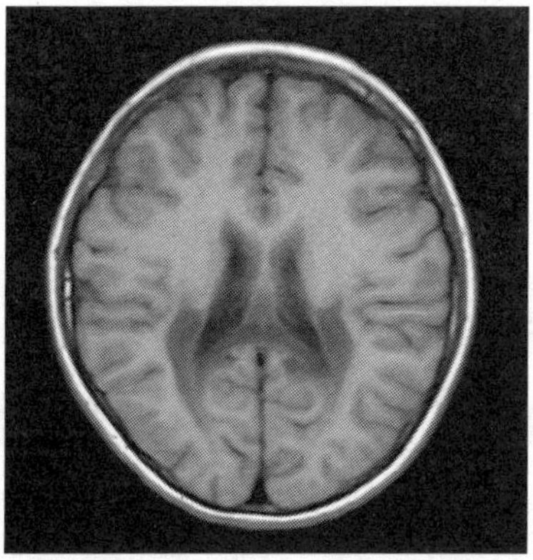
1

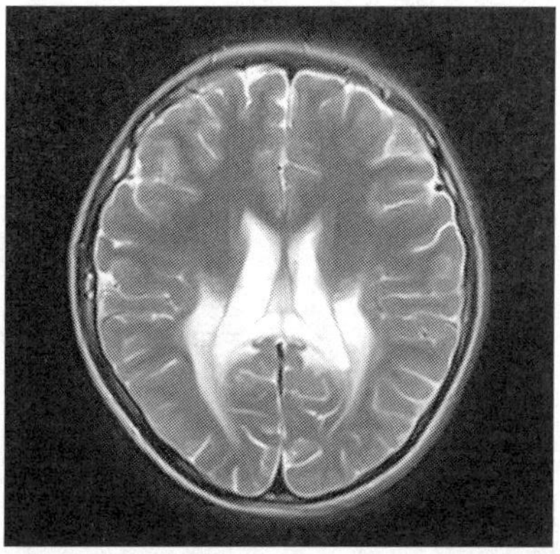
2

1.T_1WI轴位；2.T_2WI轴位。双侧侧脑室三角区周围脑实质可见对称性片状T_1WI低信号、T_2WI高信号。

图2-9-2　肾上腺脑白质发育不全

【诊断与鉴别诊断】

顶枕区病变，由后向前发展，两侧对称呈蝶翼状，有一定特征性，有助于与其他脱髓鞘疾病鉴别，但诊断仍需结合临床，尤其是晚期病例缺乏一定特征时，单凭影像表现难与其他脱髓鞘疾病鉴别，需结合临床资料综合判断才能做出诊断。

三、急性播散性脑脊髓炎

急性播散性脊髓炎是一种某些感染导致中枢神经系统的髓鞘脱失性病变，任何年龄均可发病，好发于儿童及青壮年。

【临床与病理】

中枢神经系统广泛受损，出现大脑、脑干、脑膜及脊髓症状与体征。病变处血管周围有炎性细胞浸润，血管充血、水肿，神经髓鞘肿胀、断裂及脱失，形成点状软化坏死灶，可融合成大片，病灶主要位于白质，但也可损伤灰质及脊神经根。可有胶质细胞增生。

【MRI表现】

双侧大脑半球皮层下白质呈弥散对称性T_1WI低信号、T_2WI高信号，以双侧侧脑室周围明显，可累及基底节，病灶边缘呈波浪状，境界清楚，周围有水肿，脑室因水肿而受压变小。慢性期白质和灰质呈现为脑萎缩改变，前者表现为脑室系统扩大，后者则表现为脑沟增宽。增强扫描多无强化。

【诊断与鉴别诊断】

本病影像学表现缺乏特异性，诊断有一定困难，常需结合临床及实验室检查。需与弥漫性硬化、进行性多灶性脑白质病等鉴别。

（窦郁，王正盛）

第三章　头颈部

第一节　MRI检查技术

一、体位及线圈

一般采用仰卧位，表面线圈与标准的头颅线圈均可获得高质量的图像，头颅线圈视野大，有利于了解病变范围以及和邻近结构的关系。扫描前应嘱咐患者在扫描过程中不做吞咽动作、不转动头部、不说话以减少运动伪影。

二、扫描方位

头颈部MRI检查常规选用横断面，辅以冠状面，必要时加用矢状面。横断面扫描时基线应根据所需检查部位进行选择。对检查口腔以上部位者基线应与硬腭平行，口腔以下者则与下颌骨下缘平行，冠状面及矢状面应与横断面垂直。眼部扫描范围包括整个眼眶上下缘，鼻部扫描范围包括整个副鼻窦，层厚3～5 mm，层间距0～0.5 mm。

眼部加扫斜矢状面，斜矢状面扫描平面平行于视神经长轴。眼眶病变观察眼上肌群、下直肌及视神经管内段时，可加扫斜矢状位（图3-1-1）。

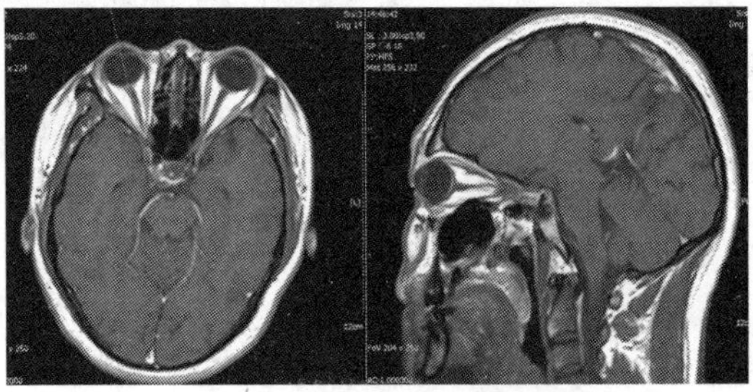

图3-1-1　视神经斜矢状位

三、扫描序列

自旋回波（SE）序列、快速自旋回波（FSE）序列和短时间反转恢复（STIR）序列是最常用的序列，平扫序列以T_1WI、T_2WI（抑脂和不抑脂）序列为主。增强扫描以抑脂的T_1WI序列为主，保留一个不抑脂序列。颈部MRI增强扫描有助于显示病变与周围结构的关系、显示肿物内的血供情况、鉴别肿瘤治疗后复发或瘢痕（纤维化）以及对有特殊要求的MRI血管成像。

四、MRI特殊技术应用

头颈部病变DWI反映不同病变之间水分子自由扩散特征存在差异，ADC值变化与组织学类型相关，结果有助于鉴别良、恶性病变。扩散张量成像（DTI）能较好地显示全视路的神经纤维束，可显示视交叉及视辐射的纤维束。

磁共振波谱成像（MRS）、功能磁共振成像技术可反映皮质功能改变，有助于对视神经病变患者的视皮质分析。

第二节　正常MRI表现

一、眼部

（一）眼眶

致密骨 T_1WI 及 T_2WI 呈低信号，松质骨 T_1WI 及 T_2WI 均呈高信号。正常眶缘骨质坚厚，除致密骨外，尚有较少的松质骨，而眼眶四壁主要由较薄而致密的骨板构成，T_1WI 及 T_2WI 呈低信号，加上眶壁旁的副鼻窦内的气体亦为低信号，因而MRI对眼眶轮廓和形态的显示远不如CT敏感和准确。

（二）视神经

视神经由视网膜神经节细胞的轴突组成，从眼球后极穿出球壁经过眼眶和视神经管进入视交叉。视神经在 T_1WI 和 T_2WI 均为等信号，其直径约为3～4 mm，长度为4～5 cm（图3-2-1）。

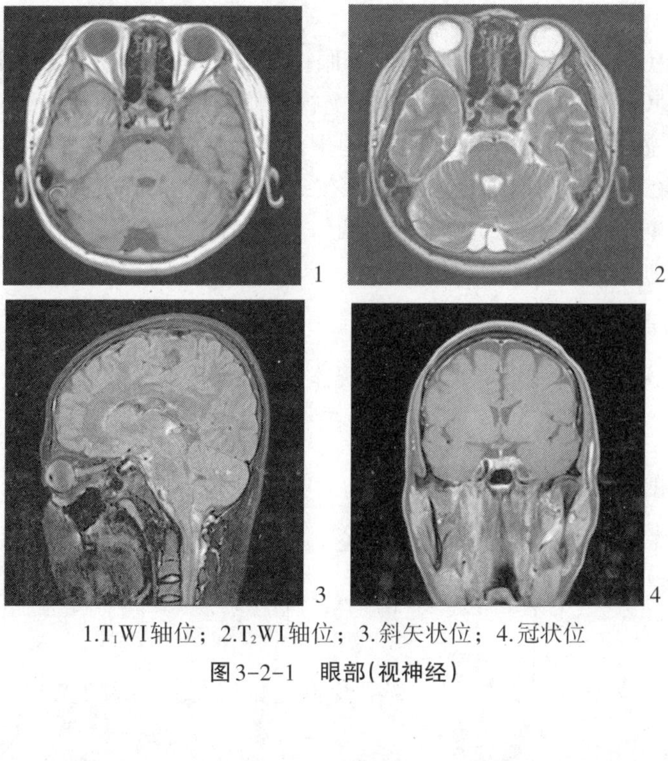

1.T_1WI轴位；2.T_2WI轴位；3.斜矢状位；4.冠状位

图3-2-1　眼部(视神经)

沿视神经走行的斜矢状断面可显示视神经全长，冠状位视神经眶内段则表现为眶内正中偏上类圆形视神经断面，而视交叉则表现为垂体上方横条影。视神经周围有三层鞘膜，即硬膜、蛛网膜和软膜，由于硬膜下腔和蛛网膜下腔在T_1WI呈低信号，在T_2WI呈高信号，MRI可将其与视神经区分。

（三）眼外肌

眼外肌包括4条直肌（上、下、内、外直肌）、2条斜肌（上、下斜肌）和1条提上睑肌。

眼外肌在T_1WI及T_2WI上均呈中等信号。横断面及矢状面可显示直肌全长，矢状面可将上、下直肌显示于同层面上；而横断面则显示内外直肌于同一层面；冠状面可见各直肌断面，分别位于眼眶内壁四周；两条斜肌于冠状面显示最佳；有时将上斜肌与上直肌合称为眼上肌群，将下斜肌与下直肌合称为眼下肌群；冠状面及矢状面可区分上直肌与提上睑肌（图3-2-2）。

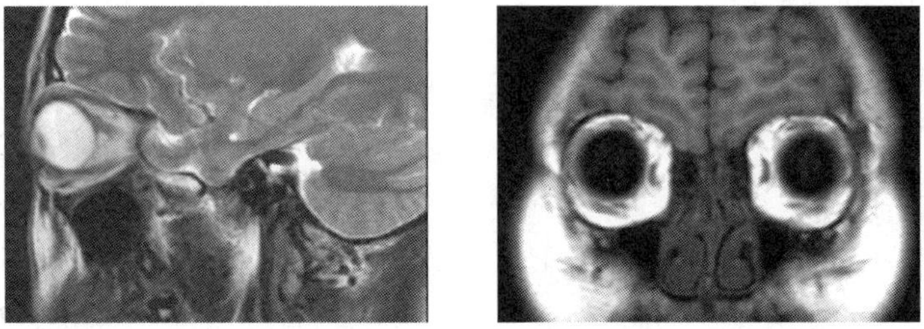

图3-2-2　眼部(眼外肌)

（四）眼部血管

眼部血管因流空效应在T_1WI及T_2WI上均呈管状低信号，在高信号的脂肪及等信号的肌肉、神经衬托下常能显示其走行。MRI横断面及矢状面可显示前后走行的眼血管主干，冠状面则对垂直于眼轴走行的分支血管显示较好。

（五）眼球

眼球由眼球壁（眼环）及其内容物组成。眼球壁厚约2 mm，分为纤维膜、血管膜、视网膜三层，T_1WI及T_2WI均呈低信号。MRI图像上视网膜与脉络膜紧密地结合在一起，T_1WI及T_2WI均呈等信号。晶状体由65%的水和35%的蛋白质组成，其周围部称晶状体皮质，其中蛋白质以聚合状态存在，水分子以结合水形式存在，T_1WI及T_2WI均呈中等信号，中央部为晶状体核，含有较多密集的纤维层，T_1WI呈中、低信号，T_2WI呈低信号。房水和玻璃体，约99%为水，T_1WI呈低信号，T_2WI呈高信号。

（六）眶内脂肪

T_1WI呈高信号，T_2WI呈高信号，没有玻璃体信号高。

（七）泪腺

泪腺位于眼眶前上方外侧壁的泪腺窝内，T_1WI呈中等信号，T_2WI呈略高信号，MRI横断面及冠状面可清晰显示。

二、鼻腔及鼻窦

（一）外鼻及鼻腔

外鼻及鼻腔气道含空气，无信号。鼻甲及鼻腔黏膜在T_1WI及T_2WI均呈中等信号，增强扫描后鼻甲及鼻腔黏膜由于富含血管而明显强化。显示鼻甲与鼻道的关系以冠状面最好（图3-2-3）。

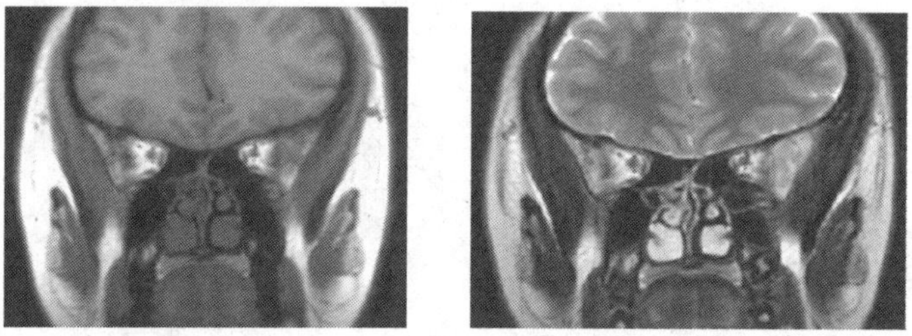

图 3-2-3 外鼻及鼻腔

（二）鼻窦

由于鼻腔内气体与窦壁骨皮质均为低信号，二者很难区分，因此鼻窦主要由中等信号强度的黏膜层衬托而显示。注射Gd-UIPA后，黏膜明显强化。额窦及上颌窦周围的松质骨内有骨髓组织，则呈高信号。MRI横断面可清楚显示上颌窦前后壁和内侧壁、前后组筛窦、额窦前后壁、蝶窦与筛窦及与眼眶的关系；冠状面对眶底、筛窦与上颌窦分界、中鼻道、额窦与筛窦、前颅窝及眼眶的关系显示较好（图3-2-4）。

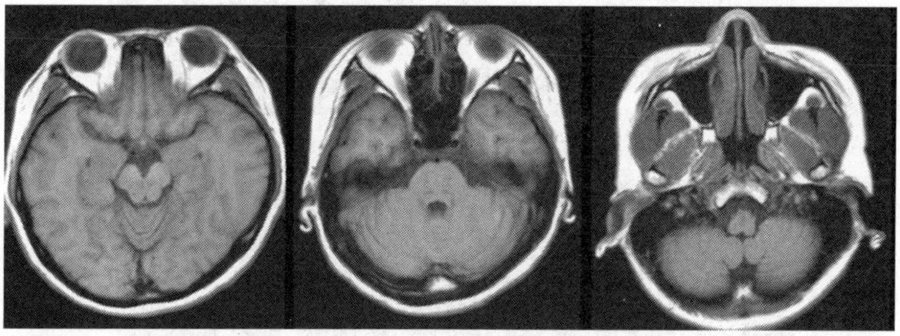

图3-2-4 鼻窦

三、咽喉部

咽部上起颅底，下达第6颈椎平面，可分为鼻咽、口咽及喉咽三部，是呼吸和消化的共同通道。喉可分为声门区、声门上区及声门下区。

（一）鼻咽腔

平静呼吸时，MRI横断面上鼻咽腔呈正方形、长方形或梯形，咽鼓管咽口位于圆枕之前，部分人咽鼓管开口不明显，约1/3正常人两侧咽隐窝轻度不对称。MRI冠状面上鼻咽腔位于中线颅底下方，咽鼓管咽口位于咽圆枕下方，上方为咽隐窝，矢状切面上鼻咽腔呈J形（图3-2-5、图3-2-6）。

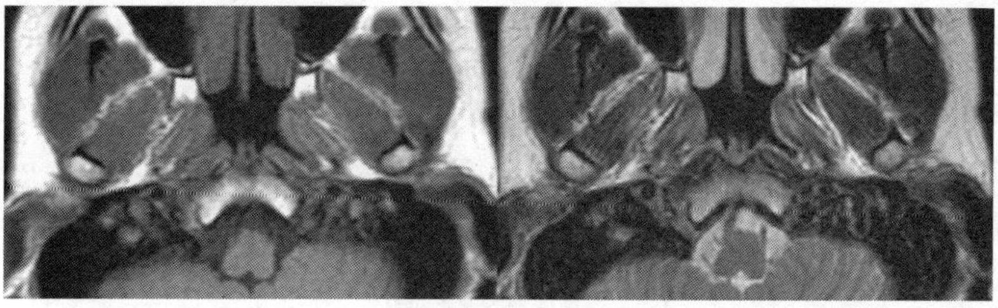

图3-2-5 鼻咽

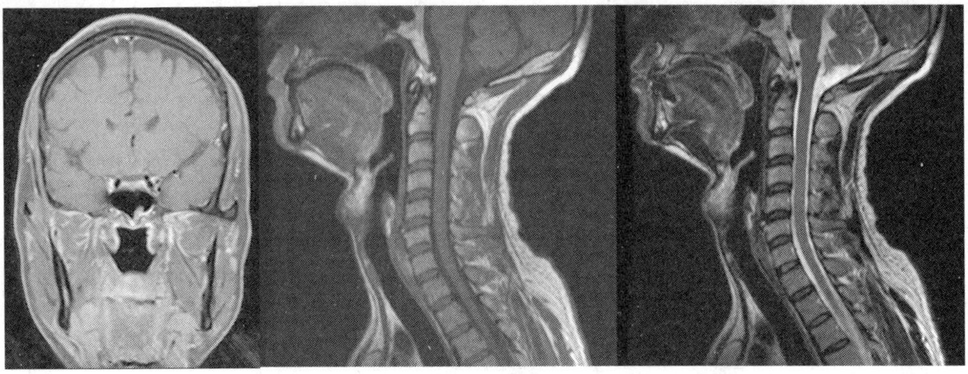

图3-2-6　鼻咽腔

（二）咽周间隙

咽周间隙包括咽后间隙、椎旁间隙、咽旁间隙、颈动脉间隙（图3-2-7、图3-2-8）。

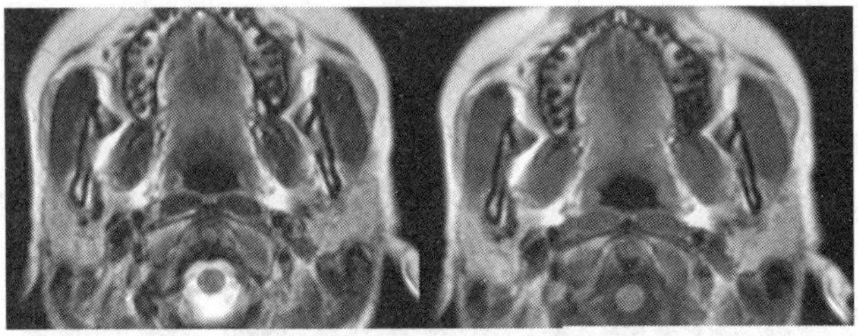

图3-2-7　咽周间隙

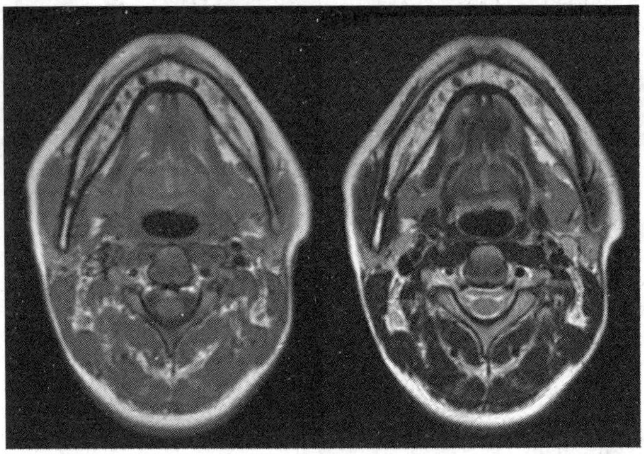

图3-2-8　咽周间隙

（三）口咽部

口咽部又称中咽，自软腭游离缘至会厌上缘水平之间，其前上方经咽峡部与口腔相通，前下方是舌根，后方是咽后壁，两侧是舌腭弓和咽腭弓，其间形成扁桃体窝，内有腭扁桃体。

（四）喉咽部

喉咽部自会厌上缘至环状软骨下缘，其前方通喉腔，下端在环状软骨下缘平面连接食管，前壁附着于甲状软骨和甲状舌骨膜，后壁与口咽部后壁相连接。喉咽由声门上喉两侧的梨状窝和环状软骨后的环后或环咽后间隙组成，梨状窝为尖向下的三角形空腔，其内侧壁为杓会厌皱襞，外侧为甲状软骨膜，于甲状软骨后方直接与环后间隙相连（图3-2-9）。

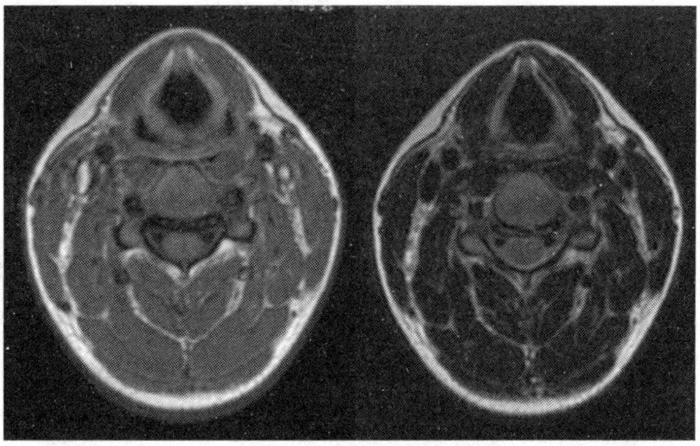

图3-2-9 咽喉

（五）喉腔

喉（larynx）既是呼吸管道，又是发音器官，位于颈前正中，上通咽腔下接气管，上界为会厌上缘，下界为环状软骨下缘。喉是以软骨为支架由肌肉、韧带、纤维组织及黏膜等构成的锥形管腔状器官。

1.甲状软骨

少年T_1WI及T_2WI呈均匀等信号，成年人T_1WI中央高信号代表脂肪及黄骨髓生成，年老时骨化变为皮质骨，信号减低。

2.环状软骨

年轻人T_1WI及T_2WI均呈等信号，随年龄增长，软骨板边缘骨化信号降低，中央黄骨髓成分增多，信号增高。

3.杓状软骨

MRI信号与环状软骨相似。

4.会厌软骨

会厌软骨由弹性软骨组成，T_1WI呈略低于肌肉的信号，T_2WI呈略高于肌肉的信号。

5.会厌前间隙

会厌前间隙为喉前方区较大的脂肪间隙，位于舌骨下会厌前，舌骨膜与甲状软骨前份之后。

6.喉旁间隙

喉旁间隙为喉与甲状软骨间的间隙，由下向上渐宽，内充脂肪，其前上方可与会厌前间隙相通。

7.喉腔

喉腔面覆以黏膜，由声带将喉腔分隔成声门上区、声门区及声门下区。

四、耳

1.外耳

外耳包括耳廓及外耳道。外耳道外1/3为软骨段，内2/3为骨性段，前为颞颌关节，后为乳突前表面。由于空气及骨组织均不产生MRI信号，呈黑色。

2.中耳

中耳包括鼓室及咽鼓管。鼓室外侧以鼓膜与外耳道相隔，内侧为内耳的外侧壁，前方经咽鼓管与鼻咽相通，后方经上鼓室与鼓窦相连，上方与中颅窝相隔，下方由薄层骨板与颈内静脉相邻。鼓室内三块听小骨（锤骨、砧骨和镫骨）自鼓膜至迷路形成听骨链。MRI不能直接显示鼓室及听骨链，只能借助鼓室黏膜层的线状高信号表达鼓室外形。

3.内耳

内耳埋藏于颞骨岩部内，外为骨迷路，内由膜迷路组成，膜迷路内含内淋巴，骨迷路与膜迷路之间的空隙为外淋巴间隙，含外淋巴。骨迷路包括耳蜗、前庭和半规管三部分，为致密骨壳，MRI无信号，不能直接显示。膜迷路由椭圆囊、球囊、三个膜半规管、膜蜗管、内淋巴管及内淋巴囊等组成，椭圆囊和球囊位于骨前庭内，膜半规管和膜蜗管分别位于骨半规管和骨蜗管内。淋巴液与脑脊液信号一致，T_1WI呈低信号，T_2WI呈高信号，借此可勾画出耳蜗、前庭及半规管的形态。前庭居中部，在鼓室内壁与内耳之间，向前与耳蜗交通，向后上与半规管交通；半规管分外半规管（水平）、后半规管及上半规管；耳蜗位于前庭前方，外形似蜗牛壳（图3-2-10）。

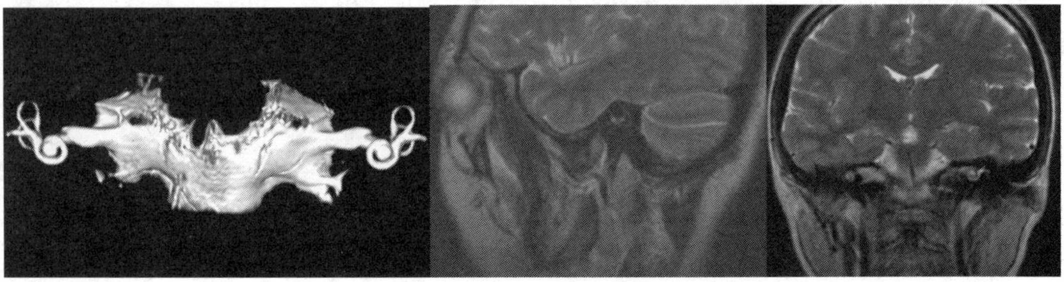

图3-2-10　耳蜗、半规管

4.乳突

乳突为颞骨锥形骨突，气房自鼓窦向周围扩展，其气化程度因人而异，双侧可不对称。乳突气房气体及间隔骨质均无信号，气房内黏膜的信号可显示气房结构。少数人可无气房，呈板障型或坚实型乳突，其骨内含脂性骨髓，T_1WI呈高信号。

5.内听道

内听道内含面、蜗、前庭神经和基底动脉内听道分支，管腔位于岩锥内，内端开口于岩锥后表面的内段，管径约5 mm。MRI显示内听道内神经明显优于CT，以T_1WI显示最好，此时神经为中等信号，脑脊液为低信号，对比明显，T_2WI神经为等信号，脑脊液为高信号，对比明显。面神经位于前上方；蜗神经位于前下方，经内耳道到延髓外侧，于脑桥下缘入脑，与听觉有关；前庭神经位于后方，与平衡有关。

6. 面神经

面神经为混合性神经，从脑桥下缘离脑，经茎乳孔出颅，主要支配面部表情肌的运动、舌下腺、颌下腺、泪腺及舌前2/3味觉。

五、腮腺及颈部

颈部是连接头与躯干的枢纽，解剖结构复杂。

（一）颈部解剖

颈部被舌骨分为舌骨上区及舌骨下区，被筋膜分为不同间隙。这些间隙共有13个，分别为：咽旁间隙、咽黏膜间隙、咀嚼肌间隙、翼腭窝、腮腺间隙、颌下间隙、舌下间隙、颈动脉间隙、咽后间隙、椎旁间隙、颈后间隙、脏器间隙及颈前间隙。

（二）正常腮腺MRI表现

腮腺左右各一，位于面部两侧、外耳道前下方，表面略似不规则锥体，底向外侧，尖向内侧。腮腺由颈深筋膜浅层所覆盖，通常以面神经平面将腮腺分为浅、深两部，其中浅叶占80%，深叶占20%。

腮腺因富含脂肪成分，在SE序列T_1WI及T_2WI均呈高信号，其周围的肌肉组织则呈略低信号，腮腺导管正常情况下不能显示。

（三）颈部淋巴结肿大

正常颈部淋巴结直径一般在0.3～1.0 cm，大于1.5 cm即提示为异常肿大。咽后组淋巴结正常直径一般小于0.7 cm，其异常标准应为1.0 cm。MRI显示淋巴结较CT敏感，因颈部大血管由于流空效应呈低信号，因此，淋巴结与血管结构易区分。

第三节　眼和眼眶

一、眼眶蜂窝织炎

眼眶蜂窝织炎是眼眶软组织的急性化脓性炎症，致病菌通常为葡萄球菌、链球菌等。眼眶蜂窝织炎不仅会严重影响视力，而且可引起颅内并发症或败血症。

【病因】

眼眶蜂窝织炎多数由邻近组织的感染引起，如鼻窦炎、眶部外伤或眶周颜面部皮肤感染等；也可因眼部外伤直接感染、身体及其他部位化脓病灶血行感染、眼肌手术引起。

【临床与病理】

由于眼眶与筛窦之间仅隔一薄骨板，两者之间有丰富的静脉吻合支，加上眼上静脉与面前静脉、眼下静脉、泪腺、上颌窦等静脉相互吻合，故来自上面部的感染可造成血栓性静脉炎而累及眼眶。本病起病急，临床表现除发热及全身症状外，局部有眼痛、眼睑红肿、球结膜水肿、眼球突出及运动障碍，炎症局限者形成眶内脓肿，病情严重时可并发海绵窦血栓性静脉炎、脑膜炎及败血症等。

【MRI表现】

可见眶内正常结构界限不清或消失，眼睑软组织肿胀，眼球壁增厚，眼外肌增粗，眼球后方脂肪信号混杂。若为产气菌感染或与鼻窦相通，可出现气体；眶内脓肿则表现为软组织肿块，增强检查可显示不规则状强化，有时可显示脓肿壁。根据感染累及范围可分肌锥内感染、肌锥外感染、骨膜下感染三类，其中肌锥外感染最常见。在T_1WI眶内脂肪信号强度降低，而T_2WI信号升高，可能与眶内游离水增多有关；感染的眼外肌肿胀，T_1WI呈低信号，T_2WI呈偏高信号。

【诊断与鉴别诊断】

眼眶蜂窝织炎的影像学表现多不具特异性，诊断应结合临床急性炎症及局部或全身体征才能确定。本病应与眼眶淋巴结浸润性良、恶性肿瘤鉴别，并需与炎性假瘤鉴别。

二、炎性假瘤

炎性假瘤（inflammatory pseudotumor），临床常见，占眼球突出病因的1/4，可发生于任何年龄组，以男性发病多见。

【病因】

本病可能与免疫反应有关，无特异性或局部特定原因。

【临床与病理】

本病多为单侧发病，部分病例也可双侧相继发病，一般为突然起病，有急性炎症表现，早期有眼痛伴流泪、眼睑红肿、结膜充血、水肿，继而眼球突出、眼球运动障碍、视力下降，在眶缘可触及疼痛性硬块，多数病例经激素和抗感染治疗可消退，但停药后容易复发，此为与真性肿瘤不同之处。

其病理特点为眼眶内组织发炎，特别是眼外肿胀，血管增生管壁变性等改变，镜下可见淋巴细胞、浆细胞弥漫性浸润，纤维结缔组织增生，血管增生，管壁变性等改变。

组织学上可分为六型：弥漫炎症型、慢性肉芽肿型、胶原组织增生型、慢性泪腺炎型、肌炎型和腺管炎型。

【MRI表现】

1. 弥漫炎症型

病变范围弥漫无明确肿块，表现为眼外肌增粗、泪腺增大肿胀、眼环增厚、视神经增粗，眶内结构分界不清，边界模糊。T_1WI呈中低信号，T_2WI呈中高信号，球后亦可见长T_1、长T_2炎症反应区。

2. 胶原组织增生型

可见到边界清楚的炎性组织形成的肿块，多位于肌锥内外，肿块T_1WI呈略低信号，T_2WI呈高信号，增强扫描后可轻、中度强化，若肿块瘢痕化或以纤维组织为主时则T_2WI为低信号。

3. 泪腺炎型

病变局限在泪腺附近，表现为泪腺肿大，可超出眶缘，但无局部骨质破坏。肿大的泪腺T_1WI呈中低信号，T_2WI呈中高信号。MRI冠状面及矢状面可见眼球受压，向内下轻度移位（图3-3-1）。

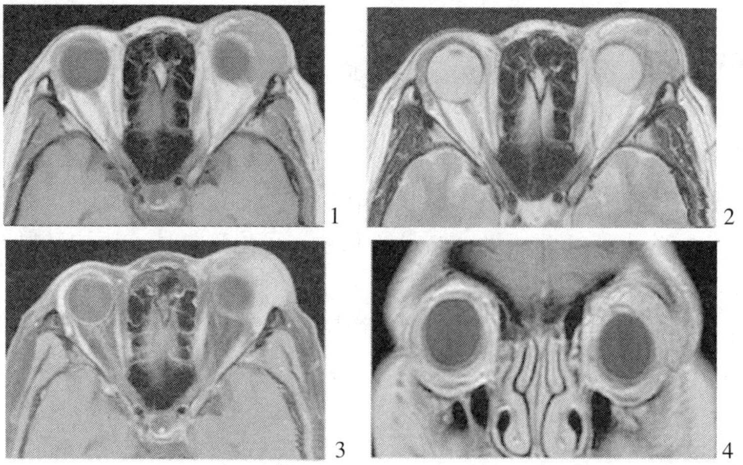

1.T_1WI轴位；2.T_2WI轴位；3.T_2 WI水抑制像轴位；4. T_1WI冠状位。左侧泪腺肿大，超出眶缘，T_1WI呈中低信号，T_2WI呈中高信号。

图3-3-1　左侧泪腺炎型炎性假瘤

4. 肌炎型

表现为一条或数条眼外肌增粗、肥大，以上直肌和内直肌多见，一般为整条眼肌包括肌腱弥漫性肥大，并以肌腱近眼球处为主，边缘多模糊，不整齐。增粗的眼外肌T_1WI呈等信号，T_2WI呈等或略高信号。

【诊断与鉴别诊断】

弥漫型炎性假瘤应与眼眶蜂窝织炎鉴别，一般眼眶蜂窝织炎临床症状重，病程短而急，且可有眶骨结构破坏。肿块型炎性假瘤应与眶内真性肿瘤（如淋巴血管瘤以及恶性淋巴瘤等）鉴别。一般良性肿瘤多有完整包膜，而恶性淋巴瘤则边缘不规整，边界模糊，并多伴全身其他部位淋巴结肿大等。泪腺型炎性假瘤应与泪腺肿瘤鉴别（详见泪腺肿瘤部分相关内容）。

肌炎型炎性假瘤应与Grave眼病鉴别，一般前者增厚的眼外肌常外形不清或不规则，肌腱附着处亦常增厚，且常有眼球壁、泪腺等改变；而后者外形清楚，以肌腹增厚为主，肌腱附着处正常。

三、海绵状血管瘤

海绵状血管瘤（cavernous hemangioma）是典型的眶内良性肿瘤，是成年人最常见的原发于眶内的肿瘤，约占眶内肿瘤的4.6%～14.5%，多见于30～50岁青壮年。

【病因】

海绵状血管瘤的实质是畸形血管团，是在出生时即出现的低血流量的血管畸形。血管损害一般发展较慢，常在儿童期或青春期增大，成人期增大不明显。

【临床与病理】

肿瘤多发生在肌锥内，临床主要表现为眼球突出，若肿瘤位于眶尖部，则早期出现视力减退，肿瘤较大时可出现眼球运动障碍、眼球移位、视力下降等。肿瘤主要由扩大的血窦和厚薄不一的纤维间质构成，外有完整的包膜，纤维间质多少不等，部分在纤维间质内有慢性炎症细胞浸润，极少数由大量纤维组织构成，瘤体高度硬化。

【MRI表现】

球后肌锥内圆形、类圆形肿块，边界清楚，邻近眼外肌及视神经常有明显移位，但肿瘤与眼外肌之间常仍有较清楚分界。肿瘤较大，可压迫眶骨变形，但无骨质破坏。肿瘤T_1WI信号与肌肉相似而低于脂肪，T_2WI呈高信号，肿瘤有一清楚薄壁包膜，T_1WI及T_2WI均为低信号。增强扫描肿瘤呈渐进性强化，若肿瘤内的血管钙化及血栓形成则使其内部信号不均匀（图3-3-2）。

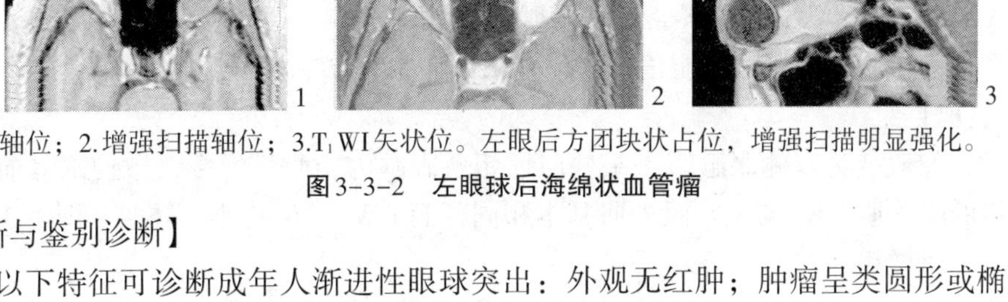

1.T_1WI轴位；2.增强扫描轴位；3.T_1WI矢状位。左眼后方团块状占位，增强扫描明显强化。

图3-3-2 左眼球后海绵状血管瘤

【诊断与鉴别诊断】

根据以下特征可诊断成年人渐进性眼球突出：外观无红肿；肿瘤呈类圆形或椭圆形；信号强度低于脂肪，与眼外肌相似，比玻璃体高；渐进性增强等。

本病需与肌锥内好发的神经鞘瘤、视神经源性肿瘤（视神经胶质瘤、视神经脑膜瘤）鉴别，一般海绵状血管瘤与视神经关系不密切，视神经呈推压改变，且肿瘤一般不累及颅内，如能发现被包围或推移的视神经则可除外视神经来源的肿瘤。此外，需结合原发病史除外眼眶内转移瘤。

1.神经鞘瘤

神经鞘瘤多位于肌锥外，有时有压痛。神经鞘瘤多呈长椭圆形或沿眼眶长轴生长，也可呈哑铃形或分叶状，部分肿瘤含有液化腔为其重要特点。MRI扫描T_1WI呈中等信号，T_2WI多可呈中高信号或混杂信号，明显强化。瘤内出现T_1WI低信号、T_2WI高信号且不能强化的区域，为液化腔的征象。

2.脑膜瘤

脑膜瘤多有视力减退，视盘水肿、继发萎缩和视神经睫状血管。视神经管状梭形增粗或呈圆锥形肿物；肿瘤起自视神经鞘，管内或颅内蔓延。

3.泪腺多形性腺瘤

泪腺多形性腺瘤发生于泪腺窝，肿瘤向前生长可在眶外上方触及质硬肿物。肿瘤压迫眼球使之明显变形；泪腺区骨吸收。海绵状血管瘤几乎不发生于泪腺窝内。

四、甲状腺性眼病

甲状腺性眼病也称内分泌性突眼，是眼球突出最常见的原因之一。具有眼部症状同时伴甲状腺功能亢进者称为Graves眼病。发病的年龄组范围跨度较大，青年至老年均可发病，其中甲状腺功能亢进合伴眼征者多为中青年女性，男、女发病率比例为1∶4，单纯有眼征者无明显性别差异。

【病因】

其病因尚未完全明了，近来被认为是抗体自身免疫所致，也可能与病毒感染有关。

【临床与病理】

甲状腺相关眼病是一组复杂的眼眶病，其典型的临床症状为：畏光、流泪、异物感、视力下降和复视等。临床上以中年女性发病多见。症状表现为早期仅有眼部不适或轻度眼球突出，病变进展缓慢，严重时则为无痛性突眼，上睑退缩，眼裂增大，眼球凝视、固定，瞬目少，暴露性角膜炎及结膜炎等。实验室检查可有T_3、T_4值增高。但眼部症状与血中的T_3、T_4浓度及全身症状并无必然联系。

主要病理改变为眼外肌及眶内脂肪等结构因受淋巴细胞、浆细胞浸润而肿胀肥厚，眶内脂肪体积增多，晚期病变组织内含有较多的黏多糖，加之眶内压力增高影响血液循环，使肌肉和脂肪变性及纤维化出现萎缩改变。临床上分为两型：

①Graves眼病：甲状腺功能异常，伴有眼部症状；

②眼型Graves病：甲状腺功能正常，只有眼部症状，以单眼发病居多。

【MRI表现】

典型的影像改变为双侧眼眶多条眼外肌增粗及眼眶内脂肪量增多，致使眶隔前移及眼球突出。增粗的眼外肌T_1WI与正常眼外肌基本相同，而T_2WI高于其他眼外肌（图3-3-3）。

（1）眼外肌增粗

眼外肌增粗为本病最具特征性的改变。轻者仅单眼单条眼外肌肥大，重者则为双眼多条眼外肌受累增粗，并以双侧对称为多见。本病最常累及下直肌，其次为内直肌、上直肌和上睑提肌，偶可累及外直肌。一般受累的眼外肌仅肌腹增粗，以靠近眶尖部秦氏肌腱环为明显，而附着于眼环的肌腱多无改变。

（2）眶内脂肪容量增加

眶隔前移，眶上裂处脂肪略向眶外膨出，眶内结构更加清晰。眼球前突明显，部分患者不但眼外肌无明显增粗，并可由于眼球前突牵拉反而略显变细。

（3）视神经多无受累

当病变较重时，少数病例可有视神经肥厚，个别可因为“中毒性”视神经炎使之增粗。

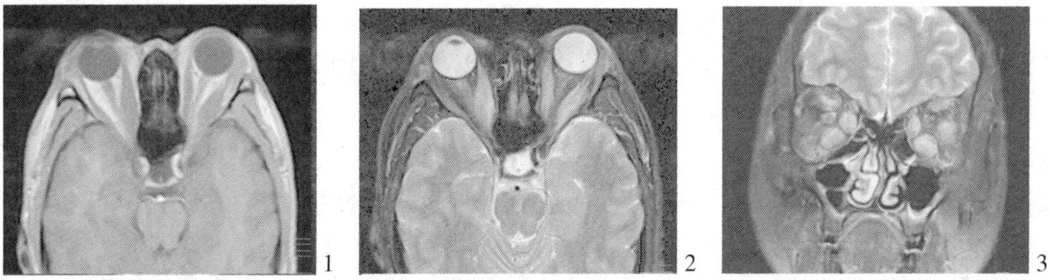

1.T_1WI轴位；2.T_2WI轴位；3.T_2WI冠状位。左眼外直肌增粗，右眼内直肌增粗。

图3-3-3　Graves眼病

【诊断与鉴别诊断】

内分泌性突眼是临床常见病，被认为是自身免疫所致。眶内脂肪体积增多，多条眼外肌增粗，眼球突出，有的患者T_3、T_4值增高。影像学检查见眼外肌增粗，下直肌最易受累，其次为内直肌和上直肌，仅肌腹增粗呈梭形改变，肌腱无改变，为与其他疾病鉴别最主要的影像特点。

1.眼眶特发性炎症（肌炎型）

与甲状腺性眼病一样，均为眼球突出常见病因，都表现为眼外肌增粗。但肌炎多为单眼发病，受累的眼外肌单条多见，也可为多条。增粗的眼外肌肌腹和肌止点均受累，附于眼环的肌腱也有肥大，致眼环增厚，边缘不规整。眼外肌增粗顺序以内直肌、外直肌为主，上直肌、下直肌出现较晚。诊断不明时，可试验性治疗，使用激素类药物多数有效。

2.颈动脉海绵窦瘘

可有外伤史，也可自发，多单侧发病。由于颈动脉内压力明显高于海绵窦，动脉血进入海绵窦，并逆流入缺乏静脉瓣的眼静脉，使眼眶内静脉属支增多增粗。可见多条眼外肌增粗，但程度较轻，典型而明显的改变为眼上静脉增宽，横径大于3 mm，同侧海绵窦扩大，增强扫描动脉期即可见眼上静脉显影。MRI无须增强扫描，即可发现眼上静脉及海绵窦扩张，并因为混入动脉血，使血流加快形成流空信号。

五、视网膜母细胞瘤

视网膜母细胞瘤（retinoblastoma）为起源于视网膜的胚胎性恶性肿瘤，是儿童眼球内最常见的恶性肿瘤，常有家族遗传史，多见于3岁以下幼儿，多数为单眼发病，约1/4病人双眼先后发病。

【病因】

视网膜母细胞瘤的病因不明，约1/10单侧视网膜母细胞瘤患者携带视网膜母细胞瘤易感基因，故其下一代发生单侧病变的危险性为1/20。

【临床与病理】

临床表现为白瞳症和瞳孔区黄光反射、眼球突出、视力减退或消失、继发青光眼等。本病呈进行性生长，其临床发展过程可分为眼内期、眼压增高期、眼外期和转移期；晚期多因颅内蔓延或全身转移而死亡。

肿瘤起源于眼底视网膜核层。肉眼观肿块呈灰白色，质柔软，常伴坏死及钙化。镜下肿瘤细胞常围绕血管生长，形成假菊花形，距离血管较远的肿瘤组织可因缺血坏死发生钙化，肿瘤钙化率高达80%～90%，钙化是诊断本病的重要依据之一。起自视网膜内核层的肿瘤可向玻璃体内呈结节状生长（内生型），起自视网膜外核层的肿瘤则在视网膜下间隙生长，引起视网膜剥离（外生型），兼具以上两型特点者为混合型，肿瘤较大，可沿视神经蔓延，穿破眼球向眶内生长并侵入颅内。

【MRI表现】

肿瘤可向前突入玻璃体，或在视网膜下生长，也可呈弥漫性生长。肿块在T_1WI信号强度等于或稍高于玻璃体，T_2WI信号较玻璃体低。钙化量较大时T_1WI及T_2WI均为低信号，但T_2WI更易观察；钙化量较小时，MRI不易显示。增强扫描肿瘤实性部分明显强化。MRI可清楚地显示视网膜下积液或积血。肿瘤较大者致眼球增大、眼球突出，若患侧视神经增粗则提示肿瘤已沿视神经向颅内蔓延。

【诊断与鉴别诊断】

本病多见于3岁以下儿童，临床表现为白瞳症，影像学表现为眼球内肿物伴钙化即可诊断为视网膜母细胞瘤。

本病需与原始玻璃体增生症、眼内炎及渗出性视网膜炎（Coat病）等鉴别，一般上述病变均无钙化特征。值得注意的是弥漫型视网膜母细胞瘤与视网膜剥离及Coat病表现相似，但增强扫描本病有强化，Coat病仅增厚的视网膜轻度强化。

六、眼眶横纹肌肉瘤

眼眶横纹肌肉瘤（orbital rhabdomyosarcoma），亦称横纹肌母细胞瘤，是发生于眼眶中胚叶组织的恶性肿瘤，常见于儿童，尤其是男童，占儿童原发眼眶恶性肿瘤的首位，成人发病罕见。

【病因】

病因尚不明确，部分病例有外伤史，有研究表明癌基因ras和抑癌基因p53在肿瘤形成中起着重要作用。

【临床与病理】

本病进展快，一侧进行性眼球突出是最常见的症状，伴有眼眶持续性疼痛及流泪，眼睑和球结膜高度水肿，眼球运动障碍，眶缘部多能触及肿块。一般认为本病是由未分化的多能间充质细胞分化而来，肿瘤多无结缔组织包膜，但由于推移周围组织而有界线，病变区可有出血、坏死。组织学上可分为胚胎型、分化型和腺泡型三种，以胚胎型最多，腺泡型恶性程度高，预后差。

【MRI表现】

眼眶横纹肌肉瘤可发生在眼眶内的任何部位，早期可局限于眼眶内上部或球后区，病变进展常侵及肌锥内外及眶周，肿瘤呈浸润性生长，形态不规则，边界不清楚。肿瘤在T_1WI与正常眼肌比呈稍低信号，T_2WI呈稍高信号。肿瘤常侵犯肌锥内结构、泪腺及眼睑，使其结构不清。侵及眶壁时可出现局部骨质破坏，并可侵犯至邻近的鼻窦和颅骨，甚至颅内。增强检查肿瘤有明显强化。

【诊断与鉴别诊断】

本病恶性程度高，生长迅速，一般患儿就诊时即有骨质破坏，结合临床表现即能诊断恶性肿瘤。

本病需与其他眶内肿瘤，如恶性淋巴瘤、转移瘤、白血病浸润及组织细胞病等鉴别。一般横纹肌肉瘤多见于儿童，淋巴肉瘤多见于成年人，转移瘤多有原发病史，白血病血液及骨髓检查常可确诊。早期需与海绵状血管瘤、炎性假瘤、皮样囊肿等鉴别。

七、动静脉血管畸形、动静脉瘘

动静脉血管畸形（arteriovenous malformation）是一种先天性异常，也称蔓状或葡萄状血管瘤，是眶内较常见的血管性病变之一，可发生于眼睑、眼球、眼眶及颅内。

动静脉瘘（arteriovenous fistula）多为颈动脉海绵窦瘘，是由于颈内动脉外动脉分支与海绵窦之间异常交通引起的神经-眼科综合征。

【病因】

动静脉血管畸形原因不明。

动静脉瘘多为外伤性颅骨骨折所致，也可继发于动脉粥样硬化、颈内动脉瘤等。

【临床与病理】

动静脉血管畸形病理表现为迂曲的动脉、静脉和毛细血管异常吻合，呈蔓藤状，大多数为动静脉异常吻合，少数以静脉间或动脉间的异常吻合为主。动静脉血管畸形多见于30岁左右青年人，单侧多见。临床上眼睑病变外观可直接看到，眶内动静脉畸形常表现为眼球突出，有或无搏动，常见眼睑及球结膜水肿及血管扩张，额部和颞部也可有血管增粗，触诊可感到眶内张力增高及震颤，压迫肿物可使其体积缩小，在眼球上方可闻及杂音。当动脉与海绵窦交通时，动脉血灌注海绵窦致海绵窦扩大，压力升高，血液逆流致眶内静脉回流受阻，引起静脉扩张，眶内组织及眼外肌水肿。临床表现为搏动性突眼，眼睑、球结膜高度水肿，眼球运动障碍及血管杂音，压迫同侧颈动脉则搏动及杂音消失，眼底检查可见视网膜静脉回流受阻。

【MRI表现】

动静脉血管畸形因动静脉直接交通，血流速度快呈流空效应，T_1WI及T_2WI均可见眶内迂曲的条状及团块状低信号影，周围可见较粗大的血管影，代表导入动脉和引流静脉。增强检查见粗大迂曲的血管呈管状强化影，其内有不强化的间隔。颈动脉海绵窦瘘MRI表现为扩张的眼上静脉与海绵窦均呈低信号流空影，充血增粗的眼外肌呈长T_1、长T_2信号，若并发血栓形成，则眼上静脉及海绵窦内流空信号消失，代之以短T_1、长T_2的血栓信号。增强检查见扩张的眼上静脉及海绵窦明显强化（图3-3-4）。

【诊断与鉴别诊断】

本病临床表现典型，结合影像学征象较易诊断，需与其他引起眼上静脉扩张的疾病鉴别：

（1）眶内静脉曲张：间歇性、体位性眼球突出为本病特征，病变可能在结膜、眼睑和眼眶，未见与海绵窦相通的引流血管。

（2）颈内动脉海窦段动脉瘤与流量较小的颈动脉海绵窦瘘鉴别困难，需依靠脑血管造影检查。

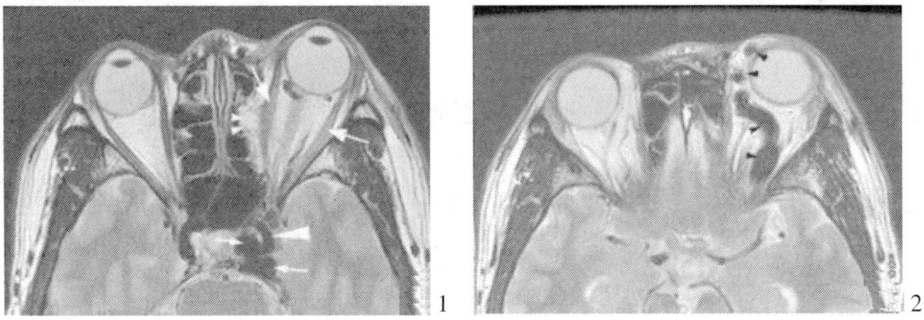

1.T_2WI轴位；2.T_2WI轴位。左侧海绵窦（白箭和箭头）及左眼后方可见迂曲血管（黑箭头）。

图3-3-4　左侧颈动脉海绵窦瘘

第四节　鼻和鼻窦

一、化脓性鼻窦炎

鼻窦化脓性病变是儿童的一种常见病，上颌窦发病率最高，其次是筛窦。化脓性鼻窦炎常为多发性，若一侧或双侧各鼻窦均发病，称全鼻窦炎。其发病率也与各鼻窦发育先后不同有关，出生后上颌窦及筛窦就有感染的可能；到2～3岁后，额窦及蝶窦才发育，儿童多在7岁以后患额窦炎，而蝶窦部位最深，细菌不易侵入，很少有炎症出现。

【病因】

化脓性鼻窦炎（supprative sinusitis）多继发于急性鼻炎或上呼吸道感染；也可为变态反应的继发感染或邻近器官炎症的扩散等。慢性化脓性鼻窦炎多由急性炎症反复发作未愈、迁延所致。

【临床与病理】

急性期黏膜血管扩张、充血、水肿，分泌物增多，黏膜肿胀常使窦口阻塞、分泌物滞留，少数可发生骨髓炎或眶内、颅内并发症。

慢性期主要病理改变可分为黏膜肥厚或息肉变性型、黏膜萎缩型及乳头状增生型。黏膜慢性炎症肿胀，腺体增生和血管新生可致黏膜肥厚形成息肉，窦壁骨质硬化增厚，之后黏膜纤维化以至萎缩。

临床表现主要为鼻塞、流脓涕、头痛和感染鼻窦的压痛及全身症状，如畏寒、发热、食欲不振等。鼻镜检查见鼻甲肥大，中鼻道或嗅裂分泌物或脓液。慢性期中鼻甲息肉样变和鼻内息肉形成。

【MRI表现】

鼻甲肥大，鼻窦黏膜增厚，增厚的黏膜多与窦壁平行，如黏膜水肿显著则可呈分叶状息肉样肥厚，窦内分泌物潴留呈现气液平面，可随体位变动。增厚的黏膜T_1WI呈等信号。急性期窦腔内渗出液为浆液，含蛋白等有形成分较少，呈长T_1、长T_2表现；若蛋白含量较高（5%～25%），则T_1WI呈等或高信号。增强扫描可见增厚的黏膜明显强化（图3-4-1）。

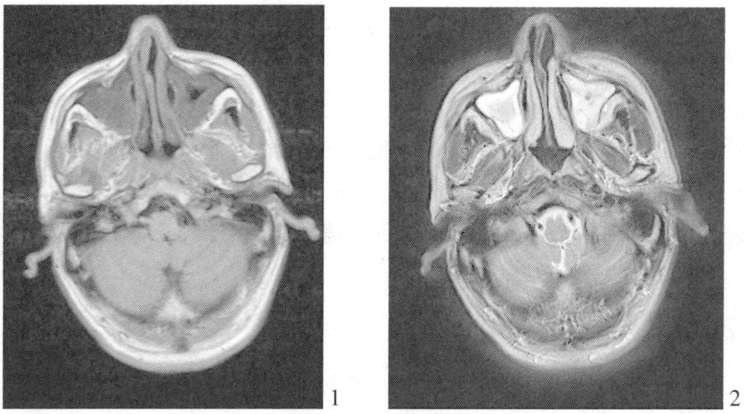

1.T_1WI；2.T_2WI。双侧上颌窦黏膜增厚，呈长T_1、长T_2信号，窦腔环形缩小。

图3-4-1 上颌窦炎

【诊断与鉴别诊断】

窦腔内含气消失，代以均匀混浊的T_1低信号、T_2高信号影。骨壁无破坏。增强扫描可见增厚的黏膜均一强化。结合临床所见窦腔混浊、积液、黏膜增厚和骨壁改变即可明确诊断。

若窦腔只有混浊，其他改变不甚明显，需注意同充满窦腔的息肉、囊肿、肿瘤或手术后改变相鉴别。MRI对鉴别囊性或实质性病变很有帮助，潴留囊肿T_1WI呈均匀低信号，T_2WI呈均匀高信号，黏液囊肿则为均匀较高信号，而肿瘤多为长T_1、长T_2异常信号或混杂信号，用Gd-DTPA增强肿块可见明显强化。

二、炎性肉芽肿

炎症局部主要由巨噬细胞增生形成境界明显的结节状病灶时，称炎性肉芽肿（inflammatory granuloma）。鼻炎的炎性肉芽肿性疾病种类繁多，有结核、梅毒、真菌病及硬结病等，其中最常见的为真菌病，其余均少见，且缺乏特异性。坏死性肉芽肿的表现可与炎症相似。

【病因】

鼻真菌病（rhinomycosis）常见致病真菌有曲霉菌、毛霉菌和念珠菌等。多因长期使用抗生素、类固醇激素类药物、免疫抑制剂或患糖尿病、肿瘤等消耗性疾病，使机体抵抗力下降，诱发鼻和鼻窦感染。

【临床与病理】

多单侧发生，也可双侧发生。以上颌窦多见，筛、蝶窦次之，多不侵犯额窦。可分为非侵袭性和侵袭性两种，前者仅限于上颌窦黏膜，基本病理为黏膜炎症后形成肉芽肿，后者因真菌侵入黏膜动脉，引起血栓性动脉炎，导致黏膜和骨壁坏死、破坏，甚至累及鼻窦周围组织。病变处有血性脓液、肉芽、坏死组织和干酪样物。

临床上非侵袭性者表现与化脓性或过敏性鼻炎相似，但有时分泌物可为灰白色、黑色或伴有血液，而全身症状不明显。侵袭性者常有面颊肿胀、疼痛，甚至侵蚀眼部及腭部，可出现眼球突出、结膜充血和眼肌麻痹等症状，表现与恶性肿瘤相似。

【MRI表现】

鼻腔和鼻窦内软组织呈结节状或息肉样，T_1WI呈稍低或等信号，T_2WI病变内钙化区呈低信号影，与一般炎症、肿瘤不同，可有骨质硬化或破坏，侵袭性病变常向鼻窦周围结构蔓延。增强后侵袭性病变可明显强化。

【诊断与鉴别诊断】

临床遇有血性灰白色或红褐色干酪样分泌物或类似肿瘤又未能检查到肿瘤细胞的病人，应想到本病可能。最后确诊有赖于霉菌培养或组织活检。

本病非侵袭性者需与其他慢性鼻窦炎鉴别，侵袭性者伴窦壁骨质破坏者需与肿瘤、恶性肉芽肿鉴别，其主要鉴别点为本病有钙化。

三、黏液囊肿

黏液囊肿常发生在上颌窦内，呈小圆形，多为单侧，生长极缓慢，可跟随终生。囊肿长大一定程度可自然破裂，囊液经窦口流出。常无症状，多在鼻窦影像学检查中无意发现。

【病因】

黏液囊肿（mucocele）一般认为由副鼻窦口堵塞，引起鼻窦内无气体并大量分泌物潴留所致，故又称为潴留囊肿。无窦口堵塞者也可发生，乃因黏膜分泌物中蛋白含量过高引起的一系列生物化学和免疫反应，或慢性炎症所致。

【临床与病理】

囊肿壁即为鼻窦黏膜，膜上皮化生，黏膜下炎性细胞浸润，囊内液体一般为淡黄色稀薄浆液、棕褐色稠厚黏液或咖啡色混有血样物质，如有感染变为脓性，称脓囊肿。黏液大量潴留压迫窦壁，以致窦腔膨胀，窦壁变薄，甚至窦壁吸收性破坏缺损，囊肿突入到邻近结构而使临床误认为邻近结构的病变。

本病多发生于筛窦或额窦，上颌窦和蝶窦较少见，一般为单侧。早期无任何症状，增大后压迫窦壁可引起疼痛、局部膨隆或触及有弹性肿块，额窦及筛窦者分别位于额窦底及内眦部。若囊肿突出眶内则出现眼球突出、眼球移位、视力障碍等。

【MRI表现】

窦腔膨大，由环形均匀薄层囊壁包围；囊内液体信号取决于囊液中的蛋白含量、水含量和水化状态以及黏稠度。如含黏蛋白不多、含水较多而黏度较低，则T_1WI呈中低信号、T_2WI呈高信号；若含黏蛋白较多，T_1WI及T_2WI均呈中等信号；若水分吸收，囊内分泌物十分黏稠，T_1WI、T_2WI均呈低信号。增强检查无强化。若为脓囊肿，可见边缘部环状增强。若囊肿侵犯眼眶致眼球突出、移位，眼外肌、视神经受压移位。额窦黏液囊肿常先向眼眶内上方扩展。筛窦囊肿易向眶内壁及鼻腔内部膨隆（图3-4-2、图3-4-3）。

【诊断与鉴别诊断】

根据影像学表现，结合临床表现，不难诊断。有时需与眶内肿瘤及鼻窦肿瘤鉴别。眶内肿瘤常有眶腔扩大，而黏液囊肿有窦腔扩大、变形。鼻窦恶性肿瘤骨壁呈现侵蚀性破坏，广泛而不规则，窦腔扩大不如囊肿明显，病程短且常有鼻衄，可以鉴别。若无窦腔扩大，只显示密度增高，不能与炎症区别。

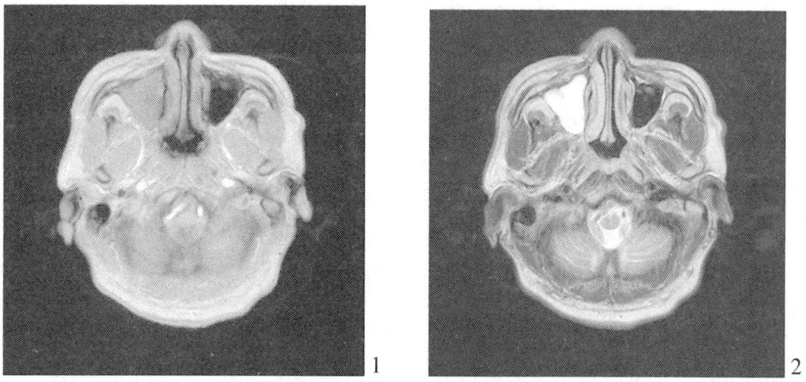

1.T_1WI轴位；2. T_2WI轴位。右侧上颌窦内可见液性长T_1、长T_2异常信号影，边界清楚，信号均匀。

图3-4-2 黏液囊肿（一）

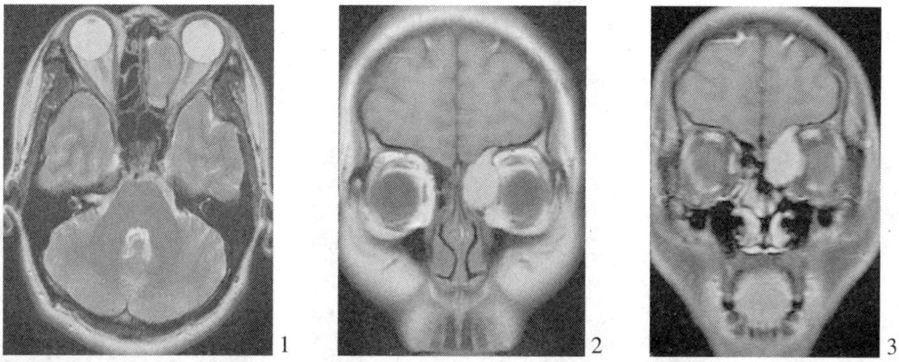

1.T_2WI轴位；2. T_1WI冠状位；3.T_2WI冠状位。左侧筛窦内可见椭圆形液性长T_1、长T_2异常信号影，边界清楚，信号均匀。

图3-4-3 黏液囊肿（二）

四、黏膜囊肿

鼻窦黏膜囊肿可以发生在任何鼻窦，但多发生在上颌窦，多位于上颌窦底和内壁。鼻窦黏膜囊肿多为单侧。生长极缓慢，长大到一定程度可自然破裂，囊液排出经窦口流出。常无症状，多在鼻窦影像学检查中无意中发现。黏膜囊肿包括黏液腺囊肿（潴留囊肿）及浆液囊肿（黏膜下囊肿）。

【病因】

黏膜潴留囊肿（mucous retention cyst）多见于上颌窦，为黏膜腺体分泌物在腺泡内潴留而形成；黏膜下囊肿即黏膜下积液，仅发生在上颌窦内，为渗出的浆液在黏膜下层结缔组织内的潴留。

【临床与病理】

黏膜下囊肿位于上颌窦内，单发，也可双侧发生，常呈基底部位于窦底的半球形或球形，无明显囊壁上皮，属假性囊肿，囊内为毛细血管内渗出的浆液，有时可占整个窦腔；黏膜潴留囊肿可单发或多发，一般较少，囊肿即扩大的腺腔，很少充满窦腔，囊内为浆液或黏液。

本病常在检查中偶然发现，偶有头痛，有时囊肿自行破溃时鼻腔中可流出黄色液体。

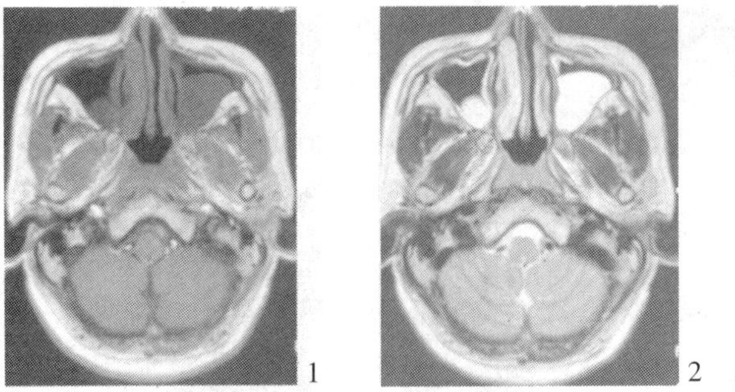

1.T_1WI轴位；2. T_2WI轴位。双侧上颌窦内可见类圆形液性长T_1、长T_2异常信号影，边界清楚，信号均匀。

图3-4-4　黏膜下囊肿

【MRI表现】

上颌窦内见类圆形，或呈基底部位于窦底的半球形或球形，边界清楚锐利。黏膜下囊肿因渗出液中含蛋白量较低，呈长T_1、长T_2信号，且信号均匀一致（图3-4-4）。黏膜潴留囊肿T_1WI呈略低或中等信号，T_2WI呈高信号。增强扫描囊内无强化，黏膜呈线状强化（图3-4-5）。

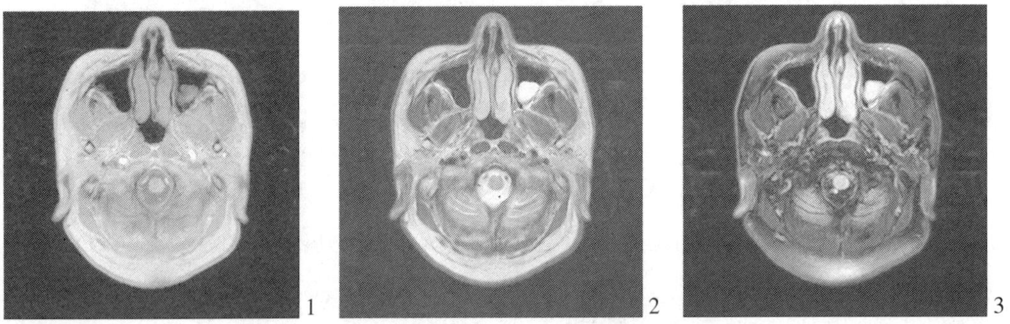

1.T_1WI轴位；2. T_2WI轴位；3.T_2-tirm。左侧上颌窦内可见类圆形液性长T_1、长T_2异常信号影，边界清楚，信号均匀。

图3-4-5　黏膜潴留囊肿

【诊断与鉴别诊断】

本病一般诊断不难，较小者有时需与息肉鉴别，后者常多发，外形不光滑，除上颌窦下壁外，可见于内侧壁，一般如豌豆大小，随访观察大小无变化。但黏膜潴留囊肿与息肉不易区别。

五、鼻息肉

鼻息肉是鼻部常见疾病，是鼻腔内赘生的良性组织，严重时可堵塞鼻腔，常多发，且同时累及双侧，多见于筛窦和上颌窦，且易进入鼻腔内。

【病因】

鼻息肉是由于变态反应和鼻黏膜的慢性炎症刺激使得黏膜水肿、肥厚进而形成息肉，过敏性息肉多见于下鼻甲及嗅区，后鼻孔息肉则以感染为主。

【临床与病理】

大体观察息肉呈大小不等的质软、半透明状水肿样组织块。镜下息肉为高度水肿的疏松结缔组织，组织间隙明显扩大，有嗜酸性粒细胞、中性粒细胞、淋巴细胞浸润。

临床症状视息肉大小、部位不同而异，有持续性鼻塞、嗅觉减退、闭塞性鼻音及头痛、分泌物增多等鼻窦炎症状。堵塞咽鼓管口部时有耳鸣和听力障碍，鼻镜检查见表面光滑、灰色或淡红色如荔枝肉样，半透明肿物，柔软无痛，一般不出血。

【MRI表现】

局限于鼻窦者多见于上颌窦，呈等T_1、长T_2信号，信号均匀，有蒂者为典型表现（图3-4-6）。鼻窦炎伴鼻息肉时，鼻息肉多起自筛窦和上颌窦，可见鼻窦黏膜增厚，窦腔内分泌物及鼻腔软组织肿块。鼻腔或鼻窦息肉增强后不强化或呈现线条状轻度强化，若为出血性息肉则T_1WI及T_2WI均为高信号，增强后有不同程度的强化（图3-4-7）。

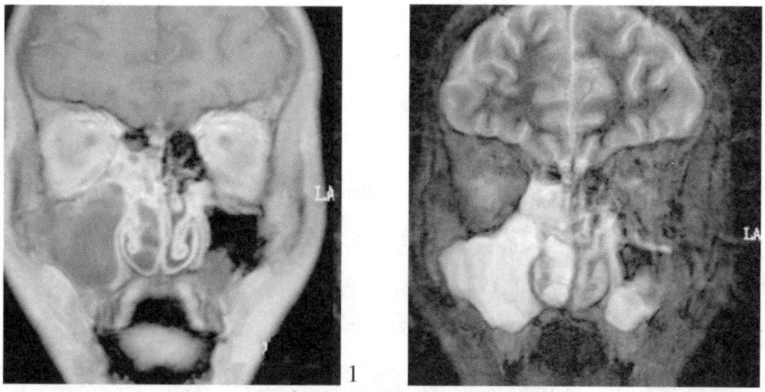

1.T_1WI冠状位；2. T_2WI冠状位。右侧上颌窦及筛窦内可见不规则稍长T_1、长T_2异常信号影。

图3-4-6 鼻息肉(一)

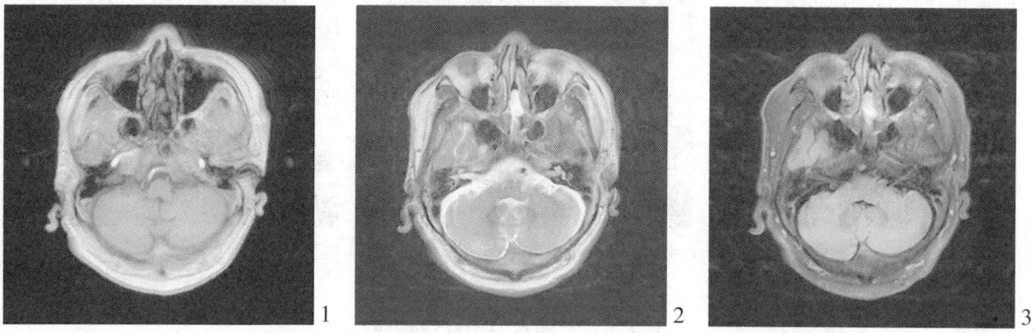

1.T_1WI；2.T_2WI；3.T_2-tirm轴位。左侧鼻腔长T_1、长T_2信号，形态不规则，压水压脂后呈高信号。

图3-4-7 鼻息肉(二)

【诊断与鉴别诊断】

冠状面可同时显示鼻腔及鼻窦息肉及其相互关系，为较好的检查方法。在影像学上本病需与鼻窦恶性肿瘤、内翻性乳头状瘤、上颌窦炎、囊肿、鼻咽部纤维血管瘤等进行鉴别。一般息肉引起的骨质破坏多为压迫性，可致膨隆移位，软组织肿块边缘多较光滑，与恶性肿瘤性生长及破坏有所不同。纤维血管瘤发生部位及MRI信号与息肉类似，但增强扫描后有明显强化；鼻腔内翻性乳头状瘤与息肉不易鉴别，一般需结合鼻镜检查和病理鉴别。

六、乳头状瘤

乳头状瘤（papilloma）是比较多见的鼻腔及鼻窦良性肿瘤，仅次于鼻部血管瘤，多发生于中年人，男性发病较多，占鼻腔肿瘤的0.4%～4.7%。肿瘤发生于鼻前庭者，其来源为鼻前庭皮肤的鳞状上皮，质较硬，呈桑葚状，多单发；以鼻窦及鼻腔同时受侵犯为常见；其次为鼻腔外侧壁单发，鼻窦单发者居第三；发生于鼻窦者，以上颌窦为常见，筛窦次之，额窦极少见。

【病因】

乳头状瘤是以上皮明显增生和其下结缔组织少量增殖为特征的增生物，与病毒感染有关，是一种真性上皮肿瘤。

【临床与病理】

乳头状瘤分外生型和内翻型两类，前者呈疣状或乳头状生长，多见于鼻前庭或鼻中隔前部，组织学上见鳞状上皮细胞增殖，有纤维组织基蒂；后者多见，呈息肉样，多发于鼻腔内侧壁，常侵入筛窦和上颌窦，组织学上为移行上皮或柱状上皮细胞增殖，其特点是增生的上皮团块向水肿的基质内倒生，切除后30%～60%复发，有2%～3%恶变。

本病多见于成年男性，主要症状为鼻塞、鼻出血、流涕、失嗅以及颌面部不适等。鼻镜检查可以观察到鼻腔内息肉样肿块，质软，触之易出血。

【MRI表现】

鼻腔和鼻窦内见软组织肿块，呈乳头状，肿块在T_1WI上与肌肉信号相似，呈等信号，T_2WI呈较高信号，不规则结节状或脑回状，边界清楚。因肿瘤血管较少，增强扫描时无明显强化或脑回状轻度强化。骨壁破坏以上颌窦内侧壁为主，晚期可有广泛破坏；窦腔扩大多不明显。手术后复发快、进展迅速者应考虑恶变可能。

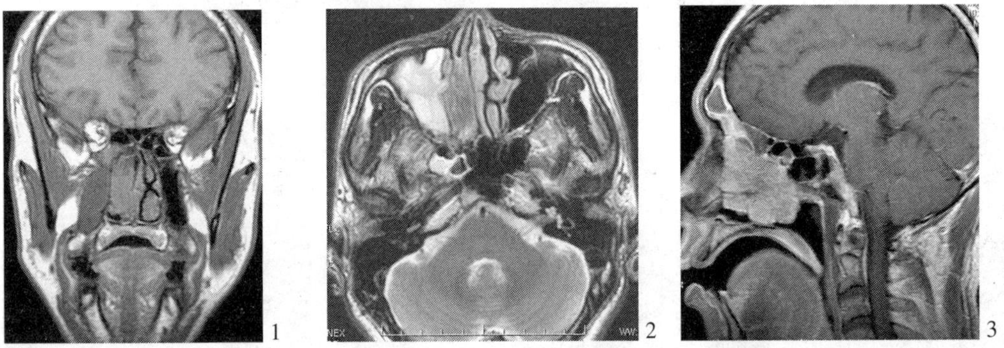

1.T_1WI冠状位；2. T_2WI轴位；3.T_1WI矢状位增强。右侧鼻腔内可见长T_1、长T_2异常信号影，增强可见强化，右侧上颌窦阻塞性炎症。

图3-4-8　右侧鼻腔内翻乳头状瘤

【诊断与鉴别诊断】

本病无恶变者，需与鼻窦炎及息肉鉴别，后二者多双侧发病，且一般无骨壁破坏，与本病不同。本病与真菌感染表现相似，但前者钙化点状或条状，后者为多为结节性或弥漫性，组织活检可确诊。

七、鼻窦恶性肿瘤

鼻窦癌多见于中老年人，肉瘤则多发于青年人，以男性发病多见，由于鼻窦部位隐蔽，早期症状不典型，就诊时多属晚期。上颌窦恶性肿瘤是最常见的鼻窦恶性肿瘤，占鼻窦恶性肿瘤的80%，其次是筛窦恶性肿瘤，占鼻窦恶性肿瘤的3%～7%，原发于蝶窦和额窦的恶性肿瘤少见。

【临床与病理】

其临床表现与肿瘤发生部位有关，早期仅有进行性鼻塞、分泌物增多、脓血涕、鼻衄及嗅觉减退等。侵蚀骨壁后可有疼痛、面颊麻木。随肿瘤发展可出现面颊部隆起、鼻部畸形，侵犯眼眶及颅内，向上发展，向下压迫，可有眼部症状、硬腭下塌、牙槽变形。向后侵入翼腭窝，可有顽固性神经痛和张口困难。颅底扩张，可有头痛、颈淋巴结转移等。

病理上以鳞状细胞癌多见，其次是腺癌、囊腺癌、未分化癌等，肉瘤较少见，多为淋巴肉瘤。

【MRI表现】

鼻窦内不规则软组织肿块，肿块在T_1WI呈等信号、在T_2WI呈中等稍高信号。肿瘤较大可充满窦腔，其内可见坏死囊变区，T_1WI呈低信号，T_2WI呈高信号，高于实性肿瘤部分。增强后呈轻到中度强化，其内囊变、坏死区不强化，骨壁破坏表现为窦壁黑线消失，同时，邻近可见肿瘤异常信号。采用冠状面和矢状面扫描，可明确判定肿瘤扩展范围。

上颌窦癌大多数病人有不同程度骨质破坏，最常见的为内侧壁破坏伴鼻腔外侧壁或鼻腔内软组织肿块。上颌窦癌可侵犯眼眶、筛窦等，如上颌窦后方脂肪被肿瘤占据，则表明肿瘤侵入颞下窝和翼腭窝。筛窦恶性肿瘤常向鼻腔、下颌窦、眼眶或蝶窦侵犯。额窦前壁破坏常伴前额皮下软组织肿块，底壁破坏常在眶内形成肿块伴后壁破坏，且多有前颅底侵犯。蝶窦肿瘤常破坏蝶鞍底部骨质，向颅内侵犯或向前侵犯筛窦。

【诊断与鉴别诊断】

鼻窦内软组织肿块，伴有骨质破坏及周围浸润，且能区分窦内并存的炎症或相邻鼻窦阻塞性炎症状（肿瘤T_2WI信号低于炎症）。

当上颌窦癌早期尚无骨质破坏时，应与良性肿瘤、息肉及囊肿鉴别，伴有骨壁破坏的某些特异性感染也需鉴别。

第五节　咽喉部

一、腺样体肥大

腺样体肥大（adenoidal hypertrophy）系咽扁桃体增生，也叫咽扁桃体或增殖体，位于鼻咽部顶部与咽后壁处，属于淋巴组织，表面呈橘瓣样。本病最多见于儿童，常与慢性扁桃体炎、扁桃体肥大合并存在。

【病因】

腺样体和扁桃体一样，出生后随着年龄的增长而逐渐长大，2～6岁时为增殖旺盛的时期，10岁以后逐渐萎缩。腺样体肥大系腺样体因炎症的反复刺激而发生病理性增生。本病多见于儿童，常与慢性扁桃体炎合并存在。

【临床与病理】

儿童鼻咽腔狭小，肥大之腺样体常堵塞后鼻孔和咽鼓管咽口，可出现听力减退和耳鸣，有时可诱发化脓性中耳炎，常可并发鼻炎和鼻窦炎，从而引起鼻堵、张口呼吸的症状，尤以夜间加重，出现睡眠打鼾、睡眠不安，患儿常不时翻身，仰卧时更明显，严重时可出现呼吸暂停等。

【MRI表现】

横断面可显示鼻咽顶后壁软组织增厚。矢状面可清楚地显示鼻咽顶后壁腺样体的肥大程度及鼻咽腔狭窄的程度，腺样体肥大T_1WI呈等或略高信号，与黏膜信号相同，T_2WI呈较高信号（图3-5-1）。增强扫描显著强化，与周围邻近结构界限清楚，颅底骨质无破坏，伴有中耳炎、乳突炎及鼻窦炎则有相应改变。

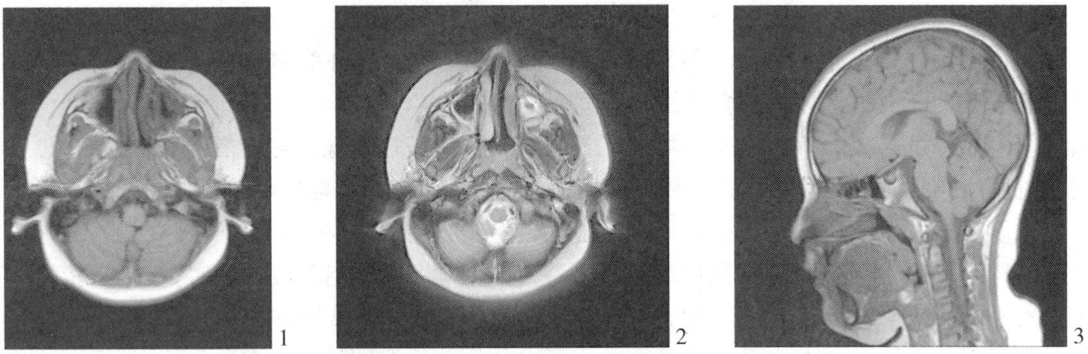

1.T_1WI；2.T_2WI；3.T_1WI 矢状位。鼻咽顶后壁长T_1、稍长T_2信号软组织肿块。

图3-5-1　腺样体肥大

【诊断与鉴别诊断】

本病需与鼻咽部炎症及鼻咽癌相鉴别，前者多表现为鼻咽部软组织广泛弥漫性肿胀并伴有分泌物，而后者则浸润性生长，常侵犯邻近组织结构。

二、咽后及咽旁脓肿

咽后脓肿为咽后间隙的化脓性炎症，早期为蜂窝织炎，继而成为脓肿，分急性和慢性两种。急性多由于口、咽、鼻腔、鼻窦感染，咽后壁异物、外伤等引起。慢性者多系颈椎和咽后隙淋巴结结核引起的寒性脓肿。前者多见于3岁以下幼儿，后者多见于青少年。

咽旁脓肿为咽旁间隙的化脓性炎症，早期为蜂窝织炎，再发展而形成脓肿。因咽旁间隙的感染进路较多，如腭扁桃体、咽扁桃体、牙、咽、腮腺及鼻部、咽部所属淋巴结等处的急性炎症均可蔓延至咽旁间隙中。尤其在儿童，这些部位是发生感染形成脓肿的常见部位。

【病因】

急性型：最常见的为咽后淋巴结化脓，由于口、咽、鼻腔及鼻窦的感染，引起咽后淋巴结炎，进而化脓，脓液蓄积在口咽后方咽后隙的一侧。此外，咽后壁损伤（异物或其他外伤）后感染或邻近组织感染可导致脓肿发生。

慢性型：多由颈椎结核引起。

邻近组织的炎症，如急性咽炎、扁桃体炎及急性鼻炎、鼻窦炎等，直接侵袭或经血行感染侵入咽旁隙形成脓肿。咽侧壁受异物或器械的损伤，引起感染，如鱼刺刺伤、内窥镜检查时的损伤等，炎症蔓延至咽旁隙，可形成脓肿；咽或口腔手术，如扁桃体切除或拔牙等，麻醉针头可将细菌直接带入咽旁隙引起感染。另外，扁桃体周围脓肿切开排脓时，误将咽上缩肌穿透，也可引起本病。

【临床与病理】

咽后脓肿急性型，可因上呼吸道感染，引起咽后淋巴结炎，多见于咽后间隙的一侧，局部黏膜有明显充血。咽后壁损伤后感染，亦可导致脓肿发生，但其位置较低，多在喉咽部。

临床症状急剧，以发热、畏寒、咽痛和吞咽困难起病；进而出现颈僵，头部常向脓肿侧倾斜，或有呼吸困难，若病人因疼痛而不敢开口，应考虑脓肿已穿入咽旁间隙。

慢性型主要为颈椎结核引起的寒性脓肿，多位于中线或波及两侧间隙，黏膜表面无明显充血。发病缓慢，早期可无明显症状，或有低热及结核中毒症状。待脓肿增大后，才出现咽部堵塞症状。

咽旁脓肿多由邻近组织炎症扩展或穿入咽旁间隙所致；化脓菌也可经血行感染。临床表现与急性咽后壁脓肿相似，但咽旁及颈侧触诊有剧烈疼痛。

【MRI表现】

蜂窝织炎时颈前或咽旁软组织弥漫性增厚伴脂肪间隙消失，边界清或不清，T_1WI上咽后间隙正常脂肪高信号为炎症低信号取代，增强扫描可略有强化；脓肿形成后随脓液的成分，T_1WI可表现为低、等、高多种信号特点，T_2WI多为高信号，脓肿壁为略低信号，并可见病灶周围水肿。增强后脓肿壁强化，内容物无强化。

【诊断与鉴别诊断】

本病在临床上有急性炎症表现，结合影像不难诊断。脓肿形成后要与咽后肿瘤鉴别，主要包括下咽癌、颈椎恶性肿瘤和椎旁神经源性肿瘤。一般肿瘤起病较慢，无急性炎症表现，轮廓多清楚，与脓肿不同。

三、鼻咽血管纤维瘤

鼻咽血管纤维瘤（angiofibroma of nasopharynx）发病原因不明，好发于10～25岁男性青少年，瘤内血管丰富，典型症状为反复鼻腔和口腔出血，出血量不一，故又称男性青春期出血性鼻咽血管纤维瘤。

【病因】

本病发病原因不明。有研究认为是由性激素不平衡，通过垂体–性腺轴作用，提高性激素的分泌水平，刺激血管纤维组织的增生。bFGF、APC基因/β–连环蛋白通路的改变在鼻咽血管纤维瘤的发病机制中起重要作用。也有认为鼻咽血管纤维瘤是胚胎发育过程中可勃起生殖组织异位遗留在鼻咽部，在青春期雄激素的刺激下生长产生的肿瘤。另外认为由于第一鳃弓动脉退化不完全，以及青春期生长发育的刺激，使得残留的鳃弓动脉发展为血管纤维瘤。

【临床与病理】

本病多起源于鼻咽顶部枕骨结节及蝶骨翼突内板的骨膜部，向下突入鼻咽并向前生长，经后鼻孔进入同侧鼻腔。病理上肿瘤由丰富的血管组织和纤维组织基质构成，血管壁薄，缺乏弹性，易引起大出血，较大的肿瘤可以压迫邻近骨质，侵入鼻窦、眼眶、翼腭窝，故本瘤虽属良性，但具有侵袭性，且范围较广泛，不易彻底切除，手术后易复发。

反复大量出血为主要临床症状。肿瘤堵塞后鼻孔和咽口，可有鼻塞、耳鸣和听力下降，若侵及骨质，长入邻近结构或压迫脑神经，可产生相应症状。

【MRI表现】

肿瘤在T_1WI呈均匀的等或稍高信号，T_2WI呈明显高信号，内部可掺杂低信号，与肿瘤富含血管及其纤维成分比例有关。瘤内或周围大血管因流空效应，可呈低信号条状影，称为椒盐征，为特征性征象。增强有明显强化，流空的血管影显示得更为清楚（图3–5–2）。

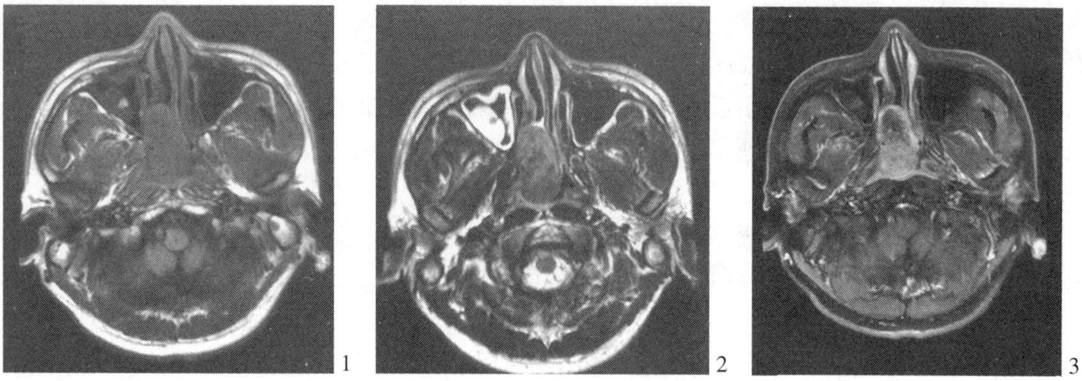

1.T_1WI轴位；2. T_2WI轴位；3. T_1WI增强轴位。右侧鼻咽部类圆形长T_1、长T_2异常信号影，边界清，增强扫描呈不均匀强化。

图3-5-2　右侧鼻咽血管纤维瘤

【诊断与鉴别诊断】

本病临床诊断不难，影像学检查主要明确肿瘤侵犯范围、骨质破坏情况及肿瘤供血。本病需与鼻咽部恶性肿瘤（如鼻咽癌及淋巴瘤）鉴别，本病有明显强化，且有延迟增强为其鉴别点。

四、鼻咽癌

鼻咽癌（nasopharyngeal carcinoma）是发生于鼻咽部黏膜上皮的癌肿，是我国南方最常见的恶性肿瘤之一。此病有地区性，好发于亚洲，尤其是我国的广东省，其次是广西、湖南、福建、台湾等地。鼻咽癌男性发病多于女性，发病年龄由20多岁开始，逐渐上升，45～60岁为最高峰。

【病因】

已知的发病因素有种族、遗传、EB病毒（Epstein-Barr virus）感染、吸烟及环境致癌因素。

【临床与病理】

鼻咽癌可分别或同时起源于鼻咽部的假复层纤毛柱状上皮和鳞状上皮，按形态可分为结节型、菜花型、黏膜下浸润型、溃疡型。组织学分型方案较多，国内常用分型为鳞癌、腺癌、泡状核细胞癌和未分化癌。本病好发于鼻咽隐窝和顶壁。

鼻咽癌的发展可分为上行型（向上侵及颅底骨质及脑神经）、下行型（淋巴结转移）和上下行型（兼有颅底脑神经侵犯和颈部淋巴结转移）。局限于鼻咽部者为局限型。本病早期症状隐蔽，常广泛浸润周围组织及发生淋巴结转移后才发现，主要症状有鼻阻塞、鼻衄、耳鸣、耳闷塞及听力减退（阻塞或压迫咽鼓管咽口）。不少病人以颈部肿块或脑神经损害为首发症状而就诊。鼻咽镜检查见肿瘤呈紫红色，触之易出血。实验室检查：EB病毒抗体增高。

【MRI表现】

1.鼻咽腔变形、不对称

鼻咽癌最好发于咽隐窝，早期在黏膜生长，可呈现小肿块突入鼻咽腔，一侧咽隐窝消失、变平为最常见的早期表现。

2. 鼻咽侧壁增厚、软组织肿块

肿瘤向黏膜下浸润生长致黏膜增厚及软组织肿块，咽后壁软组织增厚（>12 mm）约占半数以上。肿瘤在T_1WI多呈与肌肉类似的等信号或略低信号，T_2WI呈较高信号，介于肌肉与脂肪组织的信号之间，增强扫描后病灶呈轻度或中度强化（图3-5-3）。

3. 咽周软组织及间隙改变

肿瘤向周围蔓延，容易侵入周围软组织及其间隙。颞下窝间隙、咽旁间隙、颈动脉间隙受累，可填塞后鼻孔及鼻腔，累及蝶窦、筛窦、上颌窦。

4. 鼻窦炎症

由于咽鼓管开口闭塞和鼻窦引流不畅，常可见鼻窦、乳突炎症，表现为黏膜增厚或积液，T_2WI呈明亮高信号，与肿瘤信号不同。

5. 颅底骨质破坏

鼻咽癌可沿神经、血管周围间隙蔓延，致使颅底骨性孔、道扩大或破坏，低信号的骨皮质不完整或髓质高信号脂肪消失。

6. 颅内侵犯

常累及海绵窦、颞叶、桥小脑角等部位，增强扫描颅内病灶明显强化。

7. 淋巴结转移

多见于咽后外侧淋巴结，其次为颈深淋巴结等。T_1WI呈低或略低信号，T_2WI呈高信号，中央液化坏死信号更高，冠状面可直观地显示淋巴结与血管的关系。

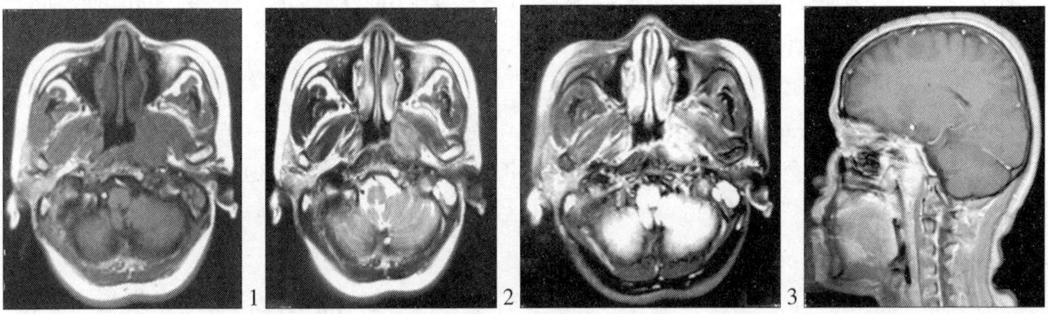

1. T_1WI轴位；2. T_2WI轴位；3. T_1WI增强轴位；4. T_1WI增强矢状位。左鼻咽后、侧壁肿块样增厚呈稍长T_1、稍长T_2信号，边界不清，左侧咽隐窝消失，增强扫描后呈不均匀强化。

图3-5-3　左侧鼻咽侧后壁鼻咽癌

【诊断与鉴别诊断】

本病多能经鼻咽镜下活检而获得明确的病理诊断。影像学检查首选MRI，主要目的在于了解肿瘤向深部浸润的范围，为临床精确分期及放疗提供客观依据，并用于放疗后随访。

本病需与下述疾病鉴别：

1. 早期鼻咽癌需与鼻咽部炎症鉴别

一般炎症范围较弥漫，通常双侧受累，黏膜广泛均匀增厚，T_2WI呈高信号，可鉴别。但炎症较局限或早期鼻咽癌较弥漫时则鉴别困难，需活检确诊。

2. 增殖体肥大

增殖体肥大常见于青少年及儿童。顶后壁交界区淋巴组织增生，一般边界较光滑，与周围组织界线清楚，鉴别困难时需病理确诊。

3.鼻咽纤维血管瘤

鼻咽纤维血管瘤常见于男性青少年，有多次鼻出血病史，鼻咽部肿块并有骨质改变，有时与鼻咽癌相似，但前者为压迫性骨吸收破坏，多有骨质变形；后者为侵蚀性骨质破坏、消失。增强扫描前者有血管性增强效应，后者则无或只有轻微增强。

4.脊索瘤

鼻咽部软组织肿块和骨质破坏，与鼻咽癌有相似之处。但前者骨破坏主要位于中线区。如枕骨与蝶骨底且肿块内可有钙化，多不均匀，与鼻咽癌不同。

5.鼻咽邻近结构的肿瘤

如鼻窦肿瘤、咽旁间隙肿瘤等。

五、喉恶性肿瘤

喉部恶性肿瘤，占全身恶性肿瘤的1%～5%，其中主要为喉癌（laryngeal carcinoma），约占全身恶性肿瘤的2%，好发于50～60岁的中老年人，两性发病率有显著差异，男女发病率之比为8∶1，城市发病率高于农村，空气污染重的城市发病率高于污染轻城市。

【病因】

吸烟、饮酒、空气污染及病毒感染为可能的发病因素。

【临床与病理】

早期出现乳头状结节，继而向黏膜下及周围组织浸润，使受累组织增厚、变形或发生溃疡；晚期可向喉外发展，破坏软骨，常经淋巴道转移至颈部乃至纵隔淋巴结，亦可经血道转移至肺、肝、肾、骨和脑等器官。

按解剖部位可分为：

1.声门上型癌（supraglottic cancer）

声门上型癌发生于会厌、杓会厌皱襞、室带和喉室等处，约占30%，癌细胞分化较差，发展快，淋巴转移较早，预后差。

2.声门型癌（glottic cancer）

声门型癌发生于声带的喉室面，最多见，约占60%，其特点是分化较好，发展慢，淋巴转移较少，预后较好。

3.声门下型癌（subglottic cancer）

声门下型癌发生于声带下缘至环状软骨下缘之间，较前两型少见，多为声带癌向下蔓延所致。

4.混合型癌（亦称跨声门型癌）

混合型癌主要侵犯喉旁间隙，并跨越两个喉解剖区，为喉癌的晚期表现。

【MRI表现】

肿瘤部位软组织不规则增厚和肿块，以及由此而产生的喉腔变形和功能异常，但无法区分肿瘤与正常肌肉组织，T_1WI肿瘤表现为与肌肉相似的等或略低信号，坏死区信号更低一些；T_2WI肿瘤为稍高信号，坏死的组织信号更高。增强后肿瘤呈不同程度强化。喉软骨受侵时T_1WI为低信号，T_2WI为中、高信号，应用脂肪抑制技术的增强MRI扫描有助于早期软骨受侵的发现。MRI多平面成像可清楚显示各型肿块的范围及侵犯情况，不需增强即可发现颈部增大的淋巴结。

1. 声门上型癌

表现为局部软组织增厚或结节样肿块，会厌前间隙和喉旁间隙受侵，脂肪影消失，代之以软组织影。此型早期即可出现颈部淋巴结转移。

2. 声门型癌

早期局限于声带内，仅见双侧声带不对称，一侧声带毛糙、增厚或局限的软组织结节，肿瘤易侵犯前联合，然后向对侧声带浸润，前联合厚度正常不超过2 mm，超过即为受累表现，并可由此向前破坏甲状软骨。向后侵犯杓状软骨及环杓关节，肿瘤也常向外生长，累及喉旁间隙，使其脂肪影消失（图3-5-4）。

3. 声门下型癌

如声带下气管与环状软骨间内侧面软组织厚度大于1 mm，或出现软组织块影则提示有异常。早期癌肿局限于黏膜及黏膜下层，则仅表现为局部黏膜增厚、不对称，肿瘤增长则形成软组织肿块、气管壁增厚及管腔狭窄。

4. 混合型

喉癌晚期表现，肿瘤占据整个喉腔。声带和室带多同时受侵，伴周围软组织广泛浸润及颈部淋巴结转移（图3-5-5）。

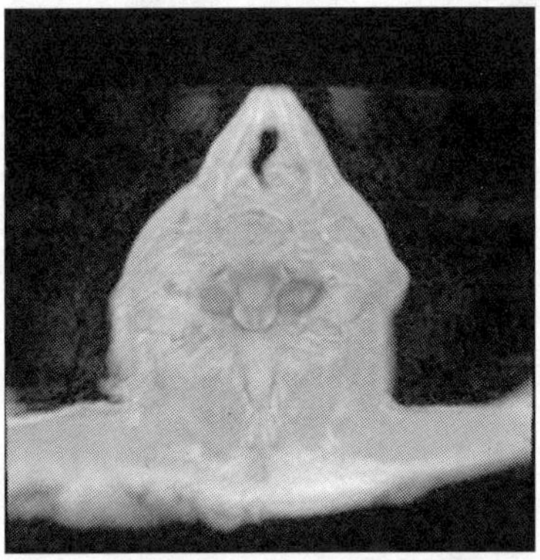

1

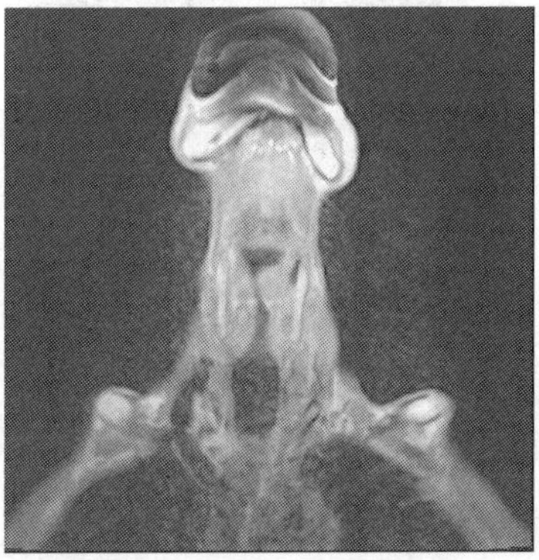

2

1. T_1WI轴位；2. T_1WI冠状位。两侧声带不对称，左侧室带及声带增厚，呈混杂长T_1、长T_2信号，并向腔内隆起，同侧杓状会厌襞受侵，并延伸至对侧。

图3-5-4 喉癌

【诊断与鉴别诊断】

本病多见于中老年男性，临床上有声音嘶哑、呼吸困难及咽喉痛。临床医师依据喉镜和活检，对喉癌的定性诊断并不困难。影像学检查可以做出一定意义的定位和定性诊断，为临床制定治疗方案（如放疗和喉部分切除术等）提供有价值的依据。但影像学诊断不能区别组织学类型。对于甚小的肿瘤或黏膜下浸润不能显示，对肿瘤与水肿的鉴别，也有一定困难。

因喉癌的影像学表现缺乏特异性，需与喉其他病变加以鉴别。

1. 喉水肿

肿瘤、炎症、活检或放疗后，皆可引起喉水肿。MRI表现多为黏膜弥漫增厚，边缘光滑，两侧较对称，喉功能活动无明显变化，与喉癌表现不同。

2. 声带息肉

声带息肉多见于一侧声带的前、中1/3交界处，呈现小结节状影，其密度和信号与喉癌相似。但息肉多数基底较窄，且有蒂，喉内其他结构正常。鉴别困难时可借助活检。

3.乳头状瘤

乳头状瘤多见于声带、室带或声门下区，可发生于任何年龄，但多见于儿童，且常多发，可带蒂或不带蒂。不带蒂广泛浸润的成人乳头状瘤，与喉癌不能鉴别，需行活检诊断。

4.梨状窝癌

该肿瘤起源于梨状隐窝，多位于隐窝侧壁与甲状软骨之间的软组织肿块，该肿瘤与喉癌仅发生部位不同，其MRI信号、病理类型均相似。早、中期可从发生部位上加以区分，晚期肿块较大则不能区分其起源。

5.喉淀粉样变

喉部软组织肿块，表面光滑，T_2WI常呈现等信号或略低信号，而喉癌为高信号。

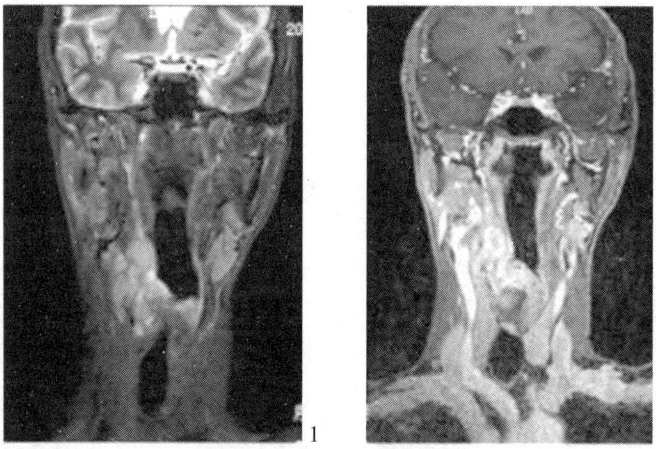

1　　2

1.T_2WI冠状位；2.增强冠状位。喉腔右侧不规则长T_2异常信号影，边界不清，增强扫描不均匀强化。

图3-5-5　跨声门型癌

第六节　耳部

一、急性化脓性中耳乳突炎

本病是中耳黏膜的急性化脓性炎症，乳突炎多为中耳炎的并发症，好发于儿童。

【病因】

主要致病菌为肺炎链球菌、流感嗜血杆菌、葡萄球菌等。若乳突气房尚未发育，炎症可局限于鼓室和乳突窦区，称中耳乳突窦炎；气房若发育完善，炎症可经乳突窦向周围气房扩散，即中耳乳突炎。

【临床与病理】

致病菌侵入途径主要是咽鼓管，多因上呼吸道感染使咽鼓管咽口及管腔黏膜充血、肿胀，纤毛运动障碍，致病菌乘虚侵入中耳及乳突导致本病发生。小儿咽鼓管比成人宽、短且咽口位置低，因此较为好发本病。早期表现为中耳及乳突气房黏膜充血水肿，白细胞渗出，继而炎性渗出物聚集并逐渐变为脓性。鼓室脓液增多，压力增高，可致鼓膜穿孔，脓液外泄。若乳突气化不良，如松质型或混合型乳突，则可表现为乳突骨髓炎。

临床主要表现有耳痛、听力减退及耳鸣、鼓膜穿孔、耳溢液，液体初为血水样，后为黏液脓性，若合并乳突炎则乳突部皮肤肿胀、潮红、乳突尖有明显压痛，此外，尚伴有全身症状（如发热、头痛等）。

【MRI表现】

MRI可见中耳腔积液、积血，气液平面，乳突气房信号增高，积液表现为点片状低或等T_1、长T_2信号（图3-6-1）。如果为积血，则T_1WI及T_2WI均为高信号。对于颅内并发症的显示，MRI具有独特优势。

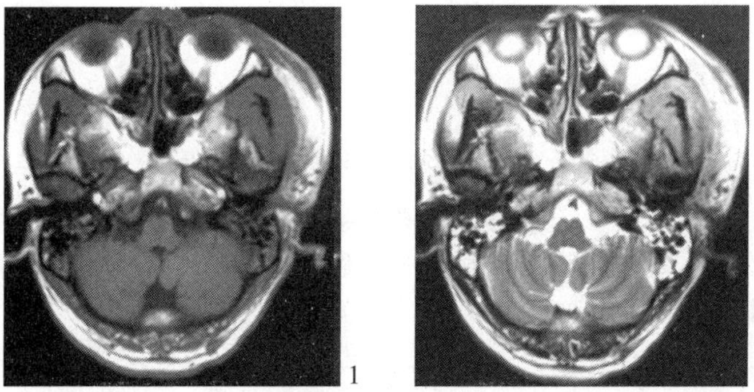

1.T_1WI横轴位；2. T_2WI横轴位。双侧乳突窦及气房内长T_1、长T_2异常信号影。

图3-6-1 双侧中耳乳突炎

【诊断与鉴别诊断】

急性化脓性中耳乳突炎临床一般可做出诊断，MRI检查的目的主要是了解骨质破坏程度及颅内并发症情况。

二、慢性化脓性中耳乳突炎

慢性化脓性中耳炎为中耳黏膜的慢性化脓性炎症。

【病因】

本病多由急性化脓性中耳炎治疗不彻底，迁延所致，少数无急性感染病史者，可由低毒性感染而成，常与慢性乳突炎合并存在。

【临床与病理】

病理上可分为三型：

1. 单纯型

本型最常见，多因致病菌反复由咽鼓管进入鼓室而引起慢性化脓性感染，又称咽鼓管鼓室型。临床上有间歇性的外耳道流脓，呈黏液性或黏液脓性，脓量多少不一，一般无臭味。鼓膜穿孔为中央性，周围常有残存鼓膜。耳聋为传导性，一般不重。

2. 肉芽肿型

本型又称坏死型或骨疡型，多见于气化差、板障型或坚实乳突。此型组织破坏较广泛，炎症侵入骨质深部，造成听骨及乳突窦周围骨质坏死，同时有肉芽组织或息肉形成。临床多有持续性流脓，并有臭味，偶带血丝，为肉芽组织或息肉所致，鼓膜紧张部可有边缘性较大穿孔，该处无残余鼓膜，鼓室内可见肉芽组织和黏稠的脓液。

3.胆脂瘤型

详见下述。

【MRI表现】

单纯型可显示鼓室黏膜增厚、粘连、渗液及脓液，T_1WI呈等信号，T_2WI呈高信号；乳突气房消失，T_1WI呈略低信号，T_2WI呈高信号。

肉芽肿型以肉芽组织增生及骨质破坏为主要表现，MRI显示骨质破坏欠佳，肉芽组织位于中耳和鼓窦区。与脑灰质相比，炎性肉芽组织在T_1WI多数为等信号或稍高信号，T_2WI多为高信号，增强扫描多数有强化。胆固醇肉芽肿在T_1WI及T_2WI均为高信号，应与非气化型乳突骨髓内脂肪鉴别。

【诊断与鉴别诊断】

本病肉芽肿型需与胆脂瘤型中耳乳突炎及中耳良、恶性肿瘤鉴别，一般胆脂瘤骨质破坏较肉芽肿型严重，有上鼓室、乳突窦入口及乳突窦明显扩大，但早期胆脂瘤乳突窦腔尚无明显扩大时与肉芽肿型中耳乳突炎不易区别，中耳癌骨破坏边缘不规则呈虫蚀样，且临床有耳流血，但早期难与本病鉴别。

三、中耳乳突胆脂瘤

中耳乳突胆脂瘤（cholesteatoma）与先天性胆脂瘤不同。本病非真性肿瘤，为中耳乳突腔内的角化复层鳞状上皮团块。本病属慢性中耳炎类型之一。

【病因】

先天性胆脂瘤来源于与形成原始脊索相同的外胚层，这种外胚层胚胎细胞残留可发生于颅骨的任何部位，但最常见于颞骨。

获得性胆脂瘤的发病机理包括：上皮移行侵入、种植侵入、上皮化生和基底细胞增生过度。后天原发性胆脂瘤：由于咽鼓管功能障碍导致鼓膜内陷袋的形成，随后上皮碎屑堆积，最后形成胆脂瘤。后天继发性胆脂瘤：上皮细胞通过鼓膜穿孔边缘移行进入中耳。外伤或手术导致的鳞状上皮细胞种植于中耳腔也可形成继发性获得性胆脂瘤。这些医源性胆脂瘤常常因为鼓室成形术和鼓膜置管将鳞状上皮细胞带入并封闭于鼓室内所致。

【临床与病理】

本病为外耳道鳞状上皮经鼓膜穿孔处移行长入鼓室，然后脱落堆积成团，形成胆脂瘤。肉眼观本病呈白色牙膏样或豆腐渣样，由角化上皮和胆固醇混合组成，典型表现为上皮呈葱皮样层状堆积。多数发生在坚实型或板障型乳突，上鼓室是最常见的发病部位，其发展途径为上鼓室、乳突窦入口及乳突窦，然后长入乳突。增大时周围骨质受压吸收、破坏，可累及颅板、乙状窦沟、内耳及乳突骨等。若外耳道后上壁破坏，穿入外耳道，胆脂瘤可液化排出而自愈。临床表现为长期持续性耳流脓，脓量多少不等，但有特殊恶臭。多数有混合性耳聋，检查示鼓膜松弛部或紧张部后上方有边缘性穿孔，从穿孔处可见鼓室内有灰白色鳞屑状或豆渣样无定型物质。

【MRI表现】

中耳鼓室、乳突窦入口及乳突窦内软组织肿块影，在T_1WI其信号与肌肉相似而略低于脑组织，不均匀者为多，T_2WI呈较高信号（图3-6-2）。注射Gd-DTPA后胆脂瘤本身不强化，其周围的肉芽组织可增强；此外，MRI在显示硬膜外侵犯、静脉窦变化及颅脑并发症等方面有绝对优势而对于骨质破坏者显示欠佳。

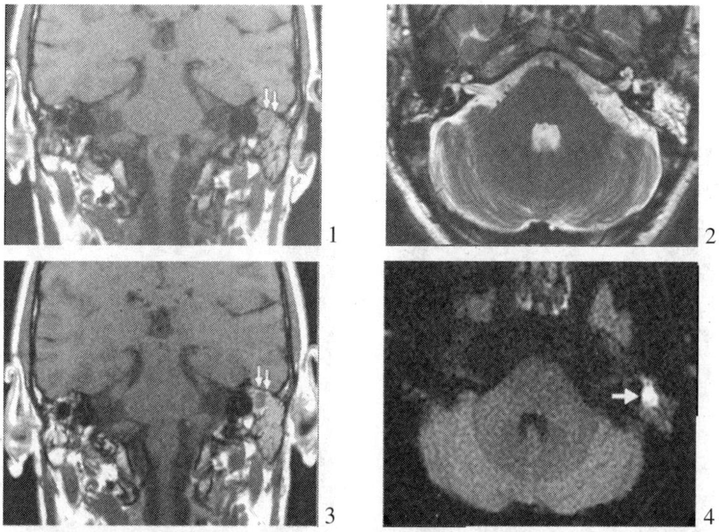

1.T_1WI冠状位；2. T_2WI横轴位；3.T_1WI冠状位；4.DWI。双侧乳突黏膜增厚呈长T_1、长T_2表现，左侧乳突窦内等T_1、长T_2异常信号影，DWI呈高信号，与周围组织分界尚清。

图3-6-2　双侧慢性中耳炎并左侧胆脂瘤形成

【诊断与鉴别诊断】

MRI对胆脂瘤骨质破坏的显示不如CT敏感，但对颅内并发症，如硬膜外脓肿、乙状窦血栓性静脉炎和脑脓肿等颇为敏感。

本病需与下列病变鉴别：

1.胆脂瘤需与胆固醇性肉芽肿、炎性肉芽肿鉴别

详见上一疾病相关内容。

2.中耳癌

其骨质破坏以中耳腔为中心向周围发展，骨质破坏呈虫蚀样且增强明显；而胆脂瘤破坏腔边缘光滑锐利，增强扫描无强化。

3.真性胆脂瘤

发生在岩乳突部的真性胆脂瘤为一边缘锐利的空腔，有时似乳突部孤立的大气房，与本病相似。不同之处在于它们多发生在乳突窦区以外，无上鼓室和乳突窦入口部的扩大，鼓膜嵴完整无缺，结合临床表现，不难区别。

四、中耳癌

中耳癌（carcinoma of middle ear）较少见，可原发于中耳，或继发于外耳道或鼻咽部等处，多数有慢性中耳炎的病史，外耳道乳头状瘤恶变也常侵入中耳。中耳癌以鳞癌为多见，肉瘤较少。

【病因】

病因及危险因素不明，因多数有慢性化脓性中耳炎病史，而疑与长期刺激有关。

【临床与病理】

中耳癌多为原发的鳞状上皮癌，也可继发于外耳道、鼻咽、颅底或腮腺等处的恶性肿瘤。中耳癌多见于中老年患者，除有长期慢性中耳乳突炎表现外，尚有耳道出血、剧烈疼

痛、面瘫等，血性分泌物可呈血水样或脓血液，检查外耳道和中耳腔内可见易出血的新生物。

【MRI表现】

早期可见中耳鼓室内软组织肿块，强化明显，肿瘤增大则表现为以鼓室为中心的弥漫性软组织肿块，MRI可显示肿瘤向外耳道、咽鼓管、内耳、鼓室和乳突，甚至颅内侵犯情况，但不能显示骨质破坏细节（图3-6-3）。

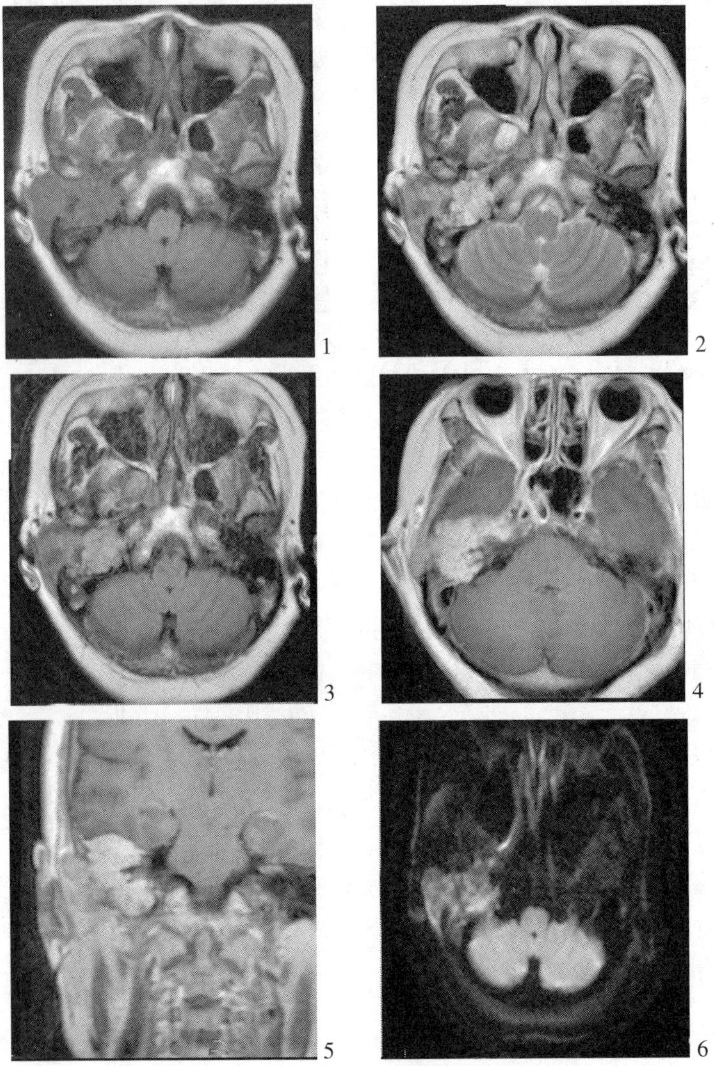

1.T_1WI横轴位；2. T_2WI横轴位；3.T_2-tirm；4.增强横轴位；5.增强冠状位；6.DWI 。右侧中耳腔内分叶状稍长T_1、稍长T_2信号影，与周围组织分界不清，T_2-tirm及DWI均呈高信号，增强扫描明显强化。

图3-6-3　中耳癌

【诊断与鉴别诊断】

本病需与慢性肉芽肿型中耳乳突炎及胆脂瘤鉴别。此外，需与外耳道癌鉴别，一般中耳癌软组织肿块和骨破坏以鼓室为中心，听骨和鼓室破坏较完全，而外耳道癌以外耳道骨壁破坏明显，听骨可部分残留，但晚期肿瘤范围广泛，无法鉴别来源，一般首先考虑发病率较高的中耳癌。

第七节 腮腺及颈部

一、腮腺良性肿瘤

腮腺良性肿瘤较恶性者多见，占75%，其中以良性混合瘤最多见，约占70%；其次为腺淋巴瘤（Worthin瘤）占5%～10%；而其他如血管瘤、淋巴瘤、脂肪瘤等少见。

【病因】

腮腺混合瘤病因不明。

腺淋巴瘤病因不明，可能与放射线照射、腮腺炎症及免疫功能紊乱有关。

【临床与病理】

腮腺混合瘤（mixed tumor）又称多形性腺瘤（pleomorphic adenoma），多呈圆形或椭圆形，直径3～5 cm，包膜较完整，边界清楚。切面呈灰白色，可见浅蓝色软骨样组织、半透明的黏液样组织以及小米粒大的黄色角化物，囊变者内含无色透明或褐色液体。镜下肿瘤由上皮及其产物（即黏液样组织和软骨样组织）组成。10%可恶变，组织松软易碎，包膜消失，与周围组织界限不清。

本病常见于30～50岁青壮年，性别无明显差异，病程较长，生长缓慢，常无意或体检时发现腮腺内无痛性肿块，表面光滑或呈结节状，活动，界限清楚。

腺淋巴瘤（Warthin瘤）常见于50岁以上高龄男性，通常为多发或双侧发病，多位于腮腺浅叶下极，肿瘤常有较薄的包膜和大小不等的囊腔，组织学上有嗜酸性上皮细胞和淋巴样间质成分，常表现为发展缓慢、表面光滑、质地较软的无痛性肿块。

【MRI表现】

混合瘤表现为腮腺内圆形或椭圆形软组织肿块，边缘光滑，瘤体较小时信号较均匀，呈等T_1、略长或长T_2信号，周边常可见低信号薄壁包膜。发生坏死、囊变时信号则不均匀。T_2WI高信号瘤体内一些低信号常认为是瘤体内纤维间隔和条索，极低信号为钙化，此征象常提示为混合瘤。肿瘤较大时可见咽侧壁向中线移位，咽旁间隙的脂肪透亮带闭塞或向中线移位（图3-7-1）。

Warthin瘤可呈分叶和多发小囊样表现，肿瘤与腺体之间无界限，因富含蛋白质而呈短T_1、长T_2表现。

【诊断与鉴别诊断】

本病临床表现为无痛性耳前肿块，结合影像学表现可诊断腮腺良性肿瘤，但不能区别肿瘤组织学类型，混合瘤与腺淋巴瘤需结合临床及发病部位来区别。

（1）腮腺良、恶性肿瘤的鉴别

下列征象提示恶性可能：

①肿块境界不清，呈弥漫性浸润；

②肿瘤中心坏死，显示低密度区或浓淡不均；

③肿瘤外形不规则，呈分叶状；

④伴有颈部淋巴结增大者。

（2）腮腺内外肿瘤的鉴别

腮腺深叶的混合瘤须与咽旁肿块鉴别，一般腮腺深叶肿块与腮腺组织之间无脂肪组织，而腮腺外肿瘤与正常腮腺组织之间常有一脂肪线分界；腮腺深叶肿块常通过茎突与下颌角间通道突向茎突前区，常将咽旁间隙向内推移，颈内动静脉推向内后方，而茎突后区的神经鞘瘤、副神经节瘤及淋巴性肿块常将咽旁间隙向前、外推移，将茎突推向前方。

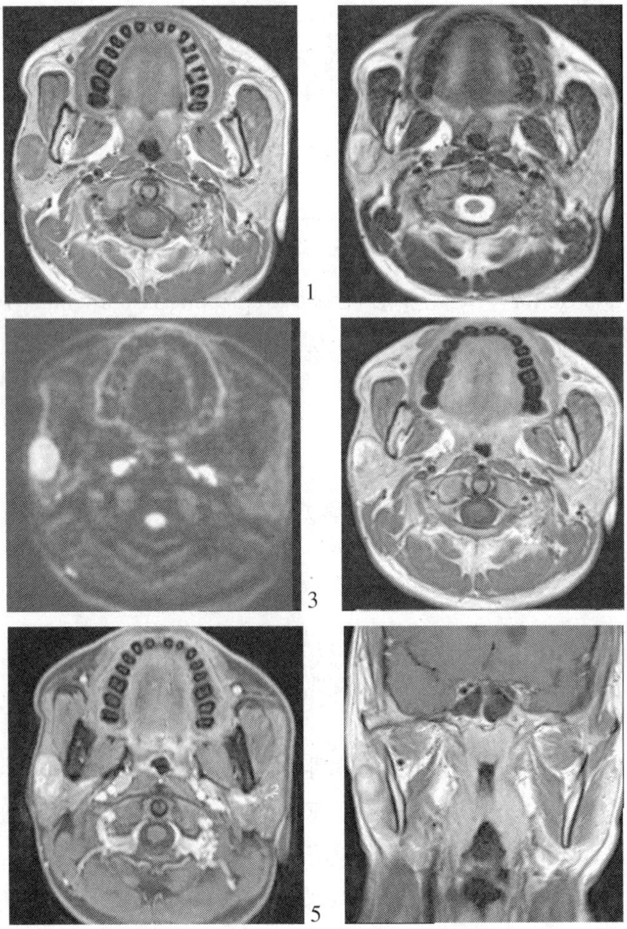

1.T_1WI横轴位；2. T_2WI横轴位；3. DWI；4.T_2-tirm；5.增强横轴位；6.增强冠状位。右侧腮腺区类圆形等T_1、稍长T_2异常信号影，边界清楚，信号均匀，T_2-tirm及DWI均呈高信号，增强扫描明显不均匀强化。

图3-7-1　右侧腮腺混合瘤

二、腮腺恶性肿瘤

腮腺恶性肿瘤相对较少，比较常见的有恶性混合瘤、黏液表皮样癌、腺癌、腺泡细胞癌和乳头状囊腺癌等。

【病因】

病因不明。

【临床与病理】

恶性肿瘤生长较快，呈浸润性生长，包膜多不完整或无包膜，常累及周围的组织或皮肤。本病好发于年龄偏大者，临床表现为粘连固定的肿块，触之较硬，边缘不清，因侵犯面神经、咬肌、翼肌和颞颌关节等，出现疼痛、面神经麻痹、张口困难等，恶性混合瘤病人常有多年生长缓慢的肿块史，近期生长迅速。

【MRI表现】

多数恶性肿瘤T_1WI为稍低信号，T_2WI为以较高信号为主的混杂信号，轮廓不规则，边界多不清楚。黏液表皮样癌低度恶性者T_1WI信号较高。腮腺上部的肿瘤若茎突乳突孔下脂肪垫破坏、消失，或腮腺下部的肿块，下颌静脉受累移位均提示面神经受累（图3-7-2）。

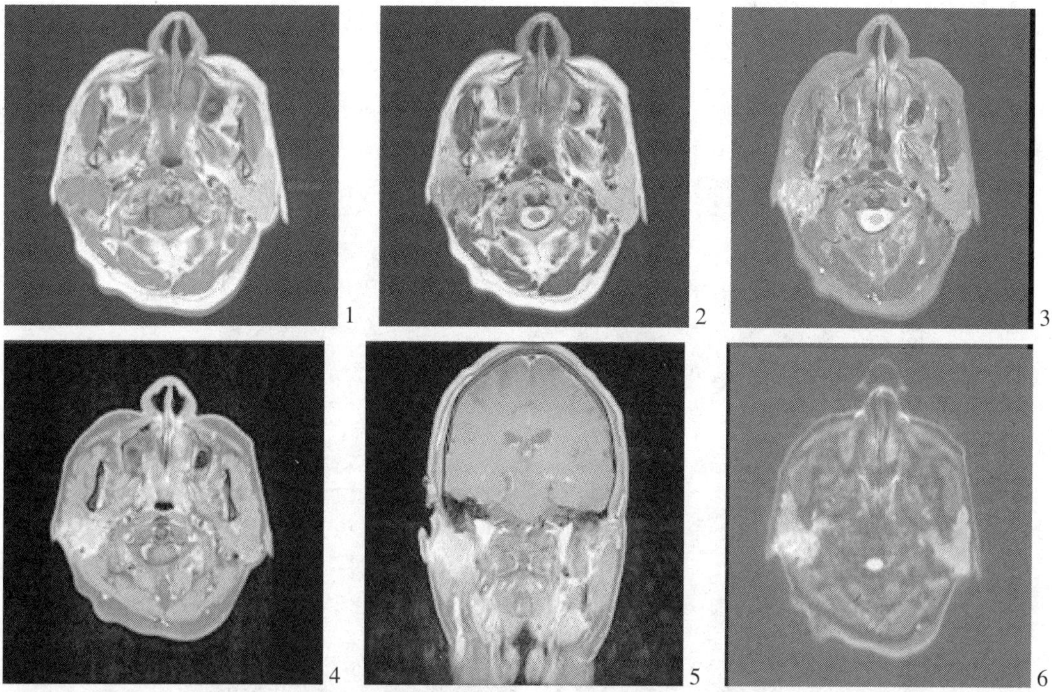

1.T_1WI横轴位；2. T_2WI横轴位；3.T_2WI脂肪抑制序列；4.增强轴位；5增强冠状位；6.DWI。右侧腮腺区不规则形稍长T_1、稍长T_2异常信号影，边界不清，信号不均匀，DWI呈高信号，增强扫描明显不均匀强化。

图3-7-2 右侧腮腺黏液表皮样癌

【诊断与鉴别诊断】

明确恶性肿瘤的范围及有无转移是影像学检查的重要方面，腺外有无侵犯特别是颈动脉鞘区和颅底是否受累是决定能否手术切除的关键。

腮腺恶性肿瘤需与良性肿瘤鉴别。

三、颈动脉体瘤

颈动脉体瘤为副神经节瘤，是发生于颈动脉体化学感受器的肿瘤，常见于颈总动脉分叉部，也可见于颈部其他动脉周围，多见于青壮年，女性发病多于男性。

【病因】

病因不明。一般认为与慢性缺氧有关，在高原地区人群发病率较高。

【临床与病理】

肿瘤质地中等，有包膜，表面光整，切面呈红褐色，有丰富的滋养血管，镜下见肿瘤为富含血管的肉芽组织。淋巴或远处转移及切除后复发是恶性的主要特征。肿块主要由颈外动脉供血，增大后可压迫或包绕颈总动脉和颈内、外动脉，并压迫第Ⅸ～Ⅻ对脑神经及颈交感神经。

临床常以颈部肿块而就诊，肿块多位于下颌角下方和胸锁乳突肌前面，可压缩，不痛，与皮肤无粘连。颈交感神经受压时，可出现Honer征。少数患者压迫肿块时还可发生晕厥、血压下降和心搏减缓。

【MRI表现】

MRI冠状面或矢状面扫描即可清楚显示肿瘤的准确位置和全貌。肿瘤常位于颈动脉间隙，向咽侧壁突出，平扫表现为椭圆形软组织肿块，边界清楚、规则，T_1WI呈中等信号，T_2WI呈高信号，注射Gd-DTPA有明显增强效应（图3-7-3）。因肿瘤血管丰富，有时可见T_1WI及T_2WI上条状迂曲的低信号影，为本病的特征。MRA可清楚显示颈部血管的推移情况，推移颈内外动脉时表现为颈内外动脉分叉角度增大，两动脉之间距离增大。

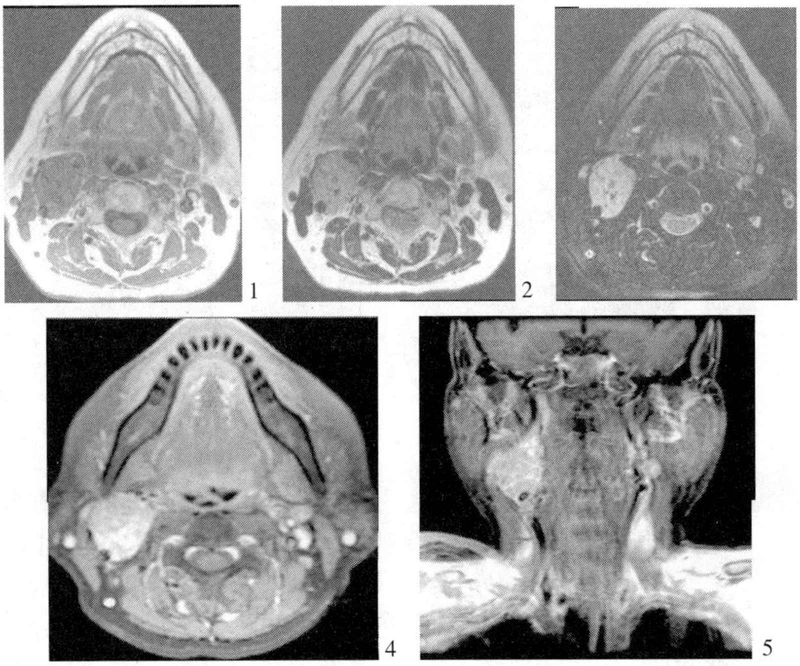

1.T_1WI横轴位；2.T_2WI横轴位；3.T_2WI脂肪抑制序列；4.增强横轴位；5.增强冠状位。右侧颈部类圆形等T_1、等T_2异常信号影，边界清，信号均匀，内可见血管流空影，增强扫描明显不均匀强化。

图3-7-3　右侧颈动脉体瘤

【诊断与鉴别诊断】

颈动脉间隙软组织肿块，增强后明显强化，应首先想到本病。但仍需与颈动脉间隙内的神经鞘瘤、血管瘤等鉴别，一般前者血管不甚丰富，强化程度不如颈动脉体瘤明显，且病灶较大时，可有囊变坏死；后者钙化率较高，有时可见肿瘤内静脉石为其特征。

四、颈部神经鞘瘤

神经鞘瘤为起源于神经鞘施万细胞的良性肿瘤，又称施万瘤。颈部神经鞘瘤常见于颈动脉间隙，来自迷走神经干、舌下神经干及颈交感丛。

【临床与病理】

肿瘤呈球形或椭圆形，单发，表面光滑，有完整包膜，由两种成分构成，即细胞成分和疏松的黏液样成分，肿瘤较大时常见坏死液化。镜下见多由梭形细胞组成，分化良好。

本病多发于30～40岁成年人，一般病程较长，临床表现为颈外侧部肿块，生长缓慢，边缘清楚，表面光滑，质地较软，较大时可压迫邻近结构出现疼痛及局部神经受压症状。

【MRI表现】

MRI表现为颈动脉间隙内软组织肿块，呈梭形，边界清楚，T_1WI为等信号，T_2WI为高信号；肿块较大时中央常见坏死、囊变，呈长T_1、长T_2信号；注入Gd-DTPA后肿块有强化，囊变坏死区不强化，MRA及MRI冠状面、矢状面可直观地显示肿瘤与颈内、外动脉之间的关系（图3-7-4）。

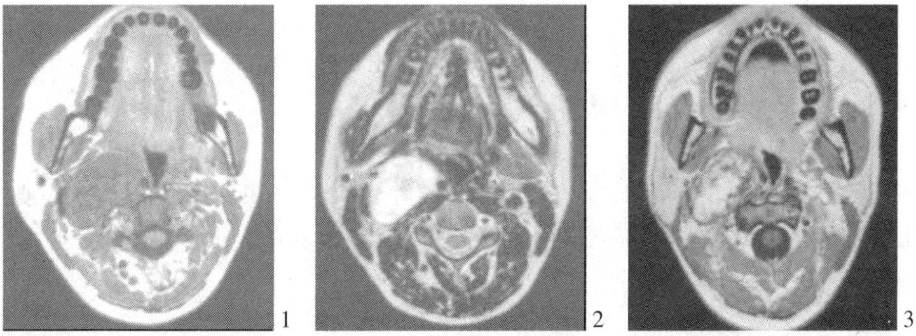

1.T_1WI横轴位；2. T_2WI横轴位；3.增强轴位。右侧颈部椭圆形稍长T_1、长T_2异常信号影，边界清，信号不均匀。

图3-7-4 右侧颈部神经鞘瘤

【诊断与鉴别诊断】

本病需与颈动脉间隙其他肿瘤鉴别：

（1）神经纤维瘤

神经纤维瘤起源于神经纤维母细胞，由施万细胞及神经纤维细胞构成，瘤内含液体较多，很少发生囊变和坏死，T_1WI为均匀稍低信号，T_2WI为高信号，增强后均匀强化。但多数情况下两者在影像学上很难鉴别，若有身体其他部位神经纤维瘤病征象可支持该病。

（2）颈动脉体瘤

本病多发生于颈总动脉分叉处，血管丰富，增强后有明显强化，可见流空信号血管影与神经鞘瘤不同，必要时血管造影可鉴别。

（3）淋巴结结核

当神经鞘瘤伴有坏死时，应与淋巴结干酪性结核鉴别，但一般结核为多发，病灶较小，为1～2 cm，增强后环形强化，强化环规则。

五、颈淋巴管瘤

颈淋巴管瘤（lymphangioma）又称先天性囊状水瘤（cystic hydroma），并非真性肿瘤，而是一种先天性良性错构瘤，90%发生于2岁以内婴幼儿，少数可见于成年人。

【病因】

在胚胎期静脉丛中的中胚层裂隙融合形成大的原始淋巴囊，引流进入中心静脉系统，以后淋巴囊逐渐退化或发展成与静脉平行的淋巴管系统。若原始淋巴囊未与静脉系统相连能就产生囊状淋巴管瘤，如与淋巴管系统主干不相通，可发生海绵状淋巴管瘤，如少量淋巴囊在淋巴管系统形成时被分隔，则形成单纯性淋巴管瘤。因颈静脉囊淋巴形成最早，体积最大，所致颈部发生囊状淋巴管瘤最常见。

【临床与病理】

本病为胚胎发育过程中某些部位原始淋巴囊与淋巴系统隔绝后所发生的肿瘤畸形，瘤体由增生、扩张及结构紊乱的淋巴管组成，呈多房性囊肿，囊壁甚薄，内含黄色淋巴液。

临床表现为颈侧部软质性肿块，无痛，有波动感，不易被压缩，生长缓慢，易并发感染及囊内出血。

【MRI表现】

MRI表现为一侧颈部囊性病灶，好发于胸锁乳突肌前方，相当于颌下腺后方的颌下间隙内。圆形或类圆形多囊，大小不一，T_1WI呈低信号，T_2WI呈高信号，增强扫描无强化。囊肿继发感染时T_1WI信号升高但仍比肌肉信号低，合并出血则T_1WI及T_2WI均为高信号。肿瘤可向周围结构广泛浸润生长，无明显边界。

【诊断与鉴别诊断】

本病好发于婴幼儿，结合临床检查及影像学检查可做出诊断。淋巴管瘤应与腮裂囊肿鉴别，一般腮裂囊肿多为单囊，少有出血，而淋巴管瘤多为多囊，易合并出血，单囊性淋巴管瘤与腮裂囊肿表现相似，难以鉴别。

六、颈淋巴结转移瘤

颈部恶性肿瘤中约20%为原发，80%为继发，其中80%为头颈部恶性肿瘤，20%则来源于胸腹部恶性肿瘤。

【病因】

有原发恶性肿瘤史。

【临床与病理】

颈部淋巴结的转移癌大多为鳞状细胞癌，主要来自口腔、鼻窦、喉及咽等处，腺癌则多来自甲状腺癌及涎腺癌、鼻腔肿瘤，多分布于颈内静脉区及胸锁乳突肌周围淋巴结。而原发于胸、腹腔的转移癌以腺癌居多，多来自乳腺、胃、肠等，转移至锁骨上区淋巴结。

临床上以颈侧区及锁骨上窝淋巴结肿大为主要表现，质硬、无痛、多发、结节固定是其特点。多数病人有原发肿瘤史，少数病人可不知原发肿瘤而以颈部肿块就诊。

【MRI表现】

MRI表现为乳突下区、颌下区、颈动脉间隙内多发大小不等的软组织肿块，边缘清楚或不清楚，部分融合，直径可达3～4 cm，T_1WI呈等或略低信号，与邻近脂肪组织对比明显，在质子密度及T_2WI像上呈等或高信号，与邻近肌肉组织对比清楚。转移瘤信号是否均匀取决于有无坏死、囊变等，坏死囊变组织T_1WI呈更低信号，T_2WI呈更高信号。此外，转移瘤的信号强度与原发肿瘤的组织学类型有关，如腺癌在T_2WI信号较高，而鳞癌在T_2WI则信号偏低。增强扫描后未坏死的淋巴结呈均匀中等度强化，而坏死囊变的淋巴结呈不规则环形强化，中心坏死囊变区不强化（图3-7-5）。病灶可侵犯颈静脉引起静脉癌栓，或侵犯颈部其他结构。

【诊断与鉴别诊断】

淋巴结转移瘤需与淋巴结结核、淋巴瘤及神经鞘瘤鉴别，原发肿瘤病史具有重要的鉴别价值。

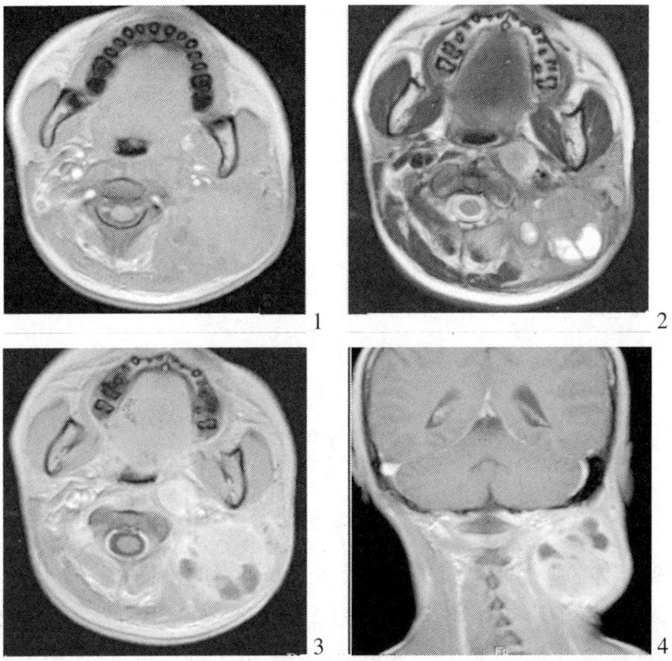

1.T_1WI横轴位；2. T_2WI横轴位；3.增强横轴位；4.增强冠状位。左侧颈部Ⅱ区类圆形不均匀异常信号影，边界不清，实性成分呈等T_1、等T_2表现，内亦可见液性长T_1、长T_2信号影，增强扫描轻度不均匀强化。

图3-7-5　鼻咽癌左侧颈部淋巴结转移

（窦郁，王正盛）

第四章　胸部

第一节　检查方法

由于肺组织充满气体，所含氢质子数量较少，同时有心肺运动的影响等，磁共振成像检查以往主要用于纵隔结构和病变的检查，对纵隔肿瘤的定位和定性诊断价值较大，而肺部疾病诊断很少涉及。随着磁共振多通道、平行采集脉冲序列、扩散加权等新技术的开发和应用，并且具有无辐射损伤的优势，磁共振成像技术已经逐步成为胸部疾病（包括部分肺部疾病）有效的检查手段（对于心脏、大血管的应用将在第五章循环系统中阐述）。此外，乳腺的MRI检查也已得到广泛认可，MRI已成为乳腺病变的主要检查手段。

第二节　胸部正常MRI表现

一、胸壁

胸壁由浅层结构（皮肤、浅筋膜，包括乳腺）和深层结构（深筋膜、肌层、肋骨及肋间隙、胸内筋膜）构成。脂肪组织在T_1WI呈高信号，在T_2WI呈稍高信号；肌肉、肌腱韧带及筋膜因氢质子含量很少，在T_1WI和T_2WI均呈低信号；与肌肉、肌腱类似，胸部骨组织骨皮质氢质子含量也很少，因此在T_1WI和T_2WI也均呈低信号，而骨组织中心部骨松质及骨髓腔因含有脂肪，在T_1WI和T_2WI可显示为较高信号，肋软骨因含有透明软骨，信号介于骨皮质和骨松质间，呈中等信号。

二、胸膜

衬于胸壁内面、膈面与纵隔面的壁层胸膜和包绕于肺表面的脏层胸膜，正常情况下在MRI上不易显示。

三、纵隔与肺门

心脏大血管管腔因流空效应而呈无信号，可以与纵隔内高信号脂肪形成对比而显示，血管壁为中等信号。食管为中等信号，黏膜为T_2加权高信号，腔内可见含气的低信号，轴位测得的厚度一般为3 mm。淋巴结一般为中等信号，边界清楚，轮廓光整，正常纵隔淋巴结横径应小于10 mm。胸腺位于前上纵隔内，实质呈中等信号，信号均匀；胸腺的大小、质量、组成成分随年龄变化而变化，新生儿期质量最大，青春期开始退化，至成人则被脂肪组织所代替。肺门由大血管、淋巴结及脂肪组织构成，分别有各自的信号表现。

四、肺组织与气管

正常肺组织在常规MRI检查序列呈低信号，主要原因有：

①肺组织内氢质子含量很低；

②肺内组织-气体界面很大，造成界面的自旋失相位；

③呼吸运动及心脏搏动造成信号丢失；

④肺内血流造成信号丢失；

⑤肺组织分子弥散系数较大.

上述原因均会造成肺组织信号降低。

气管（trachea）起于环状软骨下缘，在第5～6胸椎平面分为左、右主支气管。气管分叉部下壁形成隆突，分叉角度为60°～85°。常规MRI检查序列气管腔及支气管腔纵隔段呈低信号，气管管壁可见，在周围组织结构的对比下呈等信号。

五、横膈

横膈呈圆顶状，分左、右两侧。膈在外侧及前、后方与胸壁相交形成肋膈角，在内侧与心形成心膈角。右膈顶较左膈顶高1～2 cm，位于第9或第10后肋水平。呼吸时两膈上下对称运动，运动范围为1～3 cm，深呼吸时可达3～6 cm。因膈主要由肌腱及肌肉构成，常规MRI检查大部分呈较低信号。胸腔及腹腔压力的改变可影响膈的位置。

第三节　肺部病变

因气体干扰，MRI目前尚不能较好地显示肺内病变的细节征象，故目前不作为常规检查。

第四节　纵隔病变

纵隔病变包括肿瘤性病变和非肿瘤性病变。纵隔原发肿瘤的种类繁多，常见的有胸腺瘤、畸胎瘤、淋巴瘤和神经源性肿瘤等。

纵隔肿瘤早期无明显临床症状，或仅有不适感及隐痛。随着肿瘤逐渐长大，压迫或侵及邻近器官、组织时，可出现相应临床症状及体征。如压迫上腔静脉时可出现颈静脉回流异常；压迫交感神经时可出现Horner综合征；膈神经刺激可出现呃逆及膈麻痹；此外，30%～50%的胸腺瘤患者可出现重症肌无力等。

纵隔肿瘤有其好发部位，根据肿瘤所在部位常可推测肿瘤的类别，如畸胎瘤、胸腺瘤多发生于前纵隔；淋巴瘤多发生于中纵隔；神经纤维瘤和神经鞘瘤多发生于后纵隔。

一、胸腺瘤

胸腺瘤是前纵隔最常见的肿瘤，多见于成年人，起源于未退化的胸腺组织。

【临床与病理】

临床表现与其是否出现重症肌无力有关，不出现重症肌无力者早期可无任何症状，肿瘤增大后压迫和/或侵袭周围结构出现相应临床症状，如胸痛、胸腔积液及心包积液等。

胸腺瘤按生物学行为可分为：侵袭性和非侵袭性；按细胞类型可分为：淋巴细胞型、上皮细胞型和混合细胞型。非侵袭性胸腺瘤呈良性特征，边缘包膜完整；侵袭性胸腺瘤侵袭周围结构，边缘不光整。病灶的组织学特征与生物学行为可不一致，即组织学为良性特征，但生物学可出现周围侵袭。

【MRI表现】

前上纵隔肿块，T_1WI呈等、低信号，T_2WI呈稍高信号，增强扫描均匀强化。非侵袭性胸腺瘤包膜完整，周围脂肪间隙存在；侵袭性胸腺瘤周围纵隔脂肪间隙消失或不完整。MRI对于发现肿瘤是否突破包膜、侵犯周围结构较CT有一定优势。如肿瘤突破包膜侵袭周围结构，如心包膜、上腔静脉，可表现为心包积液或胸膜增厚、胸腔积液，上腔静脉内出现瘤栓等。

【鉴别诊断】

需与胸腺增生、前纵隔淋巴瘤、畸胎瘤进行鉴别。胸腺增生一般保持胸腺正常形态，胸腺弥漫性增大，信号均匀，周围脂肪间隙完整。前纵隔淋巴瘤表现为前纵隔结节融合呈不规则肿块，可包绕大血管，同时纵隔其他部位出现肿大的淋巴结。典型畸胎瘤在病灶内出现脂肪信号，MRI对脂肪信号非常敏感。此外，对心包膜及胸膜的侵犯，多提示侵袭性胸腺瘤的可能。

二、 畸胎瘤

畸胎瘤系先天性肿瘤，来源于原始生殖细胞，在胚胎发育过程中，随心、大血管下降而入纵隔，以后逐渐演变而成，生长缓慢，常在成年时被发现，组织学可分为良性和恶性。

【临床与病理】

临床上肿瘤较小时，无临床症状；肿瘤较大时，出现对周围组织和器官的压迫症状。肿瘤穿破支气管和肺组织时，咳出皮脂、钙化物和毛发等较具特征。恶性者则可出现周围结构受侵及远处转移等恶性征象。

畸胎瘤病理组织学可分为囊性（皮样囊肿）和实性两种：囊性畸胎瘤主要含有外胚层衍生物如毛发及皮脂物，伴少量中胚层衍生物，多为良性；实性畸胎瘤含有内、中、外三个胚层的衍生物，如脂肪、毛发、牙、骨骼、腺体、呼吸道组织等。

【MRI表现】

1.囊性畸胎瘤（皮样囊肿）

囊性畸胎瘤（皮样囊肿）多为良性，表现为囊性，囊壁薄厚均匀，囊液信号由所含蛋白量决定，T_1WI可呈高信号，也可呈低信号或等信号，T_2WI常呈高信号，含有细胞内脂肪成分，因而脂肪抑制序列仍呈高信号，在同相位-反相位序列反相位时信号降低。

2.实性畸胎瘤

前纵隔边界清楚的肿块，病变囊变较多见，因所含成分多样，MRI平扫T_1WI、T_2WI信号不均匀，增强扫描实性部分呈中等强化。病灶内常含有脂肪组织，T_1WI、T_2WI均呈高信号，脂肪抑制序列信号下降，此征象具备一定特征。

3.恶性畸胎瘤

恶性畸胎瘤具有恶性征象，无特殊表现，肿块边界不清，侵犯周围组织结构，常伴两肺转移及胸腔积液等征象。

【诊断】

依据前纵隔肿块伴病灶内钙化、脂肪等多种组织成分这些特点，一般可明确诊断；少数不典型者，正确诊断有一定困难。

三、淋巴瘤

淋巴瘤是中纵隔最常见的恶性肿瘤，起源于淋巴结或结外淋巴组织。

【临床与病理】

淋巴瘤临床上分为霍奇金病（Hodgkin disease，HD）和非霍奇金病（non Hodgkin disease，NHD），常见于青少年、青年及老年人。淋巴瘤早期常无症状，部分患者可有浅表淋巴结肿大；中晚期出现发热、消瘦等全身症状。霍奇金病以侵犯淋巴结为主。纵隔淋巴瘤多同时侵及纵隔内多个淋巴结，呈分叶状，由纵隔向两侧突出。生长较大时可由中纵隔侵及前纵隔，气管常受压变窄，还可侵及胸膜及心包而产生胸腔积液和心包积液。

【MRI表现】

中纵隔内多发淋巴结肿大，融合，多呈两侧对称。T_1WI呈等信号、T_2WI呈中高信号，稍高于肌肉信号，增强扫描呈中等强化。出血、坏死及囊变少见。纵隔淋巴瘤可侵犯、包绕周围组织、结构，可引起胸腔积液、心包积液等。

【鉴别诊断】

纵隔淋巴瘤需与结节病、淋巴结结核及纵隔淋巴结转移相鉴别。结节病以对称性肺门淋巴结肿大为特征表现，此外，自愈也是其特点。淋巴结结核的典型特征为成簇的肿大淋巴结并环形强化，且一般肺内有病灶。转移性淋巴结肿大多可见原发病灶，以老年人多见。

四、神经源性肿瘤

后纵隔肿瘤中最常见者是神经源性肿瘤，分良性和恶性，以良性多见。良性者包括神经纤维瘤、神经鞘瘤等；恶性者有神经纤维肉瘤、恶性神经鞘瘤及神经母细胞瘤等。绝大多数神经源性肿瘤位于后纵隔脊柱旁沟内，发生于椎间孔者呈哑铃状，一端在椎管内，另一端在纵隔内。

【临床与病理】

与其他纵隔肿瘤类似，大多数无明显临床症状和体征，生长较大时产生压迫症状。

根据肿瘤细胞组织来源分为三类：

（1）外周神经源性：包括神经鞘瘤和神经纤维瘤；

（2）交感神经节源性：包括节神经细胞瘤、节神经母细胞瘤和交感神经母细胞瘤；

（3）副神经节源性：包括副神经节细胞瘤、化学感受器瘤。

其中外周神经源性肿瘤较常见。

【MRI表现】

肿瘤多位于脊椎旁沟，呈圆形或卵圆形，部分肿瘤呈“哑铃状”。肿瘤信号多呈长T_1、长

T_2信号，半数以上肿瘤呈不均匀信号，肿瘤部分有囊变，呈更长T_1、长T_2信号，增强扫描大多数呈不均匀强化。恶性神经源性肿瘤常侵犯胸膜，破坏周围肋骨；儿童神经源性肿瘤大多数为恶性，成人神经源性肿瘤多为良性。

【诊断与鉴别诊断】

本病发生于后纵隔，有相邻椎间孔的扩大，和/或相邻椎体的骨质破坏，一般诊断不难。与邻近脊柱旁的胸膜间皮瘤需注意鉴别，后者可有胸腔积液，但无椎间孔的扩大等征象。

第五节　胸膜、胸壁病变

胸膜病变是指源于胸膜或累及胸膜的一系列疾病，包括炎症、肿瘤等。胸壁病变是指源于或累及胸部骨骼和肌肉的病变，此类病变表浅，MRI有助于确定病变的性质或病变累及的范围。病变可分为原发性和继发性。

一、胸膜间皮瘤

胸膜间皮瘤是胸膜原发肿瘤之一，其来源于胸膜的间皮细胞和纤维细胞，可分为良性及恶性。

【临床与病理】

良性、局限性胸膜间皮瘤可无临床症状和体征，恶性胸膜间皮瘤可引起胸痛、咳嗽等胸部症状，胸膜侵犯可引起胸腔积液。

胸膜间皮瘤分为局限性纤维性肿瘤和弥漫性胸膜间皮瘤，前者多为良性，后者均为恶性。部分弥漫性胸膜间皮瘤与接触石棉有关。

【MRI表现】

1.局限性胸膜纤维性肿瘤

胸膜软组织肿块，边界清楚，肿块与胸膜交界呈钝角，T_1WI呈较低信号，T_2WI呈等低信号，增强后可见均匀强化；恶性者肿块不规则，T_1WI呈低信号，T_2WI呈高信号，血供较丰富，增强扫描强化较周围软组织明显，还可侵犯周围组织，并引发胸腔积液。

2.弥漫性恶性胸膜间皮瘤

胸膜弥漫增厚伴胸腔积液，增厚的胸膜呈结节样或不规则形；肿瘤T_1WI呈低信号，T_2WI呈高信号，血供较丰富，增强扫描强化明显；肿瘤可直接侵犯胸壁、纵隔、横膈及心包等结构。MRI对钙化的显示有一定的局限性，需结合CT检查。

【鉴别诊断】

弥漫性恶性胸膜间皮瘤需与胸膜转移瘤鉴别，二者影像表现相似。后者如有原发病灶，依据表现诊断不难。

二、胸膜转移瘤

胸膜转移瘤是指其他部位的恶性肿瘤细胞通过血行和/或淋巴途径转移至胸膜而引起的病变。

【临床与病理】

临床上主要以持续、进行性加重的胸痛伴胸腔积液引发的呼吸困难为主要症状。病理学表现为胸膜多发转移性结节。

【MRI表现】

在胸腔积液的衬托下，胸膜转移瘤呈结节状或不规则形，T_1WI呈低信号，T_2WI呈高信号，增强扫描可见结节状强化。

【鉴别诊断】

本病需与弥漫性恶性胸膜间皮瘤相鉴别。转移瘤多有原发肿瘤病史，并且同时可见肺部转移，而后者无此征象。

三、气胸及胸腔积液

（一）气胸

气体进入胸膜腔形成气胸。进入胸膜腔的气体改变了胸膜腔的负压状态，肺可部分或完全被压缩。空气进入胸腔的途径有：

①壁层胸膜破裂：主要由胸壁穿通伤、胸部手术及胸腔穿刺引起。

②脏层胸膜破裂：肺部病变引起脏层胸膜破裂或由于剧烈咳嗽使胸内压突然升高，而致胸膜破裂使气体进入胸膜腔。

自发性气胸常见于严重的肺气肿、胸膜下肺大泡、表浅的结核性空洞及肺脓肿等。如胸膜裂口呈活瓣作用，气体只进不出或进多出少，则形成张力性气胸，使纵隔明显移向健侧。MRI很少用于气胸的诊断。

（二）胸腔积液

疾病累及胸膜产生胸腔积液，病因不同，液体的性质也不同。胸膜炎可产生渗出液；化脓性炎症则为脓液；心肾疾病、充血性心力衰竭或血浆蛋白过低，可产生漏出液；胸部外伤及胸膜恶性肿瘤可为血性积液；颈胸部手术伤及淋巴引流通道、恶性肿瘤侵及胸导管及左锁骨下静脉，均可产生乳糜性积液。MRI对于水的信号敏感，即使少量积液也容易显示，此外，MRI对于胸腔积液的成分有一定的区分能力，例如漏出液T_1WI呈低信号，T_2WI呈高信号；脓液及血性积液，因蛋白含量高，可表现为T_1WI和T_2WI均呈高信号。

胸腔积液可分为：

1.游离性胸腔积液；

2.局限性胸腔积液：包裹性积液、叶间积液、肺下积液等。

第六节 乳腺

乳腺的影像学检查方法包括乳腺X射线摄影、B型超声及MRI等。乳腺X射线摄影作为乳腺的影像学检查的基础一直被广泛认可。乳腺B型超声检查既经济又容易操作，因而被广泛使用。乳腺MRI检查起步较晚，但其具有前两者不能替代的优势：

（1）无辐射；

（2）具有较高的软组织分辨率和空间分辨率；

（3）可多平面、多序列、多参数成像；

（4）可以显示乳腺X射线摄影检查难以显示的病变或多发病灶，例如乳房深部、腋窝区的病变及致密型乳腺、乳房假体植入等。

缺点：对钙化不敏感，因而需与乳腺X射线摄影结合提高诊断乳腺病变的准确性。

一、扫描方法

MRI检查技术包括平扫、动态增强、扩散加权成像及波谱成像。前三者目前已在临床上常规使用，波谱成像还在临床实验中。乳腺MRI检查的最佳时间是月经后1周。

（一）乳腺MRI平扫检查

乳腺MRI检查常规使用的序列包括自旋回波序列、快速自旋回波序列和梯度回波序列。一般采用T_1WI来观察乳腺的解剖结构，分析腺体类型；采用T_2WI合并脂肪抑制序列来识别病变，尤其是含液性的结构。扫描方位多采用轴位以及轴位加矢状位的脂肪抑制序列；冠状位主要用于显示双侧腋窝区的结构和病变等。

（二）乳腺MRI动态增强扫描

MRI动态增强扫描获得的强化特征，有助于进一步提高乳腺良、恶性病变诊断的特异性。这一序列要求高空间分辨率和高时间分辨率兼顾，前者可以发现较小病变，后者用于获得时间-信号强度曲线。增强对比剂采用Gd-DTPA，剂量为0.1～0.2 mmol/kg，团注速率为2.0 mL/s，注射延迟时间为10～15 s，连续扫描7～10 min，获得7～20个时相的动态图像。

MRI动态增强曲线（图4-6-1）的形态分型：

（1）线性上升型（Ⅰa、Ⅰb）：强化随时间推移而增加，病变多为良性；

（2）平台型（Ⅱ型）：病灶迅速强化并维持高水平未见下降改变，见于良性或恶性病变；

（3）速升速降型（Ⅲ型）：快速达强化峰值并很快下降，多见于恶性肿瘤。

信号强度增加的评测用公式计算得出：[(SIpast-SIpre)/SIpre]×100%，并获得时间-信号强度曲线（time/signal-intensity curve，TIC）。

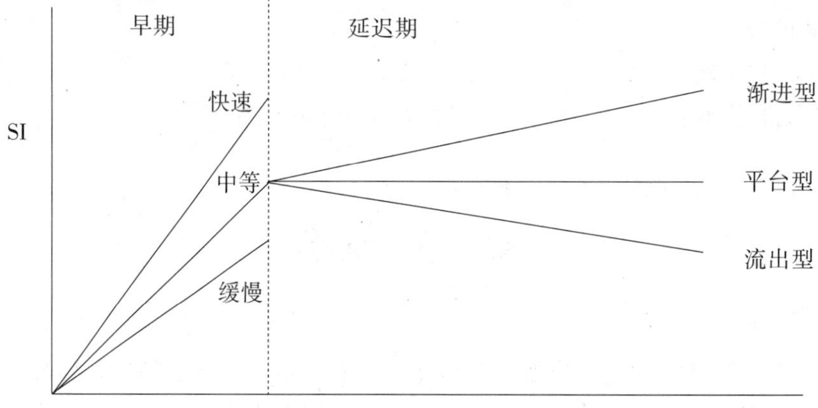

图4-6-1　乳腺MRI动态增强曲线

（三）乳腺MRI弥散加权成像

DWI是利用MRI观察活体组织水分子扩散运动的成像方法，多采用单次激发回波平面成像（EPI），b值常取500～1000 s/mm^2，测量病变ADC有助于判定其良、恶性：恶性病变<良性病变<正常腺体。

（四）乳腺磁共振波谱成像

对设备性能要求高，受病灶大小和本身生物特性的影响，敏感性相对低，假阳性率为4%～18%，不能单独诊断，须与MRI其他检查方法联合运用。

二、正常乳腺的MRI表现

（一）正常结构的信号

1.皮肤和乳头

信号和厚度均匀，双侧对称，增强扫描：呈现均匀、渐进强化。

2.脂肪组织

在T_1WI和T_2WI呈高信号，脂肪抑制序列呈低信号，对比增强后无明显强化。

3.腺体组织、纤维和导管

在T_1WI，腺体组织、纤维与肌肉信号相近，表现为低、等信号，腺体组织和纤维结构不能区分。在T_2WI，腺体组织表现为等信号。动态增强扫描，乳腺实质轻度、渐近性强化，增强幅度不超过增强前信号强度的1/3，月经前期和经期可呈中-重度强化。不同类型腺体，MRI表现不同：致密型腺体T_1WI呈等、低信号，T_2WI呈等、高信号，其周围包绕高信号脂肪组织；脂肪型腺体在T_1WI和T_2WI呈高信号，其间可见等、低信号的索条状乳腺小梁；中间型腺体介于致密型和脂肪型腺体，表现为高信号中夹杂等信号腺体。

（二）乳腺MRI观察方法

乳头、乳晕、皮肤、皮下结构的层次→腺体多少及信号→有无异常结节→乳后间隙→腋窝、骨骼等（图4-6-2）。

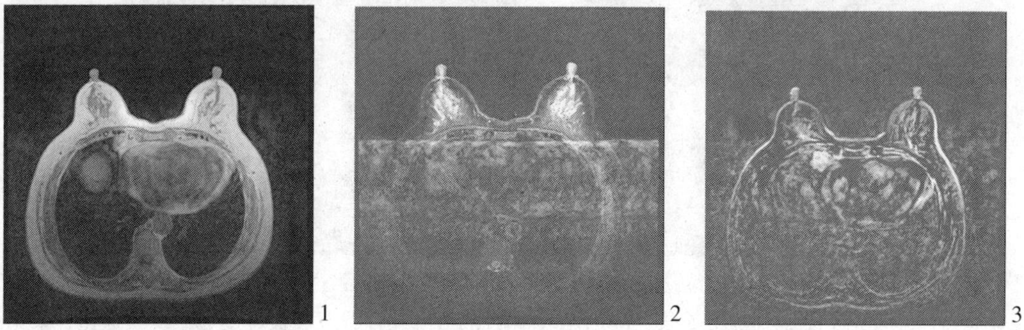

1.T_1WI；2.T_2WI+脂肪抑制；3.T_1WI增强减影。

双乳多量纤维腺体型（c型），静脉注入Gd-DTPA后扫描，双乳极轻度背景实质强化，未见局灶性异常强化结节及肿块影。双乳头未见明显凹陷，双乳皮肤未见明显增厚。

图4-6-2 乳腺

三、良性病变

（一）乳腺囊性增生和囊肿

本病与体内雌激素、孕激素不平衡有关，为女性乳腺疾病中最常见的一种，在某种程度上并非真正的病变。

【临床与病理】

发病年龄多为30～50岁（青春期至绝经期），可单侧或双侧发病。临床症状为乳腺胀痛和乳腺内多发性包块，症状常与月经周期有关，半数患者有局限性疼痛。病理可分为腺病、小叶增生、囊性及纤维性小叶增生病。腺性小叶增生为小叶内管泡及纤维结缔组织的增生；囊性小叶增生包括囊肿、导管上皮增生等。不同类型的小叶增生多伴不同程度的纤维化。

【MRI表现】

由于增生的组织成分的不同，MRI表现可多样，多数增生的导管腺体组织在乳腺内脂肪的衬托下，T_1WI显示为多发小片状、团片状低、等信号影，T_2WI上与增生组织内的水含量相关，表现为略高信号，囊性增生的则信号强度更高，病灶边界不清，信号不均，可囊变、纤维组织增生和腺瘤样肿块形成。增强扫描，多表现为弥漫性或结节样中等强化，强化程度与增生程度成正比，随着时间的延长强化程度和范围将逐渐增强和扩大，囊肿一般无强化（图4-6-3、图4-6-4）。

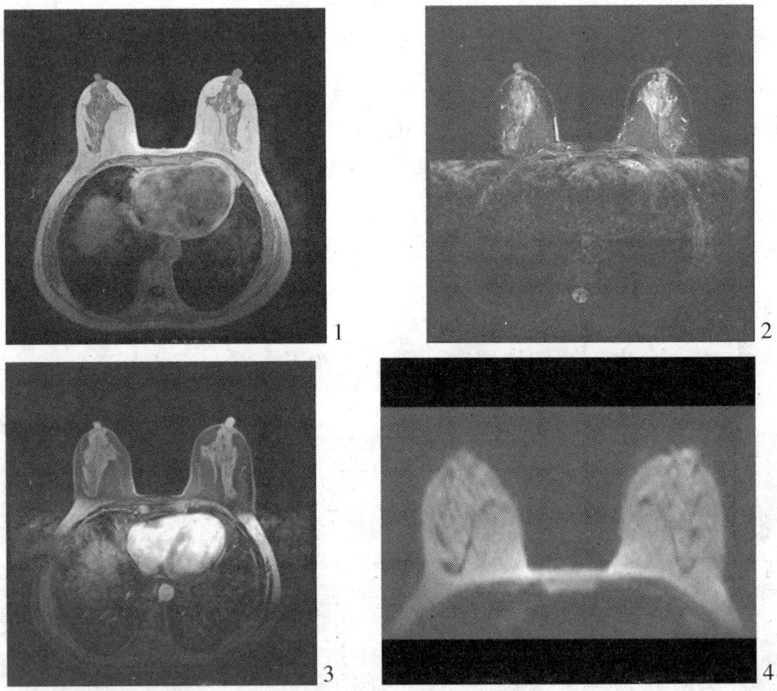

1.T_1WI；2.T_2WI+脂肪抑制横轴位；3.T_1WI增强；4.DWI。双乳多量纤维腺体型（c型），T_2-tirm示双乳多发腺体走行区多发结节影，弥散不受限；静脉注入Gd-DTPA后扫描，双乳极轻度背景实质强化，未见局灶性异常强化结节及肿块影。双乳头未见明显凹陷，双乳皮肤未见明显增厚。

图4-6-3　乳腺囊肿

【鉴别诊断】

本病需与浸润型乳腺癌和纤维腺瘤鉴别。浸润型乳腺癌：不规则肿物，边界不清，有毛刺，簇状钙化，腋窝淋巴结常增大，动态增强呈现速升速降模式。纤维腺瘤：边缘光滑的结节，增强扫描多为均匀一致强化，以延迟强化多见，强化后可见低信号间隔。

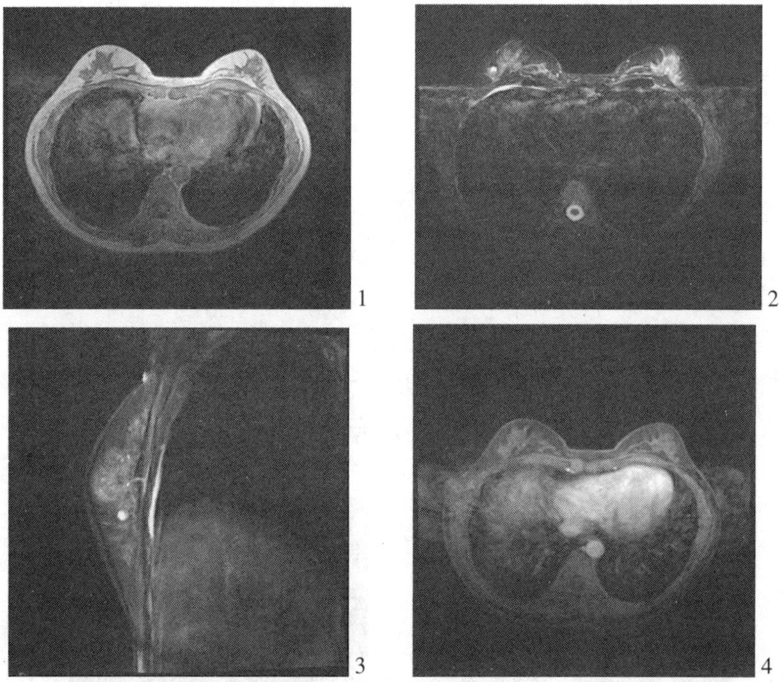

1.T_1WI；2.T_2WI+脂肪抑制横轴位；3.T_2WI+脂肪抑制矢状位；4.T_1WI增强。双乳多量纤维腺体型（c型），右乳外下象限见一圆形长T_1、长T_2信号肿物，边界清楚，静脉注入Gd-DTPA后扫描未见明显强化。双乳皮肤未见明显增厚。

图4-6-4　乳腺增生病伴浆细胞性乳腺炎

（二）乳腺纤维腺瘤

本病是女性最常见的乳腺良性肿瘤，多发生于40岁以下，单发多见，亦可多发，其发生与乳腺组织对雌激素反应过度有关。

【临床与病理】

患者一般无自觉症状，多数为偶然发现。触诊为类圆形包块，表面光滑质韧，活动度好，与皮肤无粘连。它是由乳腺纤维组织和腺管共同构成的良性肿瘤，多数肿瘤以纤维组织为主。

【MRI表现】

肿块呈圆形、类圆形或分叶形，边缘光滑锐利，包膜完整；信号特点与其所含组织学成分有关，T_1WI呈低信号或略低信号；T_2WI如以纤维组织为主则呈低信号，如以腺管增生为主则可呈高信号。多数在T_2WI可见由胶原纤维构成的分隔，呈等、低信号。增强扫描多为均匀一致强化，以延迟强化多见，强化后可见低信号间隔（出现率为40%～64%），此征是区分纤维腺瘤与边界清楚的乳腺癌的特征。

【鉴别诊断】

本病主要与乳腺癌进行鉴别。乳腺癌好发于绝经期前后的40～60岁妇女，常有临床症状和体征，肿瘤形态不规则，边缘不光滑，可有毛刺并见细小钙化点。动态增强扫描呈现速升速降，DWI扩散受限，ADC值降低。

（三）乳腺的感染性疾病

乳腺的感染性疾病包括急性乳腺炎、慢性乳腺炎和乳腺脓肿，多见于产后哺乳期妇女，急性乳腺炎多无须影像学检查。

【临床与病理】

急性乳腺炎可有局部红、肿、热、痛，同侧腋窝淋巴结出现肿大。治疗不及时可形成乳腺脓肿，病灶迁延则可形成慢性乳腺炎。组织学可见乳腺腺体组织内大量炎性细胞。

【MRI表现】

急性或慢性乳腺炎在T_1WI呈斑片状低信号，T_2WI呈高信号，同时可见感染区皮肤增厚、水肿。乳腺脓肿较具特征，脓腔在T_1WI呈现低信号，T_2WI呈等、高信号；脓肿壁可见环形规则或不规则等信号；此外，周围组织水肿。增强扫描呈厚壁环形均匀、中度强化（图4-6-5）。

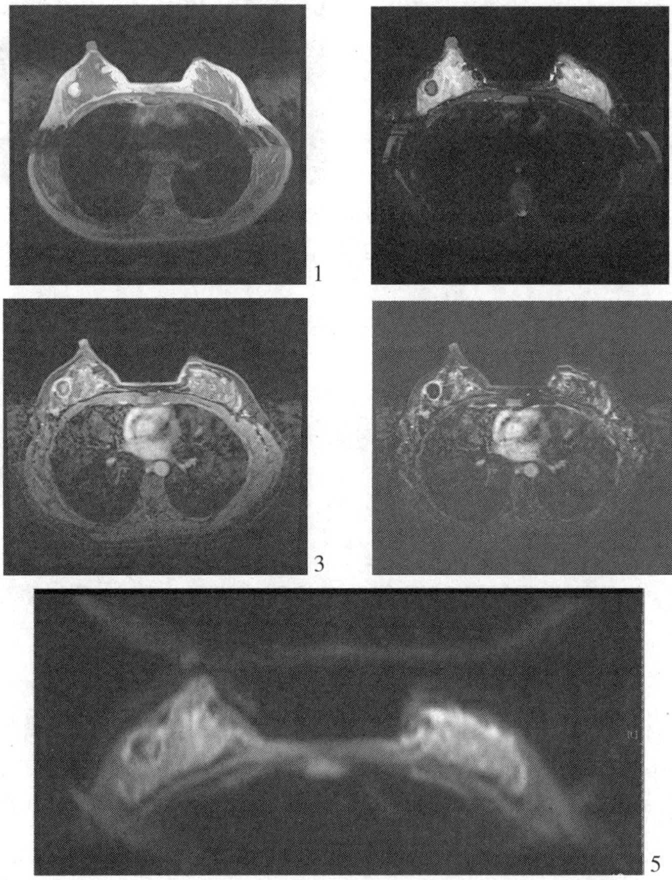

1.T_1WI；2.T_2WI+脂肪抑制横轴位；3T_1WI增强；4.T_1WI增强+减影；5.DWI。

双乳多量纤维腺体型（c型），静脉注入Gd-DTPA后扫描，双乳轻度背景实质强化，双乳多发小结节样异常强化灶；右乳腺体增大，外份见一圆形混杂短T_1、短T_2信号肿物，周围见长T_1、更短T_2信号环，边界清楚，DWI示病灶呈环形弥散受限并其内斑片状弥散受限信号影，增强扫描病灶呈环形强化。双乳头未见明显凹陷，双乳皮肤未见明显增厚。

图4-6-5　乳腺增生病伴浆细胞性乳腺炎

【鉴别诊断】

急性乳腺炎需与炎性乳癌进行鉴别：后者临床上无发热和炎性细胞升高，MRI增强扫描可明显快速强化，且抗生素治疗无效。乳腺脓肿需与乳腺囊肿鉴别：脓肿MRI增强可见厚壁环形强化，DWI扩散受限，ADC值较低。

四、恶性病变——乳腺癌

乳腺癌（breast cancer）为妇女最常见的恶性肿瘤之一，占乳腺恶性肿瘤的98%，且近年来在我国大城市中的发病率有所升高，有年轻化的趋势，偶有男性乳腺癌的发生。

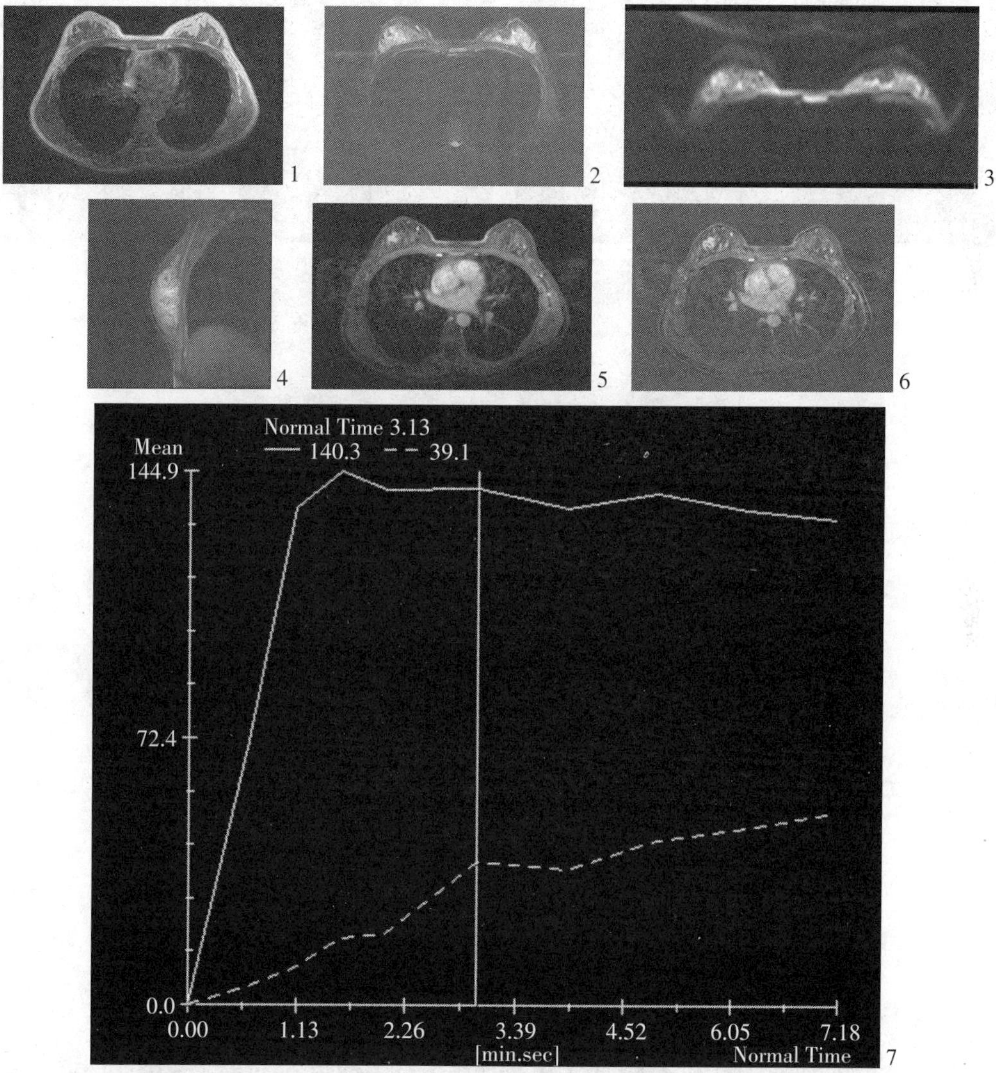

1.T_1WI；2.T_2WI+脂肪抑制横轴位；3.DWI；4.T_2WI+脂肪抑制矢状位；5.T_1WI增强；6.T_1WI增强+减影；7. TIC。双乳多量纤维腺体型（c型），静脉注入Gd-DTPA后扫描，双乳轻度背景实质强化，右乳外份见一分叶状等T_1、等T_2信号肿物，边缘呈深分叶状，周围多发毛刺，弥散轻度受限，增强扫描明显强化，TIC呈平台型。双乳皮肤未见明显增厚。

图4-6-6 导管原位癌

【临床与病理】

本病好发于绝经期前后的40～60岁妇女，常见的临床症状为乳腺肿块，伴或不伴有乳腺疼痛，其他征象有：乳头溢血、乳头回缩、局部皮肤增厚及腋窝淋巴结肿大等。肿瘤广泛浸润时可出现整个乳腺质地生硬、固定等。病理组织学分为三类：1.非浸润性癌；2.浸润性非特殊型癌，包括浸润性导管癌、硬癌、腺癌、髓样癌和单纯癌；3.浸润性特殊型癌。其中浸润性导管癌最常见。成簇的细沙砾状、针尖状的钙化是乳腺癌特征性表现，但MRI不敏感，需结合乳腺X射线摄影片。

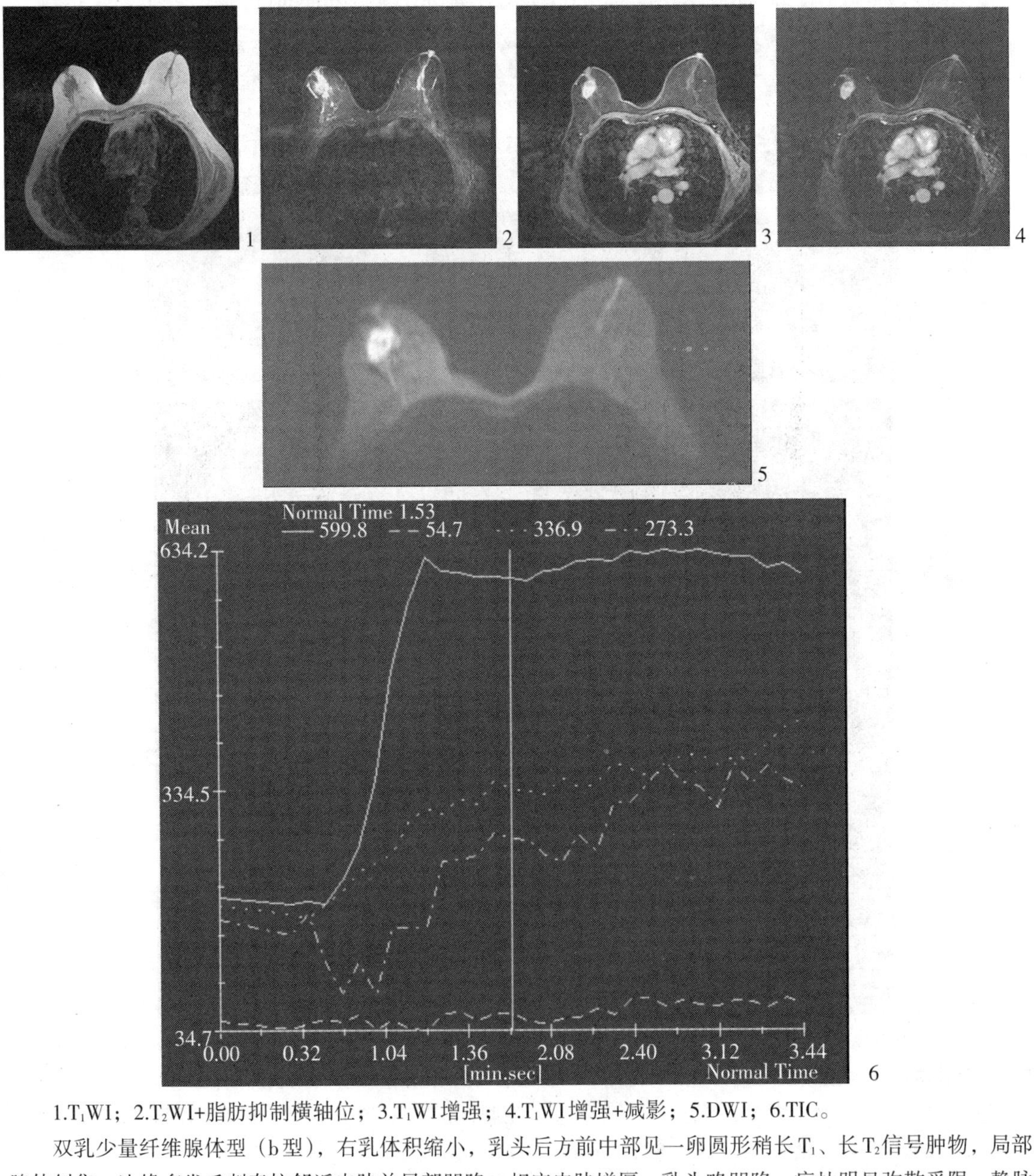

1.T_1WI；2.T_2WI+脂肪抑制横轴位；3.T_1WI增强；4.T_1WI增强+减影；5.DWI；6.TIC。

双乳少量纤维腺体型（b型），右乳体积缩小，乳头后方前中部见一卵圆形稍长T_1、长T_2信号肿物，局部腺体纠集，边缘多发毛刺牵拉邻近皮肤并局部凹陷，相应皮肤增厚，乳头略凹陷，病灶明显弥散受限，静脉注入Gd-DTPA后扫描，肿物强化明显，TIC呈平台型。

图4-6-7　乳腺癌

【MRI表现】

不规则肿块，呈分叶状，有放射状毛刺，T_1WI为低信号，当肿瘤周围为脂肪时，病灶显示清楚，周围为腺体组织时则轮廓常显示不清。T_2WI肿块信号不均匀，其信号强度取决于肿块内细胞、水和胶原纤维的多少，细胞和水分越多，信号越高，胶原纤维越多则信号强度减低。目前动态增强对于乳腺癌有较大的诊断和鉴别诊断意义，不仅可以清晰地显示病灶，还可以发现平扫不能检出的病灶。乳腺癌动态增强后信号强度迅速增高且迅速被清除，TIC曲线呈速升速降；良性病变信号强度则缓慢渐进升高且造影剂不被清除，但良性和恶性之间可能存在着部分重叠，如部分纤维腺瘤、乳腺增生和炎症时增强扫描表现类似于恶性。DWI乳腺癌多呈高信号，ADC值较低；MRS可出现胆碱峰（图4-6-6、图4-6-7）。

此外，MRI除了可显示乳腺癌本身，还可显示病变与周围组织的关系、病变的范围及对深层组织的侵犯程度，尤其是向乳房后的胸壁浸润。

【鉴别诊断】

本病需与纤维腺瘤和小叶增生鉴别：纤维腺瘤发病年龄低，肿块多为类圆形，表面光滑，活动良好。当两者在形态学及临床表现均无法鉴别时，穿刺或手术活检是必要的。乳腺小叶增生多为弥漫性改变，T_1WI和T_2WI信号与正常乳腺实质信号类似，且症状与月经周期有关，鉴别困难时需行穿刺活检。

（殷亮，陈梓娴）

第五章　循环系统

第一节　心脏

近年来，随着MRI软件、硬件技术的进步，心血管磁共振成像（cardiovascular magnetic resonance imaging，CMRI）迅速发展，临床应用日益广泛。CMRI已成为评价心脏解剖结构、功能及心肌组织特性的“一站式”无创检查手段。

具有以下几方面的优势：

①无电离辐射，不使用放射性同位素或碘对比剂，创伤性最小，适合多次检查进行随访，评价疗效；

②可以使用多种类型的脉冲序列，进行多方位成像；

③具有较高的空间和时间分辨率，可进行定量分析，包括心功能分析、梗死面积测量、血流测定等。

一、检查设备及基本序列

（一）检查设备

目前常用的1.5 T以及3.0 T磁共振都可进行CMRI检查。一般来说，场强越高，所能达到的图像空间分辨率越高，能够提供越高的图像信噪比，心血管结构轮廓显示越清晰，但是对于一些序列而言（如真实稳态自由进动序列），其磁敏感伪影干扰较明显，对于扫描操作要求更高。

（二）基本序列

1.黑血序列

使用自旋回波（spin echo，SE）序列进行成像，主要包括快速自旋回波序列和半傅里叶单次激发快速自旋回波序列（不同厂家序列名称，见表5-1-1）。由于血液的流空效应，心脏及大血管腔内快速流动的血液呈无信号区，同管腔壁形成鲜明对比（图5-1-1），可用于评价先天性心脏病、胸主动脉病变、心脏肿瘤、心包病变等。黑血序列不同厂家序列名称见表5-1-2。

表5-1-1 不同厂家自旋回波序列名称

	GE	Philips	Siemens
快速自旋回波	FSE	TSE	TSE
半傅里叶单次激发快速自旋回波	Single short FSE	Single short TSE	HASTE

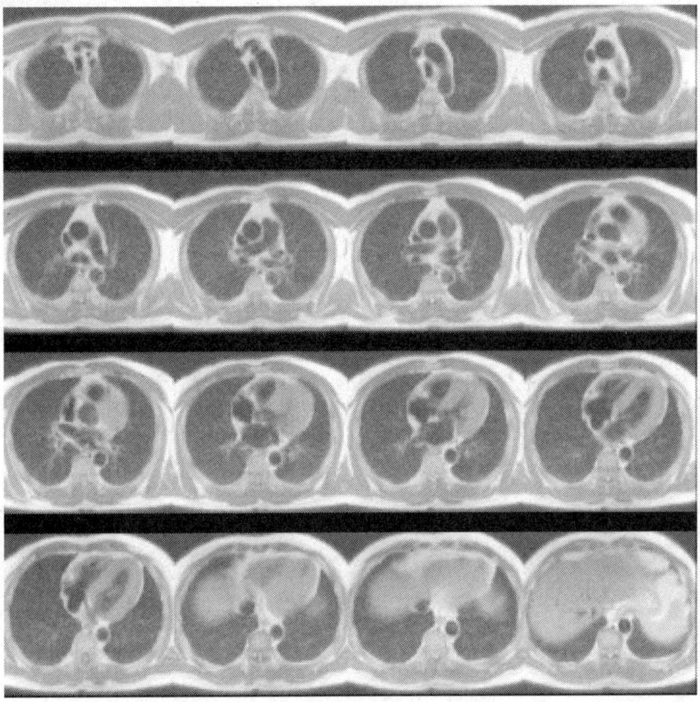

图5-1-1 心脏横轴位黑血序列

表5-1-2 不同厂家黑血序列名称

GE	Philips	Siemens
Black Blood SSFSE	BB_SSh_BH	HASTE

2.亮血序列

利用梯度回波（gradient echo，GRE）序列进行成像（图5-1-2）。GRE序列的出现使MRI速度大大加快，所谓梯度回波序列即采集到的MR信号是梯度回波信号的脉冲序列。梯度回波序列具有以下特点：

① 采用小角度激发；

②反映的是T_2*信息而非T_2信息；

③固有信噪比较低；

④对磁场的不均匀性敏感；

⑤心腔及血流常呈高信号。

缺点：图像的组织对比度不如自旋回波序列。

主要用于心脏电影（cine）、心肌灌注成像、心肌活性成像等。

GRE序列主要包括毁损梯度回波（spoiled gradient echo，SPGR）和平衡稳态自由进动梯度回波（balanced SSFP，b-SSFP）。SPGR序列的特点是TR短，成像速度快，但无法克服主磁场不均导致的散相问题；心肌与血池对比差；由于流动增强效应，相比静止组织血液表现的信号更高，适用于瓣膜的显示。b-SSFP序列与SPGR相比，要求最短TR，信噪比和对比度较高，成像速度极快，低信号心肌与高信号血池对比鲜明，但对流动效应不敏感，磁敏感伪影较重，采用较大翻转角，SAR值偏高。亮血序列不同厂家序列名称见表5-1-3。

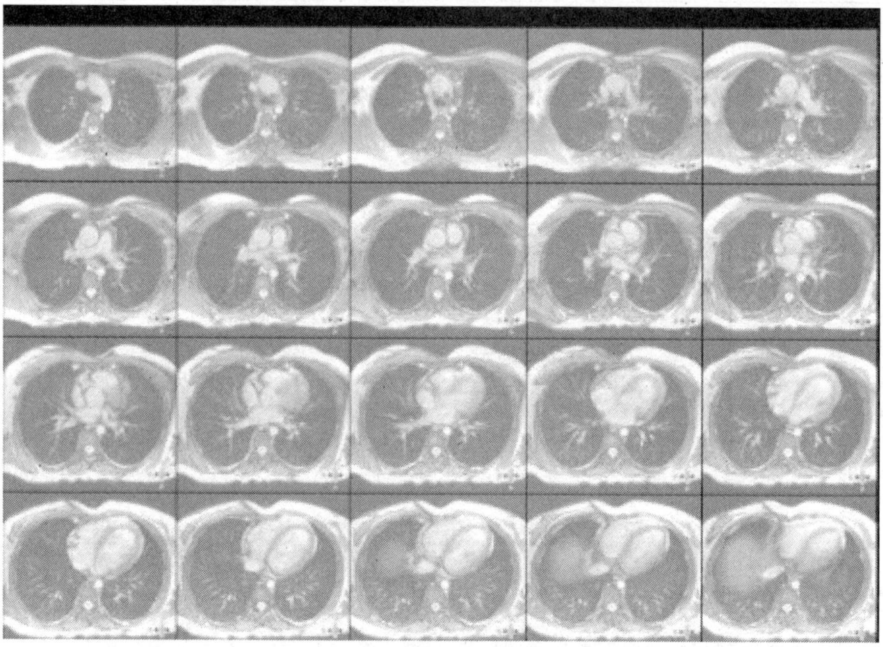

图5-1-2　心脏横轴位亮血序列

表5-1-3　不同厂家亮血序列名称

	GE	Philips	Siemens
b-SSFP	FIESTA	Balanced FFE	True FISP
SPGR	Fast Spoiled GRASS(FSPGR)	T1-TFE	Turbo FLASH

二、运动干扰控制

心脏是不断进行有节律收缩、舒张运动的器官，同时，呼吸运动也会使心脏的位置发生变化。因此，在心脏成像时，需要将心电门控技术与流动补偿及局部饱和技术结合使用，来控制心搏和呼吸运动产生的伪影。心电门控常常用于心脏、大血管检查。

（一）门控技术

1.ECG门控（前瞻性门控和回顾性门控）

心电门控是利用ECG的QRS波中高尖的R波触发MR信号采集，在触发窗（trigger window）内识别QRS波信号，达到触发水平（trigger level）阈值的信号被识别为一个QRS波，经过一定的延迟时间（trigger delay，指QRS波到数据采样开始的时间），在数据采样窗（data sampling window）内完成数据采集。选择适当的触发延迟时间，使每一次数据采集与心脏的每一次运动周期同步。心电门控技术可分为前瞻性（prospective）心电门控和回顾性（retrospective）心电门控，前者使用心电图R波正向触发，只采集一个心动周期的前80%，主要用于心脏收缩期成像，将错过部分舒张末期和心房收缩早期的成像，不利于观察室壁运动和房室瓣流动的准确测量。回顾性心电门控的激发和数据采集是连续的，使用R波的反向触发，与左房收缩期一致，可显示整个心脏收缩期至舒张期的图像，真实反映心脏运动情况。

2.心电向量（vector ECG，VCG）门控

VCG不依赖于患者的心率和心脏电轴方向，不受磁共振扫描产生的噪声影响，可提供准确可靠的心脏R波触发，提高门控成功率。根据患者真实心电轴方向自动调整QRS波，可获得信噪比高、时间分辨率好、空间分辨率高的图像。

3.脉搏门控

对于心电门控识别不好的患者可选用脉搏门控，但脉搏的变化相对于心脏活动有一个延迟，并且脉搏不能够完全反映心脏变化，会出现模糊现象。

（二）呼吸调控

除心脏本身的运动外，呼吸运动是导致运动伪影的另一主要因素。目前常用以下几种方法来消除呼吸运动伪影的影响。

1.屏气成像

CMR一般采用呼气末屏气成像，在屏气的数秒至二十几秒内完成图像采集。屏气的好坏直接影响图像质量和扫描时间，因此，需要在扫描前对患者进行呼吸训练，并且要保证每次屏气在相同的状态。

2.呼吸门控

部分心脏疾病患者、幼儿及精神状态异常人群，通常无法配合屏气成像，可以使用呼吸门控在自由呼吸状态下进行扫描。首先，在患者的腹部束缚“呼吸带”，利用呼吸波的波峰固定触发扫描达到同步采集数据，通过压力-电压传感器获得呼吸信号来控制射频脉冲触发。呼吸门控是在呼吸波一定阈值的上下限内采集数据。一般在每一呼吸周期的呼气相采集数据。

三、CMR成像技术

（一）常规成像技术

1.心脏电影成像技术（Cine MRI）

Cine MRI是CMR检查的重要技术，可准确地测量射血分数、心室容积，被认为是评价心室容积和收缩功能的参考标准。由于Cine MRI获取的多相多层图像可以完整地覆盖整个心脏，且所提供的是三维数据，无须像心动超声或心血管造影进行心脏容积计算时，须对心脏外形做出数学模式假定，也就是说，在心功能指标测定上，MRI较心动超声或心血管造影更具优势。

心肌组织标记技术通过对心脏施加一系列网状的饱和条带脉冲，这些条带将随着心肌的收缩运动而发生形态改变，联合使用电影扫描序列，可以提供更多的关于室壁运动的附加信息，可以比较客观地评价心脏收缩和舒张时的室壁运动异常。

2.血流测量技术

MRI血流测量通常采用相位流速编码电影（velocity-encoded cine MR，VEC-MR）成像方法，可获得血流流速和流量等动力学指标，无创评估瓣膜的狭窄和反流，估算先天性心脏病的异常分流，还可应用于显示主动脉病变（夹层、动脉瘤、缩窄）、肺动脉病变、冠脉桥血

管的血流情况。

3.心肌灌注成像及延迟成像

（1）心肌灌注成像

通常使用快速损毁梯度回波序列和平面回波序列，采用对比剂团注首次通过法，包含静息灌注和负荷灌注。主要用来识别缺血心肌和正常心肌。对比剂进入组织后可以缩短组织的T_1，从而使信号强度增加。心肌缺血时，首先表现为心肌灌注异常，首过时，灌注不佳的心肌对比剂浓度低于灌注好的正常心肌，表现为低信号或峰值延迟（图5-1-3）。

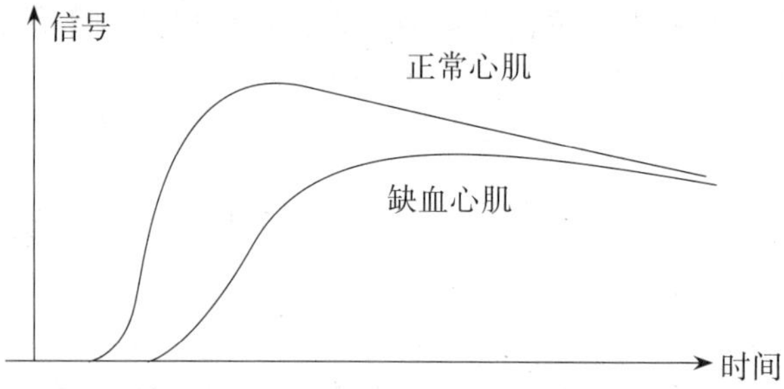

图5-1-3　正常心肌和缺血心肌首过灌注时间信号曲线

负荷灌注能探测出静息状态下未被检查出的灌注减低，提高对缺血心肌的检出率。通过注射血管扩张药（腺苷和潘生丁）或多巴酚丁胺进行负荷试验，负荷状态下，缺血周围的正常血管扩张，血流量增加，出现窃血现象，缺血区出现灌注不足从而表现为灌注减低或缺损。CMR心肌灌注成像可获得心肌血流灌注储备情况，对于缺血性心脏病具有很高的诊断价值，也可用于冠脉支架术后患者的疗效评价和随访。

（2）延迟强化序列

在对比剂注射10～30 min后进行延迟扫描，通常采用相位敏感反转恢复（PSIR）技术。磁共振成像所用的钆对比剂是非特异性的细胞外对比剂，通过静脉注入后，正常情况下只存在于细胞外间隙，当发生心脏病变时，比如心肌梗死、心肌纤维化，使细胞膜完整性破坏和/或细胞外间隙增大时，对比剂的分布容积就会增加，加上聚集在增大的细胞外间隙的对比剂排空延迟，从而表现为延迟强化。也就是说，在延迟强化的图像，正常的心肌是低信号，坏死、纤维化的心肌是高信号。心肌首过灌注成像结合延迟强化成像，可以很好地判断缺血心肌（冬眠心肌、顿抑心肌）和梗死心肌（表5-1-4）。需要注意的是，由于首过灌注图像空间分辨率不足，有时会出现心内膜下黑环状伪影，容易误诊为心肌缺血导致的灌注不足，可通过改变相位编码和读出编码方向来加以鉴别，如果是伪影，在改变了编码方向后，黑环会出现在新的相位编码方向，而心肌缺血的位置不会随之发生变化。

表5-1-4　CMR心肌首过灌注及延迟强化

	静息灌注	负荷灌注	延迟强化
正常心肌	–	–	–
缺血心肌	–/+	+	–
梗死心肌	+	+	+

4.冠状动脉成像

冠状动脉走形迂曲，管径小，在心动周期中，冠状动脉位移明显，其在CMR成像中极具挑战性。目前，采用梯度回波三维屏气成像技术，其平面分辨力可以达到1 mm，足以分辨冠状动脉主干的狭窄，对冠状动脉主干病变有诊断价值。

5.磁共振血管成像（MRA）

MRA为无创性影像学检查，针对不同部位的血管和要求，可采用多种方式，均可使用二维或三维数据采样，如时间飞跃法（TOF）、相位对比法（PC）、磁共振对比剂增强MRA（CE MRA）、“黑血”序列管腔及管壁成像、高分辨率稳态自由进动三维采样成像，可用于显示颈动脉、主动脉、肺动脉、肾动脉和外周血管。

四、CMR定量技术及功能成像

1.T_1 mapping 和 ECV

T_1 mapping是一种无创性定量评估心肌组织特征的磁共振成像新技术，它基于反转或饱和脉冲激发，在纵向磁化矢量恢复的不同时间采集信号，经过一系列的数据计算和后处理得到心肌组织的定量T_1。目前，T_1 mapping多采用MOLLI序列，其需要在一次闭气时间内扫描完成3个心电门控反转恢复准备LL序列（LL_1、LL_2、LL_3），并在舒张末期分别进行3个、3个和5个单次采集。其采集时间<200 ms，运动伪影少，准确性、可重复性和空间分辨率较高。按照是否使用对比剂分为无对比剂T_1 mapping（Native T_1）与注射对比剂后T_1 mapping（post-contrast T_1 mapping）两类。后者可以进一步获得细胞外间质容积分数（extracellular volume fraction，ECV）。ECV是基于T_1 mapping技术计算出一种相对稳定的参数指标，指细胞外间质容积占整个心肌组织容积的百分比。ECV增大是许多心脏病变的病理生理过程，如局灶性瘢痕组织、弥漫性纤维化、淀粉样变及心肌水肿等。近年来随着T_1 mapping技术临床研究逐渐增多，其在心肌病、铁沉积、淀粉样变、心肌梗死、先天性心脏病等多种心血管疾病的诊断中展现出了良好的应用前景。

2.T_2 mapping 和 T_2* mapping

T_2 mapping 、T_2* mapping同样是近年来发展迅速的组织定量技术。T_2 mapping主要采用多回波自旋回波（multi echo spin echo，MESE）序列、稳态自由进动（steady-state free precession，SSFP）序列以及梯度自旋回波（gradient spin echo，GRASE）序列。其中GraSE序列应用较广泛，结合前两者优点，成像最快、最稳定，具有较高的可重复性。T_2 mapping在诊断心肌水肿、鉴别可逆性心肌损伤及早期诊断具有重要的应用价值。

T_2* mapping是采用快速梯度回波序列产生多个回波，生成不同的TE图像，得出T_2*。目前，T_2* mapping 在心肌异常铁沉积诊断中应用最为广泛，另外，由于去氧血红蛋白、含铁血黄素具有顺磁性作用，可以使T_2*缩短，因此T_2* mapping在心肌氧化检测和心肌出血性病变显示出巨大优势。

3.扩散加权成像（diffusion-weighted imaging，DWI）、扩散张量成像（diffusion tensor imaging，DTI）

DWI、DTI是利用水分子扩散特性对组织病理生理学改变进行分析的成像技术，由于心脏搏动、呼吸运动会造成DWI、DTI图像伪影增加、心肌信号丢失，以往多应用于神经、骨肌、肝脏等脏器组织中，随着快速成像技术、心电门控技术、呼吸门控技术等发展，DWI、

DTI已逐渐应用于心脏疾病诊断中。其中DTI多采用双门控单次激发回波平面成像，能了解心肌纤维束的显微结构，是目前唯一能够显示活体心肌纤维的成像方法，对于评价活体心肌纤维束的三维空间分布及其结构完整性并进一步评价心肌功能具有一定的价值，是近年的研究热点。

4.心脏磁共振特征追踪技术（feature-tracking cardiac magnetic resonance，FT-CMR）

FT-CMR采用稳态自由进动（steady-state free precession，SSFP）序列进行采集，在回顾性心电门控获取MR电影图像基础上，经后处理获取心肌应变参数。FT-CMR可对心功能进行定量评估，且扫描时间短，对心肌梗死、非缺血性心肌病（如肥厚性心肌病）的临床诊断及预后判断具有重要价值。有研究报道，与Tagging技术相比，FT-CMR更快速、整体圆周及纵向应变更高，且对透壁性心肌梗死的预测更准确。

5.四维磁共振血流成像（4D Flow MRI）

4D Flow MRI基于相位对比法MRI（phase contrast MRI，PC-MRI）同时对3个相互垂直的维度进行相位编码，从而多方向采集血流数据，如血流方向、速度、剪切力等。4D Flow MRI技术以时间为第四维，却不是真正意义的实时，只是获取了一段心动周期，因此又定义为3D Flow cine。其在先天性心脏病、瓣膜性心脏病应用上取得了一些研究进展，但由于其扫描时间长，对于心搏呼吸不规律、无法耐受病人存在一定应用限制，同时其分辨率低、受噪声和MRI设备涡流影响很大，这些都是未来需要克服的难题。

6.心脏磁共振波谱（magnetic resonance spectroscopy，MRS）

MRS是利用磁共振现象和化学位移作用进行特定原子核及其化合物定量分析的方法，可以获得心肌代谢的基础信号；对心肌病变如缺血性心肌病、心力衰竭及原发性心肌病等提供心肌代谢的病理生理信息。MRS结合MRI，可以在心脏疾病的诊断、预后评估及疗效评价等方面发挥重要作用。心脏MRS技术方面的应用多集中在含^{31}P的化合物上，包括ATP、PCr和Pi等，其中PCr与ATP峰值面积比是心肌能量代谢的指标，而磷酸双脂键与ATP峰值面积比代表细胞膜的完整性，具有重要的临床意义。由于心脏MRS技术需要硬件和软件的支持，目前我们国内在这方面研究尚较少，还不能作为常规应用工具。

五、CMR常规扫描步骤（以Siemens 3.0 T MAGNETOM Skyra为例）

1.定位（Localizer）

胸部常规定位（自动扫描，横轴位、冠状面、矢状面各3层，图5-1-4）

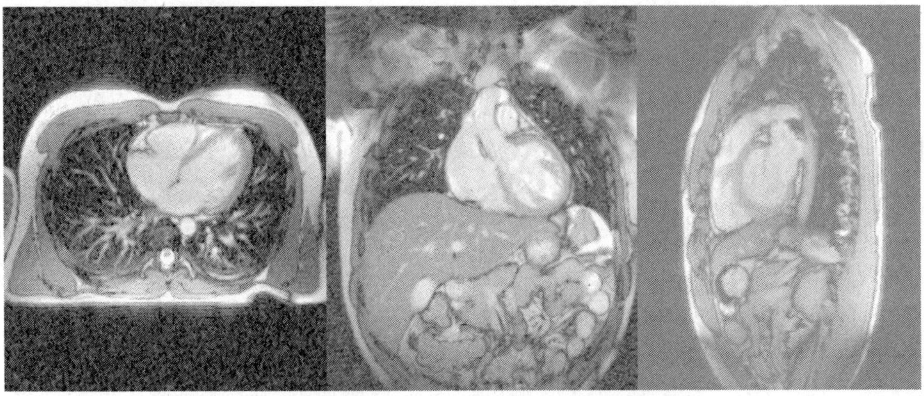

图5-1-4　True FISP序列横轴位、冠状位、矢状位定位像

2. 自旋回波序列（HASTE）

本序列观察心脏的解剖结构，通常包括黑血轴位、矢状位或冠状位扫描（图5-1-5A、B、C）。扫描范围从主动脉弓上至心脏膈面。

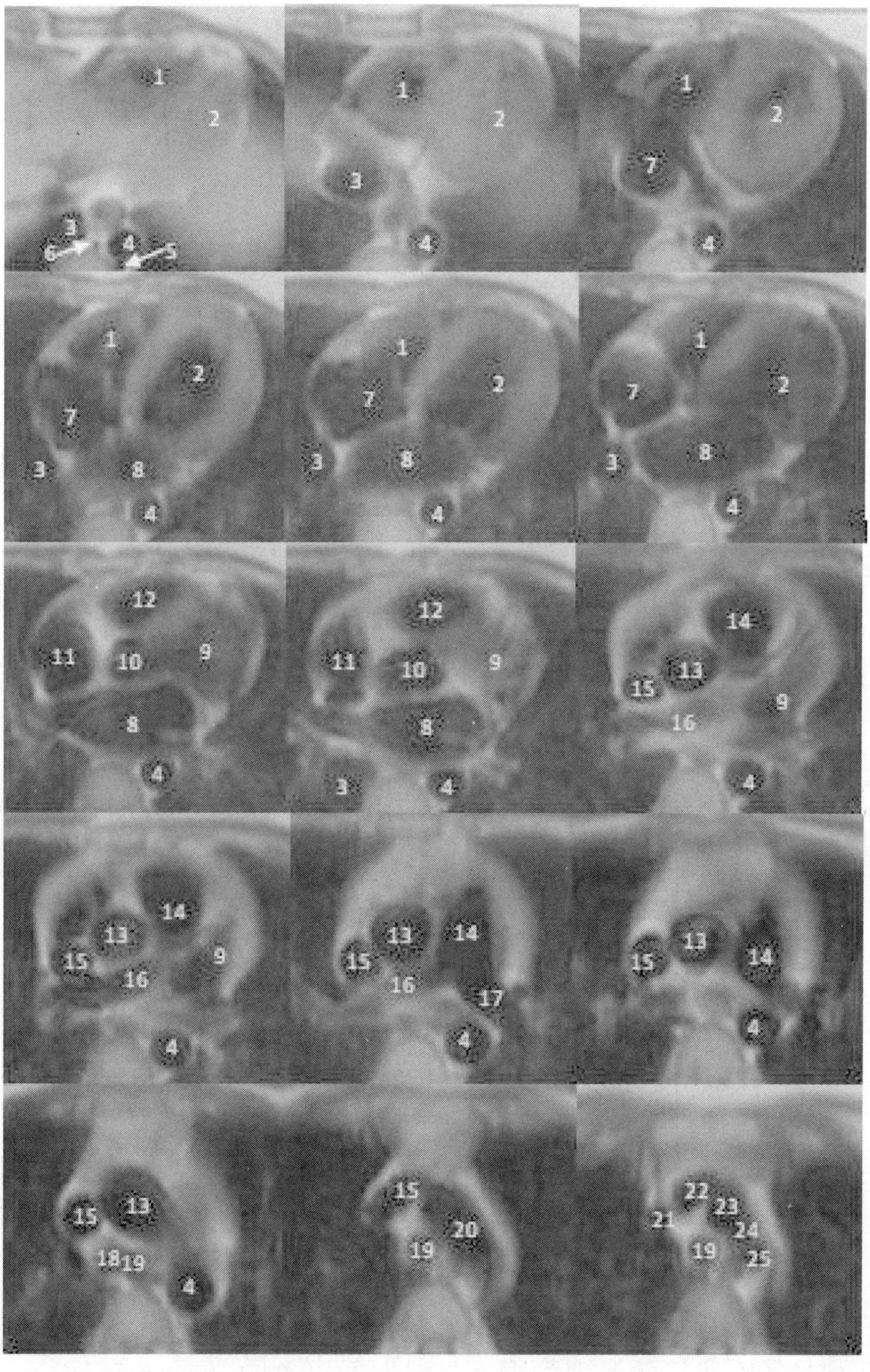

A

图5-1-5 HASTE序列（横轴位、矢状位、冠状位切面图像）

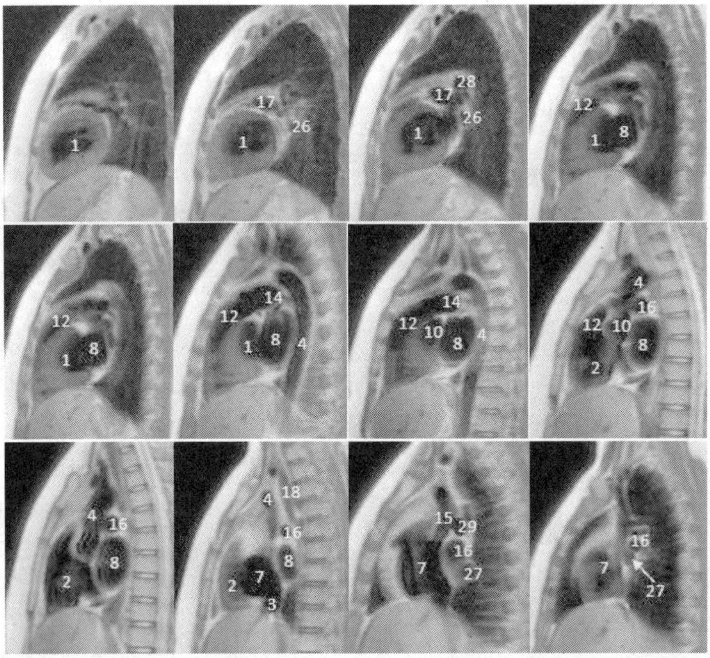

B

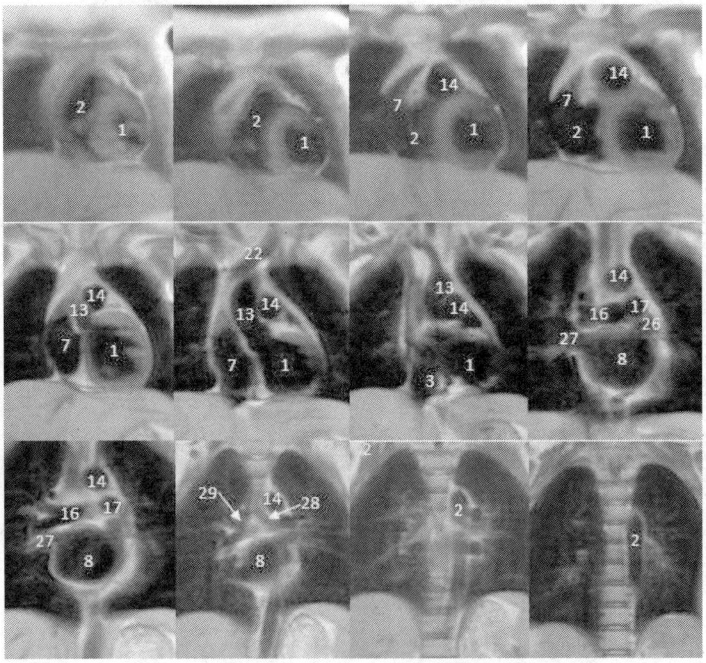

C

A. HASTE序列横轴位切面图像；B.HASTE序列矢状位切面图像；C.HASTE序列冠状位切面图像（1.左心室；2.右心室；3.下腔静脉；4.主动脉；5.肋间动脉；6.奇静脉；7.右心房；8.左心房；9.左心耳；10.主动脉窦；11.右心耳；12.右室流出道；13.升主动脉；14.主肺动脉；15.上腔静脉；16.右肺动脉；17.左肺动脉；18.气管；19.食管；20.主动脉弓；21.右头臂静脉；22.左无名静脉；23.无名动脉；24.左颈总动脉；25.左锁骨下动脉；26.左肺静脉；27.右肺静脉；28.左主支气管；29.右主支气管）

续图5-1-5　HASTE序列（横轴位、矢状位、冠状位切面图像）

3.梯度回波序列（True FISP）

扫描左室两腔心、四腔心及左室短轴切面等定位像（图5-1-6、图5-1-7、图5-1-8）

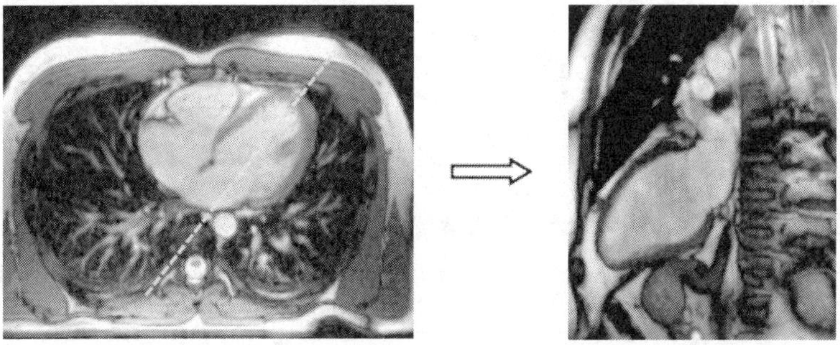

在横轴位图像上，定位线通过左室心尖和二尖瓣口中点，即可获得左室两腔心切面。

图5-1-6 左室两腔心切面

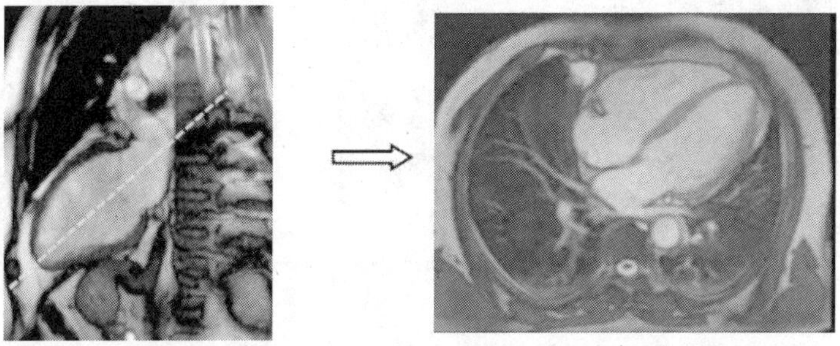

在左室两腔心切面上，定位线通过左室心尖和二尖瓣口中点，即可获得四腔心切面。

图5-1-7 四腔心切面

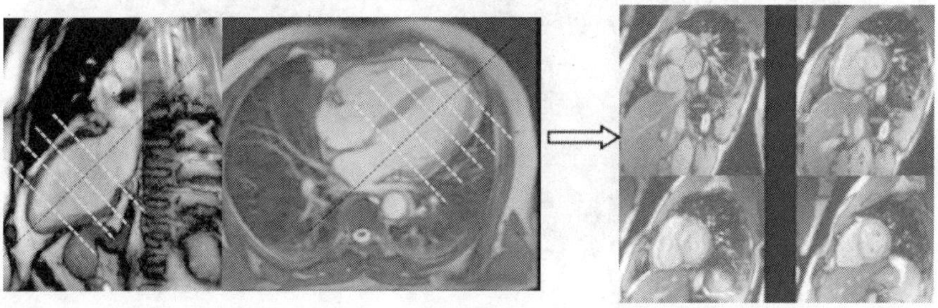

在左室两腔心或四腔心切面上，定位线从心底至心尖垂直于左室长轴，即可获得一系列左室短轴切面图像。

图5-1-8 左室短轴切面

4.电影序列（True-FISP Cine）

本序列主要用于观察心脏整体和节段性运动情况，包括房室腔大小和房室瓣活动等。通常采集左室两腔心、四腔心、左室短轴位及左室流出道等层面。左室短轴电影一般采集8～10层，其余均为单层电影。

（1）左室长轴两腔心电影（2-chamber cine，图5-1-9）

（2）左室长轴四腔心电影（4-chamber cine，图5-1-10）

（3）左室短轴切面电影（short axis cine，图5-1-11）

（4）左室流出道电影（LVOT cine，图5-1-12）

（5）左室流出道斜冠位电影（图5-1-13）

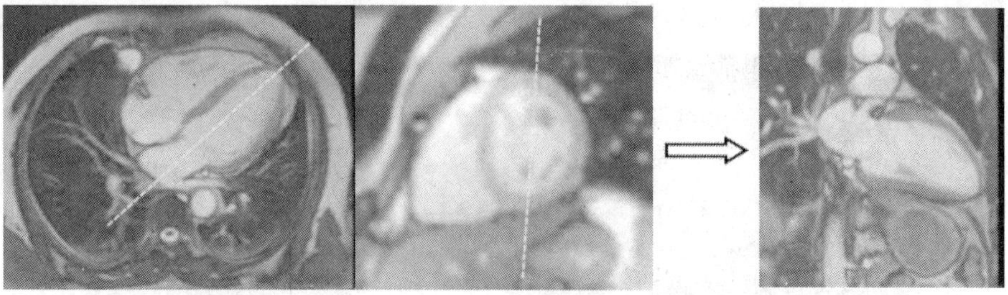

在四腔心切面上，定位线通过左室心尖和二尖瓣口中点；在左室短轴切面上，定位线通过左室中心并平行于室间隔。

图5-1-9　左室长轴两腔心电影

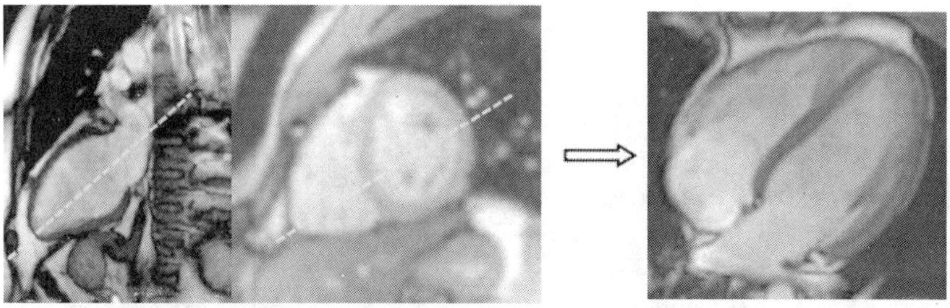

在两腔心切面上，定位线通过左室心尖和二尖瓣口中点；在左室短轴切面上，定位线通过左室中部与右心室体部。

图5-1-10　左室长轴四腔心电影

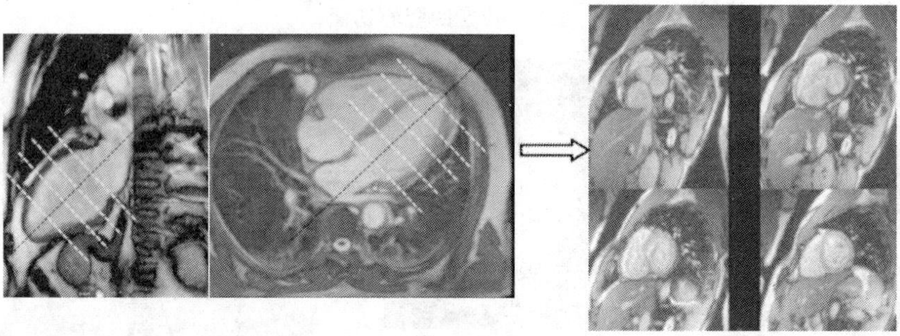

在左室两腔心或四腔心切面上，定位线从心底至心尖垂直于左室长轴，即可获得一系列左室短轴切面图像。

图5-1-11　左室短轴切面电影

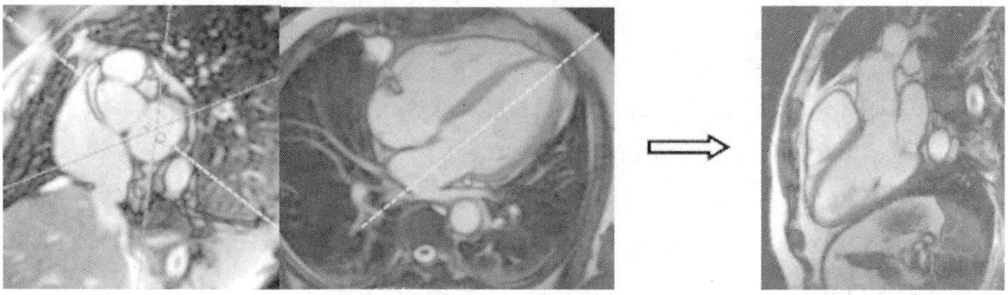

定位线在短轴位基底层层面上，通过左心室腔与主动脉根部（葫芦）或在四腔心层面上通过心尖和二尖瓣中点。

图5-1-12　左室流出道电影

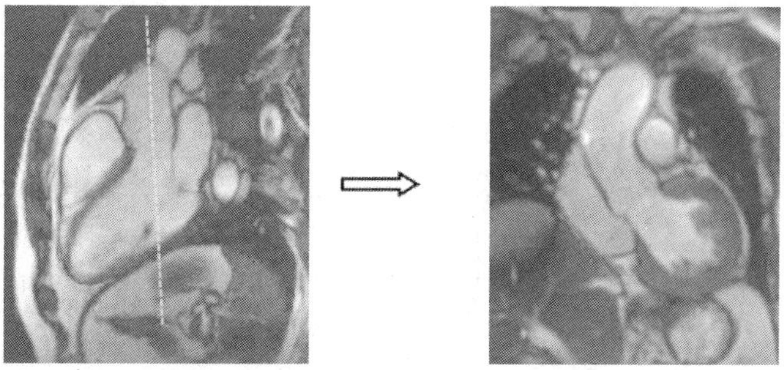

定位线在左室流出道三腔心层面上，平行于主动脉长轴。

图5-1-13　左室流出道斜冠状位电影

5.心功能分析

使用专用分析软件进行心功能分析，将一系列左室短轴电影调入后处理软件，软件自动识别和人工校正相结合，确定心底至心尖各短轴层面舒张末期和收缩末期图像，分别勾画舒张末期和收缩末期心内膜和心外膜边界，软件自动计算左室射血分数（EF）、舒张末期容积（EDV）、收缩末期容积（ESV）、心搏量（SV）、心排量（CO）、平均心肌质量（MM）等。按照美国心脏学会（AHA）左室17节段分析法，还可计算每一节段舒张末期室壁厚度、收缩末期厚度及室壁增厚率。

6.心肌灌注及延迟增强扫描

（1）心肌首过灌注

一般采用3层短轴+1层四腔切面组合，对比剂剂量为0.1 mmol/kg（相当于0.2 mL/kg Gd-DTPA），流速为4～5 mL/s，采集50～60个心动周期，经肘前静脉注入对比剂后，同流速追加20 mL生理盐水。对比剂注入时同时开始图像采集，得到对比剂从流入到流出的整个心动周期灌注图像。

（2）对比剂延迟增强扫描

首过灌注扫描后追加0.05 mmol/kg对比剂（相当于0.1 mL/kg Gd-DTPA），流速为2 mL/s，同流速追加20 mL生理盐水，10～15 min后行心肌延迟强化扫描，采用心电门控屏气PSIR Turbo FLASH序列。

六、缺血性心脏病

【疾病概述】

缺血性心脏病（ischemic heart disease，IHD）包括从稳定性心绞痛到心源性猝死在内的多种临床疾病。冠状动脉粥样硬化性心脏病（简称冠心病）是缺血性心脏病的主要类型。WHO预测，到2020年，缺血性心脏病将成为全球死亡率最高的疾病。我国缺血性心脏病的发病率也不断上升，并且呈现年轻化趋势，尤其是糖尿病及肥胖人群的日益增加加剧了缺血性心脏病的发生。

及时的血运重建，显著降低了冠心病患者的死亡率。但由于心肌细胞的不可再生性，目前的治疗措施只能够挽救缺血存活心肌，而无法使梗死心肌再生。因此，对于冠心病的早期诊断及病情评估显得尤为重要。CMR能清楚地显示心肌受损的部位、范围及程度，鉴别水肿心肌、缺血心肌、梗死心肌及微循环损伤，为心肌梗死患者的临床诊断、治疗以及预后判断提供客观依据。

【基本知识】

左室室壁节段划分

根据美国心脏病协会（AHA）标准，将左室心肌分为17节段。从心底到心尖沿着心脏的长轴方向将左心室分为4个区域：即近段（又称基底部）、中段、远段以及心尖部。基底部和中部又进一步划分为6个节段：前壁（1+7）、前室间隔（2+8）、下室间隔（3+9）、前侧壁（6+12）、下侧壁（5+11）以及下壁（4+10）；远段分为4个节段：前壁（13）、室间隔（14）、下壁（15）和侧壁（16），上述节段加上心尖部（17）共17个节段。冠状动脉供血与心肌17分段相对应，左心室前壁、前室间隔和心尖部主要由左冠状动脉前降支供血；左心室下壁及下室间隔主要由右冠状动脉供血；左心室侧壁主要由回旋支供血。

（一）心肌缺血

【病因】

任何引起心肌血流灌注减少的疾病都会造成心肌缺血，冠状动脉粥样硬化斑块形成是心肌缺血最常见的病因，除此以外心肌缺血还可见于：①冠状动脉痉挛；②冠状动脉微血管内皮功能异常导致的心肌灌注下降；③冠状动脉炎症、先天发育畸形及栓子栓塞等。

【临床及病理】

心肌缺血的机制主要有：①冠状动脉存在固定狭窄或部分闭塞的基础上发生需氧量的增加；②动脉粥样斑块破裂或糜烂，伴有不同程度的表面血栓形成、血管痉挛及远端血管栓塞。在静息状态下，心肌的血液供应减低，为了适应这种改变，机体处于低灌注状态，可无明显临床症状。一旦心脏负荷增加，如在劳力、情绪激动、饱食、受寒等情况下，心率增快、心肌张力和心肌收缩力增加等致心肌氧耗量增加，而冠状动脉的供血却不能相应地增加以满足心肌对血液的需求，即可出现心绞痛，常为压迫、发闷或紧缩性胸骨后疼痛，也可有烧灼感，偶伴有濒死感，可波及心前区，有手掌大小范围，常放射至左肩、左臂内侧达无名指及小指，或至颈、咽或下颌部。胸痛一般持续数分钟至十余分钟，含服硝酸甘油或休息后症状可缓解。心绞痛发作时常见心率增快、血压升高、表情焦虑、皮肤冷或出汗，有时可见第四或第三心音奔马律。乳头肌缺血、功能失调引起二尖瓣关闭不全时，可闻及心尖部收缩期杂音。

【CMR表现】

1.心肌灌注异常

心肌由冠状动脉供血，正常情况下，心肌氧耗与氧供之间存在着一定的平衡关系。运动时，可通过扩张冠状动脉增加血流量来提高心肌氧供，即冠状动脉血流储备。当冠状动脉狭窄＜70%时，在静息状态下也并不一定会出现心肌灌注异常。通常只有在冠状动脉严重狭窄（程度达85%～90%）时，才可能检测到心肌灌注异常。但在冠状动脉狭窄为50%～85%时，通过腺苷或双嘧达莫负荷试验，也可检测到心肌灌注异常，即“肇事”血管所对应的区域出现灌注减低或缺损，通过进一步定量分析还可计算峰值信号强度（peak signal intensity，PSI）、对比剂到达峰值时间（time of peak signal intensity，TPSI）、平均对比剂通过时间（mean transit time，MTT）、信号-时间曲线上升支斜率（signal intensity time curve upslope，SITCU）等。缺血心肌表现为PSI降低、TPSI延迟、MTT增加和SITCU变低。定量分析较定性分析能更准确地评价心肌缺血情况。

2.室壁节段性运动异常

一般情况下缺血心肌在静息时收缩功能无明显异常。但在药物负荷试验下，冠状动脉狭窄相对应的供血区域则可出现节段性运动障碍。

3.其他

心肌缺血时，室壁厚度、房室腔大小一般无明显变化。对比剂延迟增强扫描时，无论是急性心肌缺血还是慢性心肌缺血，可逆性损害的心肌与正常心肌信号均无差异。

【诊断及鉴别诊断】

值得注意的是，静息状态下CMRI诊断心肌缺血的敏感性不高，需要进一步进行负荷试验，但是目前国内尚未广泛开展负荷心肌灌注。

（二）心肌梗死

【病因】

继发于冠状动脉粥样硬化斑块破裂及血栓形成基础上，发生冠状动脉血供减少或中断，致供血区域持续缺血而导致较大范围的心肌坏死。

【临床及病理】

心肌梗死可分为急性心肌梗死和陈旧性心肌梗死。前者为冠状动脉粥样硬化斑块破裂或血栓栓塞引发的急性冠状动脉闭塞，临床主要见于老年人，部分患者发病前有诱因，可有剧烈而持久的胸骨后疼痛，用硝酸甘油制剂或休息后症状不能完全缓解，可伴有心律失常、休克或心力衰竭等。6周后则为陈旧性心肌梗死。按受损程度，病理上分为心内膜下心肌梗死、透壁性心肌梗死。此外，其常见的并发症有室壁瘤和左心室附壁血栓、室间隔穿孔及乳头肌断裂。

【CMRI表现】

1.左室形态及室壁厚度异常

心肌梗死急性期由于水肿、炎症细胞浸润等原因，梗死心肌厚度多在正常范围内。但随着时间的推移，无菌性炎症逐渐消退，至瘢痕组织逐渐形成后，大面积透壁性心肌梗死主要表现为梗死区心肌萎缩变薄，室壁增厚率常明显减低，小于正常的60%。室壁增厚率=（收缩期厚度-舒张期厚度）/舒张期厚度 ×100% ，正常室壁增厚率＞30%。病情进一步发展，左心室腔渐进性扩大，左心功能逐渐降低，会出现心肌重构或室壁瘤形成。乳头肌受累可引起二尖瓣关闭不全。陈旧性心肌梗死时主要表现为室壁区域性变薄，而小面积心肌梗死或心内膜下心肌梗死时，受累节段室壁以及心脏各房室腔多无明显变化。

2.节段性室壁运动异常

根据梗死范围与程度不同，受累心肌节段表现为运动减弱、无运动或矛盾运动。受累节段与冠状动脉分布区域相对应。

3.心肌信号改变

急性或亚急性心肌梗死，由于心肌水肿，在T_2WI表现为高信号，但实际梗死面积小于T_2WI高信号区，其中包括梗死心肌和缺血存活心肌。首过灌注时对比剂无或很少进入心肌梗死区，心肌信号强度低于正常灌注心肌，延迟扫描梗死区心肌损伤、纤维化、细胞外间隙明显扩大导致对比剂滞留其内不能及时排出，从而呈现出较正常心肌组织明显增高的信号区，即延迟强化；心肌梗死的延迟强化常表现为心内膜下强化或透壁强化，这对鉴别缺血性心脏病与非缺血性心肌病局灶性纤维化有重要价值（图5-1-4）。

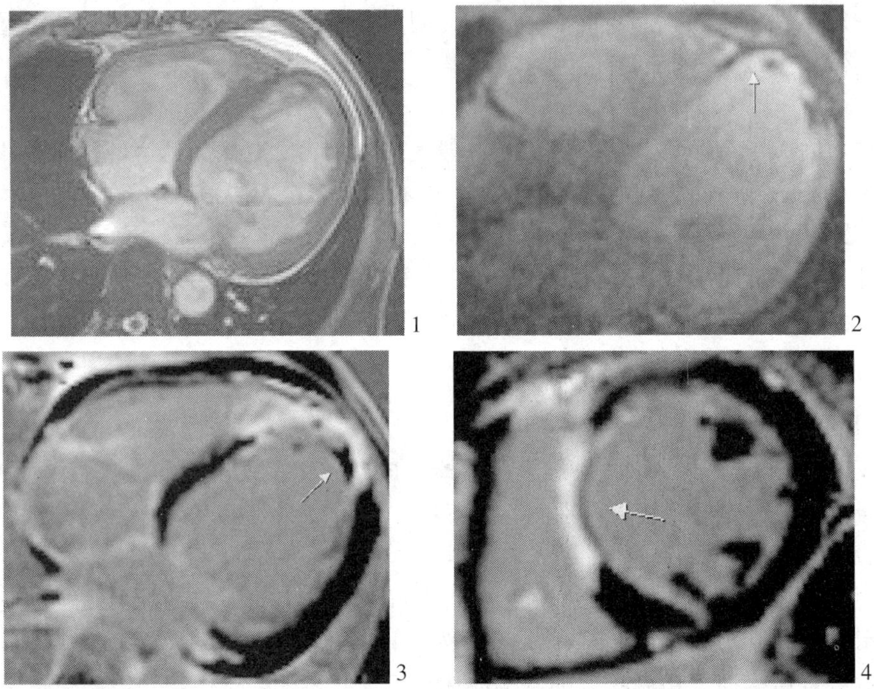

1、2分别为舒张期四腔心电影序列、首过灌注序列：左室扩大，心尖及室间隔远段室壁变薄，收缩运动明显减弱，首过灌注缺损（箭头）。3、4为四腔心及短轴位LGE序列：心尖及室间隔透壁性延迟强化，心尖可见低信号附壁血栓（箭头）；4图室间隔心内膜下弧形低信号影为"无复流"（箭头）。

图5-1-14　亚急性心肌梗死

4. 延迟强化特点

心肌梗死延迟强化表现为：①从心内膜下向心外膜方向扩散，即所谓的缺血性增强；②延迟强化与"肇事血管"供血区域相对应，且沿血管纵轴方向延伸。

急性期心肌梗死有20%～30%的患者会出现"无复流（no-reflow）现象"。无复流现象是指在透壁性心肌梗死的基础上，无法全部恢复再灌注，其原因包括微循环障碍、心肌坏死或严重水肿压迫壁间血管所致，易发生心力衰竭、严重心律失常、心脏破裂等并发症，通常被认为是不良左心室重构的预测因子。磁共振心肌灌注扫描无论是首过法还是延迟增强均可显示，首过灌注表现为明显的灌注缺损，延迟钆强化（late gadolinium enhanced，LGE）序列表现为高信号梗死心肌中的弧形低信号影。

5. 存活心肌

存活心肌包括冬眠心肌及顿抑心肌，当冠状动脉血流恢复后，存活心肌可恢复功能。一般认为，当冠状动脉持续阻塞20～40 min时，心肌细胞就会发生不可逆性心肌损伤，即为心肌梗死。因此，冠状动脉再通、及时恢复血供、抢救存活心肌，对降低死亡率、恢复心功能及减少并发症尤其重要。根据心肌梗死的透壁程度，可以间接判断心肌存活情况，文献报道，延迟强化透壁程度<50%时，首过正常或信号减低、无延迟强化的心肌是存活的、可逆性损害心肌，经适当治疗后大部分区域有心肌细胞功能的恢复；而透壁性延迟强化，经治疗后局部心肌细胞功能多无恢复，为坏死心肌。国外多项研究发现，心肌梗死透壁程度影响梗

死后心肌局部功能的恢复及重构，心肌梗死透壁程度越重，PCI治疗后心肌局部功能越难恢复。

【心肌梗死并发症】

1.室壁瘤

室壁瘤是心肌梗死常见的并发症之一，通常分为真性室壁瘤和假性室壁瘤两种。真性室壁瘤瘤壁以纤维瘢痕组织为主；假性室壁瘤是心室壁破裂后，被外面的心包粘连包裹所致。依据病理解剖学特点，真性室壁瘤又分为功能性室壁瘤和解剖性室壁瘤。就影像学表现而言，功能性室壁瘤在舒张末期没有局部的对外膨凸，收缩期才出现局部的无运动或矛盾运动；解剖学室壁瘤则在舒张期与收缩期都恒定地向外膨凸，呈明显的矛盾运动。

真性室壁瘤的瘤壁是纤维瘢痕组织替代的心室壁，CMRI表现为：

①受累节段室壁变薄，收缩期室壁增厚率消失；

②受累节段无运动或矛盾运动；

③瘤体与左室腔相通，瘤口较大；

④瘤壁延迟强化，与正常左心室壁相连续，无中断现象。

假性室壁瘤表现为：

①瘤壁与正常左心室壁连续性中断，瘤口较小；

②瘤壁无明显的延迟强化；

③瘤体内几乎均见附壁血栓形成。

真性室壁瘤与假性室壁瘤的主要鉴别点是瘤壁的成分，重点观察瘤壁与左心室的连续性有无中断及是否有延迟强化。

2.附壁血栓

附壁血栓易发生在室壁瘤或室壁运动严重障碍的毗邻心腔内，尤其是在心尖部或深陷在肌小梁中，超声心动图易漏诊。电影和LGE序列能很好地显示血栓，特别是后者高信号血池内出现无或低信号团块，两者呈良好的对比。需要特别指出的是附壁血栓需要与无复流心肌或低复流心肌相鉴别，因为两者均表现为无信号。

主要鉴别要点：

①无复流居心肌内，附壁血栓位于心腔内；

②无复流多位于室间隔心内膜下，血栓多位于室壁瘤腔内，特别是心尖部；

③无复流边缘规则，与周围心肌连续呈光滑弧形，血栓表面多不规则，体积大；

④无复流仅见于急性或亚急性心肌梗死，血栓多发生在慢性心肌梗死患者中。

【诊断及鉴别诊断】

（1）扩张型心肌病

冠心病继发的心脏扩大，心功能减弱需要与扩张型心肌病进行鉴别。冠心病以“缺血性强化”为主并与冠状动脉血供相匹配，而扩张型心肌病主要表现形式为局限于心室肌壁内的点片状或线性条纹状增强，多见于室间隔，且与冠状动脉血供不匹配。二者室壁运动减弱也有所不同，冠心病表现为节段性室壁运动减弱，而扩张型心肌病以左室整体收缩运动减弱为主。

（2）心肌炎

急性心肌炎也可表现为心肌酶升高，心肌梗死样心电图，因此临床很容易误诊，CMRI对于心肌炎的诊断具有一定的价值。急性期，心肌细胞坏死和局部组织水肿，T_2WI心肌信号增高，常见于室间隔、左室侧壁等节段，LGE表现为心外膜下延迟强化，以左心室游离壁受累最多见，在部分病例可见室间隔的局灶性延迟强化；慢性期，瘢痕形成，主要表现为壁内延迟强化。此外，急性心肌炎延迟强化的范围和形式具有动态变化的特点，在治疗过程中会在几天或几周之内逐渐消散，并有可能在治愈后消失。

（3）应激性心肌病

应激性心肌病（Tako- tsubo），又称短暂性左心室心尖球状扩张。该病患者以女性居多，其主要特征包括：

①严重的心理或生理创伤；

②急性胸痛伴心电图ST段升高和（或）T波倒置，且能在短期内恢复；

③选择性冠状动脉造影未见具有临床意义的狭窄；

④左心室大面积收缩功能异常，主要累及左心室中远段，尤其是心尖部；

⑤心肌酶学变化与左心室受累程度不相符合；

⑥受累的左心室节段收缩功能具有可恢复性；

⑦适时对症治疗，预后良好。

MRI电影序列能够全面显示受累节段运动障碍，典型者呈球形扩张。心肌首过灌注扫描无明显缺损，LGE无明显强化或轻度延迟强化，与左心室受累程度不符。此外，MRI还有助于定期随访，观察病变的进展和恢复。

七、心肌病

心肌病是临床常见的心肌疾患，随着对疾病认识的深入，世界卫生组织（WHO）、国际心脏病学会联合会（ISFC）、美国心脏病协会（AHA）和欧洲心脏病协会（ESC）对心肌病的定义和分类进行了多次修订。目前认为，心肌病是由遗传缺陷、心肌细胞损伤或心肌浸润导致的心肌疾病，不包括由先天性心脏病、瓣膜性心脏病、冠状动脉疾病和高血压等疾病导致的心肌结构和功能性异常的心肌病变。本节根据心肌病流行病学并结合临床，介绍几种常见心肌病的CMRI表现。

（一）肥厚型心肌病（hypertrophic cardiomyopathy，HCM）

HCM是临床最常见的心肌病，人群发病率约为1/500，多见于青少年，是年轻人猝死的常见病因之一。HCM以左心室心肌异常肥厚、舒张功能受损、心肌纤维化为主要特征，1/3患者伴有左室流出道梗阻。

【病因】

本病是一种家族多基因遗传性疾病，主要为常染色体显性遗传，部分为自发性基因突变，主要的突变基因有肌球蛋白重链（MYH7）和肌凝蛋白结合蛋白（MYBPC3），突变基因也可遗传给后代。

【临床与病理】

大多数患者无特殊症状或症状较轻，可表现为心悸、呼吸困难、头晕、晕厥、心绞痛、房颤，严重者可发生猝死，晚期可出现心力衰竭。主要原因为左室流出道梗阻、心肌缺血、冠状动脉血流灌注储备降低、心肌舒张顺应性减低和心律失常。舒张功能障碍是本病的主要病理生理机制，常引起舒张性心力衰竭，晚期心脏可明显扩大。心电图可表现为电轴左偏、心室肥厚、传导阻滞、ST-T改变和异常Q波等，心尖肥厚型HCM可出现“冠状T波”改变，即左侧胸前导联（V2-V6）T波倒置，容易误诊为急性心内膜下心肌梗死。

病理改变包括心肌细胞异常肥大，核大、深染，心肌细胞排列紊乱，心肌内小冠状动脉管壁增厚，管腔狭窄，心肌间质可见不同程度纤维化。

【CMRI表现】

HCM诊断标准：存在明确的左室壁肥厚而不伴有心腔扩大，成人舒张末期最大室壁厚度≥15 mm（或有明确家族史患者室壁厚度≥13 mm），室间隔厚度与左室游离壁厚度之比＞1.3，同时排除引起室壁肥厚的其他心血管疾病或全身疾患（高血压、主动脉瓣狭窄、心肌淀粉样变性等）。

HCM以左室非对称性或对称性肥厚为特征，根据室壁肥厚的部位不同可分为：室间隔肥厚型、心室中部肥厚型、心尖肥厚型和均匀肥厚型，以室间隔非对称性肥厚最多见，17.6%的患者可出现右室肥厚。按照血流动力学，根据超声多普勒测量的左室流出道压差（pressure gradient，PG）可分为：左室流出道梗阻型（静息PG>30 mmHg）、非梗阻型（静息PG<30 mmHg）和隐匿梗阻型（静息PG<30 mmHg，负荷后PG>30 mmHg）。

CMRI典型表现：左房内径正常或扩大，左室内径正常或偏小，室间隔非对称性增厚，可累及毗邻左室前壁和/或下壁，受累心肌收缩期室壁增厚率减低，舒张期顺应性降低，左室整体收缩运动正常或增强。如有左室流出道梗阻表现为：左室流出道变窄，收缩期可见高速血流及二尖瓣前叶“SAM”征（收缩末期二尖瓣前叶向室间隔运动），二尖瓣可见反流信号。LGE是目前评价心肌局灶性纤维化最有效的方法，约65%的HCM患者会出现LGE，表现为肥厚节段心肌内局灶或斑片状强化，其中以室间隔与右室游离壁交接区灶状强化最典型（图5-1-15）。

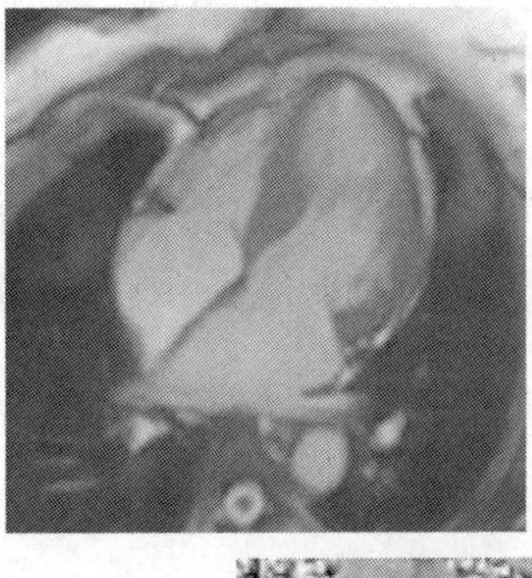
1

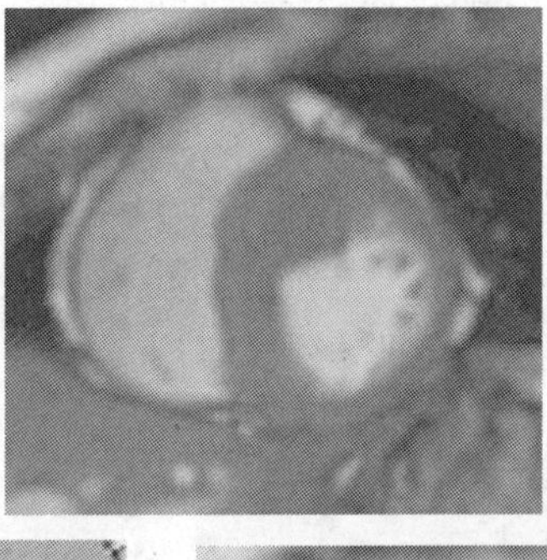
2

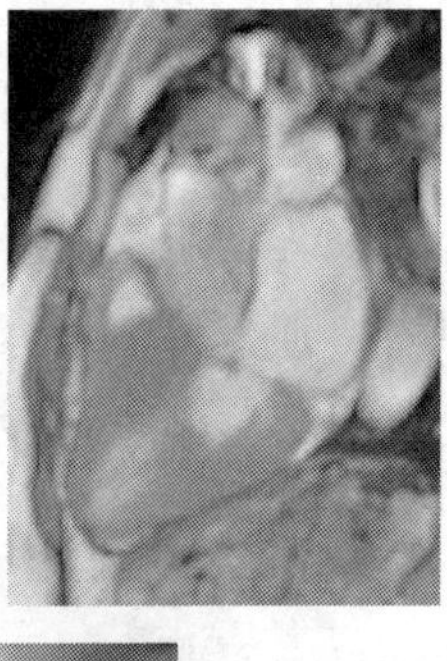
3

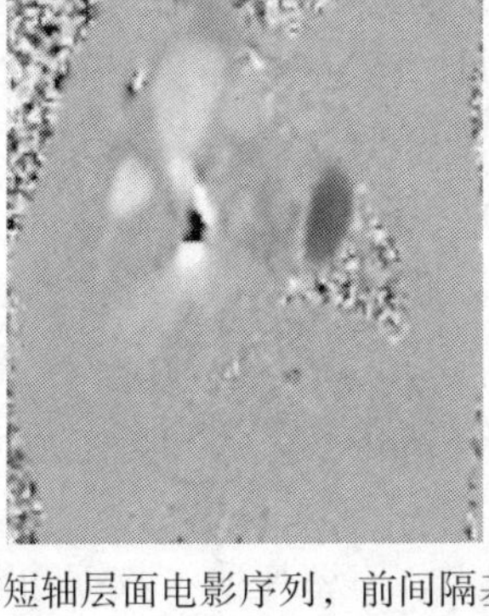
4

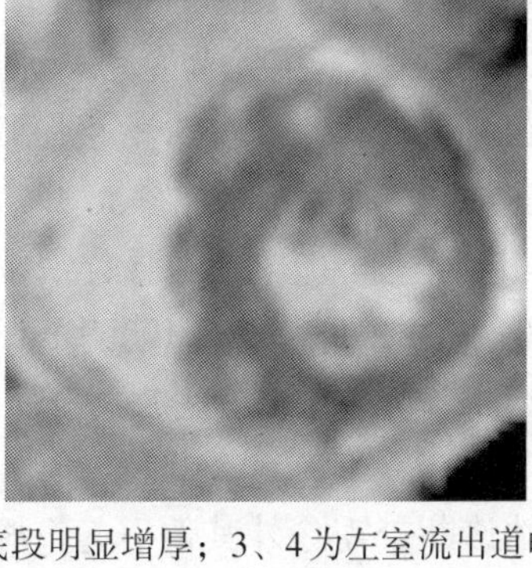
5

1、2为四腔心和短轴层面电影序列，前间隔基底段明显增厚；3、4为左室流出道电影和血流序列，左室流出道梗阻，“SAM”征及高速血流；5为对比剂延迟增强PSIR序列，肥厚节段心肌肌壁间灶状延迟强化。

图5-1-15 梗阻性肥厚型心肌病

【诊断及鉴别诊断】

HCM需与其他继发性心肌肥厚疾病或运动员心肌肥厚进行鉴别，如高血压，主动脉瓣、瓣上或瓣下狭窄，心肌淀粉样变，Fabry's病，结节病等。HCM多为非对称性左室壁局部增厚，肥厚程度较重，室间隔基底段肥厚常合并左室流出道梗阻，LGE以肥厚心肌内局灶性强化。高血压继发性左室肥厚多为普遍向心性增厚，肥厚程度轻或中度，一般无左室流出道梗阻及LGE；Fabry's病多表现为下侧壁基底段肌壁中层LGE；心肌淀粉样变以心内膜下环形或心肌弥漫性"粉尘样"强化为主。

（二）扩张型心肌病（dilated cardiomyopathy，DCM）

DCM是临床最常见的一种心肌病，以心室扩张并收缩功能障碍为主要特征，主要累及左心室，可发生于各年龄阶段，男性发病多于女性。很多疾病都会导致收缩功能障碍和左室扩大，对于特发性扩张型心肌病（idiopathic dilated cardiomyopathy，IDC）的诊断需要排除其他疾病继发的左室扩大和收缩功能障碍，如高血压、瓣膜病或缺血性心脏病。

【病因】

DCM约有30%～40%为家族遗传性，其他病因包括：细胞毒性、营养不良（如蛋白质缺乏）、心肌炎（病毒感染）和自身免疫疾病等。

【临床与病理】

大多数患者起病隐匿，症状不明显，部分患者可出现胸闷、气短，晚期表现为充血性心力衰竭、心律失常及栓塞并发症。IDC患者心电图无特异性，可表现为孤立性T波、ST-T改变及异常Q波；左室纤维化患者可出现宽的QRS波群；还可表现为房室传导延迟及房室传导阻滞等各种心律失常，以窦性心动过速、室上性心律失常最常见，尤其是房颤。20%～30%的患者伴有非持续性室速，一小部分患者可出现持续性室速。QRS波延长的IDC患者预后较差。

大体表现为心脏室腔扩大，室壁增厚或正常，瓣膜继发性扩大，冠状动脉多正常，室腔和左心耳常有血栓。病理改变为弥漫性心肌细胞萎缩，代偿性心肌细胞肥大和不同程度间质纤维化，胶原蛋白增多，心内膜下心肌坏死。

【CMRI表现】

CMRI可以准确判断心脏房室腔大小、室壁厚度，心脏收缩运动及房室瓣功能。对比剂延迟增强能显示心肌坏死、纤维化程度及范围，为鉴别诊断提供帮助。

CMRI典型表现：左心房室扩大（左室舒张末期横径>55 mm），晚期右心房室扩大；左室室壁厚度正常或变薄；左室各节段弥漫性收缩运动降低（LVEF常<40%），左室各节段心肌收缩增厚率梯度消失；心肌首过灌注多无明显异常，延迟扫描，约26%～42%的DCM患者会出现LGE，以室间隔肌壁间线样延迟强化最常见，也可呈点状或弥散状强化，多呈沿外膜下或中层内分布。需要注意的是，DCM患者心脏收缩功能差，血流减慢，容易形成血栓，另外，部分患者可表现为不同程度的左室游离壁肌小梁增粗、增多等征象（图5-1-16）。

【诊断及鉴别诊断】

DCM属于排除性诊断，需除外其他引起室腔扩大、室壁变薄、收缩功能减低的疾病，如缺血性心脏病，冠心病表现为与冠脉血供区域相对应的节段性室壁变薄、收缩运动减弱，左室前壁及心尖最易受累，而DCM表现为左室各壁普遍变薄；此外，冠心病以心内膜下或透壁性LGE，与受累冠状动脉分布一致，而DCM以肌壁间强化最常见，LGE鉴别两者的敏感性可达81%～100%。

DCM还需要和其他继发性心肌病相鉴别，这些疾病包括酒精性心肌病、代谢性和内分泌性疾病（甲状腺功能亢进、甲状腺功能减低）、围产期心肌病、糖尿病心肌病、遗传学家族性神经肌肉障碍、全身系统性疾病（如系统性红斑狼疮、类风湿关节炎等）所致的心肌病和中毒性心肌病等，这些疾病的诊断需要紧密结合临床及相关实验室检查（如血液、生化、免疫、内分泌等）。

DCM左室心肌过度小梁化需要与孤立性左室心肌致密化不全（LV-non-compaction，LVNC）相鉴别。LVNC是心脏胚胎发育过程中心肌纤维致密化过程异常终止的先天性心肌病，心肌被分为两层：外层变薄的致密化心肌和内层非致密化心肌（由粗大的肌小梁和与左室相通的深陷的小梁隐窝组成）。充血性心力衰竭、室性心律失常和系统性血栓栓塞是本病的三大特征。非致密化心肌/致密化心肌>2，左室心尖及中远段游离壁最容易受累。DCM继发的左室心肌过度小梁化心尖不受累，并且程度比LVNC轻。

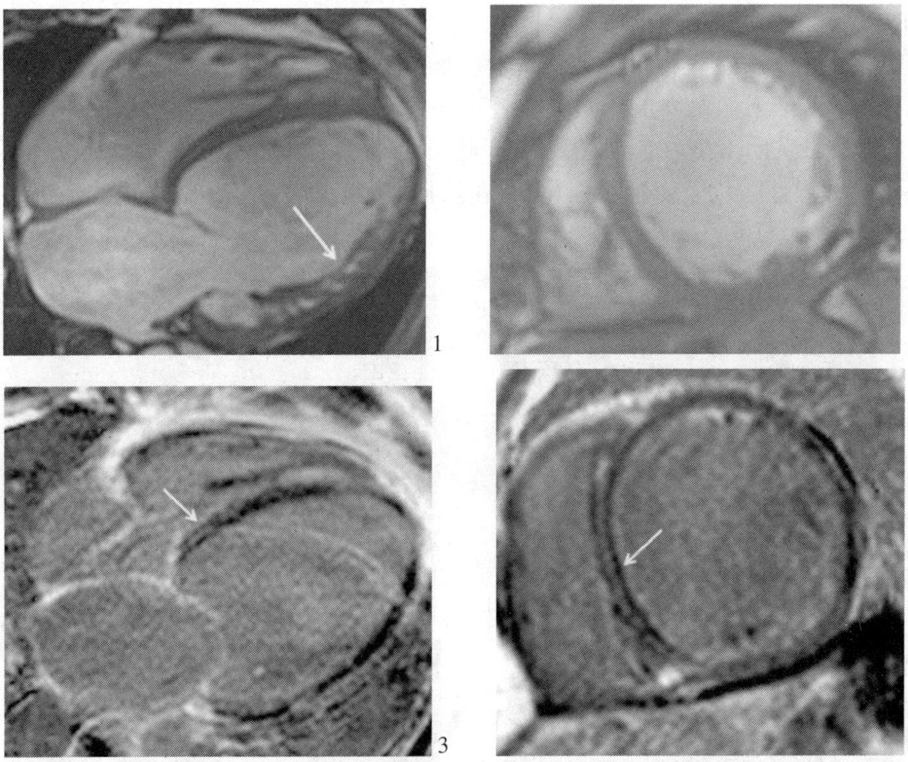

1、2为四腔心和短轴位舒张末期电影序列，左室扩大，室壁变薄，游离壁内层心肌过度小梁化（箭头）；3、4为对比剂延迟增强PSIR序列，室间隔肌壁间线样延迟强化（箭头）。

图5-1-16　扩张型心肌病

（三）限制型心肌病（restrictive cardiomyopathy，RCM）

RCM是以双侧心室或某一心室充盈、舒张受限，而室壁厚度和收缩功能正常或轻度受损为主要特征的一类非缺血性心肌病。

【病因】

病因尚不完全清楚。大部分为非遗传性，少部分为家族遗传性，Ⅰ型肌钙蛋白突变可能为其病因。RCM是基于血流动力学异常的心肌病，舒张压高、静脉充血导致充盈受限。心输出量可以通过增加心率而增加，但是由于填充时间缩短而变得无效。

根据病因，RCM可分为原发性（如心内膜心肌纤维化EMF、Löfler心内膜炎和特发性限制性心肌病）或继发性。继发性RCM的原因包括浸润性疾病（如淀粉样变性、结节病和放射性心脏炎）和贮积病（如血色病、糖原贮积症和Fabry's病），Fabry's病虽然罕见，但通过CMR T1-mapping技术可以明确诊断。

【临床与病理】

体格检查表现为充血性心力衰竭的征象：外围水肿，颈静脉扩张和奔马律。依据累及范围分右心室型、左心室型及双心室型。左心室型主要表现为肺静脉回流受阻、二尖瓣关闭不全，患者常有呼吸困难、胸痛等；累及右心室者主要表现为腔静脉回流受阻、三尖瓣关闭不全，临床多出现肝大、腹水等。心电图多无特异性改变，可出现异常P波、房颤、ST-T改变等。

病理改变可有间质纤维化和心肌钙化，以心内膜心肌纤维化症为主。

【CMRI表现】

心房明显扩大，房室大小不成比例，心室腔大小正常或缩小，室壁厚度正常或轻度增厚；心包无增厚。心脏收缩功能正常或接近正常，而充盈受限，顺应性降低，CMRI主要表现为房室瓣继发性关闭不全。右心室型下腔静脉、肝静脉明显扩张。患者可表现为不同类型的延迟强化（弥漫性强化、粉尘状强化、"花瓣样"强化等），其中以心内膜下或心肌壁内LGE常见（图5-1-17）。

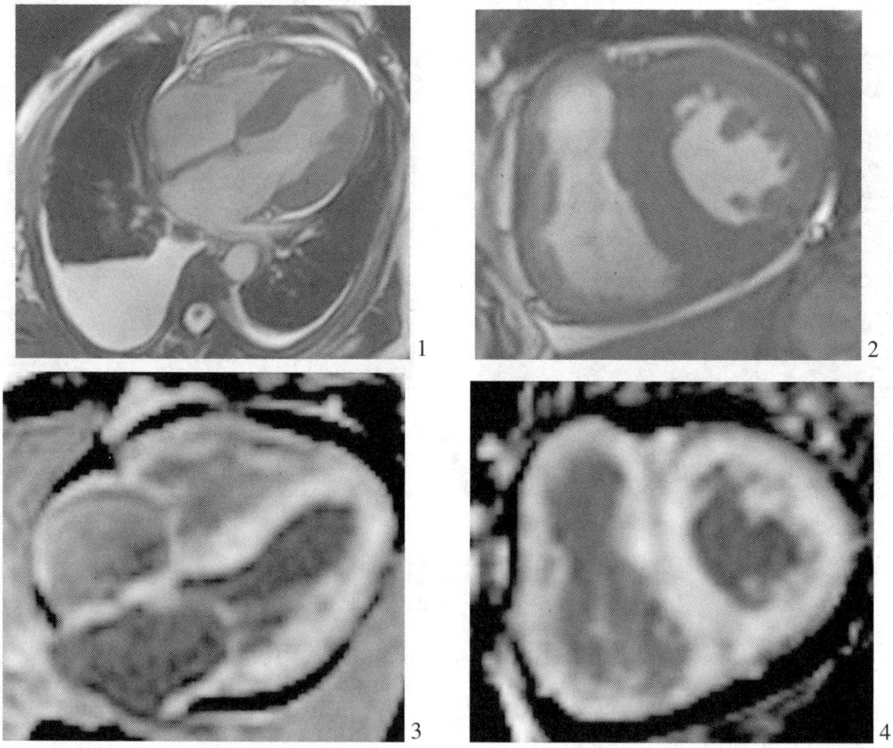

1、2分别为四腔心及短轴层面电影序列，左室壁均匀增厚，右室壁及室间隔亦增厚，少量心包积液、双侧胸腔积液；3、4为对比剂延迟增强PSIR序列，显示室壁弥漫性粉尘样延迟强化。

图5-1-17 限制性心肌病

【诊断及鉴别诊断】

RCM需与缩窄性心包炎鉴别，二者具有相似的病理生理和临床表现，但治疗方案及预后迥异（详见后）。

八、先天性心脏病

先天性心脏病是胎儿时期心脏血管发育异常、胎儿在母体内正常生理通道娩出后在相应的时间内未及时闭合所致的心血管畸形，发病率约占活产新生儿的0.6%～0.8%。准确掌握先天性心脏病的解剖特点及血流动力学状态对手术时机的选择及评估预后至关重要。CMR具有可多参数、多序列、大视野任意角度成像，无电离辐射及低对比剂用量等特点，可早期综合评估先天性异常形态、周围组织解剖关系、肺动脉发育、心脏功能及相关血流动力学改变。

（一）房间隔缺损（atrial septal defect，ASD）

ASD是第一、第二房间隔融合发育异常遗留的心房间异常通道，是成人先天性心脏病常见的类型。女性发病多于男性。房间隔缺损分为原发孔和继发孔两大类。原发孔型常伴有心内膜垫缺损、二尖瓣裂和三尖瓣裂等畸形。继发孔型根据缺损出现的部位分为中央型缺损、上腔型缺损、下腔型缺损、静脉窦型缺损和混合型缺损四种类型，其中中央型缺损最常见。

【病因】

胚胎发育过程中，原始房间隔下缘未与心内膜垫接触，则在房间隔下部残留一间隙，形成原发孔房间隔缺损；原始房间隔上部吸收过多、继发孔过大或继发孔生长发育障碍，出现继发孔房间隔缺损。

【临床表现】

房间隔缺损时，左心房的血液分流入右心房，右心房、右心室及肺动脉内的血流量明显增加，引起右心房及右心室负荷过重而肥厚、扩张，肺循环充血而体循环供血不足。婴幼儿多无明显症状，多数在青年期才出现症状。临床表现主要取决于缺口的大小，当缺口较小，分流量相对较少时，可无明显症状；当缺口较大，分流量增加（肺循环量/体循环量>1.5）时，出现面色苍白，乏力，劳累后心悸、气促，暂时性青紫，易患呼吸道感染，40岁以后绝大多数病人症状加重，并常出现心房颤动、心房扑动等心律失常和充血性心力衰竭表现。查体可在胸骨左缘第2～3肋间闻及收缩期杂音，伴有第二音亢进和固定分裂。

【MRI表现】

1.直接征象

房间隔连续性中断、断端边缘变钝，厚度增加，缺口边缘见“火柴头”征象。电影序列可见过隔血流信号。缺损孔径随心动周期动态变化，在心房舒张末期面积最大，收缩末期面积最小，因此测量房间隔缺损最大孔径应在心房舒张末期进行。

2.间接征象

右心房、室增大及右室壁增厚，肺动脉干增粗；对比剂延迟强化序列，部分患者可见室间隔右室插入部灶状延迟强化（图5-1-18）。

【诊断及鉴别诊断】

单纯房间隔缺损一般诊断并无困难。需要注意的是对于常见的继发孔型房间隔缺损，诊断时需要在同一方位至少两个层面或不同方位层面均显示，这是由于继发孔型房间隔缺损位于卵圆孔区，而正常时此处就菲薄，因此信号较弱（呈低信号或无信号），易造成假阳性诊断，在常规SE和黑血技术容易漏诊，亮血技术和四腔位是最佳序列和体位，对于非典型的患者或可疑有其他合并畸形者，MRI的大视野可以更清楚地显示缺损周围的解剖及其毗邻关系。

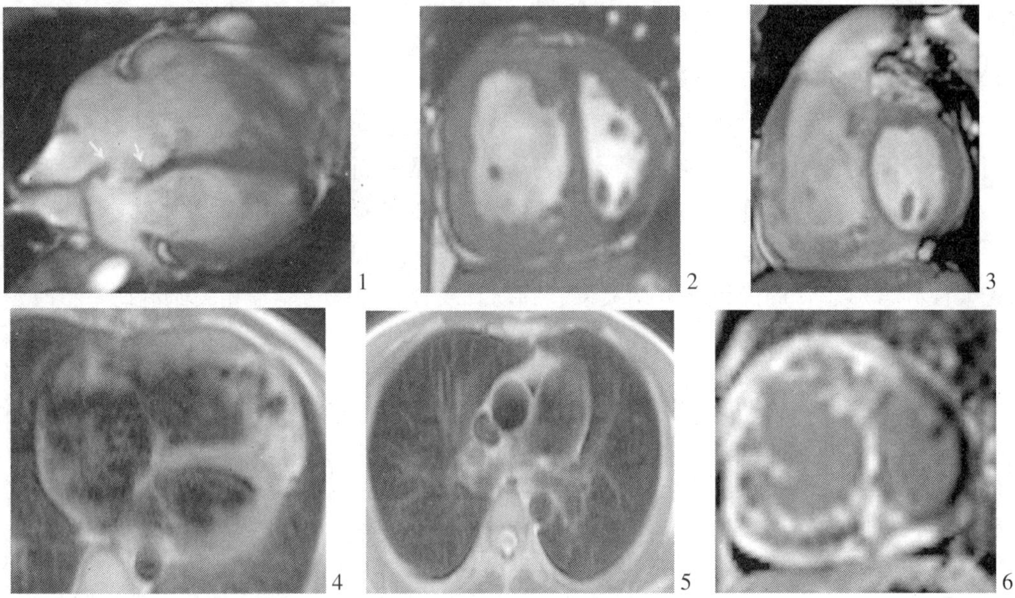

1～3分别为四腔心、短轴位及右室流出道电影序列，房间隔连续性中断，边缘变钝（两箭头之间的距离为缺损大小），右室壁肥厚，右室流出道增宽；4～6分别为黑血横轴位和延迟增强PSIR序列，显示右心房室增大，肺动脉增宽，右室壁弥漫性心肌纤维化。

图5-1-18　房间隔缺损

（二）室间隔缺损（ventricular septal defect，VSD）

VSD是由于室间隔发育不完整，在左、右心室间形成血流异常交通，是最常见的先天性心脏病，约占先天性心脏病的20%，可单独存在，也可与其他畸形并存。

【病因】

病因尚不明确，可能与宫内感染，尤其是病毒感染有关，另外，与遗传、接触放射线、使用某些药物及缺氧等有一定关系，可并发其他先天性心血管畸形。根据缺损的位置，VSD可分为三种类型：膜部缺损、漏斗部缺损及肌部缺损。膜部缺损分为嵴下型（位于室上嵴下缘、主动脉右冠瓣下方，缺损上缘为肌缘、下缘可部分累及膜部间隔）、单纯膜部型（仅限于膜部室间隔的小缺损，缺损四周为纤维组织）及隔瓣下型（缺损位于三尖瓣隔瓣下方，其前缘常有部分膜样间隔组织）三种亚型。漏斗部缺损常分为干下型（缺损上缘紧邻肺动脉瓣环）和嵴内型（缺损位于室上嵴结构之内，缺损上缘与肺动脉瓣环间有肌肉组织分隔）两种。肌部缺损很少见，可发生在肌部室间隔的任何部位，多位于心尖部和调节束后方，为肌小梁缺损，收缩期室间隔心肌收缩使缺损变小，所以左向右分流量小。

【临床与病理】

VSD的血流动力学异常取决于缺口的大小及肺血管阻力，根据临床与病理分为小孔型室间隔缺损、中孔型室间隔缺损、大孔型室间隔缺损；根据血流动力学分为左向右分流、双向分流或者右向左分流。

（1）小孔型室间隔缺损

缺口直径约为2～8 mm，左向右分流量小，肺动脉压与右心室压力正常或者轻度升高，一般不会引起功能障碍或者只引起轻度功能障碍。患者常无症状，胸骨左缘有全收缩期杂音。

（2）中孔型室间隔缺损

缺口直径约为8～15 mm，左向右分流量增加，肺动脉压轻至中度升高，但肺血管阻力在正常范围。此时收缩期及舒张期均有左向右分流，右心室容量过负荷，但仍以左心室负荷为主。

（3）大孔型室间隔缺损

缺口直径＞15 mm，肺循环压力升至体循环的75%～100%。右心压力负荷过重，继发右心室肥厚、心腔扩张。

（4）双向分流或右向左分流

肺血管阻力等于或者大于体循环阻力，分流方向改变使左心室不再有容量负荷，左心功能相对趋于正常。但右心室压力负荷明显增加，出现Eisenmenger综合征。

缺损大者，症状出现早且明显，以致影响发育。有气促、呼吸困难、多汗、喂养困难、乏力和反复肺部感染，严重时可发生心力衰竭。有明显肺动脉高压时可出现发绀。本病易罹患感染性心内膜炎。心尖冲动增强并向左下移位，心界向左下扩大，典型体征为胸骨左缘Ⅲ～Ⅳ肋间有4～5级粗糙收缩期杂音，向心前区传导，伴收缩期细震颤。若分流量大时，心尖部可有功能性舒张期杂音，肺动脉瓣第二音亢进及分裂。有严重的肺动脉高压时，肺动脉瓣区有相对性肺动脉瓣关闭不全的舒张期杂音，原间隔缺损的收缩期杂音可减弱或消失。

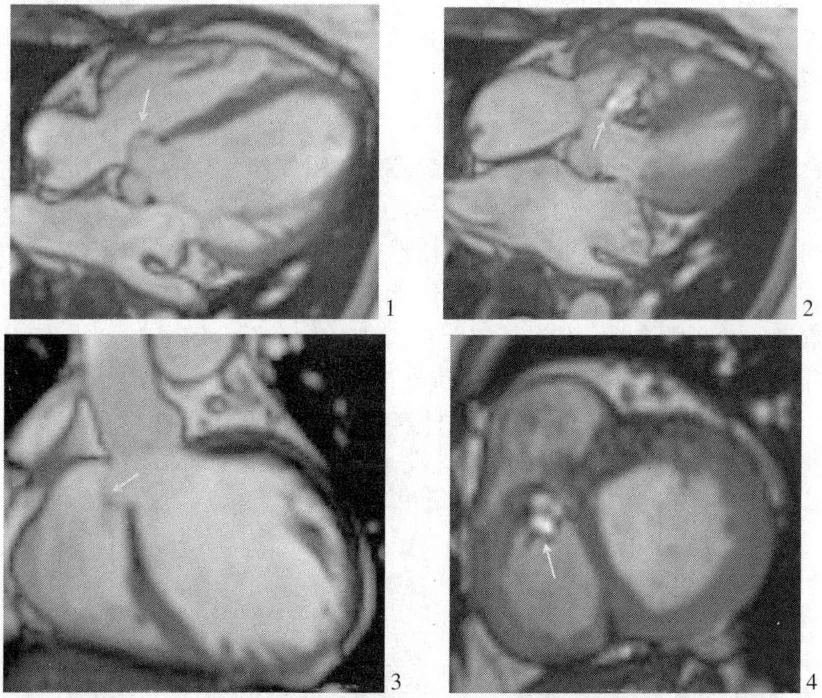

1～4分别为平行四腔心、斜冠状位及短轴位电影序列，1、3显示室间隔连续性中断，膜部瘤形成（箭头）；2，4显示分流口（箭头）。

图5-1-19　室间隔缺损

【MRI表现】

1.直接征象

室间隔连续性中断，局部有缺损；电影序列可明确显示缺损部位、大小及分流信号。膜周部缺损及在主动脉瓣下至二尖瓣、三尖瓣上层面显示室间隔连续性中断。漏斗部缺损在肺动脉瓣下至室上嵴层面间出现室间隔的连续性中断。肌部间隔缺损表现为肌部间隔连续性中断，中断部位与瓣膜结构不相连（图5-1-19）。

2.间接征象

左心室增大，肺动脉增宽，后期右心室室腔增大并室壁明显增厚。

【诊断及鉴别诊断】

单纯性的VSD表现为室间隔局部缺损，左心室、右心室扩大及室壁增厚等，电影序列可明确显示缺损部位及大小，诊断不难。

（三） 动脉导管未闭（patent ductus arteriosus，PDA）

动脉导管原本系胎儿时期肺动脉与主动脉间的正常血流通道，多于出生后6个月到12个月闭合，如未能闭合则形成动脉导管未闭。动脉导管未闭是一种较常见的先天性心血管畸形，占先天性心脏病总数的12%～15%，男女发病比例约为1∶2。约10%的病例并存其他心血管畸形。PDA可分为3型：①管型；②漏斗型，最常见，主动脉端扩大，肺动脉端逐渐变细，形似漏斗；③窗型，动脉导管很短甚至缺如。

【病因】

遗传是主要的内因。在胎儿期任何影响心脏胚胎发育的因素均可能造成心脏畸形，如孕母患风疹、流行性感冒、腮腺炎、糖尿病、高钙血症等；孕母接触放射线；孕母服用抗癌药物或甲糖宁等药物。

【临床与病理】

动脉导管未闭的临床征象、体征与未闭合导管的粗细程度有关，即血液从主动脉向肺动脉的分流量、动脉导管及肺血管的阻力有关。常见的症状有劳累后心悸、气急、乏力，易患呼吸道感染和生长发育迟缓。晚期肺动脉高压严重，产生逆向分流时可出现下半身发绀。典型的体征是胸骨左缘第2肋间听到响亮的连续性机器样杂音，伴有震颤。肺动脉瓣第2音亢进，但常被响亮的杂音所掩盖。分流量较大者，在心尖区尚可听到因二尖瓣相对性狭窄产生的舒张期杂音。于胸骨左缘第2肋间闻及连续性粗糙杂音伴震颤。

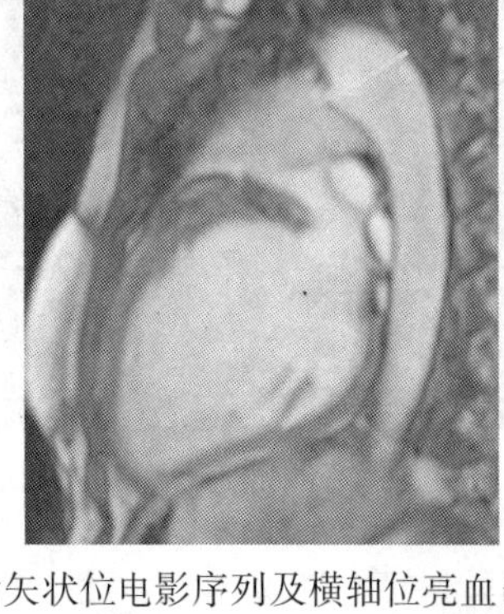
1

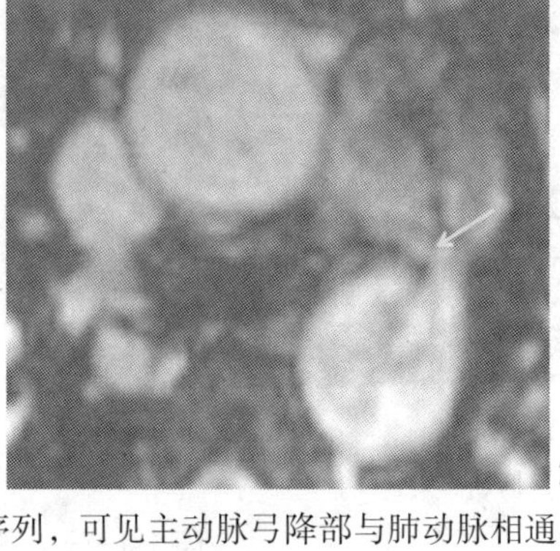
2

1、2分别为矢状位电影序列及横轴位亮血trufi序列，可见主动脉弓降部与肺动脉相通。

图5-1-20　动脉导管未闭

【MRI表现】

1.直接征象

降主动脉上段内下壁连续性中断，与主肺动脉或左肺动脉近段之间有管状或者漏斗状低信号或无信号相连。电影序列可以显示降主动脉与肺动脉间异常连接的高速血流信号。沿主动脉长轴的斜矢状位是显示动脉导管最佳位置，对比剂增强扫描能更清楚地显示未闭的动脉导管（图5-1-20）。

2.间接征象

间接征象包括左心房、左心室增大，升主动脉扩张，其中左室壁肥厚为主；晚期肺动脉高压时，主肺动脉扩张，右心室腔扩大，右心室壁肥厚，进而右心房及腔静脉亦可扩大。

【诊断及鉴别诊断】

PDA需要与体肺侧支循环进行鉴别，PDA分流位于降主动脉水平，而体肺循环侧支多位于远端血管。

（四）法洛四联症（tetralogy of fallot）

法洛四联症是最常见的发绀型先天性心脏病，是由先天性室间隔缺损、肺动脉狭窄、主动脉骑跨及继发的右心室肥厚组成，其中以肺动脉狭窄及室间隔缺损为主要畸形。法洛四联症患儿的预后主要取决于肺动脉狭窄程度及侧支循环情况。

【病因】

有学者认为四种畸形可能跟右室漏斗部或圆锥发育不良有关，即当胚胎发育第4周时动脉干未反向转动，主动脉保持位于肺动脉的右侧，圆锥隔向前移位，与正常位置的窦部室间隔未能对拢，因而形成发育不全的漏斗部和嵴下型室间隔缺损，即膜周型室间隔缺损。若肺动脉圆锥发育不全，或圆锥部分完全缺如，则形成肺动脉瓣下型室间隔缺损，即干下型室间隔缺损。

【临床与病理】

法洛四联症中，主要病理生理改变为室间隔缺损与肺动脉狭窄，室间隔缺损多在膜部，一般较大，达10～25 mm；肺动脉狭窄使右心室漏斗部肌肉肥厚呈管状或环状狭窄；主动脉向前、右方移位，又因肺动脉狭窄，心脏收缩期大部分血射向主动脉，使主动脉管径增粗，为肺动脉的3～4倍；右心室因流出道梗阻而肥厚。临床上，由于主动脉接受含氧量少的静脉血而出现发绀，肺动脉狭窄的轻重决定了发绀的程度，且随年龄的增大，病情加重，使右向左分流增加，所以刚出生时可能发绀不重，以后加重并出现杵状指、蹲踞、发育迟缓，时有晕厥史，主要是由慢性缺氧引起，红细胞增多症，导致继发性心肌肥大和心力衰竭而死亡。胸骨左缘可闻及收缩期杂音及震颤，肺动脉第二音减弱或消失。

【MRI表现】

多角度电影序列在法洛四联症的诊断中具有重要价值。平行四腔心电影可显示室间隔缺损部位、大小；斜冠状位及矢状位右室流出道电影序列可显示漏斗部管腔狭窄、管壁局限性增厚；轴位、冠状位黑血或电影序列可显示升主动脉增宽、前移并骑跨在室间隔上。四腔心、右室两腔及左室短轴电影切面可显示增厚的右室壁。肺动脉严重扩张时，可有扩张的支气管动脉。

【诊断及鉴别诊断】

主动脉骑跨程度较重时需与右室双出口鉴别，组织胚胎学上法洛四联症与右室双出口同属于圆锥动脉干旋转异常，病理分型取决于室间隔缺损与大动脉瓣的关系以及有无肺动脉狭窄。右室双出口在横切面上表现为主动脉明显前移，与肺动脉成左右并列关系，两者同时从右心室发出，同时见一室间隔缺损。亮血技术及心脏电影可在左室长轴位确定主动脉窦与二尖瓣前叶间是否存在纤维连接，以此除外法洛四联症型右室双出口。

九、心脏肿瘤

心脏肿瘤以良性居多，占3/4，主要为黏液瘤，其他良性肿瘤包括间皮瘤、横纹肌瘤、乳头状弹力纤维瘤、血管瘤、脂肪瘤、淋巴管瘤、畸胎瘤、嗜铬细胞瘤等。恶性肿瘤仅占原发肿瘤的1/4，以肉瘤最常见。根据起源部分不同，心脏肿瘤可分为心腔内肿瘤、心肌壁间肿瘤和心包肿瘤；心腔肿瘤主要为黏液瘤，左心房最常见。心肌壁肿瘤除了脂肪瘤、纤维瘤及错构瘤等有信号特征外，其他组织类型肿瘤无特异性征象。心包肿瘤以间皮瘤最常见，常引起大量血性心包积液。MRI软组织对比度高，可任意平面、多种序列、多参数成像，可很好地显示心脏肿瘤组织学特点，肿瘤与周围组织结构、血管及房室瓣的关系，并且评价心功能。一些新技术的应用，如DWI，可为肿瘤良、恶性的鉴别提供帮助。

（一）良性肿瘤

1.黏液瘤（myxoma）

黏液瘤为最常见的心脏良性肿瘤，女性多发，75%位于左心房，20%位于右心房。

【临床与病理】

黏液瘤多为息肉样或分叶状，典型者有窄蒂与房间隔卵圆孔相连，随心动周期在心腔内运动。部分患者心前区可闻及随体位改变而产生的舒张期杂音。当肿瘤生长到一定程度时，可引起房室瓣口梗阻，若肿瘤的表面碎片或血栓脱落可引起体肺血管栓塞。

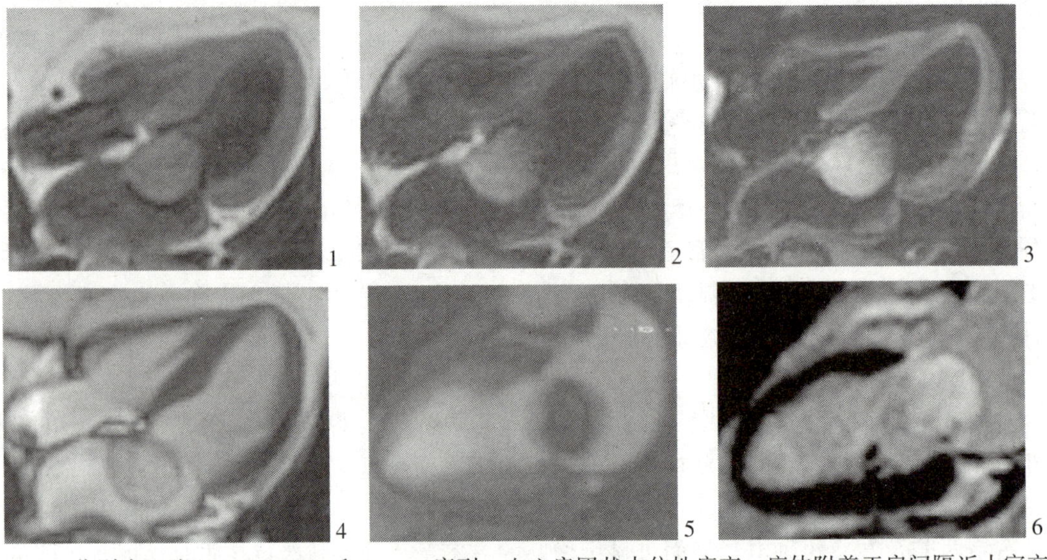

1～3分别为四腔心 T_1WI、T_2WI 和 T_2-tirm序列，左心房团状占位性病变，瘤体附着于房间隔近十字交叉处；4～6分别为四腔心电影序列及两腔心对比剂增强 T_1WI 和PSIR延迟增强序列，肿瘤均匀强化。

图5-1-21　左心房黏液瘤（病理证实）

肿瘤大小不等，一般质软、平滑，瘤体呈灰白色，略带黄色，分叶状表面，切面呈胶冻状。镜下显示瘤体内充满黏液样基质，瘤蒂部分可见纤维组织和血管，因此增强扫描可见增强或延迟强化。

【MRI表现】

心腔内圆形或卵圆形不均匀信号影，多数为窄蒂附于心内膜。T_1WI与心肌信号相等或略高，T_2WI呈不均匀高信号。电影序列显示病灶随心脏收缩和舒张在房室瓣口往返运动，有时可见窄蒂与房间隔相连。对比剂增强及延迟扫描病灶中可见少许斑片状不均匀强化，但由于瘤体内成分含量不同，其强化特点也不尽相同（图5-1-21）。

【诊断及鉴别诊断】

黏液瘤需与心腔内血栓鉴别，心腔内血栓常见于风湿性心脏病、扩张性心肌病及冠心病；黏液瘤有蒂，附着面较小，根部多在房间隔，血栓多无蒂，附着面较大且多位于心耳或血流缓慢区；黏液瘤随心动周期运动，活动度较大，可部分嵌入瓣膜口而造成血流动力学紊乱，血栓则活动度较小，极少嵌入瓣膜口，边缘形状常不规则；血栓形成常有一个慢性积累过程，新旧机化程度不等，呈现多层性改变，而黏液瘤多无多层性改变；黏液瘤较大时可造成所在心腔的扩大，而血栓常可发现其附着处室壁运动障碍，血栓延迟扫描无强化。

2.脂肪瘤（lipoma）

脂肪瘤多为单发，可发生于任何年龄，以成人发病多见。肿瘤多位于心外膜下并可向心包腔蔓延生长，部分也可位于心腔内。

【临床与病理】

脂肪瘤主要由成熟脂肪细胞组成，可含少量的结缔组织或肌肉组织。多数无明显症状，但当肿瘤压迫传导系统时可出现心律失常。

【MRI表现】

心腔内或壁间脂肪瘤主要表现为边界清楚的圆形或椭圆形肿物，多有包膜，信号均匀。T_1WI、T_2WI均表现为高信号，在脂肪抑制序列中为低信号（图5-1-22）。

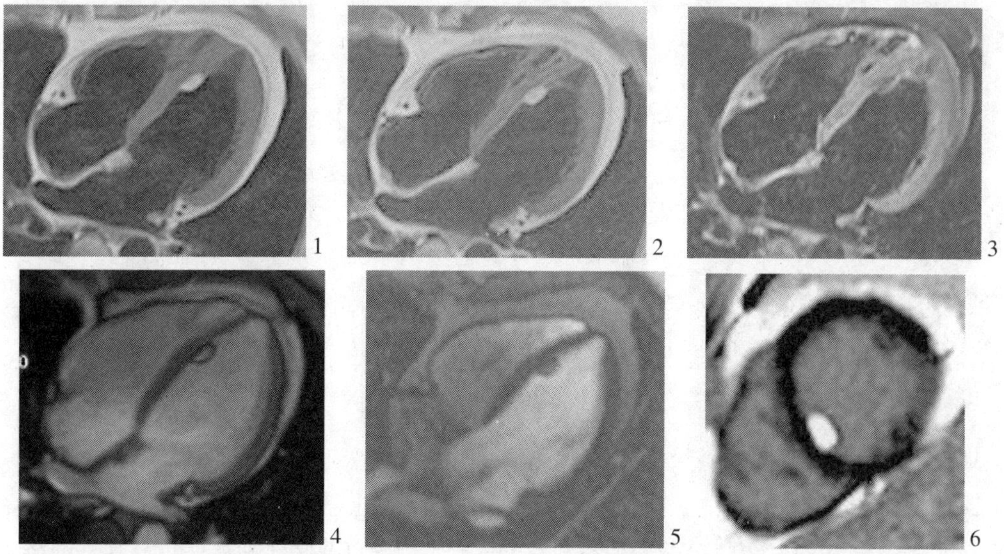

1～3分别为四腔心T_1WI、T_2WI和T_2-tirm序列，左室腔室间隔侧可见T_1WI、T_2WI高信号灶，压脂呈低信号；4～6分别为四腔心电影序列及对比剂增强T_1WI和PSIR延迟增强序列，病灶首过无强化，延迟呈高信号。

图5-1-22　左心室腔内脂肪瘤

【诊断及鉴别诊断】

脂肪瘤需要与心外膜下脂肪浸润或肌壁间灶性脂肪相鉴别，后者并非真正意义上的肿瘤。

3.纤维瘤（fibroma）

纤维瘤是较常见的原发性心脏肿瘤，多见于青少年。Gorlin综合征的患者常伴发该病。

【临床与病理】

纤维瘤主要由纤维细胞和胶原纤维组成。大部分患者无明显症状，体检时偶然发现；部分患者可出现心律失常甚至猝死，主要原因为瘤体侵犯、压迫心脏传导系统引起致命性心律失常；部分瘤体巨大者，以心力衰竭为首发症状。

【MRI表现】

心肌壁内局灶性异常信号影，T_1WI和T_2WI均表现为低信号。由于富含纤维细胞和胶原纤维，对比剂延迟扫描时肿瘤明显强化（图5-1-23）。

【诊断及鉴别诊断】

由于纤维成为特有的MR信号特点以及典型的延迟强化表现，纤维瘤CMRI诊断较为容易。

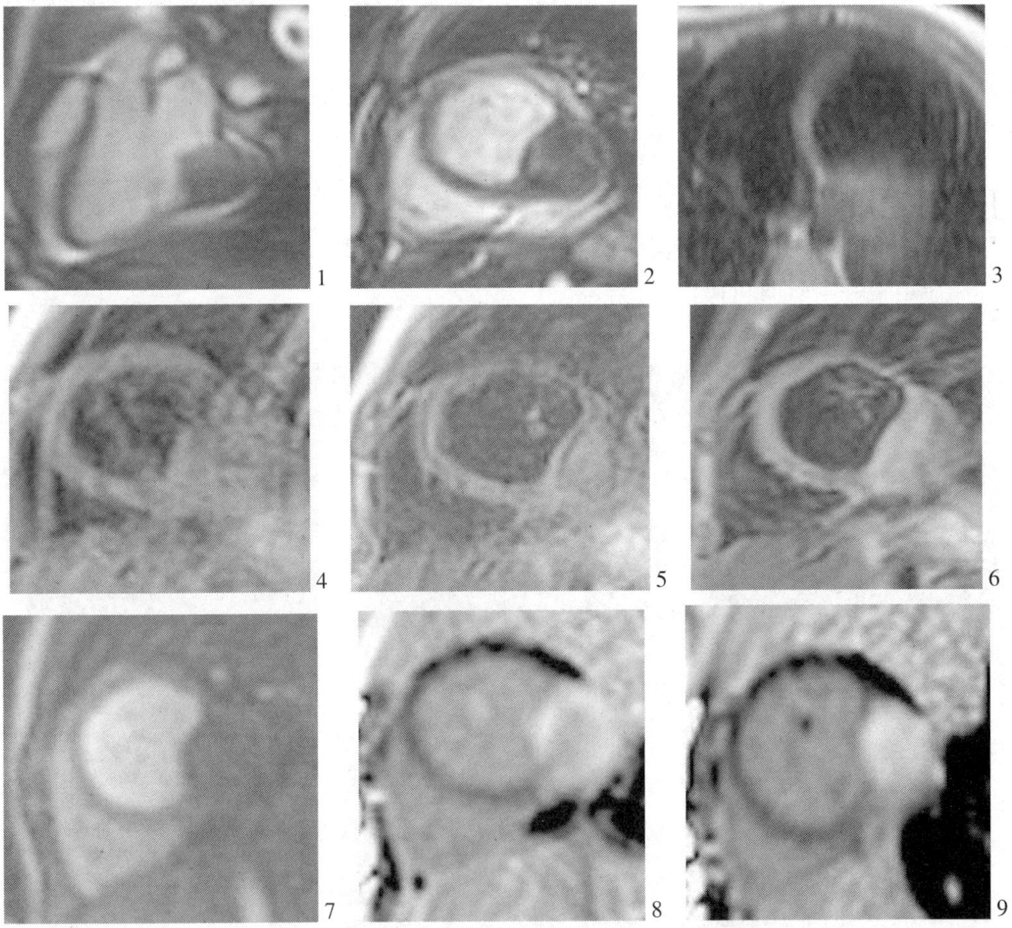

1～3分别为三腔心、短轴位电影序列及横轴位haste序列，左心室侧壁肌壁间可见类圆形软组织信号，呈膨胀性生长；4～6分别为短轴位T_1WI、T_2WI和T_2-tirm序列，肿物T_1WI与心肌信号相等，T_2-tirm略高于心肌信号；7～9分别为对比剂增强T_1WI和PSIR延迟增强序列，随着时间的延长肿瘤呈渐进性均匀一致性强化。

图5-1-23　纤维瘤

（二）恶性肿瘤

心脏原发性恶性肿瘤以肉瘤（sarcoma）最为常见，包括横纹肌肉瘤、血管肉瘤、平滑肌肉瘤、淋巴肉瘤、纤维肉瘤和黏液肉瘤等，其中血管肉瘤最常见。

【临床与病理】

心脏肉瘤多见于右心房，临床主要表现为右心回流受阻、呼吸困难，还可以出现心包填塞、瘤栓栓塞、胸痛、晕厥、肺炎、发热、心律失常、胸腔积液，心包积液，甚至猝死。原发性心脏肉瘤早期可发生转移，多见于肺，也可转移至淋巴结、肝脏和骨骼。

肉瘤常呈浸润性生长，质地硬而不均匀，中央常有出血、液化、坏死。

【MRI表现】

典型肉瘤为宽基底占位性肿块，信号不均匀，常累及一个至数个心腔，房室瓣可受累，可出现心包积液及胸腔积液。当肿瘤出血时，T_1WI可见高信号，对比增强扫描，肿瘤实性部分可出现强化，中央坏死区无强化。

血管肉瘤（angiosarcoma）60%发生于右心房，可向心房内生长，边界清楚，很少累及房间隔；也可沿心包浸润性生长。

血管肉瘤表现为不规则分叶状软组织信号，T_1WI与心肌信号相等，T_2WI呈不均匀稍高信号。肿瘤可突破房室瓣口生长，房室瓣受累，室腔梗阻，电影序列显示瘤体活动度较差；对比剂增强及延迟扫描肿瘤实性部分不均匀强化。多伴有心包积液及胸腔积液（图5-1-24）。

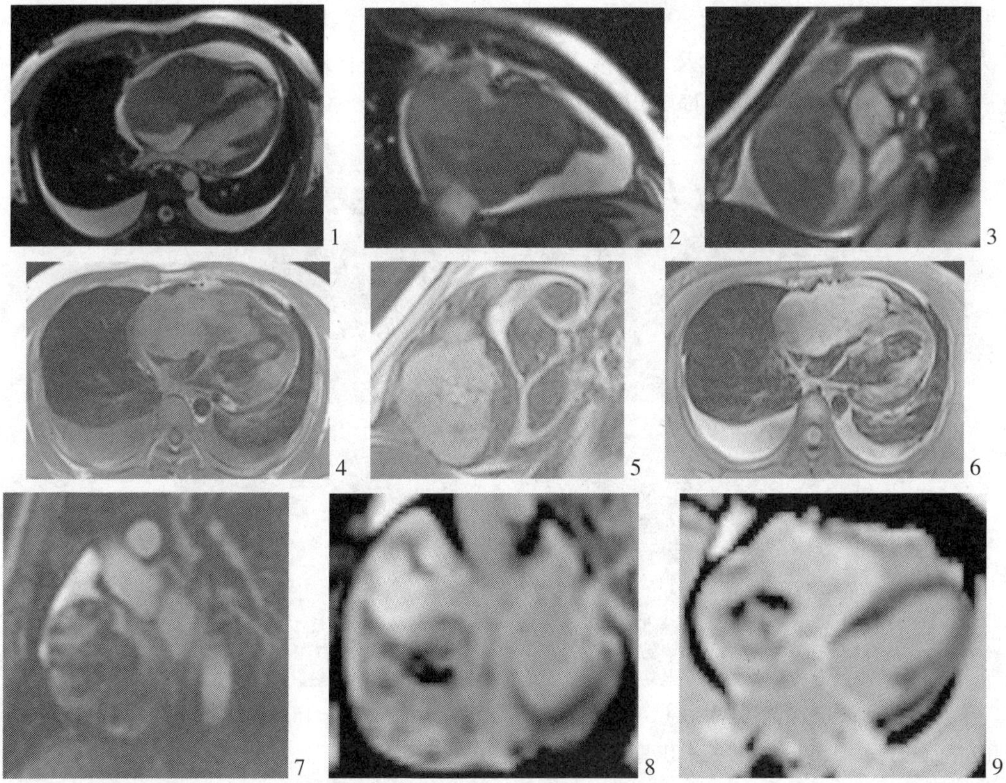

1～3分别为四腔心、右室两腔心及斜矢状位电影序列，右心房、右心室可见巨大分叶状软组织信号；4～6分别为四腔心T_1WI、斜矢状位T_2WI和四腔心T_2-tirm序列，肿物T_1WI与心肌信号相等，T_2WI略高于心肌信号，其内可见斑点状低信号灶；7～9分别为对比剂增强T_1WI和PSIR延迟增强序列，肿瘤呈不均匀强化。

图5-1-24　右心房血管肉瘤

【诊断及鉴别诊断】

当肿瘤较大，侵犯心包、房室瓣时，诊断为恶性肿瘤的可能性大，但是当肿瘤向左心房腔内生长，边界清楚时，需要警惕误诊为良性肿瘤，良性肿瘤多不伴有心包积液等继发征象。

十、心包疾病

心包是包裹在心脏和出入心脏的大血管根部的锥体形纤维浆膜囊，外层为纤维性心包、内层为浆膜性心包；纤维性心包为坚韧的结缔组织囊，与大血管外膜相移行。浆膜性心包分为壁层（贴衬于纤维性心包内面）和脏层（被覆心表面，即心外膜）。浆膜性心包的脏、壁两层在大血管根部返折，围成潜在的心包腔，其内可有少量浆液（10～50 mL），起润滑作用。正常心包柔软，有一定的弹性和很大的韧性，固定、保护心脏。壁层心包较厚，脏层菲薄，因此MRI、CT影像所见正常情况下主要为壁层，正常心包厚度≤2 mm，在MRI的T_1WI、T_2WI均为线样低信号，外周为高信号的纵隔脂肪，内衬高信号的心外膜下脂肪和中等信号的心肌。

（一）心包积液（pericardial effusion）

当心包腔内液体含量超过50 mL时即为心包积液。积液增多达到一定程度时，便可压迫心脏，使心房压力和腔静脉压力升高，以至静脉回流受阻，同时，心室舒张及血液充盈亦受阻，心脏收缩期排血量减少，因而可出现心包填塞症状。心包积液可为漏出性和渗出性，前者主要见于心功能不全，多为浆液性；后者多见于心包炎渗出期。根据积液成分不同心包积液分为浆液性、化脓性、血性及乳糜性等。心包积液可见于炎症、肿瘤、风湿病、创伤、代谢障碍、自身免疫疾病、药物损害以及甲状腺功能减退等。

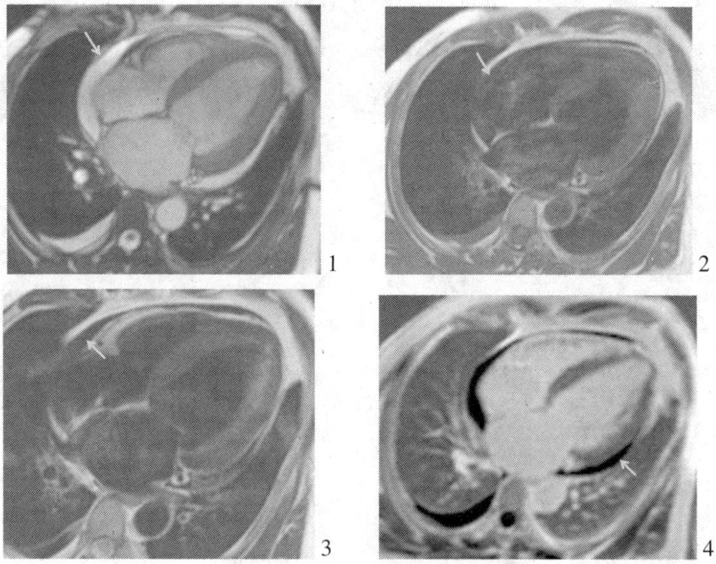

1～4分别为cine、T_1WI、T_2WI及LGE序列。心包脏壁层间距增宽<15 mm（箭头），主要分布于右房外侧壁和左室后侧壁，T_1WI、T_2WI及LGE序列为低信号，电影序列为高信号。

图5-1-25　少量心包积液

【临床与病理】

临床上有发热、疲乏、心前区疼痛和心包填塞症状，心界向两侧扩大、心音遥远、颈静脉怒张、静脉压升高、血压和脉压均降低。心电图示T波变低、平坦或倒置和低电压。

【CMRI表现】

心包积液CMRI检查可显示积液量、成分、分布及严重程度，推测积液性质，有无心包粘连以及对心脏收缩、充盈的影响。积液随心脏收缩而流动，在T_1WI出现流空效应，表现为低信号；在电影序列上为高信号；延迟强化序列上表现为明显低信号；电影序列可很好地鉴别心包积液与纤维性心包增厚，前者为高信号，后者为低信号。当积液中蛋白含量增高或出血时，T_1WI也可表现为高信号（图5-1-25）。心包脏、壁层间距增宽＞4 mm时可以诊断为心包积液。舒张末期间距5～14 mm为少量心包积液（＜100 mL）；15～24 mm为中量心包积液（100～500 mL），≥25 mm为大量心包积液（＞500 mL）。

（二）缩窄性心包炎（constrictive pericarditis，CP）

缩窄性心包炎是由于心包慢性炎症导致心包增厚、粘连甚至钙化，使心脏舒张、收缩受限，心功能减退，引起全身血液循环障碍的疾病。

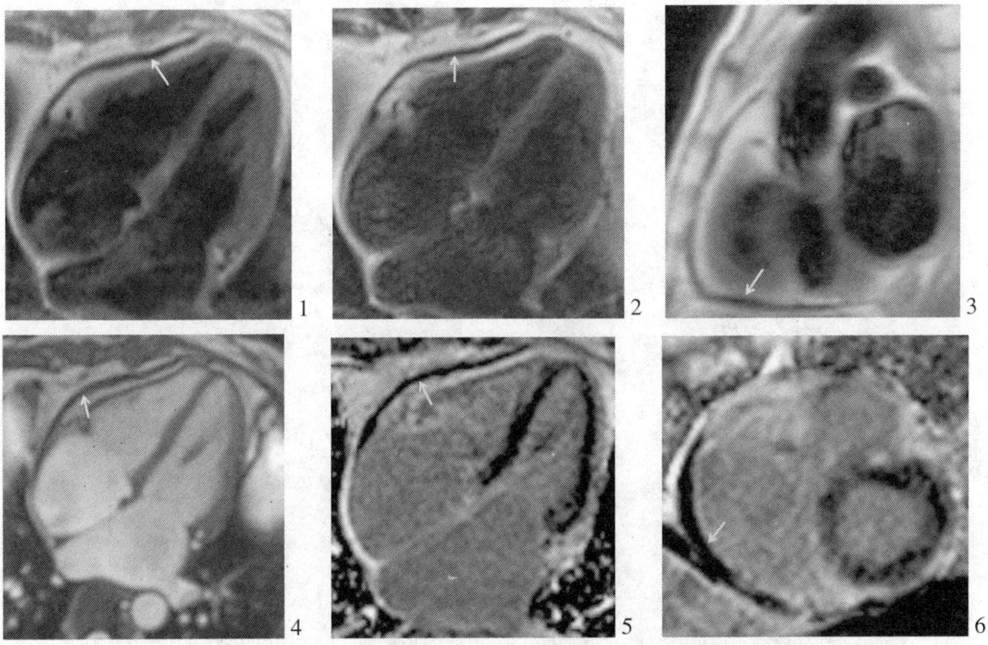

1～6分别为T_1WI、T_2WI、haste、cine及LGE序列。右室侧壁心包明显增厚，T_1WI、T_2WI、haste、cine序列（1～4）均表现为低信号（箭头）。cine序列可见室间隔摆动，双房增大。LGE序列增厚心包无强化（箭头）。

图5-1-26　缩窄性心包炎

【病因】

多数由结核性心包炎所致；急性化脓性心包炎迁延不愈而成者约占10%；亦可由风湿、创伤、纵隔放疗等引起，占极少数。

【临床与病理】

临床症状主要为心悸、呼吸困难、颈静脉怒张、腹胀、腹水、面部和下肢水肿、血压偏低、脉压变小和静脉压升高。体征为心音减低，心界不大或稍增大。心电图示肢体导联QRS波群低电压，T波变平或倒置和双峰P波。右心室受压，舒张受限，静脉回流到右心房被阻，引起静脉压升高、颈静脉与上腔静脉扩张等。左心室受压，舒张受限，在舒张期进入左心室的血量减少，导致左心房和肺静脉压升高。心排血量亦随之减少，造成脉压下降。

CP的病理学基础是心包纤维化和或钙化，心包脏、壁两层间发生粘连，形成坚实的纤维结缔组织，明显限制心脏活动。增厚的心包包裹在心脏上，多见于房室沟区、右心室前壁和心脏以心室膈面，而心房和大血管根部较轻。

【MRI表现】

心包膜增厚（≥4 mm），边缘不规则，T_1WI及T_2WI及电影序列均表现为低信号；一般情况，延迟扫描增厚的心包不强化，如有强化提示活动性炎症；心室受压变形，因心包增厚最易累及右室游离壁，且右室壁较薄，因此，右室变形更显著，严重者呈管状，室间隔呈“S”状弯曲；因心室舒张受限，电影序列可见室间隔抖动（右室侧心包不受累时可无此征象）；单侧或双侧心房轻中度增大；腔静脉及肝静脉继发性扩张，胸腔积液等（图5-1-27）。

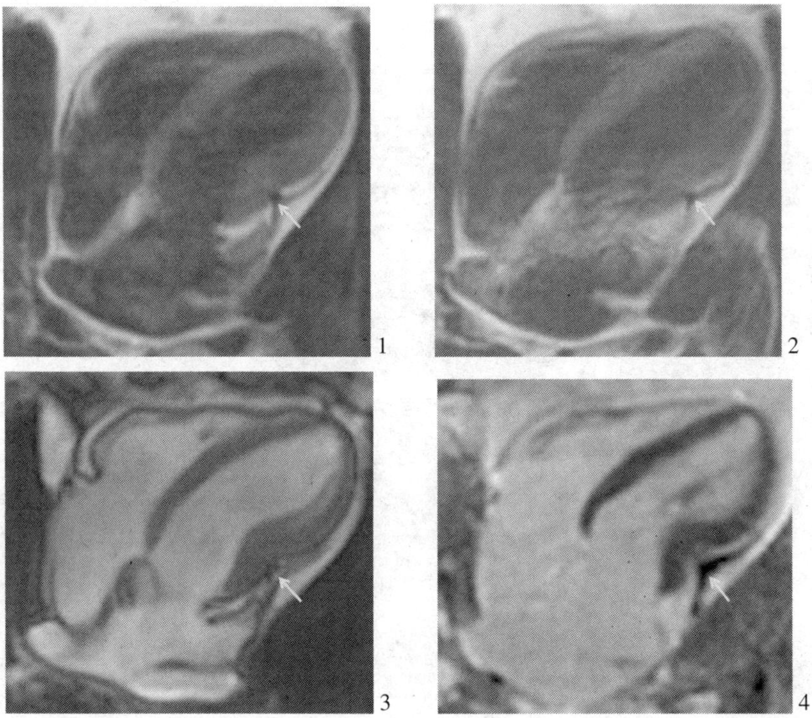

1～4分别为T_1WI、T_2WI、cine及LGE序列。左室侧壁心包增厚，与左室侧壁心肌紧密粘连，T_1WI、T_2WI、cine序列（1～3）均表现为低信号（箭头）。左室侧壁受压，室腔变形，左房轻度增大。4.LGE序列增厚心包无强化（箭头）。

图5-1-27　缩窄性心包炎

【诊断及鉴别诊断】

CP需与限制性心肌病进行鉴别。二者的病理生理和临床表现极为相似，但是CP早期可采取心包剥离术治疗，而RCM只能内科治疗。因此，二者的诊断及鉴别诊断具有重要的临床意义。心包有无增厚是二者的主要鉴别要点。CP表现为心包增厚、室间隔“S”状弯曲、室间隔抖动、心房轻中度扩大；RCM心包无增厚，心房高度扩大并伴有明显的房室瓣反流（表5-1-5）。

表5-1-5 缩窄性心包炎和限制性心肌病鉴别要点

	CP	RCM
心包增厚	有，>4 mm	无，<2 mm
心室形态	变形	正常
室间隔“S”状弯曲与抖动	有	无
心房	轻中度扩大	双房明显扩大
房室瓣反流	无或轻度	中-重度
室壁厚度	正常	正常或轻度增厚
心包延迟强化	可有，部分有钙化	无
心肌延迟强化	无	可强化

第二节 大血管

大血管MRI检查的优点是：

①由于血流的流空效应，大血管内腔呈黑的无信号区；

②MRI为无创伤性检查；

③可从冠状面、矢状面、横断面以及斜面来显示大血管的层面形态。

MRI对下述大血管疾病有较大的诊断价值：主动脉夹层，能显示真假腔和内膜片；主动脉瘤，可显示主动脉腔扩大，薄壁及瘤内血栓；主动脉缩窄和扩张以及腔静脉的狭窄和梗阻亦能清晰显示。

一、检查方法

MR血管成像（MR angiography，MRA）已经成为MRI检查的常规技术之一，包括无须对比剂的时间飞跃（time of flight，TOF）法、相位对比（phase contrast，PC）法和使用对比剂增强MRA（contrast enhancement MRA，CE-MRA）法等三种，其中前两种方法借助于血液流动特性来形成对比。

1.TOF法

TOF法是目前临床最常用的MRA技术，主要用于脑部血管、颈部血管、下肢血管等病变的检查。该技术基于血流的流入增强效应，临床上可采用二维或三维技术进行采集。二维TOF MRA是指利用TOF技术进行连续的薄层采集（层厚一般为2～3 mm），然后对原始图像进行后处理重建。

优点：

（1）由于采用较短的TR和较大的反转角，因此背景组织信号抑制较好；

（2）由于是单层采集，层面内血流的饱和现象较轻，有利于静脉慢血流的显示；

（3）扫描速度较快，单层图像TA一般为3～5 s。

缺点：

（1）由于空间分辨力相对较低，体素较大，流动失相位较明显，特别是受湍流的影响较大，容易出现相应的假象；

（2）后处理重建的效果不如三维成像。

三维TOF MRA是针对整个容积进行激发和采集。

优点：

（1）空间分辨力更高，特别是层面方向，由于采用三维采集技术，原始图像的层厚可以小于1 mm；

（2）由于体素较小，流动失相位相对较轻，受湍流的影响相对较小；

（3）后处理重建的图像质量较好。

缺点：

（1）容积内血流的饱和较为明显，不利于慢血流的显示；

（2）为了减少血流的饱和而减小激发角度，背景组织的抑制效果相对较差；

（3）扫描时间相对较长。

2.PC法

MRA基于沿梯度场流动的血液中质子发生的相位变化。相位编码采用双极梯度场对流动进行编码，在射频脉冲激发后，在层面选择和频率编码梯度之间施加两个大小相等、持续时间相同但方向相反的梯度场。对于静止组织的质子，两个梯度场的作用刚好完全抵消，到TE时刻，静止组织的M_{xy}相位变化为零，而流动质子由于两次梯度场施加时位置发生了变化，所以TE时刻M_{xy}相位的改变被保留了下来。PC法MRA一般需要3个基本步骤，即：成像信息的采集、减影和图像的显示。

PC法MRA的优点在于：

（1）背景组织抑制好，有助于小血管的显示；

（2）有利于慢血流的显示，适用于静脉的检查；

（3）有利于血管狭窄和动脉瘤的显示；

（4）可进行血流的定量分析。

PC法MRA的缺点：

（1）成像时间比相应TOF MRA长；

（2）图像处理相对比较复杂；

（3）需要事先确定编码流速，编码流速过小容易出现反向血流的假象；编码流速过大，则血流的相位变化太小，信号明显减弱。

PC法MRA主要用于：

（1）脑动脉瘤的显示；

（2）心脏血流的分析；

（3）静脉病变的检查；

（4）门静脉血流的分析；

（5）肾动脉病变的检查。

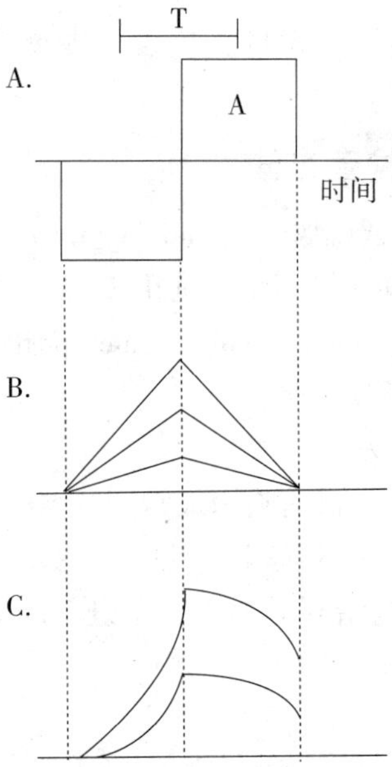

A.双极梯度脉冲　B.静止组织相位　C.流动组织相位

图5-2-1　PC法原理

3.CE-MRA

其原理是利用对比剂使血液的横向弛豫时间明显缩短，短于人体内其他组织，然后利用超快速且权重很重的T_1WI序列来记录这种横向弛豫差别。

CE-MRA的优点：

（1）对于血管腔的显示，CE-MRA比其他MRA技术更为可靠；

（2）出现血管狭窄的假象明显减少，血管狭窄的程度反映比较真实；

（3）一次注射对比剂可完成多部位动脉和静脉的显示；

（4）动脉瘤不易遗漏；

（5）成像速度快。

缺点在于：

（1）需要注射对比剂；

（2）不能提供血液流动的信息。

CE-MRA临床应用于脑部或颈部血管、肺动脉、主动脉、肾动脉、肠系膜血管和门静脉和四肢血管等的检查。

二、正常MRI表现

在进行大血管MRI检查时，应重点观察血管起源、形态、走行、管腔大小和分支情况，注意有无狭窄、扩张。例如，主动脉瘤可见动脉梭形扩张，主动脉缩窄可见局限性狭窄。

三、大血管病变

（一）主动脉瘤（aortic aneurysm，AA）

主动脉壁局限或弥漫性扩张，常见于升主动脉、主动脉弓、降主动脉、腹主动脉。动脉管径扩张大于邻近的正常管径的1.5倍可诊断为动脉瘤（升主动脉直径>4 cm，主动脉弓和降主动脉直径>3.5 cm，腹主动脉直径>3 cm）。按病理解剖分真性动脉瘤及假性动脉瘤，前者瘤壁由主动脉壁构成，后者瘤壁为血肿与周围组织粘连，形成的纤维性包裹。黑血技术、亮血技术结合CE-MRA为最佳方案。

【病因】

动脉瘤的原因包括：动脉粥样硬化、创伤、感染、大动脉炎、先天发育、遗传等。主动脉根部瘤以马方综合征多见；弥漫性升主动脉瘤以主动脉瓣二叶畸形、主动脉瓣狭窄多见；降主动脉和腹主动脉瘤以动脉粥样硬化和高血压多见。

【临床与病理】

临床表现取决于动脉瘤的大小、部位、病因以及对周围组织的推压程度。轻者无症状，偶然发现；也可有持续或阵发性胸背部不适、疼痛，呼吸困难，亦可有突发刀割样疼痛。当瘤体持续扩大时，可发生破裂大出血而死亡。

AA的主要病理改变为主动脉壁中层结构退行性改变或囊状坏死，主动脉壁薄弱，弹性消失。

【MRI表现】

真性动脉瘤MRI显示主动脉局限性或弥漫性扩张，呈梭形或囊状。测量主动脉瘤最大径线、长度及累及范围，TOF法和增强MRA均可以显示，其中以增强MRA显示较好（图5-2-2）。

假性动脉瘤是各种原因导致主动脉破裂，血液通过破口流出，在血管周围形成纤维包裹性血肿。呈偏心囊状或梭形结构，外缘形态不规则，但内壁光滑，有厚薄不均匀的附壁血栓。自旋回波序列成像显示囊腔流空呈低信号，横轴面观察瘤周出血或血肿，瘤周有不规则软组织影。

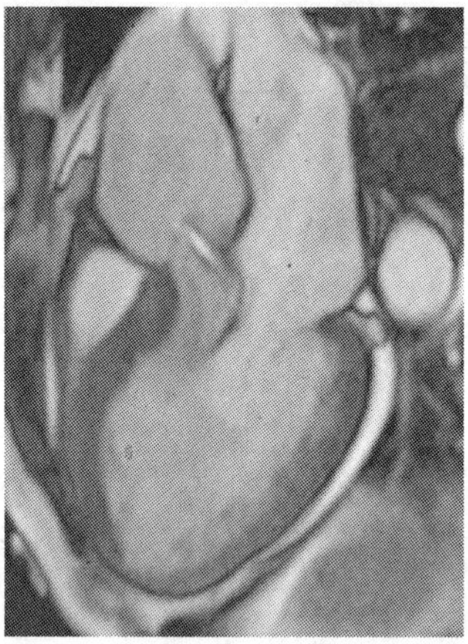
1

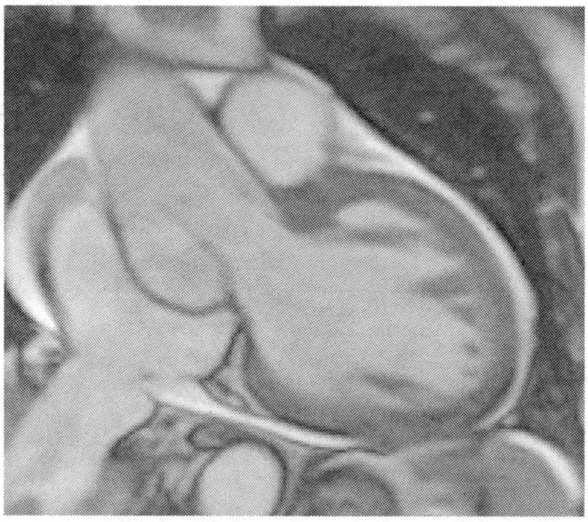
2

1～2为三腔心及斜冠状位左室流出道电影序列，主动脉根部瘤样扩张，并主动脉瓣关闭不全。

图5-2-2　主动脉根部瘤

（二）主动脉夹层（aortic dissection，AD）

AD属于心血管急症，病情凶险，死亡率高。目前，临床通常采用CT血管造影进行检查，但MRI同样可以准确显示AD的部位、范围、程度，包括内膜撕裂口、真假腔以及主要分支血管受累情况等。

AD主要有两种临床分型：Stanford分型和DeBakey分型，目前以Stanford分型较常用，适用于外科手术和介入治疗的选择。

Stanford分型根据病变累及部位和范围分为：

A型：累及升主动脉，包括DeBakeyⅠ型和Ⅱ型。

B型：累及降主动脉，升主动脉不受累，相当于DeBakey Ⅲ型。

DeBakey分型按照夹层累及范围分为：

Ⅰ型：破口在升主动脉，范围广，可累及降主动脉或更远；

Ⅱ型：破口在升主动脉，夹层范围局限于升主动脉；

Ⅲ型：破口在锁骨下动脉以远降主动脉，累及降主动脉或以远，Ⅲa型局限于胸降主动脉，Ⅲb型延伸到腹主动脉。

【MRI表现】

MRI检查应注意夹层真假腔、撕裂的内膜片及破口位置、附壁血栓，主动脉大动脉分支及腹主动脉大动脉分支是否受累，确定器官血供来自真腔还是假腔。

黑血序列：受累主动脉扩张，可显示撕脱的内膜片和真、假两腔；真腔小，假腔大，真、假两腔均表现为信号流空，内膜片表现为主动脉管腔内线样或弧形略高信号影。由于假腔内血流相对缓慢，可表现为不均匀中等偏高信号，伴有血栓时更为明显。

电影序列：在亮血电影序列中，真腔血流快，信号较高，假腔血流慢，信号较低，内膜片呈飘带状负性阴影（低信号）。在破口位置，可显示真腔内血流经破口向假腔喷射征象。

CE-MRA序列：该序列具有更高的空间分辨率和良好的对比度，结合多种后处理技术，可全程显示AD的范围、程度、破口及分支血管受累情况。通常早期真腔信号强度高于假腔，晚期真腔内信号减低，而假腔内信号逐渐升高。假腔内出现附壁血栓时，则表现为低信号区，内膜片呈飘带状负性阴影。

（陈梓娴）

第六章　消化系统

第一节　检查方法

一、检查体位及线圈的选择

肝脏、胰腺、脾脏的MRI检查一般采用仰卧位，双手臂置于身体两侧。肝脏MRI扫描包括平扫及增强扫描，主要的扫描层面是横断面，双手臂置于身体两侧并不影响横断面的扫描。当需要采用冠状面动态扫描时，才有必要把受检者的双手上举置于头颈部两侧或交叉枕于头后方，避免卷褶伪影。选用腹部相控阵线圈及体线圈，肝脏上下方向的中点置于线圈上下方向的中点，一般把剑突下缘置于线圈中心即可。

二、常规MRI序列选择原则

（一）肝脏MRI检查

1.T_1WI序列

肝脏MRI检查T_1WI序列的选择原则包括：

（1）如果患者可以较好屏气，平扫首选二维扰相梯度回波序列。

（2）如果患者屏气不佳，但可以均匀呼吸（包括均匀节律和均匀幅度），选择SE序列配用呼吸补偿技术。

（3）如果患者既不能很好屏气，又不能控制均匀呼吸，选择IR-FGRE T_1WI 序列。

2. T_2WI序列

肝脏MRI检查T_2WI序列的选择原则包括：

（1）如果患者可以均匀呼吸，首选呼吸触发中短ETL的FSL T_2WI序列。对于呼吸均匀的病例，该序列的图像质量稳定，软组织对比佳，明显优于屏气FSL T_2WI、单次激发FSE T_2WI序列及Balance-SSFP。

（2）如果患者不能控制均匀呼吸，但可以很好屏气，选择长ETL FSE 屏气T_2WI序列。

（3）如果患者既不能很好屏气，又不能控制均匀呼吸，选择半傅里叶采集单次激发快速自旋回波T_2WI序列或SE-SPI T_2WI 序列。

（4）Balance-SSFP序列作为辅助序列显示胆管、血管的情况。

（二）胰腺MRI检查的特点和基本原则

1.设备选择原则

胰腺检查要求薄层扫描、脂肪抑制及动态增强，因此对设备的要求比较高。场强在1.0 T以上的设备完全可以满足上述需求，用于胰腺的MRI检查多能取得较好的效果，因此胰腺的MRI检查应该选用高场MRI仪。场强在0.5 T以下的设备由于信噪比、成像速度及脂肪抑制技术等方面都存在缺陷，不宜用于胰腺的MRI检查，在只有低场MRI设备的医院，胰腺检查应该首选CT增强扫描。

2.线圈的选择

胰腺检查应该采用体部相控阵线圈采集信号，以提高信噪比和成像速度。

3.胰腺上下径和前后径都较小，因此应该进行薄层扫描，层厚一般为3～5 mm，层间距为0～1mm。

4.胰腺组织内富含蛋白质和糖原，因此在T_1WI上呈现较高信号，一般略高于肝实质（部分正常老年人胰腺信号可略低于肝实质）；而绝大多数病变在高信号的胰腺背景下呈现较明显的低信号，T_1WI病灶与胰腺组织的对比优于T_2WI。因此与其他多数脏器不同，T_1WI是发现胰腺病变最重要的序列。

（三）脾脏的MRI检查

脾脏的MRI检查相对比较简单，患者准备、检查体位和线圈的放置同肝脏MRI检查，脾脏MRI检查的主要序列包括屏气的扰相GRE T_1WI、脂肪抑制FSE T_2WI及动态增强扫描。扫描方位以横断面为主，辅以冠状面和矢状面。脾脏的T_2长于肝脏，在1.5 T场强下为70～90 ms，因此脾脏T_2WI的TE应适当延长到80～100 ms。相对胰腺和胆道，脾脏MRI检查对设备的要求要低一些，低场MRI机可以用于脾脏的MRI检查。

第二节　正常MRI表现

一、肝脏正常MRI表现

横断面肝脏MRI图像不同层面显示不同的解剖结构。平扫T_1WI肝实质呈灰白信号，略高于脾信号；T_2WI呈灰黑信号，低于脾信号（图6-2-1）。肝内血管在T_1WI呈低信号，T_2WI可呈高、等、低多种信号，原因复杂，影响因素很多。增强后多期扫描时，动脉期肝实质信号增高不显著，肝内动脉呈高信号；门静脉期及平衡期肝实质强化，肝内门静脉信号高于肝实质，延迟后最终肝脏信号均匀一致；若对比剂为肝细胞特异性对比剂，如临床常用钆塞酸二钠注射液（Gd-EOB-DTPA，普美显）、钆贝葡胺注射液（Gd-BOPTA，莫迪司）等进行增强扫描，动脉期、门脉期及延迟期与普通增强扫描表现相同，注射肝特异性对比剂后10～20 min及肝胆特异期，具有正常肝细胞功能的肝组织明显强化。

二、胆系正常MRI表现

常规MRI的SE序列T_1WI肝管呈低信号，T_2WI则表现为高信号。胆汁内化学成分不同，信号强度多变。胆囊一般显示为T_1WI低信号、T_2WI高信号；但若含有浓缩的胆汁，T_1缩短，常表现为T_1WI上高、低信号分层或T_1WI、T_2WI均显示为高信号。MRCP显示的胆囊管与PTC或ERCP所见一样，且具有无创和多方位观察等优点，在诊断上的作用正在取代ERCP。

三、胰腺正常MRI表现

MRI胰腺的信号强度与肝脏相似。胰腺周围的脂肪呈高信号，衬托出胰腺的轮廓。判断胰腺的解剖标志：一是脾静脉，其紧邻胰腺背侧，与胰腺体尾部伴行；二是肠系膜上动脉从腹主动脉发出的起始部总是指向胰腺体部。这两支血管在SE序列均表现为流空的无信号或混杂信号，MRCP可清楚显示主胰管，所见同ERCP造影。

四、脾正常MRI表现

脾位于左上腹部后外侧，其与横膈及胸壁相邻的边缘圆钝光滑，而其脏面与胃、左肾、结肠脾曲相邻，边缘有切迹或呈分叶状。脾的T_1、T_2比肝脏长，所以，脾的MRI信号在T_1WI低于肝脏，在T_2WI则高于肝脏。增强后动脉期强化不均匀而呈花斑状，门脉期后趋向均匀。通常MRI横断面上脾脏对应的肋单元超过5个应考虑脾脏增大，有时脾增大以上下径为主，此时若在肝脏下缘消失层面上还能看见脾脏，亦可诊断脾增大。

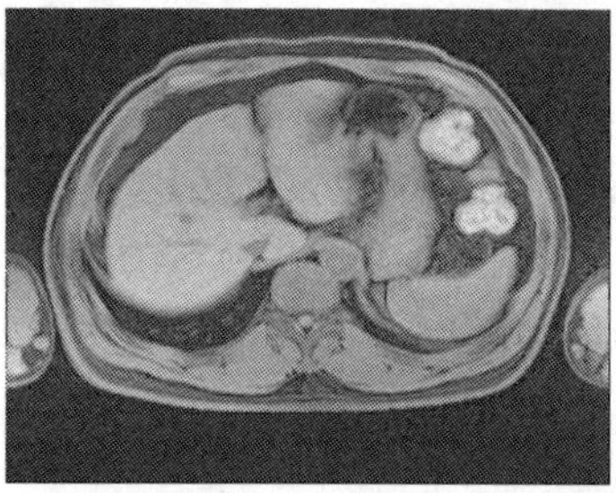

1

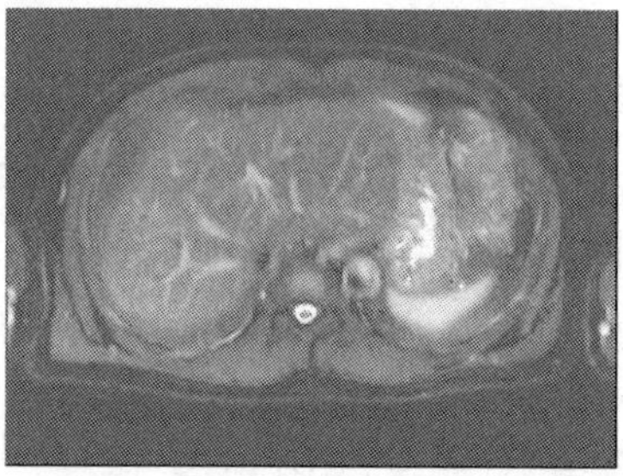

2

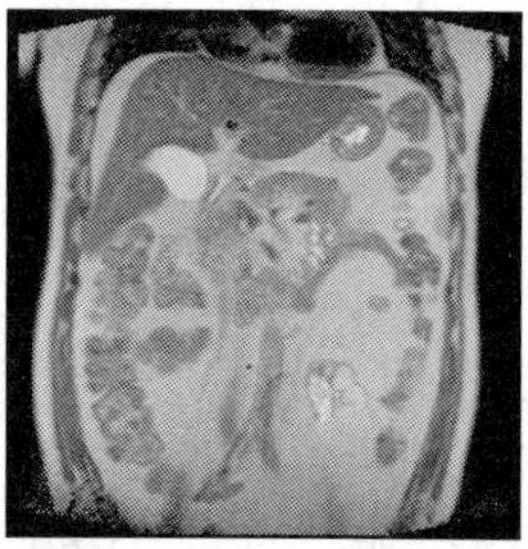

3

1. 轴位T_1WI；2. 轴位T_2WI；3 冠状位T_2WI。T_1WI，肝组织表现为均匀中等信号并高于脾；T_2WI，肝脏信号低于脾信号。

图6-2-1　正常肝脏 MRI

第三节　异常MRI表现

一、肝脏异常MRI表现

肝脏病变导致其轮廓、大小及形态改变：

1.大小、形态的异常

肝脏增大表现为肝缘变钝，肝叶形态饱满；萎缩则相反，可见肝叶缩小变形，肝裂及胆囊窝增宽，肝硬化等病变时表现为肝叶比例失调，一个肝叶增大而另一个肝叶萎缩。

2.边缘与轮廓异常

肝硬化再生结节或占位性病变可使肝轮廓凹凸不平，肝缘角变钝，失去正常的棱角而变圆，边缘呈锯齿状或波浪状改变。

3.肝脏弥漫性病变

可见全肝或某一肝叶、肝段信号减低、增高或呈混杂信号。

4.肝脏局灶性病变

常见肝囊肿、脓肿、寄生虫和各种肿瘤等病变。

5.肝血管异常

肝内血管可发生血管解剖学上的变异和病理性异常。

依据肝脏病变信号强度分为五个等级：

（1）等信号

病变与肝实质信号相同。

（2）极低信号

信号与肝内流空血管信号相同。

（3）稍低信号

信号介于肝实质与流空血管之间。

（4）稍高信号

信号介于脂肪与肝实质之间。

（5）极高信号

信号与脂肪相同。

肝脏实性肿瘤，多数具有细胞内水分增多的特征，在T_1WI上显示为稍低信号，在T_2WI则为稍高信号；在T_1WI上若病灶内见高信号，则提示出血、蛋白或脂质成分，此时，使用磁敏感加权（SWI）、脂肪抑制序列等有助于鉴别相关成分；增强扫描后不同病变强化特点及方式与CT相似。

二、胆系异常MRI表现

胆管内胆汁在T_2WI上呈高信号，结石在高信号的胆汁衬托下呈低信号，易于显示；在T_1WI上多数结石与胆汁信号近似，呈低信号，部分结石信号可高于胆汁；在MRCP上，胆系结石亦呈低信号，若结石完全阻塞胆管，则MRCP可见扩张的胆管下端有杯口状或半月状低信号充盈缺损。胆管癌表现为胆管局限性狭窄，呈截断征象，多方位成像及增强扫描更有助于观察肿瘤的部位及范围；壶腹区占位病灶常引起胰胆管同时扩张，MRCP上呈现双管征。

三、胰腺异常MRI表现

胰腺大小、形态异常：

1.胰腺大小和外形异常

胰腺弥漫性增大多为急性胰腺炎表现；胰腺肿瘤常表现为胰腺局部增大；胰腺萎缩及脂肪浸润则胰腺轮廓呈羽毛状改变。

2.主胰管异常

可有胰管的扩张，慢性胰腺炎可致胰管串珠状或囊状扩张。

3.胰腺信号异常

胰腺炎由于胰腺组织的液化坏死表现为胰腺实质信号不均匀；胰腺肿瘤多为乏血供肿瘤，增强扫描后往往因强化低于正常胰腺实质而表现为低信号肿块；功能性胰岛细胞瘤在增强扫描后明显强化，非功能性胰岛细胞瘤则往往与胰腺信号相近而有较明显的强化。

4.胰腺边缘及周围异常

炎症渗出及肿瘤浸润常常使胰腺边界模糊不清；渗出较多时T_2WI胰腺周围可见条片状高信号积液影；肾前筋膜增厚则是胰腺炎周围组织异常的常见征象。

不同病变MRI有其不同的信号变化；胰腺癌在T_1WI上常表现为低或等信号，在T_2WI上主要为高信号，肿瘤内出血、液化坏死而呈现混杂高信号。胰岛细胞瘤的信号较为均匀，尤其是功能性者。胰腺囊性病变在T_1WI上为低信号，在T_2WI上为高信号，囊腺瘤常为多房性，其内可见软组织信号分隔及壁结节影。急性胰腺炎由于充血、水肿及胰液外渗，胰腺实质在T_1WI上为信号减低，在T_2WI上信号增高；胰管扩张，MRCP显示为条带状或串珠状高信号影。

四、脾异常MRI表现

脾脏的变异较多，其中副脾最为常见，其信号强度与脾相同。由于正常脾在T_2WI上为高信号，因此容易掩盖脾脏肿瘤性病变，增强扫描有助于显示病灶及判断病变的性质。脾囊肿在T_1WI上呈低信号，在T_2WI上为高信号，境界清楚。

第四节　肝脏病变

一、肝脏弥漫性疾病

（一）肝硬化

肝硬化（cirrhosis）是一种常见的慢性进行性肝病，为各种原因所致的肝实质细胞变性坏死、纤维结缔组织增生及肝细胞结节状再生为基本特征的一类慢性肝病。

【病因】

病因多而复杂，我国以肝炎最常见，欧美国家以酒精性肝硬化较多，胆汁性、心源性、药物性等类型的肝硬化相对少见。

【临床与病理】

临床表现隐匿，代偿期无特征性表现，食欲减低、面色萎黄为其主要表现；后期可出现不同程度的腹胀、消化不良、消瘦、乏力、贫血、黄疸，合并门静脉高压则出现腹壁静脉怒张、肝小、脾大、腹水，均为肝硬化失代偿期表现。AFP一般不升高，其一过性升高提示肝细胞的分裂增殖，但持续增高应高度怀疑肝癌可能。

大体病理肝脏体积增大或缩小，质地变硬，左右叶比例失调，肝细胞弥漫性变性坏死、结缔组织增生及肝细胞结节状再生，肝小叶结构和血液循环途径被改建，肝脏正常小叶结构逐渐被假小叶和再生结节代替。肝硬化病理分类较多，通常分为：门脉性肝硬化、坏死后性肝硬化、胆汁性肝硬化、瘀血性肝硬化、寄生虫性肝硬化和色素性肝硬化等。

采用Anthony分类法分为：

①小结节性肝硬化：再生结节直径小于1 cm，纤维间隔窄，病变结构均匀；

②大结节性肝硬化：再生结节直径为1～3 cm，大小差异较大；

③混合性肝硬化：同时具备上述大小结节肝硬化的形态表现。

微小结节肝硬化在10年内约90%可转化为大结节性肝硬化。两种分类法比较而言，坏死后性肝硬化属混合性肝硬化，乙肝后肝硬化常为大结节性肝硬化，其余均属小结节性肝硬化。

肝硬化相关结节：

①再生结节（regenerative nodular，RN）

RN是在肝硬化基础上由肝组织局灶性增生而形成的肝实质小岛。大部分结节直径小于1.0 cm，组织学上肝细胞及巨噬细胞仍保留，其血液供应与正常肝组织相似，主要来自门静脉，少量来自肝动脉。

②异型增生结节（dysplastic nodular，DN）

DN是一种较RN大的结节，直径常大于1 cm，无真正包膜，被认为是一种癌前病变，可见于15%～25%的肝硬化患者中。组织学上可见不同程度小动脉及毛细血管增生，低级别DN含有肝细胞，无细胞异型性或细胞结节，但大量细胞发育不良，轻度异常；而高级别DN有局灶或广泛结构异常，有细胞异型性。

【MRI表现】

1.肝脏大小和形态的改变决定于病因和病变程度

中晚期肝硬化可出现肝叶增大和萎缩，也可表现全肝萎缩。左叶外侧段（左外叶）增大，右叶、左叶内侧段（左内叶）萎缩，部分也可表现右叶增大并左叶萎缩或尾叶增大，肝裂增宽和肝门区扩大，严重者导致胆囊沿肝裂向外侧偏移；肝脏表面呈波浪状改变。

2.MRI的主要优势是显示肝硬化相关结节

（1）再生结节（RN）

肝内弥漫多发结节影，在T_1WI上为等或稍高信号，T_2WI因结节内铁质的沉积而为等或稍低信号，无包膜，信号均匀，周缘纤维间隔内炎性改变或其内扩张血管间隙内含水量增多而导致T_2WI呈网格状的高信号；肝再生结节主要为门静脉供血而肝动脉血流无明显增加，增强扫描动脉期、门脉期及延迟期再生结节无强化，肝特异性增强肝胆特异期呈相对等或高信号，而纤维间隔在动脉期有轻度强化，门脉期及延迟扫描纤维间隔的强化不明显。

（2）异型增生结节（DN）

肝内弥漫多发结节影，在T_1WI多为等、高或低信号，T_2WI为等、低或高信号，DWI无弥散受限或轻微受限，增强扫描无强化或动脉期轻度强化，肝胆特异期为等或高信号。

（3）DN癌变

出现以下征象，则提示DN癌变：病灶进行性增大；结节直径大于3 cm；T_1WI信号降低T_2WI信号升高；T_2WI低信号病灶内出现略高信号小结节（结中结），血供由门静脉供血为主转变为肝动脉供血为主，病灶内出现动脉期强化结节（结中结强化）；DWI上结节呈现高信号或部分呈高信号；出现假包膜。

3.肝实质区信号混杂

其内胆汁淤积、脂肪变性、胆色素及含铁血黄素的沉积使信号特异；合并铁质沉积时导致肝脏信号降低；另外，肝硬化常合并不同程度的脂肪变性。

4.失代偿期

可见脾大、腹腔积液、门静脉增宽。门脉侧支血管表现为特定部位的结节状、扭曲成团的或条索状流空影，增强后血管显示更清楚，尤其食道胃底静脉曲张更常见。

【诊断与鉴别诊断】

早期只表现肝大，缺乏特异性，中晚期出现肝脏体积缩小，左右叶比例失调，肝左叶及尾状叶体积增大，肝裂增宽，肝缘不光整，肝内信号不均匀，可见多发肝硬化再生结节，门脉高压（脾大、腹水、食管胃底静脉曲张）等征象（图6-4-1）。

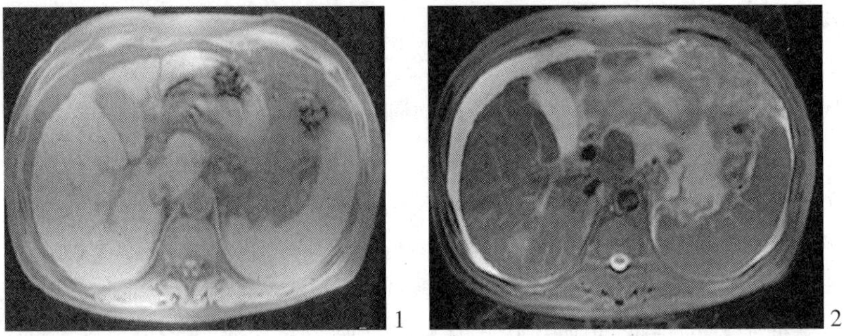

1. 横轴位T_1WI压脂；2. 横轴位T_2WI压脂。肝脏包膜呈不光滑、锯齿样改变，肝左、右叶比例失调，肝实质呈网状，腹腔积液T_2WI呈高信号。

图6-4-1 肝硬化

在诊断的过程中，DN需与肝癌鉴别。

（二）脂肪肝

脂肪肝（fatty liver）亦称肝脏脂肪浸润，由肝实质脂肪过度沉积，特别是甘油三酯过度沉积在肝内引起，超过肝质量5%则可致脂肪肝。文献报道，肝内脂肪含量为肝质量的5%～10%为轻度脂肪肝，10%～25%为中度脂肪肝，大于25%为重度脂肪肝。常见病因有肥胖、糖尿病、肝硬化、酗酒、Cushing综合征、妊娠、肝炎、激素治疗、化疗和营养不良等。当代谢异常纠正或基础病因改善后，脂肪肝可消失。

【临床与病理】

临床表现各异，轻度或局灶性分布的多无临床症状，重度脂肪肝可伴肝功能损害，在原发病基础上多出现右上腹胀痛、肝大或高脂血症。

根据脂肪浸润程度和范围，脂肪肝分为弥漫性脂肪肝和局灶性脂肪肝。大体病理可见肝大，质地变软，切面淡黄色；镜下肝细胞肿大、内出现脂肪空泡，也可见肝细胞坏死、多核细胞浸润和胆汁瀦留。

【MRI表现】

常规成像技术对检测轻中度脂肪肝的敏感性较低，病变与正常肝组织信号变化不明显，难以诊断。化学位移成像对脂肪肝诊断的敏感性在理论和实际工作中已被认同，在不同的回波时间，分别采集水和脂肪中的氢质子宏观磁化矢量同相（in-phase）和反相（opposed-phase）的MRI信号，表现为反相位图像信号比同相位的低，比同层脾脏和肌肉的信号强度低，并随脂肪浸润程度的增加其信号减低程度也相应增加，利用此方法可以敏感地发现弥漫性脂肪肝或局灶性脂肪肝，为诊断与鉴别诊断提供有价值的信息；但该技术不能量化表达，同时对轻度脂肪肝的诊断与医生的诊断水平有关。

弥漫性脂肪肝或局灶性脂肪肝增强扫描肝实质均匀强化，局灶性脂肪肝各时间段强化程度与同层肝实质相似，并见血管穿越其间。

MRI对肝岛的诊断明确，主要采用反相位序列。正常肝岛在反相位上表现为弥漫性的低信号肝脏背景中可见一个局灶性稍高信号影（图6-4-2）。

【诊断与鉴别诊断】

在反相位图像上，具有脂肪浸润的信号比同相位图像的信号强度明显下降的特征表现。

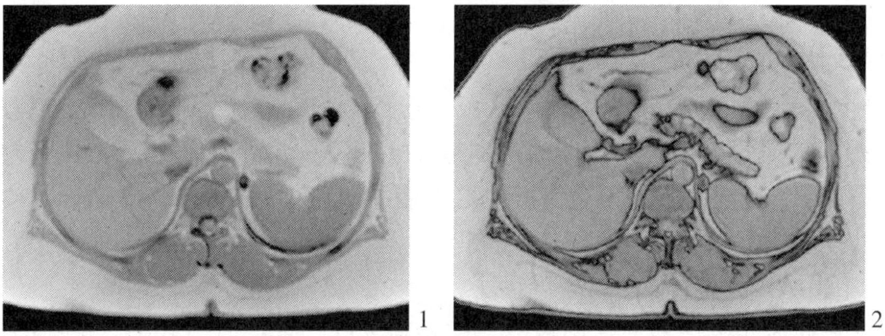

1.T_1WI同相位；2.T_1WI反相位。肝右叶片状分布异常信号区，同相位呈等或均匀稍高信号，反相位信号减低呈稍低信号。

图6-4-2　肝右叶局限性脂肪肝

（三）肝血色病

肝血色素沉着症（hemochromatosis）又称血色病、铁过度沉积症等，是各种疾病引起体内铁代谢紊乱导致铁含量增加，使大量的铁蛋白和含铁血黄素形成并沉积在肝、脾、胰、肾、肾上腺、皮肤等处，则产生血色素沉着症。肝血色病分为原发性和继发性两种。

【病因】

原发性肝血色病系先天性代谢缺陷性疾病，小肠对铁的吸收率明显较正常人增高，致使血中的铁含量明显增高；继发性肝血色病多见于某些慢性贫血、溶血、多次输血、酗酒及门腔静脉分流术后病人。

【临床与病理】

肝血色病以40～50岁男性多见，多数早期没有明显症状，在体检中无意发现。继发性者常有明确的病史。1871年Troisier指出皮肤色素沉着、肝硬化及糖尿病是典型的三联症，但发生率仅3%～8%。另外，可出现乏力、腹痛、性功能减低或关节疼痛等症状，长期铁过载可继发肝硬化、肝癌。病理上原发性肝血色病表现为含铁血黄素颗粒在肝细胞内沉积，导致肝纤维化和肝硬化；继发性血色病的肝纤维化程度轻，很少引起肝硬化。

【MRI表现】

MRI对血色病诊断价值较高，当肝组织内铁含量>1 mg/g时，MRI即可出现信号变化。铁的超顺磁性效应使肝组织的T_1延长，T_2缩短，肝脏信号强度明显减低，形成低信号的肝脏，称为“黑肝”，且以T_2缩短更明显，故T_2WI对病变的显示优于T_1WI。骨骼肌因不受血色素的影响可作为参照物来分析肝脏的信号变化。

①原发性肝血色病早期，铁的沉积主要在肝脏，随病情的进展逐渐累及胰腺和心脏，表现为T_2WI和T_1WI上心脏、胰腺信号降低；脾脏的网状内皮系统不选择性摄取铁，脾脏信号无明显下降。

②继发性肝血色病患者，铁沉积在网状内皮系统中，引起脾脏、肝脏和骨髓的MRI信号降低，在T_2WI和T_1WI上显示明显，但胰腺和心肌信号变化不明显或正常，可与原发性肝血

色病鉴别。

③当原发性肝血色病继发肝癌时，表现为低信号的肝脏中出现高信号的肿块或结节；继发肝硬化时肝脏信号不均匀降低。

④对于溶血性贫血，再结合铁进入骨髓的速度、口服铁吸收的速度及输血等因素不同，肝脏信号差别较大。镰刀细胞贫血肝信号可以正常。

【诊断与鉴别诊断】

T_1WI、T_2WI信号明显减低，T_2显著缩短，形成全肝低信号的“黑肝”，为其特征性表现（图6-4-3）。T_2WI呈低信号是诊断本病的特异性征象，并可取代肝活检用于该病的观察和随访，但在检查中特别要注意肝硬化和肝癌并发症的存在。

在诊断过程中，需要与下列疾病鉴别。

（1） 肝糖原沉积症

肝糖原沉积症为先天性糖原代谢紊乱，主要累及肝、肾、肌肉和脑，可增高或减低，但脾脏信号正常；晚期，肝硬化征象，与常见肝硬化表现一致。

（2）胺碘酮肝

胺碘酮的代谢产物脱乙基胺碘酮与肝脏亲和力大，长期摄入可使肝脏密度均匀性增高，但MRI表现变化不大，血中脱乙基胺碘酮的测定意义较大，结合病史可明确诊断。

（3）肝豆状核变性

肝豆状核变性为铜代谢障碍的常染色体隐性遗传病，青少年多见，以肢体震颤、肌张力增高、K-F环出现为特征，MRI表现为脂肪肝及肝硬化，可见再生结节等，豆状核信号混杂，由局部磁场的改变和病理变化共同决定。

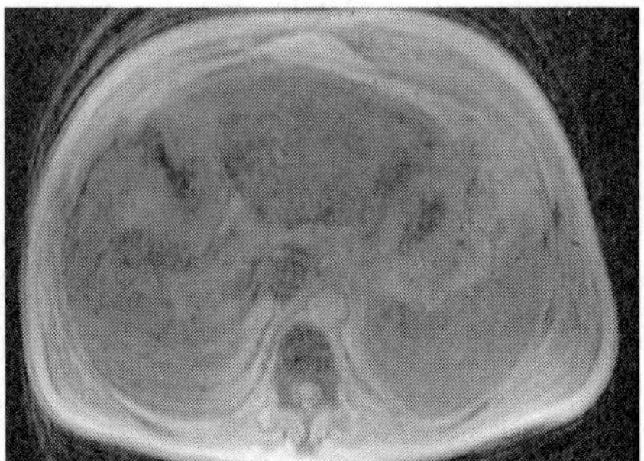
1

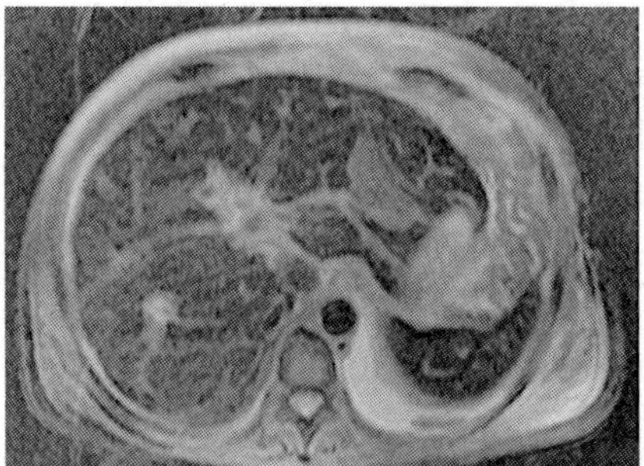
2

1.横轴位T_1WI；2.横轴位T_2WI。肝脏信号弥漫性减低，呈“黑肝”，T_2WI减低较T_1WI更明显。

图6-4-3 肝血色病

二、肝脓肿

肝脓肿（abscess of liver）是在化脓病菌作用下发生的肝组织局限性化脓性炎症，为肝脏感染后未及时、正确处理所致。常见的为细菌性肝脓肿、阿米巴性肝脓肿。细菌性肝脓肿主要为全身或肝邻近器官化脓感染的细菌及其脓毒栓子，通过门静脉、肝动脉、胆道扩散或直接侵犯等途径到达肝脏，引起局限性化脓性炎症；阿米巴性肝脓肿是肠阿米巴痢疾最常见的并发症；真菌性肝脓肿出现在机体抵抗力下降，或不合理使用抗生素致菌群失调等情况下，多为白色念珠菌和机遇性感染。由于抗生素的广泛使用，不典型肝脓肿占有一定比例。

【临床与病理】

临床上一般都能追溯到寒战、高热史，肝大、肝区疼痛、触痛以及白细胞升高等急性感染表现。另外，阿米巴性肝脓肿多继发于阿米巴肠病，50%有明确的痢疾和腹泻史。

肝脓肿右叶多于左叶，致病菌在局部肝组织产生溶组织酶，肝组织充血、水肿、大量白细胞浸润；白细胞崩解，组织液化坏死，形成脓腔；周围肉芽组织增生形成脓肿壁，脓肿壁具有吸收脓液和限制炎症扩散的作用。脓肿周围肝组织可有水肿。脓肿多为单房，少数为多房，为脓肿内纤维肉芽组织或未被破坏的肝组织分隔而成。阿米巴性肝脓肿非真性脓肿，是阿米巴滋养体的溶组织酶直接破坏、溶解肝组织的结果。

【MRI表现】

MRI表现为单发或多发圆形或类圆形的病灶，可单房或多房；脓腔在T_1WI 75%呈均匀或不均匀的低信号，其余因脓液含蛋白较多或坏死不彻底呈等或稍高信号，T_2WI表现极高信号，多房时可见病灶内的低信号间隔，高信号的脓腔中发现不规则的低信号区，可能为炎症细胞和纤维素形成的碎屑所致。T_1WI脓肿壁的信号强度高于脓腔而低于肝实质，表现为较厚的圆环状稍低信号区；脓肿壁周围肝实质因充血或水肿T_2WI信号增高；DWI图上脓腔内信号增高，而在ADC图上信号减低。增强后脓肿壁的内层由坏死组织构成，不出现增强，而外层由纤维肉芽组织构成，呈明显增强，则可见脓腔外周和周围水肿带之间有一增强的脓肿壁，即所谓“三环征”。当脓肿处于慢性期时，周围肝实质水肿减轻而呈等信号改变，一般多见双环征（水肿带＋脓肿壁），周围没有水肿则呈单环。周围肝血管受挤压推移移位，部分包绕脓腔（图6-4-4）。

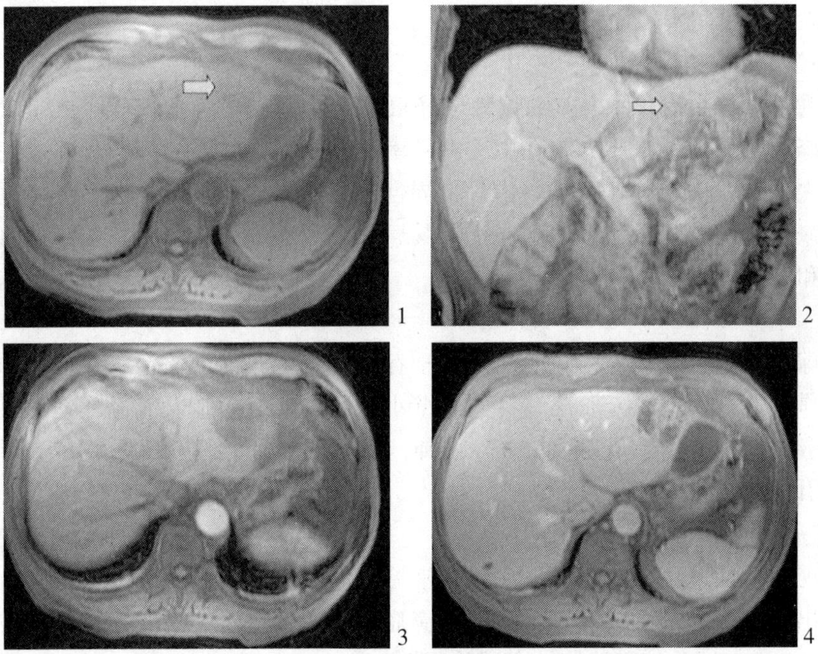

1.T_1WI横轴位；2.T_2WI冠状位；3～4分别是：增强扫描动脉期、门脉期。肝左叶可见类圆形异常信号病灶，与正常肝实质边界尚清晰，T_1呈低信号，T_2呈不均匀等、低信号，增强扫描见动脉期病灶无明显强化，周围肝实质呈片状强化，门脉期病灶内可见片状强化区，延迟期强化持续。

图6-4-4　肝左叶脓肿

脓腔中出现气体是确诊的依据，但出现概率低。治疗后脓肿周围的炎症吸收，脓肿形成厚壁，T_1WI表现稍低信号。

霉菌性肝脓肿弥散于全肝，为大小不一的多发性微小脓肿。增强后内壁呈破布样改变，可能提示阿米巴性肝脓肿的诊断。

【诊断与鉴别诊断】

肝实质内单发或多发圆形或类圆形病灶，边缘清晰，病灶中心呈长T_1、长T_2信号并周围稍高信号环，壁厚薄不均匀，增强病灶呈“环征”，特别出现典型的环征和气体信号，结合临床资料即可诊断。

诊断相对困难的是早期肝脓肿未出现液化时或病情较轻、临床表现不明显的慢性肝脓肿，需与原发性肝癌及转移性肝癌鉴别，应结合临床是否有炎症表现，或抗感染治疗后复查脓肿有吸收可以鉴别；另外，后二者均为实体瘤，肿块周围无水肿，中心坏死小，原发性肝癌动态增强时对比剂快进快出，延迟时包膜强化，而周围肝组织亦无高灌注现象；转移性肝癌多发病灶，部分病例可见“牛眼征”，常表现为不规则轻度强化并与原发肿瘤的分型有关，找到原发肿瘤是确诊的关键。多发性脓肿还需与囊性转移瘤鉴别，后者常为多发，肿瘤较小，壁厚薄不均，周围无水肿带。肝囊肿壁薄，无增强，周围无水肿带等容易与肝脓肿鉴别。

三、肝脏寄生虫病

（一）肝包虫

肝包虫病（hydatid disease of liver）是棘球绦虫的幼虫寄生于肝脏而发生的人畜共患的寄生虫病，但人与人之间不传染。

【流行病学】

目前认为棘球绦虫有4种，即细粒棘球绦虫、泡状（或多房）棘球绦虫、伏氏棘球绦虫及少节棘球绦虫，后两种主要分布在中美洲及南美洲，我国主要为细粒棘球蚴病和泡状棘球蚴病，两者之比为100∶1～100∶3。本病世界性分布，主要流行于牧区，以畜牧业为主的国家多见，如澳大利亚、阿根廷、法国、土耳其、意大利等国；我国以新疆、青海、宁夏、甘肃、内蒙古和西藏等地多发。

【病因】

两种棘球绦虫的感染途径相同，都是由于吞食受绦虫卵污染的食物，在胃和十二指肠内经消化液的作用，六钩蚴脱壳而出，穿入肠壁小静脉，随门静脉血液循环到达人体寄生，发育成棘球蚴囊，主要停留在肝脏（75%）及肺（不到15%）。细粒棘球蚴引起囊状棘球蚴病，泡状棘球蚴引起泡状棘球蚴病。

【临床与病理】

临床表现呈慢性过程，早期可无症状，常见主诉为右上腹胀痛或钝痛。病灶增大时压迫周围组织而出现腹胀、食欲减退、黄疸等相应症状。实验室检查嗜酸性粒细胞增多，囊液抗原皮内试验（Casoni试验）和补体结合试验阳性。

细粒棘球绦虫的幼虫（棘球蚴）多寄生在肝右叶，占80%～90%，与门静脉右支较左支直而粗有关，病灶常单发，少数多发。肝细粒棘球蚴侵入肝脏后以包囊的形式膨胀性生长，机体的组织反应形成的纤维包膜为外囊，而棘球蚴形成的内囊则分为外层的角质层和内层的生发层，角质层起到保护生发层和吸收营养的作用；生发层分泌囊液和产生子囊，具有繁殖能力。内、外囊之间有丰富的血管保证棘球蚴囊血供。肝细粒棘球蚴病随时间的延长会发生钙化。

泡状棘球蚴引起肝泡状棘球蚴病，以芽生的方式浸润性生长。其生发层产生的大量小囊泡，向四周破坏侵入，无明显包囊，与正常组织分界不清，引起异种蛋白反应、血管梗阻和胆道梗阻，病灶可发生坏死，并形成颗粒状或不规则形钙化，钙化率可高达70%～90%。病变无节制地向周围组织浸润蔓延，类似癌肿，称为恶性包虫病，有“寄生虫肿瘤”和“第二癌症”之称。

【MRI表现】

肝细粒棘球蚴病一般为圆形或卵圆形、边界清楚的单发或多发囊肿样病灶，T_1WI多为低信号，因子囊与母囊的关系不同而致T_2WI信号多样。单纯囊性时为均匀的长T_1、长T_2异常信号，与囊肿类似，但其囊壁一般较厚，可资鉴别。当外囊与内囊分离时，因外囊与内囊分离程度的不同可有不同的影像学特点，一般T_1WI均为低信号，T_2WI呈混杂高信号，内见条带状低信号或略高信号影，当囊内壁破裂，囊液进入内外囊壁之间时为“双壁征”或“双囊征”；囊膜分离时，分离的内囊收缩、皱折或断裂卷曲，漂浮于囊液中，呈“飘带征”；囊内壁破裂，内囊与外囊完全分离时，内囊漂浮于囊液中呈“水中百合花征”。较为典型的肝包虫囊肿呈“囊内囊”的特点，多个子囊充满母囊时，表现为多房状或蜂窝状，车轮状分布为其特征，母囊内液体以结合水为主，而子囊内液体以自由水为主，子囊信号在T_1WI上低于母囊，而在T_2WI上稍高于母囊，在T_2WI上因囊液的衬托而子囊壁显示清晰，囊中囊的特点更典型。钙化是肝包虫的另一特点，亦为其确诊的依据之一，钙化的发生与其生长时间及是否存活有关，生长时间较久的病灶易钙化，且粗大的钙化表明其已死亡，但MRI对钙化的显示差，在T_1WI、T_2WI均为低信号改变，可表现为沿囊壁走形的“蛋壳样”或“沙粒样”钙化，亦可表现为团块样钙化，在T_2WI往往表现为在高信号囊液中呈絮状低信号影。另外，有些病灶因有蛋白成分和细胞碎屑的存在或包虫退变坏死后囊液浓缩及钙化等原因而致信号不均匀，此时，DWI及ADC图信号亦可发生改变，表现为DWI上高信号，ADC上低信号。包虫囊壁增厚，囊肿周围可见水肿影，提示包虫囊肿合并感染，表现为囊肿周围肝实质的局限性长T_1、长T_2信号改变。Gd-DTPA增强检查后囊肿无增强，囊壁轻度强化，主要为外囊壁强化（图6-4-5）。

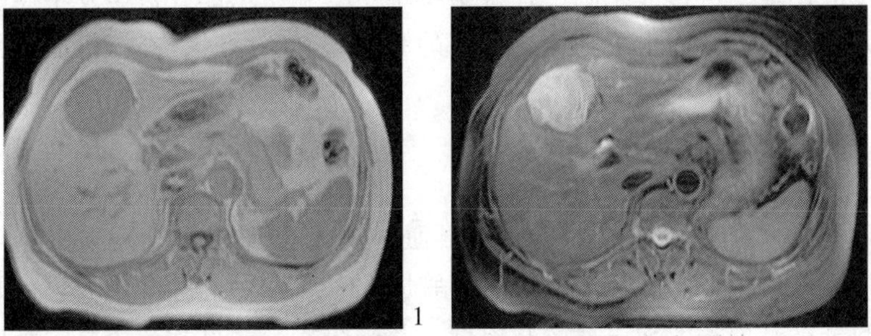

1　　2

1.T_1WI横轴位；2.T_2WI横轴位压脂。肝S4类圆形占位，边界清晰，T_1WI低信号，内见条絮状稍高信号，T_2WI呈高信号，病灶内絮状影呈更高信号。

图6-4-5　肝包虫

泡状棘球蚴囊在T_1WI为地图样低信号，边界不清，在T_2WI多呈混杂异常信号影，其内钙化多见，主要为点状或片状、团块状低信号影；其生发层产生的小囊泡存在于病灶的周围组织并向周围无节制地蔓延生长，表现为T_2WI小囊状高信号影，呈“小泡征”改变；部分病灶内有液化坏死时，可见长T_1、长T_2异常信号，并钙化组织深入其中时为“半岛征”改变，但因MRI对钙化显示较差而难于鉴别。

泡球蚴主要寄生在肝脏，除了直接破坏肝组织外，还可以侵犯邻近的血管、胆管，并通过淋巴管和血管转移至腹膜后淋巴结和远处脏器，称为恶性包虫病。

【诊断与鉴别诊断】

肝包虫出现特征性影像，结合流行病学史、临床资料及血清学试验（Casoni试验），本病不难做出诊断，但在诊断过程中，需与下列疾病鉴别。

（1）肝囊肿

对于合并囊壁钙化或厚壁单房型肝棘球蚴病，易于鉴别；与无囊壁钙化单房型肝包虫病难于鉴别，但此类包虫可见薄的囊壁，单纯肝囊肿则囊壁显示不清；另外，肝包虫因囊液内有蛋白质成分而密度增高或T_1WI上信号增高，可与肝囊肿鉴别；与单纯型肝棘球蚴病可通过包虫试验等方法鉴别。

（2）肝脓肿

表现为肝脏局限性低密度影或长T_1、长T_2异常信号影，增强扫描后为环状强化，壁厚薄均匀，周围可见不同程度水肿带，呈“晕征”改变，结合临床病史，可鉴别。

（二）肝血吸虫病

血吸虫病以南方地区多见，特别是长江流域。目前随着医疗水平的提高，血吸虫病已不多见，但有时可见到晚期病例。血吸虫进入人体后主要寄生于肠系膜下静脉内，产生大量虫卵，主要累及结肠和肝脏，晚期导致血吸虫性肝硬化。

【临床与病理】

血吸虫病急性期可有发热、腹痛、腹泻、肝脾肿大和乏力等症状，慢性晚期病例主要为肝硬化、门脉高压等的表现。粪便中可检出虫卵和孵化出尾蚴。结肠镜下可见到结肠黏膜溃疡、结节、息肉和瘢痕等，并可检出新鲜或钙化的虫卵。

血吸虫尾蚴穿过人体皮肤后，随静脉血流可到达腹部脏器，经毛细血管到达肠系膜下静脉内发育为长虫和长期寄生。成虫产生大量虫卵，部分虫卵可逆流到结肠壁黏膜下层，引起结肠黏膜炎性反应，晚期可造成结肠壁纤维组织增生、肠壁增厚，甚至发生癌变。沉积的虫卵坏死钙化。另外，大量虫卵也可随血流经门静脉系统到达肝脏，在汇管区沉积，引起纤维化反应，最终导致肝硬化。

【MRI表现】

1.肝脏改变

血吸虫肝病均有不同程度的肝硬化，但肝脏体积可以正常、增大或缩小，肝叶比例失调，其中以左叶增大最多见。另外，还可见到脾肿大和腹水等门脉高压表现；肝脏钙化为晚期血吸虫肝病的基本病理特征和主要诊断依据，几乎每例都能见到；还有门脉血管钙化，而MRI对钙化发现不敏感，CT检查可明确诊断，因此血吸虫肝病患者一般不做MRI检查。

2.肠系膜改变

虫卵也可随血流逆流至肠系膜根部，由于纤维化反应造成系膜增厚、收缩，小肠曲呈扇形向系膜根部靠拢。

【诊断与鉴别诊断】

肝血吸虫的诊断首先病史中有流行区及疫水接触史，肝脏钙化为晚期血吸虫肝病的基本病理特征和主要诊断依据，几乎每例都能见到；还有门脉血管钙化，而MRI对钙化发现不敏感，CT检查可明确诊断，因此血吸虫肝病患者一般不做MRI检查。肝活检可见汇管区嗜酸性脓肿、假结节及纤维增生，有时可找见虫卵。主要须与门脉性肝硬化及其他原因所致的肝硬化鉴别。血吸虫病肝硬化的门脉高压所引起的肝脾肿大、腹水、腹壁静脉怒张改变较为突出，肝细胞功能改变较轻，肝表面高低不平。门静脉性肝硬化表现为乏力、厌食、黄疸、血管痣、肝肿大显著甚至缩小，不易摸到表面结节，且有活动性肝功改变，如转氨酶增高等。

四、肝脏良性肿瘤和瘤样病变

（一）肝海绵状血管瘤

肝海绵状血管瘤（cavernous hemangioma of liver）为常见的良性肿瘤，属肝的血管畸形，发生率约为0.4%～7.3%，据统计占肝良性肿瘤的84%。

【病因】

关于肝海绵状血管瘤的组织发生，多数人认为起源于肝内胚胎性血管性错构芽，由于某种原因引起肿瘤样增生而形成，所以实际上是一种错构瘤。

【临床与病理】

临床上可无任何症状，多在体检中偶然发现。巨大肝血管瘤可出现上腹部胀痛不适。肿瘤破裂可引起肝脏或腹腔出血。实验室检查无异常。

肿瘤直径从2 mm到20 cm不等，超过5 cm者称巨大海绵状血管瘤，肿瘤内由扩张的异常血窦组成，内衬单层的血管内皮细胞。血窦内纤维组织不完全间隔形成海绵状结构，并充满新鲜血液。肿瘤内可见出血、血栓或钙化。

【MRI表现】

海绵状血管瘤血窦内充满缓慢流动的血液，形成的MRI表现颇具特征性，主要表现为圆形、类圆形或分叶状病灶，T_1WI呈稍低信号，T_2WI呈高信号，随着回波时间延长，在肝实质低信号背景的衬托下，肿瘤表现边缘锐利的高信号灶，称为“灯泡征”。文献报道，小于3 cm的血管瘤内信号均匀，而大于3 cm的血管瘤，瘤体内信号混杂，中央坏死在T_2WI上信号更高，而海绵状血管瘤的纤维瘢痕或纤维间隔在PDWI、T_1WI和T_2WI上均表现为低信号，如其中有出血或血栓，在T_2WI表现为高信号。在DWI上，随b值的增高而信号保持不变，可与肝囊肿鉴别。T_1WI Gd-DTPA对比增强后，小的血管瘤（直径小于1.5 cm），动脉期出现均匀强化，门脉期与延时期呈等信号；另外一种常见的强化方式为病灶从周边结节状强化，并逐渐向中心填充，最后均匀强化，此种强化方式可见于各种大小的血管瘤，但直径大于3 cm的血管瘤，可见中心瘢痕始终不强化；动脉期无强化，但延时至门脉期或延迟期可见对比剂缓慢充填，持续时间长，多见于厚壁型血管瘤；肝特异性增强肝胆特异期，由于缺乏肝细胞，肿瘤表现为低信号，这种表现与富血管肿瘤类似，称为“假廓清征”。极为罕见的为硬化性血管瘤，动态增强扫描各期均未见强化（图6-4-6）。

【诊断与鉴别诊断】

肝内单发或多发边缘清晰的类圆形长T_1、长T_2异常信号区，随着TE延长，T_2WI信号增高，表现为特异性的“灯泡征”，增强扫描病灶周围可见明显强化，其后逐渐向中央填充，即“快进慢出”表现。

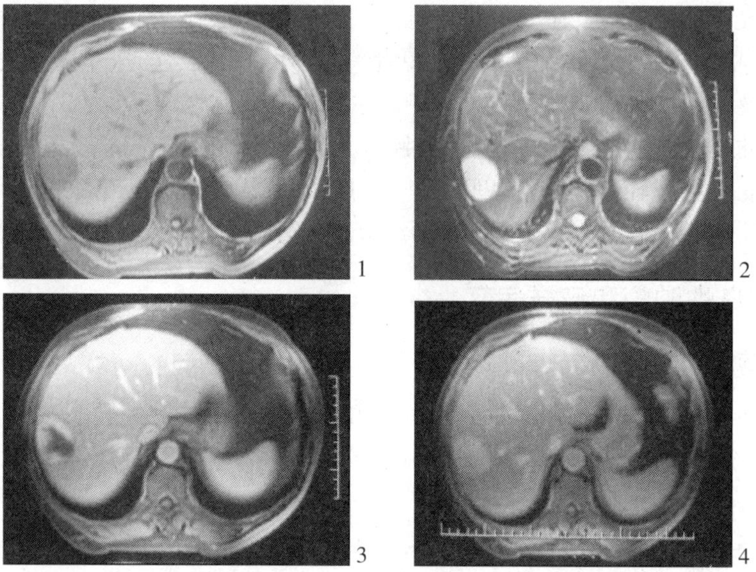

1. T_1WI横轴位；2. T_2WI横轴位压脂；3. 动脉期；4. 延迟期。T_1WI示肝右后叶类圆形稍低信号病灶，边界清楚，信号均匀；T_2WI信号均匀增高，增强见造影剂从周边向中心结节样强化，延时见病灶均匀强化。

图6-4-6　肝右叶海绵状血管瘤

肝海绵状血管瘤常需与肝囊肿、肝细胞癌或转移性肝癌等病鉴别：

（1）肝囊肿

肝海绵状血管瘤与肝囊肿的鉴别较容易，一般肝囊肿在T_1WI信号低于肝血管瘤，与同层面脑脊液信号类似，在T_2WI均信号增高，而PDWI上血管瘤信号高于肝囊肿，且增强扫描未见强化可资鉴别。

（2）肝癌

肝癌多有乙肝、肝硬化病史，AFP增高，与同层面肝组织相比，T_1WI信号略低，T_2WI信号略高，与T_2WI肝血管瘤的"灯泡征"明显不同，且增强扫描后主要表现为"快进快出"及延时后见假包膜强化。

（3）肝转移性肿瘤

肝转移性肿瘤在T_2WI与肝血管瘤信号类似，但增强扫描病灶动脉期均匀或不均匀强化，门脉期强化程度迅速下降，与肝血管瘤延时、持续强化不同，结合肝脏多发病灶、原发肿瘤病史明确，一般易于诊断。

（4）肝脏紫癜

长期应用雄性激素或口服避孕药及再生障碍性贫血治疗过程中或长期应用硫唑嘌呤均可导致该病的发生。病理上主要表现为与正常肝窦及中央静脉相通，肝内散在分布、大小不一充满血液的囊腔状扩张病灶。T_1WI上信号减低，T_2WI上信号增高，增强扫描与肝血管瘤类似，但该病灶均为斑片状表现，与血管瘤界清表现明显不同。发现该病的临床意义在于及时停用相关药物。

（二）肝囊肿

肝囊肿（cyst of liver）是肝脏常见的良性占位疾病。通常所说的肝囊肿为先天性肝囊肿。临床上分为单纯性肝囊肿和多囊肝，前者包括单发、多发性肝囊肿，后者为常染色体显性遗传性病变，常合并多囊肾。

【病因】

病因不明，可能是肝内小胆管胚胎期发育异常或形成异位胆管或先天性阻塞，后逐渐扩大、融合而形成的囊性病变。

【临床与病理】

肝囊肿症状轻微或无症状，常在体格检查中偶然发现。巨大囊肿可致肝大、上腹部胀痛。偶有囊肿破裂、出血、合并感染等并发症。

囊肿大小不一，囊壁薄，内含无色或淡绿色液体，如合并出血则呈棕色；多数内衬以立方上皮，少数衬以纤毛柱状上皮或无内衬上皮的纤维壁，外层为纤维组织和胶样组织，如合并感染则囊壁增厚、钙化。单纯性肝囊肿和多囊肝病理学改变相同，无法区别。

【MRI表现】

MRI表现为大小不一、边界清楚、锐利的圆形或类圆形病灶，T_1WI呈低信号，T_2WI呈高信号，与脑脊液信号相似，信号均匀。小囊肿因部分容积效应的影响呈T_1WI稍低信号和T_2WI稍高信号；DWI上，囊肿随b值增高信号减低。部分囊肿内蛋白、脂质含量高时在T_1WI和T_2WI上均为高信号；如合并出血，T_1WI和T_2WI信号均增高，并见液-液平面；合并感染时，囊壁增厚，但MRI对钙化显示差，不易鉴别；PDWI上囊肿信号减低，可与肝脏海绵状血管瘤鉴别。Gd-DTPA增强后囊肿不强化（图6-4-7）。

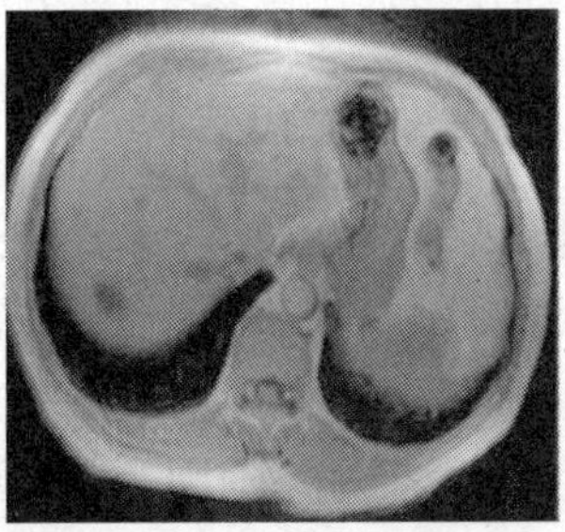
1

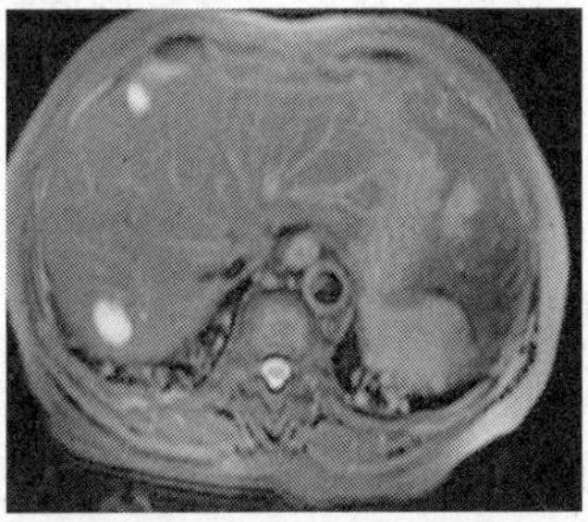
2

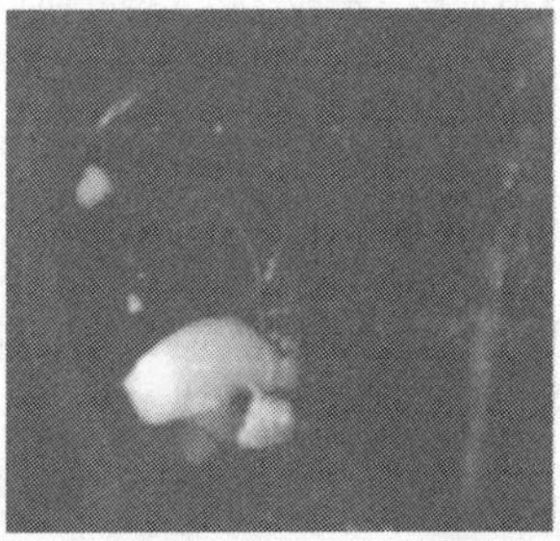
3

1.T_1WI横轴位；2.T_2WI横轴位；3.MRCP。肝右叶类圆形病灶，边界清，内部信号均匀，呈T_1WI低信号、T_2WI高信号，MRCP亦可见病灶明确显示，信号高于肝实质。

图6-4-7 肝右叶囊肿

【诊断与鉴别诊断】

肝实质内单发或多发边缘光滑、锐利的类圆形病灶，T_1WI呈低信号，T_2WI则表现为高信号，DWI上随b值增高信号减低，多数不用增强扫描即可诊断。

少数情况下需要与囊性转移瘤、囊腺瘤、肝脓肿、肝包虫病、Caroli病等鉴别。

（1）囊性转移瘤

囊性转移瘤有原发肿瘤的病史，且表现为周边强化，部分可见壁结节；肝囊肿无强化，亦无强化的壁结节，结合临床病史，鉴别不难。

（2）肝脓肿

肝脓肿有寒战、高热、肝区疼痛等感染症状，MRI示脓肿壁厚并周围组织水肿，慢性期脓肿壁光整，周围组织水肿消退；增强时脓肿壁环状强化，且内外壁均光整；当病灶内出现气体时，可确诊，但该征象出现少。

（3）肝包虫病

肝囊肿主要与单纯性肝包虫病鉴别，如囊壁厚或见钙化，则易于鉴别；如囊壁薄，则需增强扫描，一般肝包虫囊壁可见强化而肝囊肿未见强化，结合牧区生活史及Casoni试验有助于诊断。

（4）Caroli病

Caroli病是V型先天性胆管囊肿，表现为肝内胆管囊状或节段性扩张，与胆管相通，囊与囊之间亦由扩张胆管相连，注射MRI对比剂后延迟扫描见囊内及胆管内见对比剂，MRCP或ERCP囊与胆管相通，为与肝囊肿主要鉴别点。

（三）肝细胞腺瘤

肝细胞腺瘤（hepatocellular adenoma，HCA）称肝腺瘤，是一种少见的良性肝脏肿瘤，多见于15～45岁长期、大量口服避孕药的女性，偶见于儿童和成年男性。

【病因】

该病发病机制不清，大多认为与口服避孕药有密切关系，长期服用可明显增加其发病率或使病灶数目增多或增大，停服避孕药肿瘤可缩小或消失；有研究认为该病的发生与服药时间的长短直接相关，连服5～7年和9年者，发病概率分别是正常人群的5倍和25倍。

【临床与病理】

多数病人无症状，多因其他检查偶然发现。少数因肿瘤大而压迫周围脏器表现为腹痛、腹部不适等症。30%～35%的病人因肿瘤内出血、破裂而突发肝区疼痛就诊。肝功能及AFP正常。

本病好发于肝右叶，70%～80%为单发肿块，呈圆形或类圆形，境界清楚；多发病灶多见于肝糖原累积症的患者。除血供外，在组织和功能上与正常的肝组织几乎处于完全隔离的孤立状态。肿瘤大小从1 cm至30 cm不等，组织分化程度好，由正常或轻度不典型增生的肝细胞组成，可见血窦和薄壁静脉分隔及脂肪，缺乏肝小叶结构，正常Kupffer细胞较正常肝组织少；无胆管结构，部分病例见局灶坏死及瘢痕形成。

【MRI表现】

肝细胞腺瘤T_1WI一般表现为稍低信号至中等高信号，T_2WI呈稍高或中等高信号，信号不均；因腺瘤细胞与正常肝细胞相似，有些病灶与正常肝实质相比为等信号而不易发现。约77%的腺瘤内含脂质或合并出血而在T_1WI呈高信号改变，在反相位及同相位序列上，其信号强度降低提示病灶内脂质沉着。瘤内钙化在T_1WI及T_2WI上信号均减低；瘤内坏死则呈长T_1、长T_2液性信号改变。约1/3的肿瘤可见假包膜，为完整或不完整的低信号带，文献报道在等信号的病变中，假包膜的显示对发现和诊断该病尤为重要。

多数肝腺瘤动脉期明显强化，后期病灶强化程度下降而肝实质逐渐强化与肝实质呈等信号改变，其内纤维化区与包膜延迟强化，通常HCA动脉期强化的程度高于HCC，对比剂廓清慢于后者；部分在延迟期出现强化，约1/3无明显强化；肝脏特异性增强后特异期呈低信号（图6-4-8）。

【诊断与鉴别诊断】

肝腺瘤信号多样，缺乏特异性。无肝硬化背景，发生在生育期妇女的肝肿瘤并见假包膜、肿瘤内出血、局灶坏死、病灶内脂肪成分及动脉期明显强化等有助于本病诊断。

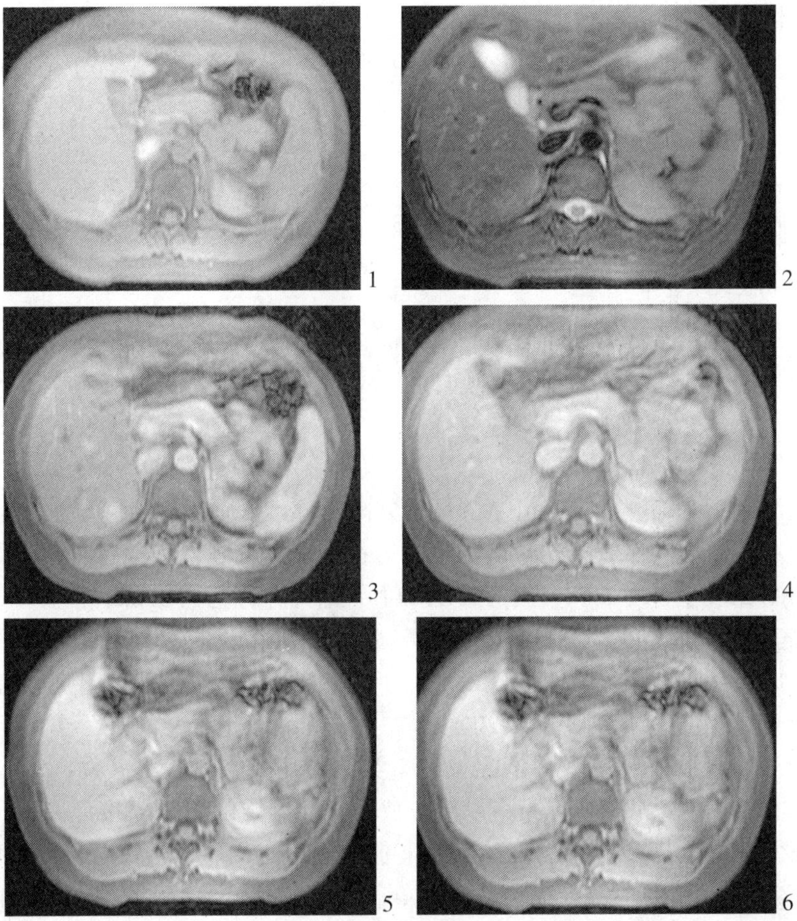

1.T_1WI横轴位；2.T_1WI横轴位；3～6分别是增强扫描动脉期、静脉期、延迟期、肝特异性期（造影剂：普美显）。肝右叶见类圆形结节影，病灶T_1WI呈略高信号，T_2WI呈等或稍高信号，增强扫描动脉期病灶明显强化，门脉期强化程度减低，延迟期强化褪去，呈不均匀低信号，肝特异性期（普美显特异性增强）未见明显异常摄取，呈稍低信号。

图6-4-8 肝右叶腺瘤

本病在诊断过程中，需与下列疾病鉴别：

（1）肝细胞癌

肝细胞癌临床上多发生于乙肝、肝硬化基础上，且70%以上AFP阳性；影像上，肝细胞肝癌与肝腺瘤密度或信号均欠均匀，均可出现假包膜，其鉴别主要在动态增强扫描上，动脉期肝癌多为不均匀强化，而肝腺瘤除瘤内出血或坏死外，均为均匀强化；门脉期和延迟期肝细胞肝癌为低信号或低密度，而肝腺瘤为等密度或等信号，可资鉴别。

（2）纤维板层肝细胞癌

纤维板层肝细胞癌临床无特异性，主要见于无肝硬化和AFP阴性的年轻患者，多为分叶状边界清楚的较大肿块，中心见纤维瘢痕，钙化占40%～68%，同层面肝脏被膜可见皱缩，而此肝腺瘤少见。中心瘢痕在T_1WI与T_2WI上均为低信号，增强动脉期未见强化，肿瘤实性部分不均匀强化。另外，大多纤维板层样肝癌发现时已合并淋巴结转移，且有门静脉和胆管等侵犯的恶性肿瘤征象，而肝腺瘤为良性肿瘤。

（3）局灶性结节增生

两者发生均无肝硬化背景，无AFP增高，亦多见于年轻人，局灶灶结节增生可见中央纤维瘢痕且增强扫描延迟强化为其特征性表现，特异期呈等或高信号，而肝腺癌特异期呈低信号。

4.肝血管瘤

与典型的血管瘤鉴别一般无困难，肝血管瘤平扫为长T_1、长T_2信号影，T_2WI上为“灯泡征”改变，增强扫描从周边向中心结节状或环形强化，而肝腺瘤动脉期均匀强化。

（四）肝局灶性结节增生

肝局灶性结节增生（focal nodular hyperplasia，FNH）于1958年由Edmondson病理报告并命名，为肝内少见的良性病变，无恶变倾向，发病率约为0.9%，以20～50岁女性多见，也可见于儿童。

【病因】

其发病机制尚不明确，现认为肝动静脉血管畸形导致肝血流量持续增加引起周围肝组织假瘤样增生，血管畸形和血管损伤被认为是其潜在的发病机制，有学者认为口服避孕药不诱发但可促进FNH的发生、发展。多发的FNH和血管瘤并存称为FNH综合征。

【临床与病理】

一般无临床症状，多在体检时偶然发现。少数患者可表现为上腹部不适或隐痛，肿瘤较大时可以出现腹部包块，偶有肿瘤破裂出血等。肝功能一般正常，AFP无增高。

FNH常位于肝包膜下，多呈界清、单发、类圆形病灶，约20%多发；大小一般为4～7 cm，也可大到20 cm。多无纤维包膜，以中央放射状纤维结缔组织瘢痕为特点。组织学检查肝细胞形态正常，并围绕富于胆管和血管的纤维结缔组织间隔生长，无正常肝小叶结构，胆管往往失去正常形态，内见单核细胞及Kupffer细胞。异常的结节样结构、畸形的血管和增生的胆管、星形瘢痕为经典（占80%）的FNH特征表现；以胆管增生为特征，同时缺乏畸形血管和异常结节或两者之一为非经典FNH（占20%）表现。

【MRI表现】

MRI表现肝内单发或多发肿块，肿块在T_1WI和T_2WI完全等信号少见，多数相对于肝实质为T_1WI等或略低信号及T_2WI等或略高信号，反映了FNH由正常肝细胞组成，因此和正常肝细胞信号差别不大，有时在病灶中心或周边可见流空的血管影，代表畸形血管的存在。特征性的表现为中央瘢痕在T_1WI为低信号，在T_2WI为高信号，其机制为中心瘢痕含慢速血流的血管、炎性细胞浸润及一定程度的水肿，但少数FNH中心瘢痕因陈旧性纤维化成分多或少数瘢痕内血栓机化而呈低信号。小的FNH中心瘢痕不明显，大的病灶可见血管受压现象，甚至出现假包膜，主要由肿瘤周围受压的肝实质、炎性细胞和肿瘤周围血管组成。

多时相的Gd-DTPA动态增强，早期FNH病灶明显强化，中心瘢痕及纤维分隔无强化，显示清楚，有些在病灶中心或周边可见粗大或扭曲的供血动脉；门脉期对比剂排空，肿块呈等信号改变；延迟期大多数病灶为等或略高信号，边界不清，但中心瘢痕可逐渐强化；有时在门脉期和延迟期可见肿块周围包膜出现不完全性强化；特异性增强肝胆特异期，FNH可摄取特异性对比剂，表现为高信号或等信号；中央瘢痕不能摄取特异性对比剂而表现为低信号，可以明确诊断。中央瘢痕延迟强化为FNH的特征性表现，但并非每例都见，小的FNH，其中央瘢痕出现概率低（图6-4-9）。

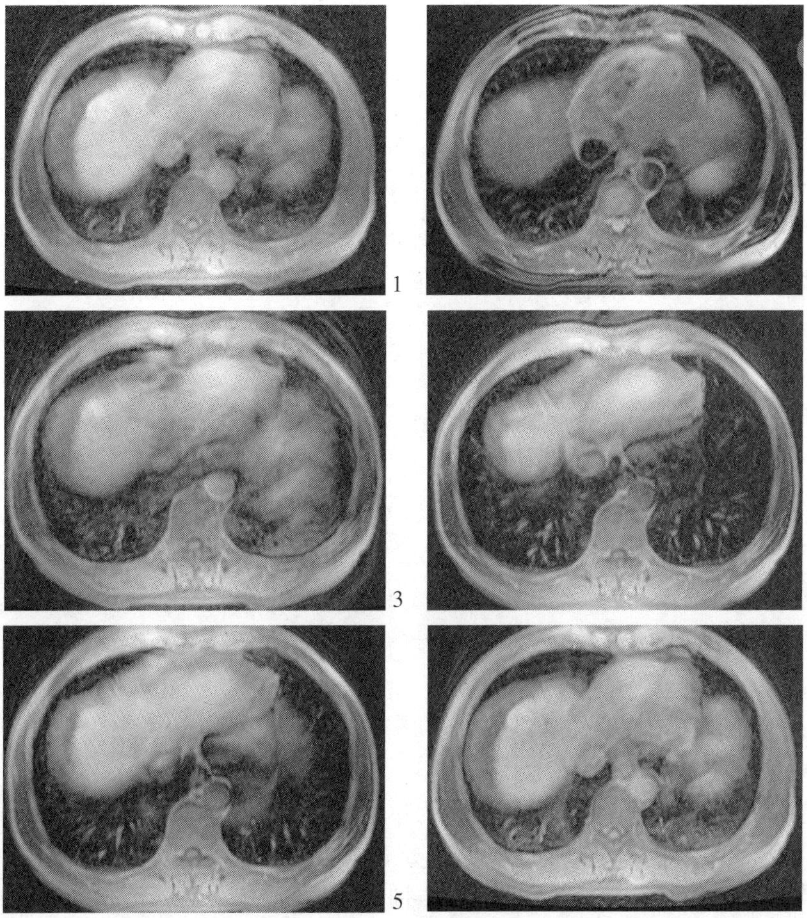

1.T_1WI横轴位；2.T_2WI横轴位；3～6分别为普美显特异性增强动脉期、门脉期、延迟期、特异性期。肝右叶顶部包膜下见结节，边界较清，T_1WI呈高信号，T_2WI呈等、高信号，增强扫描，动脉期明显不均匀强化，门脉期强化持续，延迟期呈等、高信号，略高于肝实质，肝脏特异性期有摄取，病灶信号呈略高于肝实质。

图6-4-9 肝顶部FNH

【诊断与鉴别诊断】

FNH并非真性肿瘤，好发于青年女性，典型表现在肿块中央有瘢痕组织，增强中后期大多数病灶仍为高信号或等信号，中心瘢痕可始终无强化或延迟强化，结合无肝硬化、AFP阴性等病史，一般即可诊断。

在诊断与鉴别诊断中，需与下列疾病鉴别。

（1）肝细胞肝癌

FNH组织与正常肝组织相似，因此一般呈等信号或等密度，边界清楚，并见中央星状瘢痕，且病灶出血、坏死少见，病灶强化明显，接近甚至高于腹主动脉；而肝癌常见坏死，强化不均匀，强化幅度低于腹主动脉，门静脉、胆管侵犯明显。

（2）肝血管瘤

FNH与典型的肝血管瘤鉴别一般无困难，肝血管瘤中心T_2WI低信号多为纤维性组织，延迟期无强化表现，FNH中心瘢痕延迟期可强化。

（3）肝腺瘤

肝腺瘤较FNH少见，其影像学表现与FNH相似，但肝腺瘤有包膜，中央无纤维瘢痕，

FNH中央纤维瘢痕且增强扫描延迟强化为其特征性表现。肝脏特异性增强对其二者具有鉴别作用，前者信号减低，后者为等或稍高信号。

（4）纤维板层肝癌

两者发生均无肝硬化背景，无AFP增高，亦多见于年轻人，且病灶都见中央瘢痕，但纤维板层肝细胞癌信号或密度不均匀，1/2左右纤维板层肝癌出现中心瘢痕处钙化；且中心瘢痕在T_2WI多为低信号，增强扫描动脉期纤维板层肝癌强化不均匀，门脉期或延迟期中央瘢痕多无增强或强化不明显，同时，纤维板层肝癌可出现卫星病灶、门静脉侵犯及肝周淋巴结肿大，与FNH不同。

（五）肝脏炎性肌纤维母细胞瘤

肝脏炎性肌纤维母细胞瘤既往称肝脏炎性假瘤（hepatic inflammatory muscle fiber blastomar）。肝脏炎性肌纤维母细胞瘤是一种以肝脏局部非肝实质性细胞成分炎性增生形成瘤样结节为主要病理特征的良性增生性病变。

肝炎性肌纤维母细胞瘤可发生于任何年龄，10个月至85岁不等，平均37岁。男性发病多于女性，男女发病率之比约为2.9∶1～8.0∶1；约80%为单发。发生部位为肝右叶多见，其次为左叶，同时累及两叶者较少；约10%位于肝门部。

【病因】

确切的病因至今仍不清楚，可能与创伤、感染及免疫变态反应等因素有一定关系。

【临床与病理】

文献报道该病发病以儿童多见，患者多为单发病灶，部分为多发。大多数病人主要临床表现有上腹部疼痛、间歇性发热伴消瘦。部分病人有疲劳、不适、恶心、呕吐等症状，约10%的病人有黄疸。体检时部分病人可触及质韧、光滑的肿物，一般无肝掌、蜘蛛痣等肝硬化的体征。

肝脏炎性肌纤维母细胞瘤的基本病理特征是炎性增生肿块，主要是纤维基质和浆细胞为主的各种慢性炎性细胞浸润所构成的局灶性病变，多呈圆形或椭圆形，直径1～25 cm。多见于肝脏表面，可与腹壁、膈肌和周围组织有炎性粘连；少数可位于肝实质深部或第一、二肝门附近，具有完整包膜，界限清楚，坚硬、质韧，其切面光滑平整，呈灰白色或黄色。镜下可见浆细胞、组织细胞、成纤维细胞及环状细胞等各种炎性细胞，病变周围有明显炎症及纤维组织增生，有的可能是大量肝细胞坏死，但液化少见。肝脏通常无肝硬化。

肝脏炎性肌纤维母细胞瘤的细胞成分，在不同病例各不相同。Someren根据其细胞成分将其分为3种组织类型：①以弥漫致密的纤维增生为主的称为硬化性假瘤；②以组织细胞占优势的称为黄色肉芽肿；③以浆细胞为主的称为浆细胞肉芽肿。尚不明确这些组织类型与临床过程有何密切的相关性。

【MRI表现】

肝脏炎性肌纤维母细胞瘤MRI表现不典型，在T_1WI上无明显特征性表现，在T_2WI上表现为等或稍高信号，表现等信号的原因多考虑为病灶内凝固性坏死而自由水成分较少。若病灶内蛋白成分较多，则可表现为T_1WI高信号。动态增强扫描，由于病灶多无直接供血，动脉期无明显强化，而动脉晚期，有凝固性坏死的病灶，边缘呈现不规则强化，在其衬托下，坏死区呈均匀极低信号，夹杂有炎性细胞的病灶表现为不均匀低信号。

【诊断与鉴别诊断】

本病在发病年龄与性别上无一定规律，亦无明确临床症状，多为超声检查偶然发现。炎性假瘤的最后诊断仍须病理学的诊断，手术前通过超声引导下细针穿刺活检可明确其诊断。

肝脏炎性肌纤维母细胞瘤除与肝血管瘤、肝腺瘤和局灶性增生相鉴别外，主要应与肝细胞癌进行鉴别，以下几点有助于肝脏炎性假瘤的诊断：

①病程较长，症状较轻，全身情况好，或有不明原因发热的肝脏占位病变；

②无肝炎病史，HBsAg阴性，无肝硬化，肝功能正常；

③AFP阴性；

④B超、CT等影像学检查为肝占位病变，但血管造影有助于区别；

⑤B超或CT引导下穿刺活检为多种慢性炎性细胞，而无肿瘤细胞。

五、肝脏恶性肿瘤

（一）原发性肝细胞肝癌

原发性肝细胞癌（primary hepatic carcinoma，PHC）是我国常见于乙肝和丙肝持续性感染所致的慢性肝炎和肝硬化为背景的一种肝脏恶性肿瘤，占原发肝脏恶性肿瘤的75%～85%。中位发病年龄为40岁～50岁，男性发病多见。50%～90%的肝细胞癌合并肝硬化，30%～50%的肝硬化并发肝细胞癌。

【病因】

病因和发病机制未确定。目前认为与肝硬化、病毒性肝炎、黄曲霉素等某些化学致癌物和水土因素有关。

【临床与病理】

早期缺乏典型症状。出现症状多在中晚期，表现为肝区疼痛、食欲减退、腹胀、进行性消瘦、乏力，腹部包块；晚期可出现贫血、黄疸、腹水等症状。肝癌结节发生坏死、破裂时引起腹腔出血，表现为突发右上腹剧痛和压痛并腹膜刺激征等。3%～5%的病例因肝外转移症状而就诊。60%～90%的肝细胞癌AFP阳性。

原发性肝癌分类方法较多，目前常用的为中国分类法（国内常用）和Eggle分类法（国外常用）。

1982年全国肝癌病理协作组提出了4型分类法：

巨块型：肿块直径为5～10 cm，瘤周常见子灶，可分单块型、多块型、融合块型3个亚型，占23%；

结节型：每个癌结节为3～5 cm，分为单结节型、多结节型和融合结节型3型，大部分瘤灶见假包膜，占64%；

弥漫型：弥漫小结节分布于全肝，约5～10 mm大小，易通过门静脉癌栓向外扩散，占12.4%；

小肝癌或早期肝癌：小于3 cm的单发癌结节，或癌结节数目不超过2个，其直径之和不超过3 cm，AFP在肿瘤切除后应为正常，占10.2%。

Eggle分类法（1901年）：

根据癌灶大小、形状及分布特征分为巨块型、结节型和弥漫型3种。

巨块型：边缘不规则，浸润明显；

结节型：与周围肝组织分界清楚；

弥漫型：分散于各叶，结节细小，与肝硬化难于鉴别。

原发性肝癌主要由肝动脉供血，且90%的病例都为血供丰富的肿瘤。肝细胞癌容易侵犯门静脉和肝静脉而引起血管内癌栓或肝内外血行转移；侵犯胆道引起阻塞性黄疸；淋巴转移可引起肝门及胰周、腹主动脉或腔静脉旁等处淋巴结转移；晚期可发生肺、骨骼、肾上腺和肾等远处转移。

2017年6月国家卫生和计划生育委员会发布了最新的《原发性肝癌诊疗规范》（2017年版），提出了符合中国国情的肝癌分期，2017年新版规范依据中国的具体国情及临床实践积累，根据患者的全身情况、肝功能情况、肝外转移、血管侵犯、肿瘤数目、肿瘤大小等特征将肝癌进行分期，同时基于不同的分期列出了不同的诊疗方法：

Ⅰa期：全身情况 PS 0～2，Child-Paugh A/B，无肝外转移，无血管侵犯，肿瘤数目1个，肿瘤大小≤5 cm；

Ⅰb期：全身情况 PS 0～2，Child-Paugh A/B，无肝外转移，无血管侵犯，肿瘤数目2～3个且肿瘤大小≤3cm或肿瘤数目1个且肿瘤大小＞5 cm；

Ⅱa期：全身情况 PS 0～2，Child-Paugh A/B，无肝外转移，无血管侵犯，肿瘤数目2～3个，肿瘤大小＞3 cm；

Ⅱb期：全身情况 PS 0～2，Child-Paugh A/B，无肝外转移，无血管侵犯，肿瘤数目≥4个；

Ⅲa期：全身情况 PS 0～2，Child-Paugh A/B，无肝外转移，有血管侵犯；

Ⅲb期：全身情况 PS 0～2，Child-Paugh A/B，有肝外转移；

Ⅳ期：全身情况 PS 0～2并且Child-Paugh C或全身情况 PS 3～4。

《肝脏影像报告及数据系统LI-RADS》（2017版）

HCC高危人群中未经治疗且未经病理证实的异常表现

因图像质量不佳或不完整而不能分类→LR-NC

肯定静脉内肿瘤→LR-TIV

肯定为良性→LR-1

可能为良性→LR-2

可能或肯定为恶性，但HCC影像特征不典型→LR-M

如果以上都不是，则使用下面的CT/MRI诊断表：

中度可能为恶性→LR-3

可能为HCC→LR-4

肯定为HCC→LR-5

CT/MRI诊断表：

		非动脉期高强化		动脉期高强化		
异常发现的大小(mm)		＜20	≥20	＜10	10～19	≥20
主要特征： 包膜强化 非周边廓清 阈值增长	无	LR-3	LR-3	LR-3	LR-3	LR-4
	1项	LR-3	LR-4	LR-4	LR-4 LR-5	LR-5
	≥2项	LR-4	LR-4	LR-4	LR-5	LR-5

LR-4/LR-5：此格子中的异常结果根据以下两种情况分类：

1.有包膜强化，应归于LR-4；

2.有/非周边廓清或者阈值增长，应归于LR-5。

【MRI表现】

（1）肿块形态

膨胀性生长的单发或多发、类圆形肿块，有假包膜则肿块边缘清楚，常见于巨块型和结节型肝癌，为肝细胞癌重要征象；弥漫型者结节分布广泛，境界不清。

（2）信号强度

肿块多数在T_1WI表现为低信号（42%）、等信号（24%）或高信号（34%）等多种信号强度，总体上以略低信号为主；而在T_2WI多为稍高信号（90%）。部分病灶T_1WI高信号与肿瘤脂肪变性、癌细胞分化程度高、细胞内铜锌含量增加等有关，而肿瘤内部凝固性坏死、纤维化或钙化则为T_2WI上信号减低的病理基础。另外，肝硬化背景亦可使肝癌在低信号背景下表现为高信号。

（3）内部信号特点

小肝癌信号多均匀，较大肿瘤内因合并坏死、出血、脂肪变性及纤维组织增生而信号混杂。

（4）其他征象

①马赛克征

多见于大于3 cm的结节，表现为较大的结节内由信号不同或相似的小结节组成，结节间有薄层纤维分隔，T_1WI、T_2WI均可显示，以T_2WI显示为佳。该征象在大于3 cm肿块，出现率为83%，而小于2 cm结节，出现率仅为15%。

②假包膜征

假包膜征在乙肝后肝硬化并发肝癌患者出现率为70%～80%，表现为肿瘤周围的环形结构，为正常肝组织受压所致，内层含丰富的胶原纤维，外层为大量受压的肝动脉、门静脉和胆管，内层较外层薄，假包膜厚度约为0.5～3 mm，增强扫描有助于包膜的显示，动脉期轻度强化或无强化，门脉期轻-中度强化，延迟期持续强化。肿瘤假包膜征的基本特征：包膜呈不完整环状强化、厚薄不均及环壁毛糙。

③脂肪变性

脂肪变性多数为细胞内脂肪，同相位、反相位可资鉴别。

④肿瘤侵犯血管

肿瘤侵犯血管是PHC重要征象之一。转移性肝癌和其他肿瘤很少侵犯血管，血管受侵表现为血管受压推移，当癌栓形成时，血管内血流信号在T_1WI、T_2WI上信号均增高，但多数癌栓表现为在T_2WI低信号的血管见不规则软组织影。肿块越大，形成癌栓的机会越大，弥漫性肝癌的出现率高，主要见于门静脉、下腔静脉、肝静脉等血管，对比增强MRA可全面、直观地显示病灶全貌，提高诊断的可信度。

（5）肝内外转移或扩散

肝内转移与扩散肝癌在理论上与病灶的多中心起源无论在影像学上还是在病理上均难于鉴别；巨块型或弥漫型可直接侵犯肝门或肝门部淋巴结转移致肝门部胆管受压狭窄或胆管内癌栓致肝内胆管扩张；淋巴结主要见于肝门部、门腔间隙、胰头周围或后腹膜等；直接侵犯胆囊、前腹壁及邻近组织少见；血行转移常见，肺为肝外转移最常见的部位。

肝细胞癌多期对比增强扫描技术成熟。在动脉期，出现明显的斑片状、结节状早期增强；如在病灶中心或附近门静脉提早出现强化，信号与主动脉相近，提示肝癌动静脉瘘的发生；一般动脉期小肝癌呈明显均匀强化，当出现坏死、液化或纤维化时，为不规则环状或多房样强化，此型占肝癌的63%。在门静脉期，门脉和肝实质明显增强，而肿瘤增强信号迅速下降，但因对比剂成像原理不同及个体差异，钆剂在肿瘤部位滞留时间长，不仅增强早期强化明显，门脉期甚至延迟4～5 min仍可见强化；少血供的病灶，动脉期无强化，门脉期仍为低信号；但是此期容易显示血管侵犯和门静脉癌栓，表现为血管不规则变细、中断，或门静脉主干及分支不显示，其内可见低信号半月形充盈缺损影。平衡期，肝实质和肿瘤增强信号均继续降低，两者间的对比减小，病灶呈低信号或等信号，此期对病灶检出意义不大，但对不典型的肝癌和血管瘤的鉴别则意义较大，此时肝癌为相对低信号，而血管瘤则持续强化，信号增高。增强过程中肝癌表现为“快进快出”现象，其增强的时间-密度曲线呈“速升速降”的曲线。肿瘤假包膜的对比强化表现一般与肿瘤实质相同，相对而言，以门脉期和延迟期强化清晰。在肝胆特异期，由于大多数HCC不能选择性地摄取吸收肝特异性对比剂，故肝细胞特异性期病灶呈明显低信号，更有利于明确诊断，特别对于早期HCC的诊断（图6-4-10、图6-4-11）。

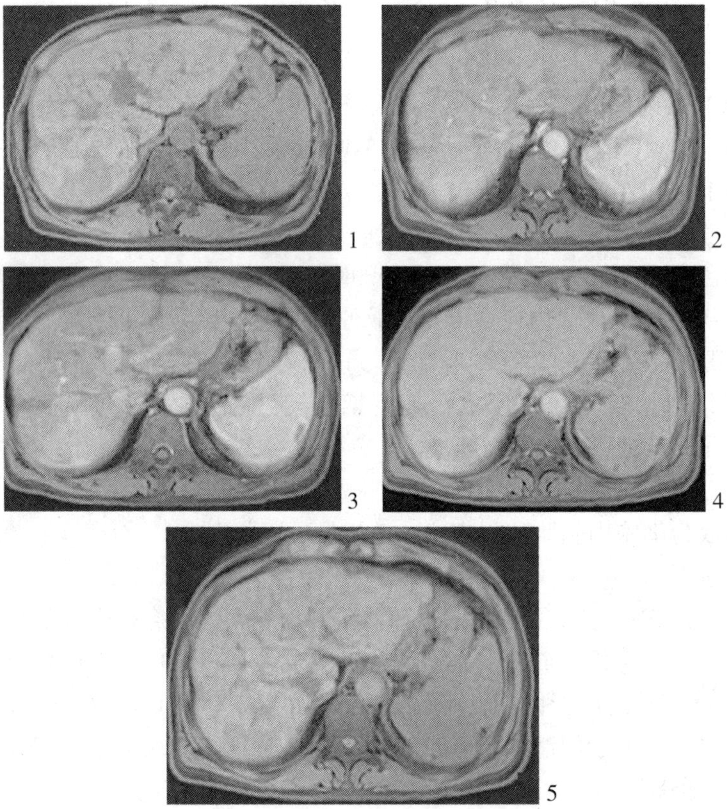

1.T_1WI横轴位；2～5分别为肝脏普美显特异性增强动脉期、门脉期、延迟期、特异性期。T_1WI平扫见病灶呈不规则低信号，动脉期病灶明显强化，门脉期、延迟期强化明显褪去，而肝脏特异性期病灶不摄取对比剂而呈现明显低于肝实质的低信号。

图6-4-10 肝右叶肝细胞肝癌

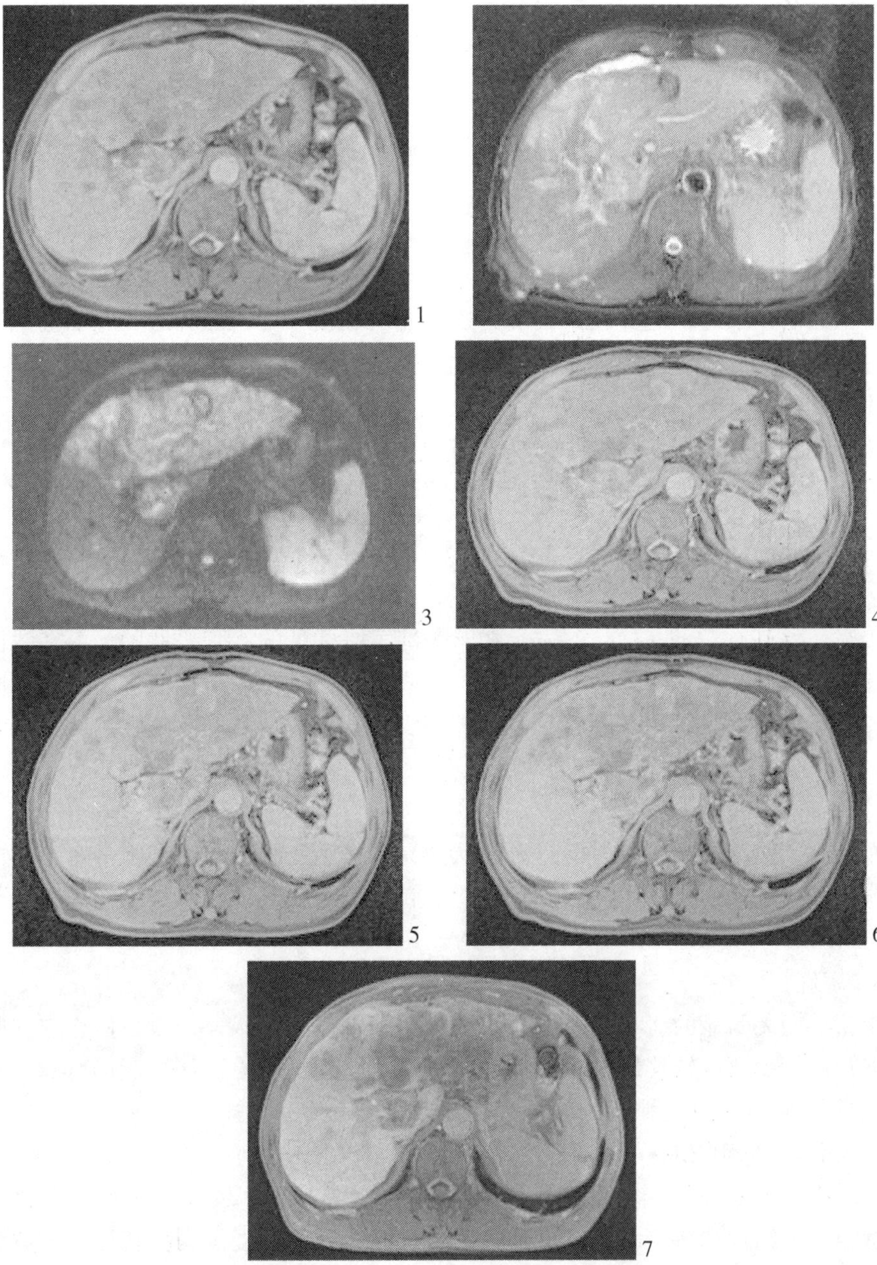

1.T_1WI轴位；2.T_2WI脂肪抑制序列轴位；3.DWI；4.动脉期；5.门脉期；6.延迟期；7.特异性期。

肝左叶弥漫性信号异常，肝顶及肝左叶多发大小不等的结节及团块影，呈长T_1、稍长T_2信号，弥散受限；病灶内局限性出血灶，呈短T_1、短T_2改变；增强扫描病灶动脉期轻度强化，门脉期及延迟期廓清，特异性期呈明显低信号。

图6-4-11 肝左叶肝细胞肝癌

【鉴别诊断】

需要与以下肿瘤进行鉴别：

（1）血管瘤

主要掌握各自对比增强特点和MRI表现，一般区别不难。

（2）炎性假瘤

炎性假瘤多表现境界不清，对比增强无“快显快出”增强现象。

（3）转移性肝癌

转移性肝癌一般有原发肿瘤病史，为多发性病灶，大小、分布趋于均匀，边界清楚或不清楚。肿块边缘增强，中央多出现无增强的坏死区，形成典型的“牛眼征”则有助于转移瘤诊断。

（4）肝腺瘤

肝腺瘤多见于口服避孕药女性，表现为边缘光滑、信号均匀的肿块。肿瘤周围常有假包膜或病灶内出血，则有助于肝细胞腺瘤的诊断。

（5）FNH

FNH并非真性肿瘤，好发于青年女性，典型表现在肿块中央有瘢痕组织，增强中后期大多数病灶仍为高信号或等信号，中心瘢痕可始终无强化或延迟强化，结合无肝硬化、AFP阴性等病史，一般即可诊断。

（二）肝转移癌

肝转移癌（metastatic cancer of liver）在欧美国家是常见的肝脏恶性肿瘤，在我国发病率仅次于肝细胞癌，死于癌症的患者25%～50%有肝转移，且57%来自消化系统恶性肿瘤，尤其以结肠、直肠癌易发生。成人肝转移癌以肺癌、乳腺癌、结肠癌及胰腺癌常见；儿童则以神经母细胞瘤、横纹肌肉瘤、Wilms瘤常见。

【病因】

到目前为止，转移机制不明，但有研究认为易转移到肝脏的肿瘤细胞常有亲宿内皮细胞的特殊受体，肝内皮辅助结构和肝内窦状结构对转移细胞缺乏正常的屏障作用，也是导致易发生转移的原因之一。

【临床与病理】

肝转移癌早期无明显的症状和体征，主要为原发肿瘤的症状，一般在检查原发肿瘤的同时发现肝脏转移；少数以转移瘤为首发症状，进一步检查发现原发灶，但仍有部分病人无法找到原发病灶。晚期在原发肿瘤的基础上，出现肝脏症状及恶性肿瘤晚期表现。AFP多阴性，来自消化道的肿瘤则CEA增高。

病理见肝内多发结节，大小不等，最大达10 cm，易坏死、囊变、出血和钙化，转移癌常保留原发癌组织结构和特征。只有少部分肝转移瘤表现为弥漫浸润型转移。多数肝转移瘤为少血供肿瘤，只有4%～7%为富血供肿瘤，如：肾癌、平滑肌肉瘤、绒毛膜上皮癌、胰岛细胞癌、甲状腺癌的转移；而来自胃癌、胰腺癌、食管癌、肺癌等的转移瘤多为少血供者。结肠黏液癌、胃癌、卵巢囊腺癌、肾癌、乳腺癌、黑色素瘤的转移瘤有钙化倾向；平滑肌肉瘤、黑色素瘤、结肠癌和类癌常有囊变。

门静脉为肝内转移最主要的途径，欧美国家以来源于胃肠道、胰腺等的原发肿瘤多见，占70%～80%，其中以结直肠癌多见，国内以胃癌为主；肝动脉转移至肝的原发肿瘤以乳腺癌和肺癌多见，恶性黑色素瘤亦可经此途径转移至肝；经淋巴道转移少见，胆囊癌、胆管癌、胃癌、胰腺癌可经淋巴道转移至肝，其中以胆囊癌多见；胃癌和胆囊癌可直接蔓延扩散至肝。

【MRI表现】

显示肝内多发或单发、边缘清楚的圆形或卵圆形瘤灶。信号变化多样，通常T_1WI表现为稍低信号，T_2WI则呈稍高信号，信号可均匀，也可混杂，与肿瘤中心的病理改变有关。25%的肿瘤因中心坏死在T_2WI上中心呈高信号，在T_1WI呈低信号，称为“靶征”或“牛眼征”；20%的病例因瘤周水肿在病灶周围见略高信号影，呈“亮环征”或“晕征”。有时肿瘤周围T_2WI表现为高信号环，称为“晕圈征”，这可能与肿瘤周边水肿或丰富血供有关。部分病灶内因出血，则T_1WI、T_2WI均表现为高信号，并见液-液平面；黑色素瘤转移时表现为稍短T_1、短T_2信号病灶；对于转移瘤内出现的钙化表现为瘤灶内局限性的低信号区。少数病灶表现类似肝血管瘤常见的“灯泡征”，需增强扫描鉴别。胆囊癌直接侵犯肝脏时，局部脂肪间隙消失，相邻肝实质内软组织肿块形成，与肝癌侵犯胆囊难以鉴别。少数转移瘤呈完全或部分囊性变，主要见于神经内分泌肿瘤、肉瘤等富血供转移瘤，由于生长速度快致肿瘤中心坏死或囊性变。抑或是大肠、卵巢等黏液腺癌的肝转移瘤。浸润性转移瘤的诊断颇为困难，需穿刺活检确诊。

肝转移瘤的增强扫描可多次采集获得动脉期、门脉期及平衡期图像，大多表现为不均匀强化或环状强化，均匀强化见于少数病例，延迟后瘤灶强化减轻；若进行肝特异性增强，因转移癌的肿瘤细胞不具备正常肝细胞功能，不能摄取特异性对比剂，所以增强后肝细胞特异性期表现为低信号；而正常肝组织强化明显，因此更有利于病灶的显示，尤其是小的转移癌。囊性转移瘤借助壁结节或不规则边缘并呈中等程度强化可与囊肿、脓肿鉴别。转移瘤一般无门静脉癌栓和假包膜形成（图6-4-12）。

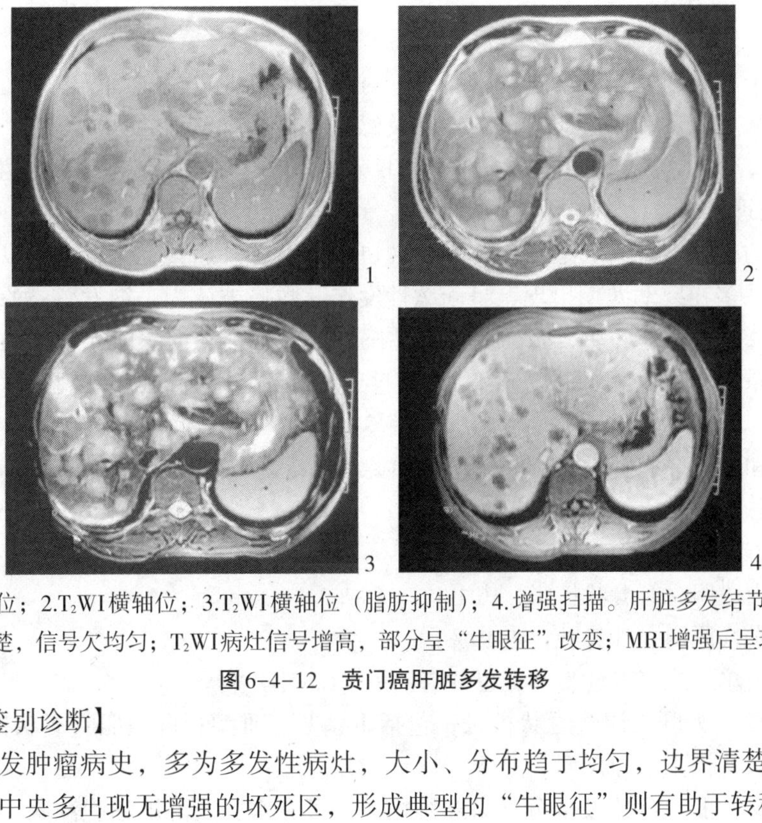

1.T_1WI横轴位；2.T_2WI横轴位；3.T_2WI横轴位（脂肪抑制）；4.增强扫描。肝脏多发结节样病灶，T_1WI信号减低，边界清楚，信号欠均匀；T_2WI病灶信号增高，部分呈“牛眼征”改变；MRI增强后呈环状强化。

图6-4-12　贲门癌肝脏多发转移

【诊断与鉴别诊断】

一般有原发肿瘤病史，多为多发性病灶，大小、分布趋于均匀，边界清楚或不清楚。肿块边缘增强，中央多出现无增强的坏死区，形成典型的“牛眼征”则有助于转移瘤诊断。

如无明确原发肿瘤病史，单发肝转移瘤需与肝癌、肝淋巴瘤、肝脓肿、肝结核等病鉴别：

（1）原发性肝癌

主要是单发转移瘤与巨块型肝癌的鉴别，增强扫描肝癌表现为“快进快出”的增强特点，但“液-液平面”“靶征”或“牛眼征”“亮环征”或“晕征”等征像主要见于肝转移瘤。

（2）肝脏淋巴瘤

原发于肝脏的淋巴瘤少见，大多为非霍奇金氏淋巴瘤，成人多见，主要表现为孤立肿块、多发病灶、弥漫浸润等多种形态，病灶信号无特异性，鉴别上淋巴瘤中心坏死相对少见，增强后可见血管漂浮征，确诊有待活检。

（3）肝脓肿

可见环形强化，但转移瘤常为多发，肝脓肿则多单发，结合病史有助于鉴别。

第五节　胆系病变

一、胆总管囊肿

先天性胆管扩张症（congenital choledochal cyst，CCC），亦称为先天性胆总管囊肿或胆管囊肿、胆管囊状扩张症，主要好发于东方国家，以日本常见，75%在10岁前诊断，男女发病率比例为1∶3～1∶4。

【病因】

主要是由于胆管壁先天性发育异常所致，对其发病机理，目前争议较大，一般认为是由于先天性胆管壁发育不良、胰胆管汇合异常及感染，造成胆道不同程度阻塞，引起胆管内压增高，胆管增大形成囊状扩张；另外，本病女性发病率高于男性，有人认为与性染色体有关。

【临床与病理】

本病典型的临床表现为右上腹痛和腹部肿块、黄疸三联症，但至少一半以上病例往往不具备该表现，并多在婴幼儿期出现，呈间歇性发作。腹痛被认为是继发感染的表现，临床常伴有发热；80%病人腹部肿块，张力高并囊性感，可左右推动但不能上下推动；黄疸为梗阻性、间歇性加重，与感染相关并随感染加重；晚期可见胆汁性肝硬化和门静脉高压，常见于憩室型。

按其部位和形态，胆管囊状扩张分为五种类型：

Ⅰ型为胆总管囊肿，多见，占80%～90%；

Ⅱ型为胆总管憩室，占2%；

Ⅲ型为壁内段胆总管囊状扩张，占1.4%～5%；

Ⅳ型为多发性肝内、外囊肿，占19%；

Ⅴ型为肝内单发或多发性囊肿，也称卡罗里（Caroli）病。

临床上主要分为肝外胆管囊状扩张，包括Ⅰ、Ⅱ、Ⅲ型；肝内胆管囊状扩张，即Ⅴ型；肝内、外胆管囊状扩张，即Ⅳ型。

病变段囊壁由胶原纤维及部分弹力纤维构成，可有水肿及淋巴细胞浸润，壁内多无上皮覆盖，缺乏平滑肌。囊肿远端常扭曲、狭窄而导致黄疸的发生。

【MRI表现】

MRCP在胆总管囊肿的诊断中应用价值高，可多角度显示囊肿的形态并可显示与正常胆管的关系，MRI平扫结合MRCP，胆总管囊肿即可确诊。在胆管移行区任何部位发生的胆总管囊肿均表现边界清楚、囊壁薄而均匀、圆形、类圆形或梭形病灶，沿胆管走行并与正常胆管相连且分界尚清；囊肿信号与胆汁相似，T_1WI为低或高信号，T_2WI为高信号。囊肿本身不强化，囊壁可强化（图6-5-1）。

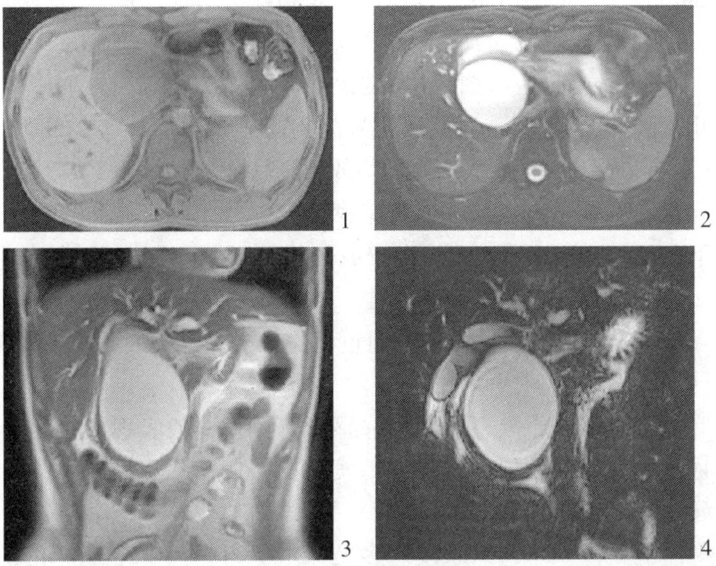

1.T_1WI横轴位；2.T_2WI横轴位；3.T_2WI冠状位；4.MRCP胆道重建。胆总管走行区囊性病变，呈低T_1WI信号、高T_2WI信号，冠状位可见该病变与上下端胆管相续，呈局限性胆总管扩张，MRCP亦可清晰显示。

图6-5-1　胆总管囊肿Ⅰ型

Caroli病尤其应注意扩张的胆管沿胆管树分布，位于一个或一个以上的肝叶，扩张的胆管间肝实质和管道正常，胆总管和左右肝管正常。

并发症：

（1）结石形成

胆管局部扩张与胆汁淤积是结石形成的主要原因，达80%，在T_2WI上呈圆形或类圆形低信号充盈缺损影或液平。

（2）感染

与胆汁淤积、反流和胰液中的酶活化有关，使胆汁信号混杂，囊壁与周围组织分界不清或囊肿壁局限不规则增厚。

（3）自发性穿孔

发生率为2%～3%，多发生于前壁，原因不明，MRI上为穿孔侧囊肿壁与周围组织分界不清，形态不规则，T_1WI上信号减低，T_2WI上信号增高。

（4）癌变

可达2.5%～15%，是正常人群的20～28倍，Caroli病恶变是正常人群的100倍。当囊肿壁局限不规则增厚或形成软组织肿块时，胆总管囊肿癌变应考虑。

【诊断与鉴别诊断】

MRCP可直接显示肝内胆管囊状扩张的部位、范围和程度，为本病诊断有效的检查方法。主要与肝囊肿鉴别，MRCP见到囊与囊之间有小胆管相连即可鉴别。偶尔也要与多发性肝脓肿鉴别，脓肿之间也可与胆管相通，但脓肿壁较厚，有强化，与胆管扩张不同，临床表现也各异。

二、胆石病

胆石病（cholelithiasis）是胆道系统，包括胆囊和各级胆管内发生结石的疾病。

【病因】

在胆道系统中，胆汁淤滞并在理化性质的改变、胆道感染等因素的影响下，胆汁的某些成分如胆色素、胆固醇、黏液物质和钙盐析出、凝集而形成结石。另外，地区与民族差异、激素、肥胖、妊娠、高脂肪饮食、糖尿病、胃切除或胃肠吻合术后、肝硬化、贫血亦为高发因素。

一般根据结石发生的部位，将结石分为胆囊结石、肝内胆管结石（汇合部以上）和肝外结石（汇合部以下包括肝总管和胆总管）。按成分将结石分为胆固醇结石、色素性结石、混合性结石三大类。胆囊结石以胆固醇结石为主，而胆道结石以胆色素结石为主。西方国家多见胆固醇类结石，我国常见胆红素类结石，但近年胆固醇类结石发病率有上升的趋势。

【临床与病理】

胆囊结石与结石的大小、部位、是否合并感染有关，一般表现与胆囊炎近似，胆绞痛为其典型症状，有时可扪及肿大的胆囊。大的单发结石，症状不明显，小结石易进入胆总管而表现为胆总管结石的症状。

胆管结石多发生于胆管下端，以原发性多见，主要为胆色素结石或混合性结石；继发性结石以胆固醇结石为主。症状与梗阻、感染密切相关，结石阻塞胆管并感染时，出现典型的腹痛、寒战高热、黄疸三联症（Charcot症），并呈间歇性发作。

【MRI表现】

任何部位的单发或多发结石，以圆形、类圆形、柱状、泥沙样或不规则形多见，大小不一，泥沙样结石直径为1～2 mm，成堆或团状分布，在T_1WI、T_2WI上均为低信号，在T_2WI高信号胆汁的背景下结石影更明显；部分结石由于所含成分不同而信号混杂，甚至在T_1WI呈高信号，主要为胆固醇结石，或在环状低信号背景下，中心为高信号。发生在胆囊的结石往往同时合并胆囊炎，如位于胆囊颈部，则伴有胆囊的增大。发生于肝内外胆管的结石，同部位胆管不同程度炎性改变外，还可见结石平面上方的胆管迂曲扩张，或在T_2WI及MRCP上表现为杯口样充盈缺损、“靶征”或“新月征”（结石周围或一边高信号胆汁环绕）等；发生于肝内胆管的结石可以并发病变肝叶萎缩和正常肝组织代偿性增大，致肝组织形态失常。增强扫描，胆道结石无强化。

对于MRI或MRCP诊断胆系结石应综合考虑，不能盲目偏信或扩大一种检查的优越性，MRI平扫可根据胆道或病变部位任意斜位扫描，以最佳位置显示结石，但部分细小结石在T_2WI高信号胆汁掩盖下易漏诊；MRCP容积成像法显示胆管佳，但在图像重建的过程中，胆汁的高信号易掩盖细小结石，造成结石在MRCP图像上丢失，此主要为泥沙样结石。在观察MRCP图像时应结合原始图像，在2D基础上重建的MRCP更应结合原始图像做出诊断（图6-5-2、图6-5-3）。

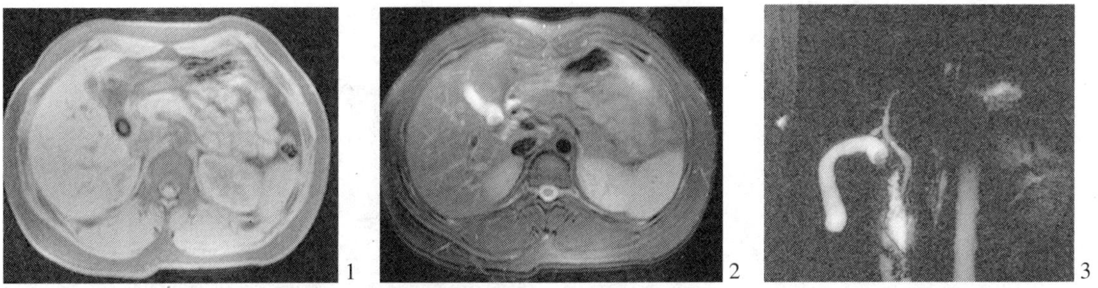

1.T_1WI横轴位；2.T_2WI横轴位；3.MRCP。胆囊颈部结石呈T_1WI混杂稍高信号、T_2WI低信号，MRCP可见胆囊颈部结节样充盈缺损。

图6-5-2　胆囊颈部结石

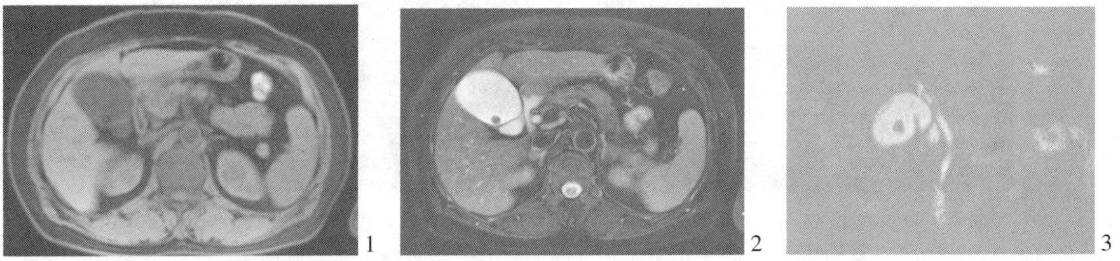

1.T_1WI横轴位；2.T_2WI横轴位；3.MRCP。胆囊结石呈T_1WI低信号、T_2WI低信号，MRCP可见胆囊内结节样充盈缺损。

图6-5-3　胆囊结石

【诊断与鉴别诊断】

结合常规MRI及MRCP一般可明确诊断。

三、Mirizzi综合征

所谓Mirizzi综合征是由于一个或多个结石嵌顿于胆囊颈或胆囊管，同时并发炎症且反复发作，导致胆囊或胆囊管与肝总管炎性粘连、压迫，引起胆总管狭窄梗阻而发生的梗阻综合征。本病是1948年Mirizzi首先报道，是胆囊结石少见的并发症，其临床意义在于病理上胆囊管多萎缩，与胆总管粘连明显，行规范化胆囊切除时易并发胆道损伤。

【临床与病理】

临床症状无特异性，主要为梗阻性黄疸表现，伴或不伴右上腹疼痛。

病理改变包括三个方面：胆囊颈或胆囊管内嵌顿的结石和胆管炎症；胆总管受压变窄甚至完全阻塞；狭窄胆总管以上胆道扩张。有时嵌顿的结石和胆管炎压迫胆总管或炎症累及胆总管形成溃疡，可发生胆囊-胆总管瘘。

【MRI表现】

T_1WI显示为胆囊与胆管移行区混杂低信号影，与周围组织分界清楚或不清；T_2WI显示在胆囊炎及胆囊管炎症基础上的结石影，位于胆囊管或胆囊颈内，同平面胆总管有一弧形侧方压迹并狭窄，狭窄平面上肝内外胆管扩张；MRCP可显示与PTC、ERCP相似的征象，主要表现为胆囊颈或胆囊管充盈缺损影并同平面胆总管狭窄，其上肝内外胆管扩张，而远侧胆总管正常，其狭窄段有别于胆囊癌所致的狭窄范围广、边缘不规则等（图6-5-4）。

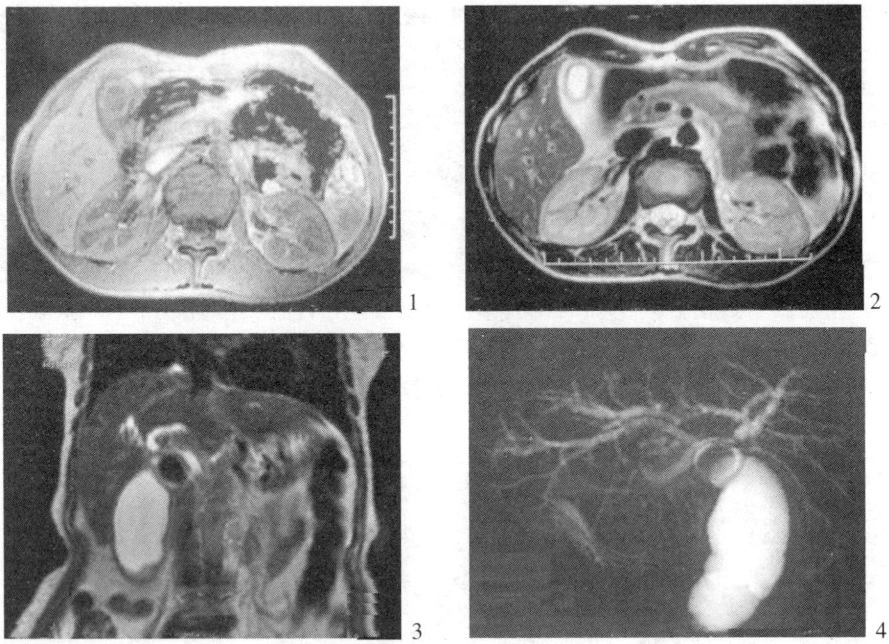

1.T_1WI横轴位；2.T_2WI横轴位；3.T_2WI冠状位；4.MRCP。胆囊颈部可见结节样异常信号影，在T_1WI、T_2WI为低信号，边界清楚，信号均匀；MRCP示胆囊增大，同平面胆管受压并肝内胆管扩张，胆囊颈部可见类圆形充盈缺损影。

图6-5-4　Mirizzi综合征

【诊断与鉴别诊断】

胆囊颈或胆囊管充盈缺损影并同平面胆总管狭窄，其上肝内外胆管扩张，而远侧胆总管正常，可提示本病的诊断。

由于本病具有重要的临床意义，故手术前明确诊断，对指导制订手术方案有重要意义。

1997年Nagakawa从治疗的角度将本病分为4型：

Ⅰ型为胆囊颈、胆囊管结石嵌顿压迫肝总管所致狭窄；

Ⅱ型为胆囊管、胆囊颈嵌顿结石形成胆囊肝总管瘘；

Ⅲ型为胆囊管、肝总管汇合处结石所致肝总管狭窄；

Ⅳ型为胆囊管、胆囊颈无结石嵌顿，由胆囊炎所致肝总管狭窄。

本病主要需要与原发性胆总管狭窄鉴别（如肿瘤、炎症）等，后者胆囊管、胆囊与胆总管之间分界较清晰，无胆管受压征象可资鉴别。

四、胆囊炎

（一）急性胆囊炎

急性胆囊炎（acute cholecystitis）为常见急腹症，一般为细菌感染和胆囊管梗阻引起的炎症。95%以上病人合并结石，为结石性胆囊炎；5%无胆囊结石，为非结石性胆囊炎。

【病因】

通常由于细菌感染或胆结石嵌顿，胆汁淤滞致胆囊内压力增高，压迫胆囊壁血管和淋巴管，胆囊血供障碍或高浓度的胆盐损害胆囊上皮导致炎症发生。另外，进入胆囊的致病菌在胆汁流出不畅时可造成感染，常见的致病菌以大肠杆菌多见；亦可合并厌氧菌感染。

【临床与病理】

结石性胆囊炎常见于中年女性，男女发病率之比为1∶2。急性发作的右上腹痛，放射至右肩胛部，为持续性疼痛并阵发性绞痛，夜间发作常见；有畏寒、高热、呕吐。检查见右上腹压痛，Murphy征阳性，可扪及肿大的胆囊，严重者可出现黄疸（10%～20%）。实验室检查见白细胞计数增高，血清胆红素或碱性磷酸酶增高。

非结石性胆囊炎多见于老年男性，临床表现与结石性胆囊炎类似。

病理表现分三种类型。急性单纯性胆囊炎仅为胆囊黏膜充血，水肿；急性化脓性胆囊炎则炎症波及胆囊全部或周围组织，发生胆囊周围粘连或脓肿；胆囊内充满脓液，壁缺血、坏死，甚至穿孔，引起胆汁性腹膜炎则为急性坏疽性胆囊炎。

【MRI表现】

MRI扫描显示胆囊增大，胆囊壁增厚。胆囊短径大于5 cm提示为增大，但因受多种因素影响，变化较大，单纯胆囊增大并不意味着炎症；胆囊壁增厚是诊断胆囊炎的可靠征象，弥漫性增厚超过3 mm，一般腔内面光整而浆膜面因炎症、粘连而边界不清；少数胆囊壁呈结节状增厚与胆囊癌难于鉴别；炎症较重时出现胆囊窝积液，部分病人可见胆囊周围脓肿或周缘肝组织炎性改变并与肝组织分界不清，大部分病人同时伴有胆结石或胆管结石，尤以胆囊颈部结石常见；胆囊壁一般T_1WI信号略低，T_2WI信号略高，但在实际工作中，由于胆囊的炎性改变影响了胆囊的功能，胆囊壁信号在T_2WI胆汁高信号的背景下信号略低，有时在T_1WI和T_2WI显示均欠清晰。增强扫描从胆囊壁的内层逐渐全层强化，延时后明显；典型的表现为内层和外层强化较中间层明显；ADC图上胆囊壁信号减低（图6-5-5）。

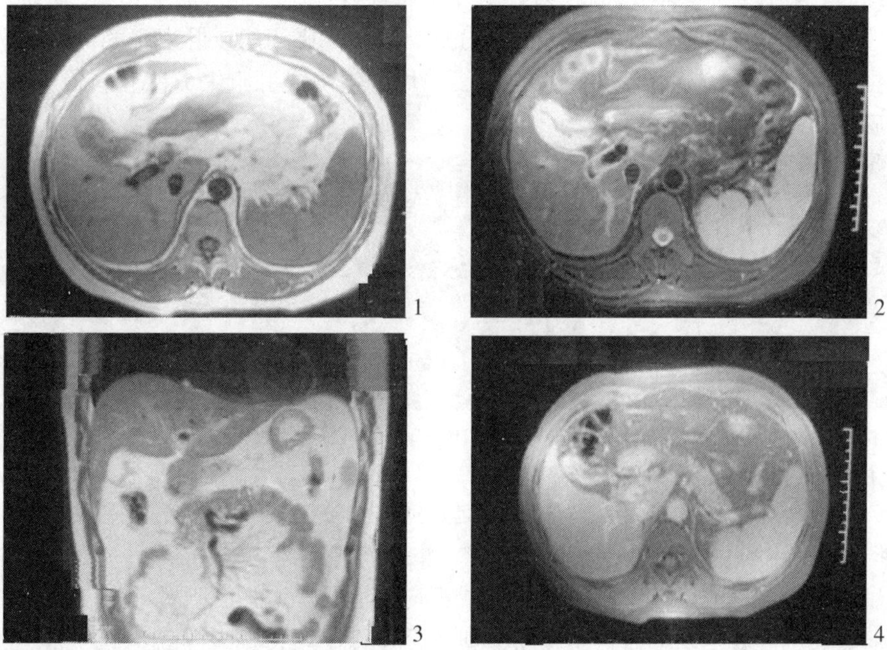

1.T_1WI横轴位；2.T_2WI横轴位；3.T_1WI冠状位；4.MRI增强扫描。门脉期可见胆囊壁水肿明显，T_1WI为低信号，T_2WI信号略高；增强后胆囊壁因水肿明显强化。

图6-5-5　急性胆囊炎

【诊断与鉴别诊断】

胆囊短径大于5 cm，胆囊壁弥漫性增厚超过3 mm，一般腔内面光整而浆膜面因炎症、粘连而边界不清，结合临床病史可提示本病的诊断。

（二）慢性胆囊炎

慢性胆囊炎（chronic cholecystitis）多由反复发作的急性胆囊炎发展而来，也可没有明显的急性过程。约90%合并胆囊结石，常与胆结石并存和互为因果。

【病因】

细菌感染、胆管阻塞、化学刺激为其发病的主要原因。

【临床与病理】

症状不典型，多数病人有胆绞痛病史。常出现腹胀不适、上腹部隐痛、厌油腻、消化不良等，在饱餐或进食油腻食物后加重。部分病人以消化道症状或以消化道疾病治疗不缓解就诊。检查见右上腹部局限性压痛，Murphy征阳性。

病理主要为胆囊壁增厚和瘢痕收缩，胆囊黏膜萎缩；胆囊壁纤维组织增生而增厚、钙化，常有结石并存。

【MRI表现】

胆囊壁的增厚和胆囊壁钙化为其主要征象。增厚的壁均匀、厚度大于3 mm，内壁光整而外壁毛糙与周围组织分界不清，一般慢性胆囊炎增厚的胆囊壁因纤维组织增生而在T_1WI、T_2WI信号减低；MRI对钙化敏感性差。常表现为胆囊体积减小，胆囊萎缩；当胆囊颈部或胆总管梗阻时，胆囊增大；由于胆囊浓缩和排空功能不良，胆汁信号在T_1WI信号可增高；如果合并胆囊结石，则慢性胆囊炎诊断容易，对非结石性慢性胆囊炎诊断应慎重，与胆囊癌鉴别困难；慢性胆囊炎与周围组织粘连明显，部分病例合并周围组织或肝组织的炎性浸润。

增强扫描胆囊壁中度强化并内壁多光滑，当周围组织或肝组织炎性浸润较重时可见胆囊窝与肝实质的不均匀强化（图6-5-6）。

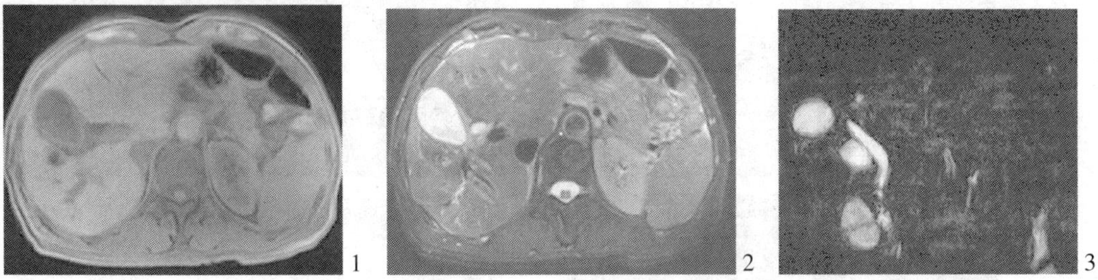

1.T_1WI横轴位压脂；2.T_2WI横轴位压脂；3.MRCP。胆囊饱满，壁均匀增厚，胆囊内等或稍短T_1、短T_2信号影；MRCP示胆囊内多发小结节样充盈缺损影。

图6-5-6　慢性胆囊炎合并胆囊结石

【诊断与鉴别诊断】

MRI显示胆囊萎缩或增大，胆囊壁均匀或不均匀增厚，增强后胆囊壁多表现为均匀强化。

慢性胆囊炎的胆囊壁增厚需与胆囊癌鉴别。后者的胆囊壁增厚一般超过5 mm，且不规则，常伴有胆囊变形，壁僵硬或肝脏受侵等。同时还需明确胆囊周围炎、肝炎或肝硬化低蛋白血症、胰腺炎等所致的胆囊壁增厚，其多呈一过性，并常见胆囊窝积液，需密切结合病史鉴别。

（三）黄色肉芽肿性胆囊炎

黄色肉芽肿性胆囊炎（xanthogranulomatous cholecystitis，XGC）是一种少见的胆囊良性病变，是以胆囊慢性炎症为基础、伴有黄色肉芽肿形成、重度增生性纤维化以及泡沫状组织细胞为特征的炎性病变。

1970年Christensen和Ishak首先以纤维黄色肉芽肿性炎症报道此病，其后亦有学者将此病命名为胆囊蜡质或蜡质样组织细胞肉芽肿和胆汁肉芽肿性胆囊炎；该病发病率低，占胆囊炎症性疾病的0.3%～3.6%，多见于中老年女性。

【病因】

病因及发病机制不清，但绝大部分病人伴有胆石症，说明结石在其发病中至关重要；另外，部分病人伴有高脂血症和2型糖尿病，说明该病可能与代谢紊乱有关。目前多数学者认为胆道梗阻合并细菌感染是导致该病发生的关键因素。

【临床与病理】

临床上无特异性表现，因绝大多数病人合并有胆结石而常表现为慢性胆囊炎和胆囊结石的症状和体征，如右上腹疼痛、梗阻性黄疸、发热等；另外，当胆囊与周围脏器之间形成内瘘时，也常可见到胆囊壁坏疽、穿孔等。

胆囊壁的炎性破坏区内有载脂巨噬细胞和炎性细胞聚集，并见大量纤维组织增生。在增厚的肌壁间，有多个大小不一的黄色结节，浆膜面粗糙，壁间黄色结节达0.2～2.0 cm。

【MRI表现】

胆囊增大，壁不规则增厚，胆囊腔内可见多发结石影；增厚的胆囊壁内可见单发或多发、大小不一的圆形或类圆形等或短T_1、稍长T_2信号影，其为黄色结节，个别直径达2 cm，部分可融合成团，黄色结节可位于壁间，也可向黏膜下或浆膜下突出；ADC图上结节呈低信号，增强检查示增厚的胆囊壁不均匀强化，而黄色结节无强化或轻微强化；胆囊与肝及胃窦分界不清，其间正常脂肪界面消失（图6-5-7、图6-5-8）。

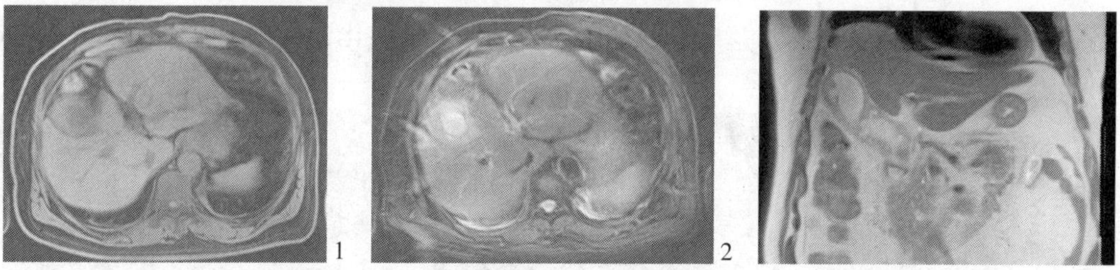

1.T_1WI横轴位；2.T_2WI横轴位；3.T_2WI冠状位。可见增厚的胆囊壁内见类圆形等T_1、短T_2信号结节。

图6-5-7 黄色肉芽肿性胆囊炎(一)

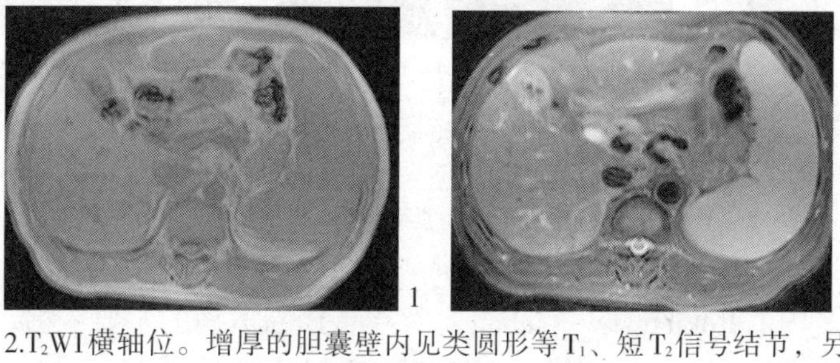

1.T_1WI横轴位；2.T_2WI横轴位。增厚的胆囊壁内见类圆形等T_1、短T_2信号结节，另一层面可见胆囊颈处低信号结石影。

图6-5-8 黄色肉芽肿性胆囊炎(二)

【诊断与鉴别诊断】

患者常有慢性胆囊炎的症状和体征；影像学表现为胆囊壁弥漫性或结节状增厚；胆囊壁边界清楚或不清；胆囊周围积液、胆结石和肝内胆管扩张等；以上可提示该病的诊断，但确诊困难，目前尚停留在病理诊断水平。

诊断中主要与胆囊癌和慢性胆囊炎等病鉴别。下列几点有助于与胆囊癌鉴别：

①XGC炎症重、病史长且有反复胆石病病史；胆囊癌炎症轻，病史短。

②XGC可扪及囊性包块；胆囊癌晚期包块质硬。

③XGC常为胆囊壁增厚和壁内多发结节，但胆囊内壁光滑，黏膜线光整；胆囊癌多为单发肿块，突向腔内，胆囊黏膜面缺损或破坏。

慢性胆囊炎：多表现为胆囊壁均匀增厚、钙化，缺乏增厚胆囊壁间的异常信号结节。

五、胆囊增生性疾病及胆系肿瘤

（一）胆囊腺肌增生症

胆囊腺肌增生症（adenomyomyomatosis of gallbladder）也称腺肌瘤病、胆囊壁憩室症。比较常见，发病率为2.8%～5%，为不明原因的黏膜上皮及基层异常增生的胆囊良性病变。

【临床与病理】

临床症状可表现为右上腹餐后不适，无特异性表现。

正常胆囊壁缺乏黏膜肌层。本病为黏膜上皮过度增生并直接突入增厚的固有肌层内，甚至深达浆膜下，形成胆囊壁内憩室样变，即Rokitansky-Aschoff窦增大和增深。病变可累及胆囊全部，或呈节段性。少数憩室内并发小结石。

【MRI影像学表现】

胆囊缩小，壁不均匀增厚，可达2 cm以上，对比增强可强化。偶尔胆囊壁内可见小结石影。T_2WI显示Rokitansky-Aschoff窦比较有价值。可见增厚的胆囊壁内有多发直径为4～7 mm的类圆形高信号灶，边界清晰，对比增强T_1WI表现胆囊壁强化而其中的Rokitansky-Aschoff窦无强化（图6-5-9）。

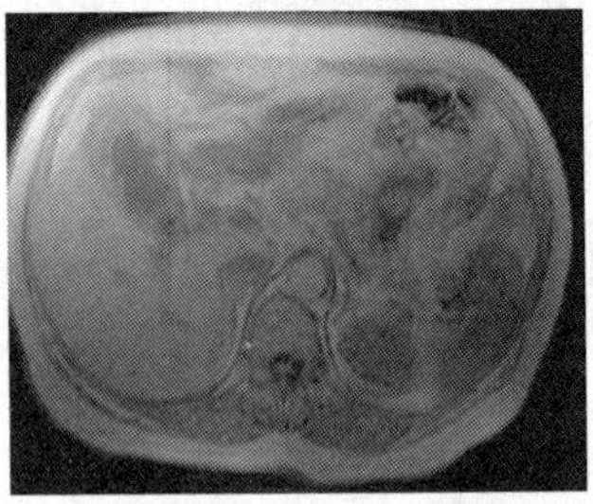
1

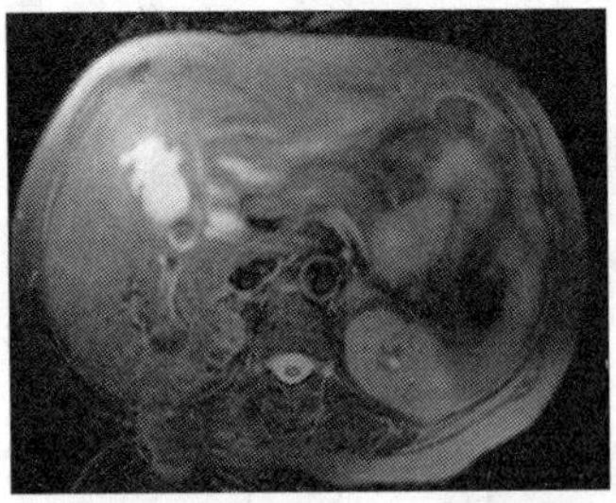
2

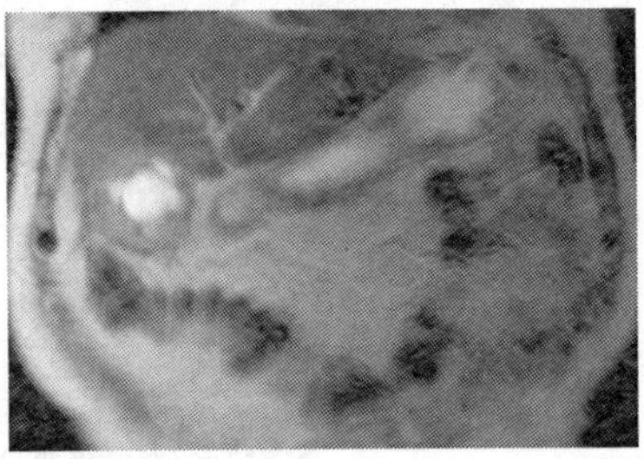
3

1.T_1WI横轴位；2.T_2WI横轴位；3.T_2WI冠状位。增厚的胆囊壁内可见数个小椭圆形长T_1、长T_2信号影，囊腔与正常胆囊腔相连续，冠状位见数个胆囊壁内囊性病灶与正常胆囊腔围成“花瓣状”，胆囊内无明显结石影，壁与肝实质界限较清。

图6-5-9　胆囊腺肌症

【诊断与鉴别诊断】

胆囊壁增厚和其内的Rokitansky-Aschoff窦存在是诊断本病的主要依据。

借此也可以与慢性胆囊炎、胆囊息肉和胆囊癌鉴别。

（二）胆管癌

这里所说的胆管癌（carcinoma of bile duct）指发生在左、右肝管以下至胆总管下端的恶性肿瘤，不包括肝内胆管细胞癌和壶腹癌。

【病因】

病因不明，与硬化性胆管炎、慢性炎性肠病和胆石症（约1/3胆管癌合并胆管结石、胆管结石5%～10%合并胆管癌）等病有关，先天性胆管囊状扩张症发生癌变的概率较高。近年研究发现，乙肝、丙肝与胆管癌发生可能有关。

【临床与病理】

本病多见于50～70岁男性，主要症状为右上腹隐痛或胀痛和进行性加重的梗阻性黄疸，继而出现恶心、呕吐、体重减轻、脂肪泻、陶土样大便、腹水等晚期症状。血清CA199可能升高，CEA、AFP正常。

组织学上95%为腺癌，少数为未分化癌、鳞癌、类癌等。肿瘤分为结节型、浸润型、乳头型，浸润型最常见。结节型肿瘤或乳头型肿瘤在胆管内生长，形成肿块，使管腔部分或完全阻塞；浸润型肿瘤则引起胆管壁增厚、僵硬、扭曲，局限性向心性或偏心性狭窄，继发胆道梗阻致胆汁性肝硬化等症状。文献报道胆管癌生长缓慢，确诊时45%～70%已转移，其转移方式有局部浸润、淋巴转移和腹腔种植等。

根据生长部位分为上段胆管癌、中段胆管癌、下段胆管癌。上段胆管癌：占50%～75%，包括左、右肝管及汇合部、肝总管上段2 cm内的肿瘤，亦称肝门部胆管癌或Klatskin瘤（Klatskin于1965年首先描述，因而又名Klatskin瘤），是临床高位梗阻的主要原因；中段胆管癌：指肝总管和胆囊管汇合部以下至胆总管中段的肿瘤，占10%～25%；下段癌：指胆总管下段、胰腺段和十二指肠壁内段的肿瘤，占10%～20%。

【MRI表现】

胆管癌因发病部位和方式不同而表现各异，显示胆管壁的增厚或肿块，胆管狭窄并伴不同程度胆管扩张为胆管癌主要表现；肿瘤在T_1WI呈略低或等信号，T_2WI信号稍高；DWI呈高信号，ADC图呈低信号；中或重度扩张的胆管呈软藤状，个别为残根状；动态增强扫描门脉期和延迟期持续强化为其特征性表现，部分病例动脉早期不规则中等强化。肝门区胆管内径小，早期可出现胆管梗阻，一侧的胆管癌可同时合并同侧胆管扩张和肝叶萎缩；当肿瘤累及胆囊管时，可见胆囊增大；周围肝实质受侵犯时，周围肝实质内见与肿瘤相似信号的病灶区，边界多不清楚，增强扫描可判断肿块与周围组织侵犯情况；胆管癌向腔外生长突破胆管壁，造成胆管外脂肪层消失或边界不清；常见转移部位为肝脏、胰头、十二指肠和邻近淋巴结。MRI检查对本病诊断的优势不仅在于显示病变的具体部位和大小，MRCP还可良好显示胆道狭窄的部位、程度、梗阻的形态和扩张的肝内胆管，两者结合能更准确地判断阻塞的部位与原因（图6-5-10）。

【诊断与鉴别诊断】

MRI容易显示胆管扩张，胆管突然中断或不规则的胆管狭窄，胆管内软组织肿块、胆管壁增厚等征象，结合临床表现多不难诊断。

在鉴别诊断方面，需排除胆管结石、胆管炎所致的胆道狭窄等疾病。胆管癌致胆管壁多呈局限性偏心性增厚，最厚达5 mm以上，而胆管炎时胆管壁不超过5 mm；胆管结石在T_1WI

呈等或高信号，在T_2WI呈低信号，且边界清楚，一般有突发右上腹疼痛或黄疸、发热等病史。

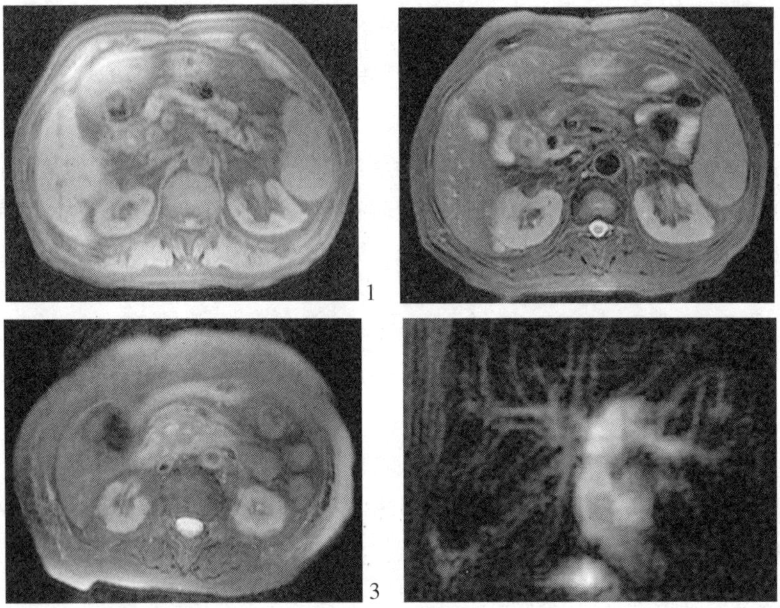

1.T_1WI横轴位；2、3.T_2WI横轴位；4.MRCP。胆总管中上段截断，可见软组织信号肿物，边界不清，MRCP示梗阻段以上肝内外胆管扩张。

图6-5-10　胆管细胞癌（胆总管中上段中分化腺癌）

（三）胆囊癌

胆囊癌（carcinoma of gallbladder）为胆系最常见的恶性肿瘤，占所有胆道疾病的0.4%～3.8%，常见于50～70岁的女性，男女发病率之比为1∶3～1∶4。

【病因】

原因不明，但可能与胆囊结石的长期刺激和胆囊慢性炎症、感染细菌产物中的致癌物质等综合作用有关。流行病学显示，70%的胆囊癌与胆结石有关，胆囊结石至胆囊癌的发生可达10～15年；息肉也有发展为胆囊癌的倾向，完全钙化的“瓷”胆囊、胆胰管结合异常、溃疡性结肠炎等亦为致癌因素。

【临床与病理】

早期症状不明显，部分仅有胆囊炎或胆结石的症状。进展期肿瘤侵犯至浆膜或胆囊床时常表现为右上腹持续性疼痛、黄疸、消瘦、肝大和上腹部包块。合并胆囊炎可有发热、恶心、呕吐等。实验室检查见CEA、CA199、CA125等均可升高，其中CA199较敏感，但无特异性。

胆囊癌多发生在胆囊体部或底部。82%为腺癌，少数为鳞癌（7%）和腺鳞癌（1%）及未分化癌（7%）。80%肿瘤呈浸润性生长使胆囊壁弥漫性增厚或局部增厚；20%的肿瘤呈乳头状生长，表现为菜花样块突入胆囊腔，可占据整个胆囊，形成软组织肿块。

胆囊癌的转移以淋巴转移为先，先累及胆囊和胆总管、门静脉周围淋巴结，后转移到胰头部、肠系膜上动脉、肝动脉周围淋巴结及后腹腔淋巴结；亦可侵犯肝、十二指肠、结肠肝曲等周围器官；血行转移少见。

【MRI表现】

胆囊壁局限性或非均匀性增厚，与正常肝组织分界不清；胆囊内实质性肿块，呈突向腔内乳头状、菜花样肿物并伴胆囊壁的增厚；或发现时正常的胆囊影消失，在胆囊窝的位置上可见实性肿块，并向周围肝组织生长，以至与肝癌难于鉴别。肿瘤在T_1WI呈低信号，T_2WI信号增高，DWI呈高信号，ADC图呈低信号，信号混杂，85%的病例合并胆结石、胆囊炎；当肿块来源不清时，在肿块内发现结石，可帮助确诊胆囊癌；85%的肿块就诊时已侵犯肝实质或发生肝内转移，肿块与肝脏分界不清；肿瘤可直接侵犯胆道或肝门淋巴结转移压迫胆道致梗阻性黄疸。肿块周围局部脂肪层的消失提示侵犯。

增强扫描可见增厚的胆囊壁及胆囊软组织肿块不同程度强化，持续时间长，增强后肿瘤的显示大于平扫且比平扫明显，侵犯的肝组织和转移的淋巴结亦可强化（图6-5-11）。

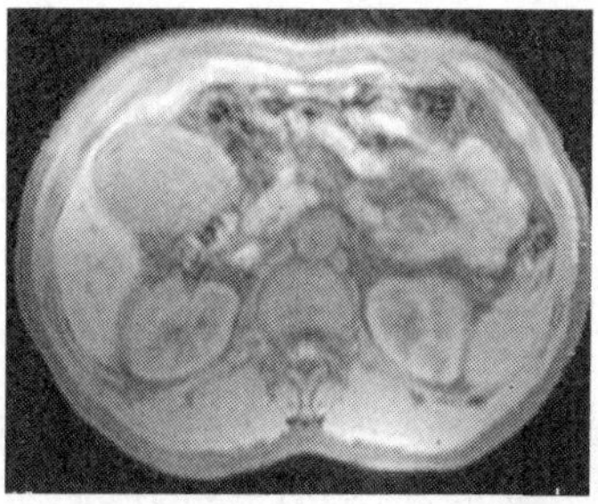
1

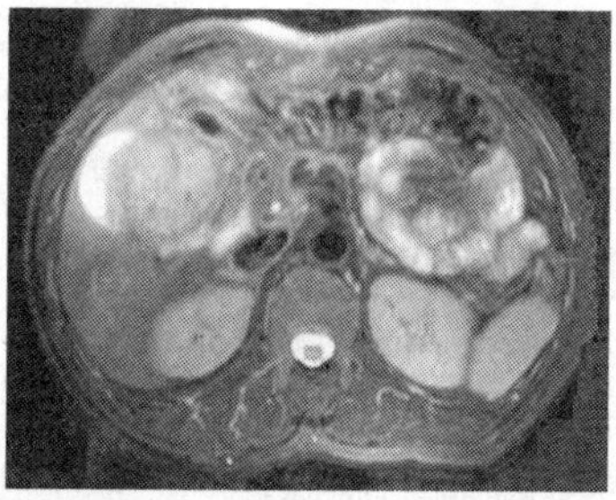
2

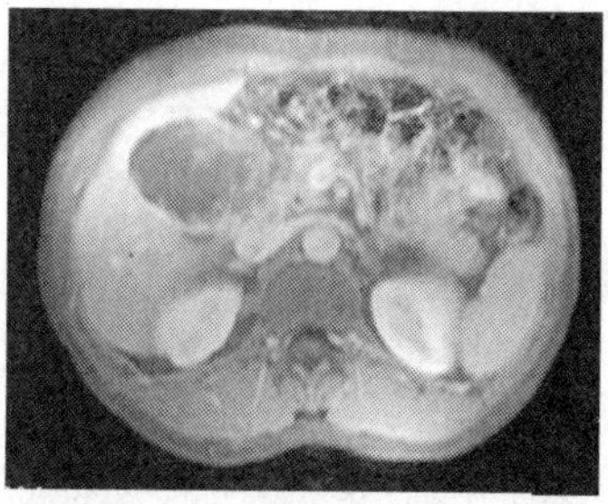
3

1.T_1WI横轴位；2.T_2WI横轴位；3.增强扫描门脉期。胆囊窝内巨大肿块，与肝脏分界不清，T_1WI呈低信号，T_2WI呈混杂高信号，胆囊窝内可见积液；T_2WI增强扫描见病灶边缘不均匀强化。

图6-5-11　胆囊癌

【诊断与鉴别诊断】

胆囊癌于MRI平扫显示为胆囊壁不均匀增厚及软组织信号肿块，增强后不均匀强化，MRCP对显示肿瘤侵犯胆道有诊断价值。已经波及周围肝实质的肿块型胆囊癌，主要与肝癌鉴别，胆囊癌引起的胆道侵犯，扩张比较明显；相反，肝癌发生胆道扩张较轻，出现门静脉侵犯、栓塞较多。胆囊壁增厚的胆囊癌还需与慢性胆囊炎鉴别，胆囊壁明显或不规则增厚，对比增强强化明显，并胆道扩张、周围肝实质侵犯和肝内转移则支持胆囊癌诊断。

第六节　胰腺

一、胰腺炎

（一）急性胰腺炎

急性胰腺炎（acute pancreatitis，AP）是胰蛋白酶原溢出至胰腺间质和胰周组织内而被激活成胰蛋白酶，胰蛋白酶又对胰腺间质和胰周组织起消化作用而引起的疾病，是临床常见的急腹症之一。

【病因】

本病有多种致病因素，国内以胆道疾病为主，占50%以上，西方国家主要与过量饮酒关系密切，占60%。

（1）胆道疾病：主要为胆总管结石下移、胆道蛔虫或因炎症致十二指肠乳头水肿或狭窄等；

（2）过量饮酒在欧美国家常见；

（3）十二指肠反流；

（3）创伤：如ERCP和内镜经Oddis括约肌切开胆管取石术等；

（4）其他：包括胰腺血循环障碍、感染、药物等因素。

【临床与病理】

发病急，通常为持续性、阵发性加重的上腹部疼痛和腹胀，于饱餐和饮酒后突然发作；伴发恶心、呕吐等胃肠道症状，呕吐后不缓解为其特点；体温增高但无寒战体征。重症者可出现休克征象。

血淀粉酶升高早于尿淀粉酶，血淀粉酶发病数小时即升高，24 h达高峰，4～5 d恢复正常，而尿淀粉酶24 h开始升高，48 h达高峰，约1～2周恢复正常，淀粉酶值的高低与病变轻重程度不一定成比例；腹腔穿刺液中淀粉酶增高有诊断意义。

该病分为急性水肿性胰腺炎和急性出血坏死性胰腺炎。多数急性水肿性胰腺炎，胰腺以不同程度水肿、充血为特征，伴有局灶性脂肪坏死等；少数（10%～20%）为坏死型，以胰腺实质出血和坏死为坏死性胰腺炎的特征。胰腺内、胰腺周围，肠系膜、网膜以及腹膜脂肪不同程度坏死及液体积聚，积液未及时吸收、被纤维组织粘连包裹后的4～6周内形成假性囊肿，发生率约为10%，可单发或多发。严重的坏死性胰腺炎可并发蜂窝织炎和胰腺脓肿、脾动脉假性动脉瘤、门脉血管闭塞和静脉血栓形成。

【MRI表现】

急性胰腺炎性改变导致胰腺弥漫性或局灶性肿大、外形不规则，与同平面肝脏相比，T_1WI表现为局灶性或弥漫性信号减低，T_2WI表现为信号增高，但信号不均，边界不清，早期坏死组织和炎症之间的信号无明显差异；胰腺周缘组织水肿致胰腺边缘模糊不清；胰腺炎产生的胰腺内、外积液为T_1WI低信号、T_2WI液性高信号区，沿胰腺周缘和肾前筋膜分布，严重时向腹腔、腹膜后、肝门等部位扩展，随着病变的发展胰腺内坏死灶与液体信号相似；胰腺炎合并有出血时，出血区在T_1WI信号增高，在T_2WI信号减低，随着正铁血红蛋白的出现，可表现为T_1WI和T_2WI均呈高信号，DWI及ADC图上信号混杂。增强扫描可鉴别坏死和存活组织。

约20%的坏死性胰腺炎合并感染和脓肿，病原体最常见来自胃肠道，一般发生于胰腺炎后期，为胰腺和胰腺周围液体的聚集，表现为圆形或不规则形病灶，中心可见液性信号，常有较完整的壁，30%～50%的病灶内见气泡影，为细菌感染的确切征象，但MRI显示逊于CT，增强扫描可见壁的强化，但无气泡影的脓肿需与假性囊肿鉴别；假性囊肿是胰腺积液未完全吸收，在急性胰腺炎4周后纤维组织和肉芽组织包裹形成，囊壁并非上皮组织，位于胰腺内外，以胰腺外多见，表现为圆形、边界清楚、囊壁光滑锐利的长T_1、长T_2信号，信号均匀，如囊肿合并感染、出血或有坏死物质存在，可导致信号混杂，特别在脂肪抑制T_2WI序列上表现明显。增强扫描时胰腺不均匀强化，坏死及出血部分、周围积液不强化。胰液侵犯肝动脉、胃动脉、胃十二指肠动脉等可出现假性动脉瘤；侵犯小血管壁可导致出血，脾静脉受累可出现脾栓塞等（图6-6-1）。

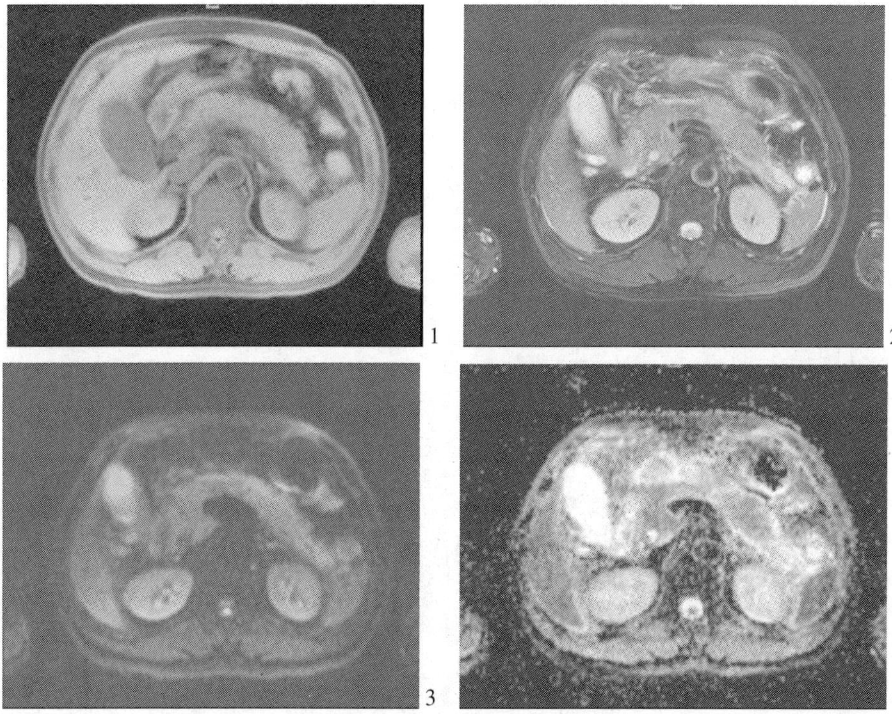

1. 轴位T_1WI压脂；2. 轴位T_2WI压脂；3. 轴位DWI；4. 轴位ADC图。胰腺体积增大，胰尾部液性渗出，T_1WI呈低信号，T_2WI呈高信号，DWI呈稍高信号，ADC呈高信号。

图6-6-1 急性重症胰腺炎

【诊断与鉴别诊断】

根据影像学及临床表现、实验室检查，多数急性胰腺炎病人可明确诊断。影像学检查的目的主要是确定病变扩散范围及并发症，评价病情、决定治疗方案及预后评估。

（二）慢性胰腺炎

慢性胰腺炎（chronic pancreatitis，CP）是急性胰腺炎反复发作或胰腺缓慢不可逆性慢性进行性炎症、伴有反复发作上腹部疼痛、内外分泌功能减退和丧失的疾病。

【病因】

国外报道70%～80%的病例与长期酗酒、营养不良有关；国内以胆道疾病为主，多达半数左右的病人是由急性炎症反复发作而成；其他病因与急性胰腺炎相同。

【临床与病理】

剑突下、上中腹部反复发作疼痛，常放射至腰背部；且饮酒和饱餐可诱发疼痛或使疼痛加重，为慢性胰腺炎的最主要症状；约1/3的病人并发糖尿病，1/4的病例有消化不良、脂肪泻。部分病人伴有食欲不振、排便次数增多、体重减轻等症状。腹痛、体重减低、糖尿病和脂肪泻为慢性胰腺炎“四联症”。

病理上胰腺纤维化，质地变硬，体积缩小，正常小叶结构被纤维和脂肪组织取代，胰岛组织破坏。胰管狭窄或节段性扩张，管腔内有蛋白类物质，并有碳酸盐沉着，胰管结石和胰体钙化比较常见。

【MRI表现】

胰腺萎缩，也可呈弥漫或局限性增大，T_1WI信号略低，T_2WI信号略高，信号混杂，胰管迂曲扩张，胰周、肾前筋膜增厚；30%的病人胰腺有钙化，对小的钙化MRI显示差，对大于1 cm的钙化，T_1WI和T_2WI均为低信号；合并假性囊肿者约占34%，为长T_1、长T_2异常信号影，T_2WI对小的假性囊肿显示率高，囊内出血、感染等可使其信号混杂，甚至T_1WI信号增高；部分病人合并胰管结石时，在胰管内见类圆形或点状低信号影，远端胰管扩张并胰腺体尾部萎缩。MRI能反映胰腺纤维化的程度，由于腺泡中水样蛋白的消失，胰腺在T_1WI和T_2WI上表现为信号减低，尤其T_1WI加脂肪抑制序列胰腺信号减低更为明显。

增强扫描胰腺无强化或强化不明显，假性囊肿不强化。与MRCP结合检查是MRI检查的优势，主胰管或分支呈串珠状、扭曲扩张等，亦见胆管的扩张，对慢性胰腺炎诊断与鉴别诊断意义较大（图6-6-2）。

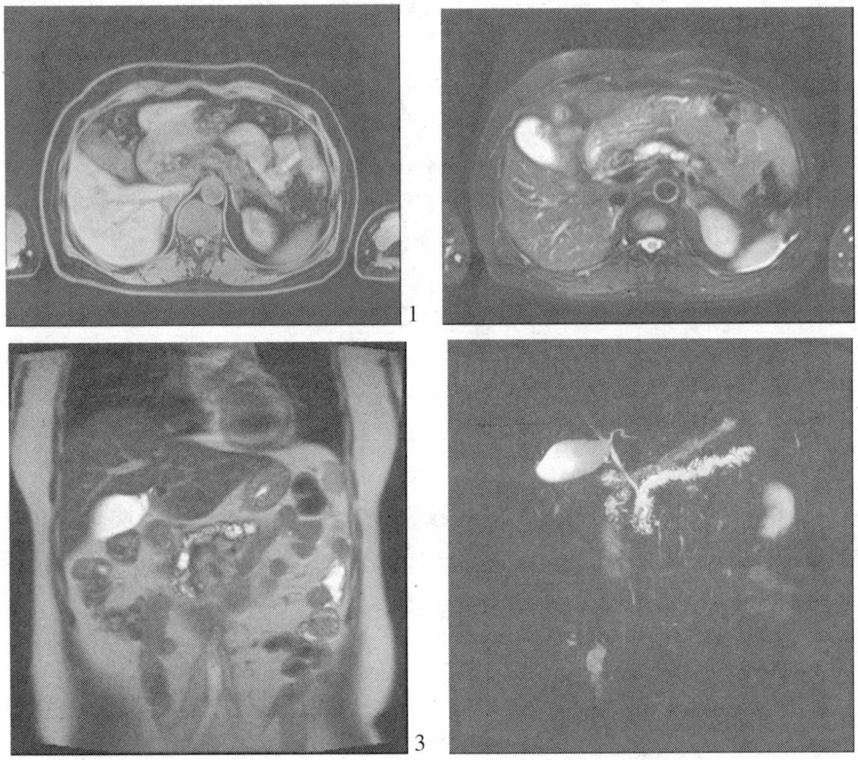

1.轴位T_1WI压脂；2.轴位T_2WI压脂；3.T_2WI冠状位；4.MRCP。胰腺萎缩，胰管扩张。

图6-6-2　慢性胰腺炎

【诊断与鉴别诊断】

胰腺萎缩、胰管扩张、胰腺周围筋膜的增厚等有助于慢性胰腺炎诊断。慢性胰腺炎胰头增大与胰头癌的鉴别是临床工作中的一个难点，偶尔病理学诊断也较困难。目前认为胰头增大并钙化影、胰管串珠状扩张、假性囊肿及胰头的纤维化改变，胆总管逐渐变细为尖嘴样，增强扫描在任何间期变化趋势与正常胰腺强化一致，提示慢性胰腺炎可能性大，在检查方法上CT、MRI结合MRCP提供的信息多；当胰头增大伴胆总管和胰管扩张、周围脂肪层模糊或消失，肿瘤区胆总管截断时均提示胰头癌可能性大，肝或淋巴转移及邻近血管受侵则符合肿瘤诊断。

（三）自身免疫性胰腺炎

自身免疫性胰腺炎（autoimmune pancreatitis，AIP）是由于自身免疫机制异常导致的一种特殊的慢性胰腺炎。

【病因】

AIP目前无明确病因，约60%的AIP患者同时合并其他自身免疫性疾病。

【临床与病理】

AIP具有相对典型的临床表现：没有急性胰腺炎症状，但出现梗阻性黄疸的老年患者，有丙种球蛋白血症和血清IgG4水平升高，自身抗体阳性。

病理表现为不规则胰管狭窄或胰腺弥漫性肿大，腺体纤维化伴显著的T淋巴细胞、浆细胞等慢性炎性细胞浸润。

【MRI表现】

AIP表现为胰腺弥漫性增大，呈腊肠样改变，无钙化，胰腺强化程度减弱。胰周可有包膜样环状影，系炎症、周围液体或胰周脂肪组织纤维化所致，MRI表现为T_2WI线状低信号影，动态扫描呈延迟强化。少数患者可有胰周淋巴结肿大和胰腺假性囊肿的形成。主胰管可有节段性或弥漫性狭窄，呈管壁不规则。AIP常可累及胆管，表现为节段性狭窄和肝内胆管扩张（图6-6-3）。

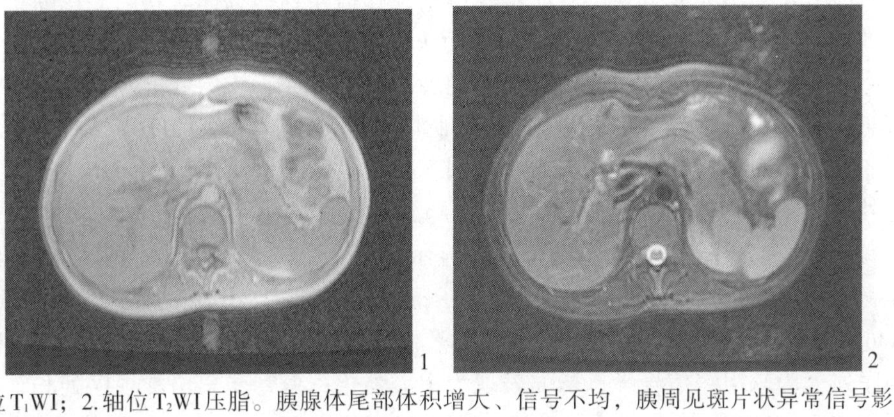

1. 轴位T_1WI；2. 轴位T_2WI压脂。胰腺体尾部体积增大、信号不均，胰周见斑片状异常信号影，T_1WI呈低信号，T_2WI呈高信号。

图6-6-3 自身免疫性胰腺炎

【诊断与鉴别诊断】

应特别注意与胰腺癌相鉴别，两者可通过免疫球蛋白检查，对激素治疗反应及组织活检进行鉴别。

二、胰腺肿瘤

（一）胰腺癌

胰腺癌（cancer of pancreas）是胰腺最常见的恶性肿瘤，其发病率近年来明显上升，多见于40岁以上的中年男性。

【病因】

（1）染色体异常；

（2）吸烟烟雾中亚硝胺可诱发胰腺癌发生。

【临床与病理】

临床表现无特异性，常见为上腹部痛和饱胀不适，持续性腹痛；可合并食欲不振、便秘、腹泻、体重减轻等症状。胰头癌可以早期出现无痛性、进行性、梗阻性黄疸而发现较早，胰体癌、胰尾癌多因腹腔神经丛受侵而致背痛就诊，发现时常已达晚期。

胰腺癌可发生于胰腺的头、体、尾部或累及整个胰腺，分别占60%、15%、5%、5%～10%。80%为胰腺导管细胞腺癌，少数为鳞癌、未分化癌。胰腺癌绝大多数起源于胰管上皮细胞，呈富有纤维组织质地坚硬的灰白色肿块。仅极少部分胰腺癌起源于腺泡上皮。

胰腺癌可直接侵犯或通过血行、淋巴转移。胰头癌常直接侵犯胆总管、十二指肠、门静脉、肠系膜上动静脉等；胰尾癌常侵犯脾门。胰腺癌易出现胰头前后、幽门上下及后腹膜等部位淋巴转移。少数病人血行转移至肝、肺、骨等部位。

【MRI表现】

胰腺癌的直接征象是胰腺内肿块影，在T_1WI上呈低信号或等信号改变，T_2WI信号变化较大，相对正常胰腺组织为高信号、等或低信号；病灶平面胰腺增大；肿瘤直径较大时，大多为中等长T_1、长T_2信号，DWI呈高信号，ADC图呈低信号；如其内中心液化、坏死可见长T_1、长T_2液性信号，同时，DWI呈等或低信号，ADC图呈稍高信号；瘤内出血，则为点状、斑片状和不规则形高信号；当肿瘤直径小于2 cm时，外形变化不大，主要看信号的改变，但部分病例因信号差别不大或呈等信号而难于诊断；扫描序列的选择对胰腺癌诊断价值大，尤其在T_1WI加脂肪抑制序列胰腺癌为低信号，而正常胰腺组织仍为高信号；动态增强扫描对该病诊断的特异性和敏感性更高，主要为动脉期肿瘤为均匀或不均匀低信号灶，边缘不规则强化，门脉期和实质期扫描信号仍低，但没有动脉期明显，同时肿瘤边缘不清。

间接征象为肿瘤导致的胰腺本身的一系列变化，与肿瘤发生的部位密切相关。胰头癌除本身肿瘤外，最有价值的诊断是“双管征”，即肿瘤上方胆总管和胰管的扩张，同时胆总管在病灶部位突然截断，MRCP的检查可立体显示胰管、胆管系统，对梗阻平面的确定帮助大。胰体癌可致远端胰腺萎缩和胰管扩张；胰尾癌可侵犯脾门及其血管，致脾脏梗塞。

MRI可评估向周围组织浸润生长、血管受累和淋巴转移情况。淋巴转移在T_2WI和T_2WI加脂肪抑制序列上为软组织信号影，增强表现为中等强化；血管受累用常规序列和动态增强来显示，但以3D CE-MRA技术判断更准确。周围组织的侵犯，T_1WI上在高信号脂肪背景下，受累组织为局限性等、低信号，T_2WI加脂肪抑制序列上为中等程度高信号影，边界不清并与同平面的胰腺癌关系密切，晚期脂肪间隙消失（图6-6-4）。

【诊断与鉴别诊断】

多数病例根据影像学的典型表现可对胰腺癌做出诊断。此外，还应对其可切除性在手术前做出评估。

胰腺癌的鉴别诊断主要包括慢性胰腺炎、腹腔淋巴结结核等。与慢性胰腺炎的鉴别见本章慢性胰腺炎一节。腹腔淋巴结结核发生于胰腺周缘时表现为胰周淋巴结广泛肿大并与胰腺粘连而类似胰腺癌，但该病在增强扫描时肿大淋巴结可呈环状增强，其中央因干酪坏死无明显强化；多个淋巴结堆积成团，增强后则表现为蜂窝状肿块影，这一表现有一定的特征性；据此可与胰腺癌鉴别。

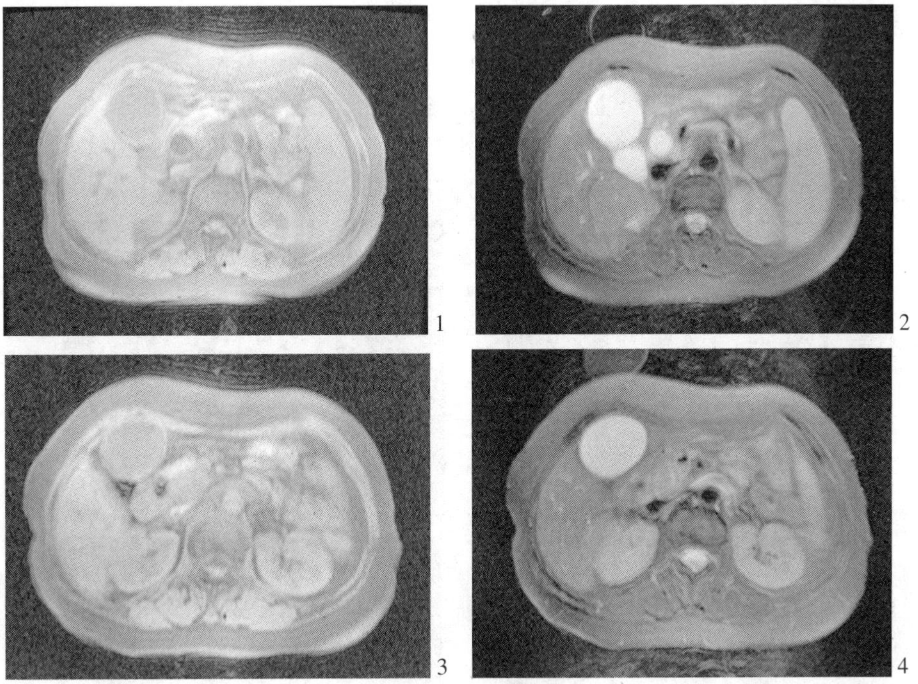

1.轴位T_1WI压脂；2.轴位T_2WI压脂；3.轴位T_1WI压脂；4.轴位T_2WI压脂。胰头部见一类圆形异常信号影，T_1WI呈等信号，T_2WI呈稍高信号，并胆总管受压，其以上胆总管扩张，T_1WI呈低信号，T_2WI呈高信号。

图6-6-4　胰头癌

（二）胰腺囊腺瘤和囊腺癌

胰腺囊性肿瘤发生率占胰腺囊性病变的10%～15%，占胰腺肿瘤的1%。

【临床与病理】

胰腺囊腺瘤病理上分为浆液性囊腺瘤和黏液性囊腺瘤。

浆液性囊腺瘤也称微小囊腺瘤，为一种少见的胰腺良性肿瘤，可发生在胰腺任何部位，以体尾部常见，多见于老年女性，平均发病年龄为63岁。肿瘤边界清楚，直径为2～25 cm，平均8 cm左右。肿瘤切面呈蜂窝状、由无数个1～20 mm的小囊构成，内含透明液体。浆液性囊腺瘤一般无症状，无恶变倾向。约20%的患者合并有肝、肾及中枢神经系统囊肿。

黏液性囊腺瘤也称巨囊腺瘤，常见于胰腺体尾部，肿瘤直径为2～20 cm，切面见囊内由大单囊或多个大囊组成，囊之间由纤维结缔组织分隔，囊壁厚，局部可见散在乳头状隆起，囊内充满黏稠液体。黏液性囊腺瘤常有恶变的可能，实际上是潜在的恶性肿瘤，且瘤体越大，癌的可能性越大，肿瘤直径超过5 cm要考虑恶性的可能，超过8 cm则多为恶性，故目前把黏液性囊腺瘤和囊腺癌统称为黏液性囊性肿瘤。该病多见于40～60岁的女性患者，平均发病年龄为55岁。

【MRI表现】

表现为T_1WI低信号、T_2WI高信号边缘光滑的圆形或卵圆形肿块，肿块内部信号与水的信号相近。所不同的表现为：

（1）浆液性囊腺瘤

浆液性囊腺瘤呈蜂窝状多囊性肿块，囊的直径小于2 cm，囊内信号在T_1WI上信号减低，在T_2WI上信号增高；肿瘤包膜和瘤内纤维间隔表现为低信号，肿瘤中央纤维瘢痕及钙化时也表现为低信号，其发生率约为10%；增强扫描见囊肿壁与内部间隔强化，中心瘢痕和纤维间隔在延迟期仍可强化，在DWI上囊肿壁与内部间隔呈高信号（图6-6-5）。

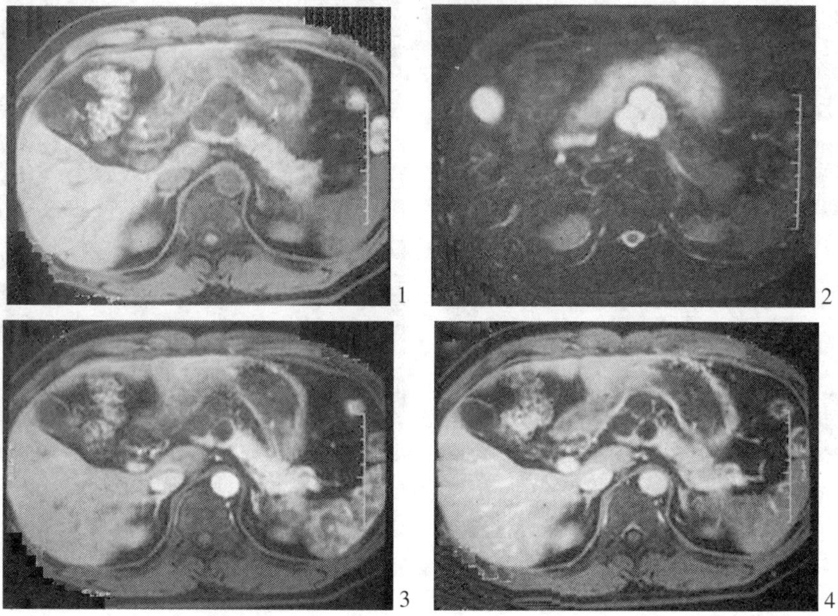

1.轴位T_1WI压脂；2.轴位T_2WI压脂；3.轴位T_1WI动脉期；4.门静脉期。胰腺颈部肿块，T_1WI呈低信号，内见略高信号分隔；T_2WI呈高信号，略低信号分隔将病灶分隔为大小不等的多个囊腔；增强后病灶分隔及胰腺实质强化，囊性部分未见强化。

图6-6-5　胰腺浆液性囊腺瘤

（2）黏液性囊性肿瘤

黏液性囊性肿瘤为大单囊或多个直径在2 cm以上的囊肿组成，直径可达10 cm以上；囊壁较厚，多囊者由纤维分隔，可有乳头样或脑回样突起。囊内含稠厚的黏液、出血和坏死组织，与周围肝组织相比，T_1WI信号可高、可低；与周围脂肪相比，T_2WI信号可高或稍高；囊内分隔在T_2WI或抑脂T_1WI增强扫描后显示较好，T_2WI一般呈相对低信号，T_1WI呈低到中等信号。多房时各囊腔信号强度可不同，这可能与出血和蛋白含量有关。如显示出囊壁的乳头样结节或脑回样突出、囊壁不清晰融合，囊内出现明显肿块或囊壁不规则增厚均提示囊腺癌的可能，如侵犯肝脏及周围见淋巴结肿大均为转移可靠征象，在鉴别诊断时更有帮助；囊腺癌出现钙化的概率高于囊腺瘤，亦为其诊断依据之一，但MRI对钙化显示差，在T_1WI、T_2WI均为低信号表现。增强扫描囊壁及间隔均可见强化；但囊壁不规则强化或见结节状强化、突入腔内的壁结节、囊内出现强化的软组织肿块均提示囊腺癌的可能（图6-6-6）。

【诊断与鉴别诊断】

胰腺囊腺瘤好发于中老年女性，其中浆液性囊腺瘤常为多囊，病灶中央出现日光放射状瘢痕及钙化是其特征性表现。黏液性囊腺瘤多为较大的单囊，但囊内可有粗细不等的分隔，囊壁或囊内可见壳状或不规则形钙化。黏液囊性肿瘤需与胰腺假性囊肿、真性囊肿鉴别。胰腺假性囊肿继发于胰腺炎或腹部外伤之后，有明确病史，影像学表现囊壁薄而均匀，没有壁结节，增强扫描囊壁光滑锐利，囊内液体无强化、无分隔；同时合并肾前筋膜的增厚；但当假性囊肿内合并出血、感染或坏死时，则难于鉴别。真性囊肿为先天性囊肿，壁菲薄，内无分隔，无强化；如发现肝、肾等部位囊肿，而无胰腺炎病史，且本身无症状而在体检时偶尔发现，诊断一般可确立。

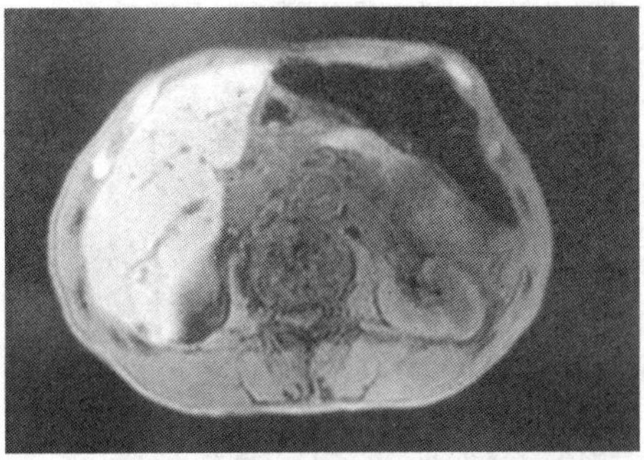
1

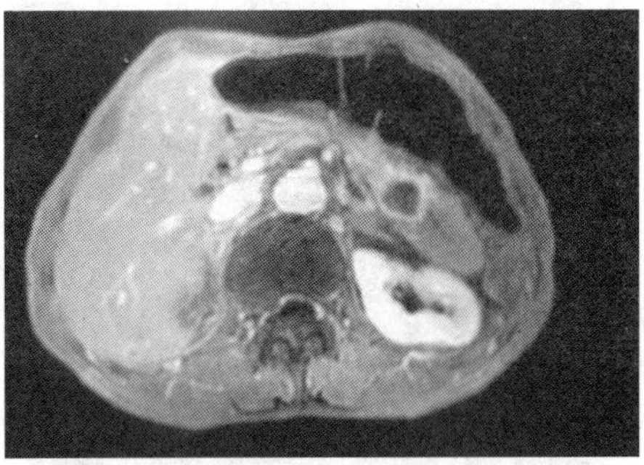
2

1.轴位 T_1WI；2.轴位 T_1WI 动脉期。胰尾部肿大，内见一团块样长 T_1 信号，信号尚均匀；增强扫描病灶呈环形强化，胰尾部胰管轻度扩张。

图6-6-6 胰腺囊腺癌

（三）胰腺实性假乳头状瘤（solid-pseudopapillary tumors of pancreas，SPTP）

SPTP是一种少见的胰腺肿瘤，该病占胰腺原发肿瘤的0.17%～2.5%，多发生于黑人和东亚的年轻女性，男女发病率之比为1∶13，但男性恶性程度高于年轻女性患者。84%的患者年龄在35岁以下，59%的患者年龄在25岁以下。1959年Frantz首先报道。1996年WHO正式将其命名为实性假乳头状瘤。胰腺实性假乳头状瘤起源及发病机制目前尚不清楚，部分学者推测可能起源于胰腺的多潜能干细胞，具有多向分化的能力。

【临床与病理】

本病好发于年轻女性及青少年。由于生长缓慢，临床表现不一，缺乏特异性。患者多以腹部肿块或腹痛就诊，部分患者肿瘤破裂后可致腹腔内出血；少数患者无临床症状，而在腹腔镜手术或影像学检查中偶然发现，一般各项生化检查均正常。实验室检查：肿瘤标记物均在正常范围。

肿瘤可发生于胰腺各部，以体、尾部多见，约占65%，偶有报道位于腹膜后，与胰腺无关，被认为来源于异位的胰腺组织。肿块多呈卵圆形，境界清楚，有纤维包膜，多向胰外生长，大小2.5～20 cm，平均9～10 cm。肿瘤内可出现出血、坏死、囊变、钙化。大体观察呈囊实性并伴有不同程度假性囊肿的形成，肿块中央为出血坏死碎片，周围为分叶乳头状浅褐色实性组织。纤维轴心的假乳头结构是诊断胰腺实性假乳头状瘤的重要标志。肿瘤与正常胰腺组织分界清楚，囊壁偶可见钙化。

少数SPTP可恶变，肿瘤生长可侵犯邻近组织，如胃、十二指肠、大血管等，但胰头部肿瘤较少累及胆总管引起梗阻性黄疸。多数肿瘤能被完整切除而治愈，仅5%局部复发，极少数有淋巴结、肝脏、腹膜转移。

【MRI表现】

肿瘤边界清楚，信号混杂，在 T_1WI 上为等或稍低信号，在 T_2WI 上为等或稍高信号，DWI呈稍高信号，ADC图呈稍低信号；囊变区呈长 T_1、长 T_2 液性异常信号；如出血，在 T_1WI、T_2WI 上均为高信号，当 T_2WI 上信号减低时，则提示含铁血黄素沉着；肿瘤中钙化均以病变边缘环形钙化或不规则钙化为主，部分病例肿瘤中可见点状钙化斑，钙化在MRI上显示不如CT，一般在T_1WI、T_2WI上均为低信号。另外，肿瘤周围的纤维包膜在T_1WI、T_2WI上表现为连续或不连续的低信号环带。增强扫描后肿瘤实性部分强化，而囊性部分无强化，MRI显示肿瘤内部不同组织结构比CT更具有优势（图6-6-7）。

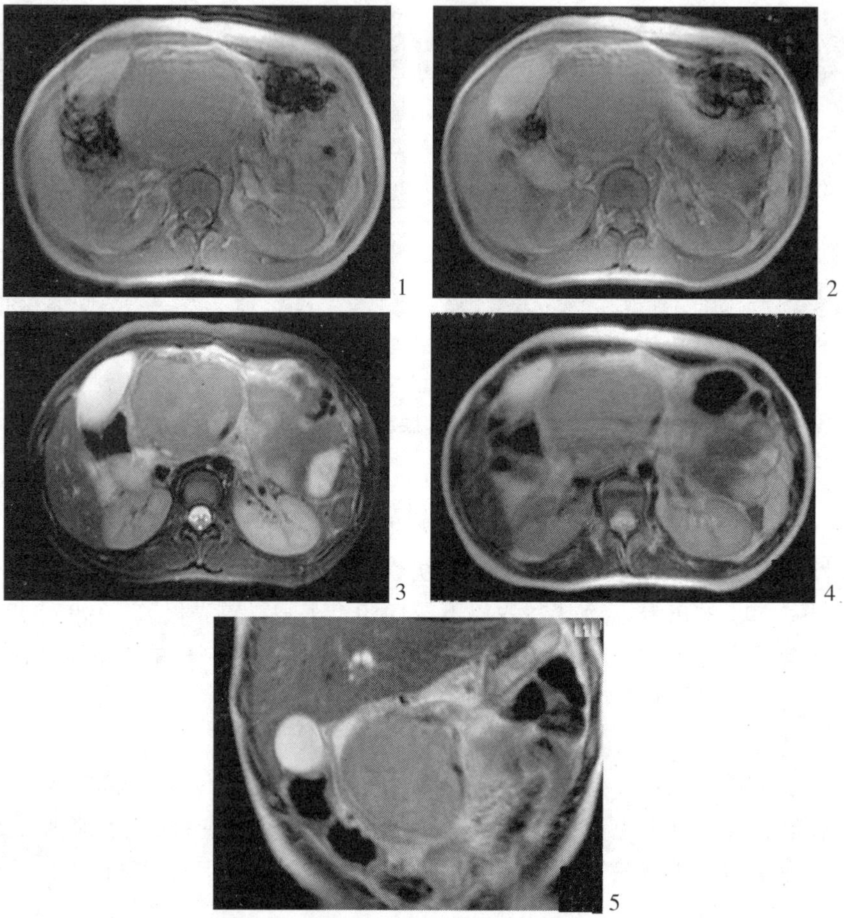

1-2.轴位T_1WI；3.轴位T_2WI压脂；4.轴位T_2WI；5.冠状位T_2WI。右腹部巨大软组织肿块，与胰腺关系密切，与同层面肝实质相比，T_1WI信号略低，T_2WI信号略高，信号均匀，周围组织受压移位，分界清楚。

图6-6-7　胰腺实性假乳头状瘤(低度恶性)

胰腺实性假乳头状瘤由于生长缓慢且质地较软，即使位于胰头部也很少会引起胆管或胰管扩张。

【诊断与鉴别诊断】

胰腺实性假乳头状瘤多见于年轻女性，呈囊实性及见肿瘤包膜，发生转移少见，手术治愈率高，须与其他胰腺病变如胰腺假性囊肿、胰岛细胞瘤、胰腺囊腺瘤、胰腺癌等相鉴别。

（1）胰腺假性囊肿

主要与发生囊内出血或囊周钙化的胰腺假性囊肿鉴别，但该病常有胰腺炎病史，多呈圆形或类圆形，无分叶状改变，囊壁较薄且囊内无附壁结节，极少有分隔。

（2）胰岛细胞瘤

无功能性胰岛细胞瘤体积往往较大，其内部也可以发生囊变，从而与胰腺实性假乳头状瘤类似，但该病无女性好发的趋势，且动态增强后与正常胰腺实质相比，其内的实性部分早期强化非常明显。

（3）胰腺囊腺瘤

胰腺囊腺瘤好发于中老年女性，其中浆液性囊腺瘤常为多囊，病灶中央出现日光放射状瘢痕及钙化是其特征性表现。黏液性囊腺瘤多为较大的单囊，但囊内可有粗细不等的分隔，囊壁或囊内可见壳状或不规则形钙化。

（4）胰腺癌

胰腺癌多见于老年男性，恶性度高。由于肿瘤组织乏血供，容易坏死而囊变。其特点是癌性病变常位于胰腺实质轮廓内，边缘模糊，与正常胰腺多分界不清。坏死的囊变区常为不规则形，也有少数呈类圆形，增强扫描时在囊变的周围有轻度强化。此外，胰腺癌易引起远端胰腺萎缩、胰管和胆管扩张，侵犯周围的组织器官，或转移到肝脏及胰周淋巴结。

第七节 脾脏

一、脾弥漫性病变

脾脏弥漫性疾病表现为脾肿大。引起脾肿大的病因很多：

1.炎症性

伤寒、败血症、结核等。

2.淤血性

门静脉高压、心脏病等。

3.增殖性

溶血性贫血、真性红细胞增多症等。

4.肿瘤性

恶性淋巴瘤、白血病、转移瘤等。

5.寄生虫性。

血吸虫病等。

6.胶原病性

红斑狼疮、类风湿、淀粉样变。

【MRI表现】

脾脏外缘光滑，在MRI横断面上脾脏长度超过5个肋单元，若肝脏下缘消失的层面上，脾下缘仍能见到则认为脾向下增大；脾脏T_1WI信号低于肝脏，T_2WI信号高于肝脏，信号均匀（图6-7-1）。

【诊断与鉴别诊断】

横断面上脾脏对应的肋单元超过5个应考虑脾脏大，有时脾增大以上下径为主，此时若在肝脏下缘消失层面上还能看见脾脏，亦可诊断脾大。脾肿大需要与脾脓肿、脾囊肿、脾巨大血管瘤及恶性肿瘤相鉴别。脾脓肿及囊肿可见类圆形长T_1、长T_2信号影，脾脏巨大血管瘤T_1WI低信号，T_2WI明显高信号，增强扫描动脉期周围结节状强化，其后逐渐向中央填充。恶性肿瘤MRI增强扫描可见明显不均匀强化，可相互鉴别。

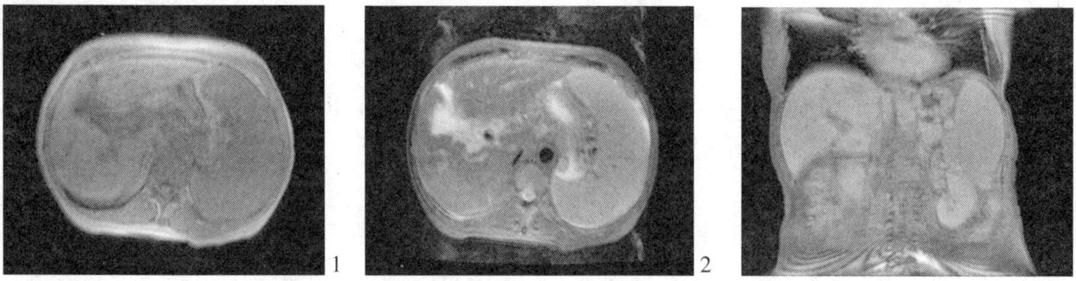

1.轴位T_1WI压脂；2.轴位T_2WI压脂；3.冠状位T_1WI压脂。脾脏弥漫性增大，大于5个肋单元，冠状位示脾脏下极等于或低于肝脏下极。

图6-7-1　脾大

二、脾脓肿

脾脓肿常为败血症脓栓引起。最常见的病因是亚急性细菌性心内膜炎。腹部脏器的严重感染可也侵犯脾脏，病人常因左上腹疼痛就诊。

【临床与病理】

患者常有败血症症状，出现寒战、高热、恶心、呕吐、白细胞升高。病理上早期以急性炎症为主，表现为脾弥漫性增大，随着炎症局限化，形成脓肿。

【MRI表现】

脾脓肿早期表现为脾脏弥漫性增大，信号均匀，当组织发生液化坏死时，可见单个或多个呈长T_1、长T_2、大小不等的椭圆形影，且因囊内蛋白等大分子物质含量较高，DWI呈高信号，ADC图呈低信号。少数病例脓肿内可见气体及气液平面（图6-7-2）。

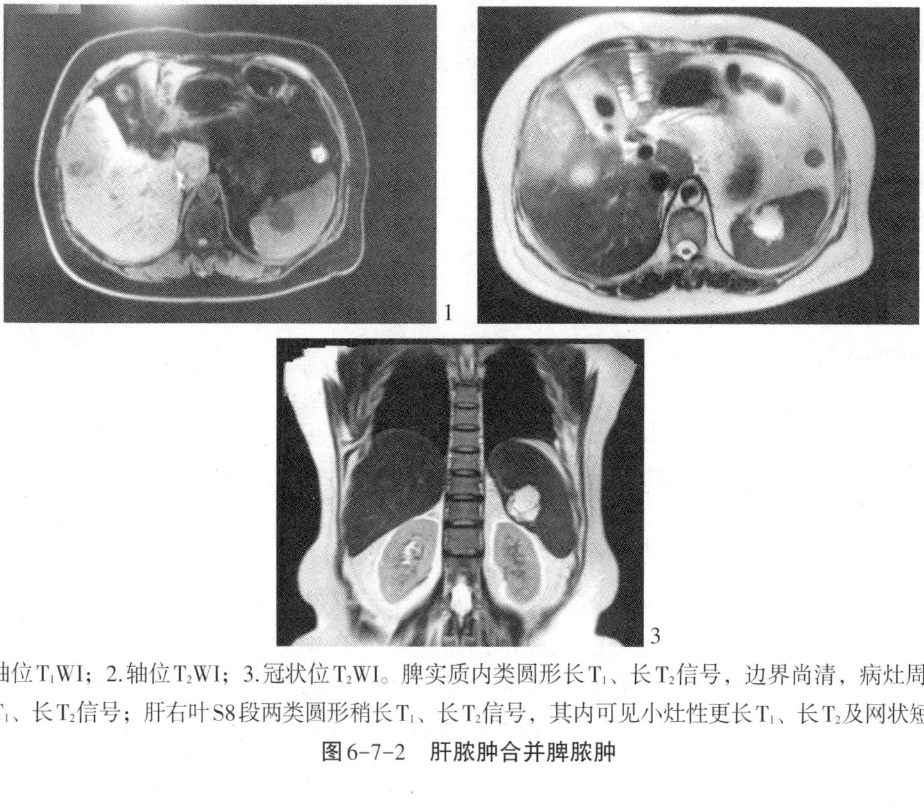

1.轴位T_1WI；2.轴位T_2WI；3.冠状位T_2WI。脾实质内类圆形长T_1、长T_2信号，边界尚清，病灶周围可见小片状长T_1、长T_2信号；肝右叶S8段两类圆形稍长T_1、长T_2信号，其内可见小灶性更长T_1、长T_2及网状短T_2信号。

图6-7-2　肝脓肿合并脾脓肿

【诊断与鉴别诊断】

脾脏内单个或多个长T_1、长T_2、大小不等的椭圆形影，少数内可见气体影。需要与恶性淋巴瘤及脾脏转移瘤相鉴别。恶性淋巴瘤脾内病灶边缘不规则，常伴全身淋巴系统改变。转移瘤呈长T_1、长T_2改变，可有原发灶，MRI增强不明显，边界不清，常伴上腹腔淋巴结转移。

三、脾肿瘤和瘤样病变

（一）脾脏囊肿

脾囊肿是脾组织的良性病变，分为寄生虫性和非寄生虫性脾囊肿两大类。多见于40岁以下年龄组，男：女=约为2：1，80%为单发。本节主要讨论非寄生虫脾囊肿。

【临床与病理】

小囊肿多为影像学检查时偶尔发现，无症状。巨大囊肿于左上腹部触及肿块并产生相应的压迫症状而就诊。

非寄生虫脾囊肿分为真性和假性两类，有无上皮细胞层是区别两者的关键，而假性者囊壁不含上皮细胞层，仅见纤维组织。假性囊肿大多与外伤、感染、栓塞有关，常见病因外伤占首位，其次为胰腺炎并发症。通常所说的真性囊肿大多指上皮样囊肿，而继发性囊肿多见于胰腺炎或脾梗死或脾外伤后引起的血肿吸收所致。

【MRI表现】

MRI具有较高的软组织分辨率，且可多方位成像，在脾囊肿的诊断上具有明显的优势，具体表现为脾内单发或多发圆形或类圆形的长T_1、长T_2水样异常信号区，信号均匀，张力明显，边缘光滑；若囊肿壁钙化则囊壁信号不均匀；如囊内出血或外伤后血肿机化则T_2WI上以高信号为主，信号混杂，在T_1WI上信号亦增高或呈等信号；如囊内蛋白质含量增高则囊肿信号在T_1WI、T_2WI上均匀增高。增强扫描囊肿信号无变化（图6-7-3）。

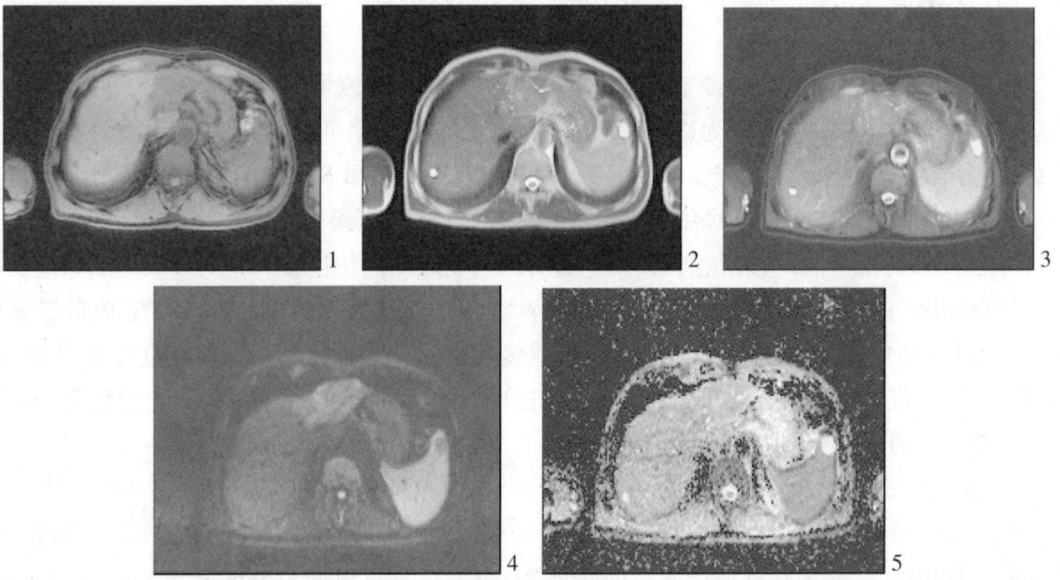

1.轴位T_1WI压脂；2.轴位T_2WI；3.T_2WI压脂；4.DWI；5.ADC。脾脏内见一类圆形异常信号影，T_1WI呈低信号，T_2WI呈高信号，DWI呈低信号，ADC呈高信号。

图6-7-3 脾脏囊肿

【诊断与鉴别诊断】

脾脏囊性病灶，囊内信号均匀，张力明显，边缘光滑；外伤性囊肿由于出血和机化，囊内可呈混杂信号。

影像学表现难以区分真性囊肿与假性囊肿，需参考有无外伤史和感染史，一般假性囊肿多与外伤有关，囊内容物常见陈旧性血液和坏死物质，囊壁厚薄不一。脾囊肿有时需与囊性肿瘤相区别，如淋巴管瘤。后者表现为脾脏的变性占位，内可见粗大的间隔，T_2WI信号不均。与囊性转移瘤的鉴别主要依赖于增强扫描，MRI增强扫描如发现囊壁厚度不规则、囊壁强化、附壁结节的显示，都提示为肿瘤可能。包虫囊肿有囊壁或囊内钙化，以及母囊中有子囊存在（囊内囊），囊壁增强，且包虫囊液内皮试验阳性亦为鉴别点之一。

（二）脾血管瘤

脾血管瘤又称脾海绵状血管瘤、脾海绵状错构瘤等，是脾脏最常见的原发性、良性肿瘤或肿瘤样错构瘤。尸解发现率为0.14%～0.16%。

【病因】

一般认为该病由脾脏海绵样血管扩张而成，其发生基础是脾血管组织的胚胎发育异常。

【临床与病理】

通常无症状，多在体检或检查其他疾病时偶然发现，但较大的血管瘤可以伴有脾脏增大而压迫周围其他脏器而产生相应的症状。另外，脾脏血管瘤破裂可出现急腹症，突然腹痛、血压下降和休克等。也有患者由于脾机能亢进而产生贫血、乏力、心悸等表现。

脾脏血管瘤常为海绵状，位于脾包膜下或深部脾组织，与正常脾组织境界不清，分为结节型和弥漫型。镜下见由被覆以内皮细胞的扩大的血管腔构成，血管腔间为纤维组织，偶可见钙化；大的血管瘤中央可有纤维瘢痕形成，呈星状或不规则形。

【MRI表现】

表现类似肝脏血管瘤，主要表现为圆形或椭圆形、不规则形病灶，同时脾脏可以正常大小或轻至中度增大。一般表现为边缘清晰的长T_1、长T_2异常信号区，且随TE延长，T_2WI信号增高，表现为“灯泡征”改变，具有特征性。DWI上，病灶随b值增高信号强化无明显变化；少数直径大于40 mm的病灶中央可见液化坏死区或纤维瘢痕组织形成。

增强扫描对血管瘤的诊断意义较大，如对比剂能短期内快速注入，病灶从周围结节状增强，然后逐渐向中央充填；延迟扫描大多数病灶能完全充填，信号均匀，高于正常脾脏实质信号，但病灶中央液化坏死区或瘢痕组织形成区无强化。部分血管瘤，尤其直径小于15 mm的血管瘤，增强后即刻扫描表现为均匀一致的强化；少数病灶，在增强各期未见强化，表现为低于脾组织的低信号影（图6-7-4）。

【诊断与鉴别诊断】

脾内边缘清晰的类圆形长T_1、长T_2异常信号区，随着TE延长，T_2WI信号增高，表现为特异性的“灯泡征”，增强扫描病灶周围可见明显强化，其后逐渐向中央填充。

脾脏血管瘤须与错构瘤、淋巴管瘤以及脾脏内孤立性转移瘤鉴别。错构瘤常含有脂肪成分及钙化，一般鉴别不难。淋巴管瘤常呈囊状表现，含有较多的粗大间隔，可有强化，但无血管瘤的强化特征。脾脏内孤立转移瘤多数不强化，少数可见边缘环状强化，而脾脏血管瘤延迟期等密度强化，另外，了解病人原发肿瘤病史，也能与血管瘤区别。

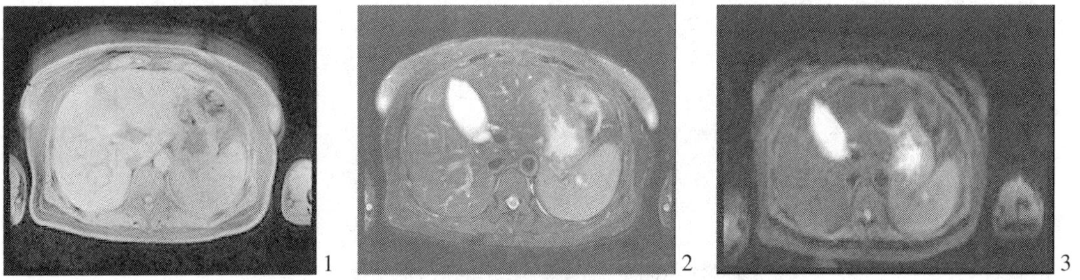

1.轴位 T_1WI 压脂；2.轴位 T_2WI 压脂；3.轴位DWI。脾脏内类圆形 T_1WI 低信号影，T_2WI 高信号影，DWI呈高信号影。

图6-7-4 脾脏血管瘤

（三）脾脏淋巴管瘤

脾脏淋巴管瘤又称脾海绵状淋巴管瘤、脾囊性淋巴管瘤，为一种脾脏良性肿瘤或错构瘤，由囊性扩张的淋巴管构成，在脾脏良性肿瘤中多见，占2/3，多发生于儿童，可伴有其他脏器的淋巴管瘤。

【病因】

目前认为，其发生是由于先天性局部淋巴管发育异常、阻塞致脾脏淋巴管腔不断扩张，最终呈毛细血管状、海绵状及囊状。

【临床与病理】

临床表现无特异性，多因体检偶然发现，或因脾脏增大而就诊。少数感觉左上腹胀满或轻微胀痛。实验室检查无异常。

病理上分为三型：

①毛细血管性淋巴管瘤；

②海绵性淋巴管瘤；

③囊性淋巴管瘤。

以囊性淋巴管瘤常见。

【MRI表现】

脾脏不均匀性增大，脾脏内单发或多发大小不一圆形或类圆形病灶，在 T_1WI 上为低信号，T_2WI 信号增高，边界清楚，经Gd-DTPA增强扫描后部分病灶边缘可轻度强化；有时，瘤内可见纤维间隔致病灶呈分房状、多囊性改变，纤维间隔表现为略短 T_1、略长 T_2 信号，增强后轻度强化；如合并感染，则囊壁厚薄不一，内壁不规整，而外壁与周围组织粘连明显；如合并出血，则信号增高（图6-7-5）。

【诊断与鉴别诊断】

MRI表现无特异性，实验室检查正常，影像学检查易于定位诊断，定性诊断较难，其最终确诊有赖于行穿刺等病理检查。

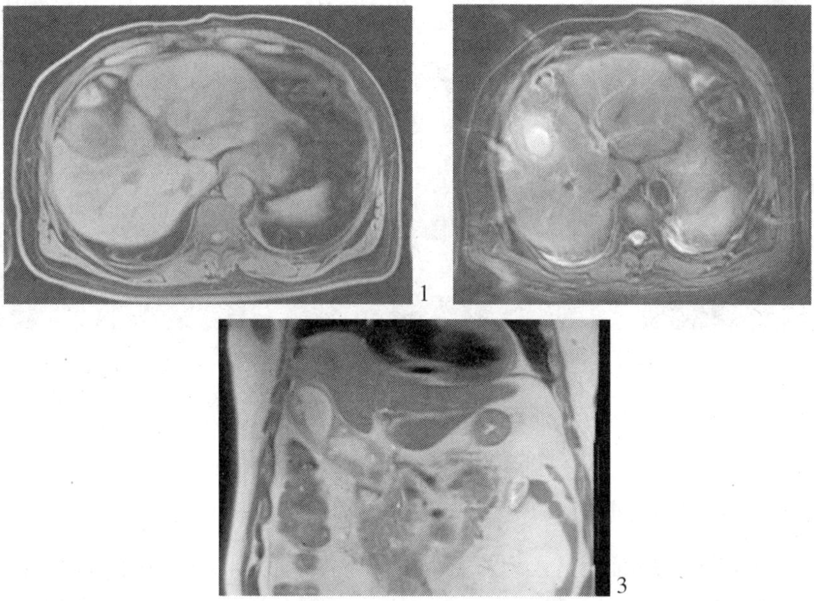

1 2 3

T_1WI轴位压脂增强：1.动脉期；2.门脉期；3.平衡期。脾脏内多发类圆形不强化病灶。

图6-7-5　脾脏淋巴管瘤

（四）脾脏淋巴瘤

脾脏淋巴瘤分脾原发性淋巴瘤和淋巴瘤脾脏累及两种，临床上以全身淋巴瘤脾脏累及（即继发性淋巴瘤）多见，是淋巴结及其他结外淋巴瘤播散累及脾脏形成的转移瘤；原发性淋巴瘤是指首发于脾脏的淋巴瘤，临床少见。

【临床与病理】

表现为脾脏增大和因脾脏增大造成的压迫症状，如上腹部不适、贫血或低热等淋巴瘤症状。

病理学上，淋巴瘤分为霍奇金淋巴瘤和非霍奇金淋巴瘤，这两种淋巴瘤均可累及脾脏。在病理上最具特征性的表现为R-S细胞，一种含大的深染色核巨网状细胞，一般在霍奇金淋巴瘤中可找到该细胞，而非霍奇金淋巴瘤不存在，是区别霍奇金淋巴瘤和非霍奇金淋巴瘤的主要依据。原发淋巴瘤大体上分为四种类型：均匀弥漫型、粟粒结节型、巨块型和多肿块型。

【MRI表现】

淋巴瘤患者脾脏可呈不均匀增大，也可累及正常大小的脾脏，MRI表现与脾淋巴瘤病理改变相关。一般情况下，均匀弥漫型淋巴瘤和粟粒结节型淋巴瘤病灶太小，在MRI上不易显示，仅表现为脾脏弥漫性增大；巨块型和多肿块型在脾脏内T_1WI可见单发或多发性小结状等、低或等混杂信号，T_2WI病灶信号略高于正常脾脏，也可略低于正常脾脏组织，而此征象转移瘤很少见，一般转移瘤在T_2WI常为等或稍高信号，为区别于淋巴瘤的特征性表现。淋巴瘤可累及胃、肾脏和肾上腺，常伴有后腹膜淋巴结的增大及全身其他部位淋巴结的增大，在诊断时应予考虑（图6-7-6）。

注入Gd-DTPA后，应在30～60 s内完成扫描，因淋巴瘤病灶在2 min内可达到与正常脾实质相同的信号。脾脏淋巴瘤病灶强化表现多样，增强早期脾内病灶范围显示不清，60 s后，由于血供丰富而脾脏强化明显，但病灶轻度强化致脾脏与病灶对比明显，典型者呈“地图样”改变。

文献报道，超顺磁性氧化铁粒子（SPIO）可提高淋巴瘤的检出率，表现为肿瘤信号不下降或略有下降，SPIO可被网状内皮细胞选择性地吸收，肿瘤组织无网状内皮细胞，不被吸收，这样可降低正常组织的信号强度，而淋巴瘤病灶保持相对高信号，对比明显，提高了病灶的检出率，但定性诊断需与转移瘤鉴别。

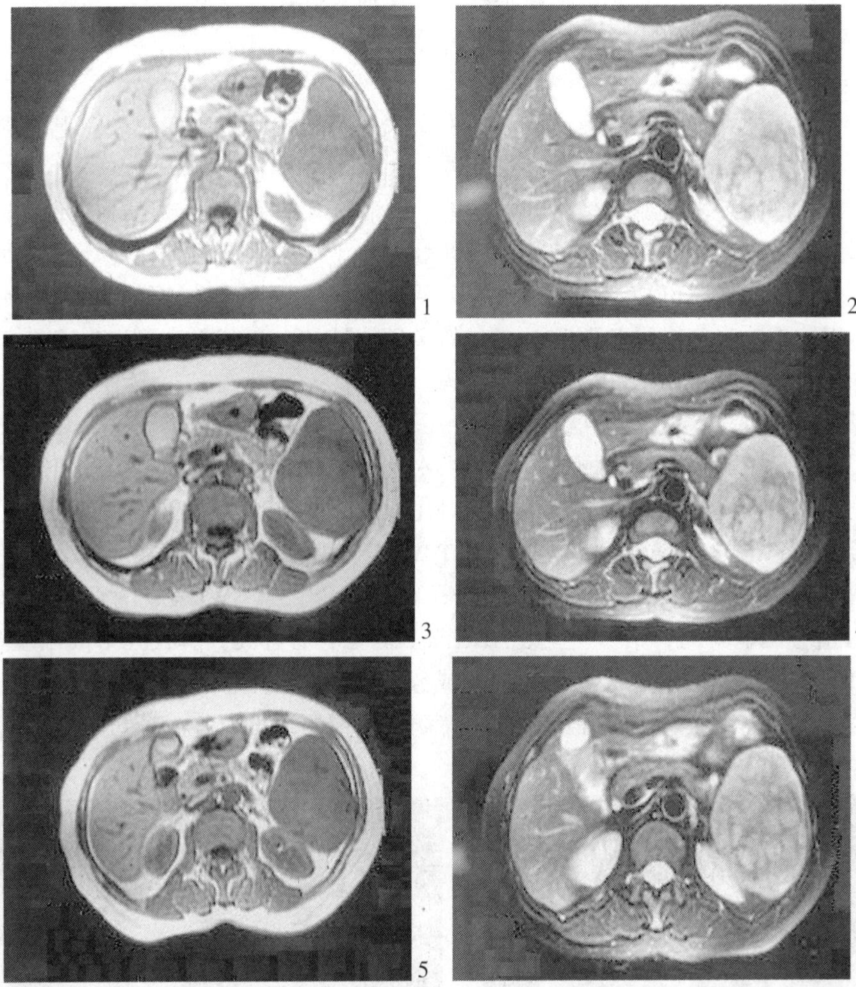

1.轴位T_1WI；2.轴位T_2WI压脂；3.轴位T_1WI；4.轴位T_2WI压脂；5.轴位T_1WI；6.轴位T_2WI压脂。脾脏增大，脾脏实质多发结节样异常信号病灶，T_1WI信号均匀减低，T_2WI脾脏信号增高，内见结节样略高信号影，周缘绕以低信号带。

图6-7-6　脾脏弥漫型非霍奇金淋巴瘤——B细胞来源

【诊断与鉴别诊断】

脾脏转移瘤和脾脏淋巴瘤以脾内多发占位病变为特征，影像学表现部分交叉、重叠，鉴别诊断较为困难，转移瘤则以临床病史上有原发肿瘤病史、病灶形态上转移瘤病灶相互之间很少融合、增强后病灶边缘轻至中度强化，如为囊性，可见囊壁强化为转移瘤的主要表现；脾脏淋巴瘤无原发肿瘤病史，可有浅表淋巴结的增大，且增大的淋巴瘤病灶可相互融合成团呈地图样表现和增强后病灶边缘无强化。两者影像学表现并没有特征性，诊断应结合临床考虑，必要时做穿刺活检确诊。

四、脾梗死

脾梗死是脾动脉或其分支阻塞，未能及时建立侧支循环所致的局部缺血坏死。

【病因】

常见的梗死原因有：脾动脉内血栓形成；分支血管硬化、管腔狭窄；血栓栓子脱落；微血管栓塞及肿瘤细胞浸润动脉内膜；管壁损伤所致等。

【临床与病理】

大多数小的脾梗死无症状。但有时在原发疾病的基础上可出现发热、左上腹痛并放射至左肩胛区、左膈抬高和胸腔积液等征象。

脾前缘或切迹附近血液循环较其他部位差，故脾梗死多发生在该处。梗死灶形态多数呈锥状，底部位于被膜面，尖端指向脾门。梗死灶大小不等。常有数个梗死灶同时存在，或几个梗死灶融合成片；有时可呈不规则形。梗死后坏死脾组织有两种结局：一是梗死区萎缩和纤维化，体积缩小，脾边缘局部凹陷；二是如果梗死灶较大，其中央可发生液化，形成纤维结缔组织包裹的囊腔。

【MRI表现】

MRI对脾梗死较敏感，因为梗死灶内组织水分增加，T_1和T_2延长，故早期即可见信号异常，且随着梗死时间延长，病灶与正常组织对比愈明显。典型的梗死表现为宽基底尖端指向脾门的楔形或三角形异常信号区，早期梗死T_1WI表现为等或略低信号，而T_2WI表现为脾内淡薄的高信号，边界不清，ADC图呈低信号；随时间延长，T_1WI表现为低于正常脾组织信号，而T_2WI信号明显增高，信号均匀，ADC图上信号有所升高。脾梗死形成瘢痕及机化时，T_1WI、T_2WI信号均减低；发展成液化、坏死或假性囊肿时，呈液性长T_1、长T_2信号改变，边界清楚，信号均匀。少数病例合并出血，则在病灶内或边缘见斑片状或斑点状高信号，边界不清，在T_1WI、T_2WI信号均增高（图6-7-7）。

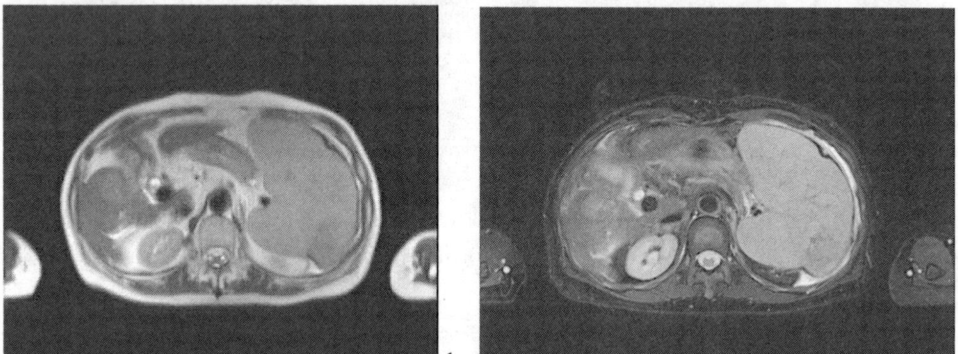

1.轴位T_1WI；2.轴位T_2WI压脂。脾脏外侧缘可见楔形异常信号影，T_1WI呈低信号，T_2WI呈低信号。

图6-7-7　脾梗死

早期，脾梗死Gd-DTPA增强扫描呈不均匀斑片状强化，延迟期病灶中心不强化，边缘轻度强化，随时间延续，最终梗死区未见强化。

【诊断与鉴别诊断】

脾内单发或多发或不规则形病灶，基底位于脾脏外缘，尖端指向脾门，边界清楚，增强后无强化；小的陈旧性梗死因纤维收缩而呈波浪状改变，大的梗死则形成软化灶或囊肿为其影像学表现，结合临床病史对脾梗死的诊断不难。

不典型的梗死需与脾脓肿、脾破裂出血相鉴别。脾脓肿表现为圆形或椭圆形影，边界不清，增强后脓肿壁有强化，可见水肿带，典型病例病灶内可有气-液平面。梗死合并感染，则感染性梗死与脾脓肿无法区别。脾破裂多有外伤史，脾脏轮廓不规则并可见透亮裂隙，同时常合并包膜下出血和积液。

第八节　消化道

一、消化道正常MRI表现

为了获得高质量的MRI图像，常需行MRI造影检查。正常消化道MRI造影表现取决于所用对比剂类型和选择的成像序列。所用对比剂可分为阴性对比剂（如硫酸钡、甘露醇、气体等）和阳性对比剂（如超顺磁性氧化铁溶液、稀释的钆剂等）。胃肠道壁在腔内对比剂的衬托下能够清楚显示，食管壁厚度约为3 mm，胃壁厚度为5 mm左右，不超过10 mm，小肠壁厚约3 mm，回肠末端肠壁厚可达5 mm，结肠壁厚3～5 mm。此外，当应用阴性对比剂时，还可同时行Gd-DTPA增强检查，能够同时观察胃肠道壁及其病变的强化表现，常有助于病变的检出和诊断。

二、消化道异常MRI表现

1.胃肠道管壁增厚

食管壁超过5 mm，胃壁超过10 mm，小肠壁超过5 mm，大肠壁超过10 mm。

2.肿块

有良、恶性之分；MRI可显示腔内外肿块，良性肿块为表面光滑类圆形影，恶性肿块多为不规则形状，向外浸润并形成腔内外肿块，有时可见表面有不规则溃疡。

3.周围脂肪层改变

周围脂肪层清晰及存在与否是判断肿瘤有无浸润的重要指征。

4.邻近脏器浸润及淋巴结转移

胃体上部肿瘤多向腹主动脉周围及脾门浸润；胃角及幽门部肿瘤易浸润肝门及胰腺。一般认为淋巴结直径超过1.5 cm者有诊断意义。

5. 远隔脏器转移

据此，可对胃肠道肿瘤进行分期。

三、消化道肿瘤

（一）胃癌

我国胃癌居各种恶性肿瘤首位，好发年龄在50岁以上，男女发病率比为2∶1。

【病因】

胃癌是发生于胃黏膜上皮细胞的恶性肿瘤，是人类最常见的恶性肿瘤之一。病因不明，胃息肉、慢性胃溃疡，特别是萎缩性胃炎病人发生胃癌的可能性大。

【临床与病理】

早期胃癌多数人无明显症状，或有恶心、呕吐、上腹部不适等症状，无特异性，早期胃癌诊断准确率低。疼痛与体重减轻为进展期胃癌的常见症状，出现上腹部疼痛、食欲下降、乏力、消瘦等症状；晚期病人可出现消瘦、贫血、营养不良甚至恶病质表现。贲门胃底癌可有胸骨后疼痛和进行性吞咽困难；胃窦癌有幽门梗阻表现；部分肿瘤表现为消化道出血症状。

胃癌可发生于胃的任何部位，但以胃窦幽门区多见，占55%～70%，其次是胃底贲门癌，胃体癌较少。

进展期胃癌大体病理按Borrmann分型法分为：

Ⅰ型（结节型）：为突入胃腔的肿块；

Ⅱ型（溃疡型）：为边界清楚并略隆起的溃疡状癌灶；

Ⅲ型（溃疡浸润型）：为边界模糊不清的浸润性溃疡状癌灶；

Ⅳ型（弥漫浸润型）：癌肿沿胃壁各层全周性浸润生长致边界不清，甚至为“革囊胃”。

其转移途径表现为：直接浸润、血行转移、腹膜种植转移、淋巴转移等。

【MRI表现】

早期胃癌由于胃壁不增厚或增厚不明显，MRI对本病显示能力有限，有文献认为，小于2 cm的肿块，MRI检出率明显减低。进展期胃癌表现为胃壁不规则增厚、肿块和胃腔变形、狭窄等异常；肿块在T_1WI呈等或略低信号，在T_2WI呈中等高信号；胃壁僵硬，胃腔黏膜面破坏，在T_2WI显示清楚。周围肿大淋巴结在T_1WI和T_2WI均表现为中等度略低信号影。

动态增强扫描肿块早期不规则强化，且延迟期持续强化。

【诊断与鉴别诊断】

MRI检查在本病诊断中优势不大，结合临床病史，应以电子内镜检查或消化道气钡造影为首选检查方法。MRI检查对于进展期胃癌的主要价值在于肿瘤的分期、治疗计划的制订及评价治疗效果与复查随访。

主要应与下列疾病鉴别：

1.蕈伞型胃癌与腺瘤性息肉鉴别：后者可见充盈缺损，但大多外形光整；

2.溃疡型胃癌与良性溃疡鉴别；

3.浸润型胃癌与肥厚性胃窦炎鉴别：后者黏膜正常，胃壁有弹性而不僵硬；

4.淋巴瘤：也可引起胃腔不规则狭窄变形，但仍有舒张伸展性。

（二）结、直肠癌

结、直肠癌是消化系统常见的恶性肿瘤，其发病率仅次于胃癌与食管癌，但近年来有增加的趋势。结、直肠癌分布以直肠与乙状结肠多见，占70%左右。

【病因】

本病病因不详，但与高脂低纤维饮食因素及某些息肉病、血吸虫病、溃疡性结肠炎有关。

【临床与病理】

本病以40～60岁男性多见。常见的临床症状为腹痛、便血、梗阻、腹部肿块等。其中，肠梗阻症状左半结肠癌较右侧多见；便血以直肠癌多见，腹痛多见于结肠癌。

病理上结、直肠癌多为腺癌，其次为黏液癌、胶样癌、乳头状腺癌、类癌、腺鳞癌等，依其大体病理分型为：

①增生型：肿瘤向腔内生长，呈菜花状，表面可有浅溃疡，肿瘤基底宽，肠壁增厚；

②浸润型：癌肿主要沿肠壁浸润致肠壁增厚，病变常绕肠壁呈环形生长，致肠腔形成环形狭窄；

③溃疡型：癌肿中央部分坏死形成巨大溃疡，形态不一，深而不规则；

④混合型：肿瘤生长形式包括以上两种形式，或以其中一种为主。

【MRI表现】

MRI扫描对结、直肠癌的诊断有一定的价值，MRI检查可见结直肠内或移行区有不规则软组织影，局部肠壁增厚，超过10 mm，肿块较大时，表现为局灶性肿块伴相邻肠管不规则增厚，肠腔狭窄。T_1WI肿瘤信号略低，T_2WI信号略高，DWI呈高信号。多平面成像有助于确定肿瘤的范围、大小及与邻近结构的关系，以及盆腔淋巴结增大、周围组织侵犯情况。增强扫描肿块中等程度强化（图6-8-1）。

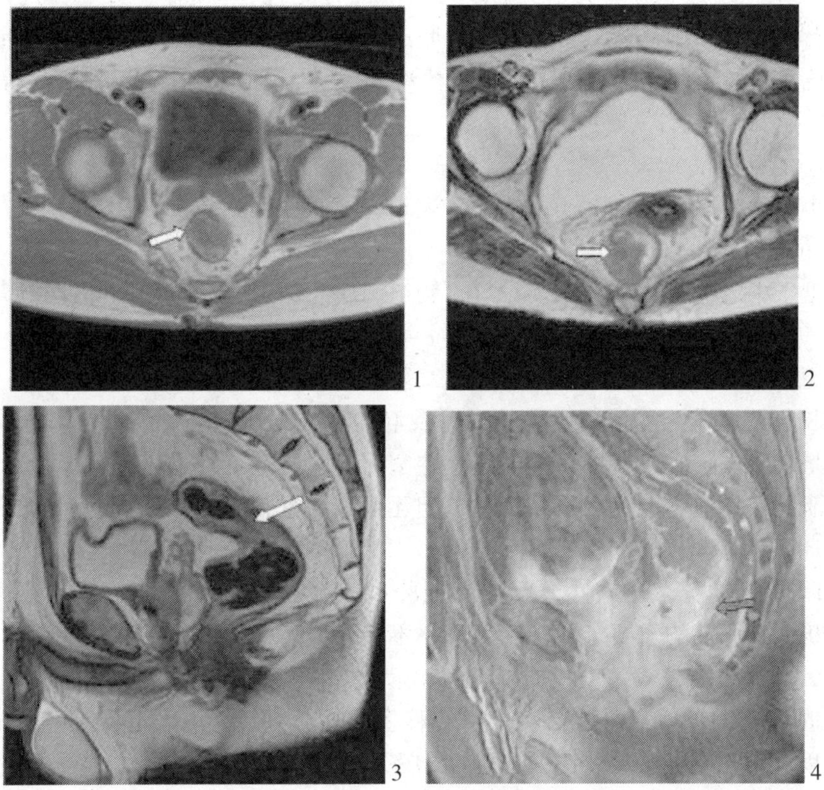

1.轴位T_1WI；2.轴位T_2WI；3.矢状位T_2WI；4.矢状位T_1WI增强。直肠肠腔内局限性肿物，T_1WI和T_2WI均呈稍低信号，局部肠壁增厚，肠腔狭窄，增强扫描呈明显强化。

图6-8-1 直肠癌

【诊断与鉴别诊断】

结肠癌的鉴别诊断主要是结肠炎性疾病，如肠结核、血吸虫病、肉芽肿、阿米巴肉芽肿、溃疡性结肠炎以及结肠息肉病等。可通过临床及实验室检查进行鉴别。直肠癌往往被误诊为痔、细菌性痢疾、慢性结肠炎等，可通过肛门指诊和直肠镜检查确诊。结肠其他肿瘤如结直肠类癌，瘤体小时无症状，瘤体长大时可破溃，出现极似结肠腺癌的症状，原发于结肠的恶性淋巴瘤，病变形态呈多样性，与结肠癌常不易区别。

（三）胃肠道间质瘤

胃肠道间质瘤（gastrointestinal stromal tumor，GIST）是由Mazur等1983年提出的，可能起源于Cajal间质细胞，是一种独立的源于胃肠道原始间叶组织的非定向分化肿瘤。GIST可发生在消化道的各个部位，最常发生于胃（60%～70%）及小肠（20%～30%），而发生在十二指肠者极为少见。

【病因】

目前，多数学者认为胃肠道间质瘤起源于胃肠道的一种间质干细胞。近年来，胃肠道间质瘤发病的分子机制研究已经取得了关键性的进展。统计表明，大约90%的散发性胃肠道间质瘤存在体细胞c-kit基因功能获得性突变，c-kit基因突变最常见于外显子11，其次是外显子9，外显子13和外显子17的突变很少见。染色体14q和22q的杂合性缺失在胃肠道间质瘤中很常见，发生率超过50%，14q发生缺失的部位可能包含抑癌基因，从而引起肿瘤的发生。22q的杂合性缺失更常发生于高危的胃肠道间质瘤中。此外，染色体1p、9p9q、11p的缺失也与高危的胃肠道间质瘤相关，但其发生率较低，而染色体8q和17q的获得性突变可能与胃肠道间质瘤的转移有关。

【临床与病理】

瘤体较小时症状不明显；随瘤体增大，表现为不明原因的腹部不适、隐痛、上消化道出血、黑便或腹部肿块。

本病多见于中老年人，男性稍多见。胃肠道间质瘤为成分复杂的间叶性肿瘤，具有不成熟的梭形和（或）上皮样细胞增生和频发性c-kit基因突变和KIT蛋白（CD117）表达的生物学特性；肿瘤呈膨胀性生长，可向黏膜下或浆膜下浸润形成球形或分叶状肿块，依据与肠壁的关系，生长方式可分为：腔外型、腔内型及混合型（同时向腔内、外生长），以腔外生长为主，尤其是沿小肠长轴发展的偏侧性肠腔狭窄；肿块内多灶性低密度（坏死、囊变）以及偏心多发小溃疡或窦道样改变较具特征性，但无明显纤维包膜，临床不易引起肠梗阻。免疫组化CD34阳性等为其重要标志物。

胃肠道间质瘤应视为交界性或恶性潜能肿瘤，肿瘤直径>5 cm，分裂象是否少于5个/50HPF是判断良、恶性的重要指标。肿瘤大小不一，但病灶大小不易界定肿瘤良、恶性，如直径＜2 cm，恶性者占30%；侵犯周围组织和远处转移为恶性可靠征象。胃肠道间质瘤病人第一次就诊时约有11%～47%已有转移，转移主要是肝和腹腔、淋巴结和腹外转移；小肠GIST恶性程度和淋巴结转移率最高，食道GIST恶性程度低。

Carney三联征：包括胃上皮样平滑肌肉瘤（胃间质瘤）、肺软骨瘤和功能性肾上腺外副神经节瘤，好发于女性，平均年龄16岁，无家族史。因此，间质瘤若见年轻女性时，应同时检查有无其他两种肿瘤。

【MRI表现】

MRI表现为大小不等、类圆形或不规则软组织团块，伴有分叶，钙化不常见，表面可见溃疡。信号常不均匀，T_1WI以等、低信号多见，T_2WI呈高信号为主的混杂信号（易发生坏死及出血）。增强扫描表现为以下三种形式：动脉期明显或中度强化，静脉期强化程度下降；

动脉期强化不明显，静脉期中等程度强化；动、静脉期强化均不明显。MRI改变缺乏特征，但MRI的多轴面成像等优点对判断肿瘤与周围结构的关系有较大帮助。

【诊断与鉴别诊断】

不规则软组织团块，T_1WI等、低信号，T_2WI呈高信号为主的混杂信号；胃肠道间叶源性肿瘤（GIMT）中约73%为胃肠道间质瘤（GIST），其他GIMT有平滑肌瘤、平滑肌肉瘤、脂肪瘤、神经鞘瘤等。常见的后腹膜间叶源性肿瘤，以神经源性肿瘤多见，这些肿瘤MRI表现缺少特异性，增强肿瘤实体部分明显强化，结合临床和实验室检查有助于鉴别诊断。

（殷亮）

第七章　泌尿系统

泌尿系统病变MRI检查已日趋广泛。其主要优势在于具有较高的组织分辨率，能够清楚显示病变的内部结构和组织成分，因此常用于泌尿系统病变的诊断和鉴别诊断。MRI检查也常用于泌尿系统先天性畸形、肿瘤、炎症和外伤等病变的诊断，尤其是对恶性肿瘤如肾细胞癌，不但可通过DWI检查进一步明确诊断，并且可较为准确地显示病变范围、血管有无侵犯和瘤栓，有助于肿瘤的分期和治疗。MRU在显示泌尿系统梗阻性疾病方面也具有独特优势。

泌尿系统MRI检查时应注意，在肾功能受损患者，Gd-DTPA对比剂有引起肾源性系统性纤维化的危险；MRI不能可靠地发现钙化，因而较少用于泌尿系统结石的检查。

第一节　MRI检查方法

肾脏MRI扫描可选用的序列多种多样，一般来讲，常规T_1WI和T_2WI序列是最主要的序列，必要时可行增强扫描以了解肾实质或肿瘤性病变的血供。肾盂、输尿管的MRI扫描分两步：第一步行MRU检查发现梗阻部位；第二步行常规MRI扫描以确定梗阻原因。腹膜后病变往往体积较大，所以MRI扫描范围常较大。膀胱MRI扫描可选用的序列多种多样，一般来讲，平扫T_2WI脂肪抑制序列是最主要的序列，脂肪抑制和非脂肪抑制序列要相互参照。另外，为了清楚地显示腹膜后病变与相邻重要血管和脏器的关系，对局部常要做较高分辨率的扫描，而且要多方向成像。

第二节　正常MRI表现

一、常规MRI检查

（一）肾脏

双肾在增强前T_1WI上，由于肾皮质和髓质含水量不同，致皮质信号强度略高于髓质，在预饱和脂肪抑制T_1WI序列上，肾皮质和髓质信号强度差异更加明显。T_2WI上，肾皮质和髓质均呈相似的稍高信号，其中髓质信号强度常可更高。肾窦脂肪组织在T_1WI和T_2WI上分别呈高信号和中高信号。正常肾盏难以显示，然而肾盂多可识别，呈类似于游离水样的T_1低信号和T_2高信号表现，位于肾门区。肾动脉和肾静脉由于流空效应常表现为无信号或低信号影。Gd-DTPA增强检查，肾实质的强化形式取决于检查的期相，表现类似CT增强检查（图7-2-1）。

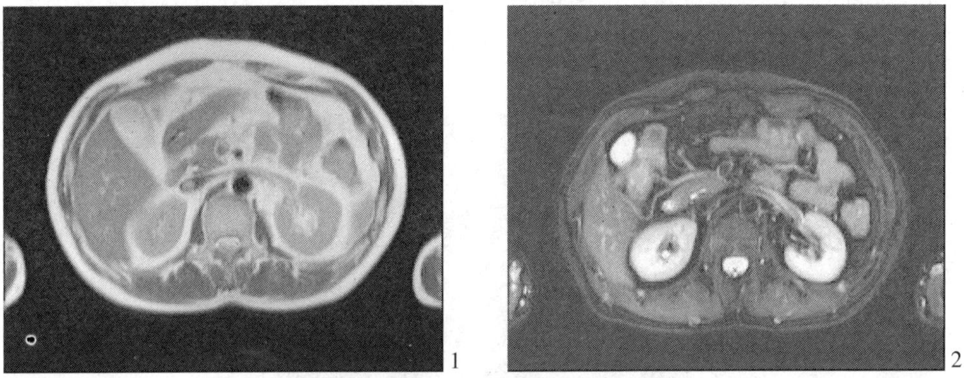

1.平扫T_1WI轴位；2. T_2WI压脂成像。T_2WI上，肾皮质、髓质均呈相似的稍高信号，其中髓质信号强度常更高。肾窦脂肪组织在T_1WI呈高信号，在压脂成像上呈低信号。

图7-2-1 正常肾脏

（二）输尿管

T_1WI或T_2WI横断面上，自肾盂连续向下追踪，在周围高信号或中等信号的脂肪组织对比下，有可能识别出部分正常腹段输尿管，呈小圆形低信号影，而正常盆段输尿管难以识别。

（三）膀胱

横断面是基本检查方位，必要时辅以矢状位和冠状位检查。横断面上，充盈的膀胱呈圆形、横置的椭圆形或四角圆钝的类方形，矢状面上为类三角形。膀胱内尿液富含游离水，呈均匀长T_1和长T_2信号；膀胱周围脂肪组织在T_1WI上呈高信号，T_2WI上为中等信号；膀胱壁表现为厚度一致的薄壁环状影，与肌肉信号类似，在T_1WI上高于腔内尿液信号，而T_2WI上则低于尿液信号。有时在T_2WI上由于化学位移性伪影，于膀胱壁一侧出现线状高信号影，而在对侧膀胱壁则出现线状低信号影，勿误为膀胱壁增厚或病变（图7-2-2）。

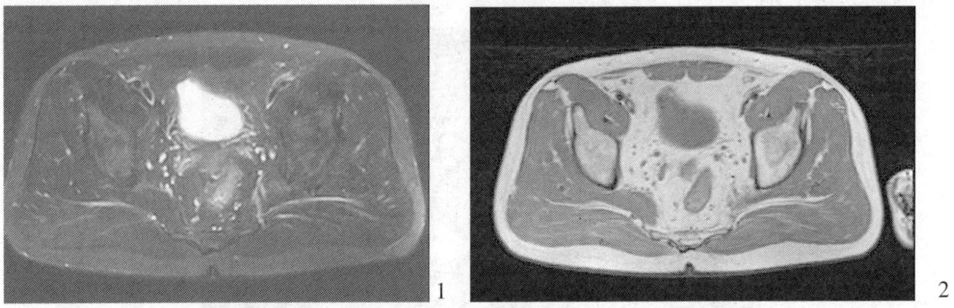

1.T_2WI压脂成像；2. T_1WI横断面。膀胱呈均匀长T_1低信号和长T_2高信号；膀胱周围脂肪组织在T_1WI上呈高信号，与低信号膀胱分界清楚。

图7-2-2 正常膀胱

Gd-DTPA的T_1WI增强检查，膀胱腔内尿液因含对比剂而表现为信号增强。然而，当对比剂浓度较高并达到一定程度时，可呈低信号改变，这是由于其缩短T_2作用超过缩短T_1作用所致。

二、肾动脉MRA检查

目前有时间飞跃法、相位对比法和对比增强MRA三种方法。3D TOF MRA检查时，正常肾动脉表现类似X射线肾动脉造影检查，但成像质量不及对比增强MRA（contrast enhanced MRA，CE MRA）（图7-2-3）。

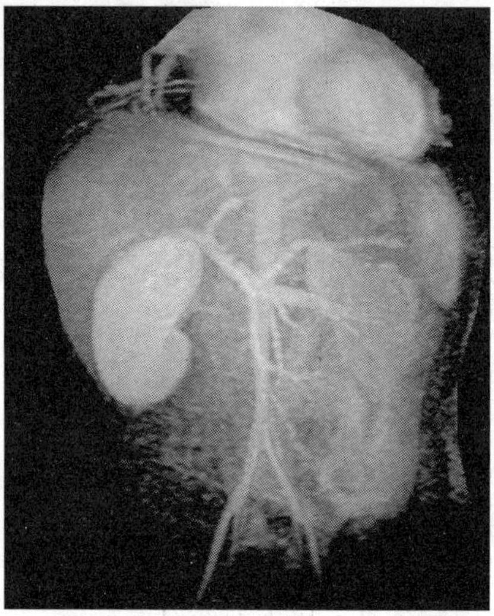

图7-2-3　肾动脉的MRA表现

三、磁共振尿路造影（magnetic resonance urography，MRU）检查

MRU为无创检查方法，可多角度显示尿路解剖形态以及病变部位和特性，尤其在显示有无尿路梗阻、明确梗阻水平方面。一般进行冠状面扫描，使用快速自旋回波重T_2序列，结合脂肪抑制技术及呼吸门控技术。正常含尿液的肾盂、肾盏、输尿管和膀胱为高信号，周围软组织等背景结构皆为极低信号，犹如X射线静脉性尿路造影所见，并可进行多个角度观察。

自肾盂连续向下追踪，正常含尿液的肾盂、肾盏、输尿管和膀胱为高信号，周围软组织等背景结构皆为极低信号（图7-2-4）。

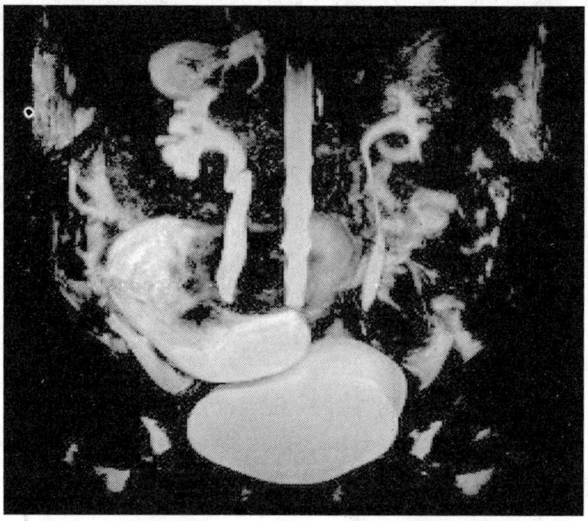

图7-2-4　正常MRU图像

第三节 泌尿系统先天发育异常

一、异位肾

异位肾（ectopic kidney）多为肾脏在胚胎时期受异常肾血管影响而不能到达正常位置所引起。单侧异位肾尸检发现率为0.01%，两侧者罕见，常伴输尿管短小和旋转异常。少数异位肾横过中线移位至对侧，为交叉异位肾。

【病因】

异常的血管阻碍胚胎期肾脏上升呈正常位置，是发生先天性异位肾的主要原因。

【临床与病理】

单纯异位肾为肾脏在发育过程中未上升、上升不足或过度上升所致，而异位肾脏仍在同侧后腹膜。异位肾可位于盆腔、髂窝、膈下或胸腔内，分别称为盆肾、髂肾、膈下肾和胸内肾。交叉异位肾常见在对侧正常肾的下方，与对侧肾脏融合或分离，融合交叉异位肾常合并肾盂肾盏的畸形。

单纯异位肾常无症状，也可因结石、感染而出现相应临床症状和体征；交叉异位肾跨越至对侧而压迫神经、血管、肠道等而产生相应的症状。此外，盆腔和腹部异位肾被触及时，常易误为肿块性病变。

【MRI表现】

正常肾区无肾影，在其他部位可见一类似肾脏的软组织，皮、髓质分界清楚，信号均匀；交叉异位肾与对侧肾脏部分融合时，在T_1WI与T_2WI均示肾脏皮质完整，髓质信号均匀。强化表现均同于正常肾脏，可间接评估异位肾脏的功能（图7-3-1）。

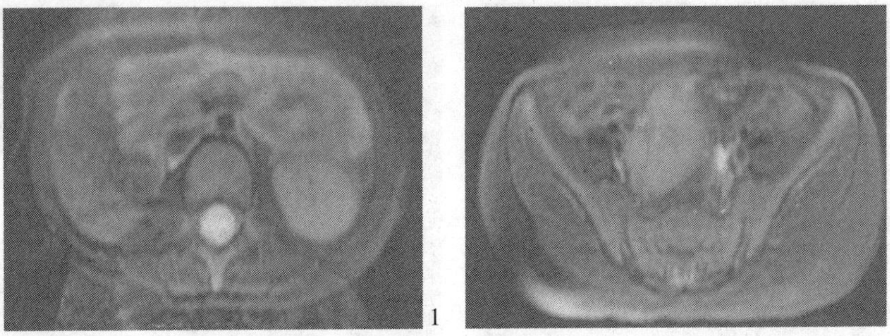

1、2. T_2WI压脂成像。右侧正常肾区无肾影，盆腔内可见一类似肾脏的软组织，皮髓质分界清楚，信号均匀。

图7-3-1 异位肾

【诊断与鉴别诊断】

诊断要点：正常肾区未见到肾影，在其他部位见到类似肾脏形态的软组织，增强检查与正常肾脏强化同步，肾窦、皮髓质分界清晰。

鉴别诊断：低位的异位肾应与肾下垂及游走肾鉴别。肾下垂是由于肾脏支持结构松弛所致，影像学特征是排泄尿路造影检查时，立、卧变换体位摄影，肾盂位置变化超过一个半椎体高径；而异位肾无如此明显活动度且输尿管短小。游走肾常位于腹腔内，输尿管长度正常，而超声和尿路造影检查，当变换体位时，游走肾常有较明显的活动度。异位到胸腔、盆腔等处的肾脏还需与相应部位的肿瘤区分，可根据异位肾与正常肾脏强化同步这一特征予以鉴别。

二、马蹄肾

马蹄肾（horseshoe kidney）是融合肾中最常见的一种，多见于男性，临床发现率为0.01%～0.1%。

【病因】

目前未提出明确病因。马蹄肾为肾脏融合畸形的常见类型之一。96%以上为双侧肾脏下极在脊柱前方通过纤维桥或肾实质相连接（称为峡部），峡部通常位于腹主动脉和下腔静脉前方、肠系膜下动脉后方，有一定的功能。肾轴向尾侧集中，肾盂仍位于腹侧。多数病例，肾盂及肾盂输尿管交界部旋转不良（常向前旋转），输尿管行走于峡部前方。常有多支动脉供血。

【临床与病理】

马蹄肾可无症状，或因腹部肿块而就诊，部分病例可有尿路梗阻、感染表现。1/3病例合并其他系统（如骨骼、心血管、胃肠道、生殖系统等）畸形，马蹄肾特点是两肾的下极或上极相互融合，以下极融合型多见，占90%，少数为上极融合。融合部称为峡部，多为肾实质，少数为纤维组织相连。

【MRI表现】

可于脊柱前方发现连接两肾下极或上极（少见）的肾实质，两肾上极远离脊柱，而下极移向脊柱。其信号及强化表现均同于正常肾实质，并能显示并发的肾积水表现。T_1WI、T_2WI对本病显示的优点在于其软组织分辨率高，皮、髓质分界清楚，融合部信号分布与肾实质相延续（图7-3-2）。

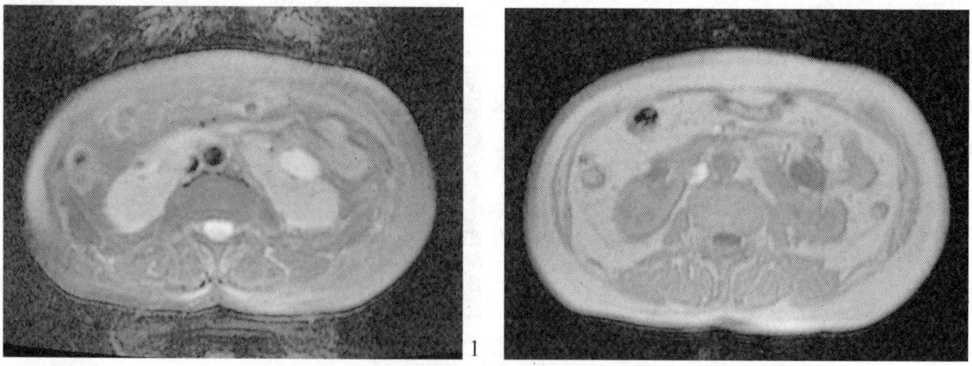

1　　2

1.T_2WI轴位；2.T_1WI轴位。两侧肾下极相连，呈马蹄状。

图7-3-2　马蹄肾

【诊断与鉴别诊断】

马蹄肾的特征是两侧肾上极或下极相连，且多为下极相连，MRI检查能清楚显示这种特征，易于明确诊断。

三、肾盂输尿管重复畸形

肾盂输尿管重复畸形即重复肾，是常见的肾和输尿管畸形，是指一个肾有两套肾盂和两条输尿管。

【病因】

本病是在胚胎早期中肾管下端由两个输尿管芽进入一个后肾胚基造成。在胚胎期，胚胎第四周时，输尿管芽迅速增长，其近端形成输尿管，远端被原始肾组织块所包盖，并且发育成肾盂、肾盏与集合管。如输尿管远端的分支超过两支，则形成重复肾盂；如分支过早则形成不完全性双输尿管，输尿管呈Y形。此外，如在中肾管的下端生出另一输尿管芽（或称副输尿管芽），它与正常的输尿管芽并列上升，则发生完全性双输尿管畸形。

【临床与病理】

大多发生于一侧，亦有两侧同时发生的。多融合为一体，有一共同包膜，将一个肾脏分为上、下两部，下段一般较上段肾体积大，两端间表面有一浅沟，各有一套肾盂和输尿管。重复的输尿管可相互汇合，也可分别汇入膀胱，其中与下肾盂相连的输尿管在膀胱开口位置正常，而上肾盂之输尿管为异位开口。异位输尿管口可发生狭窄，导致上肾盂、输尿管积水。临床表现无特异性，多因其他疾病检查而偶然发现。有些以肾积水致腰困、腰痛或尿失禁而就诊。

【MRI表现】

MRI冠状位及MRU检查能较佳地显示出这一畸形。可显示同一侧肾区有两套肾盂、肾盏及输尿管，并可见两支输尿管汇合或分别进入膀胱及其位置。若上方肾盂和输尿管扩张积水则显示更好（图7-3-3）。

【诊断与鉴别诊断】

MRI冠状位加MRU检查可明确诊断。

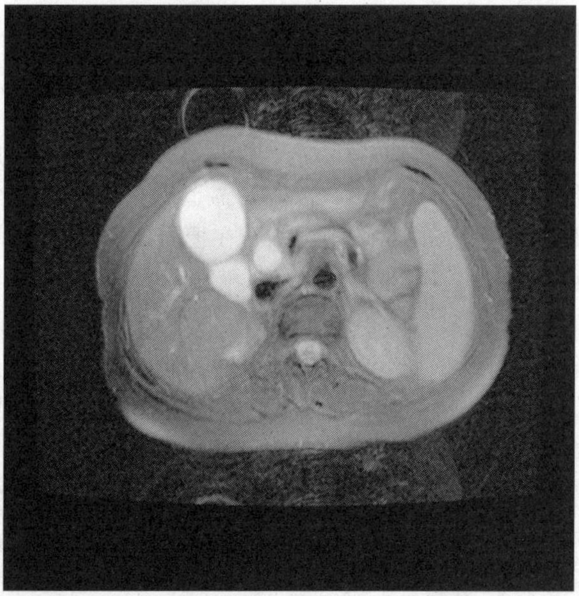

T_2WI冠状位显示右肾可见两套肾盂及输尿管。

图7-3-3 肾盂输尿管重复畸形

四、肾盂输尿管连接处梗阻

肾盂输尿管连接处梗阻（ureteropelvic junction obstruction，UPJO）是儿童腹部肿块或肾积水的常见原因，左侧多见。

【病因】

病因不明，可能是先天缺陷或由于外在因素如迷走血管、纤维带对肾盂输尿管连接处压迫造成梗阻，导致肾盂蠕动无法通过，逐渐致肾积水。

【临床】

偶有腰部钝痛或轻微不适或输尿管区有疼痛或压痛，继发感染、结石或肿瘤时，可出现相应症状。

【MRI表现】

病侧肾影增大，肾盂、输尿管交界处狭窄，呈“鸟嘴样”改变，其上肾盏、肾盂扩张，肾实质变薄；扩张肾盂、肾盏内液性长T_1、长T_2异常信号影，肾实质信号为中等软组织信号；连续薄层扫描肾盂、输尿管交界处，有助于确定梗阻原因，可排除肿瘤、结石等原因所致梗阻，本病所示输尿管壁连续，管壁信号均匀，以T_2WI显示较好，在尿液高信号背景下，管壁为中等软组织信号，外缘被脂肪组织包绕。近年来MRI已被广泛应用于尿路梗阻性疾病的诊断，尤其是MRU对梗阻的定位及定性诊断很有帮助，其影像与尿路造影相似，在肾功能严重破坏并有尿路梗阻时更为适合。

【诊断与鉴别诊断】

结合临床病史及相应影像学表现，一般不难诊断。但在诊断中，主要与下列疾病鉴别。

（1）下腔静脉后输尿管病变

下腔静脉后输尿管病变亦可引起上段输尿管梗阻而表现输尿管和肾盂积水，但其梗阻原因是腔静脉压迫输尿管而非输尿管本身病变。静脉肾盂造影检查显示肾盂及上段输尿管扩张积水输尿管呈“S”形并向中线移位，如果静脉肾盂造影效果不理想，逆行造影有助于明确诊断。

（2）输尿管结石

肾盂输尿管连接处的结石也可引起肾积水，输尿管结石多有阵发性绞痛和血尿病史，X射线平片上可见输尿管走形区有不透光影，静脉肾盂造影和逆行造影检查显示结石梗阻以上输尿管和肾盂积水，梗阻部位呈杯口状，阴性结石在梗阻部位有充盈缺损，CT检查对诊断比较困难的阴性结石有帮助。

（3）输尿管结核

输尿管结核可因输尿管壁结核病变致输尿管狭窄，但输尿管结核很少是原发性的，均继发于肾结核。早期有结核的全身症状，如食欲不振、消瘦、盗汗、低热等，并有尿频、尿急、尿痛等膀胱刺激症状，B超、静脉肾盂造影或逆行尿路造影检查除显示肾盂输尿管积水外，还可显示肾盂肾盏破坏并有空洞，输尿管呈串珠样狭窄改变，管壁僵硬、表面不光滑。

（4）输尿管肿瘤

输尿管肿瘤可致输尿管梗阻，引起肿瘤以上输尿管扩张积水，但临床上以间歇性无痛性肉眼血尿为主要表现，尿液中肿瘤细胞阳性；静脉肾盂造影及逆行尿路造影显示输尿管管腔狭窄，内有充盈缺损，其下方扩张呈杯口状改变。

五、原发性巨输尿管症

原发性巨输尿管症又称为功能性巨输尿管症、巨输尿管失弛缓等，可见于任何年龄，多见于男性。

【病因】

Caulk 于1923年首先报道，至今原因未明，Mackinon等认为是末端输尿管内肌层结构异常，即环肌增厚和纵肌缺乏；Notley用电子显微镜检查见异常输尿管肌层的神经分布是正常的，但肌层内有异常的胶原纤维，干扰了融合细胞层的排列，从而阻碍了蠕动的传导。相对狭窄段纵肌缺乏、不完整，黏膜下及不完整的纵肌中纤维组织明显增多，无蠕动的输尿管段长0.5～4 cm，75%的患者系单侧性，左侧较右侧常见。

【临床与病理】

临床表现无特异性，可无症状或反复尿路感染、腹痛及血尿。

病变段约3～4 cm，局部肌纤维发育不全及萎缩，胶原纤维增多及环形肌纤维增生；近段输尿管扩张。

【MRI表现】

MRI冠状位及MRU检查能较佳地显示出这一畸形，显示输尿管全貌、扩张的范围及程度；同时轴位显示输尿管扩张，但输尿管远端正常或狭窄；双肾盂、肾盏扩张，肾实质萎缩等（图7-3-4）。

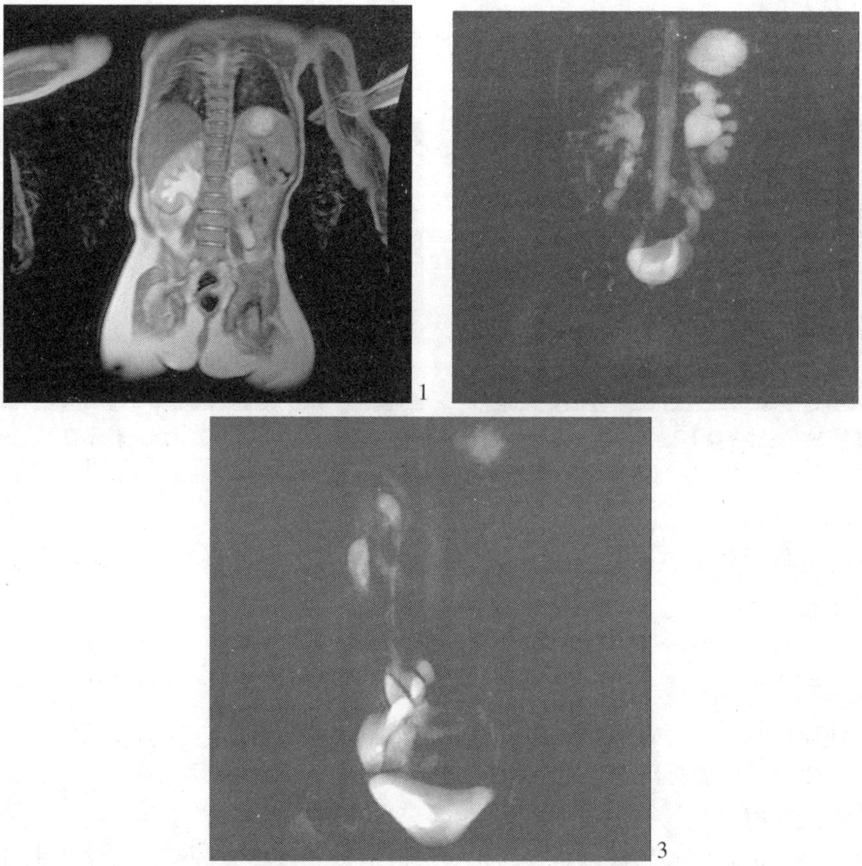

1.T_2WI冠状位；2、3.MRU。双侧输尿管中下段扩张；双肾盂肾盏扩张。

图7-3-4 原发性巨输尿管症

【诊断与鉴别诊断】

MRU可见全程输尿管扩张，可有不同程度的肾积水，输尿管膀胱交界处可见到狭窄。出现典型、特异征象诊断不难。

六、肾旋转异常

正常的肾脏位于肾窝中，肾盏朝向侧壁，肾盂则开口向中线内侧，否则称之为旋转异常。首先，应当除外由于外力因素如腹膜后肿瘤推挤等所致的异常。发病率男性2倍于女性，左右侧肾脏发病率无差异。

【病因】

肾脏在胚胎发育的不同时期，肾盂方向各不相同。胚胎第4周时，肾盂向前，自第7周始，肾自骨盆上升到腰部，肾盂向内侧旋转。在肾围绕长轴旋转过程中，可因各种因素致使肾旋转异常。Weyrauch按肾盂的位置将肾旋转异常分为腹侧旋转、腹中向旋转、侧向旋转和背侧旋转四种。

【临床与病理】

肾旋转异常不产生特异症状。但过多的纤维组织包绕肾盂输尿管连接部和上段输尿管以及附加的血管压迫可引起梗阻，而出现肾积水的症状或间歇性肾绞痛，也可出现血尿、感染和结石。常与异位肾同时出现，可以造成肾血管或输尿管受压而出现相应临床表现。

【MRI表现】

MRI可清楚显示肾盂方向异常，并根据肾盂朝向可明确此肾脏异常旋转是前位、前中位、后位还是侧位（图7-3-5）。

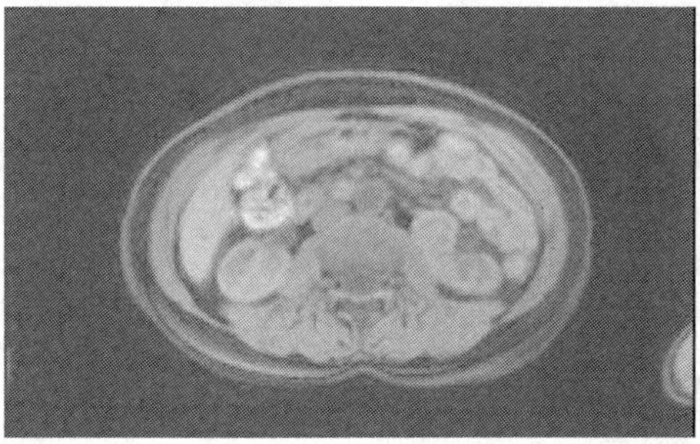
1

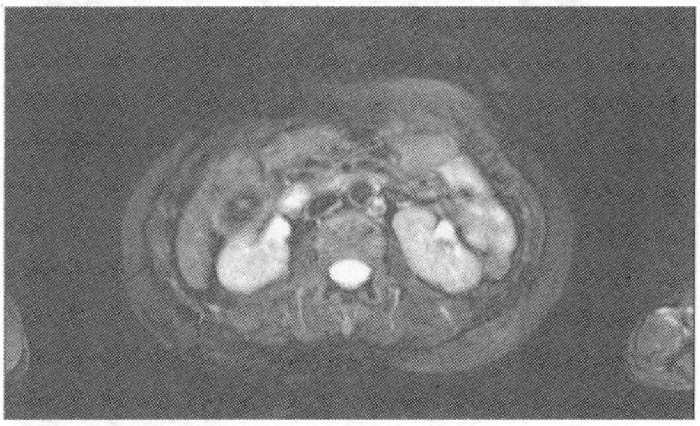
2

1.T_1WI压脂轴位；2.T_2WI压脂轴位。双肾信号未见明显异常，左侧肾门朝外，旋转不良。

图7-3-5　肾旋转异常

【诊断与鉴别诊断】

MRI可清楚显示肾盂方向异常，并根据肾盂朝向可明确此肾脏异常旋转是前位、前中位、后位还是侧位。

需要与以下疾病鉴别：

（1）腹膜后肿瘤

腹膜后肿瘤可致肾脏异常旋转，但常可触及边缘不清的肿块，肿块会进行性增大，患者全身状况差，随病情进展可出现压迫症状，B超、CT检查可发现腹膜后肿块。

（2）肾占位性病变

肾占位性病变可致肾脏异常旋转，但常有肉眼血尿、腰痛及肿块，尿路造影可出现肾盂肾盏受压或破坏，B超、CT均显示肿瘤影像。

（3）马蹄肾

双肾异常旋转在X射线检查中可能被误认为是马蹄肾，但马蹄肾在尿路平片和尿路造影片上可发现峡部，B超、CT、核素肾扫描均显示通过峡部相连。

第四节　泌尿系统结石

尿石症被称为尿路结石，是上尿路结石（肾和输尿管结石）、膀胱结石和尿道结石的总称，为泌尿系统常见病，其大多以肾结石为发源地，向下移动并在不同部位形成结石。

【病因】

尿石症形成机制目前未完全阐明，有多种学说，如种族、职业、生活环境、饮食习惯、营养及一些遗传性疾病均与结石的形成有关；而尿液的改变、泌尿系统解剖结构的异常与结石的形成关系密切。许多资料显示，尿路结石可能是多种影响因素所致。

【临床与病理】

肾和输尿管结石多见于青壮年，男性发病多于女性。男女发病率比为3∶1，主要症状为疼痛和血尿，疼痛多为绞痛并向同侧腹股沟放射；而血尿多为镜下或肉眼血尿。其程度与结石部位、大小、活动、有无损伤、感染和梗阻有关。

膀胱结石常见于男孩，典型表现为排尿突然中断，疼痛放射至远端尿道及阴茎头部，伴排尿困难和膀胱刺激征，并见终末血尿。

泌尿系统结石往往由多种成分组成，其中包括草酸盐（70%～80%）、磷酸盐、尿酸盐和碳酸钙等，多以某一成分为主，以草酸钙结石多见。由于结石的成分有所差异，故其密度和含钙量也不相同。

【MRI表现】

MRI对钙化不敏感，因而很少用于泌尿系统结石检查。微小结石不能显示或显示不清；T_1WI、T_2WI结石表现为大小不一、圆形或类圆形、不规则形低信号影，可单发或多发；以T_2WI显示明显，在高信号尿液背景下，可见充盈缺损影，不同结石随成分不同而信号各异。

肾结石较大时，阻塞肾盏致相应肾盏扩张；如在盂管交界处则肾盂积水，肾实质变薄。MRU可发现结石所致的梗阻段上方肾盏、肾盂扩张、积水，立体显示肾积水的程度（图7-4-1）。

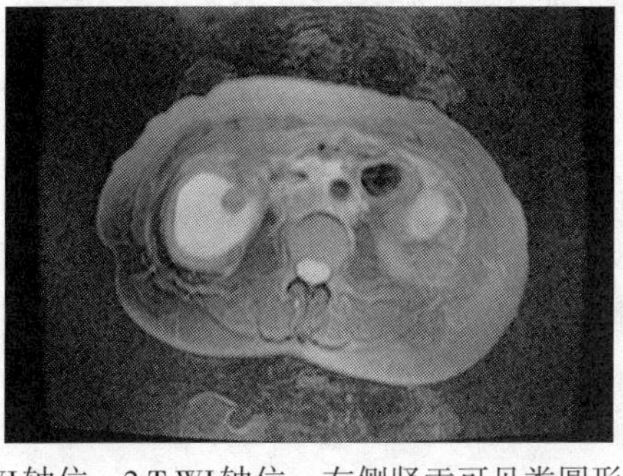
1

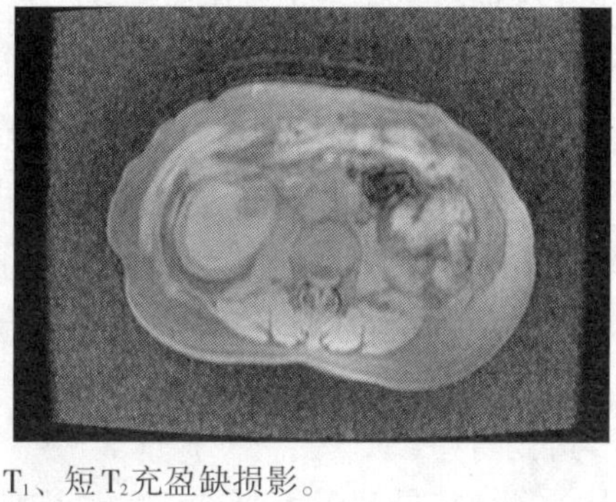
2

1.T_2WI轴位；2.T_1WI轴位。右侧肾盂可见类圆形长T_1、短T_2充盈缺损影。

图7-4-1　肾盂结石

在扩张的输尿管下端发现低信号影，在T_2WI显示明显，其上输尿管、肾盂、肾盏积水扩张。一般结石长轴与输尿管走行一致，易见于输尿管三个生理性狭窄部位（图7-4-2）。

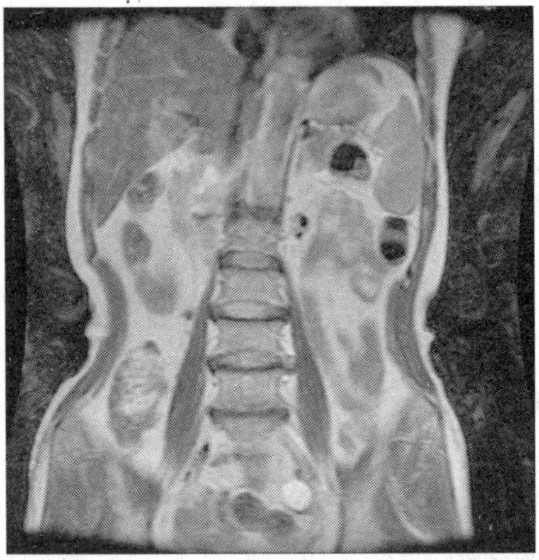
1

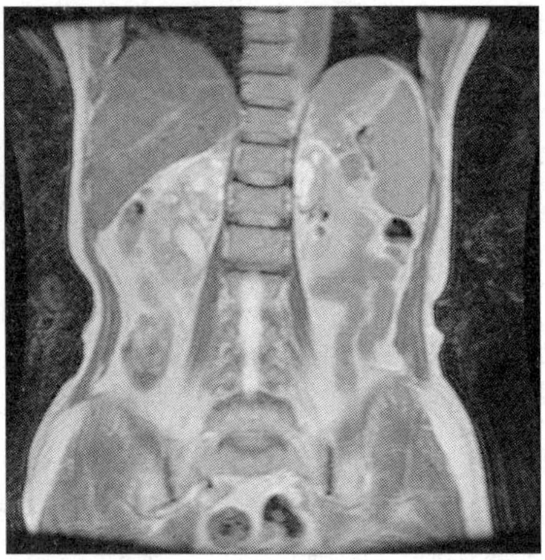
2

1、2.T_2WI冠状位。右侧输尿管上段可见类圆形T_2WI低信号影，右侧肾盂扩张。

图7-4-2　输尿管结石

膀胱结石在T_1WI、T_2WI信号均减低，多在T_2WI显示好，在尿液T_2WI高信号背景下见低信号充盈缺损影，边缘清楚，部分病例膀胱壁增厚。结石常随体位改变有一定动度，而膀胱憩室内结石偏于一侧且位置固定。

【诊断与鉴别诊断】

MRI因对钙化显示不敏感而较少用于泌尿系统结石的诊断，在T_2WI可见尿路内低信号充盈缺损，上方肾盂、输尿管可扩张积水。

第五节　泌尿系统感染性病变

一、泌尿系统结核

泌尿系统结核是全身结核病的一部分，最主要的为肾结核。绝大多数为继发性感染，源于肺结核或其他骨关节结核及消化道结核，而输尿管和膀胱结核多继发于肾结核。

【病因】

肾结核是由结核杆菌引起的慢性、进行性、破坏性病变，自原发感染灶经血行播散侵入肾脏而形成感染灶，如不及时治疗，细菌随尿流下行，向输尿管、膀胱、尿道播散，甚至波及生殖系统，含结核杆菌的尿液还可以通过前列腺导管、射精管引起前列腺、精囊、输精管、附睾和睾丸结核。泌尿、生殖系统结核往往在肺结核发生或愈后3～10年或更长时间出现症状。

【临床与病理】

临床上，肾结核早期多无明显症状，只是尿液检查有少量红细胞、白细胞和蛋白，甚至尿中可见结核杆菌。当感染波及肾盂或输尿管、膀胱后，出现尿频、尿急、尿痛、脓尿和终末血尿等症状，并伴有腰痛，严重时腰部触及肿块。此外，还可伴有全身症状，如消瘦、乏力、低热以及贫血、血沉加快、肾功能受损等。50%～70%的病人合并生殖系统结核。

肾结核90%发生于皮质，10%发生于髓质。皮质的结核感染大多自愈；若病变继续进展，则侵犯髓质，形成干酪样变和结核性脓肿，脓肿可破入肾盏、肾盂发生结核性肾盂、肾炎，导致肾盏、肾盂狭窄和壁增厚，为临床型肾结核。肾结核另一种改变是随身体抵抗力增强，病变趋向好转，出现钙盐沉积，而发生局部钙化，甚至全肾钙化（肾自截）。输尿管结核多由同侧肾结核向下蔓延所致，也可为膀胱内结核杆菌随尿液反流逆行感染。输尿管、膀胱及尿道结核主要为多发黏膜破坏、形成黏膜下结核结节、溃疡和肉芽肿、纤维化，早期输尿管管径扩大；后期因结核性肉芽组织形成，管壁增厚、僵直，管腔狭窄甚至闭塞。病变的输尿管也可发生部分乃至全部钙化。病变愈合可使膀胱结核发生纤维组织增生和瘢痕收缩而致膀胱挛缩、对侧肾积水、尿道狭窄等改变。

【MRI表现】

肾结核早期肾脏体积增大，皮、髓质分界不清，后期可缩小。肾脏实质内可见大小不等异常信号空洞，壁形态不规则，呈T_1WI低信号和T_2WI高信号灶；结核破坏进入肾盂、肾盏时，肾盏和肾盂出口因纤维化而狭窄，形成局限闭合性脓肾或结核性脓肾；病变破入肾周时，肾周脂肪信号消失，肾筋膜增厚。肾结核钙化常见，在T_1WI、T_2WI上均为低信号，或以低信号为主的混杂信号。增强扫描病灶边缘强化，而囊腔无强化（图7-5-1、图7-5-2）。

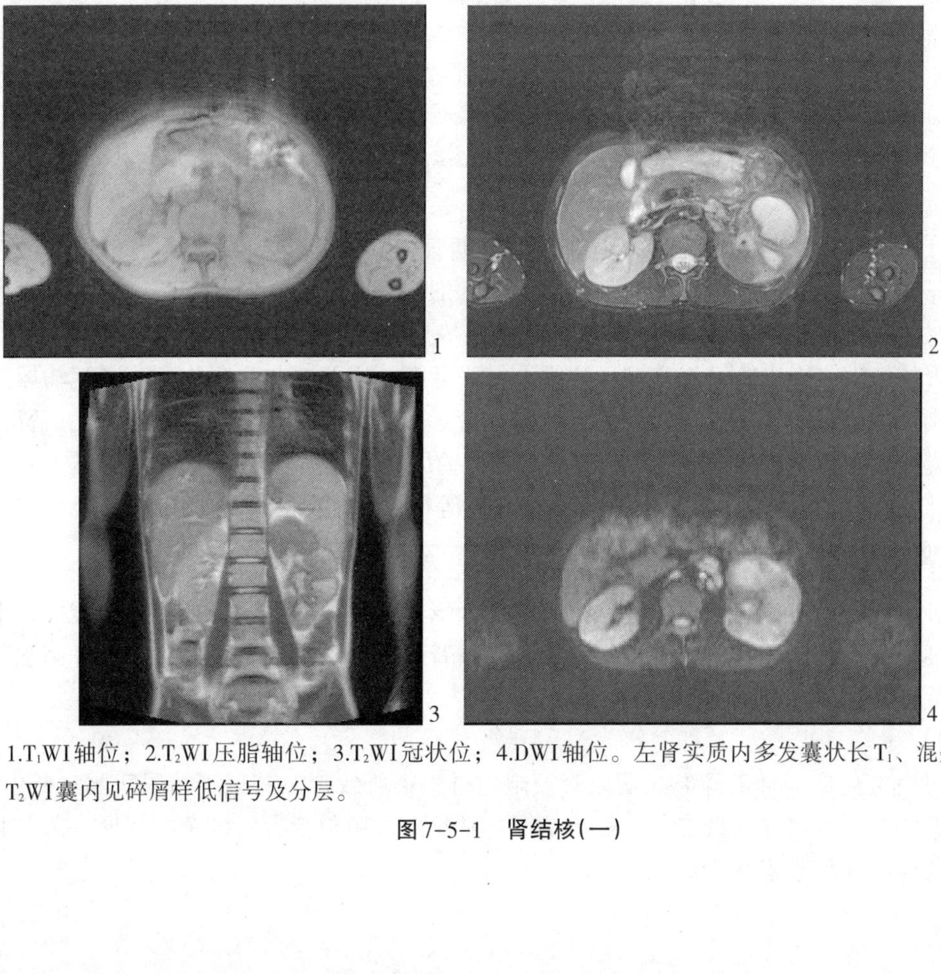

1.T_1WI轴位；2.T_2WI压脂轴位；3.T_2WI冠状位；4.DWI轴位。左肾实质内多发囊状长T_1、混杂长T_2信号影，T_2WI囊内见碎屑样低信号及分层。

图7-5-1　肾结核(一)

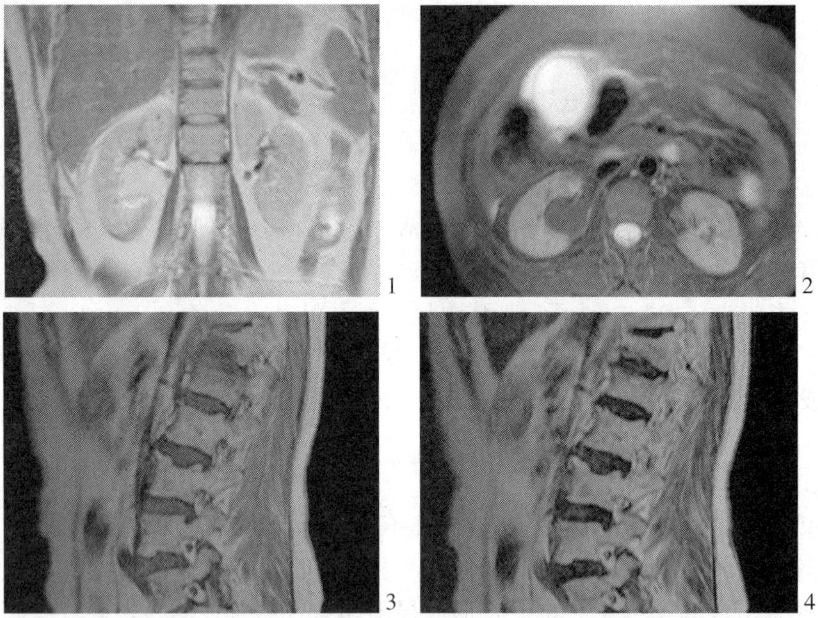

1、2. T_2WI压脂轴位；3、4. T_1WI轴位。右侧肾实质较左侧缩小。肾脏实质内可见大小不等异常信号空洞，壁形态不规则，呈T_1WI低信号和T_2WI高信号灶；另在T_1WI、T_2WI上可见均为低信号的钙化。

图7-5-2 肾结核(二)

早期输尿管结核常无异常发现或呈轻度扩张，后期则可显示输尿管管壁增厚，管腔呈多发不规则狭窄与扩张，可累及输尿管全程。MRU典型表现是输尿管僵硬，不规则，呈多发相间的狭窄与扩张。

膀胱结核则壁内缘不规则，并可显示水肿或纤维化造成的膀胱壁增厚和膀胱腔变小。

【诊断与鉴别诊断】

MRI对肾结核的诊断无特异性，但对显示早期肾内浸润灶较CT敏感，表现为局灶性长T_1、长T_2异常信号。主要与肾脓肿和肾乳头坏死鉴别：肾脓肿少有钙化，脓腔内有特征性气液平面；肾乳头坏死多有止痛类药物滥用、糖尿病等病史。

输尿管特征性表现为输尿管多发性狭窄与扩张并存，主要应与血吸虫病、肾盂输尿管炎性囊肿鉴别：血吸虫病典型表现为膀胱壁、输尿管远端管壁呈蛋壳样或轨道样钙化；肾盂输尿管炎性囊肿表现为多发边缘清楚的小充盈缺损，输尿管边缘呈多发浅切迹样改变。

膀胱结核主要表现为膀胱壁增厚、溃疡、挛缩等征象，主要应与血吸虫病鉴别。

二、肾脓肿和肾周脓肿

肾脓肿是指肾脏实质因化脓性炎症而被破坏，形成一脓性包囊，肾功能完全丧失，常见于上尿路梗阻的患者，若肾内脓肿破入肾周则形成肾周脓肿。致病菌主要为大肠杆菌和其他肠杆菌及革兰阳性细菌。

【病因】

本病可由败血症、肾盂肾炎或输尿管梗阻逆行感染所致，尤其见于糖尿病酮症酸中毒、恶病质及药物滥用等引起的抵抗力下降等情况。常见致病菌包括大肠杆菌、变形杆菌、假单胞菌、葡萄球菌及肠球菌等。

【临床与病理】

临床症状为高热、寒战、全身乏力、呕吐、虚脱，病人有不同程度的贫血、腰痛、肾区包块。尿液中见大量脓细胞，血中白细胞明显增高。脓肿单发，也可多发，多位于肾实质或肾周间隙内，大小不一。脓肿壁由富含血管的肉芽组织构成。脓肿可破入肾盂，经尿路引流、排空；脓肿亦可突破肾皮质，累及肾周围脂肪囊，形成肾周围脓肿，进一步累及Gerota筋膜后，可形成肾旁间隙脓肿。

【MRI表现】

患肾增大，局部突出肾轮廓外，肾脏皮、髓质边界不清，整个肾脏T_1WI信号减低，T_2WI信号增高，进一步可形成多发的小坏死灶，后融合成较大脓肿。肾脓肿边界尚清楚，为长T_1、长T_2信号，中央为坏死灶，呈更长T_2信号。DWI示脓液呈高信号，脓肿壁为等T_1、等或稍高T_2信号。肾周筋膜增厚，T_1WI、T_2WI均为低信号。肾脓肿可延伸到周围组织，形成肾周脓肿。如果脓肿中可见T_1WI、T_2WI均为极低信号的气体影，则可明确诊断。增强检查肾脓肿壁明显强化，中央坏死不强化。

【诊断与鉴别诊断】

1.诊断要点

肾实质内可见液体信号病变，呈长T_1、长T_2信号；部分脓肿的脓腔内可见气体影，感染可蔓延至肾周间隙；增强T_1WI检查，病变的周围发生环形强化。

2.鉴别诊断

（1）与有中央坏死的肾肿瘤不易鉴别，脓肿经过治疗后病灶多有吸收和纤维化；

（2）合并感染或出血的复杂性囊肿：肾囊肿常为多发，囊肿壁较脓肿壁薄，临床症状不如肾脓肿明显。

第六节　泌尿系统肿瘤

一、良性肿瘤

（一）肾血管平滑肌脂肪瘤

肾血管平滑肌脂肪瘤（renal angiomyolipoma）是肾脏较为常见的良性肿瘤，由比例不同的血管、平滑肌、脂肪组织构成。

【病因】

肾血管平滑肌脂肪瘤又称错构瘤，起源于肾间质细胞，病因不明，是常染色体显性遗传疾病。

【临床与病理】

本病多见于年轻女性，60%无临床症状，USG、CT、MRI检查偶然发现，部分因并发出血而产生腹痛，偶可触及肿块，血尿少见。合并结节硬化者伴有面部皮脂腺瘤、癫痫和智力低下。

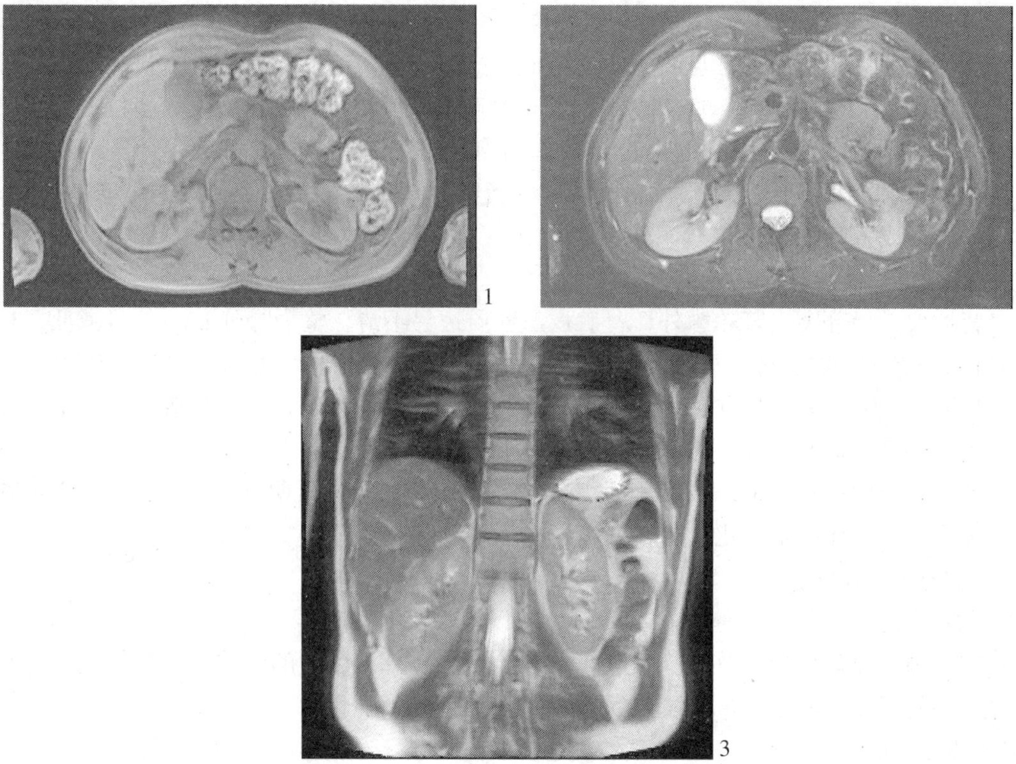

1.T_1WI轴位；2.T_2WI压脂轴位；3.T_2WI冠状位。左肾实质内类圆形占位性病变，病灶边界清晰，呈稍长T_1、稍长T_2为主的混杂信号。

图7-6-1　肾血管平滑肌脂肪瘤(一)

临床分为2种亚型，孤立型占80%～90%，不合并结节硬化症；10%～20%合并结节硬化症，多为双侧发病。

血管平滑肌脂肪瘤由不同比例的血管、平滑肌和脂肪组织构成，只由脂肪及平滑肌组成少见；肿瘤大小不等，可由数毫米直至20 cm。钙化、坏死罕见，有自发或外伤后出血倾向。

【MRI表现】

边界清楚、大小不一的圆形、类圆形或不规则形肿块，与周围组织分界清楚。其信号变化与三种组织成分的比例差异有关，大部分肿瘤以脂肪组织为主，在T_1WI、T_2WI混杂高信号为主，而其内软组织信号较脂肪信号略低，脂肪成分较多时，T_1WI、T_2WI脂肪抑制像上信号均减低，易于诊断；而肿块内脂肪组织较少为实质软组织肿块时，或无明显脂肪成分时，有文献认为T_2WI信号减低有助于诊断（图7-6-1、图7-6-2）。

【诊断与鉴别诊断】

根据MRI检查显示肾实质不均质肿块内有明确脂肪成分，通常不难做出肾血管平滑肌脂肪瘤的诊断。MRI对脂肪检查的敏感性较高，可发现小于1 cm的病灶，优于USG和CT。诊断较为困难的是脂肪含量很少的肿瘤，很难与其他肾实质肿瘤特别是常见的肾癌相鉴别。此外，发生在肾上极的血管平滑肌脂肪瘤应与肾上腺髓脂瘤鉴别，两者均含有脂肪成分，易于混淆，MRI检查显示肾上极皮质完整与否有助于二者鉴别。

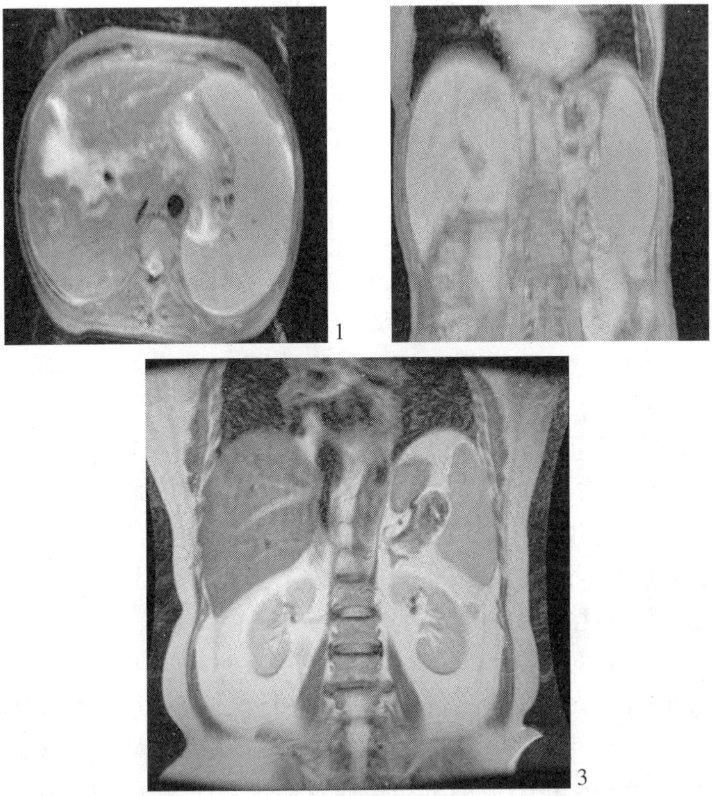

1.T_2WI压脂轴位；2.T_1WI轴位；3.T_2WI冠状位。左肾皮质一突出包膜影，边界清楚，呈等T_2、等T_1信号。

图7-6-2 肾血管平滑肌脂肪瘤(二)

（二）肾腺瘤

肾腺瘤是一种罕见的来自肾实质的良性肿瘤，多数直径小于3 cm。

【病因】

肾腺瘤是近年来刚被认识的一种特殊类型良性肾上皮肿瘤，约占成人肾上皮肿瘤的0.2%。组织来源目前尚未完全明确，目前多数学者认为其组织衍生于后肾胚芽。肾腺瘤好发于中年女性，男女发病率比约为1∶2。

【临床与病理】

多无症状，少数可表现为腰痛、血尿、发热等症状。肾腺瘤的特征是一致的嗜酸性或嗜碱性细胞，且细胞核和细胞学形态特征相同。

【MRI表现】

肾实质内圆形或椭圆形肿块，T_1WI上肿块信号强度多低于正常肾实质，T_2WI上则呈高信号。肿块较小时，肾脏大小、外形如常，当肿块增大压迫肾盂、输尿管时，可有肾积水表现。

【诊断与鉴别诊断】

诊断要点：肾包膜下皮质内等T_1、等T_2信号软组织肿块，强化不明显，轮廓可清楚或界限不清，中心可出现坏死、出血、钙化。肾腺瘤应与肾癌相鉴别，绝大多数肾腺瘤信号均匀，而肾癌信号不均匀，内可出现出血、坏死及囊变或钙化，强化明显。

二、恶性肿瘤

（一）肾细胞癌

肾细胞癌（renal cell carcinoma，RCC）即肾癌，约占全部肾恶性肿瘤的85%，多见于50～70岁的男性患者。

【病因】

病因不明，发病可能与肥胖、吸烟、职业接触（如石棉、皮革等）、抑癌基因缺失等遗传因素有关。越来越多的证据表明，体力活动、饮酒、生殖和内分泌因素等可能影响肾细胞癌的罹患风险。

【临床与病理】

30%～50%的肾癌缺乏早期表现而行其他检查时偶然发现。常见的症状为间歇性无痛性肉眼血尿、腰部钝痛和隐痛；或血块通过输尿管时产生肾绞痛；腹部肿块在腹部或腰部可触及；出现上述症状中任何一项均提示病变进入晚期。10%～40%的病人伴有副瘤综合征，即发热、高血压、血沉加快等；临床有25%～30%左右因转移灶症状就诊，如病理骨折、咳嗽、咯血、神经麻痹等或转移部位出现疼痛。

2004年WHO肾癌组织病理学分类为肾透明细胞癌（60-85%）、乳头状肾细胞癌（7%～14%）、嫌色细胞癌（4%～10%）、Bellini集合管癌（1%～2%）及罕见的肾髓质癌、多房性囊性肾细胞癌、Xp11.2易位性/基因融合相关性肾癌、神经母细胞相关性肾细胞癌、黏液样小管状和梭形细胞癌。2016年WHO肿瘤分类第四版关于男性泌尿系统及男性生殖器官肿瘤中，又对2004年肾脏肿瘤分类进行了修订，新增了遗传性平滑肌瘤病肾细胞癌综合征相关性肾细胞癌（HLRCC—RCC）、MiT家族易位性肾细胞癌［包括Xp_{11}易位性肾细胞癌和t（6，11）易位性肾细胞癌］、琥珀酸脱氢酶缺陷相关的肾细胞癌、管状囊性肾细胞癌、获得性囊性肾疾病相关性肾细胞癌、透明细胞乳头状肾细胞癌等6种肾脏肿瘤类型，并增加了神经母细胞瘤相关性嗜酸细胞性肾细胞癌、甲状腺滤泡样肾细胞癌、间变性淋巴瘤激酶易位的肾细胞癌和伴平滑肌瘤样间质的肾细胞癌等4种暂定的肾脏肿瘤类型。

其中，肾透明细胞癌多为单侧单病灶，2%～5%的患者同时或相继发生双侧或单侧多中心病灶，而遗传性肾细胞癌多为双侧多病灶，内常有出血、坏死及囊变（10%～25%），10%～20%可见钙化；乳头状肾细胞癌常见于长期血液透析和获得性肾囊性疾病患者，肿块累及肾脏和多灶性者相对多见。肿瘤与邻近肾实质分界部分清楚、部分不清，周边可有假性包膜。

肾癌在包膜内恶性度小，穿破假包膜后可局部侵犯周围组织，并直接扩展至肾静脉、下腔静脉形成癌栓；血行转移至肺、肝、骨等部位；淋巴转移最先到肾蒂淋巴结。

【MRI表现】

肾实质内圆形或椭圆形、不规则形肿块，肿块较小时，肾脏大小、外形如常，主要表现为信号异常；肿块较大时，在信号异常的基础上，肾脏形态异常，当肿块增大压迫肾盂、输尿管时，可有肾积水表现。在T_1WI上肿块信号强度多低于正常肾实质，在T_2WI上则呈混杂高信号，同部位肾皮、髓质分界不清；内出现出血、坏死及囊变或钙化时，则出现相应信号改变，出血在亚急性期T_1WI、T_2WI上信号均增高；坏死及囊变时内呈长T_1、长T_2信号改变；钙化在T_1WI、T_2WI信号均减低。受压的肾实质、血管、纤维组织在肿瘤周围出现假包膜，具有一定的特征性，在T_1WI、T_2WI上均为低信号。当肿瘤向周围组织侵犯并转移时，可表现相应的影像学改变，尤其当出现肾静脉与下腔静脉癌栓时，血管内流空信号消失，可见异常充盈缺损影。Gd-DTPA增强检查肿块呈不均一强化，但强化程度低于肾实质（图7-6-3、图7-6-4）。

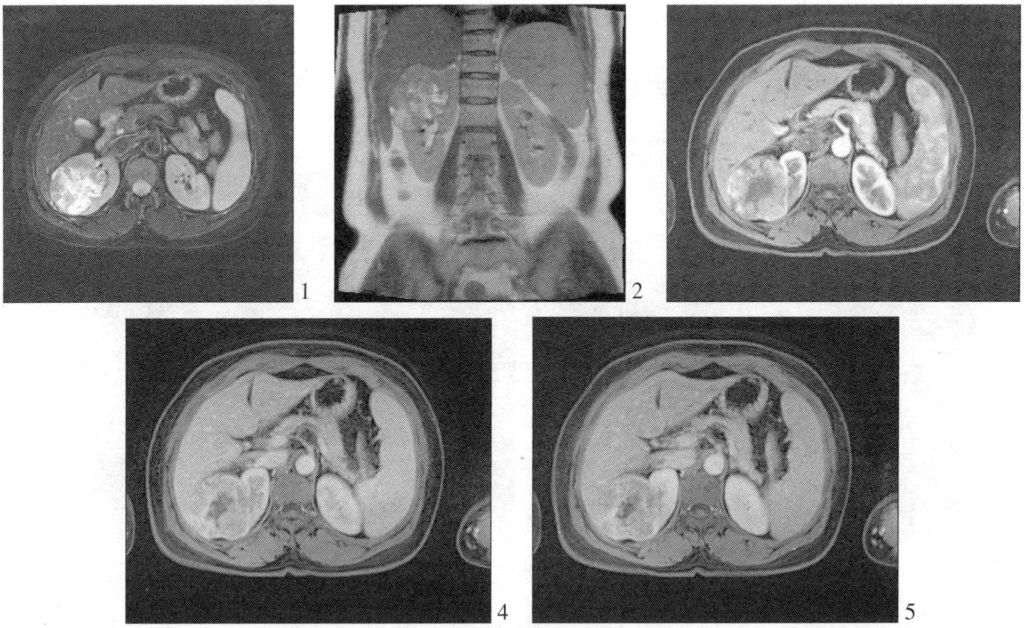

1.T_2WI压脂轴位；2.T_2WI冠状位；3.动脉期；4.静脉期；5.延迟期。右肾上极混杂信号占位，边界不清，增强扫动脉期（图3）实性成分明显强化；静脉期（图4）及延迟期（图5）稍廓清。

图7-6-3 肾细胞癌(一)

2016年ACR推荐CT/MR关于肾癌的TNM分期如下：

T_1：肿瘤最大直径不超过7 cm且局限于肾内，并以4 cm为界又分为T_{1a}和T_{1b}两期；

T_2：肿瘤局限于肾内但最大直径>7 cm；

T_3：肿瘤扩展至肾周或肾窦脂肪或肾静脉为T_{3a}，肿瘤血栓向下延伸至腔静脉为T_{3b}或T_{3c}；

T_4：浸润相邻器官，包括Gerota筋膜之外或同侧肾上腺受累。

【诊断及鉴别诊断】

RCC影像学检查，根据上述表现特征，结合临床资料，一般诊断并不难。RCC诊断时，需与以下病变鉴别：肾血管平滑肌脂肪瘤，其内常含有确切的脂肪成分，CT值测量和MRI预饱和脂肪抑制技术检查均能可靠地明确这一特征；肾盂癌，病变主要位于肾窦区，一般不造成肾轮廓的改变，且强化程度不及大多数RCC；复杂性肾囊肿，其壁和分隔薄而均一，无确切强化的壁结节或明显的实性部分；黄色肉芽肿性肾盂肾炎，常并发肾结石，病变呈浸润性生长，内有不规则环状强化的囊肿壁及低密度脓腔，临床和实验室检查表现也不同于RCC；肾脏转移瘤和肾脏淋巴瘤，表现可类似于多灶性乳头状细胞癌，但转移瘤常可发现原发瘤和（或）其他部位转移灶，而肾脏淋巴瘤多伴有腹腔和腹膜后多发显著肿大或融合成团的淋巴结。

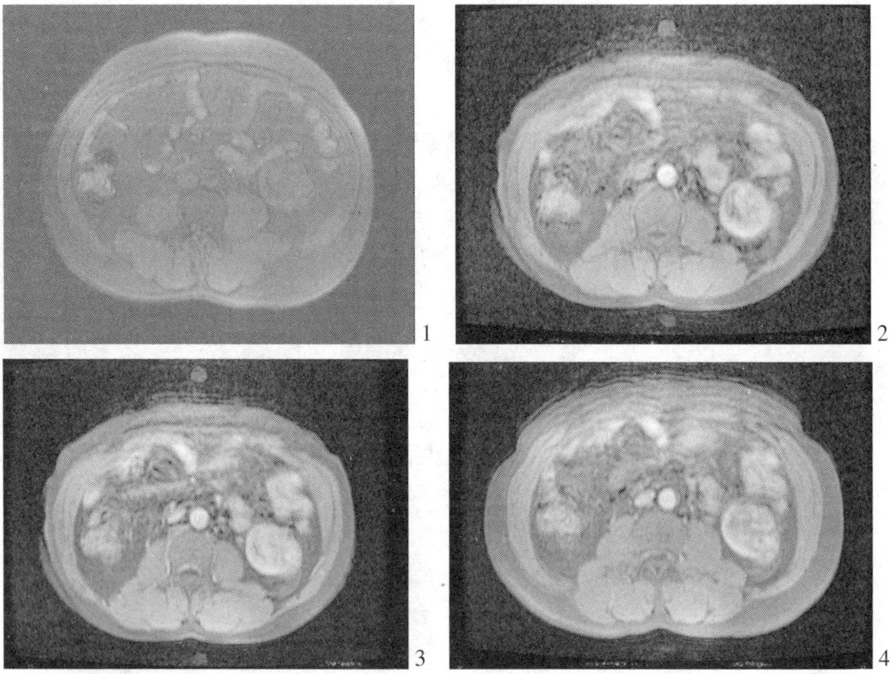

1.T_1WI轴位；2～4.Gd-DTPA增强。T_1WI上左肾肿块信号强度低于正常肾实质；Gd-DTPA增强检查肿块呈不均一强化，但强化程度低于肾实质。

图7-6-4　肾细胞癌(二)

（二）肾盂癌

肾盂癌（renal pelvic carcinoma）是起源于肾盂、肾盏黏膜上皮的恶性肿瘤，占肾恶性肿瘤的8%～12%，好发于40岁以上的男性，60～80岁高发。

【病因】

病因不明，与长期服用镇静剂、香烟、咖啡因以及肾结石、慢性肾炎的长期刺激有关。

【临床与病理】

早期即可出现无痛性全程肉眼血尿，少数为镜下血尿；1/3病人腰部钝痛，偶因血块阻塞输尿管致肾绞痛；大的肿瘤可有肾积水；消瘦、体重下降、下肢水肿等则为晚期表现。

病理上移行细胞癌占80%～90%，常呈乳头状生长，又称乳头状癌，其次为鳞状细胞癌（8%）和腺癌。肿瘤沿肾盂黏膜扩散，可逆行侵犯肾集合管，偶侵犯肾实质；肿瘤有沿黏膜表面浸润播散种植的倾向，主要为输尿管和膀胱。常见淋巴转移部位为主动脉旁、纵隔和锁骨上淋巴结；血行转移常见于肺、肝和骨等。

【MRI表现】

MRI表现为肾窦区肿块，肿块周围肾窦脂肪受压，大者可致其完全消失；同时，肾盂、肾盏亦受压扩张并离心性移位，部分肿瘤较大时侵入邻近肾实质；侵及肾盂输尿管交界处时可引起肾积水并导致肾功能减退及肾实质萎缩。肿块边缘光滑，信号均匀，T_1WI、T_2WI信号与肾皮质相似或T_2WI信号略高，肿块较大时，可见坏死、液化及钙化影。向肾实质侵犯时，肾皮、髓质分界不清，并与肾盂肿块形成团块。晚期可见肾门及腔静脉周围肿大的淋巴结。

增强检查，肾窦肿块仅有轻度强化，延时扫描当残存的肾盂、肾盏明显强化时，能清楚地显示肿瘤造成的充盈缺损。

MRU能够显示肿瘤导致的肾盂肾盏内充盈缺损，如有肾盂肾盏积水，能确定梗阻部位和程度（图7-6-5）。

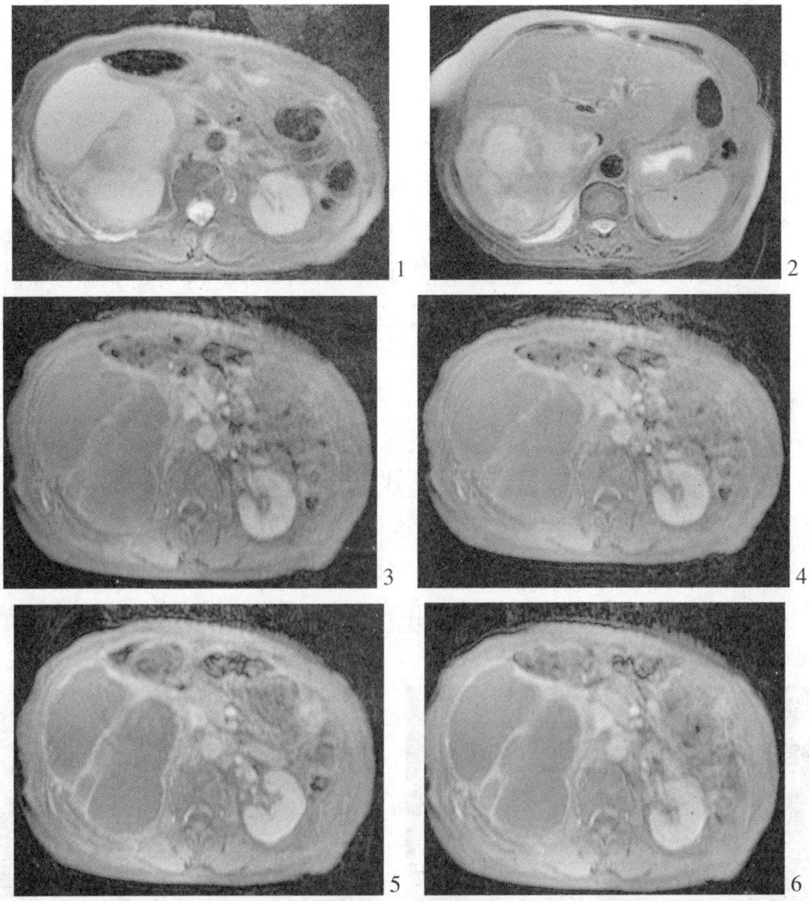

1、2.T_2WI压脂轴位；3、4.Gd-DTPA增强动脉期；5.Gd-DTPA增强门脉期；6.Gd-DTPA增强延迟期。可见右肾窦区肿块，肿块周围肾窦脂肪受压，同时，肾盂、肾盏亦受压扩张并离心性移位；肿块边缘光滑，信号均匀，T_2WI信号略高于肾皮质，可见液化影，肾皮、髓质分界不清，并与肾盂肿块形成团块。增强检查，肾窦肿块仅有轻度强化。

图7-6-5 肾盂癌

【诊断与鉴别诊断】

出现全程无痛性肉眼血尿并肾盂内肿块，肾盂、肾盏离心性扩张移位，一般诊断不难。肾盂癌应与肾癌、肾盂内阴性结石及血块鉴别：超声、CT可对发现的肾盂内肿块进行进一步定位与定性诊断，尤其与肾盂内阴性结石、血块的鉴别。阳性结石在CT密度较高，超声呈强回声且后方伴声影；血块在超声检查时内部多呈细光点，短期复查有明显变化；结石和血块CT增强时均无强化。MRI可作为肾盂内肿块的辅助检查方法，此外，MRU还适用于肾功能损害和对碘对比剂过敏者，缺点是不易显示结石。

（三）输尿管癌

原发性输尿管癌少见，约占泌尿系统上皮肿瘤的2.5%～5%，多见于男性，平均发病年龄为60岁。

【病因】

尿路上皮慢性炎症、结石、输尿管导管插入等均可导致该病的发生。

【临床与病理】

常见症状是血尿和腹部疼痛。由于肿瘤多引起输尿管梗阻，故于腹部常可触及肾积水所致的肿块。

输尿管癌来自输尿管上皮组织，2/3位于输尿管下段，少数为双侧。由于胚胎发育时期，输尿管壁、肾盂及膀胱上皮起源相同，输尿管壁有丰富的淋巴管和毛细血管网，可多灶性发生肿瘤。依组织类型分为移行细胞癌（90%）、鳞癌和腺癌（罕见）。移行细胞癌具有不同的生长方式，其中80%左右肿瘤为乳头状癌；其余肿瘤呈浸润生长，造成输尿管壁增厚，为非乳头状癌。输尿管癌晚期可侵犯周围组织，转移至周围淋巴结，也可通过血行或淋巴发生远处转移。易在手术后3年复发。

【MRI表现】

病灶小，输尿管局限性增厚，输尿管腔未累及时难于诊断；有些病例可表现为肾盂、肾盏及输尿管扩张，但具体肿瘤难以显示，且病灶良、恶性不易鉴别。随肿块增大，可见管腔内充盈缺损影，于输尿管梗阻部位可发现肿块，在T_1WI和T_2WI上其信号强度分别高于和低于尿液信号，显示肿瘤上方的输尿管、肾盂、肾盏扩张积水，其中MRU显示效果最佳。进一步发展可见在输尿管走行区肿块，侵及周围组织而难于判断肿块来源。增强扫描可见肿块强化而易与血块、坏死、结石鉴别（图7-6-6）。

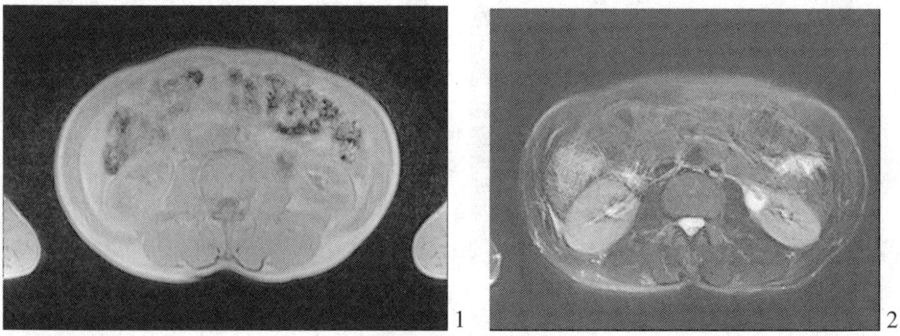

1.T_1WI轴位；2.T_2WI压脂轴位。左侧输尿管上段附壁结节样等T_1、短T_2信号影凸向管腔内生长。

图7-6-6 输尿管癌

【诊断与鉴别诊断】

输尿管、肾盂和肾盏有不同程度的扩张积水，在输尿管梗阻端发现肿块或腔内有充盈缺损及管壁不规则增厚，是诊断本病的主要依据，结合临床表现，多可做出正确诊断。影像学检查主要显示肿瘤对邻近组织和结构的侵犯、淋巴结转移及远处转移，决定TNM分期及治疗方案。

造成输尿管梗阻的病因很多，需与以下疾病相鉴别。

（1）输尿管结石

无论何种成分的结石，在T_1WI、T_2WI均呈低信号，MRU见梗阻端呈“杯口状”充盈缺损，而输尿管癌在各种序列上均为软组织影，鉴别诊断不难。

（2）输尿管炎症

输尿管炎症包括特异性炎症和非特异性炎症，前者以结核多见，炎性狭窄时其纵向累及范围一般较癌肿广泛，如病变较局限，且管壁增厚呈软组织团块时则与本病鉴别诊断困难，需结合临床病史及实验室检查确诊。先天性输尿管狭窄：狭窄多位于肾盂、输尿管交界处，其次为输尿管、膀胱交界处，可呈双侧性，多与迷走神经血管或神经支配有关，患者发病年龄较轻，多无血尿，且肾脏功能完好，MRI、MRU显示其狭窄部位输尿管轮廓清晰规则、局部无异常软组织影等可资鉴别。

（四）膀胱癌

膀胱癌（bladder carcinoma）是泌尿系统常见的恶性肿瘤，多见于50～70岁的男性，男女发病率比为4∶1。

【病因】

联苯胺、4-氨基双联苯等被认为是较肯定的致癌物质，长期接触染料、橡胶、塑料、油漆等物质可导致膀胱癌的发生，但其潜伏期长，可达15～40年；大约1/3的膀胱癌与吸烟有关；膀胱结石、膀胱憩室、慢性膀胱炎等会增加膀胱癌的危险性；目前认为长期服用镇痛药非那西丁、内源性色氨酸代谢异常均可致膀胱癌的发生。

【临床与病理】

主要症状是间歇性无痛性肉眼血尿，可自行减轻或停止；尿频、尿急和尿痛等膀胱刺激症状多为晚期表现，与肿瘤坏死、溃疡或并发感染有关。如血块阻塞或侵犯膀胱出口，则出现排尿困难。

膀胱癌好发于膀胱三角区，其次为膀胱侧壁；单发多见，近1/3为多发；95%以上为上皮性肿瘤，多为移行细胞乳头状癌，少数为鳞癌（2%～3%）和腺癌（2%～3%）。非上皮性肿瘤极少见，多为肉瘤，如横纹肌肉瘤，好发于婴幼儿。根据生长方式分为原位癌、乳头状癌及浸润性癌，原位癌局限于黏膜内；移形细胞癌多为乳头状癌，低分化者有浸润；鳞癌和腺癌多为浸润性癌。

肿瘤的扩散主要向膀胱壁内浸润，直至累及膀胱外组织及邻近器官，淋巴转移较常见，主要为闭孔组淋巴结、髂外中组淋巴结、髂内及髂总淋巴结；血行转移较晚，主要在肝、肺、骨和皮肤等处。

保留膀胱的各种手术，约50%在2年内可能复发，且不在同一位置，实为新生肿瘤，约10%～15%复发肿瘤有恶性程度增加趋势；因此，对保留膀胱手术后病人应每3个月做一次膀胱镜检查，2年无复发者，改为每半年一次。

2018年NCCN（美国肿瘤治疗指南）关于膀胱癌的TNM分期为：

T_1：肿瘤侵犯至黏膜下层结缔组织；

T_{2a}：肿瘤侵犯基层内侧半；T_{2b}：肿瘤侵犯达肌层外侧半；

T_3：肿瘤侵犯膀胱周围脂肪组织；

T_4：肿瘤侵犯至邻近器官，包括前列腺、子宫、阴道、盆腔壁、腹壁等。

【MRI表现】

膀胱处于充盈状态时对病变的显示好，不同体位的成像有助于膀胱癌的分期。膀胱癌小于1 cm时，仅表现为膀胱壁局限性增厚，但信号改变不明显；膀胱癌所产生的形态学表现主要为自膀胱壁突向腔内肿块，肿块大小不等，呈结节、分叶、不规则或菜花状，其与壁相连的基底部多较宽，少数者较窄；少数为膀胱壁局限性不规则增厚。在T_1WI上，肿瘤的信号强度类似正常膀胱壁或略高于尿液，评估肿瘤生长及大小最佳；然而在T_2WI上，多为中等信号，信号强度要显著高于正常膀胱壁，与膀胱壁信号对比明显，能较为准确地显示肿瘤的范围和侵犯深度，如膀胱壁低信号环中断、破坏，则提示肌层受侵，如膀胱壁与周围脂肪组织界面模糊或出现软组织影，提示膀胱周围组织受侵，而前列腺与精囊受侵则表现为与肿块相似的信号改变（图7-6-7、图7-6-8）。

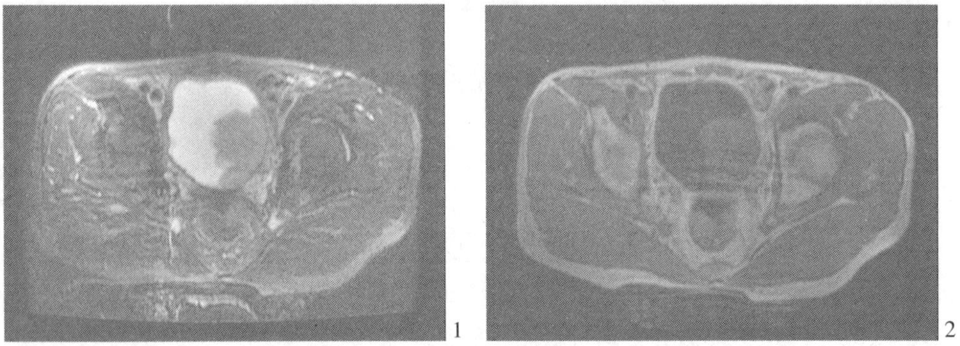

1.压脂T_2WI轴位；2.压脂T_1WI轴位。可见自膀胱壁突向腔内肿块，呈不规则或菜花状，以宽基底与壁相连。在T_1WI上，肿瘤的信号强度类似正常膀胱壁或略高于尿液；在T_2WI上，多为中等信号，信号强度要显著高于正常膀胱壁，与膀胱壁信号对比明显。

图7-6-7　膀胱癌

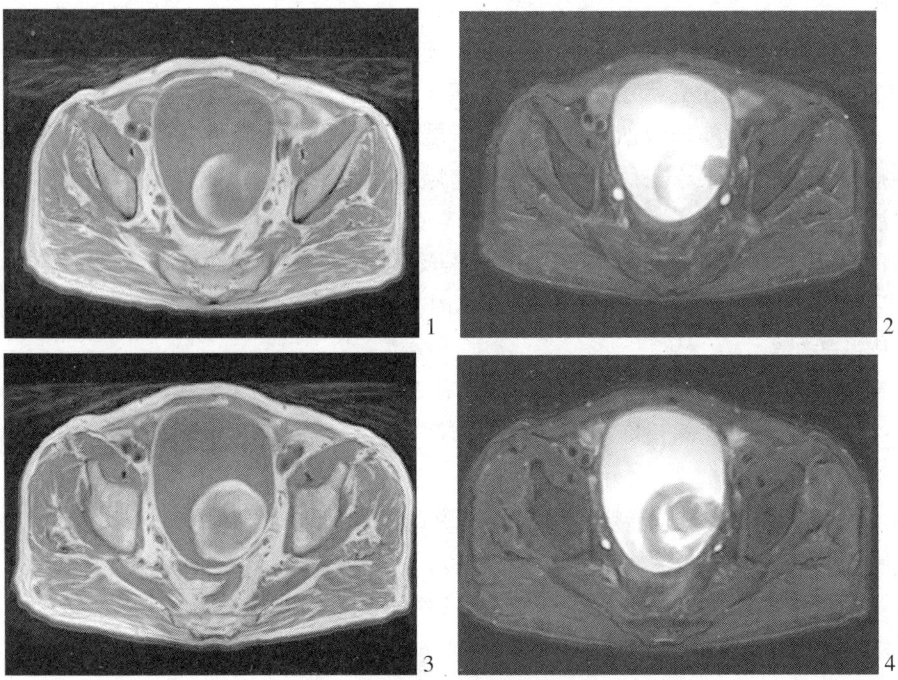

1.T_1WI轴位；2.T_2WI压脂轴位；3.T_1WI轴位；4.T_2WI压脂轴位。膀胱左侧壁见突向腔内生长的等T_1、等T_2信号肿块（图1、2）；另膀胱腔内见团片状短T_1、长T_2信号影（图3、4），膀胱癌合并出血。

图7-6-8　膀胱癌

Gd-DTPA增强检查，肿瘤立即强化且强化程度高于正常膀胱壁，能准确地显示肿瘤范围。MRI检查也可确定膀胱癌对周围组织器官的侵犯及淋巴结转移。

根据临床对肿块的分期，MRI对膀胱癌分期的诊断标准为：

A期：肿瘤基底处膀胱低信号带光整；

B_1期：膀胱壁低信号带表浅层被肿瘤信号侵犯；

B_2期：膀胱壁低信号带大部分或全部被肿瘤信号代替；

C期：膀胱周围脂肪组织浸润，在脂肪高信号中有软组织信号影；

D期：肿瘤侵犯精囊、前列腺等邻近脏器或淋巴结转移。

【诊断与鉴别诊断】

根据影像学表现，结合临床所见，多可提示膀胱癌的诊断，膀胱镜检查和活检是诊断的主要方法，影像学检查主要用于肿瘤的分期，有助于临床治疗。

MRI对膀胱癌的分期准确性高，主要对膀胱壁层的显示好且MRI为三维成像、组织对比分辨率高，对评价膀胱肿瘤更优而使MRI在膀胱癌的诊断中应用广泛。对周围组织受侵和淋巴结发现及远处转移情况的显示CT、MR相似。

（五）淋巴瘤

淋巴瘤是临床上较常见的疾病，淋巴结外播散最常见于造血和网状内皮系统，其次是泌尿生殖系统，其中肾脏受累最常见。

【病因】

淋巴瘤可能与EB病毒有关，肾损害的原因与淋巴瘤细胞肾浸润、免疫及代谢等有关。

【临床与病理】

由于肾实质缺乏淋巴组织，原发性肾淋巴瘤罕见。肾淋巴瘤主要为继发性侵犯，其中主要为非霍奇金淋巴瘤。病理上病变主要位于肾髓质，表现为单发或多发结节样肿块，弥漫性浸润少见。淋巴瘤临床表现为无痛性淋巴结肿大、肝脾肿大、发热、贫血等。转移到肾脏后，可出现肾病综合征、肾炎综合征、肾功能不全，若肿大的淋巴结压迫肾静脉，可造成单侧或双侧肾静脉血栓形成。

【MRI表现】

肾实质内单发或多发异常信号肿块，边界不清，一般在T_1WI为等或低信号，在T_2WI信号增高，若有坏死则信号混杂。弥漫性浸润时表现为肾脏增大，皮、髓质界限不清楚。半数患者有肾周围淋巴结增大或腹膜后肿块。增强扫描肿瘤轻度强化，明显低于邻近肾实质的强化程度。

【诊断与鉴别诊断】

肾淋巴瘤影像学表现缺乏特异性，应结合临床病史，有无痛性淋巴结肿大、肝脾肿大等病史再结合穿刺活检即可确诊。结节型肾淋巴瘤应与肾癌和肾转移癌鉴别：肾癌病灶强化明显且不均匀，常侵犯邻近血管。弥漫增大型肾淋巴瘤应与炎性疾病，如急性肾盂肾炎和黄色肉芽肿性肾盂肾炎鉴别。

三、继发性肾肿瘤

肾脏是继肺、肝、骨及肾上腺后常见的转移部位，肾脏转移瘤见于癌症病人尸检的4%～8%，比原发肾癌多2～3倍。

【病因】

可来源于多种组织、器官的恶性肿瘤。

【临床与病理】

临床症状不多（不明显）或无特异性，常被原发瘤（临床症状）所掩盖，有时有腰痛、血尿或蛋白尿等。

转移瘤位于肾实质内，可单发或多发，亦可双肾发病，肿物较小，不改变肾脏轮廓，但可伴坏死。

肾脏转移以血行转移多见，10%为淋巴转移。常见的原发肿瘤为乳腺癌、肺癌、结肠癌、对侧肾癌、胃癌、子宫内膜癌等。极少数原发病灶不明确。

【MRI表现】

肾脏增大但轮廓改变不明显，单侧或双侧肾实质内单发或多发异常信号肿块，边界不清，正常皮、髓质信号差异消失，信号混杂，以组织学来源不同而信号差异较大，一般在T_1WI为等或低信号，在T_2WI信号增高。白血病和未分化腺癌可引起肾弥漫浸润转移，致肾脏弥漫性增大并皮髓质分界不清、模糊和消失。本病往往合并后腹膜淋巴结转移或其他部位脏器转移。

【诊断与鉴别诊断】

有原发肿瘤病史，肾实质内多发异常信号区，多考虑转移。本病在诊断过程中，主要是单发转移瘤与肾细胞癌的鉴别。如见原发肿瘤而肾脏新发现肿块，考虑转移，新发现肾脏肿块，而其他部位未见异常病灶，考虑肾细胞癌；血供丰富，侵及肾静脉或下腔静脉者，倾向于肾细胞癌，转移瘤一般是包埋、截断肾静脉而不是侵及肾静脉；肾细胞癌淋巴转移一般位于肾门，而肾转移一般合并肾下极淋巴结增大。

第七节　肾脏囊性病变

一、单纯性肾囊肿

单纯性肾囊肿（simple renal cyst）又称孤立性肾囊肿，是最常见的肾脏良性囊性占位病变。文献统计55岁以上者约50%具有单纯性肾囊肿，30岁以下少见，无性别差异。

【病因】

本病病因不明，认为与肾小管在发育过程中联合不佳或发生阻塞等有关；也有人认为是后天肾小管阻塞或外伤所致；过去认为肾缺血与其发病关系密切，近年认为是肾小管憩室演变而来。

【临床与病理】

单纯性囊肿临床上多无症状，常属意外发现。较大的囊肿可有患侧不适或压迫邻近脏器而引起症状。

囊肿位于肾实质，与肾盏、肾盂不相通；可单发或多发，大小不等，可自数毫米至数厘米。囊内为浆液，囊壁薄为纤维组织，内衬不连续上皮，囊内偶有发生钙化，囊与囊之间组织正常。

【MRI表现】

单纯性囊肿呈类圆形或圆形、液性长T_1和长T_2信号影，边界清楚，信号均匀，位于肾实质或突向肾盂及肾包膜；增强检查病变无强化，由于周围肾实质强化，囊肿显示更为明显。

在复杂性囊肿，由于囊液内蛋白质含量较高或有出血性成分，而在T_1WI上呈不同程度高信号，T_2WI上仍维持较高信号，然而MRI检查很难显示囊肿壁的钙化。较大的钙化，T_1WI、T_2WI信号均减低。囊肿合并感染时，囊壁增厚但信号减低，囊液呈T_1WI稍高信号（图7-7-1）。

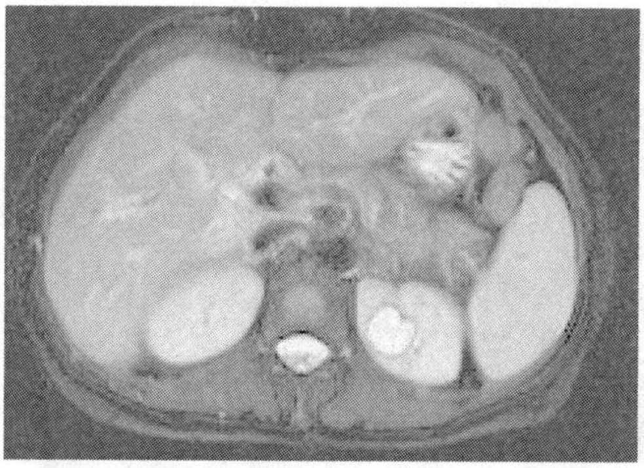

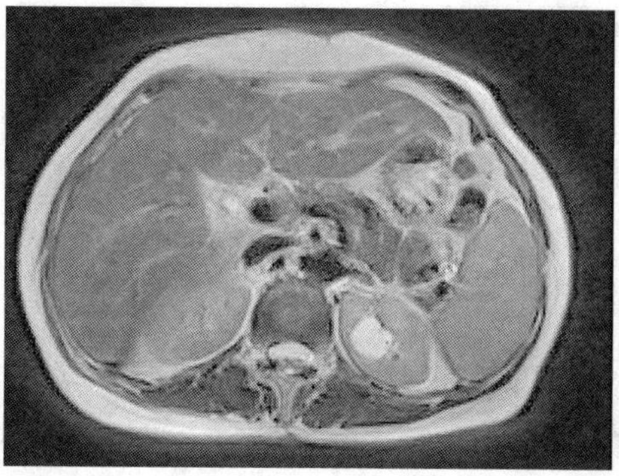

1.T_2WI压脂轴位；2.T_2WI轴位。左肾实质可见T_2WI高信号影，压脂仍呈高信号影。

图7-7-1 肾囊肿

【诊断与鉴别诊断】

典型肾囊肿表现为肾实质内单发或多发类圆形长T_1、长T_2信号，边缘光滑清晰，增强检查无强化。肾单纯性囊肿具有如上典型表现，易于诊断；复杂性肾囊肿缺乏特异性表现，甚至有时难与囊性肾癌鉴别，需要穿刺活检才能证实。

二、多囊肾

多囊肾（polycystic kidney）系遗传性病变，分成人型和婴儿型，其中成人型是常染色体显性遗传，较常见，常合并肾外畸形，如多囊肝、胰腺囊肿等；婴儿型是常染色体隐性遗传，较少见，发生于新生儿至婴儿，病情重，发展快，多以尿毒症死亡。本节论述成人型多囊肾。

【病因】

对于本病病因报道较多。近年随着染色体技术的发展，已发现该病致病基因位于染色体16的短臂上（ADPKD1），也有文献报道一些成人型多囊肾患者及其家族成员染色体上无ADPKD1，提示本病可能有第二个，甚至多个致病基因。

【临床与病理】

本病临床表现无特异性，通常在30～50岁出现症状，表现腹部肿块、高血压和血尿等，囊内出血情况年轻人多于年龄较大者，表现为急性疼痛。晚期可死于肾衰竭。

病理上，成人型多囊肾双肾多发大小不等囊肿，为多节段肾收集小管或肾单位的囊状扩张。早期囊肿间仍有正常肾实质，晚期全部肾实质几乎完全为大小不等的囊肿所替代，肾盂、肾盏变形明显；常伴有继发性肾小球硬化、肾小管萎缩和间质纤维增生等；囊内容物为液体，可有出血。约1/3病例合并多囊肝。

【MRI表现】

两肾体积增大，外缘隆起，皮、髓质分界不清，肾盂、肾盏挤压变形，肾脏实质呈蜂窝状改变；双肾弥漫性分布大小不一的类圆形囊性病灶，囊肿的信号强度多呈等信号改变；但部分囊内可呈出血性信号，随出血时间发生规律性的变化。增强检查囊肿无强化，囊肿间肾组织强化明显（图7-7-2）。

成人型多囊肾具有肾外表现，囊肿可位于肝脏、胰腺、卵巢、脾脏和中枢神经系统，以肝囊肿多见。

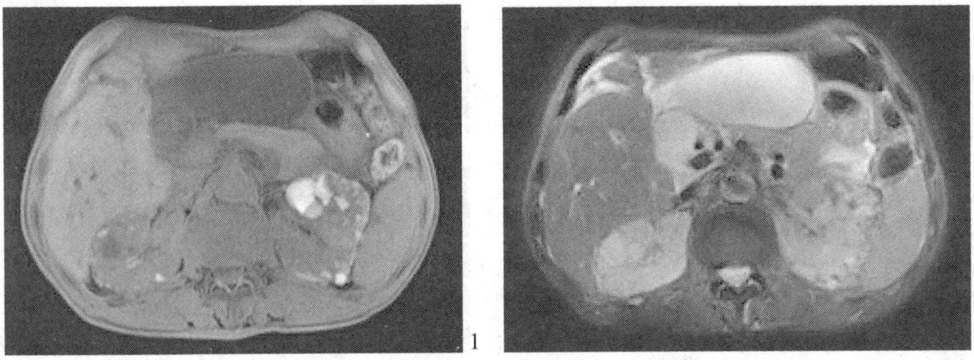

1　　2

1.T_1WI压脂轴位；2.T_2WI压脂轴位。双肾多发长T_1、长T_2信号囊性结节；另部分结节表现为短T_1、短T_2信号，双肾多发肾囊肿并部分出血。

图7-7-2　多囊肾

【诊断与鉴别诊断】

成人型多囊肾的MRI有典型表现，即双肾布满多发类圆形水样信号强度灶，常并有多囊肝，具有特征，不难诊断。

需与双侧性多发单纯性囊肿鉴别，后者肾脏增大不明显、囊肿数目少，很少合并有肝囊肿，且无家族史，可鉴别；临床病史对两者鉴别诊断价值不大。

三、出血性肾囊肿

【病因】

出血性肾囊肿为复杂性肾囊肿的一种少见类型，其出血原因较多，自发性、外伤、囊壁静脉曲张等均可引起。

【临床与病理】

出血性肾囊肿分为高密度出血和低密度出血。临床表现为腰痛、血尿。

【MRI表现】

肾实质内类圆形或圆形信号影，边界较清楚，信号不均匀，出血性囊肿根据囊内出血时间的长短和出血量的多少，其信号强度明显不同，一般T_1WI、T_2WI上呈不均匀高信号，囊壁增厚，周围可见T_1WI低信号环征。出血机化后囊肿内可见纤维索条影，呈等T_1、T_2软组织信号，与实质性肿瘤不易鉴别。

【诊断与鉴别诊断】

出血性囊肿根据囊内出血时间的长短和出血量的多少，其信号强度明显不同，主要应与囊性肾癌鉴别。

四、肾盂旁囊肿

肾盂旁囊肿又称肾盂周围囊肿，起源于肾窦外，多由先天性因素造成，发病率为肾囊肿的1%～3%，多在50岁以后才出现。

【病因】

主要病因是淋巴性扩张，可能是慢性炎症所致。

【临床与病理】

肾盂旁囊肿通常单发，组织学来源为肾实质或陈旧性含尿囊肿。临床将以上两种通称为肾盂旁囊肿。

临床症状为腰痛、腰胀或不适、血尿、高血压、腹部包块，合并感染时可有寒战、高热、肾区叩痛等症状。

【MRI表现】

MRI见囊肿位于肾门处，与正常肾实质分开，呈长T_1、长T_2信号，囊肿周围肾窦脂肪构成的高信号晕圈是肾盂旁囊肿的特征性表现，增强扫描无强化（图7-7-3）。

【诊断与鉴别诊断】

肾盂旁囊肿为肾髓质部，贴于肾大盏或盂旁，呈长T_1、长T_2信号，常单发，需与肾盂积水鉴别，静脉肾盂造影可用于二者之间的鉴别。

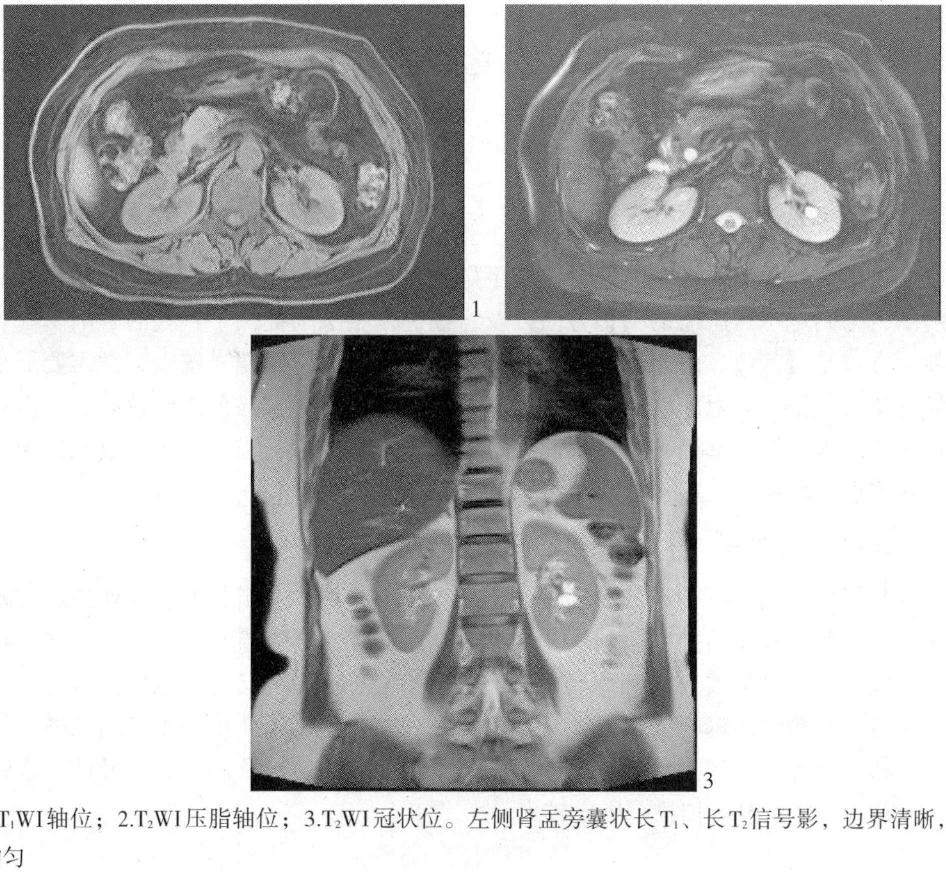

1　2　3

1.T_1WI轴位；2.T_2WI压脂轴位；3.T_2WI冠状位。左侧肾盂旁囊状长T_1、长T_2信号影，边界清晰，病灶内信号均匀

图7-7-3　肾盂旁囊肿

（刘鹏）

第八章　生殖系统和腹膜后间隙

第一节　检查方法

对于生殖系统疾病，主要影像检查技术是超声、CT和MRI，X射线检查运用较少，临床常用的仅有输精管精囊造影、子宫输卵管造影和盆腔动脉造影。

一、检查线圈的选择

体线圈、相控阵线圈和直肠内线圈均可用于前列腺的MRI检查。目前公认直肠内线圈对前列腺癌的分期效果最好。与体线圈相比，直肠内线圈可得到显示野更小、层厚更薄的图像，图像的分辨力较相控阵线圈MRI更高。

二、成像扫描方位及成像扫描序列

（一）成像扫描方位

沿子宫长轴的矢状位成像较其他方位能更好地显示子宫轮廓，可以清晰显示宫体、宫颈的带状解剖，为判定子宫肌瘤的突出方向以及宫颈癌侵犯范围提供了直观的解剖基础。卵巢的最佳显示方位是冠状位。由于子宫及卵巢的走向、形态、位置变异较大，常需要沿垂直子宫的长轴行斜矢状位、斜冠状位扫描。对于卵巢病变分期时，扫描范围应较大，常需观察腹腔积液、腹膜后淋巴结和远处脏器。阴囊的MRI检查可行常规扫描，轴位、冠状位为基本方位，而矢状位显示附睾与睾丸的关系较好。

（二）成像扫描序列

子宫及其附件的扫描可选用的序列多种多样。一般来讲，T_2脂肪抑制序列是最重要的序列。脂肪抑制序列与非脂肪抑制序列要互相参照。前列腺的MRI检查目的多是对前列腺癌进行分期，所以检查序列既要有前列腺局部的高分辨T_1、T_2图像，又最好能包括盆腔大范围扫描，以增加分期诊断的准确性。除各种常规扫描序列外，还可以使用动态增强扫描、扩散加权成像、波谱成像等扫描序列。T_2脂肪抑制序列显示睾丸的结构及病变效果最佳。腹膜后病变往往体积较大，所以MRI扫描范围常较大。

三、功能MRI检查的应用

（一）扩散加权成像（DWI）

DWI是唯一能在活体中评价分子扩散运动的无创性检查方法。从分子运动角度显示组织内分子及细胞生物学特性。人体组织的扩散性多用ADC值来表示，不同病变的ADC值有助于病变之间的鉴别。

（二）MRI动态增强扫描

MRI动态增强可提高肿瘤的诊断、鉴别诊断和分期准确率。三维增强扫描序列评价内膜癌肌层和宫颈浸润程度，其敏感度和特异度均高达95%，是对子宫内膜癌分期非常有效的方法。同时，MRI动态增强对前列腺癌患者选择行根治术特别是神经保留术有较高价值。

第二节　女性生殖系统

一、正常MRI表现

1.子宫和阴道

T_1WI上宫体、宫颈和阴道呈均匀低信号，周围是高信号的脂肪组织；T_2WI上宫体、宫颈和阴道呈分层表现。宫体分三层信号：中心子宫内膜高信号；中间子宫肌内层联合带低信号；周围子宫肌外层等信号。宫颈由内向外四层信号：高信号的宫颈管内黏液；等信号的宫颈黏膜皱襞；低信号的宫颈纤维基质；等信号的宫颈肌层。阴道只有两层信号：中心高信号的阴道上皮和周围低信号的阴道壁（图8-2-1）。

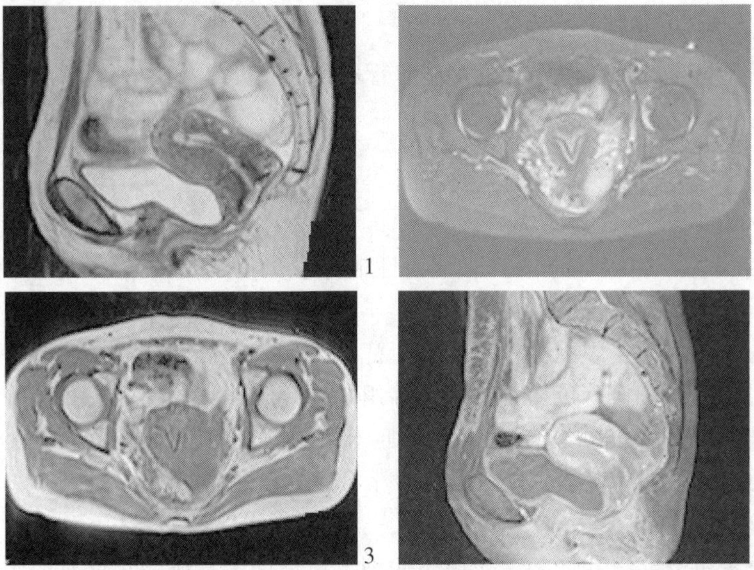

1.T_2WI矢状位；2.T_2WI-FS轴位；3.T_1WI轴位；4.T_1WI-FS增强矢状位。宫腔内见“V”形节育器影，各序列均呈略低信号表现。

图8-2-1　宫内节育器

2.卵巢与输卵管

T_1WI上卵巢呈均匀低信号；T_2WI上卵泡呈高信号，内部中央基质呈低信号。无论T_1WI或T_2WI，正常输卵管均难以识别。

二、异常MRI表现

女性生殖系统异常MRI表现包括子宫大小、形态和信号异常及盆腔肿块。

1.子宫发育异常

MRI是显示子宫畸形的最佳方法。如单角子宫呈香蕉状，鞍形子宫宫腔呈心形，双子宫有两套独立的宫体和宫颈。纵隔子宫的宫底外缘光滑或轻度凹陷，双角子宫外缘明显切迹。

2.子宫信号异常

子宫信号异常包括宫腔、宫壁和宫颈信号异常。宫腔信号异常：T_2WI上宫腔内有线状低信号，见于分隔子宫；宫腔内类圆形等信号肿块为息肉或肌瘤。宫壁信号异常：联合带增宽，边界不清，见于子宫腺肌病。宫壁内异常信号肿块见于子宫良恶性肿瘤。宫颈信号异常：宫颈异常信号肿块，T_1WI上等信号，T_2WI上中等信号，常并有低信号宫颈纤维基质中断，见于宫颈癌。

3.盆腔肿块

女性盆腔肿块常来自卵巢，卵巢肿块的形态和信号强度可反映其结构和组织特征：类圆形长T_1、长T_2肿块见于卵巢囊肿和囊腺瘤；分叶状不规则混杂信号肿块，可有液性和实性部分，是卵巢囊腺癌；类圆形略长T_1、长T_2不同程度强化肿块为良性肿瘤或恶性肿瘤；类圆形混杂信号肿块，内含脂肪高信号为卵巢畸胎瘤。

4.输卵管

邻近卵巢的圆形长T_1、长T_2信号，见于输卵管积水。若形态不规则且壁厚，提示输卵管脓肿。

三、女性生殖系统炎性疾病

女性生殖系统常见的炎性病变有子宫输卵管炎和盆腔炎。

（一）子宫输卵管炎

子宫输卵管炎是导致妇女不孕的主要原因。

【病因】

子宫输卵管炎主要病因是感染。非结核性输卵管炎最常见的致病菌是葡萄球菌、厌氧菌，其次是大肠杆菌、变形杆菌、放线菌等。子宫输卵管炎常见于分娩、流产、宫腔内手术及异物残留后感染。此外，腹腔内邻近器官炎症，如阑尾炎等亦可累及输卵管、卵巢。细菌由子宫内膜通过淋巴管和血管进入子宫旁结缔组织，导致输卵管周围炎和输卵管炎，波及卵巢。可能起病即为慢性，也可能是由急性炎症未经治愈或治疗不彻底，或由于病菌毒性较低，机体抵抗力强，急性症状不明显，延误治疗而形成慢性输卵管卵巢炎。

【临床与病理】

子宫输卵管炎可分非特异性和结核性。病理上急性期子宫输卵管炎显示充血、水肿、积脓；慢性期宫腔输卵管粘连。子宫输卵管结核，首先累及输卵管，形成干酪样坏死，进而僵直、狭窄和粘连。

【MRI表现】

目前MRI很少用于本病检查。

（二）盆腔炎症

【病因】

主要病因是感染。引起盆腔炎的病原体有两个来源：一是内源性病原体，来自原寄居于阴道内的菌群，包括需氧菌及厌氧菌，可以仅为需氧菌感染、仅为厌氧菌感染，但以需氧菌及厌氧菌混合感染多见；二是外源性病原体，主要为性传播疾病的病原体，如淋病奈瑟菌、沙眼衣原体、支原体，其他有绿脓杆菌、结核杆菌等。

【临床与病理】

女性生殖器、盆腔腹膜发生细菌感染时，造成盆腔炎症。急性期表现为高热、下腹痛、腹泻等症状，慢性期则为下腹部坠胀、痛经及不孕。

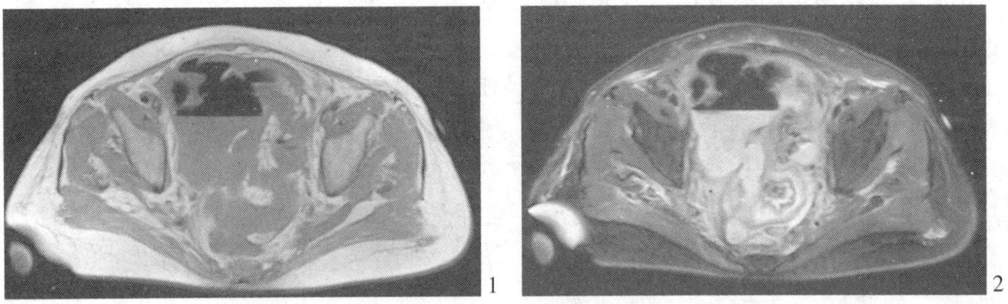

1.T_1WI轴位；2.T_2WI压脂轴位。盆腔不规则长T_1、长T_2信号，其内可见气液平。

图8-1-2　盆腔脓肿(一)

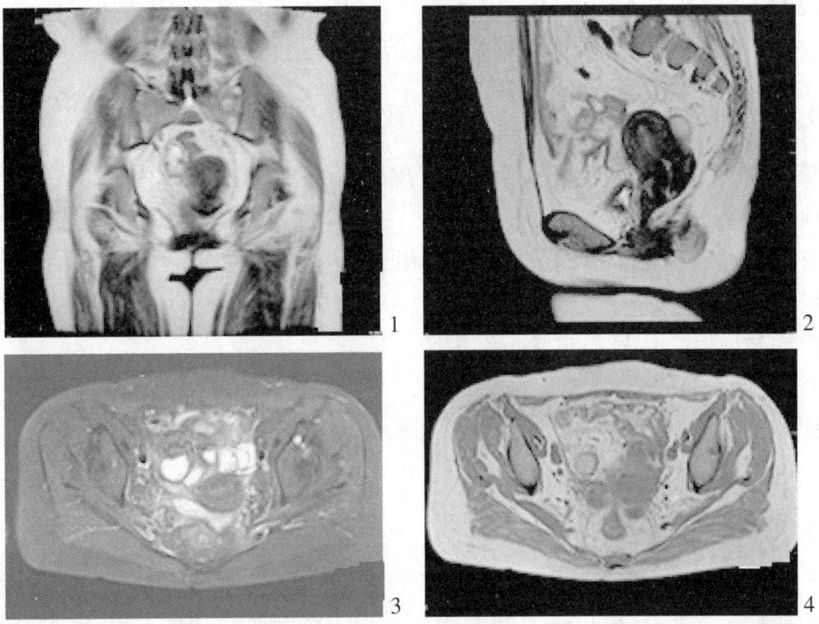

1.T_2WI冠状位；2.T_2WI矢状位；3.T_2WI-FS轴位；4.T_1WI轴位。盆腔内子宫周围多个不规则囊状长T_1、长T_2信号影，壁略厚、毛糙。

图8-2-3　盆腔脓肿(二)

【MRI表现】

盆腔炎早期多无异常表现。发生盆腔脓肿时，可见盆腔类圆形病变，呈长T_1、长T_2信号，部分脓肿见气泡影；增强检查周边脓肿壁明显环状强化（图8-2-2、图8-2-3）。

【诊断与鉴别诊断】

盆腔内单发或多发类圆形水样信号影，可见强化的脓肿壁，可考虑盆腔脓肿。尚未形成脓肿的炎症难以与其他肿块鉴别，应结合临床。

四、女性生殖系统肿瘤及瘤样病变

（一） 子宫内膜增生症

子宫内膜增生具有一定的癌变倾向，故被列为癌前病变。但根据长期观察，绝大多数子宫内膜增生是一种可逆性病变，或保持一种持续性良性状态。仅少数病例在较长的时间间隔以后可能发展为癌，长期雌激素刺激是主要病因。

【病因】

子宫内膜增生症是由无孕激素抵抗的长期雌激素刺激引起子宫内膜增生。雌激素单一刺激的常见原因有：内源性雌激素增多，多见于长期不排卵，如青春期或围绝经期女性下丘脑-垂体-卵巢轴功能失调出现长期无排卵或多囊卵巢综合征长期无排卵。肥胖和一些具有内分泌功能的肿瘤也可以引起子宫内膜增生症，如垂体瘤、卵巢颗粒细胞瘤等。外源性雌激素增多，如单一的、无孕激素抵抗的雌激素替代治疗、乳腺癌术后服用他莫昔芬的患者。

【临床与病理】

根据腺体结构形态改变和有无腺上皮细胞异型性分为3型：

（1）单纯增生

由于无孕激素抵抗的雌激素长期刺激所致的子宫内膜生理性反应。间质与腺体同时增生而无腺体拥挤，腺上皮的形态无异型性。

（2）复合增生

病变区腺体拥挤，间质明显减少，无腺上皮细胞的异型性。

（3）不典型增生

腺上皮有异型性，属于子宫内膜的上皮内肿瘤，按病变的程度，分为轻、中、重三度。

【MRI表现】

子宫内膜均匀增厚，信号与正常子宫内膜一致。

【诊断与鉴别诊断】

子宫内膜增生，内膜厚度通常>8 mm，形态较为规则，T_2显示增生的内膜呈高信号，与Ⅰ期子宫内膜癌表现类似，鉴别诊断困难时，应考虑宫腔镜及刮宫检查。

（二）子宫内膜异位症

功能性子宫内膜发生在正常子宫内膜位置以外的任何其他部位时称子宫内膜异位症，是一种常见的妇科病，多见于30～45岁的妇女，分为子宫腺肌病和外在性子宫内膜异位症，前者异位的子宫内膜位于宫体肌层，后者异位的子宫内膜位于子宫以外，如卵巢、韧带等部位。

【病因】

子宫内膜异位症是在免疫、内分泌、遗传及其微环境等诸多因素共同作用下发生发展的一种疾病。其发病机制至今尚未明确。

【临床与病理】

主要症状有继发性和渐进性痛经、月经失调，一般多表现为与月经有关的周期性发作。其中卵巢受累最为常见，若囊肿内含暗褐色糊状陈旧血液，常称巧克力囊肿。

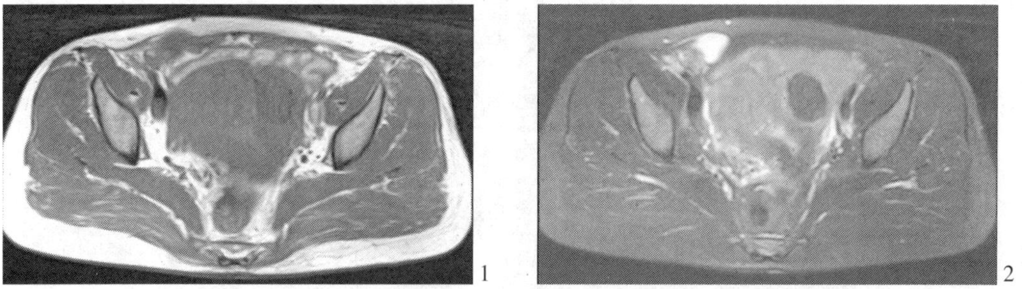

1.T_1WI；2.T_2WI压脂。宫旁以低信号为主的混杂信号肿块，T_1WI呈低信号，T_2WI压脂仍呈低信号

图8-2-4　子宫内膜异位症

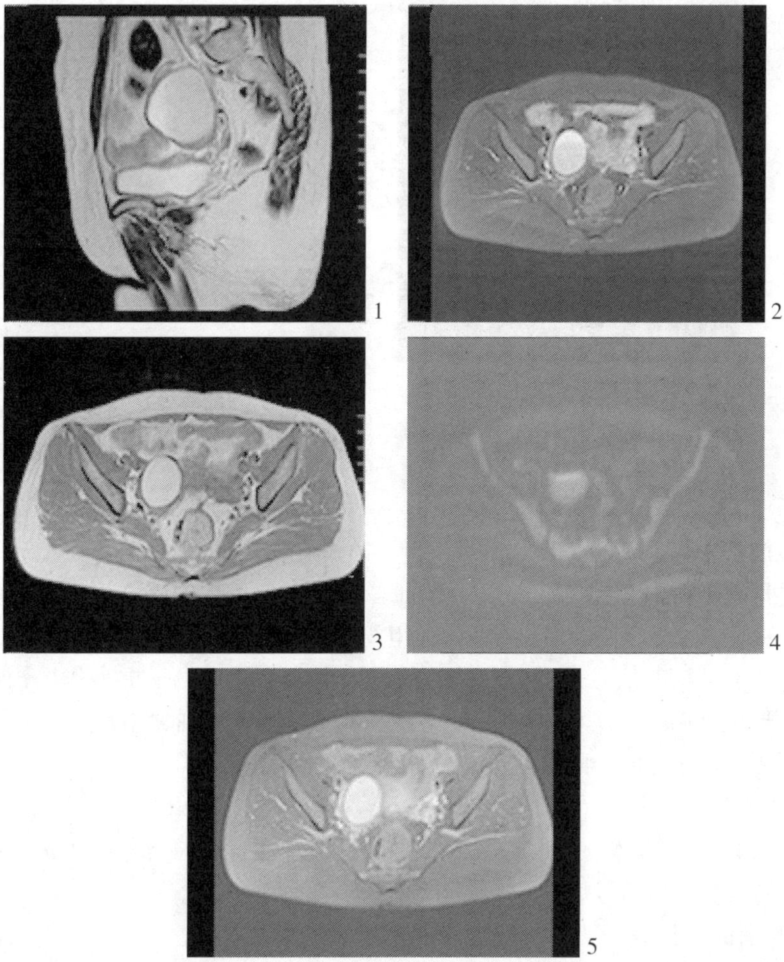

1.T_2WI矢状位；2.T_2WI-FS轴位；3.T_1WI轴位；4.DWI轴位；5.T_1WI-FS增强轴位。右侧附件区类圆形占位，T_1WI呈高信号，T_2WI信号不均、可见分层，DWI呈略高信号，增强扫描壁可见强化。

图8-2-5　卵巢巧克力囊肿

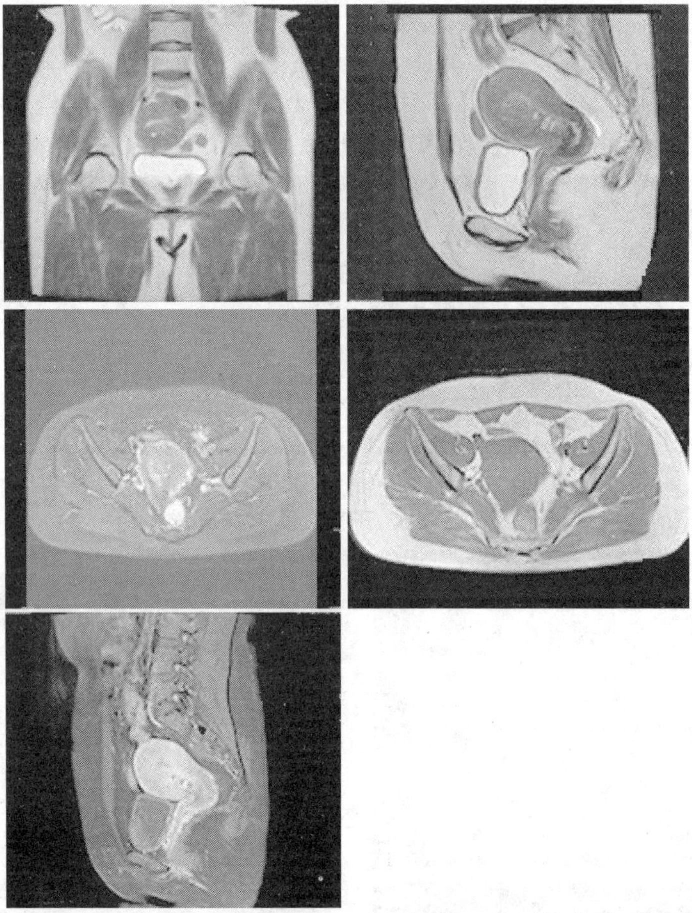

1.T_2WI冠状位；2.T_2WI矢状位；3.T_2WI-FS轴位；4.T_1WI轴位；5.T_1WI-FS增强矢状位。子宫体部前壁增厚，其内信号不均匀，见多个小片状长T_1、长T_2信号影，增强扫描强化不均匀。

图8-2-6　子宫腺肌症

【MRI表现】

1.外在性子宫内膜异位症

卵巢或盆腔内子宫内膜异位症的表现多种多样，由于病灶内反复出血，而积血的时间与成分不同，造成囊液成分复杂，且合并纤维组织增生和粘连，因而形成不规则囊实性肿块。囊肿可表现为短T_1、长T_2信号，长T_1、长T_2信号或混杂信号。由于重力作用，囊液和细胞成分出现分层，形成液-液平面。囊肿边缘与子宫周围可见不规则软组织信号粘连带。增强扫描，囊肿周围粘连带和腔内分隔可见强化（图8-2-4、图8-2-5）。

2.子宫腺肌病

主要表现是T_2WI上宫体的低信号联合带局限性或弥漫性增厚且外缘不清，增厚的联合带内散在点状短T_1、长T_2高信号灶（图8-2-6）。

【诊断与鉴别诊断】

外在性子宫内膜异位症的影像学表现多种多样。卵巢周围广泛粘连是卵巢子宫内膜异位症的特征。外在性子宫内膜异位症分为异位内膜囊肿型病变和非囊肿型病变，主要与下列疾病鉴别：

（1）卵巢功能性囊肿出血

卵巢功能性囊肿出血通常在T_1WI和T_2WI均呈高信号，结合临床病史或组织学检查可资鉴别。

（2）卵巢透明细胞癌

卵巢透明细胞癌病变囊壁上可有瘤结节，增强可见结节强化。

（3）卵巢囊腺瘤和囊腺癌

卵巢囊腺瘤和囊腺癌肿物较大，内部多有分隔、软组织壁结节或乳头样突起，有局部侵犯以及腹膜、淋巴、血行播散。

子宫腺肌病应与下列疾病鉴别：

（1）子宫肌瘤

子宫肌瘤有假包膜，T_2WI显示子宫壁内边界清楚的低信号病变。

（2）子宫肥大症

子宫肥大症见于经产妇，无痛经表现，子宫呈均匀性增大，但肌层信号均匀，无出血灶及小囊腔改变。

（三）子宫平滑肌瘤

子宫平滑肌瘤又称子宫肌瘤，是女性生殖系统中最常见的良性肿瘤。由增生的子宫平滑肌细胞和其间少量纤维结缔组织组成，好发于30岁～50岁，约占绝经期前妇女的70%～80%。肌瘤常多发，大小不等，以子宫体多见（92%）。

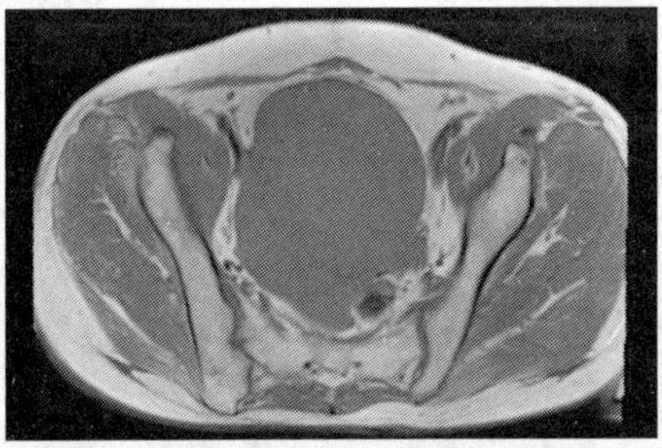
1

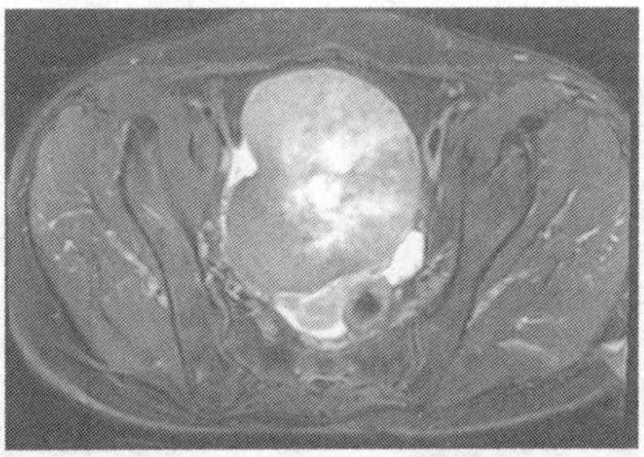
2

1.T_1WI轴位；2.T_2WI压脂轴位。突出于宫壁浆膜面的混杂信号肿块，T_1WI以低信号为主，T_2WI可见不均匀高、稍高信号影。

图8-2-7　子宫肌瘤

【病因】

病因不明。目前认为：

（1）细胞遗传学，主要为12号和17号染色体异常；

（2）高雌激素受体和高雌二醇、孕激素含量。

【临床与病理】

临床表现为阴道出现不规则流血，子宫增大，或质硬肿块与子宫相连。

根据部位分三种类型：

（1）肌层内肌瘤：最常见，多数无症状；

（2）黏膜下肌瘤：症状明显，表现为月经多、经期长、阴道不规则流血；

（3）浆膜下肌瘤：发生蒂扭转时出现急腹症症状。

根据病理分为：

（1）普通型子宫肌瘤；

（2）细胞型平滑肌瘤；

（3）退变型子宫肌瘤。

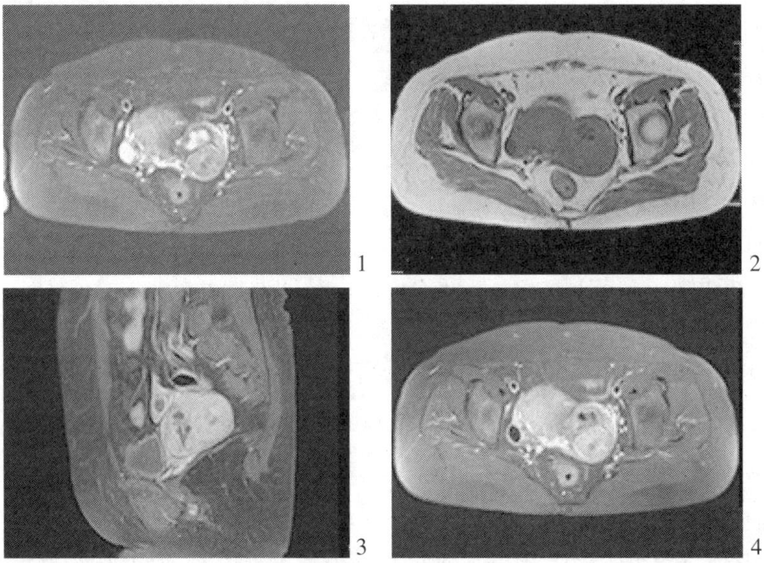

1.T_2WI-FS轴位；2.T_1WI轴位；3.T_1WI-FS增强矢状位；4.T_1WI-FS增强轴位。宫颈后壁见结节状稍长T_1、稍长T_2影，增强扫描不均匀强化。

图8-2-8　宫颈肌瘤

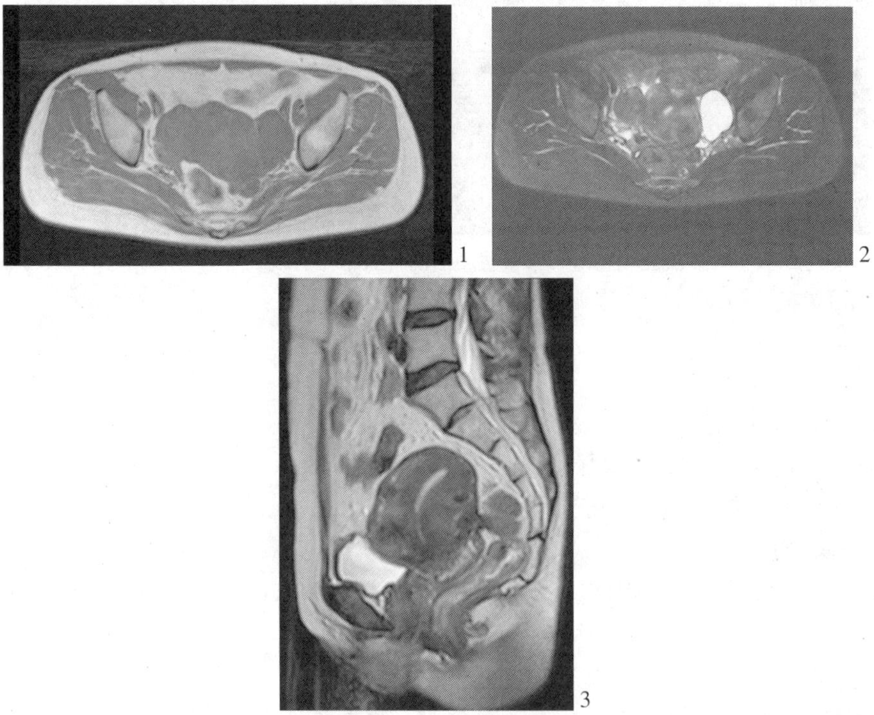

1.T_1WI轴位；2.T_2WI压脂轴位；3. T_2WI矢状位。子宫体积增大，子宫壁不均匀增厚，壁内可见多发大小不等类圆形长T_1、短T_2信号影，边界清晰，部分结节突出于子宫轮廓外。

图8-2-9　子宫肌瘤

【MRI表现】

MRI对发现和诊断子宫肌瘤敏感，能发现小于3 mm的子宫肌瘤，也易于分辨黏膜下、肌层内、浆膜下或宫颈部位的子宫肌瘤。子宫分叶状增大，表面光滑，与周围组织分界清楚；在T_1WI上，子宫肌瘤的信号强度类似子宫肌；在T_2WI上，普通型肌瘤信号低于肌层，与周围子宫肌信号形成鲜明对比；细胞型肌瘤信号均匀增高，边界清楚；退变型肌瘤以高信号为主。在T_2WI上，肌瘤的周边有时可见高信号环状影或流空低信号影，为扩张的淋巴管、静脉或水肿（图8-2-7、图8-2-8、图8-2-9）。

【诊断与鉴别诊断】

子宫肌瘤，MRI为首选检查方法，T_2WI上，宫体内可见边界清晰的低信号肿块，可见钙化及囊性变，肿块周围可见高信号环形影，应与平滑肌肉瘤鉴别。子宫平滑肌肉瘤信号明显不均匀，实质部分T_1WI呈等信号，T_2WI呈稍高信号，内可见坏死囊变及出血，增强扫描实质部分明显强化。浆膜下肌瘤需与附件肿物鉴别，黏膜下肌瘤需与子宫内膜病变鉴别。

（四）子宫内膜癌

子宫内膜癌是指发生于子宫内膜的上皮性恶性肿瘤，子宫体常见，好发于55～65岁绝经后的老年妇女，发病率仅次于宫颈癌。

【病因】

病因未明，与雌激素高水平有关；肥胖、高血压、糖尿病、不孕不育及绝经延迟妇女多发。子宫内膜癌的发生机制分为两类：雌激素依赖型和非雌激素依赖型，前者分化良好，预后较好，多发生于年轻女性；后者分化差，常见于年老、体瘦妇女。

【临床与病理】

主要症状是绝经后无痛性阴道不规则出血，尚未绝经者则经量增多、经期延长和月经紊乱。子宫内膜癌临床诊断主要依靠分段诊刮和细胞学检查。宫腔镜可减少对早期子宫内膜癌的漏诊。

病理上腺癌占绝大多数，还有鳞癌和透明细胞癌。根据其生长方式的不同，分为弥漫型和局限型。

直接蔓延及淋巴转移是常见的转移途径，晚期可发生血行转移。

2015年FIGO公布的指南中继续沿用了2009年的手术分期。临床上子宫内膜癌依其侵犯范围分为四期：

Ⅰ期：肿瘤限于子宫体；

Ⅱ期：肿瘤侵犯子宫颈；

Ⅲ期：肿瘤宫外侵犯，但范围限于真盆腔；

Ⅳ期：肿瘤侵犯膀胱、肠管或发生远隔性转移。

【MRI表现】

MRI检查较CT具有较高的诊断价值，可判断子宫肌受累的深度、有无宫颈侵犯和宫外延伸，从而利于临床分期。

Ⅰ期肿瘤病变限于子宫内膜，T_1WI或T_2WI上可显示正常，或仅表现为内膜增厚，此期动态增强扫描动脉期低于肌层，呈相对低信号；当肿瘤侵犯子宫肌层时，T_1WI与肌层呈等信号改变，在T_2WI上表现中等信号的肿瘤破坏子宫内膜与子宫肌界面，即结合带不规则或部分中断，能较为准确地测量出肿瘤侵犯子宫肌的深度，准确率达75%～95%；此期增强扫描可显示内膜下强化带不规则或中断。

Ⅱ期肿瘤T_2WI上可显示中等信号的肿块延伸至宫颈，致宫颈管扩张、宫颈内带（正常2～3 mm）增宽；肿瘤进一步向深部侵犯时，可破坏和中断低信号的宫颈纤维基质带，即T_2WI高信号的基质环不完整。

Ⅲ期和Ⅳ期肿瘤，发生宫旁延伸时，在子宫增大的同时，可见肿瘤累及卵巢及宫旁组织，形成不规则软组织肿块，腹膜种植表现为T_1WI中等信号和T_2WI高信号的结节影，淋巴结转移时显示淋巴结增大，主要位于盆腔、髂内外血管旁及后腹膜等处（图8-2-10、图8-2-11）。

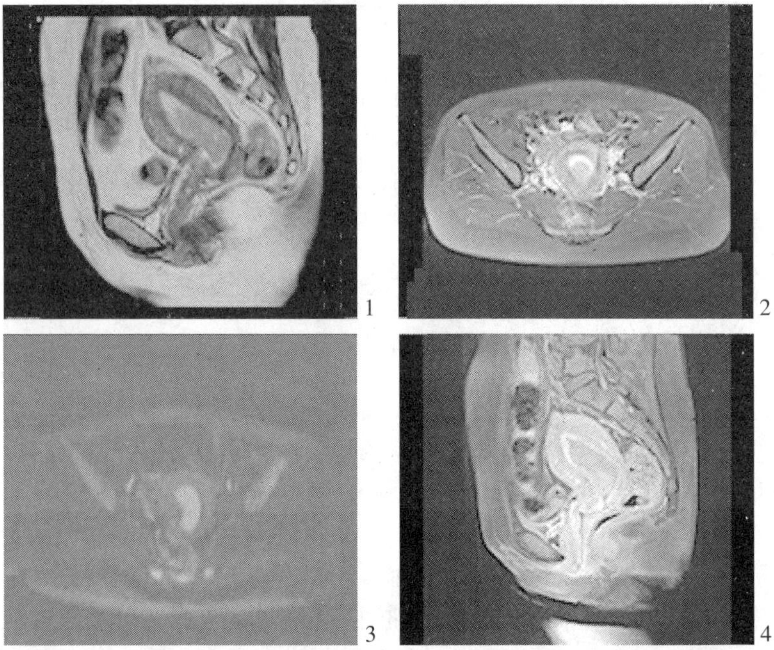

1.T_2WI轴位；2.T_2WI-FS轴位；3.DWI轴位；4.T_1WI-FS增强矢状位。子宫内膜明显增厚，T_2WI呈不均匀等略高信号，DWI呈高亮信号，增强扫描可见不均匀强化。

图8-2-10　子宫内膜癌（一）

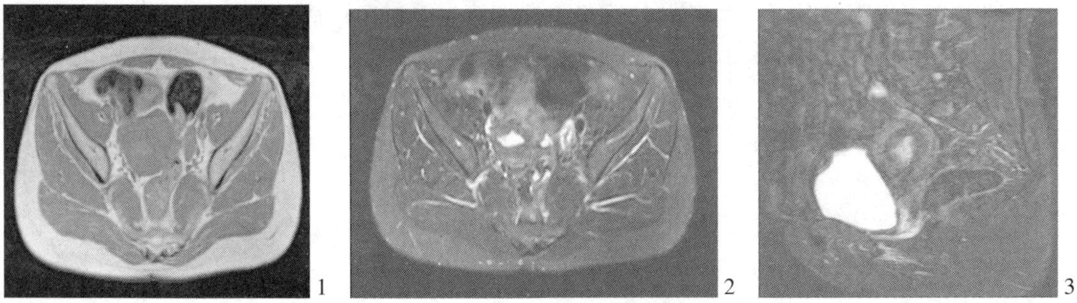

1.T_1WI轴位；2.T_2WI压脂轴位；3. T_2WI矢状位。子宫体积增大，子宫内膜及子宫壁增厚并信号不均，局部子宫联合带信号中断，信号增高；子宫左前壁可见结节状混杂长T_1、长T_2异常信号。

图8-2-11　子宫内膜癌（二）

【诊断与鉴别诊断】

临床上无痛性不规则阴道流血的老年女性，结合诊刮和细胞学、宫腔镜检查，即可确诊；而影像学检查的目的是确定肿瘤范围、观察治疗效果及判断肿瘤有无复发。MRI检查在各种影像学检查方法中最有价值，可以达到定位诊断、定性诊断，能较准确地显示病变范围和周围侵犯、转移的程度。MRI表现与不典型子宫内膜增生、子宫内膜息肉及较小的黏膜下子宫肌瘤鉴别诊断困难。

（五）宫颈癌

宫颈癌也称宫颈浸润癌，是我国女性生殖系统最常见的恶性肿瘤，发病分布呈“双高峰”，常见于35～39岁或60～64岁患者。

【病因】

病因未完全明了。目前认为与早婚、性生活紊乱、HPV病毒感染、过早性生活（即16岁前即有性生活）、密产、多产、早年分娩、经济状况低下、环境等因素有关。

【临床与病理】

临床早期可无症状，接触性出血及分泌物恶臭是其主要症状，晚期出现不规则阴道出血和白带增多。肿瘤侵犯膀胱和直肠则发生血尿和便血及大便秘结、里急后重、下肢肿痛，甚至输尿管梗阻、肾盂积水等。妇科检查，可见宫颈糜烂及菜花或结节状肿物。宫颈癌组织来源于宫颈移行带，即宫颈外口的鳞状上皮和宫颈管黏膜柱状上皮，前者发展为鳞癌，后者发展为腺癌，但鳞癌多见。转移途径以直接蔓延最常见，其他还有血行转移、淋巴转移。

FIGO 2009年宫颈癌临床分期：

Ⅰ期：癌限于宫颈内（扩散至宫体被忽略）；

Ⅱ期：癌延伸超过宫颈，侵及宫旁但不达盆壁和阴道下1/3；

Ⅲ期：癌延伸至盆壁或阴道下1/3，伴肾盂积水；

Ⅳ期：肿瘤延伸超过盆腔或侵犯膀胱、直肠。

在2018年NCCN宫颈癌临床实践指南中继续沿用了这一分期。

【MRI表现】

MRI检查优于CT检查。

Ⅰ期肿瘤

MRI检查不能识别原位癌和Ⅰa期肿瘤，动态增强扫描早期（0～60 s）癌灶强化，而与无明显强化的黏膜及宫颈间质形成对比，可提示性诊断；当肿瘤明显侵犯宫颈基质，但局限于宫颈内时，宫颈增大，于T_2WI上表现为中等信号肿块，T_1WI为等信号影，与周围组织分界不清，其扩大了宫颈管、中断低信号纤维性宫颈基质。

Ⅱ期肿瘤

显示宫颈增大，宫旁组织中出现异常信号的粗线状影或宫旁出现肿块，轴位及冠状位见宫颈外缘不规则或不对称，T_1WI近似等信号或略低信号，而T_2WI信号略高，动态增强扫描肿瘤强化而宫旁组织无明显强化。

Ⅲ期肿瘤

在上述异常表现的基础上，还显示肿块向下侵犯阴道的下部，向外延伸至盆壁，或侵犯输尿管时出现肾积水表现，肿物与原发病灶相连。

Ⅳ期肿瘤

肿瘤向周围组织广泛侵犯，膀胱或直肠周围脂肪界面消失，正常膀胱壁或直肠壁低信号中断。后期可出现髂血管旁及腹主动脉旁淋巴结转移增大。宫颈癌治疗后最常见复发部位为阴道上端，放疗后常于2年内复发，50%在盆腔复发，50%远处转移，复发病灶在T_2WI呈高信号，而放疗后组织纤维化则呈较低信号（图8-2-12、图8-2-13）。

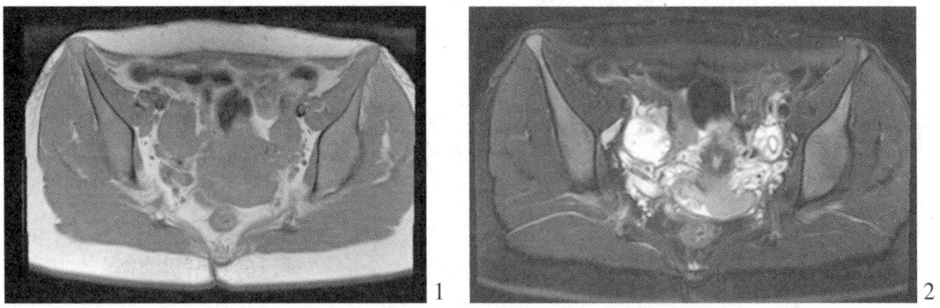

1.T_1WI轴位；2.T_2WI轴位压脂。宫颈形态失常，可见长T_1、稍长T_2不规则肿块影，双侧附件区见长T_1、长T_2囊肿。

图8-2-12　宫颈癌(一)

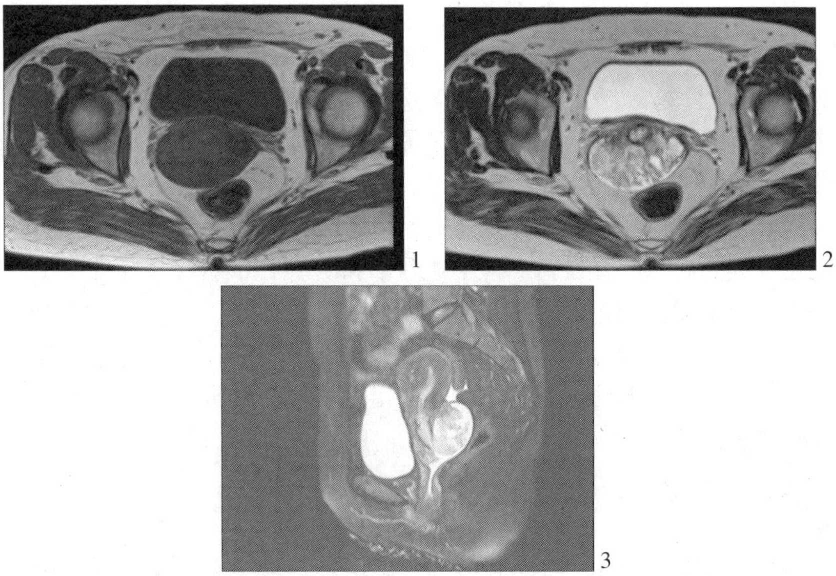

1.T_1WI轴位；2.T_2WI轴位；3. T_2WI矢状位。宫颈增大，可见混杂信号肿块影，T_1WI呈等低信号，T_2WI呈混杂高信号，肿块局限于宫颈内。

图8-2-13　宫颈癌(二)

【诊断与鉴别诊断】

宫颈癌早期诊断主要依靠临床检查及活检病理诊断，中年妇女，出现阴道出血，妇科检查见宫颈肿块，而MRI示宫颈软组织影，易于诊断；影像学检查主要适用于进展期子宫颈癌的分期，判断其侵犯范围，明确有无宫旁侵犯、盆壁或周围器官受侵及淋巴结转移。MRI是子宫颈癌分期首选影像学检查方法，有助于鉴别治疗后肿瘤复发与纤维化。

应与下列疾病鉴别：

（1）宫颈良性病变

如宫颈炎、息肉、宫颈结核、黏膜下肌瘤、宫颈管肌瘤、宫颈乳头瘤等，应结合患者临床表现和妇科检查所见，综合分析。

（2）宫颈其他恶性肿瘤

如淋巴瘤、肉瘤、子宫内膜癌或阴道癌浸润宫颈等，MRI定性诊断作用有限，应结合活检组织的病理检查结果明确诊断。

（六）卵巢良性肿瘤

1.卵巢囊性畸胎瘤

囊性畸胎瘤是卵巢常见的良性肿瘤，约占全部卵巢肿瘤的20%，属卵巢生殖细胞肿瘤，多发生于年轻妇女和幼女。

【病因】

病因不明。卵巢成熟畸胎瘤起源于具有全能分化功能的生殖细胞，其成分包含有外胚层、中胚层及内胚层结构，可分为实性成熟畸胎瘤（mature solid teratoma）及囊性成熟畸胎瘤（mature cystic teratoma）。前者十分罕见，后者为卵巢最常见的良性肿瘤，故又称良性囊性畸胎瘤或皮样囊肿（der moid cyst）。

【临床与病理】

一般肿瘤由来自三个胚层的成熟组织构成，其中以外胚层组织为主。肿瘤呈囊性，表面光滑，囊壁较厚，内含皮脂样物质、脂肪、毛发，并可有浆液、牙齿或骨组织。恶性发生率很低，不足3%。

【MRI表现】

表现为盆腔内边界清楚、混杂信号肿块。病灶内含脂肪信号（T_1WI上为高信号，T_2WI上为中高信号）是该病特征性表现，在脂肪抑制序列中脂肪信号强度明显下降，与皮下脂肪信号下降程度相似。此外，MRI检查可发现液-液平面、由囊壁向内突入的壁结节和由钙化形成的无信号区。少数囊性畸胎瘤无明确脂肪成分和钙化，仅含蛋白样液体，在T_1WI、T_2WI均为高信号，不具特征性（图8-2-14、图8-2-15）。

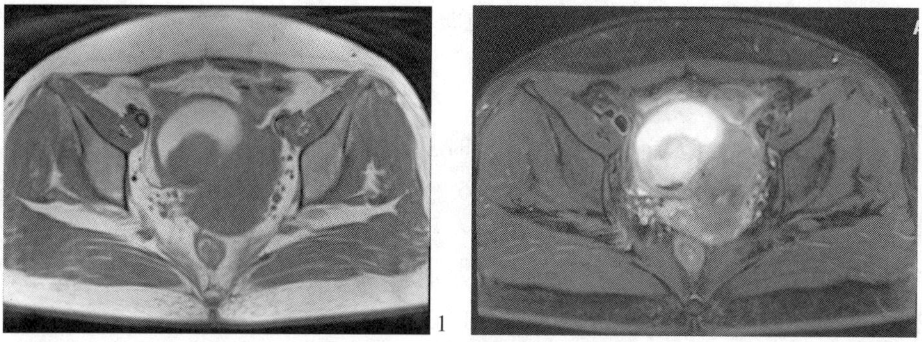

1　2

1.T_1WI轴位；2.T_2WI压脂轴位。宫旁稍长T_1、长T_2囊性肿物，其内可见团状长T_1、稍长T_2信号，信号不均。

图8-2-14　囊性畸胎瘤

【诊断与鉴别诊断】

盆腔内不均质肿块，内有脂肪、骨、牙齿、软组织和液体成分，是畸胎瘤特征性表现。卵巢囊性畸胎瘤应与骶前畸胎瘤鉴别，两者位置不同，骶前畸胎瘤位于骶前，通常造成直肠、子宫等器官向前移位。还应与卵巢囊性病变并出血、卵巢子宫内膜异位症和良性囊腺瘤鉴别：与前两者鉴别时需采用脂肪抑制技术，囊内高信号被抑制时考虑畸胎瘤；卵巢良性囊腺瘤，呈单房或多房，可见囊内分隔，囊内容物呈均匀水样信号，T_1也可呈等信号。

2.卵巢囊腺瘤

卵巢囊腺瘤属于卵巢上皮性肿瘤，源于卵巢表面的生发上皮，是卵巢常见肿瘤，分为浆液性囊腺瘤和黏液性囊腺瘤，好发于单侧。

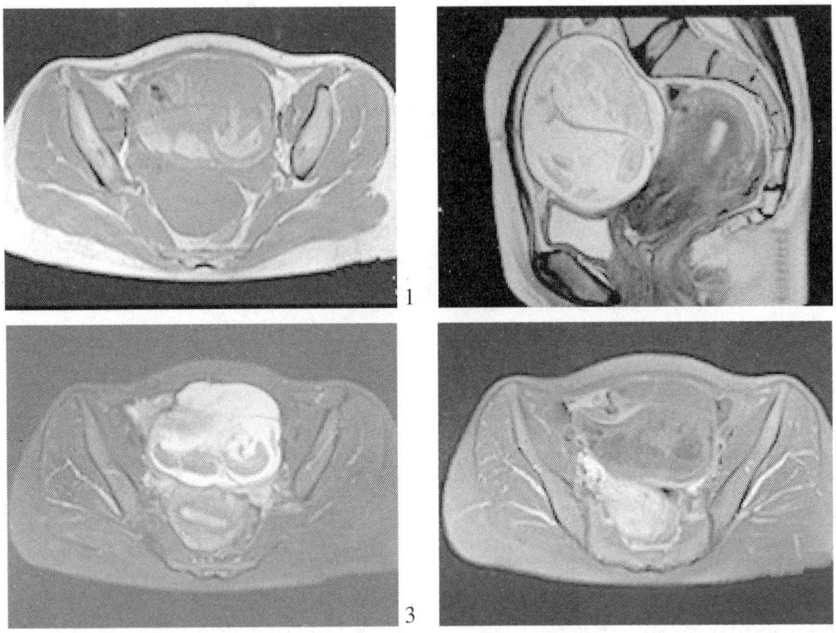

1.T_1WI 轴位；2.T_2WI 轴位；3.T_2WI-FS 轴位；4.T_1WI-FS 增强轴位。盆腔内子宫前方混杂信号占位，T_1WI、T_2WI 肿块内见斑片状高信号影，T_2WI-FS 相对应区信号减低，增强扫描相对应区未见强化。

图 8-2-15 卵巢畸胎瘤

【病因】

卵巢浆液性囊腺瘤系由卵巢生发上皮向输卵管上皮分化而成，占卵巢良性肿瘤的25%。卵巢黏液性囊腺瘤系由卵巢生发上皮向宫颈黏膜分化而成，占卵巢囊腺瘤的20%。

【临床与病理】

卵巢囊腺瘤体积小时，无症状。肿瘤较大时，表现为盆腹部肿块，或产生压迫症状，造成尿频、气急、心悸等。妇检时在子宫一侧或双侧可触及表面光滑肿块，与子宫无粘连。

病理上浆液性囊腺瘤多为单房性，大小不一，呈圆形或卵圆形，囊内壁较光滑，内含富蛋白质的清亮液体，并见钙化，恶变率较高。黏液性囊腺瘤多为多房性，囊壁和内隔均较光滑，内含黏稠的液体，呈胶冻状，直径多大于10 cm。

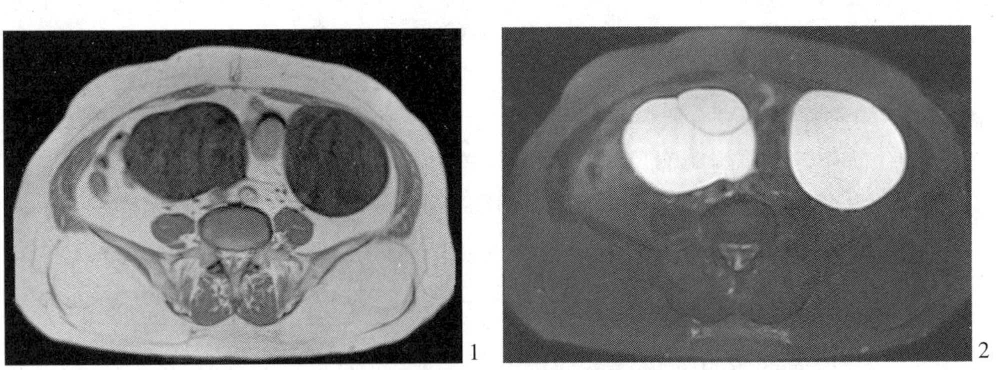

1.T_1WI 轴位；2.T_2WI 压脂轴位。可见双侧附件区长 T_1、长 T_2 囊性包块。

图 8-2-16 卵巢囊腺瘤

【MRI表现】

卵巢区圆形或卵圆形囊性单房或多房状肿块，边界清楚，大小不等。黏液性囊腺瘤MRI检查显示肿块内多发分隔，壁和内隔均较薄而光滑，当黏蛋白或黏多糖含量少时，主要表现为水的信号，为长T_1、长T_2异常信号；反之，囊液在T_1WI和T_2WI上均呈较高信号。浆液性囊腺瘤多为单房，囊壁及分隔在T_1WI和T_2WI均为低信号，分隔的厚度小于3 mm，有时可见小的乳头状突起，囊液为长T_1、长T_2信号。Gd-DTPA增强检查，肿瘤的壁和内隔发生强化（图8-2-16、图8-2-17）。

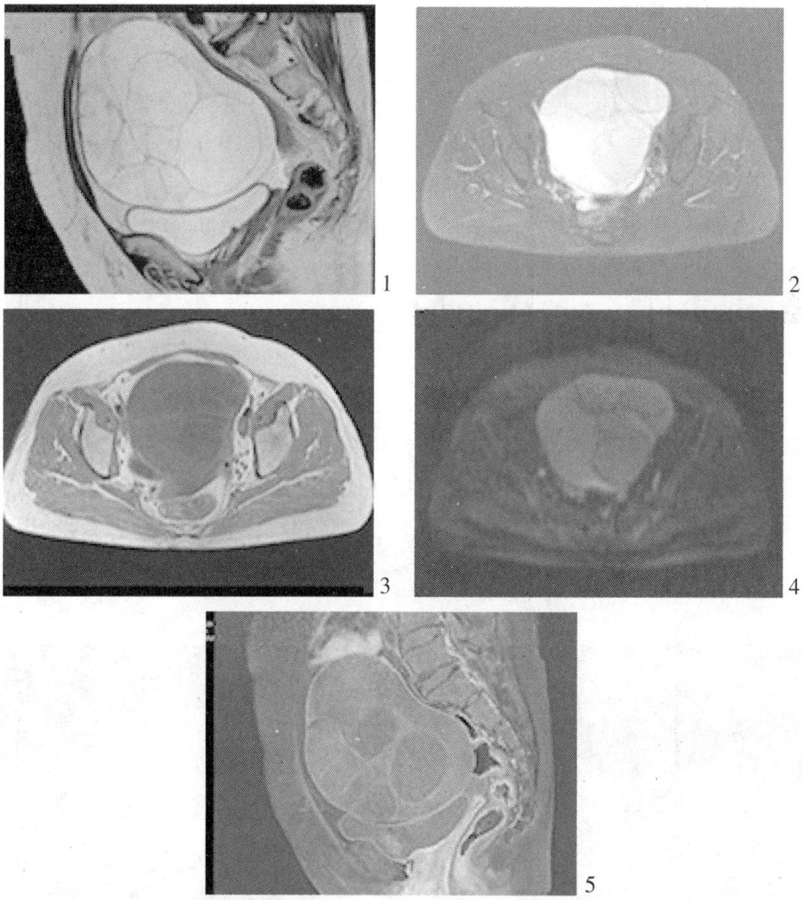

1.T_2WI矢状位；2.T_2WI-FS轴位；3.T_1WI轴位；4.DWI轴位；5.T_1WI-FS增强矢状位。盆腔内巨大囊性占位，内可见分隔，呈长T_1、长T_2表现，DWI呈等低信号，增强扫描囊壁及分隔可见强化。

图8-2-17 卵巢浆液性囊腺瘤

【诊断与鉴别诊断】

盆腔内较大的分房性囊性肿块，壁和分隔薄而均一，其内呈液体信号，结合妇科检查盆腔包块，诊断不难。浆液性者可有乳头状壁结节，黏液性者壁较厚且多分隔、囊内密度较高和T_1WI上呈高信号，这些表现有可能进一步提示囊腺瘤的性质。当卵巢囊腺瘤较小且为单房性时，各种影像学检查均不易与卵巢囊肿鉴别。

3.卵巢囊肿

卵巢囊肿是女性生殖系统中最常见的良性病变，可发生于任何年龄的妇女。

【病因】

卵巢组织来自胚胎的三个不同区域：尿生殖嵴的间质、覆盖尿生殖嵴的胚芽上皮和卵黄囊的胚芽细胞，卵巢的滤泡也由这三类胚胎细胞系发育而来。青春期女孩进入月经初潮期后，因体内激素的变化，卵巢囊肿相当常见，多由于排卵障碍和卵泡持续存在所致。胎儿卵巢囊肿多见于母亲妊娠期患糖尿病、毒血症或Rh同族免疫作用等疾病，可能与胎盘产生较多的hCG有关。

【临床与病理】

大多数无症状，功能性者可有月经异常，子宫内膜异位可出现渐进性痛经、月经失调。多囊性卵巢表现为多毛和不孕。当卵巢增大时，可有腹胀感。卵巢囊肿有多种类型，包括单纯性囊肿（囊肿小，内被覆扁平上皮，很少大于6～7cm）和功能性囊肿，后者可为滤泡囊肿（成熟不排卵或闭锁卵泡持续存在使卵泡液潴留所致，直径小于4 cm，壁薄，可自然消失）、黄体囊肿（月经黄体或妊娠黄体持续存在而形成，月经过后可消退）和黄素囊肿（卵泡囊肿壁上卵泡膜细胞出现黄素化）、巧克力囊肿（异位子宫内膜在卵巢周期性出血，陈旧性血液状如巧克力，大小随月经周期变化）等。多数囊肿为单侧性，部分可为双侧性。多囊性卵巢为双侧性，且呈多房性表现，为下丘脑无周期性活动所致。

【MRI表现】

卵巢区圆形或卵圆形囊性肿物，囊壁薄而光滑，无结节或突起。囊液所含物质不同可致囊肿信号多样，一般常见囊肿呈长T_1、长T_2信号改变，边界清楚，信号均匀；如囊内含蛋白物质则T_1WI和T_2WI上均为高信号；囊肿合并出血时，在不同时期信号各异，出血较多或出血亚急性期，T_1WI和T_2WI上均为高信号；慢性出血，T_1WI为高信号，T_2WI可见含铁血黄素沉着的低信号。多囊性卵巢表现为在T_2WI上双侧卵巢被膜下多发类圆形小囊，中心基质肥大（图8-2-18）。

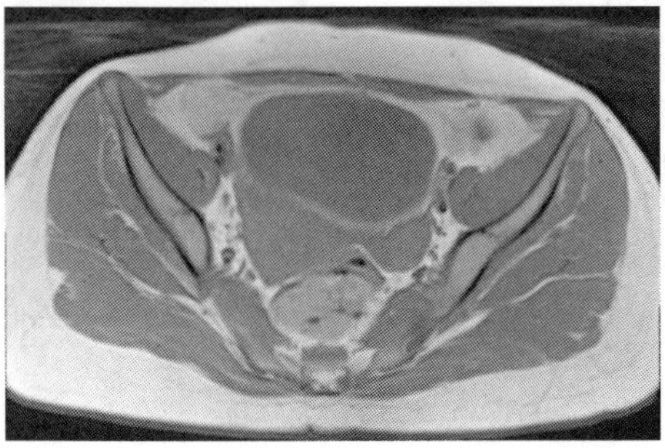
1

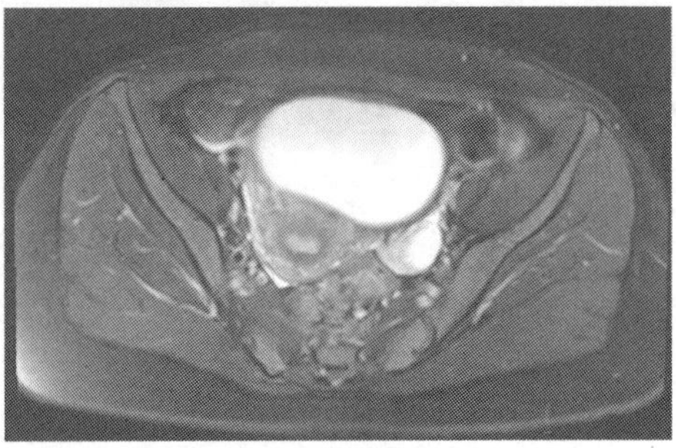
2

1.T_1WI轴位；2.T_2WI压脂轴位。可见左侧附件区长T_1、长T_2囊性肿物。

图8-2-18　卵巢囊肿

【诊断与鉴别诊断】

卵巢区壁薄、圆形长T_1、长T_2信号肿块，边界光滑，内可见出血。极少数囊肿也可有内隔，难与卵巢囊腺瘤鉴别。多囊性卵巢MRI检查时，表现特异，常可做出诊断。

（七）卵巢恶性肿瘤

1.卵黄囊瘤

卵黄囊瘤属于卵巢非上皮性肿瘤，来源于多能的生殖细胞，又称内胚窦瘤，多见于儿童及年轻妇女，其发生率约占卵巢恶性肿瘤的1%，其预后差，转移早而快，死亡率高。

【病因】

病因尚不清楚，与某些因素可能有关，如母亲的慢性疾病，同胞兄弟、姐妹中多个死产或曾有过妊娠无脑畸形的病史，均应引起注意。

【临床与病理】

常见症状有腹部包块、腹胀、腹痛及腹水。

卵黄囊瘤多为单侧性，右侧略多见。肿瘤体积较大，呈圆形、卵圆形或分叶状，表面光滑，有包膜，生长迅速，有时可与周围组织粘连或浸润。转移发生率高，大多数为盆腔或腹膜种植转移，也可通过淋巴结转移。

【MRI表现】

中、下腹单发、境界清楚的圆形或卵圆形肿块，其肿块较大，常有包膜，边缘较规则。肿块以实性成分为主，其内可见多个大小不等的囊性区域，常有出血及坏死液化区，肿块内无钙化。肿块实性部分呈稍长T_1、稍长T_2异常信号影；包膜呈长T_1、短T_2信号，囊性部分呈长T_1、长T_2信号，腹腔各脏器周围多见长T_1、长T_2影包绕，且多为血性腹水。增强表现为实质部分不均匀强化，囊性、坏死区无强化，边界或分隔显示清楚。

【诊断与鉴别诊断】

中下腹单侧边缘规则圆形肿块，肿块以实性成分为主，其内可见多个大小不等的囊性区域，增强表现为不均匀强化，可见分隔。肿瘤较大、易产生腹水、病程发展快，特别是血清甲胎蛋白（AFP）检测，可起到观察疗效、推测有无复发、调整治疗方案、明确诊断的作用。MRI为诊断卵巢卵黄囊瘤较为可靠的方法。此病应与卵巢癌相鉴别：卵巢癌肿块壁和内隔厚而不规则，可见肿大的淋巴结和转移症状，可予以鉴别。

2.卵巢癌

卵巢癌是女性生殖系统常见的恶性肿瘤之一，发病率仅次于宫颈癌和子宫内膜癌，多见于40～60岁患者。

【病因】

卵巢癌又称为卵巢上皮性癌。其病因很多，卵巢癌的发生与环境、生殖、性行为和遗传等诸多因素有关。

【临床与病理】

临床上卵巢癌早期无症状，晚期表现为腹部肿块、腹胀和腹水，可有侵犯及压迫症状。功能性肿瘤可出现不规则阴道流血或绝经后阴道出血等。晚期多有血性腹水、消瘦、贫血、乏力等恶病质表现。

病理上，卵巢癌以浆液性囊腺癌和黏液性囊腺癌多见，其中浆液性囊腺癌最常见。卵巢癌的转移包括局部侵犯、直接种植和淋巴转移，血行转移少见。

2014年FIGO（国际妇产科联盟）关于卵巢癌临床分期如下：

Ⅰ期：肿瘤限于卵巢；

Ⅱ期：一侧或双侧卵巢癌有盆腔内延伸，累及子宫、输卵管或盆腔其他组织；

Ⅲ期：一侧或双侧卵巢癌发生骨盆外的腹膜腔转移或淋巴结等多处转移；

Ⅳ期：一侧或双侧卵巢癌并发生远处转移，不包括腹膜转移。

【MRI表现】

盆腹腔内不规则的囊实性肿块，与子宫分界不清，体积较大，多大于4 cm；肿瘤为囊实性改变，以实性为主，信号混杂，囊液视其内容物而在T_1WI、T_2WI上表现为低至高信号；实性部分以软组织信号为主；其间隔和囊壁厚薄不均，为低信号影，且厚度超过3 mm。增强检查，肿瘤的间隔、囊壁和实体部分发生显著强化。多数肿瘤并发有大量腹水。

MRI检查能发现腹水、腹膜的种植性转移、淋巴结转移和邻近结构的直接侵犯情况。肿瘤局部侵犯输尿管，则发生肾积水；侵犯子宫时，造成宫旁脂肪信号减低、子宫增大而形态不规则；肿瘤发生腹膜腔转移时，可形成“网膜饼”。腹膜腔转移也可在腹膜表面形成多发小的结节；黏液性腺癌发生种植性转移时，形成腹腔假性黏液瘤，表现为盆、腹腔内肿块，当位于肝脏外缘处时，呈分隔状表现，致肝表面形成多个扇形压迹。此外，还可发现盆腔、腹膜后和腹股沟淋巴结转移和肝内转移（图8-2-19、图8-2-20）。

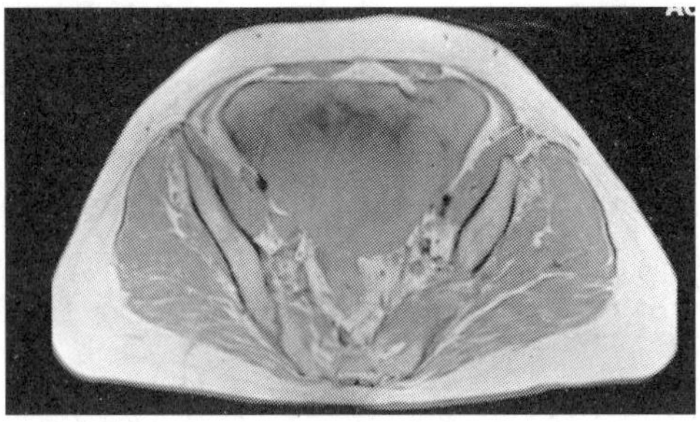
1

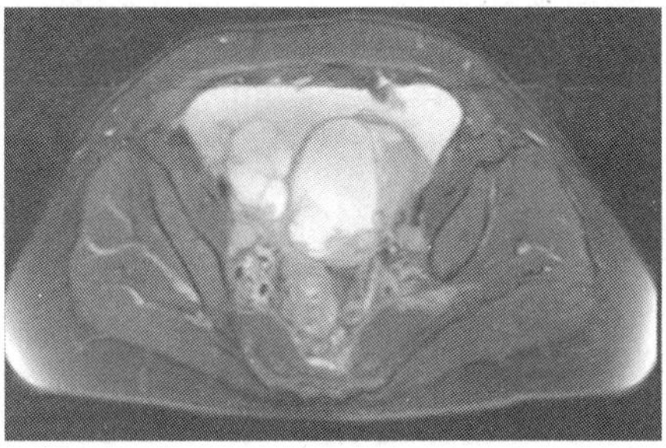
2

1.T_1WI轴位；2.T_2WI压脂轴位。盆腔囊实性包块。

图8-2-19　卵巢癌(一)

【诊断与鉴别诊断】

盆腔或腹腔内有较大的单侧或双侧性囊实性肿块，其壁和内隔厚而不规则并有明显的实体部分，结合临床，多能准确诊断。影像学检查在做出诊断的同时，可显示肿瘤的直接侵犯范围、有无腹膜腔种植性转移和淋巴结转移，有助于临床分期。

病变不典型时，影像表现有所重叠，卵巢囊腺癌有时不易与卵巢囊腺瘤鉴别，这是影像学检查的局限。然而，当发现病变同时有直接侵犯或转移征象时，多考虑为卵巢囊腺癌。

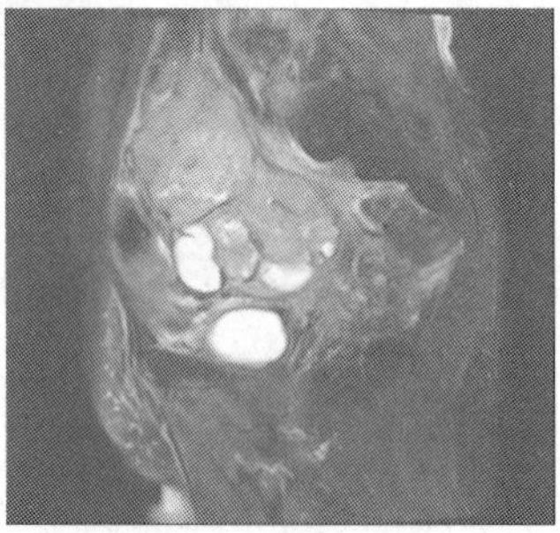
1

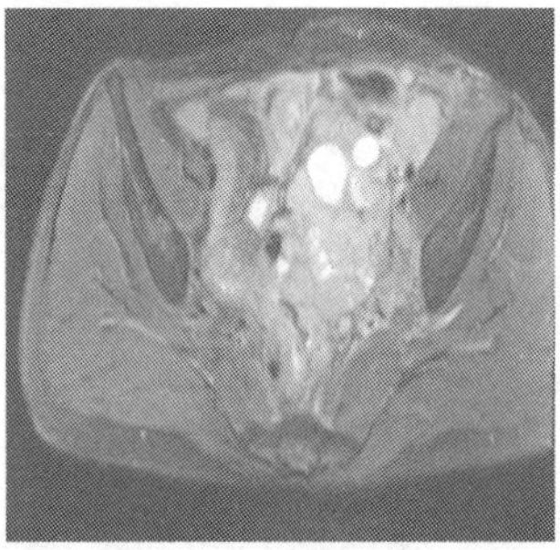
2

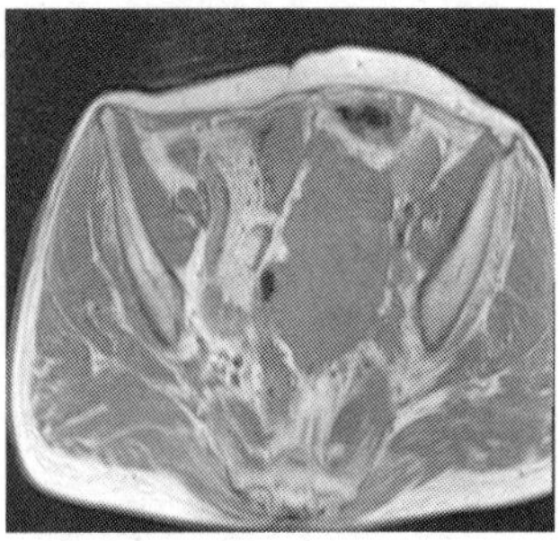
3

1.T_2WI压脂矢状位；2.T_2WI轴位；3. T_1WI轴位。盆腔偏左侧可见一巨大不规则混杂信号肿物影，呈等T_1、稍长T_2信号影，其内可见多发囊状长T_1、长T_2信号及长T_1、短T_2信号分隔影，肿块周围脂肪间隙略模糊，边界较清。

图8-2-20　卵巢癌(二)

3.卵巢转移瘤

从身体其他部位转移至卵巢的肿瘤，称为卵巢转移瘤或继发性卵巢瘤。

【病因】

可来源多种组织、器官的恶性肿瘤，胃癌最常见。

【临床与病理】

卵巢转移瘤患者年龄较轻，多见于绝经前的妇女。由于原发与继发两种肿瘤同时存在，从而表现复杂，一般认为继发肿瘤的表现比原发肿瘤的表现更为突出，而盆腔症状中以腹痛和腹部肿块最常见。卵巢是身体恶性肿瘤易发生转移的部位之一，可来自肿瘤直接侵犯、腹腔种植、淋巴或血行转移、经输卵管和腹水转移。其中原发瘤多为胃肠道或乳腺肿瘤。库肯勃瘤（Krukenberg tumor）：即印戒细胞癌，原发病灶在胃肠道，肿瘤细胞种植转移在卵巢上，常为双侧性。

【MRI表现】

显示双侧或单侧卵巢区肿块，呈稍长T_1、稍长T_2软组织信号，其内有更长T_1、长T_2液化坏死灶；肿块较大、融合成团时难以界定组织学来源，且与原发卵巢癌影像学上难以界定。常并有腹水和胸腔积液，还可发现其他脏器转移，并有可能发现原发瘤（图8-2-21）。

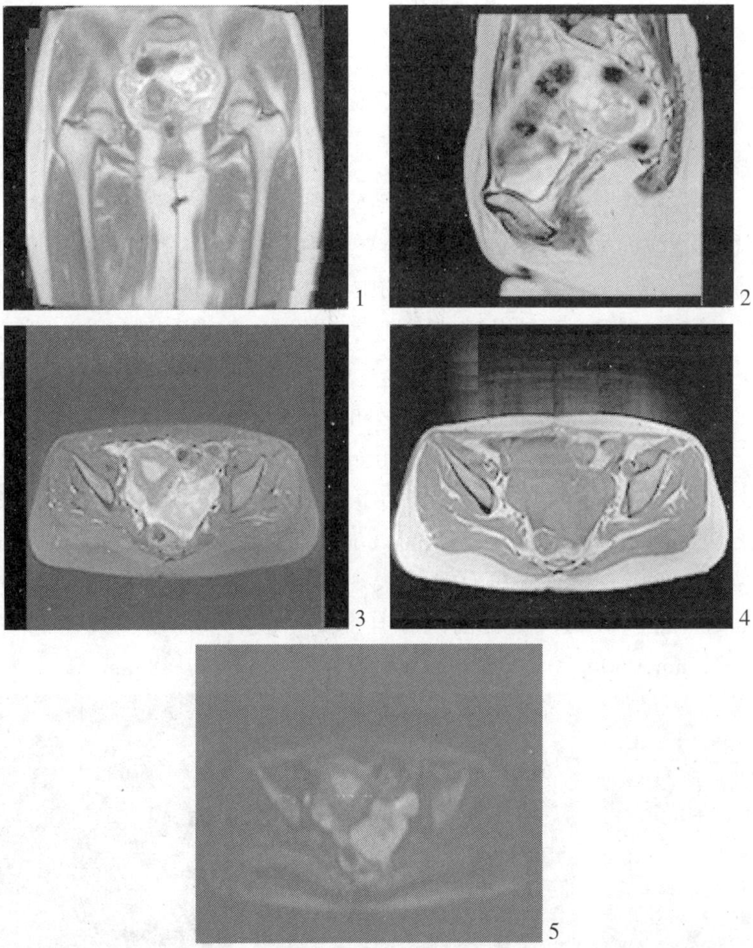

1.T_2WI冠状位；2.T_2WI矢状位；3.T_2WI-FS轴位；4.T_1WI轴位；5.DWI轴位。双侧卵巢体积增大，以左侧显著，呈囊实性，囊性部分呈长T_1、长T_2信号，实性部分呈稍长T_1、稍长T_2信号，DWI呈高信号。

图8-2-21　胃癌卵巢转移

【诊断与鉴别诊断】

影像学检查显示单侧或双侧卵巢肿块并有腹水和胸腔积液，有原发恶性肿瘤、特别是胃肠道或乳腺的恶性肿瘤病史，应考虑卵巢转移瘤。诊断上主要与卵巢恶性肿瘤鉴别，无明确病史，影像学上卵巢转移瘤不易与其他卵巢恶性肿瘤鉴别，应仔细检查胃肠道、乳腺等器官，以期发现原发肿瘤或排除转移瘤。

第三节　男性生殖系统病变

一、前列腺增生症（benign prostatic hyperplasia，BPH）

前列腺增生症是老年男性常见病。男性35岁以上前列腺可有不同程度的增生，50岁后出现临床症状。其发病与睾酮及雄激素等的变化有关。前列腺的增生具备有功能的睾丸及年龄增长两个条件。

【病因】

前列腺增生症的确切病因还不完全明了，但有一点可以肯定，即没有雄激素就没有前列腺增生。

【临床与病理】

前列腺增生主要发生在移行带和尿道周围腺体组织，表现为前列腺体积增大，腺体、纤维组织和平滑肌不同程度增生而呈结节状，但以腺体增生为主，兼有基质增生，增生的腺体可将外周带压扁形成假包膜。当增大的移行带压迫邻近的中央带、尿道和膀胱出口时，导致不同程度膀胱梗阻。临床表现为尿频、尿急、夜尿及排尿困难或血尿等；晚期并发肾积水和肾功能不全。

【MRI表现】

在MRI检查中，T_2WI加脂肪抑制序列显示前列腺分叶较好。前列腺体积增大，轮廓光整，两侧对称，增大前列腺的周围带仍维持正常较高信号，或受压变薄、消失；基质增生时，以中等信号为主；腺体增生为主时，呈结节性不均匀高信号；增生的腺体周围常有假包膜形成，为围绕中央带的环状低信号；在T_2WI加脂肪抑制序列上，两侧血管神经形态正常，为不规则形高信号，老年人精囊腺可有萎缩表现。增强扫描时，良性前列腺增生有不规则、斑片状不均匀强化（图8-3-1）。正常前列腺其上下、前后及左右径线在30岁以下时分别为30 mm、23 mm、31 mm；60～70岁时，分别为50 mm、43 mm、48 mm。

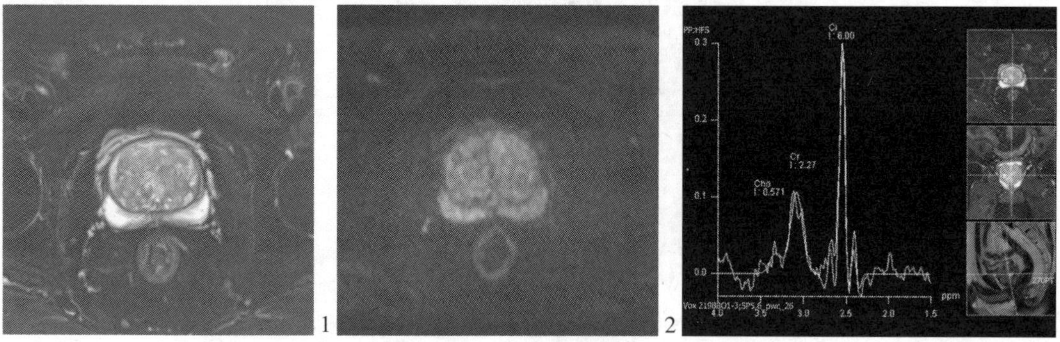

1.T_2WI轴位（脂肪抑制）；2.DWI；3.MRS。T_2WI上，前列腺中央带和移行带体积增大，信号不均，周围带受压变薄；未见明显扩散受限病灶；Cit峰升高，(Cho+Cr)/Cit比值减低。

图8-3-1　前列腺增生

【诊断与鉴别诊断】

T_2WI加脂肪抑制序列显示前列腺中央叶明显增大，前列腺周围带受压变薄，而信号正常或均匀减低，是前列腺增生的主要诊断依据，结合临床表现及相关实验室检查，易于诊断。本病需要与前列腺癌鉴别，统计学显示75%左右的前列腺癌发生在外周区，主要表现为T_2WI前列腺癌上高信号的外周区内出现低信号结节影，为二者的鉴别点。

二、前列腺癌（prostate cancer）

前列腺癌是男性生殖系统中常见恶性肿瘤，好发于50岁以上，在欧美国家发病率极高，在我国发病率呈上升趋势。

【病因】

病因不明，可能与种族、遗传、食物、环境和性激素等有关。

【临床与病理】

早期多无症状，有些临床表现类似前列腺增生，即排尿困难、尿潴留等，但血尿少见；晚期主要表现为转移瘤所致症状。肛指检查可触及前列腺硬结，表面不规则。实验室检查，前列腺特异抗原（PSA）增高。70%～75%前列腺癌发生于前列腺外周带后半部，少数在中央区；90%以上为腺癌。肿瘤生长可侵犯相邻区域，引起尿道梗阻，侵犯周围脂肪、精囊和邻近结构，还可发生淋巴转移和血行转移，骨转移多见且常为成骨性转移，也可为肺、肝、肾上腺等部位转移。

【MRI表现】

MRI对发现前列腺癌和确定其大小、范围均有较高价值。T_1WI上前列腺癌与前列腺组织为一致性较低信号，难以鉴别肿瘤，但可显示前列腺增大并局限性突起；T_2WI对前列腺癌诊断价值较大，典型表现为正常较高信号的周围带内出现低信号结节影。MRI检查可明确显示肿瘤对周围组织的侵犯情况，有助于分期和治疗方案的确定。正常前列腺被膜光滑连续，T_1WI示被膜连续性中断或局部病变组织外突均指示被膜已破坏；高信号的周围脂肪区内出现低信号影或直肠前列腺角的消失，是前列腺癌侵犯周围脂肪的典型改变；对称的前列腺周围神经血管丛发生移位或不对称，T_2WI在肿瘤邻近处局灶性信号减低，被认为是受侵的征象；在T_1WI、T_2WI上双侧精囊信号减低或部分精囊信号减低或前列腺精囊角的消失，均为精囊受侵的表现。MRI检查还可查出转移所致的盆腔淋巴结及其他部位淋巴结的增大，也易于发现其他器官和（或）骨转移。

磁共振波谱成像能进一步提高对前列腺癌的检出、定位、分期的能力。与前列腺代谢有关的代谢物有：枸橼酸盐（Citrate，Cit）、胆碱（Choline，Cho）、磷酸肌酸（Creatine，Cr）。MRS对早期前列腺癌的诊断有比较大的帮助。前列腺癌MRS上表现为较高的Cho峰，同时其标志性Cit峰明显减低，(Cho+Cr)/Cit比值明显增高（图8-3-2）。MRI与三维MRS结合是目前最为理想的影像学检查方法。

【诊断与鉴别诊断】

对于早期局限于前列腺被膜内的肿瘤，MRI应为首选影像学检查方法，T_2WI上较高信号周围区内发现低信号结节是诊断的主要依据。早期前列腺癌应与良性前列腺增生相鉴别，动态增强MRI、DWI、MRS检查可予以鉴别，而对于进展期的前列腺癌，MRI可明确诊断，同时可直接观察前列腺包膜的侵犯情况。

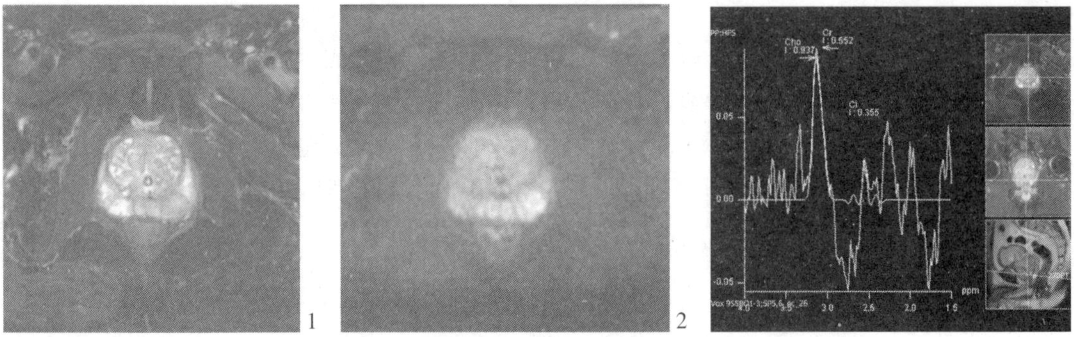

1.T_2WI压脂轴位；2.DWI；3.MRS。左侧外围带后部结节状低信号，边界较清晰，扩散受限；Cho峰升高，Cit峰减低；(Cho+Cr)/Cit明显升高。

图8-3-2　前列腺癌

第四节　肾上腺病变

一、正常肾上腺MRI表现

肾上腺位于肾筋膜囊内，周围有丰富的高信号脂肪组织，双侧肾上腺多呈倒V、倒Y形；肾上腺信号强度因检查序列而异，常规T_1WI、T_2WI肾上腺信号强度类似肝实质，且明显低于周围脂肪信号；T_1WI、T_2WI并脂肪抑制检查，肾上腺信号明显高于被抑制的脂肪组织，呈相对高信号，但不能分辨皮、髓质。Gd-DTPA增强检查，正常肾上腺均匀强化（图8-4-1）。

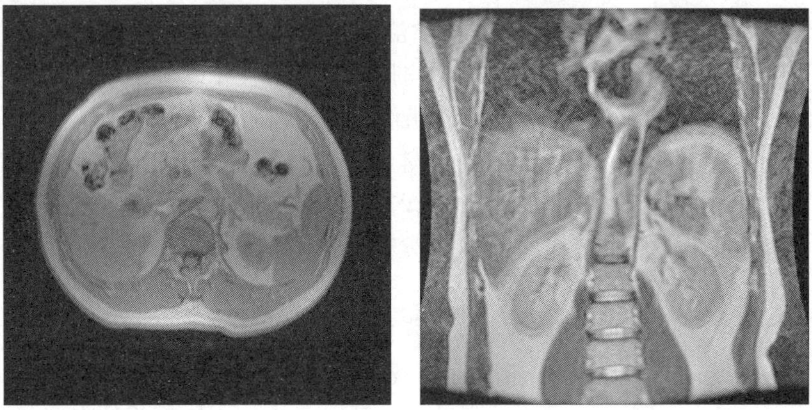

1.T_1WI轴位；2.T_2WI冠状位。

图8-4-1　正常肾上腺

二、肾上腺增生

肾上腺增生，主要指肾上腺皮质增生。

【病因】

本病原因不明，部分学者认为与21-氢化酶缺陷有关。

【临床与病理】

临床一般伴有肾上腺皮质功能亢进，但少数无症状。依其分泌激素的不同，分为：①皮质醇增多症（Cushing综合征）；②原发性醛固酮增多症（Conn综合征）；③性激素分泌过多。依据增生范围又可分为弥漫性增生与结节样增生，前者常见于原发性醛固酮增生症，而后者常见于皮质醇增多症。弥漫性增生多为双侧性，肾上腺均匀增大，切面好似脑回状，皮质厚度大于2 mm，镜下增生的细胞以球状带细胞增生为主；结节样增生在弥漫性增生基础上又见许多增生结节，大小不等，镜下弥漫增生者主要为网状带及束状带细胞，而结节内多为束状带细胞。

【MRI表现】

绝大多数表现为肾上腺一侧或两侧腺体增大。弥漫性增生腺体表现为普遍增粗，但形态仍保持正常，边缘饱满；结节样增生则表现为腺体一肢或两肢局限结节样隆起，可多个结节或单个结节，结节大小一般不超过1 cm，个别达1.5 cm。增生腺体信号与正常肾上腺MRI信号基本一致（图8-4-2）。MRI由于空间分辨力低，对肾上腺皮质增生诊断准确率低于CT。

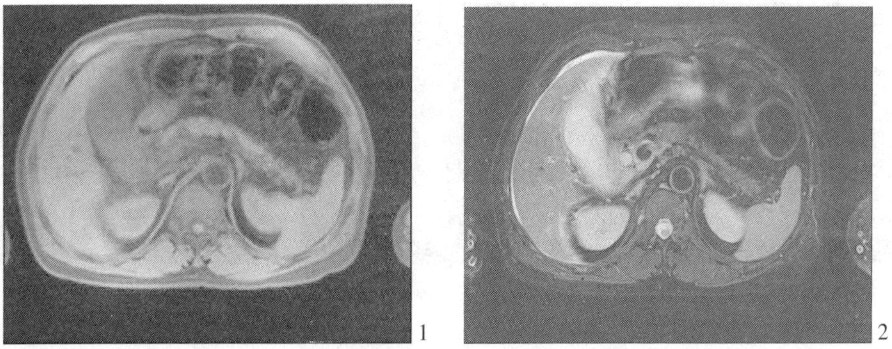

1.T_1WI压脂轴位；2.T_2WI压脂轴位。左侧肾上腺增粗，与正常肾上腺呈等信号。

图8-4-2　左侧肾上腺增生

【诊断与鉴别诊断】

Cushing综合征、Conn综合征或性激素紊乱病人，若CT或MRI检查发现双侧肾上腺弥漫性或结节样增大，其信号强度正常，不难做出肾上腺增生诊断。应当明确，约有50%的肾上腺皮质增生虽有功能异常，但形态学改变不明显，MRI检查可显示正常。但长期处于应激状态，血浆ACTH水平升高、肢端肥大症、甲状腺功能亢进和多种恶性肿瘤等也可以造成双侧肾上腺非特异性增大。

主要应与肾上腺腺瘤鉴别，腺瘤一般不伴有对侧腺体的增大，而且有些高功能腺瘤还伴有对侧肾上腺的萎缩，腺瘤多表现为单个结节。

三、肾上腺腺瘤

本病是一种良性的肾上腺皮质腺瘤，肾上腺腺瘤根据其有无内分泌功能分为功能性腺瘤和非功能性腺瘤。功能性腺瘤根据其临床表现主要为皮质醇增多症和原发性醛固酮增多症。

【病因】

病因不明。有人报道类固醇11β氢化酶（CYP11B1）基因突变与先天性肾上腺增生相关，而此基因和醛固酮合成酶（CYP11B2）基因嵌合突变是常染色体显性遗传形式。

【临床与病理】

功能性腺瘤表现为肾上腺皮质功能亢进症状，主要为皮质醇增多症、原发性醛固酮增多症和性综合征。无功能性腺瘤多在体检时偶然发现。病理上为单侧单发性，呈圆形或椭圆形，直径为2～5 cm，被膜完整；镜下主要为类似束状带的泡沫状嗜酸性细胞构成，含丰富的脂质。

【MRI表现】

功能性肾上腺腺瘤为类圆形或椭圆形肿块，边界清，与肾上腺侧肢相连，大小多为2～3 cm；与肝实质相比，T_1WI呈等或低信号，T_2WI呈等或高信号；同侧肾上腺腺瘤周围腺体萎缩，对侧肾上腺变小或对侧肾上腺萎缩性改变。大的腺瘤可有出血和坏死，信号混杂，与腺癌难于区分。由于腺瘤内富含脂质，因而在梯度回波反相位上信号强度明显下降。增强检查，肿块呈轻度强化，动态增强表现快速强化和迅速廓清。肾上腺非功能性腺瘤的形态、信号强度均类似于功能性肾上腺腺瘤，非功能性腺瘤直径多比功能性腺瘤直径大，可达5 cm左右，甚至更大；另一不同之处在于非功能性腺瘤无同侧和对侧肾上腺萎缩性改变（图8-4-3）。

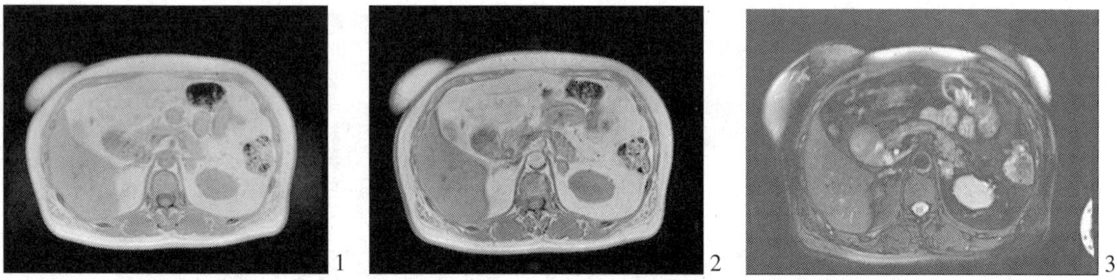

1.T_1WI同相位；2.T_1WI反相位；3.T_2WI轴位。左侧肾上腺区类圆形混杂T_1等、低信号，T_2等、高信号，反相位信号强度减低。

图8-4-3　左侧肾上腺腺瘤

【诊断与鉴别诊断】

功能性肾上腺腺瘤，当MRI检查发现单侧肾上腺类圆形或椭圆形肿块，并有对侧肾上腺萎缩时，通常不难做出诊断。诊断与鉴别诊断必须结合临床资料和实验室检查。

在鉴别诊断上，主要与单侧肾上腺转移瘤及肾上腺腺癌、肾上腺增生鉴别。

（1）单侧肾上腺转移瘤

两者影像学表现相似，但腺瘤含有丰富的脂类物质，信号强度明显下降，而转移瘤不含脂质，信号无改变。

（2）肾上腺腺癌

肾上腺腺癌体积较大，呈分叶状，T_1WI上多为等信号，而T_2WI上信号强度明显增高，明显高于相邻的肝脏信号强度。

（3）肾上腺增生

绝大多数表现为肾上腺一侧或两侧腺体增大。

四、肾上腺皮质腺癌

肾上腺皮质腺癌是发生于肾上腺皮质的恶性肿瘤，多见于50岁以上的成人。

【病因】

肾上腺皮质腺癌的病因未明，可能与抑癌基因（TP53.Men-1.P57Kip2.H19）的失活、原癌基因（Gas、Ras、ACTH受体缺失）以及生长因子IGF-2的过度表达有关。

【临床与病理】

约半数出现内分泌症状，病变进展时出现腹痛、消瘦、体重减轻等症状。出现内分泌症状的肿瘤多见于女性，内分泌不活跃的肿瘤见于男性。本病确诊时近半数发生转移，转移常见于肝脏、淋巴结、肺、腹膜和骨等部位。

病理上由嗜酸性致密细胞组成，呈实体巢状排列，细胞多形、核分裂多见。

【MRI表现】

发生于单侧肾上腺区的较大肿瘤，通常直径大于6 cm，信号不均匀，中央可见坏死和液化、出血，肿瘤边缘不规则。与肝脏相比，T_1WI信号略低，T_2WI信号略高，如见出血则在T_1WI与T_2WI均见高信号影，且高于肝实质。晚期肿瘤突破包膜，同侧肾、肝右后叶及下腔静脉均可受侵，肝、肺和后腹膜淋巴结可出现转移。增强可见肿瘤不均匀强化，强化明显以周缘为著，未强化区提示出血、液化、坏死等改变。与腺瘤不同之处在于化学位移反相位上无信号的降低。

【诊断与鉴别诊断】

肾上腺皮质癌通常较大，MRI可行多方位检查，易于判断肿块来自肾上腺。当发现肾上腺较大肿块，且内部信号不均，特别是并发有下腔静脉侵犯和（或）淋巴结转移、其他部位转移时，提示为肾上腺皮质癌。

在鉴别诊断中，主要需与肾上腺腺瘤鉴别，肾上腺癌病灶一般较腺瘤大，直径大于6 cm，肿瘤边界不清，周边结构浸润，周围淋巴结增大或下腔静脉癌栓形成，均提示癌，另外，肾上腺癌一般不含细胞内脂质，在反相位上无信号的降低，可与肾上腺腺瘤鉴别。

五、嗜铬细胞瘤

嗜铬细胞瘤或称肾上腺髓质副神经节瘤，肾上腺外的嗜铬细胞瘤又称嗜铬性副神经节瘤，为嗜铬组织的肿瘤，发病年龄以20～40岁最常见，常有家族史。

【病因】

本病由嗜铬细胞过度分泌儿茶酚胺引起。

【临床与病理】

降压药治疗无效的持续性高血压和阵发性高血压及儿茶酚胺升高引起的代谢紊乱为其主要临床表现。嗜铬细胞瘤来源于肾上腺髓质及交感神经系统的嗜铬组织，也称为10%肿瘤，即10%肿瘤位于肾上腺之外，肾门、肠系膜根部、腹主动脉旁、膀胱和纵隔等部位；10%为双侧、多发肿瘤；10%为恶性肿瘤和10%为家族性。

【MRI表现】

肾上腺圆形或椭圆形、边界清楚、有完整包膜的肿块。信号均匀或不均匀，T_1WI信号与肝脏相似或略低于肝脏的信号强度，T_2WI为明显的高信号；出现坏死或囊变时肿瘤内见液性长T_1、长T_2信号影，合并出血时信号多变，并可引起肿瘤的增大，早期在T_2WI病灶内见局限性低信号影，之后在T_1WI、T_2WI上见高信号改变。注射对比剂后，主要为明显快速的增强而排空缓慢，病灶内坏死或囊变不强化，肿瘤明显强化和囊变为嗜铬细胞瘤的特征表现。

异位嗜铬细胞瘤的MRI表现与嗜铬细胞瘤的影像学表现相似。恶性嗜铬细胞瘤约占10%，肿瘤生长快，直径常大于7 cm，瘤体大而形态不规则，信号混杂，易发生液化、坏死及出血等，同时周围组织分界不清；腹膜后淋巴结增大，肝脏、肺、淋巴结等部位转移（图

8-4-4）。

在检查中，肾上腺区发现肿瘤，不必扩大扫描范围，因为同时合并异位嗜铬细胞瘤的概率很低；肾上腺区未发现肿瘤而临床和实验室检查高度怀疑本病时，应扩大扫描范围，一般遵循由近及远的顺序：肾门、腹部、盆腔和胸腔。对于临床上考虑手术之后复发的病例，检查顺序为手术部位、对侧肾上腺区和其他可能发生嗜铬细胞瘤的部位。

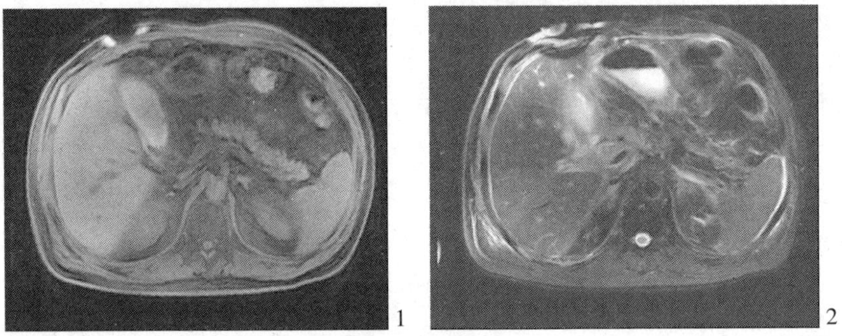

1.T_1WI增强轴位；2.T_2WI压脂轴位。左肾上腺肿块，轻度强化。

图8-4-4　左侧肾上腺嗜铬细胞瘤

【诊断与鉴别诊断】

影像学检查的目的是定位诊断，为确定治疗方案提供依据。肾上腺是嗜铬细胞瘤最常发生的部位，因此所有临床拟诊嗜铬细胞瘤的病人均应首先行肾上腺区检查，影像学检查应与相应的临床症状和相关实验室检查共同诊断。主要与下列疾病鉴别：

（1）肾上腺腺瘤

肾上腺腺瘤有包膜，同侧残存肾上腺及对侧肾上腺萎缩性改变。

（2）肾上腺皮质癌

肾上腺皮质癌瘤体体积大，也可有坏死、囊变，但强化程度不如嗜铬细胞瘤。

六、肾上腺囊肿

肾上腺囊肿为少见的肾上腺良性病变，发病率低。据文献报道，其尸解发生率仅为0.064%～0.18%，影像学检出率约为1∶40 000，约占肾上腺偶发瘤的5%。肾上腺囊肿多为单侧发病，左右侧发病率无明显差异。肾上腺囊肿可发生于任何年龄，发病高峰为30～60岁，女性发病率略高。

【病因】

肾上腺囊肿可能由肾上腺淋巴管阻塞、肾上腺组织发育异常或错构、寄生虫感染等引起。

【临床与病理】

本病往往在体检时偶然发现，其临床症状取决于囊肿的大小及与周围组织的关系。本病常为单侧发病，男女发病率之比为1∶3。

Foster将肾上腺囊肿分为四类：

①内皮性囊肿，占45%；

②假性囊肿，占39%；

③上皮性囊肿；

④寄生虫囊肿，占7%。

Danza将囊性肾上腺肿块分为非肿瘤源性肾上腺囊肿和肿瘤源性肾上腺囊肿两大类。

【MRI表现】

肾上腺囊肿的MRI表现主要是肾上腺区类圆形、椭圆形肿块，边界清楚，信号均匀；T_1WI为低信号，T_2WI信号增高，亦可随囊内容物的不同而信号发生改变，如囊内出血或蛋白含量增多时，T_1WI、T_2WI均为高信号。囊内可见分隔，囊壁一般光滑，增强后不强化。

【诊断与鉴别诊断】

肾上腺囊肿的诊断，关键在于定位和定性。MRI表现病灶呈长T_1、长T_2信号特点，均能明确病灶的囊性性质。三维MRI更适合病灶的定位。结合病变的MRI表现综合考虑，手术前准确诊断肾上腺囊肿并不难。

七、肾上腺髓脂瘤

肾上腺髓脂瘤为少见的间叶组织良性肿瘤，占肾上腺非功能性病变的2%～4%，多见于40～70岁，青春期前不发生。

【病因】

其来源有胚胎残余和组织受损后化生等学说。

【临床与病理】

临床上多无症状，较大时引起疼痛等症状。多单侧发生，双侧少见；常发生于髓质，皮质少见。肿瘤由脂肪组织和髓样组织组成，两者分布比例不均。在肿块组织周围，常有多少不一的肾上腺皮质存在。

【MRI表现】

肿瘤表现为单侧、偶为双侧性肾上腺肿块，类圆形或椭圆形，直径多在10 cm以下，少数者可较大。肿块信号不均，其内含不规则T_1WI高信号和T_2WI高信号灶，与皮下脂肪信号强度相同，在脂肪抑制序列上信号强度明显下降。增强检查，肿块呈不均一强化（图8-4-5）。

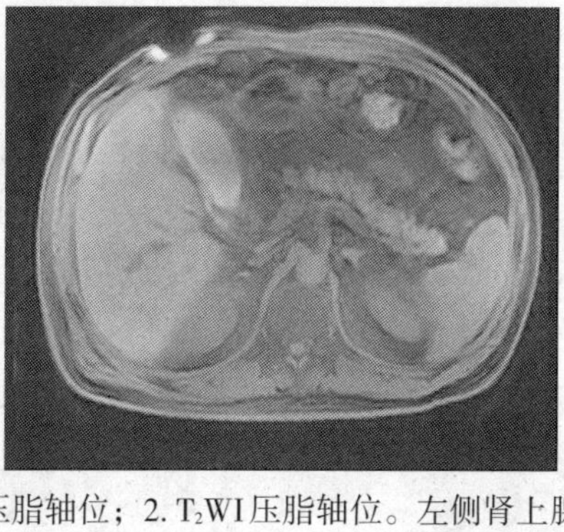

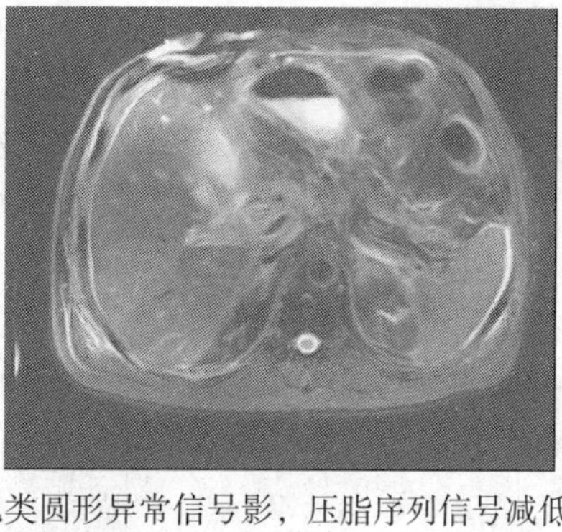

1.T_1WI压脂轴位；2. T_2WI压脂轴位。左侧肾上腺可见类圆形异常信号影，压脂序列信号减低。

图8-4-5　左侧肾上腺髓脂瘤

【诊断与鉴别诊断】

肾上腺肿块内含脂肪组织是髓脂瘤的特征，MRI能确切显示这种特征，诊断不难。

肾上腺髓脂瘤主要与发生在肾上极并突入肾上腺区的肾血管平滑肌脂肪瘤鉴别，两者均为含脂肪的肿块。MRI检查显示肾上极是否完整有利于其鉴别。

八、肾上腺结核

肾上腺结核大多数与其他脏器结核病，尤其是肾结核、肺结核同时存在，也可以单独发病。

【病因】

肾上腺结核多是结核分枝杆菌血行播散所致。

【临床与病理】

肾上腺结核病程较长，主要表现为皮肤黏膜色素沉着，疲乏无力，食欲不振，血液ACTH水平高于正常。病理上，皮、髓质均遭破坏，表现为结核结节、肉芽组织和干酪性坏死灶，并可发生钙化。

【MRI表现】

干酪化期可见双侧肾上腺肿块，呈混杂信号，T_1WI和T_2WI上主要呈低信号，其内可有长T_1、长T_2信号灶。钙化期时，钙化灶在T_1WI和T_2WI上均呈极低信号。

【诊断与鉴别诊断】

肾上腺结核多具有较长病史，当MRI检查显示双侧肾上腺病变及在干酪化期可见双侧肾上腺肿块，需要与转移瘤、嗜铬细胞瘤、腺瘤等鉴别，这些病变的影像学表现有所不同，且临床症状、体征和实验室检查亦有明显差异，一般不难鉴别。

九、转移瘤

肾上腺转移瘤较原发性肾上腺皮质癌多见。

【病因】

肾上腺在血行转移瘤中次于肺、肝脏和骨骼居第四位，其中以肺癌和乳腺癌常见，其次为肾癌、胰腺癌、胃癌和恶性黑色素瘤等，直接侵犯少见。

【临床与病理】

肾上腺转移瘤多无功能，临床主要为原发癌的症状，临床上常见在已知原发癌做分期检查时发现，或发现其他部位的转移在寻找原发癌时发现。

转移开始发生的部位多为肾上腺髓质，而后累及皮质。较大肿瘤内可有坏死和出血。

【MRI表现】

表现为肾上腺区圆形、椭圆形单侧或双侧肿块，以1～3 cm常见。通常表现为圆形或椭圆形肿块，边界清楚，信号不均匀。在T_1WI上较肝脏信号略低，在T_2WI呈现比肝脏信号明显高，一般小病变信号均匀，而大病变信号混杂，易出现坏死和囊变。出血时在T_1WI上可出现高信号影，一般无钙化。肿瘤的强化特点与原发肿瘤强化方式一致（图8-4-6）。

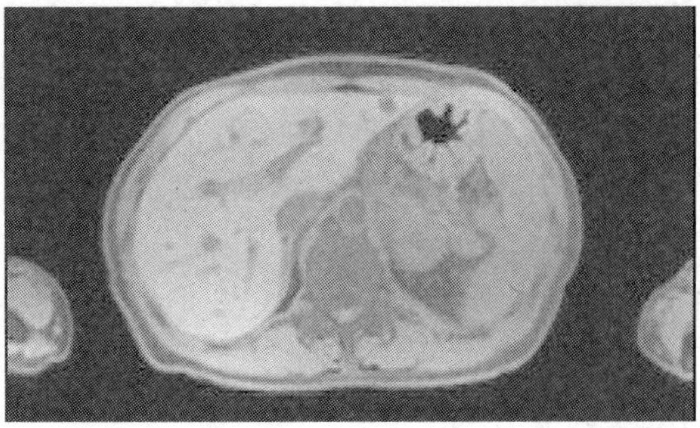
1

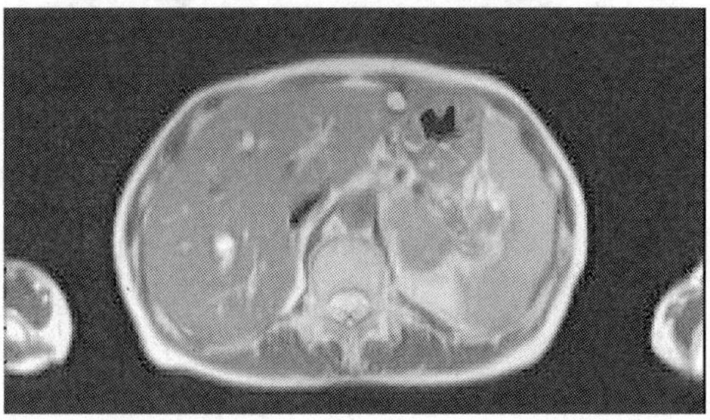
2

1.T_1WI压脂轴位；2.T_2WI轴位。左侧肾上腺混杂信号肿物，等T_1、等T_2信号影，周围脂肪间隙模糊。

图8-4-6　左侧肾上腺转移瘤

【诊断与鉴别诊断】

结合各种影像学检查和相关病史，本病不难诊断。但需与其他肾上腺疾病鉴别。

（1）肾上腺癌

一般病灶较大，直径多大于5 cm，外形不规则，出血、坏死、钙化多见而致肿瘤密度混杂，具有侵犯性和转移性。

（2）肾上腺腺瘤

直径1～4 cm的圆形或椭圆形肿块，边界清楚，信号均匀，无功能性腺瘤信号变化与正常肝脏和肾上腺相似，高功能性腺瘤在T_2WI信号高于肝实质的比例较无功能性腺瘤高，注入对比剂后腺瘤轻度强化。

（3）嗜铬细胞瘤

MRI表现相似，单侧多发，T_2WI信号明显增高，快速增强而排空缓慢，具体的诊断需结合病史和相应的实验室检查。

（4）淋巴瘤

发生在大血管附近，累及一侧或双侧肾上腺，稍长T_1、稍长T_2信号改变，病变强化明显，诊断中发现全身其他部位淋巴结增大，有利于该病的诊断，部分难于鉴别的病例，需活检。

第五节　腹膜后间隙肿块

一、腹膜后肿瘤（原发性腹膜后肿瘤、淋巴瘤、转移瘤）

腹膜后肿瘤包括原发性腹膜后肿瘤和转移瘤，其中前者以间叶组织肿瘤多见，其中恶性肿瘤占多数，主要包括脂肪肉瘤、平滑肌肉瘤、恶性纤维组织细胞瘤以及恶性畸胎瘤。腹膜后良性肿瘤少见，主要为脂肪瘤、平滑肌瘤、良性畸胎瘤与神经源性肿瘤。

（一）脂肪瘤

脂肪瘤是间叶组织肿瘤中最常见的一种，可发生在任何年龄，半数发生于30～50岁，女性发病率高于男性；最常发生于体表皮下脂肪组织，以前臂、大腿、腰背部较多见。

【临床与病理】

肿瘤体积小时无明显症状，较大时出现压迫症状，手术摘除后，临床症状可完全消失并长期存活。

【MRI表现】

脂肪组织MRI信号特别。在T_1WI上为均匀一致的高信号，T_2WI上为中等偏高信号，在脂肪抑制序列中表现为均匀的低信号为脂肪瘤的特定表现。无论是腹膜后还是腹腔内脂肪瘤，MRI能清楚地显示肿瘤的形态、大小、位置及与周围结构的关系（图8-5-1）。

【诊断与鉴别诊断】

出现特征性脂肪信号，脂肪抑制序列使其信号降低，为特征性表现，一般诊断不难。应与畸胎瘤相鉴别，脂肪瘤在MRI上为均匀一致的高信号，而畸胎瘤为混杂信号，内可见高信号的脂肪与低信号钙化及其他信号。

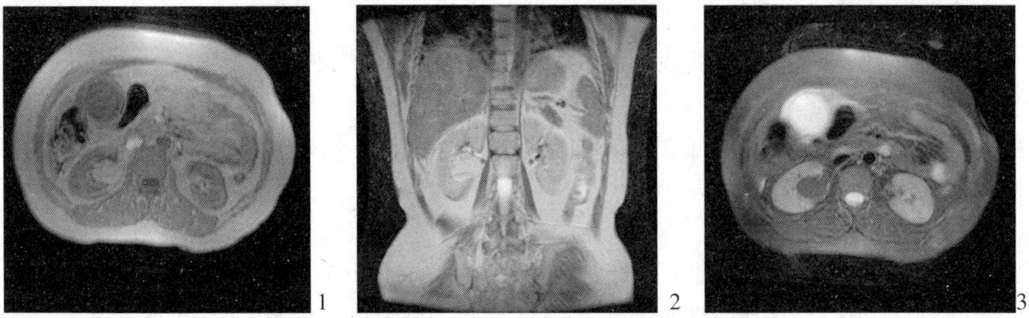

1.T_1WI轴位；2.T_2WI冠状位；3.T_2WI压脂轴位。右肾盂内可见向外突出的肿块，短T_1、长T_2信号影，压脂序列呈低信号。

图8-5-1　右侧肾盂内脂肪瘤

（二）腹膜后脂肪肉瘤

腹膜后脂肪肉瘤是腹膜后肿瘤中最常见也是最大的一种恶性肿瘤，发生于腹膜后，多起源于肾后脂肪组织，但很少侵犯肾组织。腹膜后脂肪肉瘤（RPLS）的好发年龄约为50～75岁，发病率无明显性别和种族差异，腹膜后脂肪肉瘤相对较罕见。

【病因】

脂肪肉瘤是一种恶性肿瘤，特征性表现在脂肪母细胞的分化上，在不同的分化阶段，出现不规则的脂肪母细胞。组织来源于原始的间叶细胞。原发性腹膜后脂肪肉瘤在原发性腹膜后软组织肉瘤中则是最常见的类型，占其中的41%。

【临床与病理】

本病多见于50岁以上男性患者，肿瘤较小时，一般无症状；较大者可有压迫症状。最常见的症状为腹痛、腹胀，挤压肾脏、输尿管易引起肾盂积水、肾盂肾炎甚至尿毒症。

组织学来源于血管周围、体腔及肌肉间隙未分化间叶细胞。脂肪肉瘤可发生转移，常见的转移部位为肺、胸膜、肝脏等，局部淋巴结转移少见。

【MRI表现】

多为不规则巨大肿块，边缘光整或不光整，境界清楚，根据肿瘤内所含脂肪成分与分布不同，MRI信号表现多种多样，多呈不均匀高信号影，病灶内间隔呈偏低信号强度，而钙化少见，为低信号影；T_1WI肿块也可呈不均匀等肌肉信号影，病灶内纤维组织、坏死囊变区及钙化均为低或略低信号，可见散在分布脂肪高信号影；T_2WI肿瘤呈混杂高信号影，而钙化、纤维组织仍为较低信号。虽为混杂信号肿块，但其内可见不规则高信号影，在T_1WI和T_2WI上与皮下脂肪信号强度类似，应用脂肪抑制技术，此高信号明显减低，提示为脂肪组织，是其诊断依据之一。脂肪肉瘤具有侵袭性生长特点，可伸入各种组织间隙内，并常推挤周围组织，使其变形、移位。

【诊断与鉴别诊断】

分化程度好的脂肪肉瘤，显示典型脂肪信号；分化差的黏液性及纤维成分较多的实体脂肪肉瘤MRI信号缺乏特异性。主要与下列含有脂肪成分的疾病鉴别：

（1）脂肪瘤

影像上难以区分，但脂肪瘤很少发生于腹膜后。

（2）肾上腺髓质脂肪瘤

肾上腺髓质脂肪瘤也含有脂肪成分，但位置在肾上腺，肿瘤一般较小。

（3）腹膜后畸胎瘤

腹膜后畸胎瘤也有脂肪成分，但多有不规则钙化，甚至含毛发、牙齿、骨骼成分。

（三）腹膜后神经源性肿瘤

腹膜后神经源性肿瘤为原发性腹膜后肿瘤的第二位，包括来自脊神经鞘、交感神经干及嗜铬细胞的肿瘤。病理上包括神经鞘源性肿瘤、交感神经源性肿瘤、副节瘤。

【病因】

腹膜后神经源性肿瘤主要包括腹膜后神经母细胞瘤、节细胞神经母细胞瘤、节细胞神经瘤、神经鞘瘤、神经纤维瘤、副神经节瘤等。神经母细胞瘤病因学尚不清楚，有些病例有家族史，可能有遗传因素。近年有人报道，神经母细胞瘤患者，携带有与染色体变化异常有关的遗传基因变异，70%第一染色体短臂异常，部分缺失。神经鞘瘤，也称神经鞘膜瘤、施万细胞（Schwanns cell）瘤，来源于神经鞘细胞，为一种良性肿瘤，位于神经干上或神经干内。肿瘤沿神经干或其分支生长，可附着于神经干上，或生长在神经干内，但神经纤维并不穿过瘤体。

【临床与病理】

1.神经鞘源性肿瘤

（1）神经鞘瘤

少见，来源于周围神经血旺膜，故亦称血旺瘤。肿瘤呈卵圆形，表面光滑，包膜完整，可见囊性变。本病可完全手术切除，通常手术后不复发。

（2）神经纤维瘤

较神经鞘瘤多见，好发于肾脏附近、两侧髂静脉汇合处、腰椎与骶椎联合之前、骶尾联合之前等处。肿瘤多无完整包膜，但境界清楚。

（3）恶性神经鞘瘤

少见，易与平滑肌肉瘤混淆。

2.神经交感源性肿瘤：多起源于腹膜后脊柱旁交感神经节。

（1）节细胞神经瘤

节细胞神经瘤是良性肿瘤，最常见于10岁左右的儿童最常见，肿瘤位于肾脏前面、肾蒂上、输尿管旁、肾门内侧下腔静脉和腹主动脉之前、肠系膜后、腰椎旁、脊柱与腹主动脉和下腔静脉之前等处，亦可长入椎间孔而呈哑铃状。肿瘤表面结节状、有包膜，夹杂出血、坏死及小囊腔形成。

（2）交感神经母细胞瘤

交感神经母细胞瘤又称神经母细胞瘤，多见于幼儿，对于本病，腹膜后为仅次于肾上腺的第二常见发病部位。肿瘤呈分叶状或圆形，常见出血及钙化灶，肿瘤可侵及邻近组织。本病生长迅速，短期内转移至肝、肺及骨髓等处。

3.副神经节瘤

副神经节瘤来源于腹副节的化学受体细胞。起源于肾上腺髓质的嗜铬细胞肿瘤称嗜铬细胞瘤；起源于肾上腺髓质以外副交感神经节的嗜铬体肿瘤称异位嗜铬细胞瘤，而不含嗜铬体的副交感神经节肿瘤称副节瘤。肿瘤位于腹主动脉附近，表面呈结节状或分叶状，一般有包膜，与邻近器官组织可发生粘连，其内可有出血、坏死及囊性变。

肿瘤体积较小时，临床症状不明显，肿块较大时，可引起压迫症状。如挤压输尿管和肾脏，引起腹痛、腰痛和血尿，亦可压迫脊神经，引起下肢疼痛，并伴有步态不稳或感觉异常。

【MRI表现】

发生于腹膜后脊柱两旁的圆形、椭圆形或分叶状边界清楚的肿块，在T_1WI上低于肝脏信号，T_2WI信号略高，内有液化、坏死，在T_2WI为不均匀的明显高信号，在T_1WI肿块内见更低的信号影；部分肿瘤常具有围绕邻近大血管及输尿管生长的倾向，而MRI因血管流空效应而清晰显示血管压迫、受侵情况。部分肿瘤表现为向椎管内延伸的特点，局部神经根管增宽或肿瘤呈哑铃状表现。肿瘤内可见散在点状、团状钙化，在T_1WI、T_2WI均为低信号影；肿瘤内见出血时，则在T_1WI、T_2WI均可见高信号影。增强后，早期一般无强化，延迟后可以表现为不均一强化，肿瘤实质部分强化，而液化坏死部分未见强化，但无由周边向中心逐步填充的趋势。

【诊断与鉴别诊断】

位于中线沿脊柱两侧分布的圆形、类圆形肿块，伴囊变、坏死、出血、钙化，增强后可见中等至明显强化，均提示腹膜后神经源性肿瘤。MRI对观察肿瘤的解剖位置和椎管内侵犯有较好的价值，对血管显示好。本病需与下列疾病鉴别。

（1）后腹膜淋巴结结核主要为分叶状软组织肿块，由肿大淋巴结融合而成，边界不清，内见点状钙化，增强扫描表现为环状强化。

（2）脂肪瘤或脂肪肉瘤为后腹膜常见肿瘤，内见脂肪信号可帮助诊断。

（3）畸胎瘤为囊性、实性或混合性肿块，内见牙齿、骨骼及脂肪信号为其特征。

（4）嗜铬细胞瘤：具有内分泌活动的病例易于鉴别，且嗜铬细胞瘤T_2WI均可表现为明显的高信号，动态增强扫描早期即明显强化，而神经源性肿瘤延时后有强化，对鉴别诊断意义较大。

（5）后腹膜平滑肌瘤或平滑肌肉瘤、横纹肌肉瘤等表现为长T_1、T_2肿块信号影，中心坏死明显，显著强化，与恶性神经源性肿瘤影像表现上具有交叉性，难于鉴别，必要时，需穿刺活检或手术病理确诊。

（四）腹膜后淋巴结转移瘤

腹膜后淋巴结转移瘤要多于原发肿瘤，以腹膜后器官、消化系统、盆腔、泌尿和生殖系统的恶性肿瘤转移最为多见。

【病因】

可来源于淋巴系统外其他任何组织、器官的恶性肿瘤。

【临床与病理】

淋巴引流转移途径和淋巴结受累情况关系密切。睾丸恶性肿瘤可直接转移至肾门水平的腹主动脉旁淋巴结；卵巢肿瘤转移常先至髂前、髂血管旁淋巴结，而后至腹主动脉旁淋巴结；前列腺癌 、宫颈癌、胃癌、肾癌等均可经淋巴引流转移至腹膜后。临床主要表现为原发肿瘤的症状。

【MRI表现】

腹膜后转移瘤最常见的两种表现即为实质性肿块或淋巴结增大。实质性肿块表现多样，与椎体破坏关系密切。椎体破坏并侵及周围组织形成软组织肿块，两者融为一体，内可见肿瘤坏死所致T_1WI上低信号和T_2WI高信号，影像表现无特征性。淋巴转移多位于腹主动脉旁淋巴结，增大的淋巴结可呈类圆形结节影，边缘清楚，T_1WI上信号强度常略高于肌肉，而T_2WI上为高信号，多个增大的淋巴结可融合成块而呈分叶状表现，推移或包绕大血管，部分淋巴结可发生坏死而致信号不均。增强检查，可显示轻度乃至明显均一或不均一强化。此外，MRI可鉴别治疗后肿瘤残留或复发与纤维化情况（图8-5-2）。

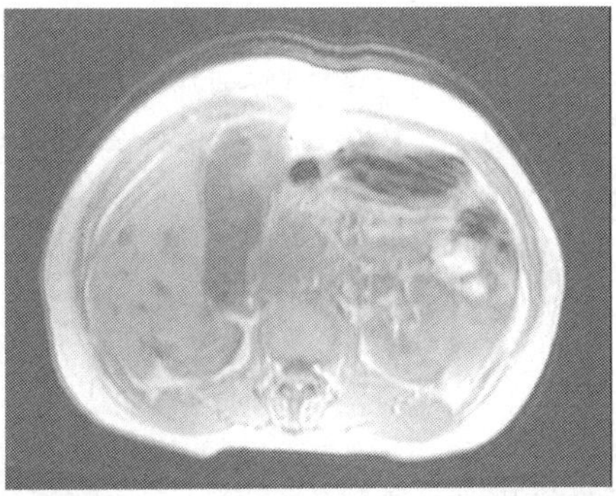

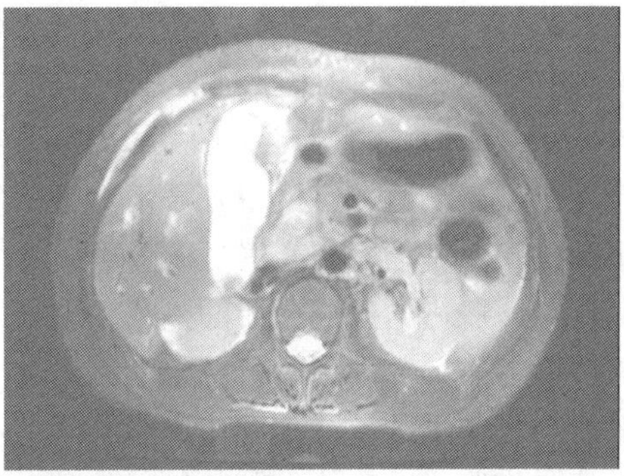

1.T_1WI轴位；2.T_2WI压脂轴位。腹膜后可见肿大淋巴结并融合，T_1WI呈等、高信号，T_2WI呈高信号。

图8-5-2 腹膜后淋巴结转移瘤

【诊断与鉴别诊断】

明确原发恶性肿瘤病史，腹膜后单发、多发或融合的结节状肿块，应考虑为淋巴结转移。MRI对于转移性淋巴瘤的诊断无特异性，只能从淋巴结的大小上来判断有无病变，一般认为短径超过1.5 cm者有临床意义。

（五）腹膜后恶性纤维组织细胞瘤（malignant fibrous histiocytoma，MFH）

恶性纤维组织细胞瘤是来源于间叶组织的肿瘤，主要发生于肢体深部软组织，以下肢多见，腹膜后占16%，中老年男性多发。

【病因】

本病起源于腹膜后间叶组织，是一种以成纤维细胞样细胞和组织细胞样细胞为主要成分，伴有数量不多的单核和多核巨细胞、黄色瘤细胞和炎症细胞的多形性肉瘤，但组织学来源尚无定论。目前，其起源主要有以下3种观点：①肿瘤细胞来自组织细胞，其中部分细胞具有成纤维细胞的特征；②肿瘤细胞源于原始的间叶细胞，该细胞可分化形成组织样细胞和纤维样细胞；③原始间叶细胞起源，部分向成纤维细胞分化，起源与分化均与组织细胞无关。

【临床与病理】

肿瘤引起的临床症状发生较晚，为肿瘤增大产生的压迫症状，以胀痛、腹部肿块为首发症状。根据病理学特点分为5型：

①纤维型：以长梭形纤维细胞为主，此型多见；

②巨细胞型；

③黏液型：肿瘤内有丰富的黏液成分；

④炎症型：肿瘤内有炎症或肉芽肿形成；

⑤血管瘤样型。

腹膜后以炎症型常见。

【MRI表现】

腹膜后MFH的MRI表现主要为位于腹膜后的软组织肿块，形态不规则，可向周围浸润生长，肿瘤内部液化、坏死时，表现为长T_1、长T_2异常信号影；瘤内出血常见，亚急性期T_1WI、T_2WI均可见高信号，可伴转移。MFH肿瘤基质内可以积聚骨软骨化生性结构而出现钙化，团块状或环状钙化是特征性表现，在T_1WI、T_2WI信号均减低。增强后中度强化。

【诊断与鉴别诊断】

诊断要点：腹膜后巨大肿块、中心坏死伴钙化，则MFH可能性较大。如果没有钙化，则不易与其他肿瘤鉴别。MRI是腹膜后MFH重要的检查手段之一，能很好地显示肿瘤部位、形态、大小以及与周围组织器官的关系，特别对于肿瘤的定位及与主要大血管的关系显示良好，利于评价手术切除的难度以及手术方案的制定。

以下征象提示肿瘤来自腹膜后：

①肿瘤与腹膜内器官间脂肪间隔存在；

②腹膜后器官（如胰腺、肾脏等）受压向前移位；

③肿瘤与相邻后腹壁或盆腔肌肉脂肪间隙不清或消失；

④肿瘤包裹腹主动脉或下腔静脉，腹部大血管向前及向对侧移位。

（六）平滑肌肉瘤

平滑肌肉瘤是来源于平滑肌细胞或具有向平滑肌分化能力的间叶细胞的一种恶性肿瘤，可发生于软组织任何部位，常见于子宫、胃肠道、腹膜后、四肢深部软组织、皮下、肠系膜等部位，以发生于腹膜后最常见。

【病因】

平滑肌肉瘤是起源于平滑肌的原发肉瘤。

【临床与病理】

本病常见于40～60岁患者，可有腹部肿块、疼痛、体重减轻、恶心或呕吐等症状。本病为圆形或不规则结节状肿块，边界清楚，部分有假包膜，质地坚实，呈浸润性生长，较大肿瘤可有坏死及液化、钙化等表现。

【MRI表现】

位于后腹膜肿块，发生率仅次于脂肪肉瘤，肿瘤具有侵袭性生长的特点，易侵犯下腔静脉。肿块信号不均，T_1WI以低或中等信号为主，T_2WI以高信号为主，液化坏死区则以长T_1、长T_2液性信号为主；如见出血，则T_1WI、T_2WI均见不规则高信号影。增强显示肿瘤轻度强化、边缘强化、环状强化或中心不规则强化。肝脏是最常见的转移部位，转移灶出现中心坏死为典型“牛眼征”，对原发病灶的诊断有帮助。

【诊断与鉴别诊断】

肿瘤浸润周围结构或包绕腹部大血管或发现转移灶是界定良、恶性的主要依据。本病根据影像学表现可提示性诊断，确诊有待于活检。常需要和恶性纤维组织细胞瘤、横纹肌肉瘤鉴别。恶性纤维组织细胞瘤常有钙化，而横纹肌肉瘤多发生于儿童或青少年。

（七）淋巴管囊肿

【病因】

本病是由于损伤（如子宫摘除、局部淋巴结清扫等）使淋巴管离断，淋巴液积聚而成，非真性囊肿。

【临床与病理】

淋巴管囊肿（lymphocyst）又称囊性淋巴管瘤（lymphocele），当囊肿压迫周围结构引起临床症状时，需治疗。囊肿压迫肾脏、膀胱、输尿管及周围血管等可导致肾功能恶化、尿频、尿路梗阻、下肢肿胀和髂血管血栓等。囊肿多为单房性，囊壁由纤维结缔组织构成，无内皮覆盖，亦无平滑肌束。

【MRI表现】

淋巴管囊肿在MRI上表现为类圆形囊性病变，边界清楚，呈长T_1、长T_2信号，可见薄的分隔和碎片。T_2WI囊壁不容易分辨，增强后T_1WI囊壁无明显增强，感染或复杂的囊肿会表现为厚而不规则增强的囊壁（图8-5-3）。

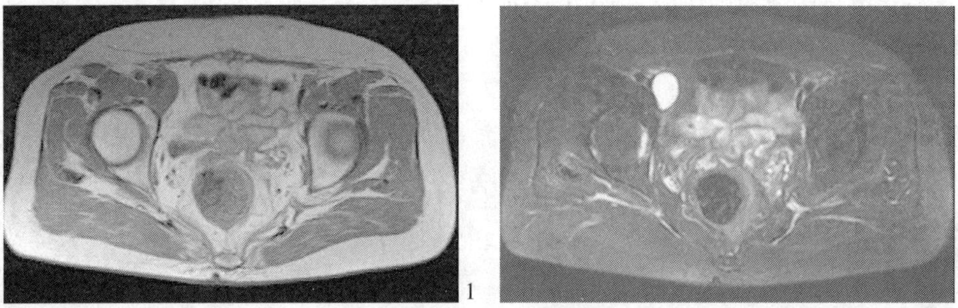

1.T_1WI轴位；2.T_2WI压脂轴位。右侧髂血管处类圆形占位性病变，边界清楚，呈长T_1、长T_2信号。

图8-5-3　淋巴管囊肿

【诊断与鉴别诊断】

影像学表现无特异性，诊断需结合临床，尤其盆腔手术史等病史对诊断该病尤为重要。

（八）苗勒氏管源性囊肿

苗勒管在女性分化为生殖器官，男性则逐渐退化。本病来源于其残余的囊腔，大多见于20～40岁男性，好发于盆腔，尤其见于膀胱与前列腺后面附近。

【病因】

成对的苗勒氏管约在胚胎6周时出现，并向中肾管横向发育于中线融合，后继续向尾端发展进入泌尿生殖窦，形成一隆起，称苗勒结节。本病具体病因不明。

【临床与病理】

临床上常引起排尿困难、尿频、尿潴留及腹部包块等症状。镜下见囊壁为纤维组织，内有平滑肌纤维，囊内面衬以扁平或低立方上皮，囊内液体含红细胞、白细胞、胆固醇等，但无精子，可与精囊囊肿鉴别。

【MRI表现】

MRI表现无特异性，表现为圆形或类圆形病灶，边界清楚，信号均匀，在T_1WI、T_2WI均表现为与液体信号相同，增强后无强化。

【诊断与鉴别诊断】

影像学表现无特异性，与发生于其他部位的囊肿影像学表现类似，确诊需病理学诊断。

二、腹膜后纤维化（retroperitoneal fibrosis）

腹膜后纤维化是一种不常见的疾病，是由于腹膜后纤维组织增生，引起腹膜后广泛纤维化使腹膜后空腔脏器受压而发生梗阻。

【病因】

病因尚不明确，可能与自身免疫有关，或与药物、手术、放疗有关。

【临床与病理】

组织学上由纤维细胞、炎性细胞及胶原组成，病理特征是沿腹膜后间隙的后部有纤维组织增殖，并包绕大血管和输尿管，使其受压产生梗阻。临床多见于40～60岁的男性，大多无明显临床症状，可表现为腰痛、背部痛。

【MRI表现】

病变局限在中线及脊柱旁区，多位于肾水平下方，并可向下扩展达髂总动脉水平。病变呈片状、板状边界清晰的肿块影，T_1WI上病变信号类似腰大肌，T_2WI上与腰大肌信号相同（病变处于静止期）或呈较高信号（病变活动期）。增强检查，病变发生明显（活动期）或不明显强化。不用对比剂，MRI检查即能显示腹部大血管受累范围及狭窄程度（图8-5-4）。

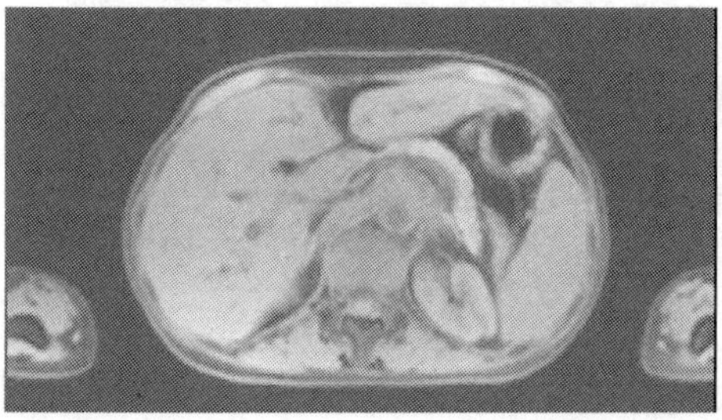
1

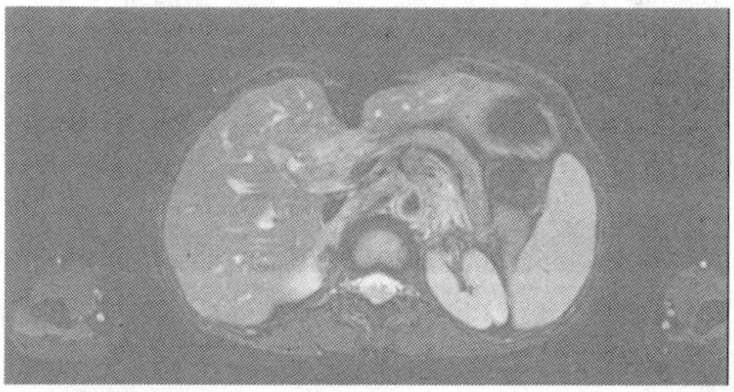
2

1.T_1WI压脂轴位；2.T_2WI压脂轴位。腹主动脉及腹腔干周围可见不规则稍长T_1、稍长T_2信号影，病灶边界模糊。

图8-5-4　腹膜后纤维化

【诊断与鉴别诊断】

中线及脊柱旁区片状边界清晰肿块，T_1WI上病变信号类似腰大肌，静止期T_2WI上与腰大肌信号相同，病变活动期呈较高信号。本病需与具有融合表现的淋巴瘤与转移瘤相鉴别，有融合表现的淋巴瘤常造成腹主动脉明显前移，转移瘤可查出原发灶，且MRI增强扫描，两者强化程度均不及活动期的腹膜后纤维化，临床表现对疾病的鉴别也具有很大意义。

（殷亮，李芸芝）

第九章　骨关节与软组织病变

在骨关节与软组织病变检查与诊断中，MRI具有更高的软组织分辨力，对骨髓、关节软骨信号极为敏感，结合功能成像等优势，在骨关节与软组织病变的确定、定性和分级中具有重要的作用。但MRI对细小的骨化及钙化的观察不如CT，甚至不如X射线平片。

第一节　MRI检查方法

一、检查体位及线圈的选择

骨与软组织MRI检查一般采用仰卧位，病变位于下肢可进行双侧对比扫描或单侧扫描；位于上肢一般均为单侧扫描。扫描野应至少包括一个关节，并包括扫描部位的软组织。选择能覆盖足够解剖区域的线圈，以获得高的图像信噪比和空间分辨力。骨与软组织病变位于下肢扫描时，选择相控阵体线圈更常见；位于上肢扫描，应尽量使用表面线圈。

关节MRI检查通常采用仰卧位，肩、肘、腕、膝、踝关节进行单侧扫描，髋关节可进行双侧对比扫描。肩、肘、腕、膝、踝关节扫描通常选择关节专用线圈或表面线圈，髋关节扫描常选择体线圈或相控阵体线圈（图9-1-1）。

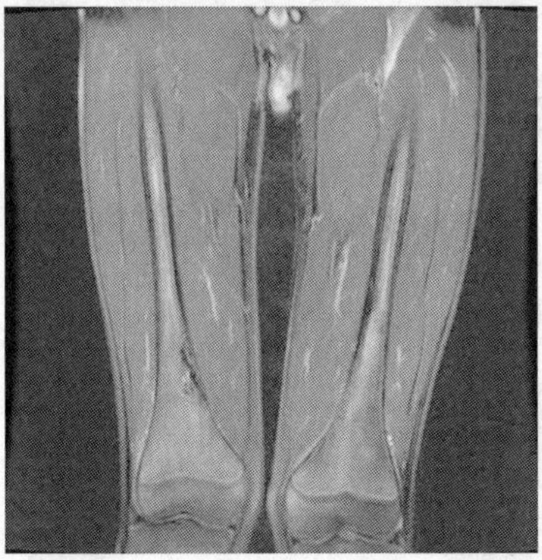
1

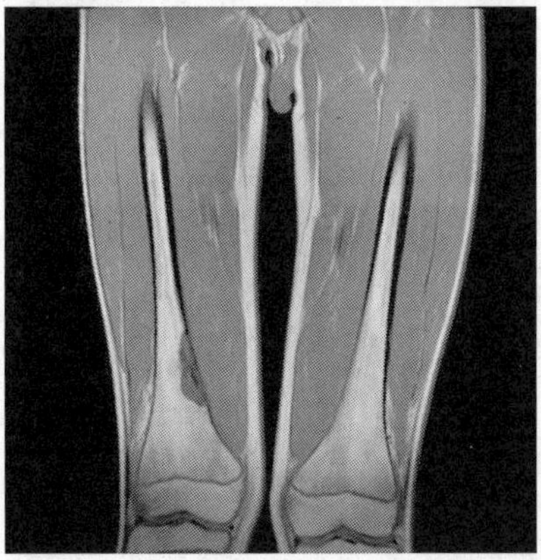
2

图9-1-1　下肢骨与软组织可进行双侧对比扫描，至少包括一个关节

二、成像扫描方位及成像扫描序列

（一）成像扫描方位

对于骨与软组织病变扫描时，一个部位至少应该扫描两个相互垂直的平面，其中至少应有一个平面同时拥有标准化T_1WI和T_2WI的序列。横断面必须选择，冠状面、矢状面和斜断面则可依具体情况而定。

肩关节及腕关节常规需要进行正交三方位的MRI扫描，以获得全面立体的诊断信息；肘关节、踝关节通常需要进行矢状面、冠状面以及横断面的扫描；髋关节采用标准的横断面、冠状面以及矢状面扫描，扫描应该将关节及关节周围软组织结构完整包括；膝关节采用矢状面、冠状面以及横断面扫描，矢状面应该垂直于股骨内外髁后缘的连线进行扫描，冠状面应该平行于股骨内外髁后缘的连线进行扫描。

（二）成像扫描序列

SE、FSE和短时间反转恢复（STIR）序列是骨关节与软组织病变MRI扫描最常用的序列。SE序列可被认为是金标准，标准的SE T_1WI和T_2WI可以确定绝大多数骨关节与软组织病变的诊断。平扫序列以T_1WI、T_2WI（抑脂或不抑脂）和PDWI（质子密度加权像抑脂或不抑脂）序列为主，但要有一个不抑脂的序列。增强扫描以抑脂的T_1WI序列为主，尽量保留一个不抑脂序列。扫描范围包括整个病灶或关节，层厚和层间距根据病灶大小而定，层厚5～10 mm，间距1～3 mm（图9-1-2）。

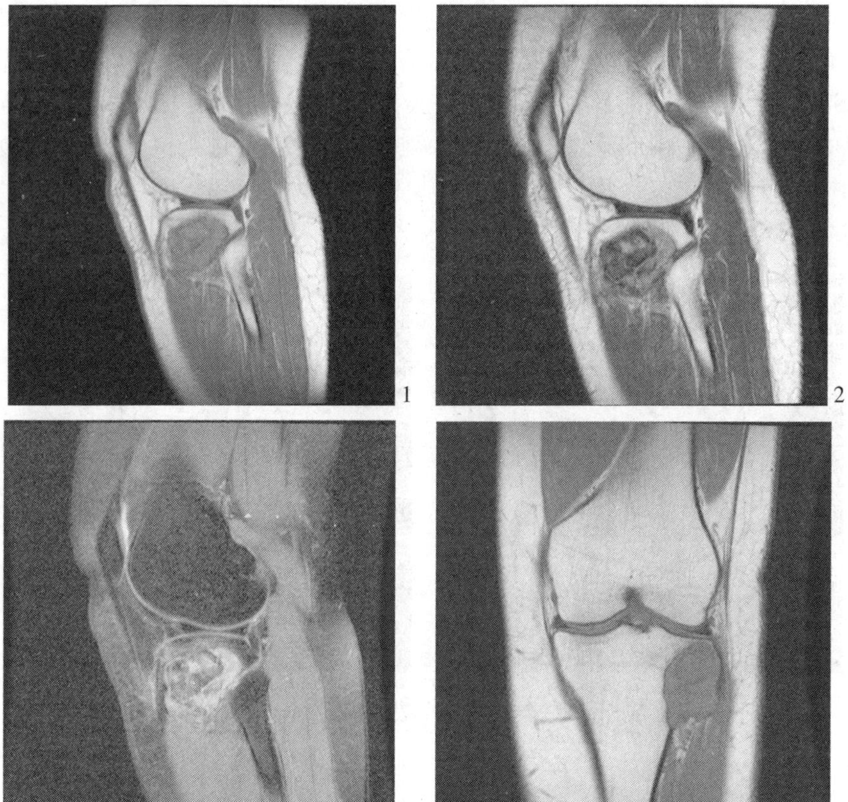

图9-1-2　成像方位及扫描序列

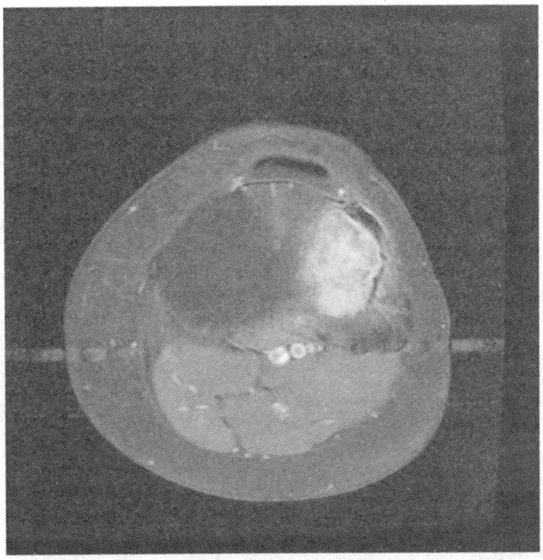
5

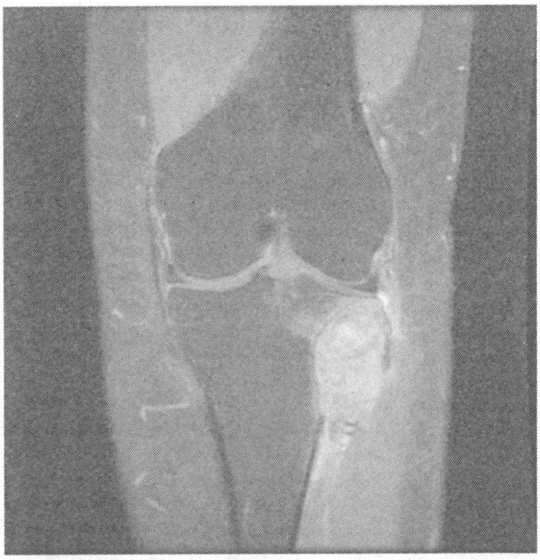
6

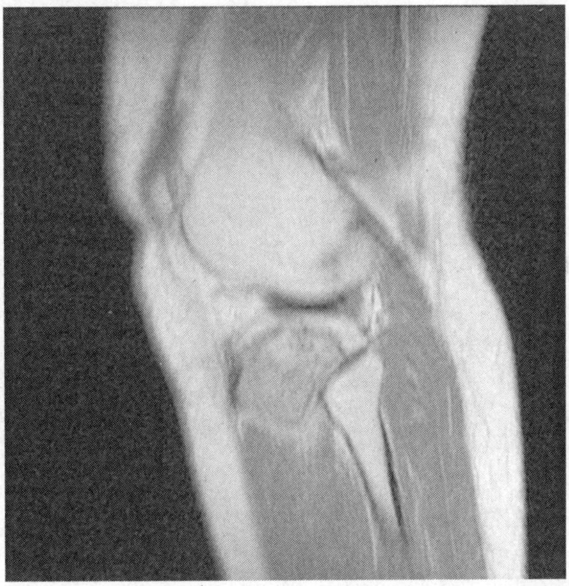
7

矢状位T_1WI（图1）、T_2WI（图2）及PDWI抑脂序列（图3），冠状位T_1WI（图4），增强扫描轴位抑脂（图5）、冠状位抑脂（图6）及矢状位不抑脂（图7），增强常规需要进行三个位置的扫描，尽量保留一个不抑脂序列。

续图9-1-2　成像方位及扫描序列

三、功能MRI检查的应用

（一）扩散加权成像（diffusion weighted imaging，DWI）

扩散加权成像可用于骨与软组织肿瘤的诊断，DWI能够区分肿瘤组织和周围正常组织，对检出骨与软组织肿瘤具有较高的敏感性。结合ADC值，能够对软组织肿瘤细胞的含量及完整性进行定性和定量分析，有助于识别恶性肿瘤并对其治疗效果进行检测（图9-1-3）。

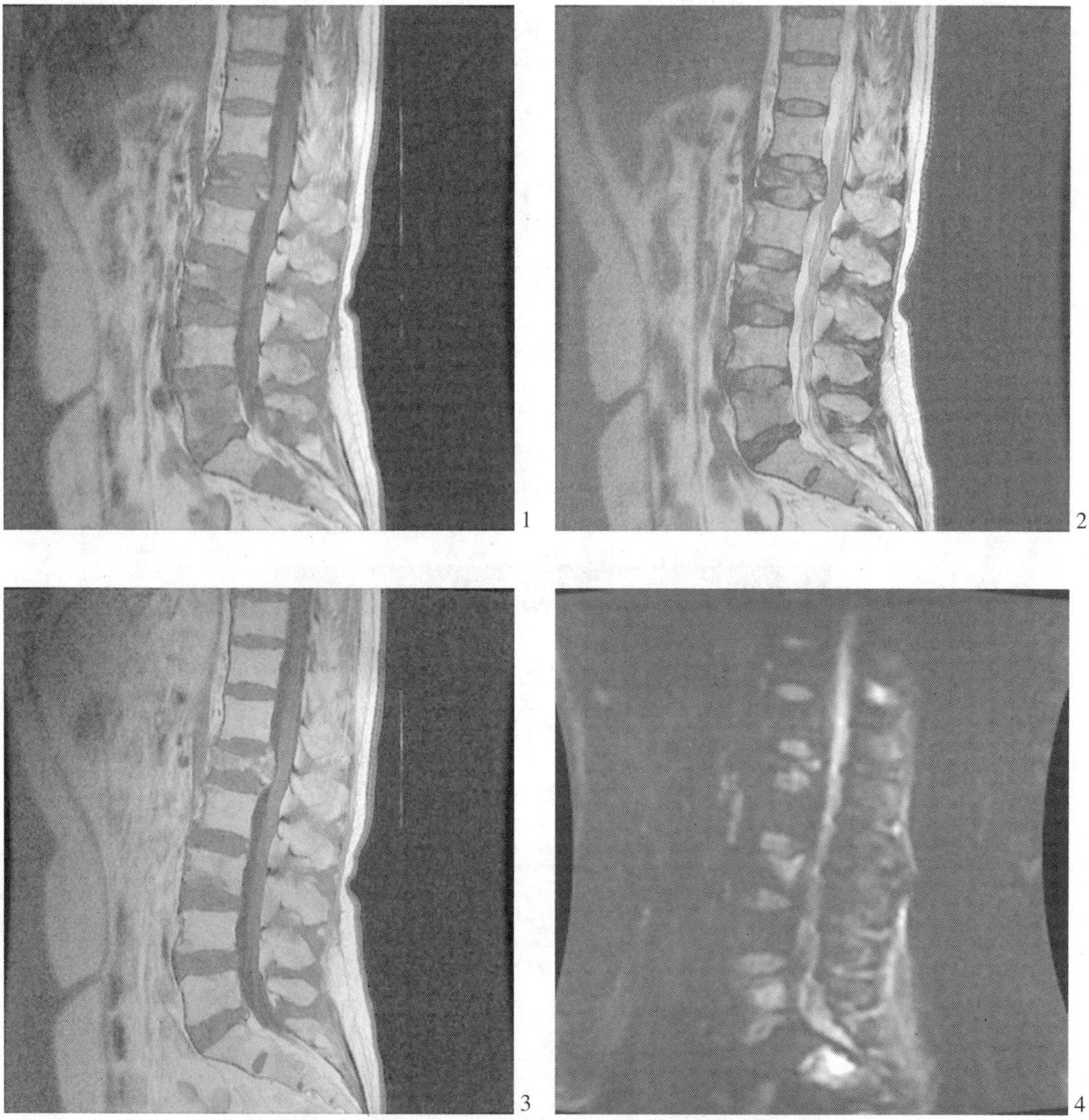

腰椎及骶椎多发骨质破坏并病理骨折，病变在 T_1WI（图1）呈等、低信号，T_2WI（图2）呈等、高信号，增强扫描（图3）骨质破坏区呈不均匀强化，DWI序列（图4）显示骨质破坏呈高信号。

图9-1-3　卵巢颗粒细胞癌腰骶椎多发转移

（二）灌注加权成像（perfusion weighted imaging，PWI）

灌注加权成像可用于骨与软组织肿瘤的诊断，根据时间-信号强度曲线（TIC）的形态来鉴别骨与软组织肿瘤的良、恶性，还可早期确定手术前化疗过程中恶性骨与软组织肿瘤的坏死程度和治疗后改变，从而监测肿瘤疗效，避免不必要的治疗（图9-1-4）。

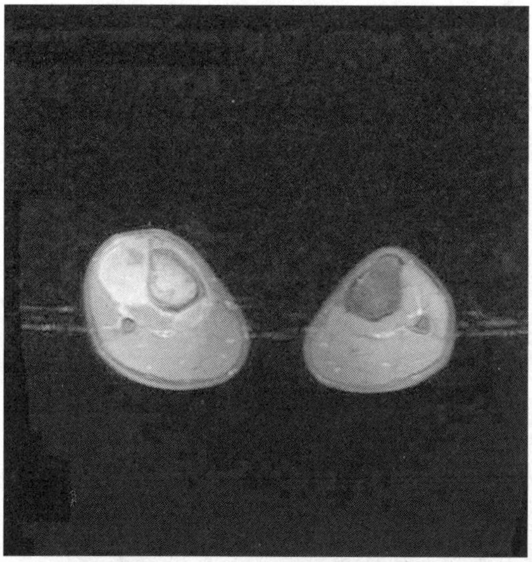
1

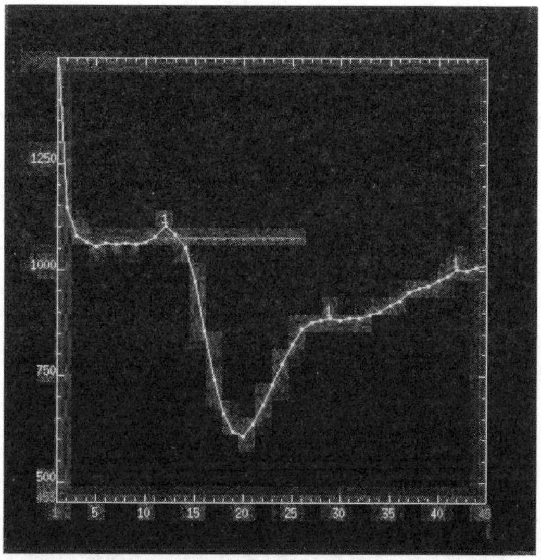

3

右胫骨近端骨肉瘤，增强横轴位（图1）示右胫骨近端骨质破坏，骨质破坏区及软组织肿块呈不均匀强化，软组织肿块内可见囊变坏死；融合图（图2，见彩图）示红色区域为病变肿瘤高灌注区；TIC图（图3）：表现为V形速降速升，可见再灌注峰，第二稳态较基线增高。

图9-1-4　MR动态对比增强灌注成像

（三）MR 波谱（magnetic resonance spectroscopy，MRS）

在骨恶性肿瘤与骨炎症性病变的鉴别中，在常规MRI的基础上，增加MRS扫描序列可以获得更多定性诊断的信息，有助于早期确诊病变，指导治疗。MRS可以提高四肢骨病变或软组织肿瘤良恶性鉴别诊断准确率，具有较高的临床应用价值。

第二节　正常MRI表现

一、骨骼

骨干中骨皮质的自由水质子含量很少，因此在任何序列上均表现为低信号，骨髓腔如为红骨髓则T_1WI为中等信号影，T_2WI为高信号影；如为黄骨髓，T_1WI和T_2WI上均为高信号影。新生儿期红骨髓在T_1WI上信号强度等于或低于肌肉。儿童和成人期红骨髓信号强度高于肌肉低于脂肪。干骺端骨髓为红骨髓且含有一定量的骨小梁，信号往往低于骨干区的髓腔；临时钙化带呈低信号表现；骺板表现与骺软骨相似，为中等信号；骨骺（二次骨化中心）的信号特点与干骺端类似。正常骨膜在MRI不能显示，如出现骨膜影则为病理性改变（图9-2-1）。

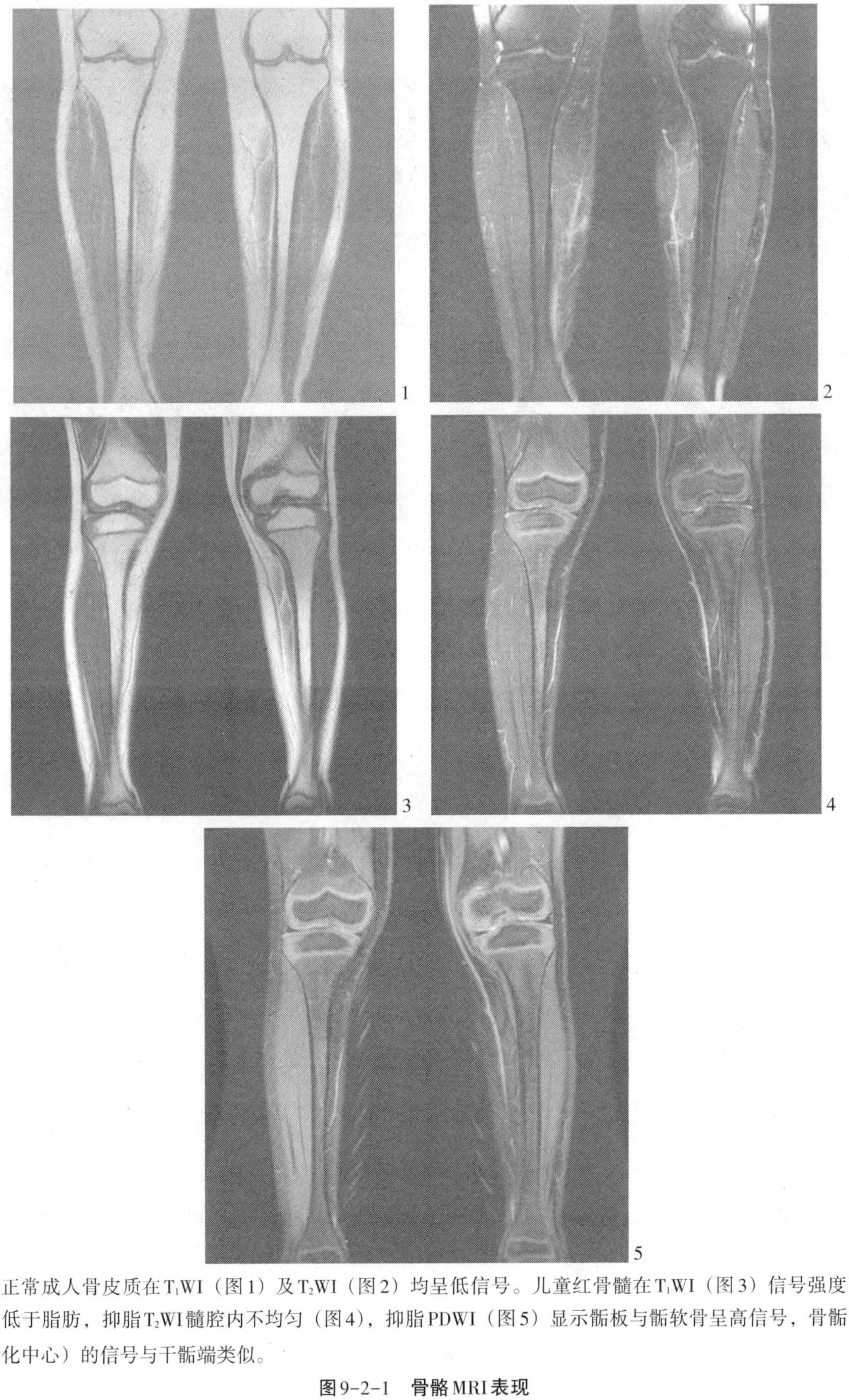

正常成人骨皮质在T_1WI（图1）及T_2WI（图2）均呈低信号。儿童红骨髓在T_1WI（图3）信号强度高于肌肉低于脂肪，抑脂T_2WI髓腔内不均匀（图4），抑脂PDWI（图5）显示骺板与骺软骨呈高信号，骨骺（二次骨化中心）的信号与干骺端类似。

图9-2-1　骨骼MRI表现

二、关节软骨、滑膜、纤维软骨、肌腱和韧带

关节软骨在SE序列T_1WI、PDWI上，呈介于肌肉和脂肪之间的中等信号强度，T_2WI上关节软骨为相对低信号，与高信号关节内液体形成对比。脂肪抑制T_1WI是观察关节软骨较为理想的序列，关节软骨为高信号，关节积液为中等信号，软骨下骨板及骨髓为低信号。正常滑膜通常很薄，常规MRI上难以识别，关节腔少量滑液在T_1WI上呈薄层低信号，T_2WI上呈线条状高信号。关节盘、半月板及关节唇都由纤维软骨构成，正常纤维软骨在绝大多数序列上呈低信号；肌腱在所有序列上均表现为均匀一致的低信号影；绝大多数韧带与肌腱的组成成分相似，所有序列上都表现为低信号影，正常的韧带有一定的走行和形态，应当是由一骨连接至另一骨的连续完整的结构（图9-2-2）。

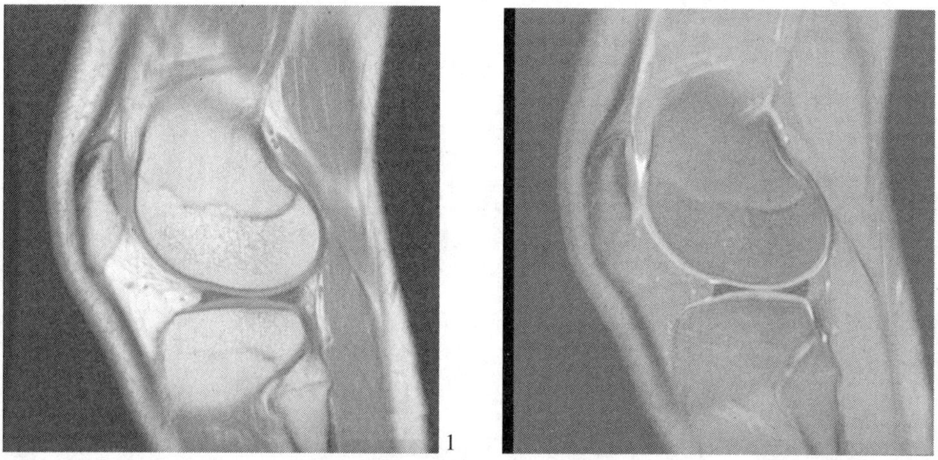
1　2

关节软骨在T_1WI（图1）介于肌肉和脂肪之间的中等信号强度，纤维软骨半月板呈低信号；关节软骨在PDWI（图2）抑脂呈高信号，纤维软骨半月板呈低信号。

图9-2-2　关节软骨和纤维软骨MRI表现

三、软组织

脂肪组织在T_1WI和T_2WI上均为高信号，脂肪抑制序列上呈低信号；肌肉组织在T_1WI上呈中低信号，在T_2WI上呈低信号。因肌肉与肌肉之间通常被含脂肪的间隔分开，每一块肌肉由肌束构成，肌束与肌束之间亦由含脂肪的结缔组织分隔。较大的周围神经组织在T_1WI和T_2WI上呈中等信号。血管因存在流空现象，在T_1WI和T_2WI上均呈低或无信号的圆形或条状结构，常位于肌间隙内（图9-2-3）。

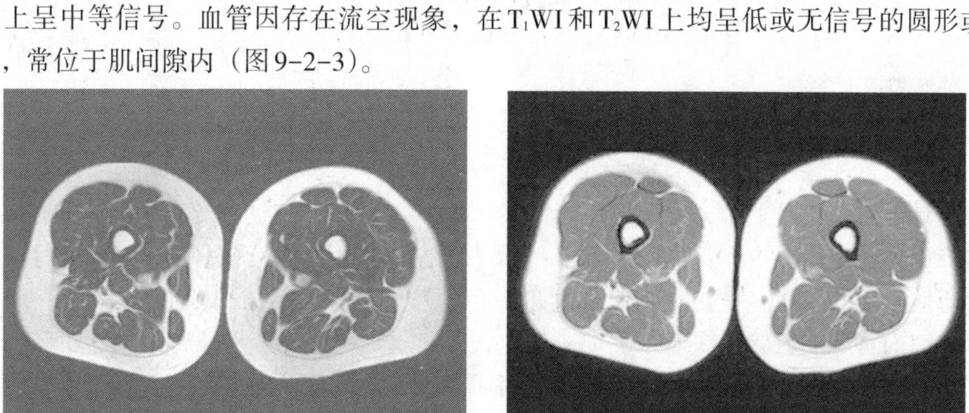
1　2

图9-2-3　软组织MRI表现

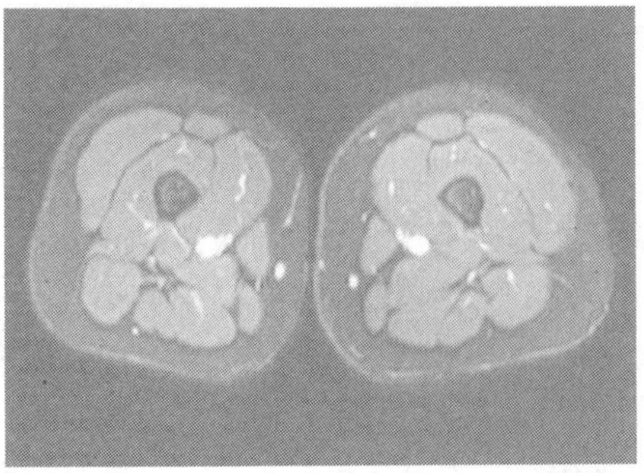

3

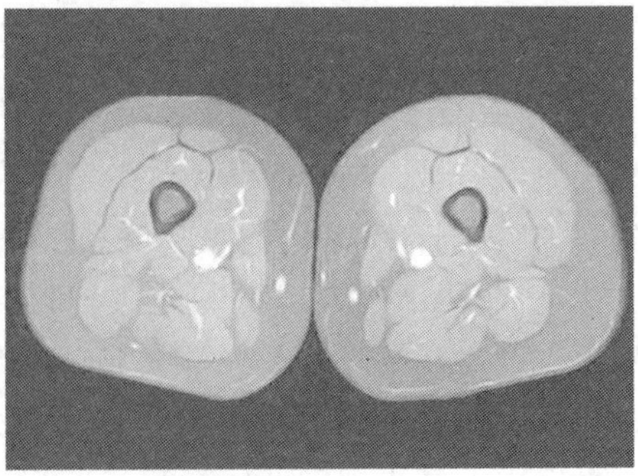

4

皮下及肌束肌间脂肪组织在T_1WI（图1）和T_2WI（图2）上均为高信号，T_2WI抑脂（图3）呈低信号。周围神经组织在T_1WI和T_2WI上呈中等信号。肌间隙内在T_1WI和T_2WI见低信号的圆形或条状血管结构，增强扫描（图4）有强化。

续图9-2-3　软组织MRI表现

第三节　骨原发性恶性肿瘤

骨原发性恶性肿瘤种类繁多，本节主要介绍骨肉瘤、软骨肉瘤、骨纤维肉瘤、尤文氏肉瘤及骨髓瘤。

一、骨肉瘤

骨肉瘤（osteosarcoma）亦称为成骨肉瘤，起源于骨间叶组织，以瘤细胞能直接形成骨样组织或骨质为特征，其恶性程度高、发展快，是最常见的原发性恶性骨肿瘤，发病率约占骨恶性肿瘤的34%。骨肉瘤按其发生的部位可分为髓内型骨肉瘤、邻皮质型骨肉瘤、皮质内型骨肉瘤、多中心型骨肉瘤、软组织（骨外）骨肉瘤和继发性骨肉瘤。本节主要阐述髓内性骨肉瘤，是发生于骨内、起源于原始的成骨性结缔组织的高度恶性肿瘤，可向骨、软骨和纤维组织各个方向发展，约占骨肉瘤的75%～85%。

【病因】

骨肉瘤病因不明，放射性同位素镭和创伤刺激可能为诱发因素。另外，骨肉瘤与遗传、病毒感染等有一定关系。骨肉瘤也可继发于畸形性骨炎、骨纤维异样增殖症，部分病例为其他良性肿瘤恶变而成。

【临床与病理】

骨肉瘤多见于青少年，11～30岁发病约占50%，男性发病多于女性。骨肉瘤多见于股骨下端、胫骨上端和肱骨上端，以干骺端为好发部位。主要临床表现为局部进行性疼痛、肿胀和功能障碍三大症状；查体：局部皮温可稍增高，有的可见局部静脉曲张；实验室检查：血清碱性磷酸酶常增高。病程进展迅速，早期即可发生远处转移，预后较差。

肿瘤切面可呈斑驳状，肉瘤组织为灰红色，肿瘤骨呈白色，肿瘤软骨呈半透明状。坏死区为灰黄色，出血区为暗红色。溶骨型骨肉瘤成骨少，质地软，出血坏死多；成骨型骨肉瘤质地硬，切面呈象牙质样；混合型骨肉瘤在切面出现上述两种表现。镜下见肿瘤是由明显间变的瘤细胞、肿瘤性骨样组织及骨组织组成，有时亦可见有数量不等的瘤软骨。

【MRI表现】

骨质破坏、骨膜反应、肿瘤骨和瘤软骨钙化在T_2WI上显示要优于T_1WI。其中骨质破坏区在T_1WI多呈不均匀低信号或混杂信号，T_2WI呈不均匀高信号或混杂信号，边缘清楚，脂肪抑制T_2WI上病灶周围常伴有大片状高信号。肿瘤骨在T_1WI与T_2WI均为斑片状低信号。合并肿瘤内出血表现为T_1WI高信号，T_2WI等、高信号；液化坏死区为T_1WI低信号、T_2WI高信号，并可形成液-液平面。T_2WI可显示低信号的骨皮质中断缺损，骨膜三角在冠状位或矢状位上显示清楚。侵犯骨骺时骨骺信号异常；突破关节时关节面和关节软骨信号异常。也可以显示跳跃性病灶及肿瘤在骨内、周围蔓延的范围。增强扫描显示肿瘤早期边缘强化和中心延迟强化（图9-3-1）。MRI对骨肉瘤分期及肿瘤边界的显示优于CT，但显示细小、淡薄的肿瘤骨或瘤软骨钙化的能力远不及CT。

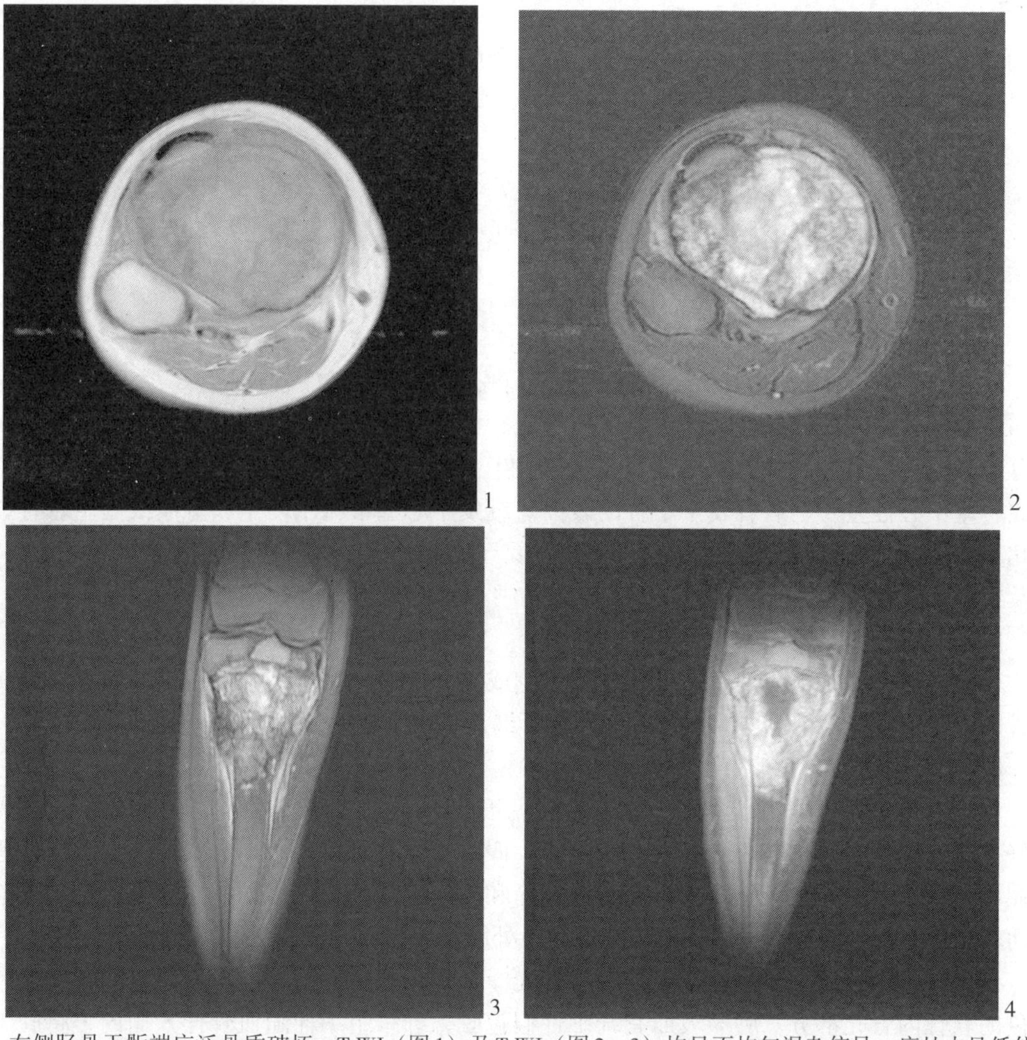

1　2　3　4

右侧胫骨干骺端广泛骨质破坏，T_1WI（图1）及T_2WI（图2、3）均呈不均匀混杂信号，病灶内见低信号肿瘤骨，周边见骨膜反应并软组织肿块形成，增强扫描（图4）病变区及周围软组织肿块不均匀强化，病变突破骺板并累及骨骺。

图9-3-1　儿童右侧胫骨干骺端骨肉瘤

【诊断与鉴别诊断】

骨肉瘤好发于青少年男性长管状骨干骺端，MRI表现为病变区局限或广泛骨质破坏，可见骨膜反应并软组织肿块形成，增强扫描病变区及周围软组织肿块不均匀强化。少数情况下需要与成骨性骨转移瘤、化脓性骨髓炎、应力性骨折及骨巨细胞瘤等鉴别。

（1）成骨性骨转移瘤

成骨性骨转移瘤发病年龄较大，好发于躯干骨和四肢长骨骨端，表现为骨松质内的多发性骨硬化灶，病变境界清楚，骨破坏少见，骨皮质一般不受累，不引起骨膜反应。

（2）化脓性骨髓炎

化脓性骨髓炎一般急性发病，病变相对广泛，骨破坏的周围有骨增生而无瘤骨形成；骨膜反应轻微，常成层状骨膜增生；病变区周围有较广泛的软组织肿胀。

（3）应力性骨折

应力性骨折局部骨质硬化、骨痂形成，MRI可显示骨内骨折线，无肿瘤骨，无骨质破坏，无软组织肿块。

（4）骨巨细胞瘤

骨巨细胞瘤多见于骨干愈合后的骨端，发病年龄多在20～40岁。起病缓慢，症状较轻。表现为偏心性膨胀性骨破坏，骨破坏区内无新生骨，骨壳可不完整。发病年龄、发病部位和破坏区内无新生骨等有重要参考价值。

二、软骨肉瘤

软骨肉瘤（chondrosarcoma）是一种起源于软骨细胞的恶性软骨肿瘤，由肿瘤性软骨细胞与细胞间软骨基质构成，常见软骨基质钙化，并见以软骨内化骨方式产生新骨。软骨肉瘤可分原发性和继发性两种，原发性肿瘤依据发生部位，可分为中心型和周围型，前者发生于髓腔，呈中心性生长，后者发生于骨的表面。继发中心型常见于内生软骨瘤或内生软骨瘤病（Ollier病、Maffucci综合征）的恶变，周围型见于骨软骨瘤，尤其是多发性骨软骨瘤的恶变，以及滑膜骨软骨瘤的恶变，此类型预后较原发中心软骨肉瘤要好。

【病因】

软骨肉瘤的病因不明。本病是从软骨细胞或间胚叶组织发生，并起源于躯体任何软骨内化骨的骨骼，可能与染色体的异常有关，也可继发于内生性软骨瘤或骨软骨瘤恶变。

【临床与病理】

软骨肉瘤男性发病多于女性，原发者多见于11～30岁，继发性多在40岁以上。软骨肉瘤好发于四肢长骨、骨盆、肩胛骨、肋骨等，四肢短管状骨较少。多为偶然发现的低度恶性无症状的肿瘤。原发性者临床主要症状为疼痛和软组织肿块，疼痛初期多为隐匿性，逐渐加重而转为持续性疼痛。继发性者临床表现为患处肿块短期内突然增大、疼痛性质改变等。

分化较好的肿瘤为蓝白色，半透明略带光泽，呈分叶状。切面上可见黄色的钙化灶和灰红色的软骨内骨化部分。肿瘤表面有纤维性假包膜，纤维组织伴随血管伸入瘤内，将肿瘤分隔为大小不等的小叶。镜下软骨基质的钙化多沿血管丰富的小叶边缘区进行，故多呈环状，并可见以软骨内骨化方式形成骨质。

【MRI表现】

中心性软骨肉瘤表现为髓腔内T_1WI呈分叶状低、等信号病灶，与周围高信号的正常骨髓分界清晰，T_2WI呈混杂信号，低度恶性软骨肉瘤因含透明软骨而T_2WI呈均匀一致的高信号，高度恶性肿瘤信号强度不一致。瘤软骨钙化T_1WI、T_2WI均呈低信号，纤维组织间隔则为低信号。增强扫描可见环状、弧状分隔的强化或不规则强化，环状强化影完整或不完整。周围性软骨肉瘤轮廓多呈分叶状，病变实质内常见分隔，增强扫描肿瘤呈不均匀强化，周边强化明显，不规则无强化区的瘤软骨钙化多位于病变中心部位，边缘模糊（图9-3-2）。

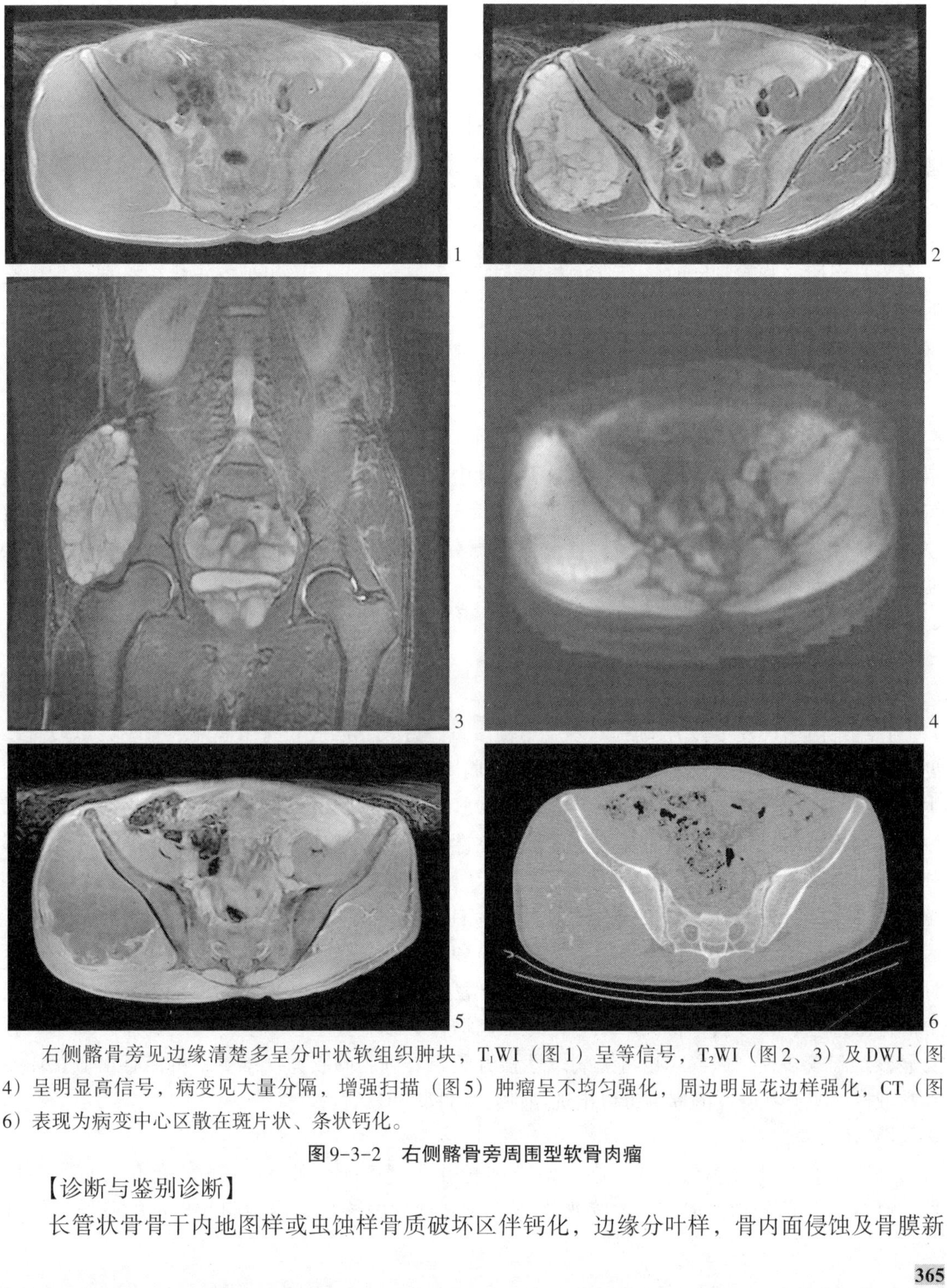

右侧髂骨旁见边缘清楚多呈分叶状软组织肿块，T_1WI（图1）呈等信号，T_2WI（图2、3）及DWI（图4）呈明显高信号，病变见大量分隔，增强扫描（图5）肿瘤呈不均匀强化，周边明显花边样强化，CT（图6）表现为病变中心区散在斑片状、条状钙化。

图9-3-2 右侧髂骨旁周围型软骨肉瘤

【诊断与鉴别诊断】

长管状骨骨干内地图样或虫蚀样骨质破坏区伴钙化，边缘分叶样，骨内面侵蚀及骨膜新生骨都提示病灶来自软骨，最常见的病变即为中心性软骨肉瘤。周围继发性软骨肉瘤的诊断需要结合年龄、发病部位及病史。原发中心软骨肉瘤病变早期与内生软骨瘤鉴别往往较困难，少数情况下需要与骨巨细胞瘤及骨肉瘤进行鉴别。

（1）内生性软骨瘤

原发中心软骨肉瘤发病早期，常无法与内生软骨瘤鉴别，鉴于此，所有位于长骨中心性软骨肿瘤，特别是成年人，均应该考虑为恶性肿瘤，直到证实为其他病变，前者在注射对比剂后10 s即出现强化，而后者强化发生较晚。

（2）骨巨细胞瘤

当软骨肉瘤发生于关节骨端，且缺乏特征性的钙化时，应与骨巨细胞瘤进行鉴别。骨巨细胞瘤常表现为骨端偏心性膨胀性骨质破坏，骨质破坏区内无新生骨及钙化，病变破坏边缘无硬化，骨包壳可不完整等典型征象，并结合发病年龄不难鉴别。

（3）骨肉瘤

当骨肉瘤的肿瘤骨同时具有骨化和钙化时，需要与软骨肉瘤出现的钙化相鉴别。骨肉瘤的肿瘤骨较多，钙化较少，常伴有各种骨膜反应，而软骨肉瘤钙化较多，骨化影较少并且骨膜反应也较少出现。

三、骨纤维肉瘤

骨纤维肉瘤（fibrosarcoma of bone）是一种少见的恶性骨肿瘤，起源于非成骨性纤维结缔组织，属于纤维源性恶性肿瘤，多为原发，分中央型和周围型两种，发生于骨髓腔内结缔组织者，称为中央型骨纤维肉瘤，较多见；发生于骨膜的纤维组织者，称为周围型骨纤维肉瘤，较少见。继发性骨纤维肉瘤，常继发于原有骨病，如畸形性骨炎、骨纤维异样增殖症、动脉瘤样骨囊肿等。

【病因】

骨纤维肉瘤病因尚不明确。

【临床与病理】

骨纤维肉瘤好发年龄为30～60岁，男性多发，好发于四肢长骨干骺端或骨干，以股骨多见。四肢长骨发病占2/3，尤以青年人膝关节周围骨多见，扁骨发病占1/3，老年人多见。发生于长骨干骺端者一般以肿瘤部位的疼痛及肿胀为主要症状，无特征性，起初疼痛较轻，以后逐渐加重，中央型症状以疼痛为主，呈间歇性。可有病理性骨折，周围型早期主要为局部肿块，疼痛出现晚，可无疼痛症状。

肿瘤大体分为分化良好与分化不良两种。前者质地坚实，切面呈灰白色，有纤维条索。后者质软，呈粉红色，如牛肉样，常见有出血和坏死区。镜下肿瘤细胞呈特征性的束状或鱼骨状排列。高分化纤维肉瘤细胞间胶原纤维丰富，细胞呈梭形，细胞异型性小，大小类似正常成纤维细胞，核分裂象少见。低分化纤维肉瘤梭形细胞异型性明显，可出现瘤巨细胞。有明显核仁和较多核分裂象，也可见病理性核分裂象。细胞间胶原纤维少，可伴有出血、坏死和黏液样区域。在肿瘤的周围带可出现良性化生性骨和软骨。

【MRI表现】

肿瘤在T_1WI上多为低信号，在T_2WI上因分化程度不同，可呈高信号、低信号或混杂信号。高分化者信号均匀而较低，病理为类似于纤维瘤的梭形纤维细胞和丰富的胶原纤维基质；低分化者信号杂乱，高信号提示黏液样变及坏死。MRI有助于显示肿瘤在骨髓腔内的浸润范围。

【诊断与鉴别诊断】

四肢长管状骨干骺端或骨干出现骨髓腔内溶骨性骨破坏，并结合发病年龄，溶骨性破坏区无瘤软骨、肿瘤骨或钙化成分，少有骨膜反应等征象，骨纤维肉瘤不难诊断。本病常需要与骨巨细胞瘤及骨恶性淋巴瘤相鉴别。

（1）骨巨细胞瘤

骨巨细胞瘤发病年龄与骨纤维肉瘤相近，于骨端呈膨胀型溶骨性破坏，骨质破坏区内也无瘤软骨、肿瘤骨或钙化成分，其发病部位及骨质破坏边缘有无骨包壳有鉴别意义。

（2）骨恶性淋巴瘤

病变多位于长骨干骺端，可同时累及骨干，表现为进展迅速的骨质破坏和明显的软组织肿块，但患者的全身状态良好。

四、尤文肉瘤

尤文肉瘤（Ewing sarcoma）是起源于骨髓未分化间叶组织或原始神经外胚层细胞（小圆细胞）的相对常见的恶性肿瘤。病变富有血管，常伴有出血和大范围的囊变坏死区。

【病因】

本病病因尚不明确。

【临床与病理】

本病好发年龄为5～15岁，男性发病多于女性或相近。全身骨骼均可发病，以四肢长骨发病多见，20岁以前好发于长骨骨干和干骺端，20岁以后好发于扁骨。全身症状类似骨感染表现，如发热、白细胞增高、局部软组织肿块形成。局部症状以疼痛为主，有时局部肿块早于骨骼改变出现。早期可发生骨骼、肺和其他脏器转移。肿瘤对放射线极为敏感。

肿瘤大体为柔软、实性团块，切面呈灰白色，鱼肉状，也可是液性。肿瘤易破坏骨皮质向周围浸润扩散，形成骨膜反应及软组织肿块。镜下瘤组织富含小圆形细胞和血管，被纤维结缔组织分隔成簇状或分叶状，细胞边界不清。

【MRI表现】

肿瘤T_1WI为低到中等信号，T_2WI为不均匀高信号，增强后肿瘤呈不均匀强化；皮质信号不规则中断，骨膜反应T_1WI为低信号，T_2WI呈中低信号；病变周围软组织肿块T_1WI呈低信号，T_2WI呈高信号，增强扫描病变区及周围软组织肿胀明显强化。MRI有助于显示病变的范围、骺板是否被侵及，少数病例显示骨内跳跃式转移（图9-3-3）。

【诊断与鉴别诊断】

青少年四肢长管状骨骨干内出现骨质破坏，并有骨膜反应及软组织肿块形成是尤文肉瘤的典型MRI表现，结合临床肿块生长较快，有发热、白细胞增高等表现不难诊断。本病常需要与急性化脓性骨髓炎及骨肉瘤相鉴别。

（1）急性化脓性骨髓炎

临床本病发病急，多伴有高热，疼痛较尤文肉瘤剧烈；病变位于干骺端松质骨内，表现为斑片状骨质破坏，在骨质破坏的同时就出现骨质增生。在鉴别困难时，可用诊断性放射治疗来区分。

（2）骨肉瘤

临床表现发热较轻微，主要为疼痛，夜间重。病变一般位于干骺端，与尤文肉瘤多位于骨干不同，骨质破坏区和软组织肿块内常见肿瘤骨形成，可伴有多种骨膜反应形成。

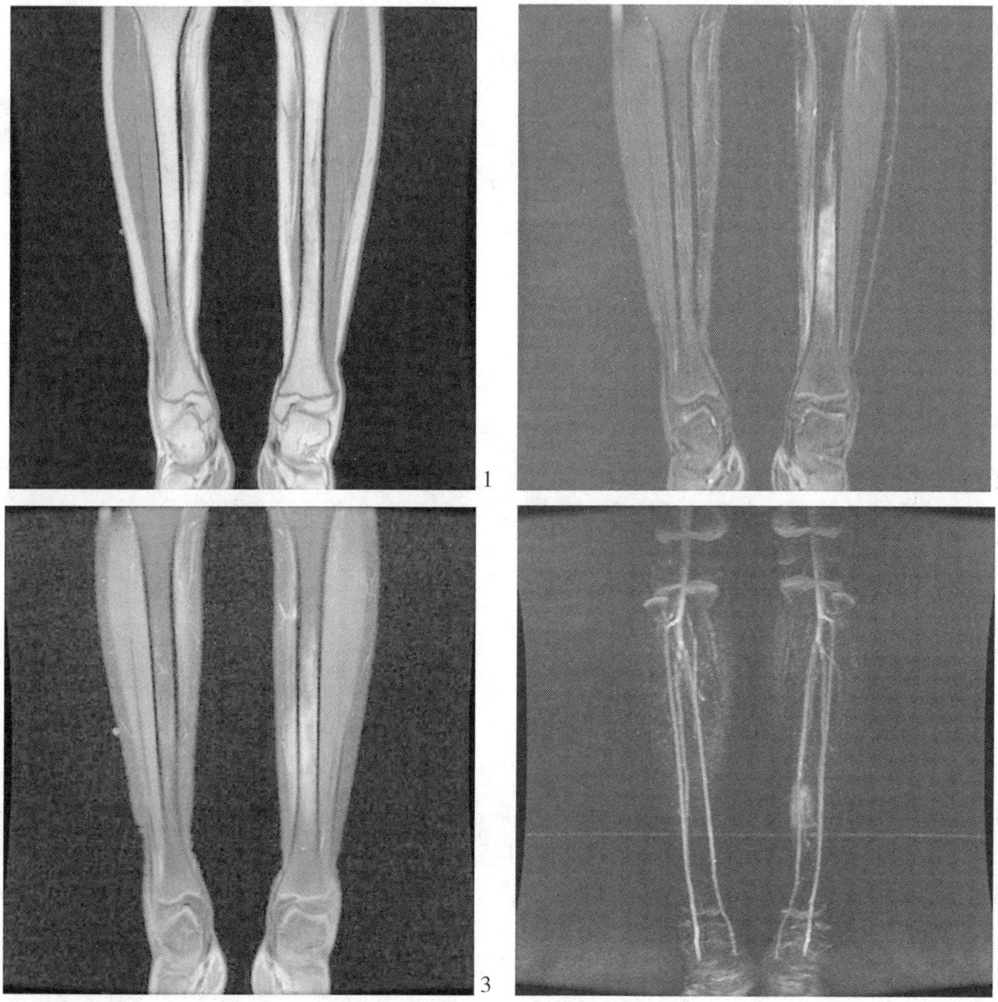

1 2 3 4

左侧胫骨中下段骨干T_1WI（图1）等、低信号，T_2WI（图2）为不均匀高信号骨质破坏，周围可见T_1WI呈低信号，T_2WI呈高信号，增强（图3）及3D Trichs扫描（图4）病变区及周围软组织肿胀明显强化。

图9-3-3　儿童左侧胫骨中下段尤文肉瘤

五、骨髓瘤

骨髓瘤（myeloma）是起源于骨髓中浆细胞的恶性肿瘤，是一种较常见的恶性肿瘤，有单发性和多发性之分，单发者常称为骨的孤立性浆细胞瘤（solitary plasmacytoma of bone，SPB）；骨髓瘤累及全身多处骨髓者称多发性骨髓瘤（multiple myeloma，MM），是最常见的恶性浆细胞病，约占骨骼骨髓病变的95%。本节主要阐述MM。

【病因】

目前确切的病因和发病尚不明确。

【临床与病理】

骨髓瘤好发于40～70岁的中老年人，男性多见，首先发生在中轴骨颅骨、脊柱、肋骨、骨盆等的红骨髓，最终侵及周围骨骼。早期可无临床症状，继而出现多种临床表现，表现为骨痛、贫血、肾功能不全、感染等，实验室检查见血沉加快，尿中出现Bence-Jones蛋白是特征性表现。

肿瘤多表现为灰白色的瘤组织充填骨髓腔，呈鱼肉状或果冻状。骨小梁破坏，病变可侵犯骨皮质，甚至穿透骨皮质形成软组织肿块，可发生病理性骨折。镜下见瘤细胞分为浆细胞型和网状细胞型，有时两型混杂存在。

【MRI表现】

MRI检查能早期显示骨髓浸润病变，对MM检出病变、确定范围非常敏感。MM的骨质破坏或骨髓浸润区形态多样，当瘤灶呈弥漫性或局灶性浸润时，T_1WI上受累的骨髓呈弥漫性或结节状低信号，当瘤灶呈多发、散在点状或颗粒状浸润时可与部分正常骨髓相互混杂，在骨髓脂肪高信号的衬托下，T_1WI上呈特征性的“椒盐状”改变，表现为黑白相间的点状或小颗粒状混杂信号，T_2WI上病灶呈等、高信号，脂肪抑制T_2WI序列上，病灶的高信号较T_2WI更明显。增强扫描骨髓骨质破坏病变强化不明显（图9-3-4）。

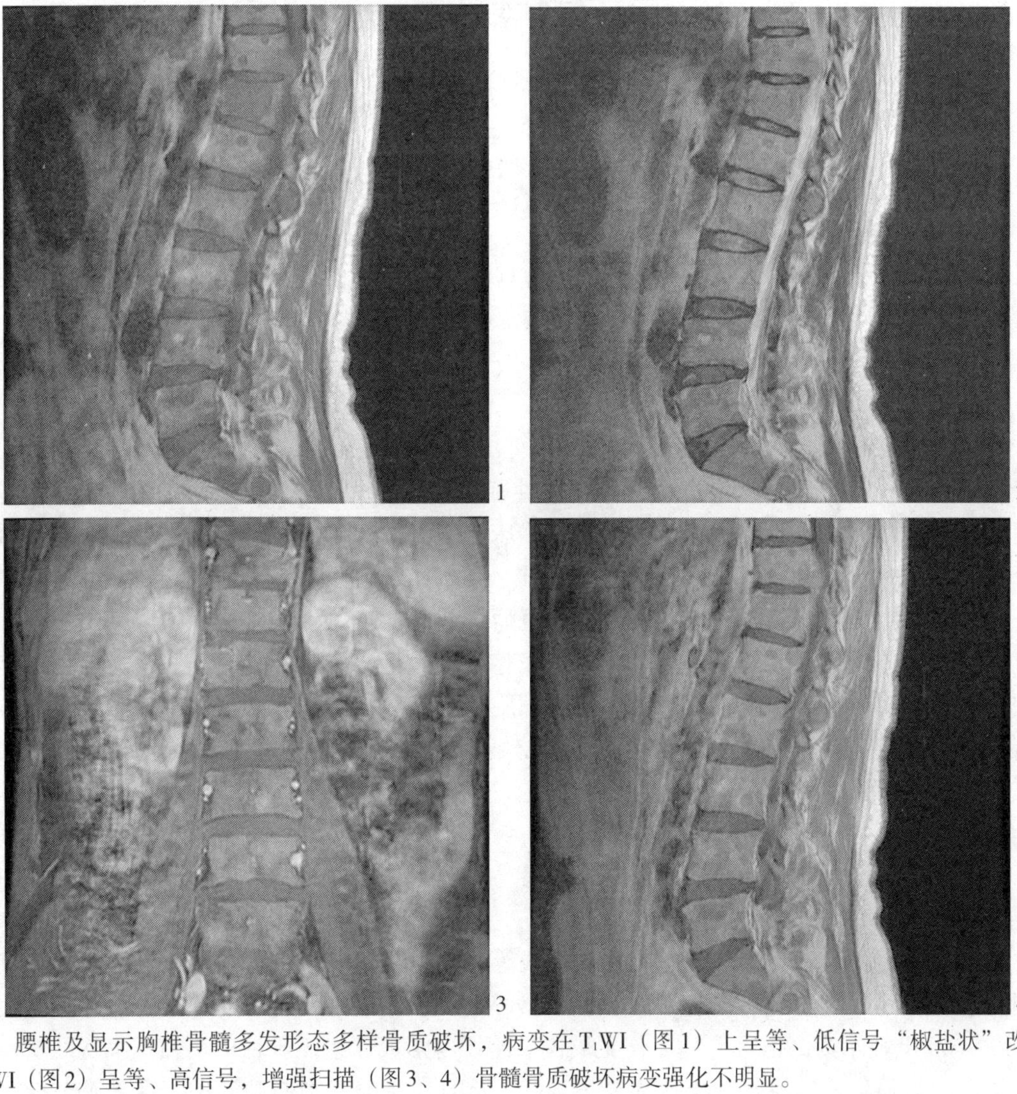

腰椎及显示胸椎骨髓多发形态多样骨质破坏，病变在T_1WI（图1）上呈等、低信号“椒盐状”改变，T_2WI（图2）呈等、高信号，增强扫描（图3、4）骨髓骨质破坏病变强化不明显。

图9-3-4 多发性骨髓瘤

【诊断与鉴别诊断】

MM典型表现为中老年人中轴骨骨髓出现多发骨质破坏，尽管MRI有特征性表现，诊断还需结合实验室检查，确诊需要骨髓穿刺活检。本病常需要与骨质疏松及多发骨转移瘤相鉴别。

（1）骨质疏松

骨质疏松多发生在老年女性患者，脊柱中由于骨小梁变细和数量减少以及黄骨髓增多，在T_1WI和T_2WI上信号增高，并易出现楔形变及双凹变。

（2）转移性骨肿瘤

转移瘤灶可以大小不一，边缘模糊，多不伴有骨质疏松，骨质破坏多先累及椎弓，也可同时累及椎体及椎弓，而MM椎体破坏早于椎弓，与转移瘤相反。

第四节　良性骨肿瘤及骨肿瘤样病变

骨良性肿瘤及肿瘤样病变种类繁多，本节主要介绍骨巨细胞瘤、骨样骨瘤及骨软骨瘤以及骨肿瘤样病变动脉瘤样骨囊肿和骨纤维异常增殖症。

一、骨巨细胞瘤

骨巨细胞瘤（giant cell tumor of bone）为具有局部侵袭性的良性肿瘤。此瘤生长活跃，对骨质侵蚀破坏性大。在我国，骨巨细胞瘤是常见的骨肿瘤之一，发病率居第三位。

【病因】

骨巨细胞瘤的病因目前尚不明确。

【临床与病理】

骨巨细胞瘤好发于20～40岁成年人，无性别差异。好发部位为四肢长骨的骨端，以膝关节组成骨的胫骨近端及股骨远端最为好发。临床表现为局部疼痛、局部肿胀或肿块伴关节活动受限，较大肿瘤可有局部皮肤发热和静脉曲张，偶尔伴发病理性骨折。病程数月到数年不等。

肿瘤大体质地柔软，多呈棕红色，当黄色瘤样变时为黄色、纤维化时为质韧的白色。可伴有血液充沛的囊性区域。瘤外常包绕薄的完整或不完整的反应性骨壳。镜下见骨巨细胞瘤的主要成分是间质细胞和多核巨细胞，间质细胞为单核细胞，呈卵圆形或短梭形，大多排列稀疏，形态规则，为主要成分。多核巨细跑比较均匀地分布在间质细胞中央。病理分三级：

1级：为良性；

2级：组织活跃，为交界性；

3级：为恶性。

【MRI表现】

肿瘤边缘大多清晰，T_1WI多呈不均匀低或等信号，T_2WI常为低、等、高混杂信号，因病灶内容易合并坏死、囊变、出血和纤维化等改变，有时可见液-液平面。当病灶穿破骨皮质时，在T_2WI上显示为高信号，病变侵犯周围软组织可形成软组织肿块。增强扫描病灶实性部分明显不均匀强化，但囊变和出血部分不强化。MRI还有助于判断肿瘤是否穿破关节软骨下骨质，关节腔受累情况（图9-4-1）。

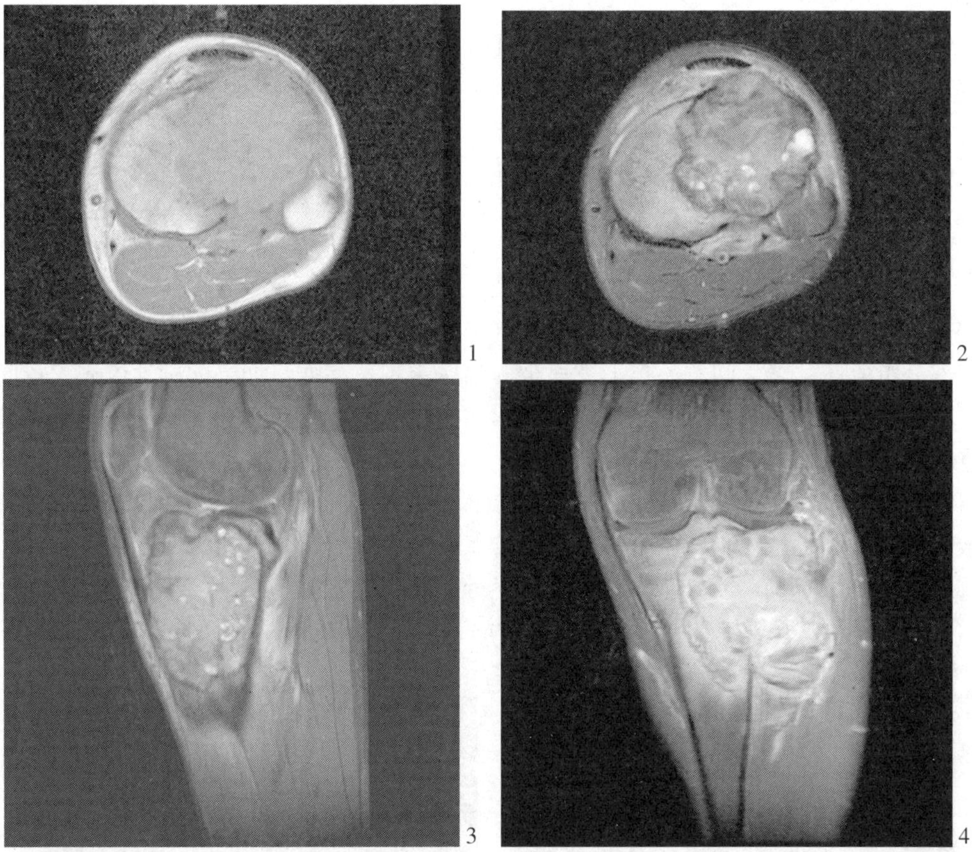

左侧胫骨近端偏心性、膨胀性骨质破坏，骨质破坏区内见T_1WI（图1）呈不均匀等、低信号，T_2WI（图2、3）呈不均匀低、等、高混杂信号软组织病变，病变突破骨皮质侵犯周围软组织，增强扫描（图4）病变不均匀强化，病变未累及上方关节面。

图9-4-1 左侧胫骨近端骨巨细胞瘤

【诊断与鉴别诊断】

成人长管状骨骨端出现偏心性膨胀性骨质破坏，骨质破坏区内T_1WI和T_2WI信号混杂，增强扫描病变不均匀强化，首先考虑骨巨细胞瘤。本病常需要与骨囊肿、动脉瘤样骨囊肿及棕色瘤相鉴别。

（1）骨囊肿

骨囊肿好发于儿童和青少年，多在干骺端愈合前发生，病变位于干骺端，沿骨干长轴发展，病变膨胀改变不如骨巨细胞瘤。

（2）动脉瘤样骨囊肿

当骨巨细胞瘤内出现液-液平面时，需要与动脉瘤样骨囊肿鉴别，后者多发生于20岁以下的青少年，好发于椎骨及扁骨、四肢长骨干骺端，呈膨胀性生长，病变边缘常有硬化边且骨壳常完整，MRI上骨破坏区内常出现大小不等的液-液平面。

（3）棕色瘤

棕色瘤常多骨受累，多见于成年女性，继发于甲状旁腺功能亢进，病变区皮质膨胀轻微，骨皮质变薄，伴有全身性骨质疏松及其他甲旁亢性骨改变。

二、骨样骨瘤

骨样骨瘤（osteoid osteoma）为良性成骨性肿瘤，由成骨细胞及其产生的骨样组织构成，发生于骨皮质者以骨样组织为主，发生于松质骨者则主要为成骨细胞，病变生长缓慢。

【病因】

骨样骨瘤病因不明，有学者认为与炎性反应有关，也有学者认为是先天性胚胎组织残留。近年来有学者通过血管造影发现骨样骨瘤的核心有血管发育异常，故认为与血管异常有关。

【临床与病理】

骨样骨瘤好发于5～20岁的儿童及青少年，男性发病多于女性。骨样骨瘤好发部位为胫骨远端、股骨小粗隆，其次为腓骨远端和肱骨干，也可见于脊柱的附件。肿瘤由瘤巢和周围硬化两部分组成，二者之间有一环形充血带。临床表现：病变早期为间歇性疼痛，夜间疼痛加重（为前列腺素分泌增加所致）且症状多数在服用水杨酸类药物后缓解，后期则疼痛持续性加重，疼痛多局限，可伴病变区软组织肿胀。

瘤巢在长骨多位于皮质内，在短骨多位于松质骨中，而在脊柱常位于椎弓或小关节突。瘤巢呈圆形或椭圆形，为暗红色或夹杂黄色斑点，呈沙粒样密度，质脆弱。密质骨内的瘤巢周围有广泛的骨质硬化，范围大大超过肿瘤本身，松质骨内瘤巢周围硬化较轻，仅形成一硬化边缘。镜下瘤巢由骨组织、骨样组织和新骨混合而成，富于血管性支持组织。

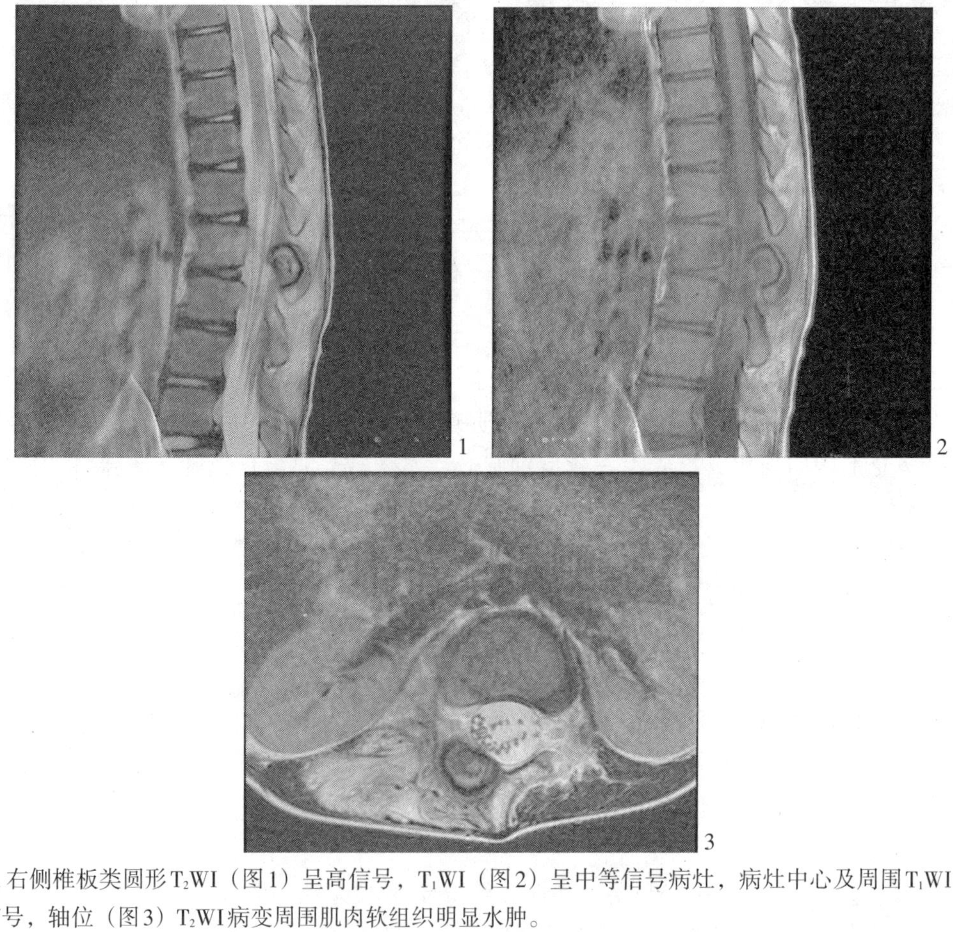

L1右侧椎板类圆形T_2WI（图1）呈高信号，T_1WI（图2）呈中等信号病灶，病灶中心及周围T_1WI和T_2WI呈低信号，轴位（图3）T_2WI病变周围肌肉软组织明显水肿。

图9-4-2　L1右侧椎板骨样骨瘤

【MRI表现】

瘤巢一般在T_1WI呈中等信号，在T_2WI呈高信号，增强后瘤巢有明显强化，尤其是以骨样组织为主、血管丰富的病灶；瘤巢内部钙化或骨化在T_1WI和T_2WI上均为低信号；瘤巢周围的骨质硬化在T_1WI和T_2WI上也呈低信号。瘤巢邻近髓腔和周围软组织内多有广泛的反应性骨髓水肿，增强扫描后也有轻度强化。部分相邻关节病变可伴有滑膜炎和积液（图9-4-2）。

【诊断与鉴别诊断】

儿童及青少年发生在长管状骨骨端或脊柱附件区类圆形病灶，T_1WI呈中等信号，T_2WI呈高信号，病灶中心及周围T_1WI和T_2WI呈低信号改变，首先应该考虑骨样骨瘤。但瘤巢周围髓内和软组织的炎性水肿并不具有特异性，往往也是恶性肿瘤的伴随征象，所以对骨样骨瘤单行MRI检查可能会造成误诊，应该结合其他影像学检查。本病常需要与应力性骨折及慢性骨脓肿相鉴别。

（1）应力性骨折

应力性骨折易发生在胫骨上端，当骨折局部骨质硬化，形成骨痂时类似瘤巢。结合临床多有较长期的劳损史、有特定好发部位，MRI可显示骨内骨折线。

（2）慢性骨脓肿

脓肿多位于干骺端的松质骨内，而骨样骨瘤多位于皮质，前者可有反复发生的炎性症状，骨质破坏区内无钙化或骨化影，只是病灶周边可见环形硬化征象。

三、骨软骨瘤

骨软骨瘤（osteochondroma）是最常见的骨良性肿瘤，是指突出于骨表面并覆以软骨帽的骨性突出物。骨软骨瘤有单发性和多发性两种，单发性最常见，骨软骨瘤的瘤体较小，无遗传倾向。多发性者称多发性骨软骨瘤病（multiple osteochondromatosis），为常染色体显性遗传病，瘤体常较大，易恶变为继发周围型软骨肉瘤。

【病因】

骨软骨瘤不属于严格意义上的肿瘤，是生长方面的异常（或称错构瘤）。目前骨软骨瘤的病因尚不明确。

【临床与病理】

骨软骨瘤好发于11～20岁的儿童及青少年，男性发病多于女性。骨软骨瘤可发生于任何软骨内化骨的骨骼，以长管状骨干骺端邻近骨骺部位最为好发。其中下肢长管状骨可占50%，以股骨下端和胫骨上端最多。其次为肱骨上端、桡骨和胫骨下端以及腓骨的两端。病变随生长发育逐渐远离骺板。临床表现，骨软骨瘤可无症状而偶然发现，也可表现为缓慢生长的无痛性肿块。肿瘤较大时可以引起局部畸形，压迫邻近的神经而引起相应的症状。肿瘤近关节者可引起活动障碍。若肿瘤突然长大或生长迅速，应考虑有恶变的可能。

骨软骨瘤由骨性基底的瘤体、透明软骨构成的帽盖和纤维组织构成的包膜三部分组成。骨性基底可宽可窄，由松质骨和外被薄层骨皮质构成，二者与母体骨的相应部分相连续。软骨帽位于骨性突起物的顶部，为透明软骨，其厚度一般随年龄增大而减退，至成年可完全骨化。镜下瘤体表面纤维膜主要为胶原纤维，纤维膜下为薄层软骨帽，为分化良好的透明软骨，其内可见钙化。

【MRI表现】

软骨帽的信号特点类似于透明软骨信号，在T_1WI呈等、低信号，在T_2WI呈稍高信号，若软骨帽厚度大于2 cm，形态不规则、信号不均匀以及周围软组织肿胀，往往提示恶变；软骨帽周围可见T_1WI及T_2WI均呈低信号的纤维膜包绕；骨性基底的瘤体由不同成熟度的骨组织和钙化组成，在T_1WI及T_2WI均呈低信号，骨松质部分因含有骨髓组织，T_1WI及T_2WI均呈高信号（图9-4-3）。

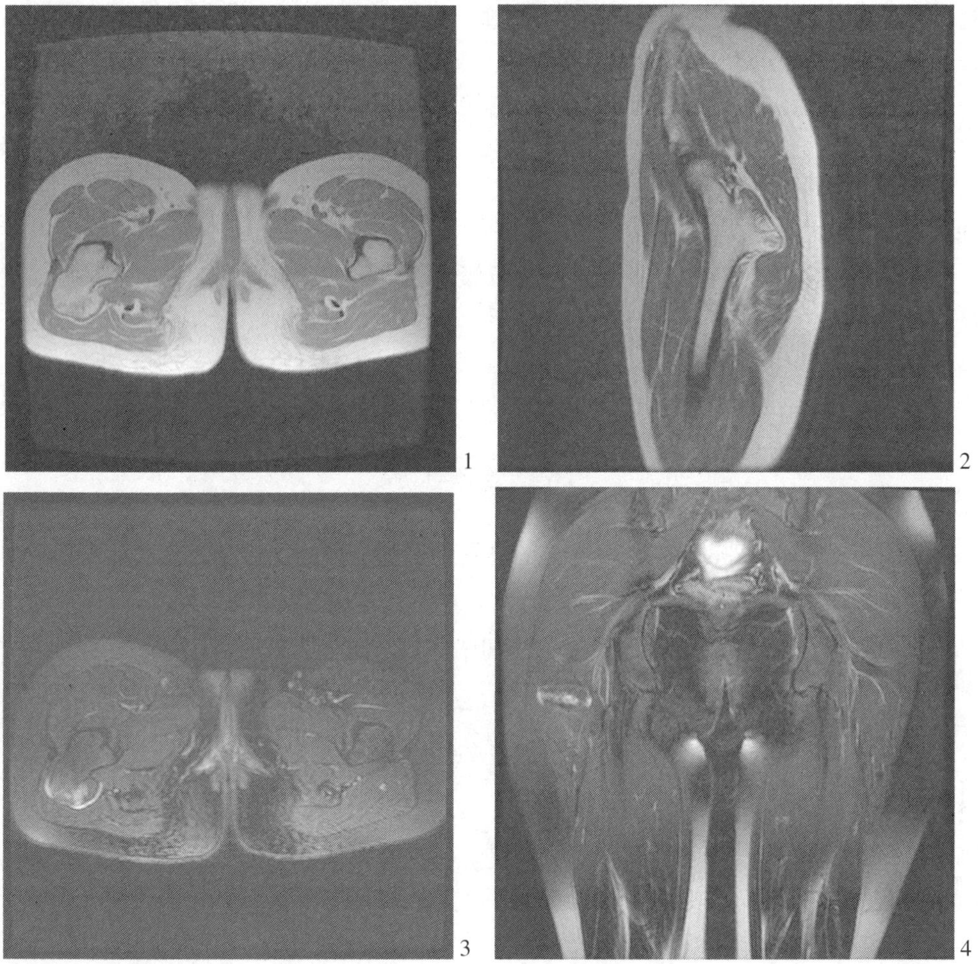

右侧股骨大粗隆见菜花样与股骨干相连的宽基底病变，病变与股骨干信号相似，病变周边可见T_1WI（图1）等、低信号，T_2WI（图2）为稍高信号软骨帽结构，抑脂T_2WI序列（图3、4）呈明显高信号。

图9-4-3　右侧股骨大粗隆骨软骨瘤

【诊断与鉴别诊断】

儿童及青少年发生在长骨干骺端的带蒂或宽基底、背离关节生长、内有与起源骨相延续的骨小梁及骨髓信号，表面可见透明软骨信号的突起病变是骨软骨瘤的典型MRI表现。本病有时需要与骨旁骨瘤、皮质旁软骨瘤、皮质旁骨肉瘤及周围型软骨肉瘤相鉴别。

(1) 骨旁骨瘤、皮质旁软骨瘤及皮质旁骨肉瘤

鉴别点为上述肿瘤与邻近骨骨髓腔不相通，也无相连的骨皮质。

（2）周围型软骨肉瘤

MRI可以直接观察到肿瘤远端软骨帽的情况，如果突然出现软骨帽增厚，软骨帽形态不规则、信号不均匀以及周围软组织肿胀，则提示恶变为周围型软骨肉瘤可能。

四、动脉瘤样骨囊肿

动脉瘤样骨囊肿（aneurysmal bone cyst，ABC）是一种良性单发性骨肿瘤，瘤内充满血液和骨样组织，因患骨外形呈膨胀性生长，类似动脉瘤的囊状膨胀而命名。

【病因】

动脉瘤样骨囊肿病因尚不明，多认为是骨膜至骨内静脉血栓形成或动、静脉异常交通及瘘引起静脉压升高，血管扩张致受累骨质被吸收，并继发性反应性修复所致。

【临床与病理】

动脉瘤样骨囊肿好发于年龄11～20岁，男性发病多于女性。动脉瘤样骨囊肿好发于长管状骨的干骺端，四肢长骨以股骨上端最多见，其次为肱骨、胫骨，也可发生在椎体及附件，跟骨、耻骨、锁骨和掌骨少见。临床症状常表现为局部疼痛肿胀以及患处功能障碍。大的动脉瘤样骨囊肿可闻及杂音。侵犯脊椎可引起相应部位疼痛，压迫神经则引起相应症状。如囊肿破裂后，血液外溢进入软组织则形成血肿。

肿瘤大体呈球状骨膨胀性肿物，表面被有骨膜，骨膜下有完整或不完整薄层囊状骨壳；切面见大小不等的海绵状血池，其内充满不凝固血液；血池间有棕红色纤维结缔组织间隔，有时可见到纤维性骨小梁。镜下肿物由充满血液的囊腔构成，有纤维性间隔，腔隙内表面无内皮细胞。间隔由成纤维细胞、破骨细胞型多核巨细胞构成。囊壁间隔中的纤维组织常骨化形成围绕囊壁分布的新生骨小梁，小梁较规则。

【MRI表现】

病变边缘清楚，呈多囊状膨胀性生长，长轴与骨干方向一致。病灶边缘在T_1WI及T_2WI均为完整或不完整低信号环，病灶内亦可见T_1WI及T_2WI低信号的间隔；内可见多发液-液平面，在扫描前保持不动10 min较容易显示，T_1WI上液-液平面上、下方的液体内均可见到高信号，T_2WI上层为高信号，下层为低信号，多数学者认为此征象为特征性表现，但这种液-液平面也偶见于骨巨细胞瘤、骨囊肿和成软骨细胞瘤等。增强扫描病变不均匀分隔状强化（图9-4-4）。

【诊断与鉴别诊断】

长管状骨的干骺端膨胀性多囊状含出血性液-液平面病变，首先考虑动脉瘤样骨囊肿。本病需要与骨巨细胞瘤、骨纤维异常增殖症、内生软骨瘤及骨囊肿相鉴别。

（1）骨巨细胞瘤

骨巨细胞瘤多发生在四肢长管状骨的骨端，呈偏心性膨胀性骨质破坏，横轴与纵轴几乎相等，可穿破骨皮质形成软组织肿块，骨包壳不完整，而动脉瘤样骨囊肿骨包壳完整。

（2）骨纤维异常增殖症

骨纤维异常增殖症病变区常呈半透明、磨砂玻璃状，不同于动脉瘤样骨囊肿那样透亮，病变内少有液-液平面。

（3）内生性软骨瘤

内生性软骨瘤好发于四肢短骨内，肿瘤内可见沙粒样钙化，而不见骨嵴，易发生病理骨折。

（4）骨囊肿

当骨囊肿发生病理骨折时，瘤体合并出血，需要与动脉瘤样骨囊肿进行鉴别。骨囊肿多见于四肢长管状干骺端，常为中心型呈对称性轻度膨胀生长，周围为致密硬化带，囊壁外缘光滑整齐，内缘则不光整，随骨骼生长逐渐向骨干移行，合并病理骨折时周围软组织肿胀较明显。

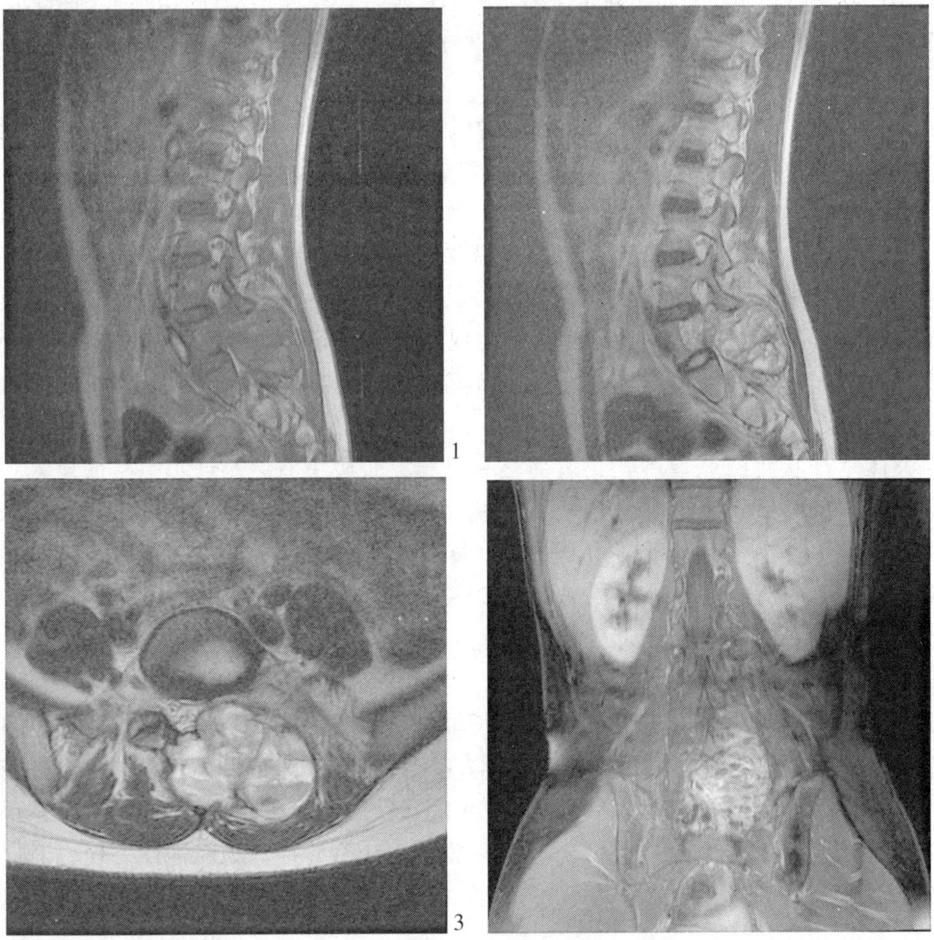

1 2 3 4

L5椎体左侧及附件区膨胀性多囊状病变，病变在T_1WI（图1）及T_2WI（图2、3）均可见低信号的间隔，含多发出血性液-液平面，T_2WI表现上层高信号、下层低信号，增强扫描病变（图4）不均匀分隔状强化。

图9-4-4　L5椎体左侧及附件区动脉瘤样骨囊肿

五、骨纤维异常增殖症

骨纤维异常增殖症（fibrous dysplasis of bone）也称为骨纤维性结构不良，是以纤维组织大量增殖，代替了正常骨组织为特征的骨疾患，可单一骨骼发病或多个骨骼同时发病。本节主要阐述单骨型骨纤维异常增殖症。

【病因】

本病病因不明，可能与外伤、感染、内分泌功能紊乱或某些原因导致局部血液循环障碍有关，但均未证实。目前普遍认为本病为非真性肿瘤。

【临床与病理】

本病好发于11～20岁的儿童及青少年，男性发病略多于女性，可累及全身骨髓。单骨型好发于长管状骨的股骨和肱骨、扁平骨的颌骨和肋骨。颅面骨以下颌骨、颞骨和枕骨好发。临床表现早期大多无症状，逐渐出现疼痛、肿胀及功能障碍。病变发生部位及大小不同引起临床表现也各异，如累及四肢长管状骨常致肢体增长或短缩引起肢体畸形；累及肋骨及颌骨可出现无痛性肿块；累及颅面骨表现为头颅或颜面不对称及突眼等，称为骨性狮面。大部分病变在青春期趋于稳定。如生长加快、疼痛剧烈应警惕恶变的可能。

病变骨呈膨胀性改变，正常髓腔结构消失。病变组织比较坚实，切割有沙砾感，呈灰色或灰红色，由于含纤维组织与骨组织的比例不同，质地各异。镜下见病变骨被纤维组织代替，纤维组织内有许多成纤维细胞构成的漩涡并夹杂着软骨、骨样组织和新生骨。

【MRI表现】

病变骨呈膨胀性改变，病变区在T_1WI上多为低信号，与骨骼肌信号相似，T_2WI依瘤体内骨小梁、细胞成分、胶原纤维、囊性变及出血成分的不同可呈低至高信号，纤维成分及骨小梁在T_2WI多呈低信号，囊变及出血在T_2WI多呈高信号，增强扫描病变区有不同程度强化(图9-4-5)。

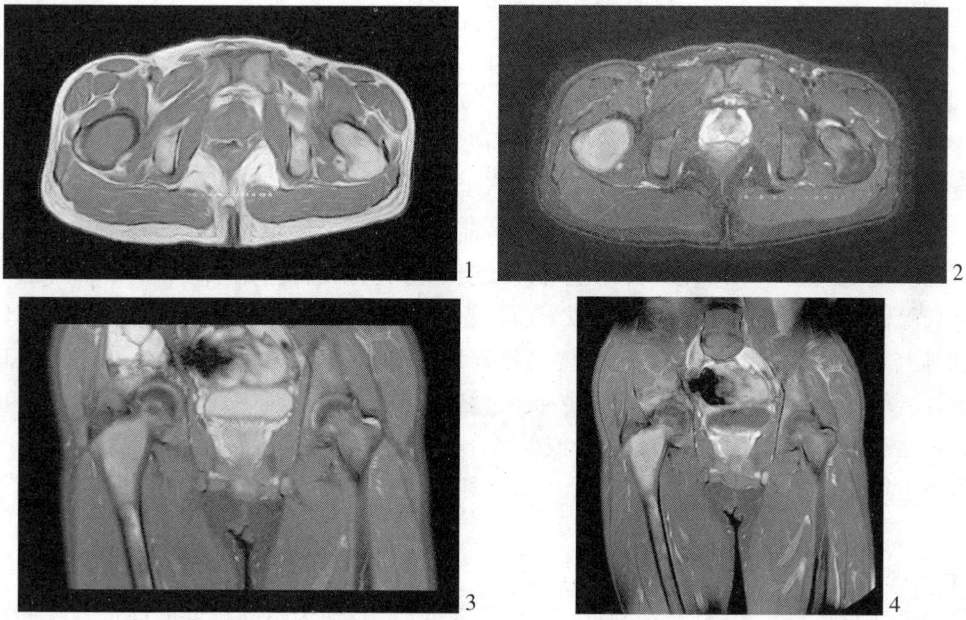

右侧髂骨及股骨呈膨胀性改变，病变区在T_1WI（图1）呈低信号，与骨骼肌信号相似；T_2WI（图2、3）信号不均匀，呈等、高信号，髂骨病变内见纤维成分，T_2WI呈低信号，囊变及出血在T_2WI多呈高信号；增强扫描（图4）髂骨及股骨病变区有不同程度强化。

图9-4-5　右侧髂骨及股骨骨纤维异常增殖症

【诊断与鉴别诊断】

骨纤维异常增殖症发生在扁平骨及颅面骨中有典型MRI表现，T_1WI多为低信号改变，T_2WI信号混杂，发生在四肢长管状骨诊断时需要结合发病年龄、发病部位及其他影像学检查。本病发生在四肢长管状骨时需要与骨巨细胞瘤及骨囊肿相鉴别。

（1）骨巨细胞瘤

骨巨细胞瘤多发生在四肢长管状骨的骨端，呈偏心性膨胀性骨质破坏，横轴与纵轴几乎相等，少有肢体畸形改变。病变可穿破骨皮质形成软组织肿块，增强扫描病灶实性部分明显不均匀强化，而骨纤维异常增殖症无此征象。

（2）骨囊肿

骨囊肿多见于四肢长管状干骺端，常为中心型呈对称性轻度膨胀生长。囊肿内信号均匀，T_1WI呈低信号，T_2WI呈高信号，当合并病理骨折时囊肿内信号可以混杂，并且伴周围软组织肿胀，而骨纤维异常增殖症很少发生病理性骨折。

第五节　转移性骨肿瘤

转移性骨肿瘤是指发生于身体其他部位的恶性肿瘤，包括癌、肉瘤和其他恶性病变通过各种途径转移至骨骼并在骨内继续生长所形成的肿瘤，好发于脊椎骨、骨盆和股骨，以乳腺癌、肺癌、前列腺癌转移骨者最常见。

【病因】

全身各处任何器官的恶性肿瘤都可以转移至骨骼，少数可直接由恶性肿瘤直接侵犯骨组织形成。

【临床与病理】

转移性骨肿瘤多见于中、老年人，以男性为多。转移途径主要是血行转移，以骨盆、脊柱、颅骨和肋骨等红骨髓集中的中轴骨最多见。少数可直接由邻近的原发灶侵犯发病，如鼻咽癌侵犯颅底、肺上沟癌直接侵犯肋骨及脊椎、前列腺癌直接侵犯盆骨。转移瘤可引起溶骨性破坏、骨质硬化或破坏与硬化并存的混合性改变。溶骨性转移瘤多来源于肾癌、肺癌、甲状腺癌和乳腺癌等；成骨性转移瘤多来源于前列腺癌和乳腺癌、霍奇金淋巴瘤、类癌、髓母细胞瘤和神经母细胞瘤等。临床表现主要是疼痛，多为持续性，夜间加重。有时可出现肿块、病理骨折和压迫症状。另外，有体重减轻、贫血和发热等全身表现。实验室检查，成骨性转移者碱性磷酸酶增高、血清钙磷正常或偏低；溶骨性转移者血清钙、磷增高。

大体瘤组织切面见多呈灰白色，常伴出血、坏死；镜下转移瘤的形态结构一般与其原发瘤相同。

【MRI表现】

溶骨性骨转移瘤在T_1WI上表现为低信号，在T_2WI上表现为不同程度的高信号，脂肪抑制序列显示较明显，病变可以突破骨皮质累及周围软组织，增强扫描溶骨性破坏区及邻近软组织病灶呈不均匀强化。成骨型骨转移瘤多数在T_1WI和T_2WI上均呈低信号，增强扫描病变呈轻度强化或不强化。另外，全身DWI检查还可在发现骨转移瘤后协助寻找原发灶，也可以明确其他骨、器官或组织的转移灶（图9-5-1）。

【诊断与鉴别诊断】

中老年人好发于红骨髓相对集中的中轴骨区域的多灶性骨质破坏，呈跳跃式分布，同时结合身体其他部位恶性肿瘤临床病史，转移性骨肿瘤不难诊断。本病常需要与MM进行鉴别。

MM：多发性骨髓瘤的病灶大小多较一致，呈穿凿样骨质破坏，常伴有明显的骨质疏松，椎体破坏早于椎弓。而转移瘤灶可以大小不一，边缘模糊，多不伴有骨质疏松，骨质破坏多先累及椎弓，也可同时累及椎体及椎弓。而实验室检查也有助于两者鉴别，MM患者血清球蛋白增高，骨髓穿刺涂片浆细胞增多，可找到骨髓瘤细胞。尿中可出现Bence-Jones蛋白。

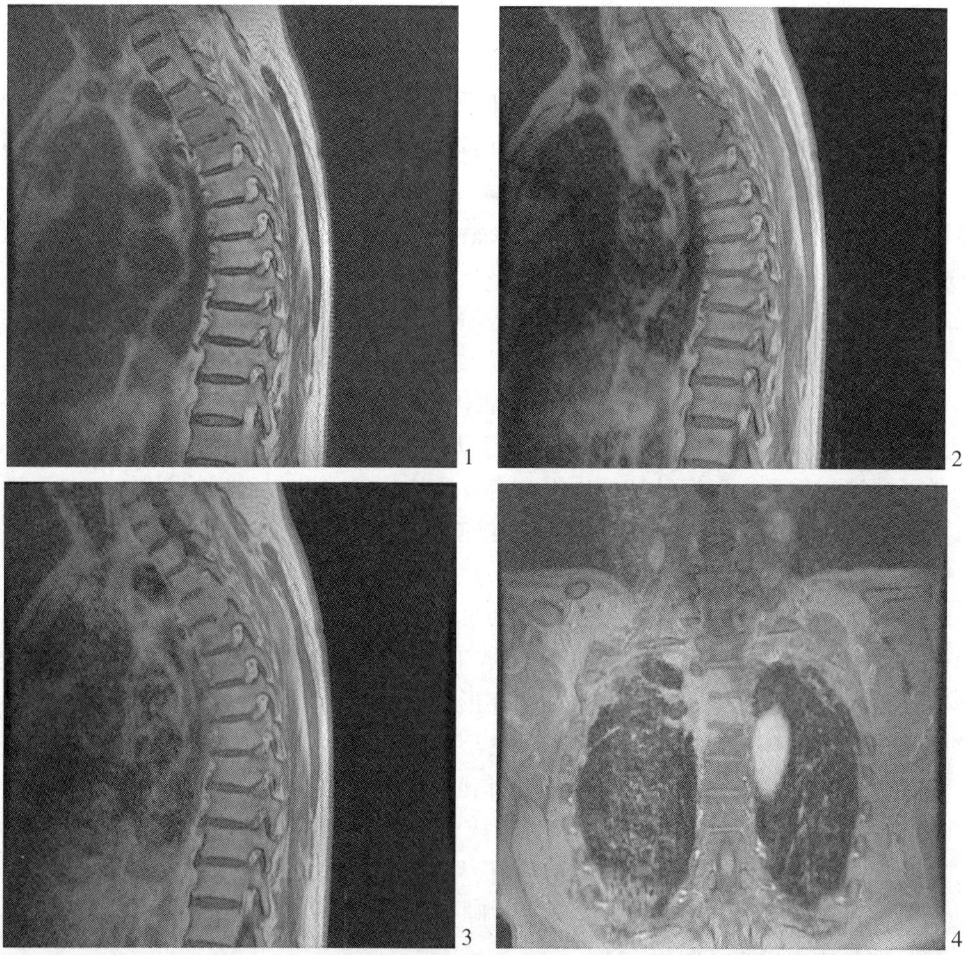

胸椎多发椎体及椎弓根骨质破坏并周围软组织形成，病变破坏区T_1WI（图1）呈低信号，T_2WI（图2）呈高信号（与肌肉相比），增强扫描（图3、4）骨质破坏区及周围软组织肿块不均匀强化，以抑脂序列明显。

图9-5-1 胸椎多发转移性骨肿瘤

第六节 骨化脓性感染

化脓性骨髓炎（purulent osteomyelitis）是由化脓性细菌引起的骨髓、骨和骨膜的炎症，以病程长短分为急性和慢性两种。

【病因】

致病菌以金黄色葡萄球菌最多见，可经血行播散、邻近软组织的感染或开放性骨折使细菌侵及骨髓。

【临床与病理】

儿童发病多见，好发于四肢长骨，以胫骨上段和股骨下段最多见。急性化脓性骨髓炎，细菌栓子经滋养动脉进入骨髓，多停留在干骺端邻近骺板的骨松质区域，形成局部化脓性炎症。病灶脓液可直接破入骨髓腔蔓延，致骨内压升高，并经哈佛管和伏克曼管穿过骨皮质，形成骨膜下脓肿，甚至穿破皮肤，形成脓性瘘管。骨膜下脓肿在骨膜下蔓延后又可经哈佛管再侵入骨髓腔。由于骨膜被掀起和血栓性动脉炎使骨皮质血供发生障碍致骨质坏死。发病约10天后开始出现坏死骨吸收和新生骨形成。如干骺端在关节内，脓液可穿通骨皮质进入关节内，引起化脓性关节炎。临床上发病急，可有高热、寒战等全身中毒症状，局部皮肤可红肿热痛。

慢性化脓性骨髓炎常因急性化脓性骨髓炎治疗不及时或不彻底所致，也可以一开始就是慢性过程，病程迁延，可反复急性发作，以死骨形成和骨质硬化为主。临床上多无全身症状，局部可出现肿痛、窦道形成、流脓等，久治不愈。慢性硬化性骨髓炎亦称Garre骨髓炎，常由低毒感染引起，主要表现为骨质硬化，好发于长骨骨干如胫骨、腓骨、尺骨等处。临床表现为局部软组织肿胀、疼痛，夜间加重，症状反复发作为其特征。慢性骨脓肿（Bodie脓肿）为相对静止的局限性感染性病灶，多见于儿童和青年，常发生在胫腓骨上端、股骨下端、胫骨下端的干骺区，病变破坏区周围常有骨质增生硬化。临床症状轻微，疼痛多呈阵发性，可夜间加重。Garre骨髓炎及Brodie脓肿是慢性化脓性骨髓炎的2种特殊类型。

【MRI表现】

急性化脓性骨髓炎MRI表现为病变区呈虫蚀状骨质破坏，T_1WI呈低信号，T_2WI呈不均匀高信号；死骨呈低信号；骨膜反应在T_1WI、T_2WI上均为连续的环状稍高信号，增强扫描炎性病灶区有强化，坏死液化区不强化，脓肿壁环形强化。病变区邻近骨髓水肿和周围软组织肿胀，增强扫描软组织有脓肿形成时可见脓肿壁环形强化。慢性化脓性骨髓炎MRI表现为炎性水肿、炎性肉芽组织和脓液在T_1WI上均呈低信号，在T_2WI上为明显高信号；骨质增生硬化在T_1WI和T_2WI上均呈低信号；可显示病灶形成的窦道或瘘管。慢性骨脓肿MRI表现上为病灶中心呈圆形或椭圆形T_1WI低信号，T_2WI高信号改变，代表脓腔；周边结构可呈两层信号，内层为短T_1WI等信号，T_2WI高信号，代表脓肿壁和新生的骨样组织；外层为T_1WI低信号、T_2WI低信号的骨质硬化边（图9-6-1）。

【诊断与鉴别诊断】

急性化脓性骨髓炎MRI表现为骨质破坏、死骨形成、骨膜新生骨和骨质增生。慢性化脓性骨髓炎MRI表现死骨形成和骨质硬化，常伴有窦道形成，诊断应结合临床症状和病史，有时需要与干骺端骨结核及成骨型骨肉瘤相鉴别。

（1）急性化脓性骨髓炎与干骺端骨结核鉴别

干骺端骨结核起病隐匿，骨质破坏范围小，常有沙粒样死骨，病变邻近骨质疏松，一般无骨膜新生骨，常越过骺板累及骨骺，形成骺与干骺端骨结核，而不同于急性化脓性骨髓炎。

（2）慢性化脓性骨髓炎与成骨型骨肉瘤鉴别

成骨型骨肉瘤病程进展迅速，病变区形成肿瘤骨密度高，且形状多样，周围软组织肿块常有瘤骨形成；而慢性骨髓炎病程较长，易反复发作，局部有窦道流脓，病变区常有死骨形成，周围软组织常无明显肿胀。

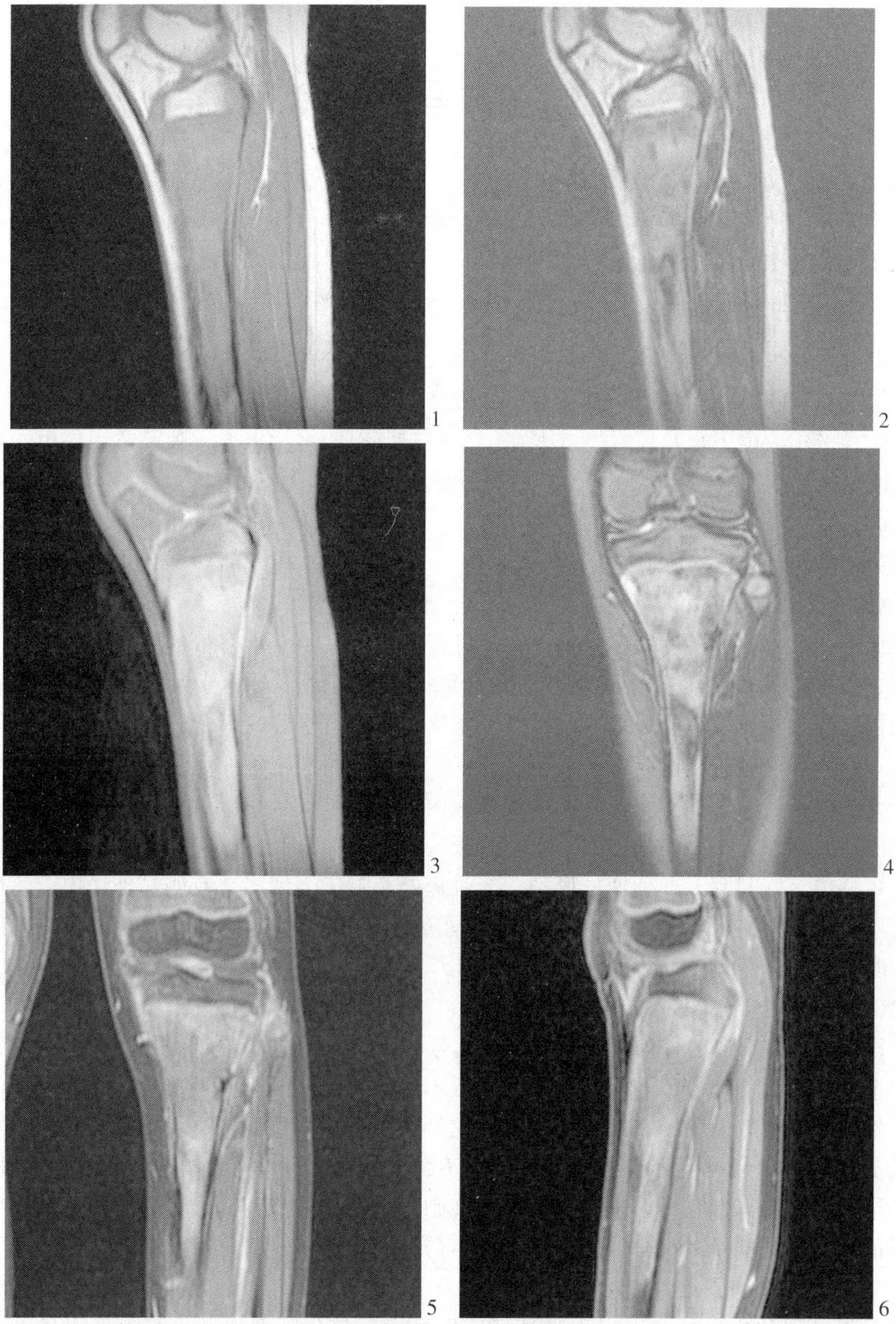

左侧胫骨中上段骨质破坏，T_1WI呈低信号（图1），T_2WI呈混杂信号（图2），PDWI抑脂（图3）及T_2WI抑脂（图4）显示在高信号病变区内见多发斑片状低信号影，考虑为死骨并局部骨皮质破坏。增强扫描冠状位（图5）及矢状位（图6）显示病变破坏区不均匀强化，干骺端周围骨膜反应明显强化，并周围软组织强化。

图9-6-1　左侧胫骨中上段急性化脓性骨髓炎

第七节 外伤与缺血性坏死

骨关节外伤性疾病种类繁多，本节主要介绍膝关节半月板撕裂，并介绍2种常见的骨缺血性坏死性疾病：股骨头缺血坏死和骨梗死。

一、膝关节半月板撕裂

膝关节半月板撕裂（meniscus tears）是指由于外伤或在半月板变性的基础上发生的半月板结构的部分性或完全性撕裂。膝关节半月板撕裂为常见病、多发病，多见于从事剧烈运动的青壮年；老年人由于半月板有退变老化，易引起撕裂，多数患者有膝关节扭伤史，部分可以没有明显的外伤。诊断主要依据MRI检查，但关节镜检查是金标准。

【病因】

膝关节扭伤时旋转外力引起。

【临床与病理】

多见于青壮年，男性发病多于女性。半月板撕裂可发生在半月板的前角、后角、中部或边缘部；按撕裂程度分为部分性或完全性撕裂；按撕裂的形态可分为：水平撕裂、垂直撕裂、桶柄状撕裂及复杂性撕裂等。水平撕裂指撕裂线平行于胫骨平台，将半月板分为上、下两部；垂直撕裂又分为纵行撕裂、放射状撕裂、鹅嘴样撕裂三种亚型。纵行撕裂通过半月板垂直于其长轴扩展，表现为垂直起源的半月板内线样异常信号影。放射状撕裂垂直于胫骨平台，范围从游离缘的小损伤到贯通整个半月板的大撕裂；纵向撕裂扩展超过足够距离，其内侧碎片可移位至髁间窝，即桶柄样撕裂。半月板撕裂临床表现多数有明显外伤史，急性期膝关节有明显疼痛、肿胀和积液，关节屈伸活动障碍。急性期过后，肿胀和积液可自行消退，但活动时关节仍有疼痛。

【MRI表现】

正常半月板在MRI的任何序列上都呈低信号。以T_1WI脂肪抑制像显示半月板最好，关节液和关节软骨均为高信号，与低信号的半月板形成良好对比。半月板撕裂时T_2WI或PDWI显示半月板信号异常较敏感，表现为相对的高信号影。诊断半月板撕裂必须在矢状面和冠状面上都看到半月板内线形高信号影延伸至其表面，而线形高信号影不延伸到表面的则提示变性。当半月板形态异常时，如半月板边界不规则、半月板关节面局灶性缺损或发现异常小的半月板信号也可能是撕裂的唯一征象（图9-7-1）。

【诊断与鉴别诊断】

半月板撕裂的典型MRI表现为半月板信号异常，部分撕裂伴有半月板形态异常。尽管MRI诊断半月板撕裂的正确性极高，有时会将膝横韧带、与外侧半月板相邻的腘肌腱鞘等误认为外侧半月板的后角撕裂。膝横韧带在矢状位上显示较好，走行于内、外侧半月板前角之间；腘肌腱鞘内通常会有少量的液体，在矢状位、冠状位上会被误认为外侧半月板体部、后角交界部的撕裂。

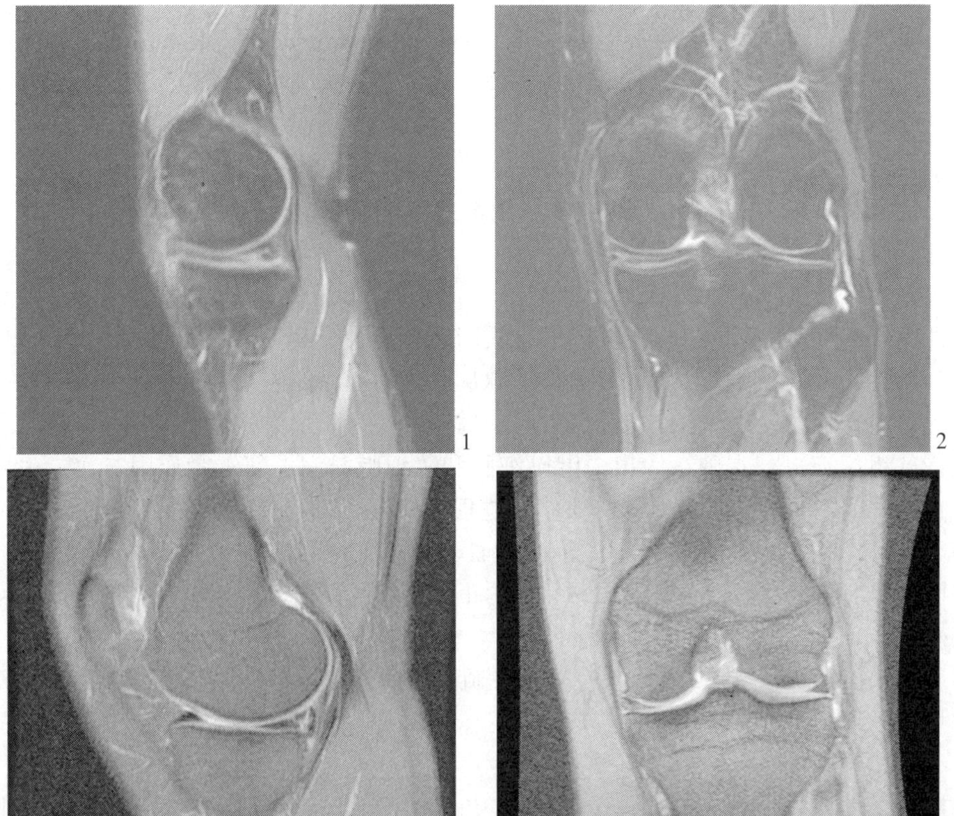

内侧半月板水平状撕裂（图1、2），冠状位PDWI显示撕裂线平行于胫骨平台，半月板分为上、下两部；内侧半月板放射状撕裂（图3、4），矢状位PDWI显示撕裂线呈放射状改变；内侧半月板桶柄状撕裂（图5、6），矢状位PDWI显示双后交叉韧带征象，冠状位PDWI显示撕裂的半月板向髁间窝明显移位。

图9-7-1　内侧半月板撕裂

二、成人股骨头缺血坏死

成人股骨头缺血坏死（ischemic necrosis of femoral head in adult）是一种临床常见病，是由于各种不同的病因，引起了股骨头的血供障碍导致股骨头缺血、坏死、塌陷，多侵犯中年人，常导致严重髋关节功能障碍。

【病因】

可能的病因很多，常见的有创伤、皮质激素治疗和酗酒等。

【临床与病理】

成人股骨头缺血坏死好发于30～60岁男性，50%～80%的患者最终双侧受累。股骨头易患缺血性坏死，与其特殊的供血有关。股骨头凹动脉仅供应股骨头紧邻凹的小部分，股骨头其余部分和股骨颈由旋股内动脉和旋股外动脉从股骨颈基底部进入，供血路径长且易受外伤等因素的影响。股骨头易发生血供障碍引起的病理改变为股骨头的骨质变性、坏死，骨髓和关节周围软组织充血、水肿、渗出，淋巴细胞和浆细胞浸润；邻近骨质因充血、失用而脱钙、疏松，关节囊积液、肿胀。其骨质修复过程可持续1～3年，最终可继发创伤性关节炎。根据临床症状、组织病理学改变，股骨头缺血性坏死可分为5期：

初期：骨细胞死亡，骨髓也死亡，邻近的正常组织的反应已开始，死骨的骨小梁结构仍保持完好。

早期：1～3个月后周围的活骨发生失用性疏松，死骨结构仍正常但相对密度增高。

中期：死骨吸收形成囊变区。新生骨在坏死囊变区周围形成硬化带。此时患者可有症状。

晚期：以股骨头骨性关节面塌陷为代表，死骨的吸收和新骨形成过程继续进行，此时症状明显。

末期：死骨已全部吸收，增生的骨质经改建、塑形，此时主要是创伤性关节炎的病理改变，髋关节疼痛加重。

临床表现早期主要为髋部疼痛，活动受限，常急性发作，位置不确定。晚期关节面塌陷，致使疼痛进一步加剧，关节活动受限加重，下肢活动尤其是内旋受限。有些患者出现间歇性跛行，休息时症状减轻，活动及负重时加重。同时伴有肢体短缩、肌肉萎缩和屈曲等。

【MRI表现】

股骨头缺血坏死引起骨髓的变化早于骨质变化，MRI可以在骨质塌陷及修复以前反映出骨髓细胞的变化，所以MRI敏感性优于骨核素扫描和CT及X射线检查，可作为早期检查诊断股骨头缺血坏死的主要手段。股骨头缺血坏死MRI表现，初期：缺血发生后直至脂肪细胞崩解其MRI信号可正常。随后周围正常组织发生修复反应后可出现双线征（double line sign），即T_1WI上环绕坏死区的高信号带及其颈侧的低信号带，前者为肉芽组织，后者为反应性新生骨，有时只见低信号带（黑线征）；坏死区大小不等，可局限于股骨头的上前方（负重区）或波及全股骨头，相对于骨髓常呈等信号或相对低信号。双线以外的头颈区可出现水肿。早期：坏死区在T_1WI上为中低信号，在T_2WI上呈较高信号，周围环绕线样低信号带。邻近的头颈部可见骨髓水肿，关节囊可有积液。中期：低信号带围绕信号不均的坏死区。晚期：除形态改变外，在股骨头脂肪的高信号中出现不同形态的低信号区，如环形、带状和灶状。末期：继发髋关节骨性关节炎改变，经数年或更长的时间，死骨全部吸收，增生的骨质经改建、塑形，颈变粗短，但股骨头呈蘑菇状（图9-7-2）。

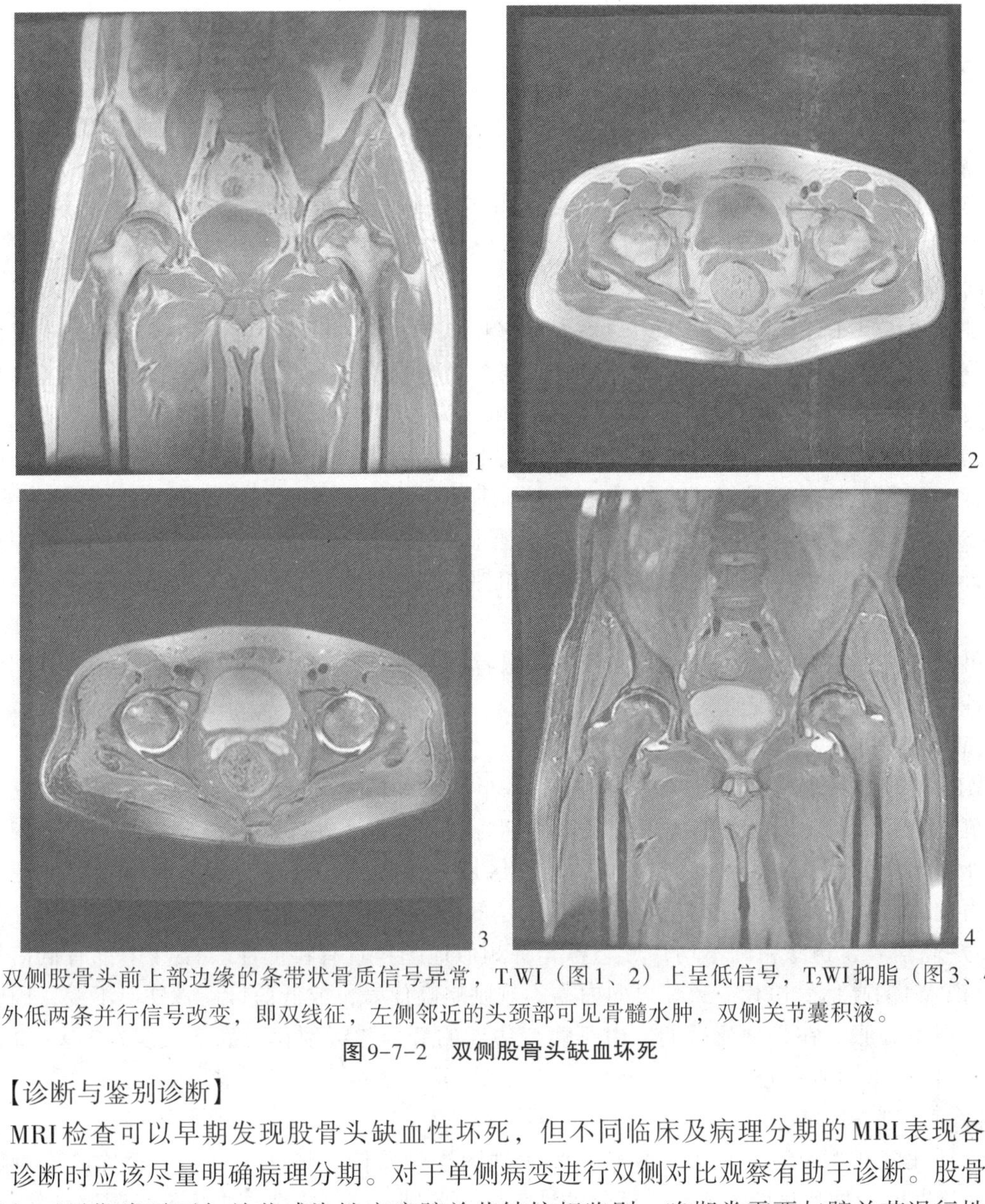

双侧股骨头前上部边缘的条带状骨质信号异常，T_1WI（图1、2）上呈低信号，T_2WI抑脂（图3、4）呈内高外低两条并行信号改变，即双线征，左侧邻近的头颈部可见骨髓水肿，双侧关节囊积液。

图9-7-2　双侧股骨头缺血坏死

【诊断与鉴别诊断】

MRI检查可以早期发现股骨头缺血性坏死，但不同临床及病理分期的MRI表现各有不同，诊断时应该尽量明确病理分期。对于单侧病变进行双侧对比观察有助于诊断。股骨头缺血性坏死早期常需要与关节感染性疾病髋关节结核相鉴别，晚期常需要与髋关节退行性骨关节病相鉴别。

（1）髋关节结核

骨型髋关节结核多由股骨头结核、股骨颈结核发展而来，表现为股骨头、颈和髓臼边缘骨质破坏，不会出现双线征或黑线征，关节间隙明显变窄，MRI增强扫描显示滑膜不均匀增厚，内壁毛糙。而股骨头缺血性坏死无股骨颈和髓臼破坏，关节间隙多保持正常，MRI增强扫描显示滑膜轻度均匀增厚。

（2）髋关节退行性骨关节病

髋关节退行性骨关节病发病较晚，多见于老年患者，典型表现为髋关节间隙狭窄、关节面骨质增生和关节软骨下骨质囊性，常无股骨头塌陷及变形征象，也不会出现双线征或黑线征；而股骨头缺血性坏死主要表现为关节面塌陷和黑线征，末期股骨颈变短、增粗及股骨头变形。

三、骨梗死

骨梗死是指由于干骺端或骨干的骨细胞及骨髓细胞结构供血中断，从而发生的缺血、坏死。

【病因】

很多患者发病原因不明，部分可见于减压病、镰状细胞贫血、血红蛋白S-C病、高-雪病、Niemann-Pick病和动脉硬化等。

【临床与病理】

骨梗死可见于任何年龄，以20～60岁最多见，无性别差异。骨梗死好发于四肢长骨的松质部分，以股骨上部最多见，其次为肱骨上部、胫腓骨骨干及肱骨和桡骨下端。膝关节周围为好发部位，即股骨中下段、胫骨中上段。可单发或数个病灶同时发生，左右对称或不对称。病变大小范围不一，可为数毫米或延伸至骨干的大部。长期慢性缺血可导致骨内外膜增生成骨。病理上，局部骨组织血供中断、缺血坏死，脂肪性骨髓发生胶样变和囊变或液化，骨小梁细胞死亡，周围正常骨组织内巨噬细胞进入梗死区，形成新生的血管和肉芽组织迂曲包绕，并逐渐纤维化，病灶内缺血坏死的骨和骨髓被纤维组织、钙化的胶原组织和新生骨所取代。临床表现急性骨梗死会出现患肢肌肉关节剧痛，活动障碍。慢性者患肢酸痛、软弱无力，可伴有一定程度的活动受限，也有很多患者没有任何症状。除骨关节症状外，不同病因尚有各自不同的临床表现。

【MRI表现】

MRI对骨髓病变敏感性高，能显示病变区早期水肿信号改变，能直接、多层次地反映骨梗死范围、部位及不同时期的病理特征。早期骨梗死病灶大小不一，呈典型地图样表现。在T_2WI上病灶外缘呈高信号，蜿蜒如地图上某区域的边界，向内可有或没有不完整的低信号边，再向内可以是不均匀的高信号，也可以是低信号。也有的边缘呈三层结构，即高信号-低信号-高信号，边缘粗细不均，形态各异，颇似地图，具有特征性。T_1WI上都有低信号边缘，与T_2WI的高信号边相一致。再向内为不规则略高信号，或低信号。骨外形不变，周围软组织一般不肿胀。在骨梗死后期，由于病变边缘的纤维化或硬化，病变边缘在T_1WI和T_2WI均呈低信号（图9-7-3）。

【诊断与鉴别诊断】

骨梗死的典型MRI表现为干骺端或骨干地图样骨质信号异常，呈左右对称或不对称分布。在诊断时骨梗死早期需要与急性化脓性骨髓炎鉴别，晚期需要与内生软骨瘤鉴别。

（1）急性化脓性骨髓炎

临床有红肿、热痛等症状，病变骨髓腔内见局限性的T_1WI低信号、T_2WI高信号病灶，伴有明显骨膜反应和病变区骨质破坏，同时周围软组织肿胀。而骨梗死常不累及骨皮质，无明显骨膜反应，周围软组织肿胀较轻，增强扫描有助于鉴别。骨梗死边缘呈规则的线状强化，而骨髓炎在病变区呈不均匀强化。

（2）内生软骨瘤

内生软骨瘤的斑点状、簇状钙化呈圆形或不规则形分布，而骨梗死的斑点样多沿髓腔纵行分布，并可呈左右对称。MRI增强扫描有助于二者的鉴别，增强扫描内生软骨瘤软骨部分有轻度强化，而骨梗死呈地图样边缘强化。

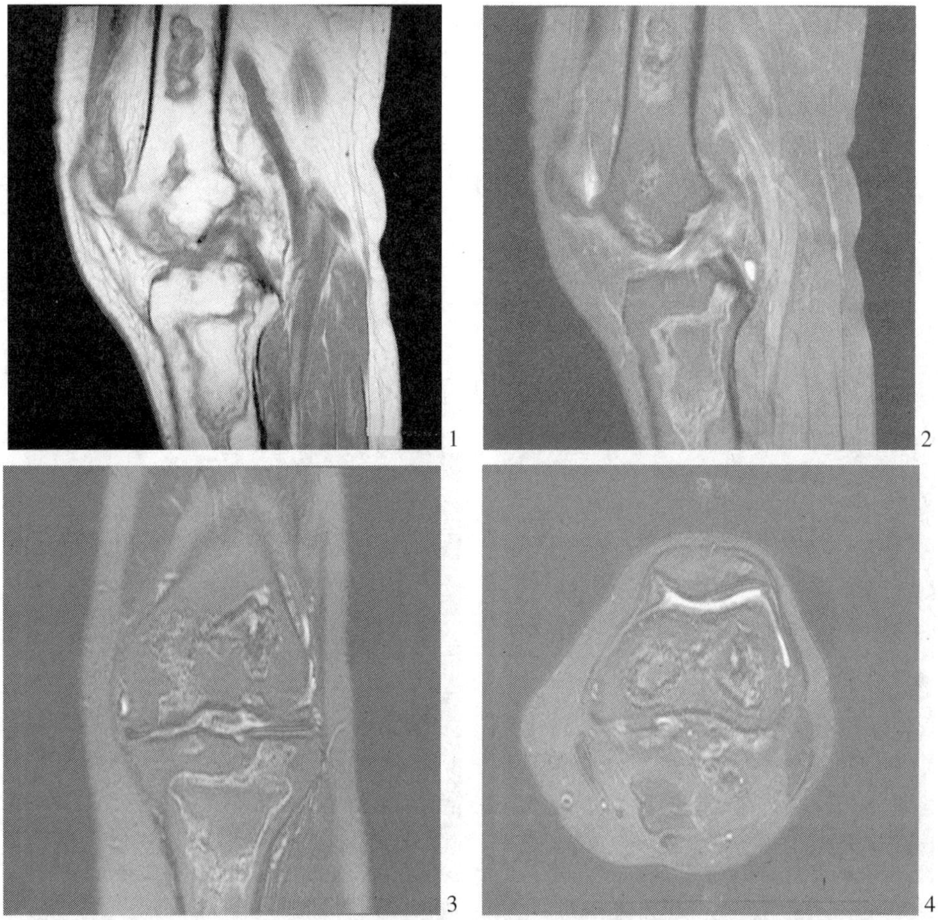

股骨下段及胫骨上段多发地图样骨质信号异常，病灶外缘在T_1WI（图1）上表现为低信号，病灶外缘在PDWI抑脂及T_2WI抑脂（图3、4）表现为高信号，呈蜿蜒走行。

图9-7-3　股骨下段及胫骨上段骨梗死

第八节　软组织肿瘤

软组织肿瘤种类繁多，本节主要介绍良性软组织肿瘤——脂肪瘤、血管瘤和恶性软组织肿瘤——脂肪肉瘤、滑膜肉瘤及恶性纤维组织细胞瘤。

一、脂肪瘤

脂肪瘤（lipoma）由分化成熟的脂肪细胞所构成，是最常见的软组织良性肿瘤。

【病因】

脂肪瘤病因不明，有学者认为与脂肪瘤致瘤因子有关。

【临床与病理】

脂肪瘤可见于任何年龄，以50～70岁最多见。脂肪瘤可发生于含有脂肪组织的全身任何部位，但多见于颈、肩、背、臀及肢体的皮下组织，也可见于肢体深部和肌肉之间。脂肪瘤一般单发，多发者较少见。临床表现与发病部位、肿瘤形态有关，典型表现为缓慢生长的无痛性肿块，深部脂肪瘤可以生长得很大，可产生压迫症状。

肪瘤大多呈扁圆状或分叶状，有完整的包膜，常被纤细的纤维组织分隔成为小叶，大小不一。巨大时可出现脂肪坏死、液化、囊变和钙化。镜下见肿瘤主要由成熟脂肪细胞组成，也可含有其他间叶组织成分，根据间叶组织成分的不同又分为纤维脂肪瘤、黏液脂肪瘤、软骨脂肪瘤和肌肉脂肪瘤。

【MRI表现】

具有特征性MRI表现，T_1WI及T_2WI序列均呈高信号，边缘清楚，在所有序列中均与皮下脂肪组织信号相同。肿瘤内有细小规则的分隔，呈线状低信号，增强扫描瘤体不强化，而线状分隔轻度强化。脂肪抑制序列，大部分脂肪瘤T_1WI及T_2WI序列均呈低信号（图9-8-1）。

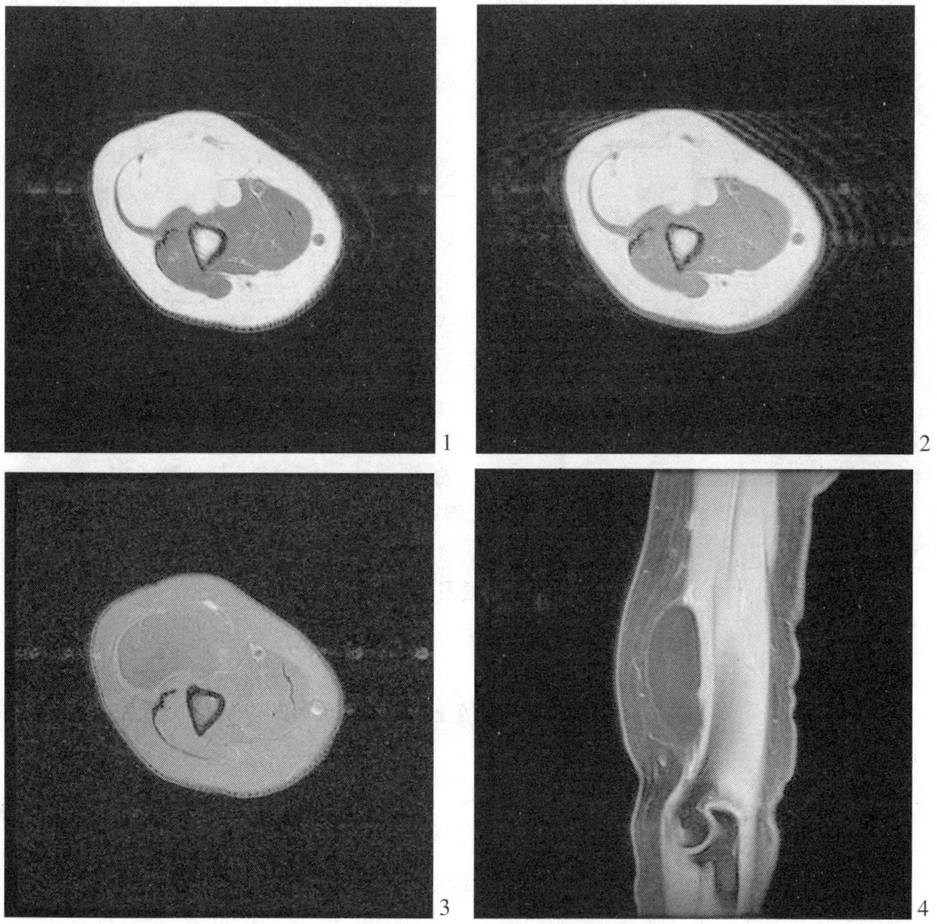

右侧上臂皮下与肌间隙内见类圆形、边缘光整的占位性病变，T_1WI（图1）及T_2WI（图2）均呈高信号，抑脂T_2WI（图3）序列呈低信号，增强扫描（图4）瘤体不强化。

图9-8-1　右侧上臂皮下及肌间隙脂肪瘤

【诊断与鉴别诊断】

中老年人在皮下组织或肌间隙内见类圆形T_1WI及T_2WI呈高信号，抑脂T_1WI或T_2WI序列呈低信号占位病变，首先考虑脂肪瘤。有时需要与其他含脂肪组织的畸胎瘤及T_1WI及T_2WI均为高信号的亚急性期血肿病变相鉴别。

（1）畸胎瘤

由3个胚层组织构成，肿瘤内因含有脂肪组织需要与脂肪瘤进行鉴别，因瘤体含有其他软组织成分和（或）液性成分，T_1WI及T_2WI可呈低至高信号，如瘤体内出现T_1WI及T_2WI低信号的钙化、骨骼或牙齿等结构对鉴别诊断更具意义。

（2）血肿

亚急性期血肿在T_1WI或T_2WI上均呈高信号，在脂肪抑制序列上仍呈高信号，血肿周围常有明显的水肿，结合有外伤或血液病病史比较好鉴别。

二、血管瘤

血管瘤（hemangioma）是软组织中最常见的肿瘤，由血管组织所形成，可累及皮肤、皮下组织和深部软组织，也是婴儿和儿童时期最常见的肿瘤。

【病因】

血管瘤病因目前尚不明确。

【临床与病理】

血管瘤多见于婴儿和儿童，男性发病多于女性，可以发生在身体的任何部位，浅表较深部多见，大多发生在皮下、肌间和肌肉内。血管瘤按照血管腔的大小和血管类型分为毛细血管型、海绵型、静脉型和混合型。血管瘤按照发生部位可分为皮肤、皮下、肌肉和滑膜型。其中肌间血管瘤是深部软组织中最常见的一种血管瘤，各型均可发生，好发于青少年下肢大腿部的肌肉。毛细血管瘤多发生于1岁内婴儿头面部的皮肤和皮下组织。海绵状血管瘤在儿童期常见于身体上部的软组织，成人的分布较广泛。临床表现一般无明显症状，可有间歇性疼痛、肿胀。有时可在肿胀处触及肿块，肿块边界清楚或不清，但一般均较柔软。

毛细血管型呈紫红色的隆起性包块，边界清楚，加压不褪色也不缩小。海绵型瘤体一般较大，位于表浅部位者呈凹凸不平的蓝色隆起性肿块，位于深部软组织者呈表面颜色较淡的弥漫性肿块，内含大量血液，质地柔软，多无包膜。镜下毛细血管瘤由增生的毛细血管衬覆扁平内皮细胞组成，增生的血管排列成小叶状：海绵状血管瘤由不规则形扩张的毛细血管组成，管壁衬覆单层扁平内皮细胞，扩张的管腔中充满大量血液，常有血栓形成、机化和钙化，还可见到静脉石，血管间有数量不等的纤维结缔组织。

【MRI表现】

海绵状血管瘤病灶多呈T_1WI等信号、T_2WI稍高信号，脂肪抑制T_2WI呈明显高信号，T_2WI显示病灶范围更具优势；病灶内特别是病灶边缘有条状或花边状脂肪信号，病灶周围或病灶内有流空血管存在，亚急性出血表现为不规则斑片状T_1WI及T_2WI高信号，慢性反复出血有含铁血黄素沉着引起T_2WI低信号环。增强扫描病变明显强化，病灶内常有结节状、条状低信号，提示纤维间隔或机化组织，静脉石及钙化或陈旧性出血存在（图9-8-2）。

【诊断与鉴别诊断】

毛细血管瘤常发生于婴儿头面部的皮肤和皮下组织，外观有特征性，常不需要行MRI检查。在皮下、肌间隙和肌肉内表现为T_1WI等、低信号，T_2WI呈低至高信号局限或弥漫性，同时夹杂点状、蜘蛛状、线状低信号的静脉石、流空血管、纤维分隔影，以及有高信号的脂肪成分，增强扫描肿瘤呈明显强化的软组织病变，首先考虑海绵状血管瘤。有时需要与神经鞘瘤相鉴别。神经鞘瘤常位于深部软组织间隙内，病变边缘清楚，易囊变坏死，在T_2WI呈高信号改变，但常不均匀，实性成分的信号较海绵状血管瘤低，尤其在T_2WI抑制序列上较明显；少数神经鞘瘤可以有钙化，多呈不规则状，但海绵状血管的静脉石常为圆形。

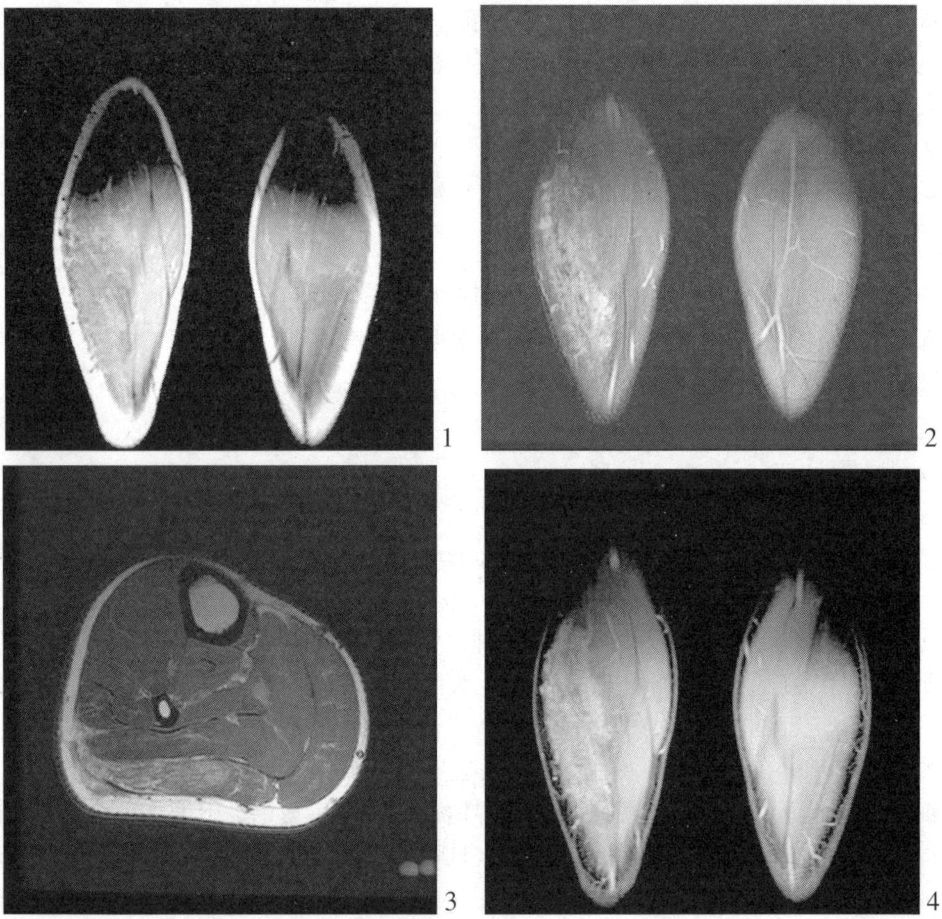

右侧小腿皮下腓肠肌肌间隙弥漫性软组织肿块影T_1WI（图1）等、低信号，T_2WI（图2、3）低至高信号，其内夹杂点状、蜘蛛状、线状低信号影及纤维分隔，增强扫描（图4）病变不均匀强化。

图9-8-2　右侧小腿皮下及腓肠肌及肌间隙海绵状血管瘤

三、脂肪肉瘤

脂肪肉瘤（hemangioma）为起源于脂肪组织的软组织恶性肿瘤，其细胞可分化为成脂肪细胞和脂肪细胞。脂肪肉瘤多为原发，很少从脂肪瘤恶变而来。

【病因】

脂肪肉瘤病因目前尚不明确。

【临床与病理】

脂肪肉瘤好发于40～60岁的中老年人，男性发病多于女性，好发于深部软组织内，很少位于皮下，脂肪肉瘤最好发部位依次为大腿、腹膜后、下肢股部、腹股沟等处，下肢脂肪肉瘤以股四头肌和腘窝最常见。临床表现为深部软组织内无痛性逐渐增大的肿块，病程为几个月或几年，病变晚期可出现疼痛和功能障碍，肿物压迫神经、血管可出现剧痛和肢体水肿。

肿瘤起源于间叶细胞，由不同分化程度和异形性的脂肪细胞组成。2002年WHO将脂肪肉瘤分为高分化脂肪肉瘤、去分化脂肪肉瘤、黏液样脂肪肉瘤、圆细胞脂肪肉瘤、多形性脂肪肉瘤和混合型脂肪肉瘤等亚型，其中黏液样脂肪肉瘤是最常见的类型。脂肪肉瘤大体呈结节或分叶状，有假包膜，呈浸润性生长，分化良好者包膜较完整，切面常呈黏液样或苍白实质性，细腻鱼肉状，分化愈好则愈保持脂肪淡黄色的特征性。体积大者往往有继发性出血、坏死、囊性变。镜下可见圆形或星芒状的原始间叶细胞、小的印戒样的脂肪母细胞。

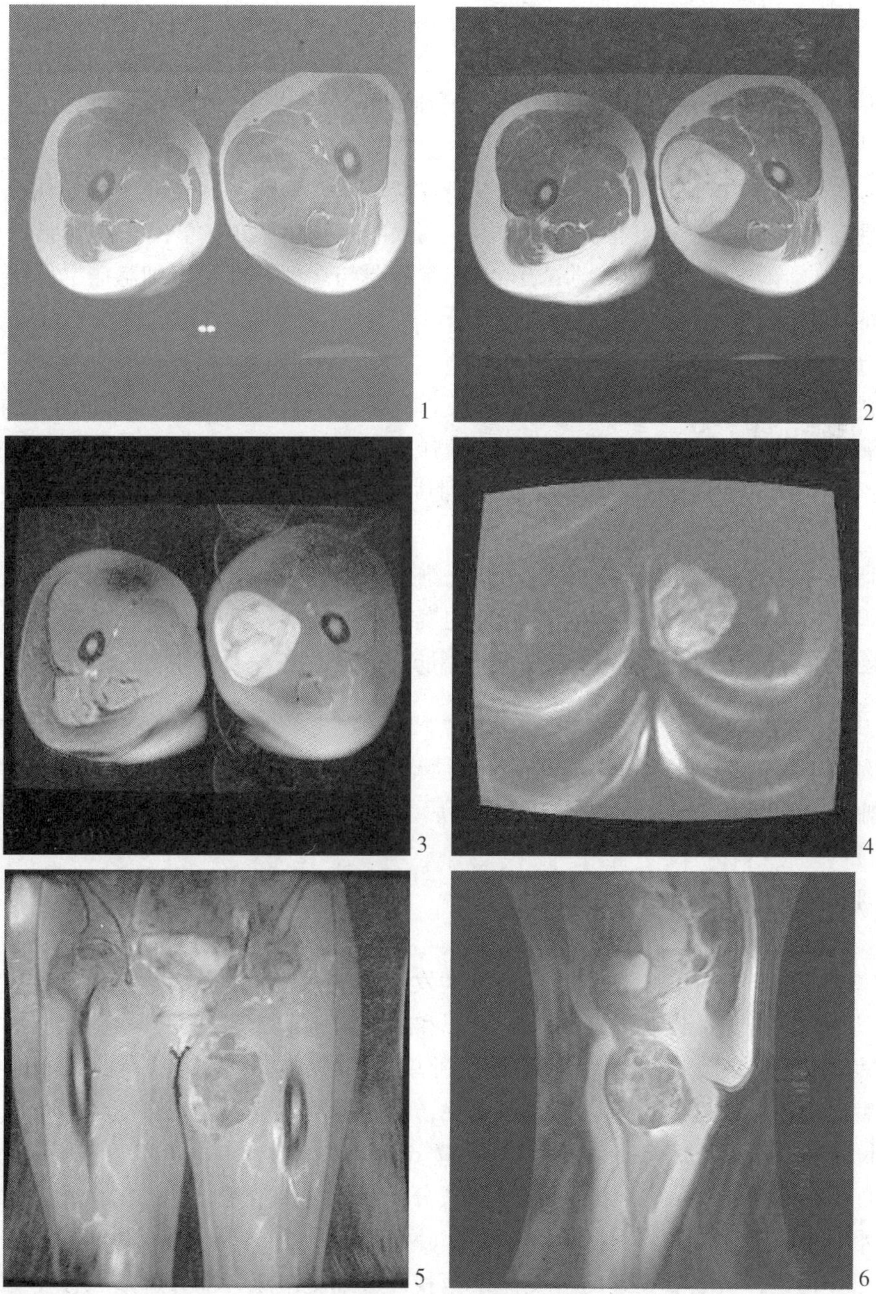

左侧大腿内侧肌群见类圆形，边界清楚的囊性为主的占位病变，T_1WI（图1）呈等、低信号，T_2WI（图2、3）及DWI（图4）呈高信号，病变内见多发形态不规则的纤维间隔，T_1WI及T_2WI均呈低信号，增强扫描（图5、6）纤维间隔不均匀强化。

图9-8-3　左侧大腿内侧肌群黏液型脂肪肉瘤

【MRI表现】

肿瘤呈大小不一、形态不规则、信号强度不均匀、边界清楚（黏液样脂肪肉瘤）或不清楚的软组织肿块。根据肿瘤内细胞成分不同，其MRI表现也有所不同。圆细胞型含脂肪量少，多为T_1WI等信号、T_2WI等信号；黏液型脂肪肉瘤以含液体囊性成分为主，多表现为T_1WI等、低信号，T_2WI高信号，病变内被纤维间隔分隔呈多小叶状，纤维间隔在T_1WI及T_2WI均呈、低信号，此型最常见；分化良好、含脂肪成分较多的脂肪肉瘤，则表现为不均匀的T_1WI高信号，T_2WI等、高信号改变，瘤内纤维间隔呈低信号（图9-8-3）。

【诊断与鉴别诊断】

脂肪肉瘤因肿瘤内细胞成分不同其MRI表现也不同，诊断时往往缺乏特异性征象，脂肪结构的出现对脂肪肉瘤诊断有很大帮助。对于分化较好的脂肪肉瘤，需要与脂肪瘤进行鉴别；分化不良的脂肪肉瘤由于少有脂肪组织，常需要与恶性纤维组织细胞瘤、纤维肉瘤、原始神经外胚层肿瘤等鉴别。

（1）脂肪瘤

脂肪瘤多发生于皮下软组织内，边界清楚，T_1WI及T_2WI呈高信号，抑脂序列呈低信号。肿瘤内有细小规则的分隔，呈线状低信号，增强扫描瘤体不强化，而线状分隔轻度强化。分化较好的脂肪肉瘤的分隔通常厚而不规则，而且增强扫描后显著强化。

（2）其他类型软组织肿瘤

对于脂肪含量少的脂肪肉瘤，常与恶性纤维组织细胞瘤、纤维肉瘤、原始神经外胚层肿瘤等软组织肿瘤难以鉴别，此时需结合病变的发病率、年龄、性别和部位等信息进行综合分析，有时还需结合CT检查观察瘤内有无少量脂肪成分的存在。

四、滑膜肉瘤

滑膜肉瘤（synovial sarcomas）并非来自滑膜细胞，是一种可能起源于原始间叶细胞的高度恶性的肿瘤。滑膜肉瘤虽然生长缓慢，但预后差。

【病因】

滑膜肉瘤病因目前尚不明确。

【临床与病理】

滑膜肉瘤好发于15～40岁的青壮年，男性发病多于女性。滑膜肉瘤好发于四肢大关节的附近，又以下肢最常见，以膝关节附近、足部和踝部区域最为多见，其次为上肢肩部、躯干等。临床表现为膝、足、踝等大关节附近的肿块，边界清楚，常为囊性，开始时多为无痛性，长大后出现不同程度的疼痛和触痛等症状，部分病例也可先出现疼痛，后形成肿块。肿瘤一般生长缓慢，病程长短不一，可为数周至数十年。

肿瘤直径大多数在5 cm以上，呈结节状或分叶状，境界清楚，肿瘤内血管丰富，可伴有出血、坏死组织、钙化灶及囊变区，在镜下，肿瘤因所含成分不同而分为不同的亚型。典型者称为双相分化型，由数量接近的上皮样细胞和梭形细胞组成，部分肿瘤可见不等量的玻璃样变、钙化、骨化和黏液样组织。单相型主要由上皮样细胞或梭形细胞组成，其中上皮型较少见，梭形细胞型是最常见的滑膜肉瘤。

【MRI表现】

肿瘤在T_1WI与肌肉的信号相比，常呈略高信号或等信号，T_2WI呈明显不均匀高信号，肿瘤的内部常有多少不等的低信号分隔。约1/3的病变因有囊变、出血、肿瘤实质和纤维化成分而在T_2WI同时出现高、中、低三种信号影，分别为类似液体的高信号、类似脂肪的等信号或略高信号以及近似纤维组织的低信号，具有一定的诊断意义。肿瘤出血坏死时可出现液-液平面。增强扫描实性部分呈早期强化，囊变、出血及坏死区无强化（图9-8-4）。

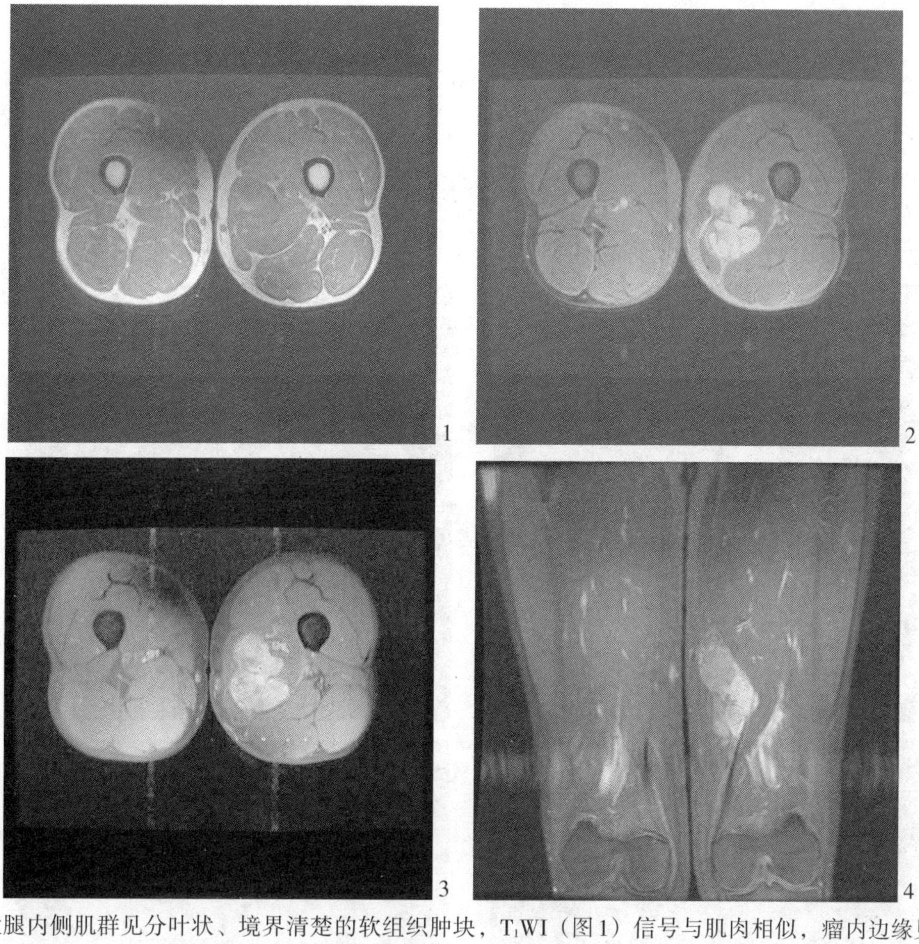

左大腿内侧肌群见分叶状、境界清楚的软组织肿块，T_1WI（图1）信号与肌肉相似，瘤内边缘见片状高信号灶。T_2WI（图2）信号不均匀，出现高、中、低三种混杂信号影，并见多发低信号分隔影，增强扫描（图3、4）病变实性部分明显强化，囊变坏死区不强化。

图9-8-4 左侧大腿内侧肌群滑膜肉瘤

【诊断与鉴别诊断】

典型滑膜肉瘤多发生于青壮年人的膝、足、踝等大关节附近，肿瘤常有不同程度的钙化、囊变、出血及坏死，并可出现液-液平面。常需要与血管瘤及色素沉着绒毛结节性滑膜炎相鉴别。

（1）血管瘤

典型者边缘清楚，多呈T_1WI等信号，T_2WI信号均匀呈稍高信号，瘤体可见静脉石、流空血管、纤维分隔影等征象，增强扫描血管瘤有显著强化，而滑膜肉瘤在T_2WI信号常不均匀，增强扫描不均匀强化。

（2）色素性绒毛结节滑膜炎

色素性绒毛结节滑膜炎可发生于膝关节等大关节附近，病变来自关节内的滑膜组织肿瘤样增生，表现为关节滑膜明显增厚呈多发结节状，因病变内含有大量的含铁血黄素，在T_1WI和T_2WI均呈低信号。

五、恶性纤维组织细胞瘤

恶性纤维组织细胞瘤（malignant fibrous histiocytoma，MFH）是一种主要由纤维细胞和组织细胞组成的恶性肿瘤，可分为未分化高度恶性多形性肉瘤、伴有巨细胞的未分化多形性肉瘤和伴有显著炎症的未分化多形性肉瘤三种类型。此肿瘤恶性度高，手术后较易复发。

【病因】

恶性纤维组织细胞瘤病因目前尚不明确。

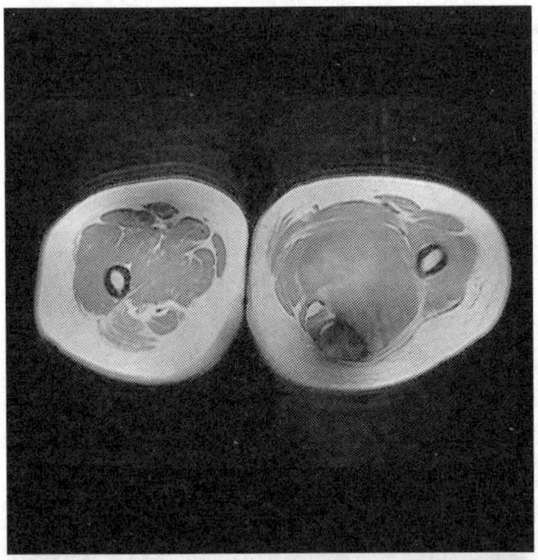

1

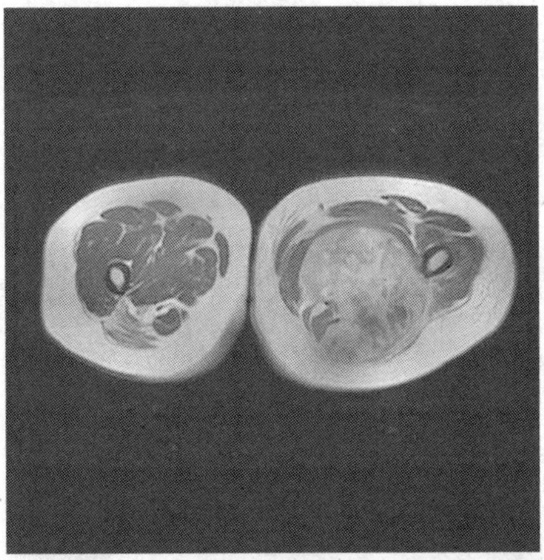

2

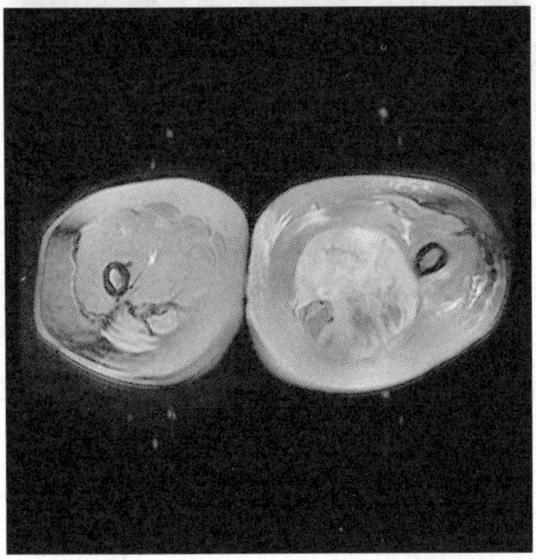

3

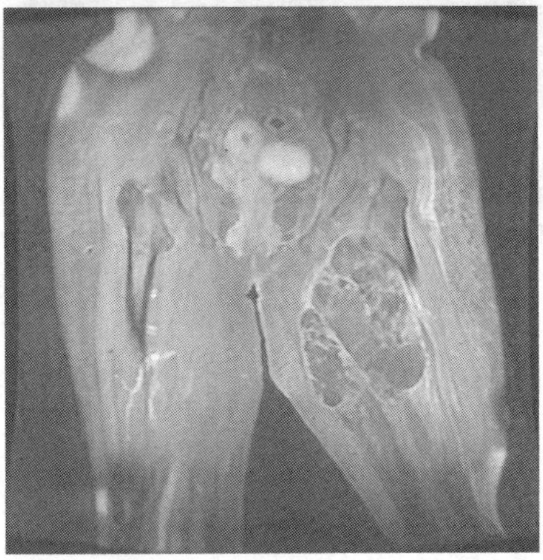

4

左侧大腿深部内侧肌群内巨大分叶状软组织肿块，病变边界清楚，T_1WI（图1）信号呈不均匀等、高信号，T_2WI（图2、3）信号呈不均匀低至高信号，其内见坏死、液化、出血及纤维等成分，增强扫描（图4）肿瘤呈不均匀强化。

图9-8-5　左侧大腿深部内侧肌群肌肉恶性纤维组织细胞瘤

【临床与病理】

恶性纤维组织细胞瘤多见于中老年人，50～70岁为发病高峰期，男性发病多见。恶性纤维组织细胞瘤好发于四肢深部软组织内，下肢为最好发部位，尤其以大腿深部肌肉内最常见，肿瘤常累及深筋膜或骨骼肌实质。临床一般无明显症状，大多数患者为偶然发现，经常表现为无痛性的软组织肿块，质地较硬，边界欠清楚，位于肌肉内或沿筋膜发展，肿瘤生长缓慢或者很快，较大时可有压迫症状，病程长短不一，可数月到数年。

肿瘤呈结节状或分叶状，质地较软，呈鱼肉样，可有假包膜，切面呈灰白色或黄褐色。肿瘤内可见出血坏死，偶有钙化灶。镜下见肿瘤细胞成分复杂、瘤细胞多形性和组织结构多样性，瘤组织包括成纤维细胞、组织细胞、异形巨细胞、黄色瘤细胞和炎细胞。

【MRI表现】

MFH以未分化高度恶性多形性肉瘤最为多见，故典型的恶性纤维组织细胞瘤常指本类型。肿瘤呈结节状软组织肿块，可有分叶，多数边界较清楚，少数浸润性生长的边界不清楚。T_1WI与周围肌肉的信号相似，既可为均匀性，也可为不均匀性；T_2WI肿瘤呈等、高信号或明显高信号，因肿瘤内常有坏死、液化等继发性改变，故肿瘤的信号在T_2WI呈不均匀改变，尤其是中心区域的信号更欠均匀。如纤维成分较多时T_2WI可见低信号影，瘤体内伴有局灶性的出血和钙化时，T_1WI及T_2WI信号更为复杂。增强扫描肿瘤多不均匀强化（图9-8-5）。

【诊断与鉴别诊断】

MFH的MRI表现常缺乏特征性，表现为四肢肌肉内T_1WI等信号、T_2WI等高信号巨大肿块，T_2WI多呈不均匀改变，与其他很多软组织肿瘤难以鉴别，诊断时应考虑患者的年龄、病变的部位等临床资料进行综合判断，常需要与滑膜肉瘤及骨化性肌炎、骨旁型骨肉瘤和周围型软骨肉瘤等进行鉴别。

（1）滑膜肉瘤

滑膜肉瘤好发于青壮年，四肢邻近关节附近的软组织内结节状、分叶状肿块，肿瘤信号不均匀，常有不同程度的钙化、囊变、出血及坏死，并可出现液-液平面。

（2）骨化性肌炎、骨旁型骨肉瘤和周围型软骨肉瘤

伴有骨化的MFH常位于肿瘤的外周，与骨化性肌炎相似，但后者多见于青年人，常有外伤病史；骨旁型骨肉瘤和周围型软骨肉瘤的骨化可以出现于瘤组织的各个部位。

六、横纹肌肉瘤

横纹肌肉瘤（rhabodomyosarcoma）是起源于横纹肌细胞或向横纹肌细胞分化的间叶细胞，由不同分化程度的横纹肌细胞组成的生长迅速的软组织高度恶性肿瘤，是儿童软组织肉瘤中最常见的一种。

【病因】

横纹肌肉瘤病因目前尚不明确。

【临床与病理】

横纹肌肉瘤好发于儿童及青少年，其中胚胎性横纹肌肉瘤好发于儿童；腺泡状横纹肌肉瘤好发于青少年；多形性横纹肌肉瘤好发于成人。男性发病多于女性。横纹肌肉瘤可以发生在全身的任何部位，其中胚胎性横纹肌肉瘤好发于头颈部及泌尿生殖系统，腺泡状及多形性横纹肌肉瘤好发于四肢。临床表现为局部痛性或无痛性的软组织肿块。病程长短不一，胚胎性横纹肌肉瘤多数生长迅速，多形性横纹肌肉瘤多位于深部肌肉，生长缓慢。横纹肌肉瘤恶性程度很高，易发生远处转移及治疗后复发。

横纹肌肉瘤质地较软，肿瘤大小不一，瘤体可有黏液样变或囊性变，常有出血和坏死。镜下见胚胎性横纹肌肉瘤主要由原始小圆细胞和不同分化的横纹肌母细胞以不同比例组成；

腺泡状横纹肌肉瘤主要由小圆细胞或椭圆形细胞被纤维结缔组织分割成巢，部分病变类似恶性淋巴瘤；多形性横纹肌肉瘤内见各种不同分化程度的横纹肌母细胞。

【MRI表现】

MRI表现为圆形或椭圆形肿块，与肌肉信号相比，大部分肿瘤T_1WI呈均匀低或等信号，T_2WI呈高信号，如肿瘤内合并坏死、囊变或出血时，T_1WI及T_2WI信号常不均匀。病变边缘不规则，呈分叶状，肿块位于肌肉内或肌肉旁，与肌肉分界欠清，或累及肌肉。病变易侵犯破坏周围骨质、侵犯邻近组织，增强后病变明显不均匀强化（图9-8-6）。

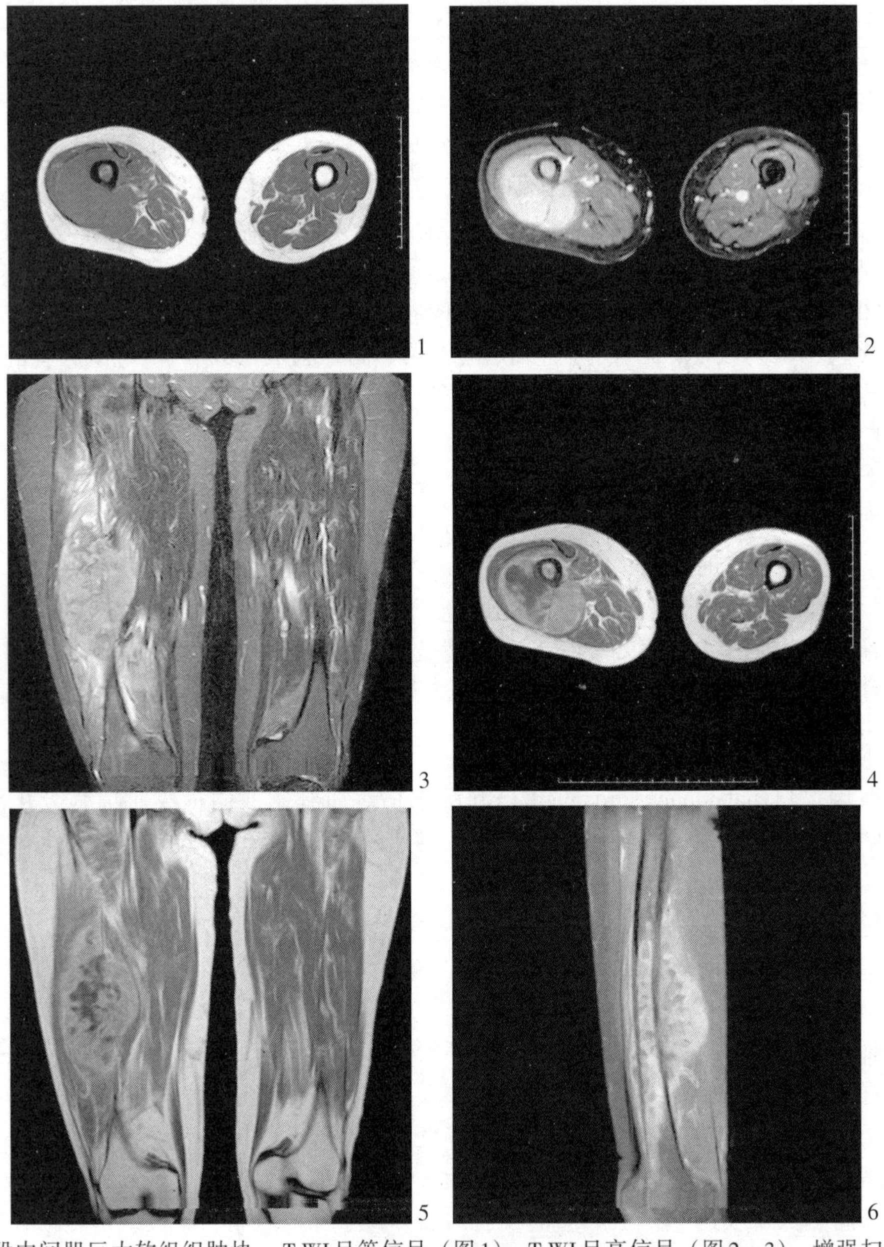

右侧股中间肌巨大软组织肿块，T_1WI呈等信号（图1），T_2WI呈高信号（图2、3），增强扫描（图4～6）软组织肿块及邻近股骨骨髓不均匀强化，肿瘤内合并坏死，囊变，并侵犯邻近股骨及骨髓。

图9-8-6　右侧股中间肌横纹肌肉瘤

【诊断与鉴别诊断】

横纹肌肉瘤的MRI表现常缺乏特征性，表现为颈部或四肢肌肉内或肌肉旁T_1WI呈均匀低或等信号、T_2WI呈高信号软组织肿瘤，如肿瘤内合并坏死、囊变或出血时与需要与滑膜肉瘤或恶性纤维组织细胞瘤进行鉴别，胚胎性横纹肌肉瘤诊断时应结合患者的年龄及临床病史进行综合判断。

（1）滑膜肉瘤

滑膜肉瘤发生钙化的概率较高，肿瘤呈分叶状肿块，常有不同程度的钙化、囊变、出血及坏死，肿瘤信号多不均匀，T_2WI上可见低、等、高三种信号，并可出现液-液平面。

（2）恶性纤维组织细胞瘤

恶性纤维组织细胞瘤有时可以侵犯邻近骨质，病变可见出血改变，偶尔有钙化，当瘤体内纤维成分较多时，T_2WI可见弥漫的低信号影。

第九节 骨髓源性肿瘤

一、原发性骨淋巴瘤

原发性骨淋巴瘤（primary bone lymphoma）是起源于骨髓淋巴组织而无其他系统的淋巴瘤，病变仅限于骨骼系统或周围软组织。

【病因】

原发性骨淋巴瘤病因目前尚不明确。

【临床与病理】

原发性骨淋巴瘤各年龄段均可发病，多发生于30岁以上，男性发病多于女性。原发性骨淋巴瘤多发生在富含红骨髓的长管状骨或扁骨，最常见的部位为股骨，其次为骨盆。临床表现为局部的骨骼疼痛，或触及逐渐增大的肿块，易发生病理性骨折。一般无发热、消瘦或盗汗等全身症状。病程可持续数月。

肿瘤切面呈灰白色，鱼肉样，边界不清；骨皮质变薄，可见多处破坏并侵犯周围软组织。镜下见原发性骨淋巴瘤呈弥漫性生长，瘤细胞由大小不等的淋巴细胞混合组成，以大细胞为主，在弥漫浸润骨小梁和骨髓脂肪组织之间，骨的正常结构尚保留。

【MRI表现】

MRI表现为病变区骨髓信号异常，T_1WI呈低信号，T_2WI呈等或低信号；肿瘤侵犯破坏骨皮质时与骨皮质信号相比T_1WI和T_2WI均呈高信号，骨膜反应极少发生；病变区周围易形成软组织肿块，T_1WI呈等或低信号，T_2WI呈高或等信号。病变内合并坏死、纤维变或出血时，T_1WI及T_2WI信号常不均匀。增强后病变明显不均匀强化（图9-9-1）。

【诊断与鉴别诊断】

原发性骨淋巴瘤的典型MRI表现为病变区骨髓信号异常，骨质破坏及软组织肿块形成，有时需要与起源于骨髓的尤文肉瘤及骨髓瘤进行鉴别。

（1）尤文肉瘤

病变区髓腔扩张较明显，常可见葱皮状骨膜反应并可见软组织肿块形成，而骨淋巴瘤的骨膜反应极少发生。

（2）骨髓瘤

常表现为圆形溶骨性骨质破坏，骨质破坏区少有硬化，常没有无骨膜反应，实验室检查尿中Bence-Jones蛋白常为阳性。

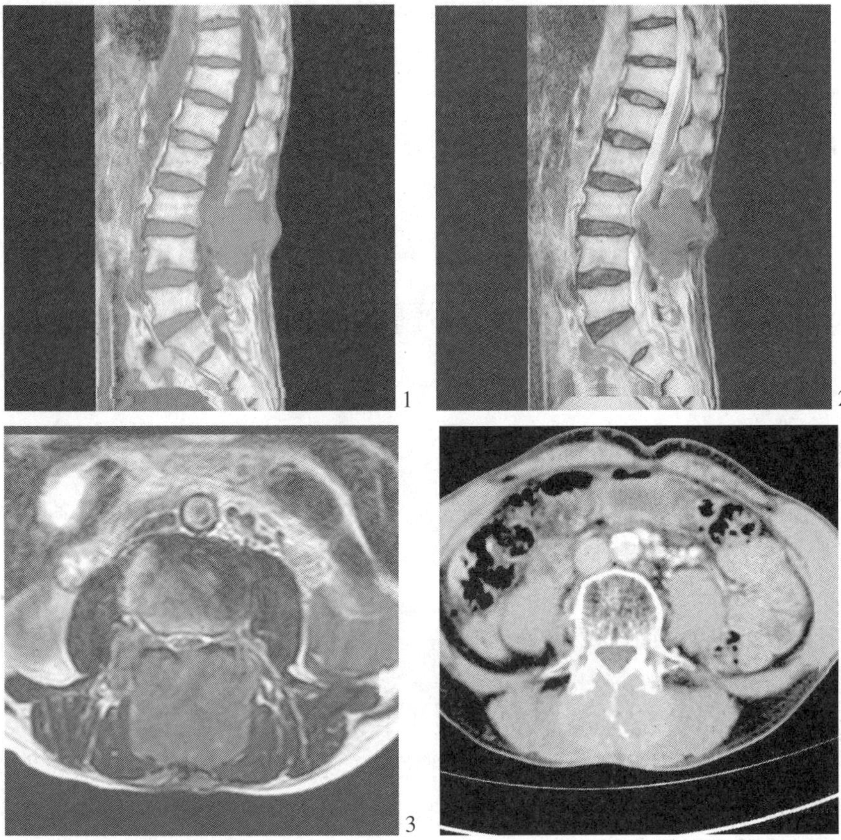

L3棘突骨质破坏并周围软组织肿块，病变累及双侧椎弓根，并侵犯L2及L4棘突，软组织肿块T_1WI呈低信号（图1），T_2WI呈低信号（图2、3），CT增强扫描（图4）病变区不均匀强化。

图9-9-1　L3棘突原发性骨淋巴瘤

二、白血病骨浸润

白血病（leukemia）是一组异质性的造血系统的恶性肿瘤，其特点为造血系统过度增生，进入血液并在骨髓、肝、脾、淋巴结等各器官广泛浸润，骨髓是主要也是首要受累的部位。小儿以急性淋巴细胞白血病多见，成人以慢性髓细胞白血病多见。

【病因】

病因目前尚不明确。

【临床与病理】

急慢性白血病各年龄段均可发病，急性最常见于儿童和青少年，慢性常见于老年人或部分青少年，男性发病多于女性。急性白血病约有50%～70%可侵犯骨骼，全身骨骼均可受累。急/慢性白血病骨髓异常改变均为富含红骨髓的部位，如脊柱、髂骨及四肢长管状骨的近端、干骺端。临床表现儿童及青少年常急性起病，有高热，进行性贫血和严重出血倾向等表现；慢性白血病常慢性起病，早期常无明显自觉症状，随病情发展，出现低热、体重减轻等表现。

病理上急性髓性和慢性粒细胞白血病以异常粒细胞增生为主；急/慢性淋巴细胞性白血病以异常淋巴细胞增生为主。

【MRI表现】

急性白血病骨髓信号异常MRI表现分为3种：

①局灶性：异常骨髓局灶性浸润；

②弥漫性：全部正常骨髓完全被异常骨髓取代；

③混合性：相对正常的骨髓内出现无数小灶状异常信号。

病变区受累骨质T_1WI呈低信号，T_2WI呈等、低信号，脂肪抑制T_2WI呈高信号改变。累及椎体呈轻度楔形变，骨小梁有吸收，椎体内可见多发圆形或卵圆形病灶，相互联合逐渐形成较大溶骨性破坏。累及四肢长骨近端、干骺端可出现小圆形或散在粟粒样病灶相互融合。增强后骨质破坏区可见斑片状、环形不均匀强化。慢性白血病处于慢性期时骨髓受累程度较轻，当病变进入加速期或急性变期时，骨浸润MRI表现同急性白血病（图9-9-2）。

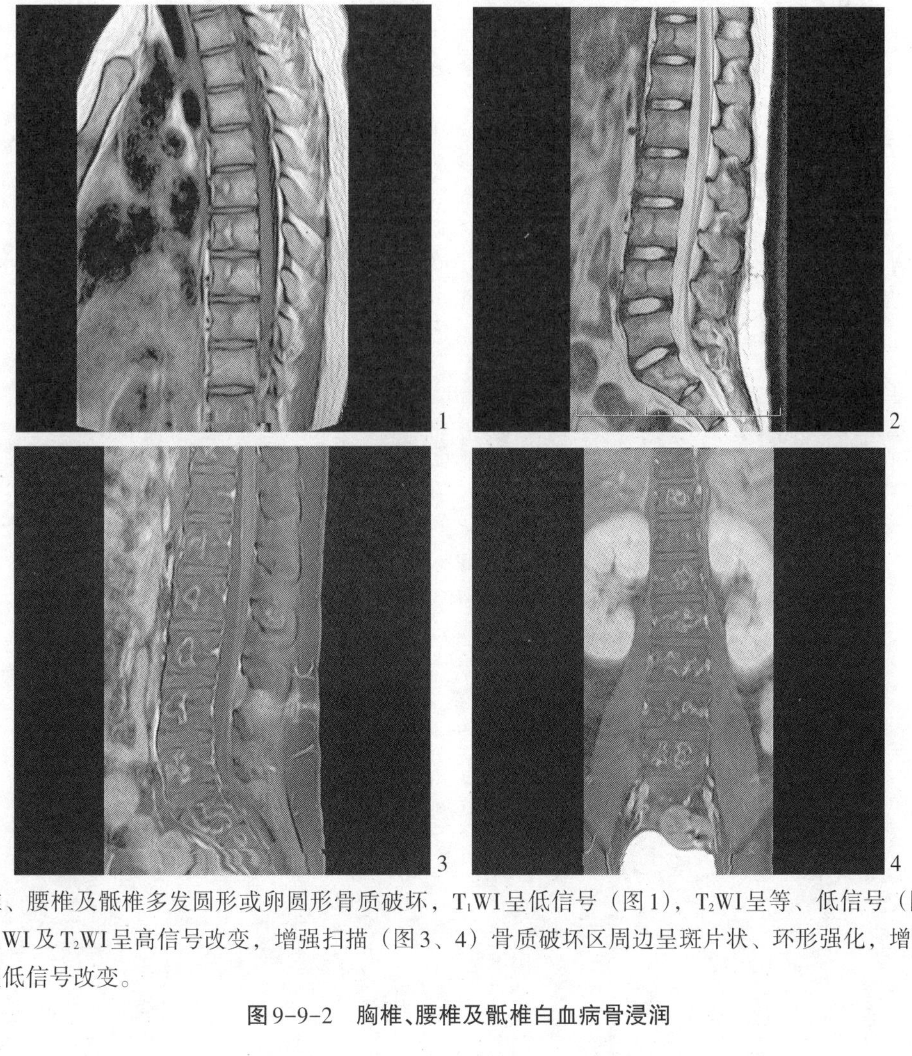

胸椎、腰椎及骶椎多发圆形或卵圆形骨质破坏，T_1WI呈低信号（图1），T_2WI呈等、低信号（图2），病灶中心T_1WI及T_2WI呈高信号改变，增强扫描（图3、4）骨质破坏区周边呈斑片状、环形强化，增强抑脂病灶中心呈低信号改变。

图9-9-2　胸椎、腰椎及骶椎白血病骨浸润

【诊断与鉴别诊断】

白血病骨浸润的MRI表现为椎体或四肢长骨近端、干骺端局灶性或弥漫性骨髓信号异常，T_1WI序列较为敏感，病变区呈低信号改变，诊断时需要结合白血病病史。当椎体病灶内出现圆形、卵圆形并相互融合成溶骨性病变时，常需要与溶骨性骨转移瘤鉴别。溶骨性转移瘤的骨质破坏可以大小不一，边缘模糊，骨质破坏多先累及椎弓，也可同时累及椎体及椎弓，而白血病骨浸润常累及椎体，很少累及椎弓。

（李芸芝，刘鹏）

第十章 脊柱与脊髓

第一节 MRI检查技术

脊柱和脊髓MRI检查通常采用矢状面和横断面成像，有时加做冠状面扫描，以鉴别髓内、外病变及了解病变侵及的范围，显示病变全貌。

一、颈椎MRI检查

颈椎MRI检查最好采用正交线圈或相控阵线圈，由于线圈距离气管较近，如果线圈前方位置摆放不当，就会产生很大的呼吸伪影。

矢状面通常采用SE序列T_1加权和FSE序列T_2加权，层厚4～5 mm，间距1 mm，视野24 mm×24 mm，矩阵256×192，NEX=4。可在Gd-DTPA增强前后使用。FSE序列T_2加权采用TR3000 ms，TE100 ms。STIR序列可以提高检出脊髓及软组织病变（如感染、创伤和转移性疾病）的敏感性。

颈椎横断面扫描通常采用T_2加权，TR700 ms，TE20 ms，翻转角30°，视野16 cm×16 cm。SE序列T_1加权可在增强前后使用，应采用流动补偿以减少血管及脑脊液流动伪影。磁化转换梯度回波与GE序列、FSE序列T_2加权相比对比度提高，可更好地显示椎间盘突出、椎间孔狭窄及髓内病变。

二、胸腰椎MRI检查

胸腰椎检查采用表面线圈、正交（方形）线圈或相控阵线圈。如果表面线圈可覆盖整个脊柱或采用相控复合线圈，根据成像的解剖部位选择性激励线圈，可以不用移动患者位置而改变感兴趣区。胸腰椎的矢状面成像包括SE序列T_1加权、T_2加权，FSE序列T_2加权及STIR序列。T_1加权采用层厚4～5 mm，间距1 mm，视野30 mm×30 mm，矩阵256×192或256×256，TR 500 ms，TE 20 ms。T_2加权采用TR 2000 ms，TE 80 ms，矩阵256×192，NEX=2。一般情况下，由FSE序列T_2加权代替SE序列T_2加权，FSE序列T_2加权采用TR 3000～5000 ms，TE 90～110 ms。胸腰椎横断面成像一般采用FSE序列T_2加权，视野18 cm，其他参数同矢状面成像。STIR序列对于感染及转移性病变的诊断有较高的价值，常用参数为TR 3500 ms，TE 35 ms，TI 110 ms。

MRI对比剂的应用可提高脊髓病变的检出率和诊断的正确率。其主要用于T_1WI，可缩短T_1。对比剂为Gd-DTPA，通常按0.1 mmol/kg体重静脉给药，即进行增强后扫描，其增强效果可维持45 min。

三、MRI新技术的应用

1.扩散加权成像（diffusion weighted imaging，DWI）

扩散加权成像是目前唯一能够检测活体组织内水分子扩散运动的无创性方法，能够提供定性和定量的功能信息，通过分析细胞内外水分子跨膜运动功能状态的改变来诊断和鉴别疾病。与常规MRI序列相比，DWI对脊柱与脊髓病变的检出更敏感，能够早期发现病变，提供定性、定量的功能信息，同时DWI作为一种无创的MRI检查方法，可重复性好，对骨髓病变治疗后疗效评价有一定价值。

2.扩散张量成像（diffusion tensor imaging，DTI）及扩散张量纤维束成像（diffusion tensor tractography，DTT）

扩散张量成像及扩散张量纤维束成像是目前唯一能在活体三维显示白质纤维束的无创性成像方法，在中枢神经系统的应用已日趋成熟，可以显示主要的脑白质纤维束及其异常改变。DTT图能直观显示脊髓纤维束及其异常改变，有助于病变压迫脊髓的精确定位及脊髓受损程度的判断，对于脊髓损伤后的修复也能提供有价值的信息。近年来，脊髓DTI的研究逐渐成为热点，但由于脊髓体积较小、脑脊液搏动及局部骨结构造成的磁场不均匀等原因，脊髓DTI的研究仍处于初步阶段。

3.MR脊髓成像（MR Myelography，MRM）

MR脊髓成像又称MR脊髓水成像，它是用重T_2加权快速自旋回波（FSE）序列加脂肪抑制技术，获得高质量的脊髓蛛网膜下腔CSF影像。重T_2加权的效果，即用长TR加特长的TE，以增强CSF的信号，从而达到水成像，即“椎管造影”的效果。技术参数是TR/TE为10000 ms/200 ms，激励次数（NSA）为4，回波轨道长度（ETL）为16，层厚3 mm，无间隔连续扫描。此技术为非侵袭性的、安全的。不用对比剂，可免除蛛网膜下腔穿刺和对比剂所引起的副作用。目前认为此法可替代X射线脊髓造影和CT脊髓造影（CTM）。

第二节　正常脊柱与脊髓MRI表现

一、脊柱

椎体的信号依赖于骨髓内所含的成分，脊髓内松质骨主要成分为脂肪，T_1WI呈中等信号，T_2WI呈高信号，而致密的皮质骨部分在各个序列上均呈低信号。

椎间盘结构可分为软骨终板、柔软的髓核和纤维环三部分。软骨终板是覆盖在大部分椎体终板上的透明软骨，其周围是致密骨环、骨突环。纤维环分内纤维环和外纤维环（即Sharpey纤维）。椎间盘在T_1加权像上呈较低信号，分不清髓核与纤维环；在T_2加权像上髓核及内纤维环呈高信号，外纤维环在T_1加权像和T_2加权像上均为低信号，这反映了椎间盘内含水量较高。髓核富含水合胶原蛋白及糖蛋白，内纤维环以Ⅱ型胶原蛋白为主，而外纤维环以含较少水合物的Ⅰ型胶原蛋白为主。正常椎间盘髓核、内纤维环、外纤维环之间移行可清楚显示。随着椎间盘退变，含水量减少，则移行部变得不明显。在成人椎间盘中央可见到一横形低信号带，认为是凹入或折入的纤维组织造成，属正常表现。椎体后方中部可见水平走向条状凹陷，为正常椎基底静脉所致，在T_1加权像上呈低信号，在T_2加权像上呈高信号（图10-2-1、图10-2-2、图10-2-3、图10-2-4）。

二、脊髓

在脊柱结构中，前纵韧带和后纵韧带主要由成纤维和胶原组成，在T_1WI和T_2WI上均与椎间盘外环信号相似，呈低信号。前纵韧带、后纵韧带分别位于脊柱前、后方，多为纵行纤维，厚1～3 mm，椎体前、后纵韧带在各个序列上均为低信号。椎旁的神经孔内有脊神经根通过，呈中等信号，其周围为神经根袖和脂肪组织。

脊髓位于椎管内蛛网膜下隙中央，由灰质和白质组成，白质周围包绕灰质，灰质呈H形，中央管位于灰质中央，MRI可以分辨这些结构，在T_1WI信号差别小，不易区分，但是在T_2WI上灰质信号低于白质，灰质呈蝴蝶形。

蛛网膜下隙内为脑脊液，呈长T_1、长T_2信号，硬膜外间隙主要包括血管、少量脂肪和结缔组织。脂肪为短T_1、长T_2信号，黄韧带位于脊髓后方，呈中等信号。血管结构呈流空信号，在梯度回波序列可表现为高信号，增强扫描可有明显强化。脊膜由硬脊膜和蛛网膜组成，较薄，增强扫描时可呈线样强化。

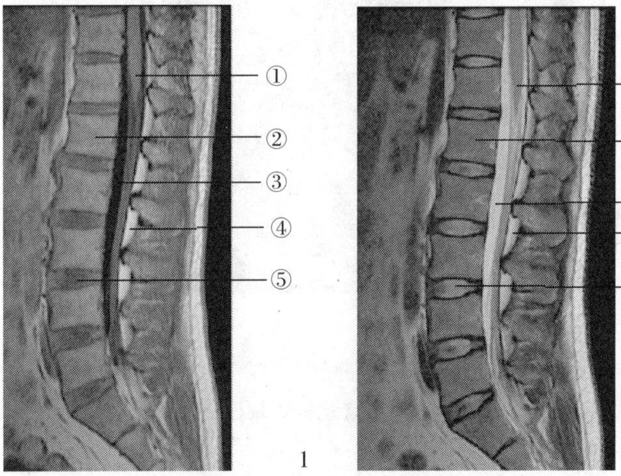

1.T_1WI；2.T_2WI。

①脊髓圆锥；②椎体；③蛛网膜下腔；④硬膜外脂肪；5椎间盘。

图10-2-1　正常腰椎矢状位MRI表现

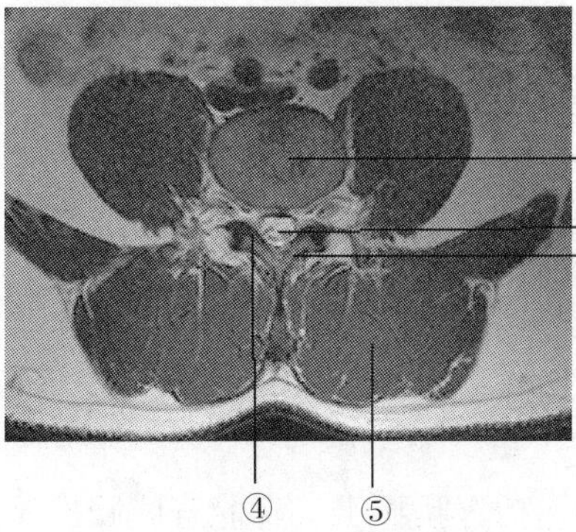

①椎间盘；②马尾神经；③椎弓板；④黄韧带；⑤竖脊肌。

图10-2-2　正常腰椎横轴位T_2WI

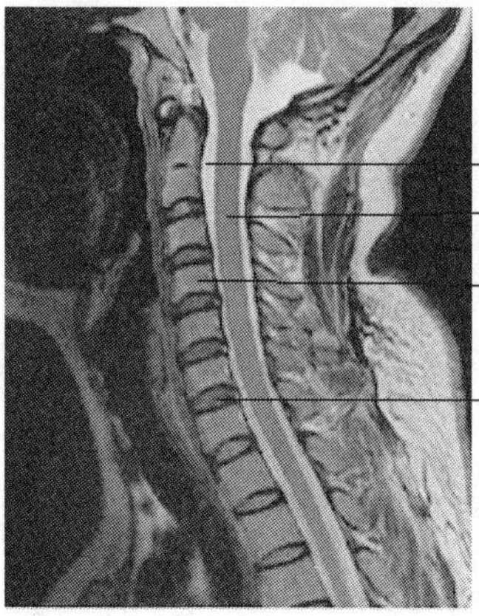

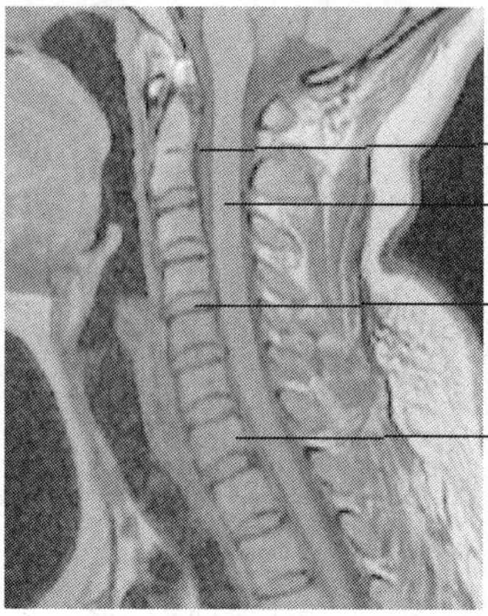

1.T_1WI；2.T_2WI。

①蛛网膜下腔；②脊髓；③椎体；④椎间盘。

图10-2-3 正常颈椎矢状位MRI表现

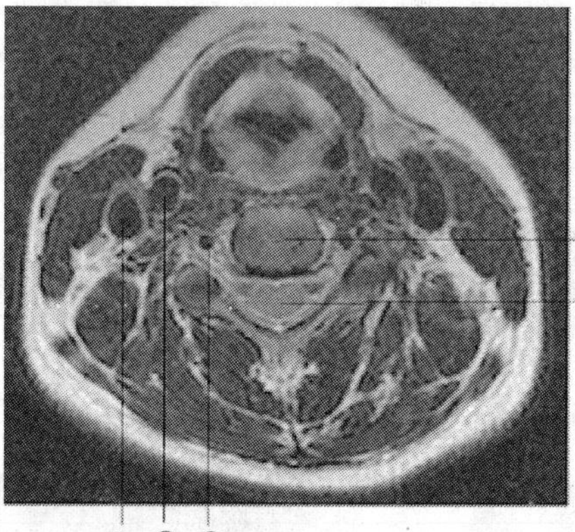

①椎体；②颈髓；③椎动脉；④颈总动脉；⑤颈静脉

图10-2-4 正常颈椎横轴位T_2WI

第三节 脊柱和脊髓先天畸形

一、脊柱神经管闭合不全

脊柱神经管闭合不全是由于脊柱中线部位间质、骨骼和神经组织未闭合或不完全闭合为特征的一系列先天性发育异常性病变，临床表现主要为背部中线部位软组织包块、皮肤异常（血管痣、皮肤凹陷、局部毛发增多和皮毛窦等）、下肢疼痛、无力以及膀胱功能障碍等。根据脊髓与脊柱的发育过程与畸形的关系，常分为开放性神经管闭合不全和隐性神经管闭合不全。

开放性脊柱神经管闭合不全包括脊膜膨出、脊髓脊膜膨出、后位脊膜膨出、脂肪脊髓脊膜膨出和脊髓囊状突出，均好发于腰骶段，男女发病率无明显差别。一般认为此组异常是在神经管形成阶段，神经后孔闭合障碍所致。临床上均以背部中线部位软组织包块为特征，但前两者的软组织包块均无皮肤覆盖而后三者则有皮肤覆盖。临床上脊髓膨出和脊髓脊膜膨出患者多由于病症严重而在出生后不久死亡；后位脊髓膨出、脂肪脊髓脊膜膨出和脊髓囊状突出症状较轻，病人常有下肢运动和感觉障碍以及直肠和膀胱功能障碍。

隐性神经管闭合不全是指表面有皮肤覆盖的，无暴露的神经组织及囊状结构的神经管闭合不全及相关中胚层结构异常，包括脑脊膜膨出、背侧皮毛窦、脊柱脂肪瘤、原发性脊髓拴系综合征、脊髓纵裂、骶尾部畸胎瘤。其中脑脊膜膨出发生率最高，约占50%。绝大多数隐性神经管闭合不全的患者均有不同程度的神经系统损害症状。虽然它们的病理学基础各不相同，临床表现也不完全相同，但其共同点是病变部位没有暴露的神经组织。

二、脊柱裂

脊柱裂为胚胎期软骨化中心或骨化中心缺乏，造成两侧椎弓在后面不愈合。

【病因】

脊柱裂是妊娠早期、胚胎发育时，由于外胚层和神经外胚层组织在分离时粘连，阻止了间充质在神经外胚层和皮肤外胚层之间延伸而至脊椎管的一部分没有完全闭合的状态。脊柱裂是一种常见的先天畸形。

【临床与病理】

脊柱裂系指两侧椎弓后部不连而在棘突或椎板产生不同程度的裂隙，脊柱裂相当多见，发生率约为20%，常累及1个或多个椎体，以下部腰椎或上部骶椎最常见，其次在颈部。脊柱裂的缺损大都在后侧，脊柱裂可分为下列几类。

（1）隐性脊柱裂

这一类畸形很多见，只累及骨结构。棘突和椎板不愈合，实际为椎板局部缺损，脊髓本身正常。缺损部位表面覆盖有纤维组织而无脊膜和脊髓膨出。覆盖隐性脊柱裂的皮肤可有色素沉着及毛发发生。少数局部继发脂肪瘤。

（2）脊柱裂伴有脑脊膜膨出

在脊柱缺损部位有囊状物，较多发生在腰骶部。肿物为圆形，可能长得很大，里面只有脑脊膜和脑脊液，没有脊髓的中枢神经组织。

（3）脊柱裂伴有脊髓脊膜膨出

脊柱裂伴有脊髓脊膜膨出多发生于腰骶部，亦可见于背部。肿物为圆形，可大如橘子，里面除脊膜和脑脊液外，还有神经组织。外面盖有很薄的皮肤，在中心区可能只盖有半透明的脊膜。

真性脊柱裂在腰部后正中线上出现囊性软组织包块，有波动，可被压缩，投照时呈半透明状，当哭闹或屏气时包块更为膨胀。隐性脊柱裂及脊膜膨出常无任何神经系统症状，而脊髓脊膜膨出则可因压迫脊膜和神经组织而出现较明显的症状，尤以运动神经受累较著，可发生下肢肌肉萎缩，痉挛严重者可完全瘫痪。此类病人还可合并其他先天畸形，如先天性髋关节脱臼、爪状足等。

【MRI表现】

MRI是诊断本病的最好检查方法。矢状面可清楚地显示脊膜膨出或脊髓脊膜膨出的全貌及其真实情况。可见蛛网膜下腔内的脑脊液与膨出囊袋中的脑脊液相通，在T_1WI上囊内脑脊液呈低信号，而脊髓组织则呈较高信号。在T_2WI上囊内脑脊液呈高信号，其内的脊髓组织信号则较低。同时MRI还能发现其他伴发畸形，如脊髓低位、脊髓拴系及脂肪脊髓脊膜膨出等（图10-3-1）。

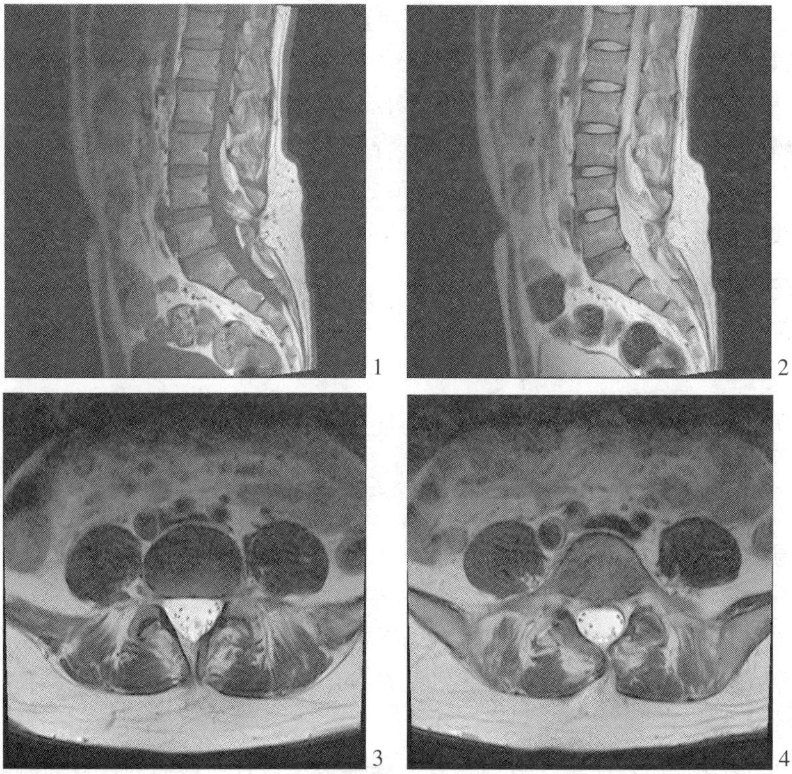

1.T_1WI矢状位；2. T_2WI矢状位；3、4. 不同层面T_2WI轴位。L4～5椎体层面椎管后缘可见梭形短T_1、长T_2信号影，L_4层面椎管变形，棘突缺如，局部脊膜脊髓膨出，相应皮下脂肪层增厚。

图 10-3-1　脊柱裂

【诊断与鉴别诊断】

单纯脊柱裂是一种比较常见的先天性发育异常，影像学表现简单明了，诊断并不难。即使有时易与不典型的椎体畸形中的蝴蝶椎相混淆，只要仔细观察与分析，不难区别。前者系椎弓椎板不连，椎体是完整的；后者是椎体中央产生裂隙，椎弓多完好。两者一个发病部位在脊椎后部，一个发病部位在脊椎前部。如果患椎后方伴有软组织包块，MRI可以区分是单纯脊膜膨出还是脊髓脊膜膨出。

三、脊膜膨出

【临床与病理】

胚胎发育早期有三个胚层组成，脊髓多由外胚层发育而来，组成椎管之骨与软组织由中胚层发育而来。发育过程中左右两半之中胚层组织逐渐将神经组织包围起来，若包围不全，即两侧椎骨未很好融合，可发生椎骨缺损，轻者并不发生脊髓和脊膜膨出，称为隐性脊柱裂，可无任何神经症状。重者或使脊膜向椎管膨出，称为脊膜膨出，它是单纯的脊膜经椎板缺损的部位向后突出形成囊壁为硬脊膜和蛛网膜，内含脑脊液的囊腔。

病人背部有囊性包块突出，表面有皮肤覆盖，常伴有下肢轻瘫或麻痹、膀胱或肠道功能障碍。

【MRI表现】

MRI可以多个位置显示脊柱局部的缺损或畸形，相应部位有与椎管蛛网膜下腔相沟通的囊状软组织包块凸向后背部，囊内呈长 T_1WI 及长 T_2WI 信号，其边缘光滑锐利。部分病人可伴有脊髓低位（图10-3-2）。

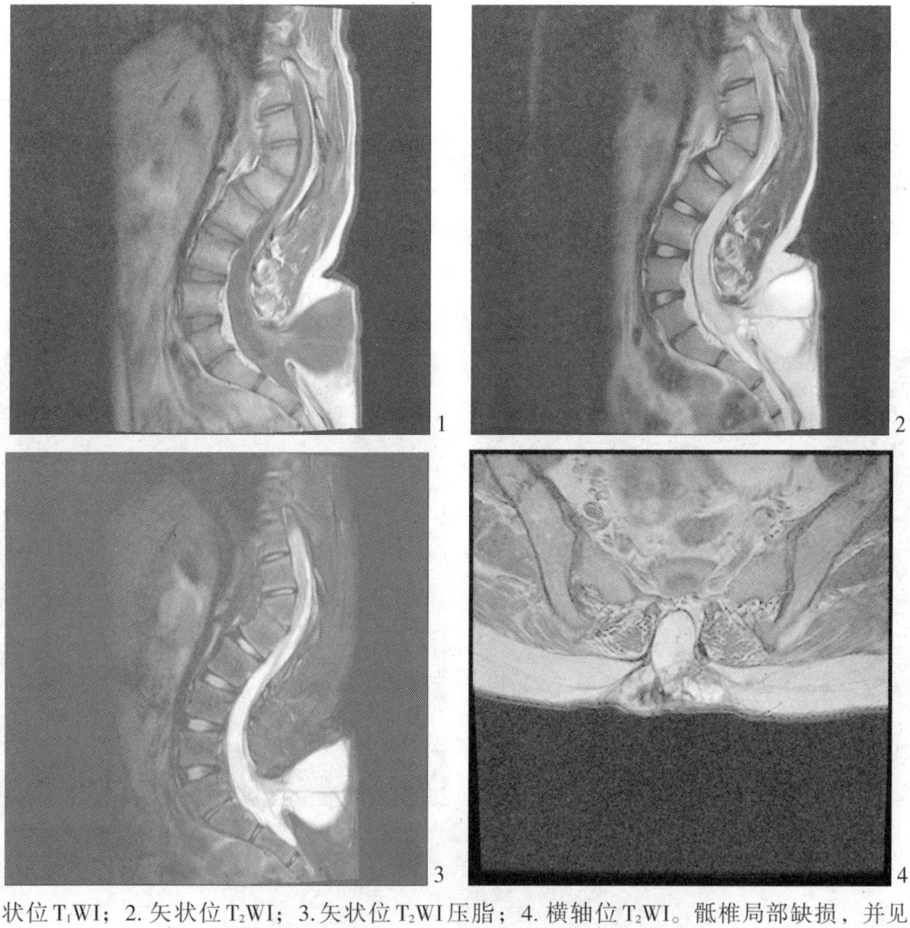

1. 矢状位 T_1WI；2. 矢状位 T_2WI；3. 矢状位 T_2WI 压脂；4. 横轴位 T_2WI。骶椎局部缺损，并见一囊状长 T_1、长 T_2 信号膨出，与蛛网膜下腔相通，边界清楚。

图10-3-2　骶尾部脊膜膨出

【诊断与鉴别诊断】

脊膜膨出通过患者病史、临床表现结合影像学表现可以做出诊断。主要与一些肿瘤性病变鉴别，如畸胎瘤、脊髓肿瘤、神经肠源性囊肿等。畸胎瘤呈囊性内含有脂肪成分及骨组织或钙化，增强后囊壁可见强化。神经肠源性囊肿囊内成分复杂，囊内可见分层现象，增强后囊壁无强化。

四、脊髓脊膜膨出

脊髓脊膜膨出与脊膜膨出伴随脊椎骨性椎弓先天缺损，称显性脊柱裂。国外的统计学资料表明，脊髓脊膜膨出或脊膜膨出在存活的新生儿发病率为2%，女性发病稍多于男性。脊髓脊膜膨出与脊膜膨出是由于胚胎发育时神经管形成阶段发生的神经孔闭合障碍所致。病变的发生率为：胸椎2%；胸腰段交界部32%；腰椎22%；腰骶部44%。

【病因】

脊髓脊膜膨出常为脊柱中胚层、外胚层发育障碍，发生粘连的脊髓、脊神经根、马尾与脊膜经发育不全的脊柱部位丛椎管突向背部，形成囊袋状膨出；其囊壁由蛛网膜、硬脊膜及皮肤构成，相应部位继发蛛网膜下腔扩大，囊内充有大量脑脊液。此类病人往往伴有其他中枢神经和骨骼系统缺陷。

【临床与病理】

本病多发生于腰骶椎，脊柱其他部位很少见。病人可有不同程度的骶背部痛，相应部位有软组织包块，严重者可发生程度不同的下肢迟缓性瘫痪及直肠、膀胱功能障碍。

【MRI表现】

MRI可以多个位置显示脊柱局部的缺损或畸形、脊髓脊膜向后膨出，T_1加权像显示肿块为低信号，其中异位的脊髓组织呈中等信号。局部的蛛网膜下腔扩大。还可清晰地显示并发的其他畸形。增强扫描无异常强化灶（图10-3-3）。

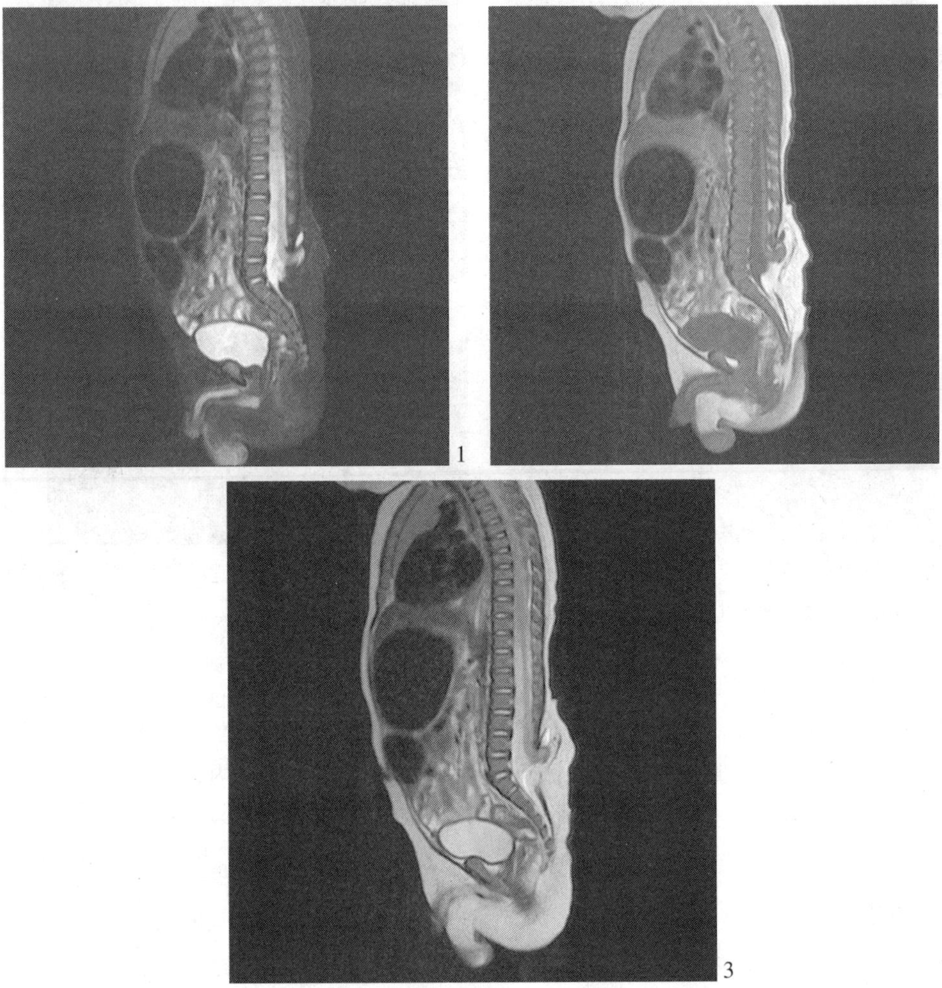

1 2 3

1. T_2WI脂肪抑制序列；2.T_1WI矢状位；3. T_2WI矢状位。腰骶局部骨质缺损，局部蛛网膜下腔扩大，脊髓脊膜向后膨出呈长T_1、稍长T_2信号肿块影，后方软组织增厚。

图10-3-3　脊髓脊膜膨出

【诊断与鉴别诊断】

脊髓脊膜膨出的诊断通过病史及临床表现结合影像学表现可以做出诊断。主要与一些肿瘤性病变鉴别，如畸胎瘤、脊髓肿瘤、神经肠源性囊肿等，良性畸胎瘤呈囊性肿物内含脂肪成分及骨组织或钙化，增强后囊壁可见强化。恶性畸胎瘤软组织成分占大部分，周围壁不完整，侵犯周围结构，增强后可见肿瘤异常强化。神经肠源性囊肿内成分复杂，囊内可见分层现象，增强后囊壁无强化。

五、脂肪瘤

【病因】

胚胎发育时，由于神经外胚层过早分离，导致脂肪脊髓膨出或脂肪脊髓脊膜膨出的发生。未闭合的神经管内的间叶组织分化为脂肪组织而导致椎管内脂肪瘤的发生。

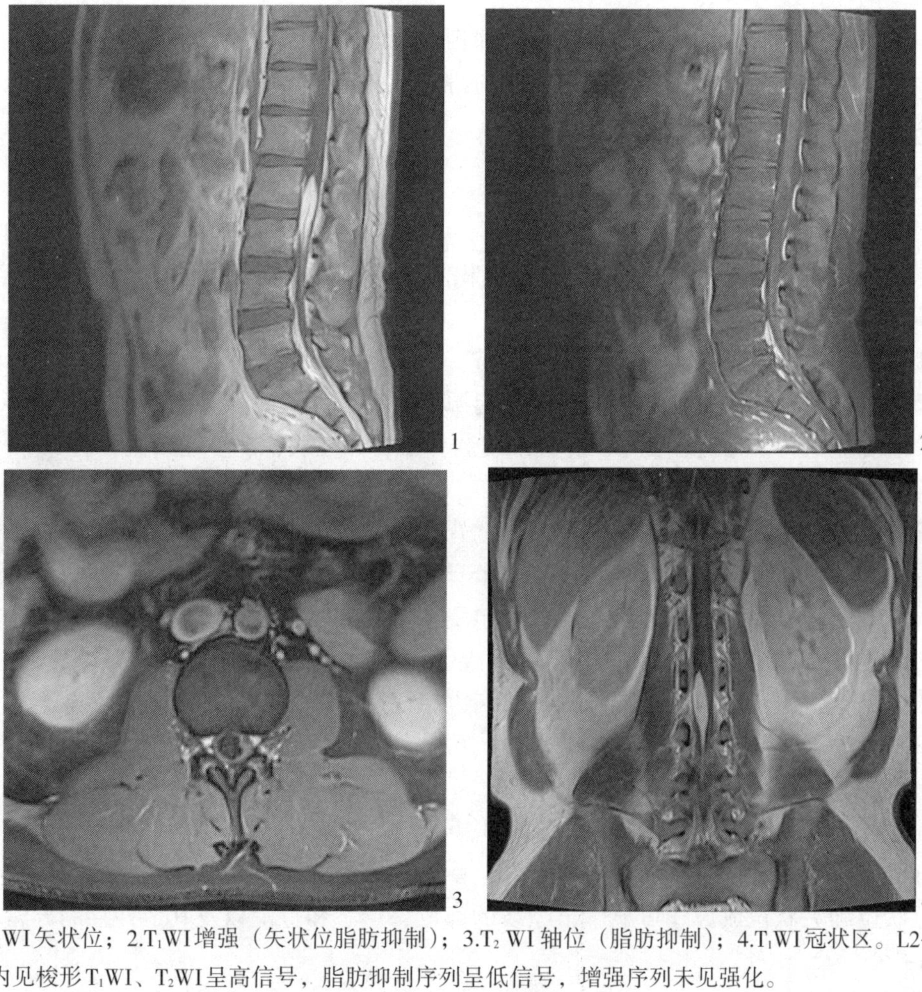

1.T_1WI矢状位；2.T_1WI增强（矢状位脂肪抑制）；3.T_2 WI轴位（脂肪抑制）；4.T_1WI冠状区。L2-3椎体水平椎管内见梭形T_1WI、T_2WI呈高信号，脂肪抑制序列呈低信号，增强序列未见强化。

图10-3-4　椎管内脂肪瘤

【临床与病理】

椎管内脂肪瘤为椎管内脊髓旁脂肪纤维性肿瘤。椎管内脂肪瘤为最常见的隐匿性脊柱裂病的合并症。

椎管内脂肪瘤分为三型：

①脂肪脊髓膨出或脂肪脊髓脊膜膨出，占84%；

②终丝纤维脂肪瘤，占12%；

③硬膜内脂肪瘤，占4%。

多数患者出生后无神经和泌尿系统的症状，随生长发育，由于髓内脂肪瘤使脊髓受牵拉，变直，引起脊髓缺血，而出现临床症状，被称为脊髓终丝牵拉综合征。临床表现主要为一些神经功能的障碍，如下肢感觉功能缺损、轻度偏瘫及神经源性膀胱炎等。

【MRI表现】

MRI在T_1WI、T_2WI上显示脂肪瘤呈高信号以及脊髓受压程度及椎管内脂肪瘤范围及椎管内伴发的畸形。位于胸段者常位于脊髓背侧，位于腰段者可位于脊髓背侧或腹侧，或环绕硬膜囊外生长，使之受压（图10-3-4）。

【诊断与鉴别诊断】

本病主要应与畸胎瘤、亚急性椎管内血肿相鉴别。畸胎瘤的影像学表现多样化，主要取决于肿瘤内部含有的组织成分。亚急性血肿在常规T_1WI及T_2WI上均呈高信号，可通过脂肪抑制来鉴别，在脂肪抑制像上血肿仍呈高信号，而脂肪瘤呈低信号。

六、脊髓纵裂

脊髓纵裂系指脊髓圆锥和马尾被纤维组织、骨或软骨呈纵向分开，为十分罕见的先天性发育畸形；多见于腰椎，3/4的病例伴有脊髓积水或（和）脊髓低位；也常合并椎骨发育异常，如椎骨分节异常、脊柱裂和脊膜膨出等。

【病因】

脊髓纵裂产生于胚胎发育的早期，可能起源于脊髓分离时内外胚层的粘连。大多发生于腰髓，女性发病率高。脊髓纵裂可伴有背部皮肤异常，如皮肤痣、多毛或血管瘤等。

【临床与病理】

脊髓纵裂是指脊髓内出现的纵向裂隙，把脊髓分为两个不对称的脊髓。每个脊髓内有偏心性的中央管及在腹背侧发出的神经根。两个脊髓之间的分隔由骨性、纤维性或软骨性组织组成。每个脊髓均有单独的蛛网膜及硬膜囊包绕。多数脊髓纵裂在脊髓尾端重新融合，少数病变脊髓纵裂可向下延伸产生两个脊髓圆锥，导致脊髓圆锥低位及终丝增粗。

临床多见于女性，最常见于腰椎。多数病人在病变节段的背部中线附近可有毛发丛、胎痣、皮下脂肪瘤等，少数病人可出现尿失禁、下肢运动或感觉功能障碍等体征。

【MRI表现】

MRI横断面和冠状面无论T_1WI还是T_2WI均可清楚地显示脊髓分裂的“双脊髓”征象，其骨性或纤维性分隔呈低信号，而软骨性分隔呈中高信号，并见双分的脊髓之间有脑脊液充盈信号。冠状位和矢状位成像还可显示出纵裂的部位、形态和范围以及其他并存的异常和畸形（图10-3-5）。

【诊断与鉴别诊断】

本病往往存在多种脊椎畸形，如椎体发育不全、脊柱未分节、半椎体、蝴蝶椎及脊柱侧弯后凸等。影像学上的典型征象是脊髓造影时，于骨性、软骨性或纤维性间隔两旁的半个脊髓只有外侧神经鞘袖而无内侧神经鞘袖。在MRI平扫中，能发现椎管中央之纵行骨性、软骨性或纤维性间隔则有特征性意义。

脊髓纵裂需与椎体后缘软骨结节及退变性骨质增生相区别，前者被推入椎管的骨片多呈横向或斜向走行，两端与椎体骨突环相连或游离，其前方椎体均有相应的骨质缺损区。后者多发生于中老年人，椎体后缘的骨赘较小且短，可压迫硬膜囊但不会使其分裂为二，同时常为多椎体发病。

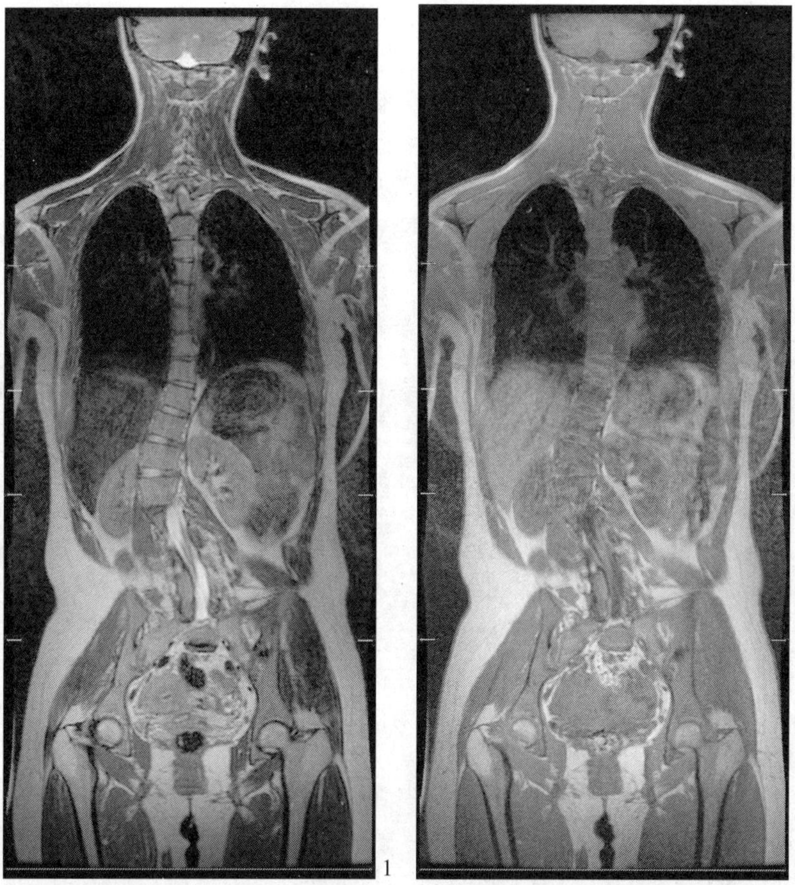

1. 冠状位 T_2WI；2. 冠状位 T_1WI。腰段脊髓分裂呈“双脊髓改变”，周围见长 T_1、长 T_2 信号脑脊液充盈；合并脊柱侧弯畸形。

图 10-3-5 脊髓纵裂

七、原发性脊髓拴系综合征

脊髓拴系综合征（tethered cord syndrome，TCS）是一组临床综合征，包括在腰骶部发生的一组脊髓脊柱畸形。它是由妊娠早期叶酸缺乏、神经管闭合畸形所致的先天性疾病。临床定义为脊髓发育畸形致脊髓圆锥低位，脊髓圆锥低于L3椎体以下，伴有慢性脊髓损伤引起的下肢功能及大小便功能障碍等异常，临床上有特定的治疗价值。依据脊髓拴系原因，影像学将其分为终丝增粗紧张型、脂肪瘤型、单纯脊膜膨出型、脊髓脊膜膨出型和手术后瘢痕粘连型。

【病因】

脊髓和脊柱末端的各种先天性发育异常均可导致脊髓拴系，如隐性脊柱裂、脊膜膨出、脊髓脊膜膨出、脊髓终丝紧张、腰骶椎管内脂肪瘤、先天性囊肿及皮毛窦等。除了前述各种先天性因素外，腰骶部脊膜膨出手术后粘连亦可导致脊髓再拴系。一般认为，脊髓拴系使脊髓末端发生血液循环障碍，从而导致相应的神经症状。

【临床与病理】

脊髓拴系综合征是一组脊髓脊柱先天性发育畸形性疾病。早年，临床医生可发现腰背部的脊膜膨出囊，或腰背部的脂肪瘤、毛发等。随着婴儿生长，年龄增大，部分儿童出现不同程度的二便障碍，一部分儿童出现一侧或双侧马蹄内翻足，行走困难。少部分病例成年后才得到确诊，患者可有不同程度的下肢神经功能损害以及下肢皮温低、顽固性足溃疡等。严重者可有足趾感染性骨髓炎改变，以致足趾手术切除。

病理学特征是脊髓圆锥低位，圆锥位于L3～S2椎体层面不等。脊髓腰膨大消失，脊髓张力高，脊髓纤细，可伴有空洞。腰背部及骶尾部见各种解剖结构异常、足马蹄内翻畸形等。

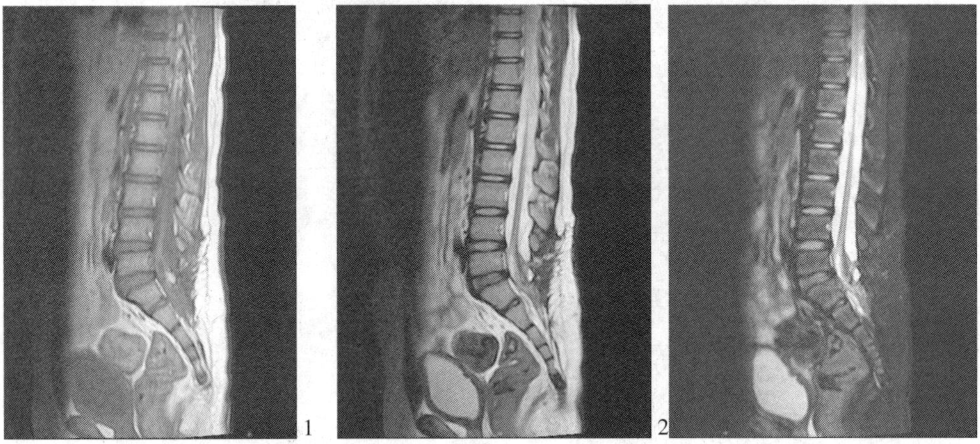

1 2 3

1.T_1WI矢状位；2. T_2WI矢状位；3.T_2WI脂肪抑制序列。L_5、S_1椎体椎板、棘突部分缺如，腰骶椎蛛网膜下腔增宽，脊髓圆锥低位，平L_5/S_1水平，终丝增粗，走行迂曲，并与周围组织粘连，局部可见斑片状T_1WI、T_2WI高信号，T_2脂肪抑制序列呈低信号影（脂肪瘤）。

图10-3-6　原发性脊髓拴系综合征

【MRI表现】

脊柱矢状面T_1WI和T_2WI显示脊髓圆锥位于L_3椎体以下，脊髓腰膨大消失，脊髓张力不同程度地增高。部分病例脊髓内可见长T_1、长T_2空洞信号。常伴椎管宽大，椎板发育不良等异常（图10-3-6）。不同类型脊髓拴系的MRI表现可有不同，分述如下：

（1）终丝增粗紧张型

除脊髓圆锥低位外，可见终丝增粗、变短、将脊髓拴系于L_3椎体以下水平。

（2）脂肪瘤型

腰骶部显示脂肪瘤。后者呈短T_1、长T_2信号，可大可小。脂肪信号与低位脊髓圆锥粘连。可伴有局部椎板裂。腰骶部椎管内、外脂肪瘤可通过裂口相连。

（3）单纯脊膜膨出型

脊髓圆锥低位，腰骶部椎板、棘突裂，裂口可大可小。脊膜通过裂口膨出，膨出囊内脑脊液呈长T_1、长T_2信号，内无神经组织信号。

（4）脊髓脊膜膨出型

在椎板裂、膨出囊的基础上，MRI显示脊髓、脊髓圆锥、马尾等神经组织进入膨出囊，表现为长T_1、长T_2的脑脊液中显示神经组织结构和信号。

（5）手术后瘢痕粘连型

脊髓圆锥低位，无其他异常。腰背部可见手术瘢痕信号，脊髓圆锥与裂口粘连。

【诊断与鉴别诊断】

脊髓拴系综合征的影像诊断和鉴别诊断并不困难，MRI图像质量是正确诊断的基础。但临床鉴别诊断很重要，如未进行脊柱MRI检查，可被误诊为小儿脑瘫所致下肢畸形。

八、背部皮毛窦

【病因】

背部皮毛窦（dersal dermal sinuses）由窦口、窦道及囊肿3部分组成。其发生原因，与胚胎早期的变异有关，由于在胚胎第3～5周神经管闭合过程中胚胎背部的神经外胚层与皮肤外胚层分开，这时如果受到各种因素的影响，两者不能完全分开，会导致先天性皮毛窦的形成，多伴有骶尾部隐性脊椎裂。

【临床与病理】

窦道外口多见于背部中线皮肤，尤以腰骶部及顶枕部中线多见，胸段者少见，外口皮肤多有颜色的改变，可伴有或不伴有局部凹陷及隆起，部分患者还可有局部毛发增生。窦道的内外口不一定在同一椎体水平，有时相差2～5个椎体。窦道可长可短亦可中断，窦道将皮肤与中枢神经组织相连，内口可扩张为一个或多个皮样或上皮样囊肿。窦道始端大多在硬膜内及脑脊膜外，少数在髓内或硬膜下。可伴有其他先天畸形。

皮毛窦口对外是开放的，由于内口与外口相通，早期囊肿小，缺乏神经压迫症状，容易漏诊，同时也是感染的门户。感染后一方面炎症沿窦道侵犯神经组织，造成椎管内、颅内感染。皮毛窦继发的椎管内感染和颅内感染，由于直接反复感染，病变范围较广泛，与单纯脊髓炎不同。另一方面，囊肿逐渐变大，压力增高，出现神经系统压迫症状。所以皮毛窦多在并发有严重的中枢神经系统感染后才被发现，导致患儿多次反复感染累及脑脊髓出现症状才被诊治。

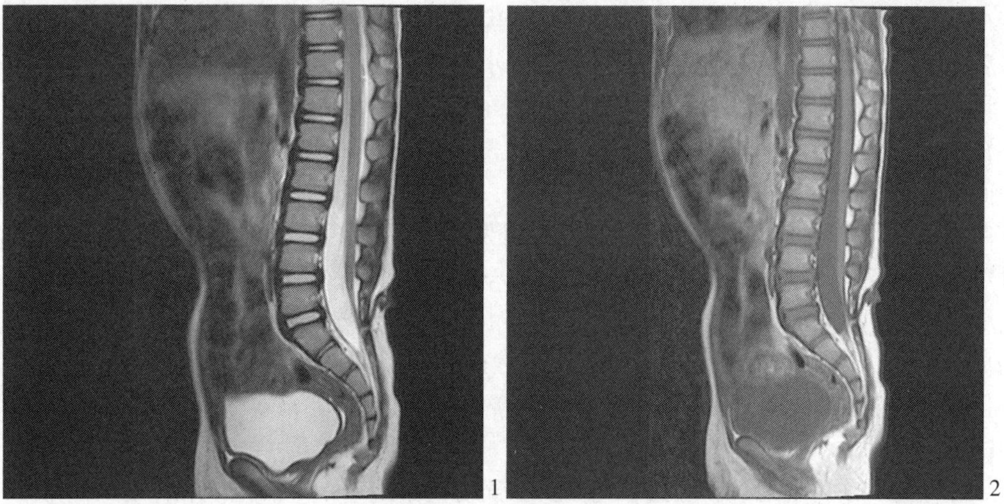

1.矢状位T_2WI；2.矢状位T_1WI。背部皮肤凹陷，显示窦道。

图10-3-7 腰骶部皮毛窦

【MRI表现】

MRI薄层连续矢状位T_1加权像有利于显示窦道、外口、内口，正中矢状位和旁矢状位图像显示清晰。未并发皮样囊肿者窦口常较小，各种影像学检查不易发现。窦道于MRI的T_1加权图像和T_2加权图像中均为低信号，如窦内含有脂肪可为高信号。窦道内侧端常与终丝或拴系脊髓的背面附着部相粘连，外口呈漏斗状，窦口有上皮膜覆盖。若窦管扩张或有皮样囊肿时，MRI示长T_1、长T_2或短T_1、长T_2信号肿块（图10-3-7）。

九、脊髓空洞症

【病因】

脊髓空洞症（syringomyelia）是一种髓内的慢性进行性疾病，第四脑室出口阻塞性病变、血管异常、外伤后坏死液积聚以及血管周围间隙的渗透等均被认为是脊髓空洞症的病因，目前认为，枕大孔区阻塞性病变是空洞形成的原因之一，具有搏动性的脑脊液通过正中孔不断冲击脊髓中央管使之逐渐扩大，甚至破入脊髓实质形成空洞。先天性原因常见的是Chiari畸形，后天性原因有外伤、肿瘤、蛛网膜炎或者粘连、脊髓拴系等。引起空洞的机制主要有以下几种解释：脊髓实质因肿瘤或外伤破坏或撕裂形成瘘，瘘与脊髓中央管或蛛网膜下腔相通。脑脊液压力性波动，空洞可呈管状或串珠状改变，用力咳嗽等可使椎管内压力增加，由此使脑脊液进行性增多，波动加强，从而使空洞不断扩大和延长。脊髓空洞症分类较混乱，按空洞是否与蛛网膜下腔或脑室相交通分为交通性脊髓空洞症和非交通性脊髓空洞症，前者又称脊髓积水（hydromyelia）。按病因可将脊髓空洞症分为先天性脊髓空洞症和获得性脊髓空洞症。前者多伴有小脑扁桃体延髓联合畸形（Arnoid-Chiari malformation）等先天性发育异常，后者多伴有外伤、肿瘤、蛛网膜炎或变性疾病等。

【临床与病理】

脊髓空洞症好发年龄为25～40岁，男性发病略多于女性。脊髓空洞症的临床表现多样，以感觉障碍为首发症状的居多。主要表现为节段性分离性感觉障碍即痛、温觉消失，触觉存在；相应肌群的下运动神经元性瘫痪、肌肉萎缩；若锥体束受累则可出现上运动神经元损害后症状。临床上还应引起重视的是，合并小脑扁桃体下疝畸形的脊髓空洞症患者常有慢性枕骨大孔疝形成，达到一定程度时，会导致病情突然恶化。

脊髓空洞症可分为先天性和获得性两种。先天性脊髓空洞症多在先天性脊髓积水基础上发展而来。脊髓积水为内衬室管膜的中央管扩大所致，扩张的中央管破裂，脑脊液进入脊髓实质内形成脊髓空洞症。获得性脊髓空洞症可发生于脊髓任何节段，颈髓和上胸髓最常见，有时可累及延髓、下胸髓甚至脊髓全长。病理学改变主要是脊髓坏死，其内空洞形成，周围角质增生，空洞内成分与脑脊液相似。空洞壁由星形细胞或室管膜细胞构成。空洞内角质增生构成分隔，这时空洞表现为腊肠样或多房性改变，这种改变在外伤后脊髓空洞症中更常见，且常呈偏心性。

【MRI表现】

MRI为显示该病变的最佳方法，尤其矢状面可清晰地显示空洞范围和伴发的畸形。一般表现为脊髓增粗，其中央或略偏中央见充满液体的空洞，T_1WI表现为脊髓中央低信号的管状扩张，T_2WI空洞内液体呈高信号，无论T_1WI、T_2WI，空洞内液体信号均匀一致。T_1WI和T_2WI上信号和脑脊液一致，空洞与正常脊髓之间分界清晰，有时可见空洞周围的脊髓组织

T_2WI呈高信号。横断面上空洞多呈圆形，有时形态不甚规则或呈双腔形，边缘清楚光滑。空洞相应脊髓节段均匀膨大。脊髓空洞症伴出血时，在T_1WI、T_2WI上均可见到高信号的出血区域。

由于脑脊液的搏动，使自旋相移增加，此时T_2WI上脑脊液呈低信号，这种现象称脑脊液流空现象。脊髓空洞内液体与脑脊液通路相交通，并可具有搏动，因此可在T_2WI上见到低信号的脑脊液流空现象，与T_1WI所见颇为相似。由于空洞内液搏动程度不同，信号缺失区的形态可与T_1WI时的范围不一致。多房性空洞由于分隔的存在导致搏动减弱，脑脊液流空现象出现率较低，但当出现交通后空洞内流空现象出现率明显增多，因此，在随访中发现流空现象缺失则提示多房分隔的存在。非搏动性空洞常为单发，其长度、直径均小，实施分流术后空洞内搏动幅度减弱甚至消失，因此，空洞内流空现象的观察可作为手术疗效观察的一项指标（图10-3-8）。

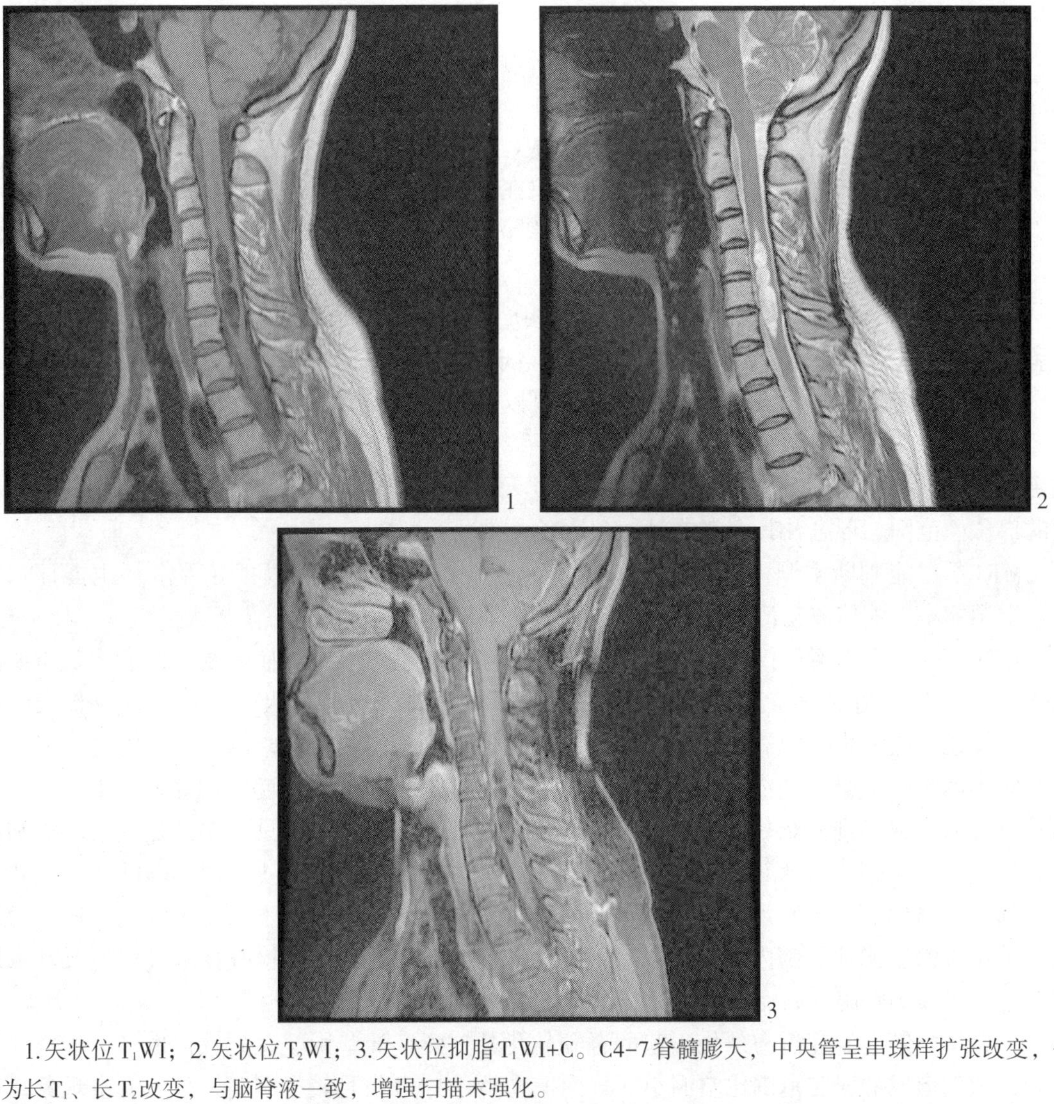

1.矢状位T_1WI；2.矢状位T_2WI；3.矢状位抑脂T_1WI+C。C4-7脊髓膨大，中央管呈串珠样扩张改变，信号为长T_1、长T_2改变，与脑脊液一致，增强扫描未强化。

图10-3-8　颈髓脊髓空洞

交通性脊髓空洞症常伴有小脑扁桃体延髓联合畸形，MRI可以清晰地显示小脑扁桃体下降的程度及颅颈交界部位的其他异常，并可观察是否有脑积水等情况，此类空洞多见于颈髓和上胸髓，平均累及7～8个节段，有些仅累及一个节段，亦可累及脊髓全长，表现为脊髓内与邻近脑脊液相似的异常信号区，T_1WI呈低信号，T_2WI呈高信号，多位于脊髓中央，矢状面呈管状扩张，横断面呈圆形，平均直径为5.5 mm，边缘光整，有些形态可不规则或呈双腔形，半数病人脊髓显示均匀性膨大，交通性脊髓空洞症患者其空洞常与第四脑室相通，脑脊液流空现象出现率较高，约有81%的脊髓空洞症患者可见到低信号流空现象。

外伤后脊髓空洞症约占脊髓空洞症的27.6%，一般发生于外伤后的数月到数年，可以缓慢发展亦可快速进行性发展，空洞内液性成分与脑脊液相似，空洞的形成与外伤后出血坏死、蛛网膜粘连和咳嗽等引起蛛网膜下腔内压增高等因素有关。起病部位与外伤部位及损伤程度不甚一致，常累及8～9个节段，平均直径为6 mm，常呈偏心性，多不与中央管或蛛网膜下腔相通，多房性或腊肠样空洞较其他类型的脊髓空洞症常见，由于胶质增生水肿及脊髓软化的存在，在T_2WI上常可见到异常高信号区。

伴脊髓肿瘤的空洞症，尤以伴发髓内肿瘤为多，占16.4%～75%，如室管膜瘤、星形细胞瘤、神经胶质瘤和胶质细胞瘤；伴发髓外肿瘤者较少，空洞壁较厚，边缘不规则，与正常组织分界欠清晰，信号强度不甚一致，在T_2WI上肿瘤的囊性部分往往较空洞内液性信号更高。流空现象在肿瘤的囊性部分不能见到，但在伴发空洞者的发生率为22%，肿瘤部分脊髓呈不规则膨大。静脉注射Gd-DTPA后肿瘤组织呈现明显的高信号。

【诊断与鉴别诊断】

脊髓空洞症诊断主要依据为MRI上可见相应的脊髓膨大，中央有与脑脊液相似的信号，T_1呈低信号，T_2呈高信号，有时可见脑脊液流空现象。

典型的脊髓空洞症根据临床表现几乎也可以确诊，但影像学检查必不可少。影像学检查中，MRI检查在脊髓空洞症的诊断中具有其他检查无法比拟的优越性，是诊断脊髓空洞的最佳手段，能多平面、高分辨力地显示脊髓，且无辐射损害和骨伪影，并能清晰直观地显示空洞的部位、范围、形态及其内部情况。

MRI不仅能判断空洞内液体有无搏动、清晰显示空洞内隔膜以指导手术，也能评估疗效。空洞缩小、液体波动消失，提示疗效佳；反之，空洞有可能进一步扩大。

MRI检查的意义不仅仅在于病例的确诊，还在于它对脊髓空洞症的原因也能提供重要的线索，对于与脊髓空洞症伴发的各种先天性畸形如枕骨大孔区先天性畸形等以及伴发的肿瘤、脊柱或脊髓外伤、脊髓或脊膜炎症等MRI均能准确检出。脊髓空洞症与髓内肿瘤的鉴别一般并不困难，但是当髓内肿瘤囊性变时也会在MRI上呈现类似脊髓空洞症的长T_1、长T_2的信号改变而导致鉴别困难。而且在临床上，髓内肿瘤囊性变并非少见，尤其是室管膜瘤和星形胶质细胞瘤。但一般来说，髓内肿瘤发生囊变的往往只是部分，瘤体行MRI增强扫描时，囊变部分不强化而其余瘤体会发生强化，而脊髓空洞症的空洞一般不强化。因此，通过增强扫描可使脊髓空洞症与髓内肿瘤得以鉴别；另外，MRI中的FLAIR检查技术（快速反转恢复序列）对于鉴别脊髓空洞症与髓内肿瘤也有一定的意义。

不典型脊髓空洞症需与外伤引起的脊髓软化灶、囊变灶鉴别。脊髓软化也多见于脊髓外伤后，软化形成的囊腔范围比空洞小，且内壁光整，T_2WI信号较空洞高，且无流空现象，这些特征改变可成为该症的影像学诊断标准。

第四节 脊柱病变

一、脊柱退行性病变

脊柱是人体的重要结构，由骨、软骨、韧带、椎间盘、小关节、肌肉、血管神经等组成。脊柱发育完成后，随着运动、劳动强度增加，骨、软骨、椎间盘、韧带、小关节等组织逐渐发生退行性病变。退行性病变可以某种组织较为明显，也可几种组织同时发生。退行性病变导致组织的形态与功能变化，影响血管神经和正常功能。

【病因】

脊柱退行性病变（degenerative spinal diseases）多为生理性老化过程，一般不引起明显症状。遗传性、自身免疫性、急性创伤或慢性劳损等原因，也可促使脊椎发生退行性病变。

【临床与病理】

病理上，脊柱退行性病变包括椎间盘、椎间关节、韧带和椎体等的退行性病变，以下位颈椎和下位腰椎最易受累。主要病变包括：

1.椎间盘退行性病变

（1）纤维环退行性病变

多发生于20岁以后，出现网状、玻璃样变及裂隙改变，并向周围膨出，退行性病变处可有钙盐沉着。

（2）软骨终板退行性病变

表现为软骨细胞坏死、囊变、钙化和裂隙。

（3）髓核退行性病变

晚于纤维环退行性病变，主要表现为脱水、碎裂，有时可出现气体（影像上称为真空现象）和钙化。

2.椎间关节退行性病变

多为椎间盘退行性病变以后导致的椎间关节异常活动和失稳所致。早期表现为损伤性滑膜炎，随之出现关节软骨损伤，关节间隙变窄，软骨下骨质增生、硬化、囊变，边缘部骨赘形成，关节囊松弛、钙化，关节脱位，关节内可见气体聚积等。

3.韧带退行性病变

脊椎失稳引起周围韧带受力增加，出现纤维增生、硬化、钙化或骨化，多见于前纵韧带、后纵韧带和黄韧带。

4.脊椎骨质病变

椎间盘变性可引起相邻椎体骨质发生骨髓水肿、脂肪沉积、骨质增生肥大等。

5.继发性病变

上述诸结构的退行性病变可引起椎管、椎间孔及侧隐窝的继发性狭窄，甚至脊椎滑脱等。

临床一般无明显症状，或只有颈、腰背部僵硬或（和）疼痛。并发椎间盘突出、椎管狭窄和脊椎滑脱等病变时，常压迫脊髓、神经根和血管，引起相应症状和体征。

【MRI表现】

脊柱退行性病变的具体部位不同，MRI表现不同（图10-4-1）。

1. 椎体骨质退行性病变

（1）皮质骨退行性病变：MRI显示椎体边缘皮质骨质增生、变尖、局部增厚，严重者两椎体间形成骨桥，呈长T_1、长T_2信号，或短T_1、长T_2信号；

（2）松质骨退行性病变：包括松质骨内脂肪退行性病变和成骨性退行性病变，前者表现为椎体内局限性长T_2、短T_1信号，病灶呈团状，边界清楚，脂肪抑制T_2WI检查时病变呈低信号；后者又称骨岛，MRI呈团状长T_1、短T_2信号，CT和X射线呈高密度。

2. 椎体终板退行性病变

与椎间盘变性有关。随着椎间盘变性，并刺激终板，使椎体终板和相邻骨质发生异常。椎体终板及终板下区骨髓表现按Modic法分为三型：ModicⅠ型表现为长T_1、长T_2信号，病理基础为终板与相邻骨质发生无菌性骨炎；ModicⅡ型表现为短T_1、长T_2信号影，病理基础为骨髓脂肪沉积；ModicⅢ型表现为长T_1、短T_2信号影，病理基础为骨质硬化。

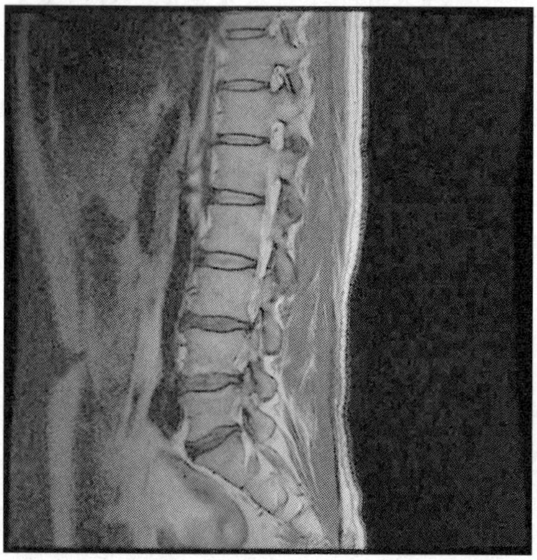
1

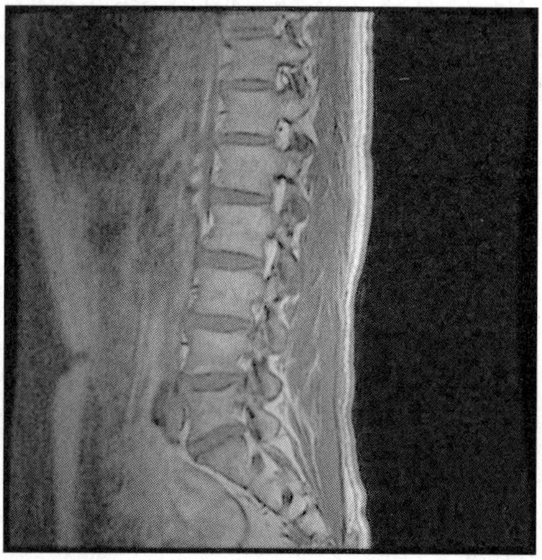
2

1.矢状位T_2WI；2.矢状位T_1WI。腰椎生理曲度变直，椎体骨质增生变尖，椎体信号混杂，可见多发团状长T_2短T_1信号影。

图10-4-1　腰椎退行性病变

3. 后纵韧带骨化

以颈段多见，胸腰段少见。病变可以是局部的，也可以是较大范围，T_2WI呈明显短T_2信号，T_1WI呈等T_1或长T_1信号。矢状面MRI能较好地显示其范围，轴面MRI能较好地显示其与椎管、脊髓的关系，局部椎管狭窄。

4. 黄韧带骨化

可于局部椎体发生，也可于多个椎体发生。后者以下颈上胸及胸腰段居多。增厚、钙化的黄韧带在T_2WI呈低信号，在T_1WI呈等信号，从背侧压迫脊髓，是椎管狭窄的原因之一。

5. 椎体小关节炎

椎间盘退行性病变，椎间盘变窄时，人体重量转移至椎小关节面，造成小关节软骨损伤，骨质增生，关节面硬化，关节盘退行性病变。MRI显示关节面不光整，关节面软骨信号不均匀，皮质骨信号增厚，关节面下骨囊变等。

6. 椎体滑脱

此处并非因椎体骨折、峡部裂所致滑脱，而是由椎间盘退行性病变、小关节炎引起的椎体滑脱。常发生在颈椎和腰椎，以腰椎多见。滑脱一般小于Ⅰ度，可前滑脱，也可后滑脱。

7. 椎管狭窄

可由椎体后缘骨质增生、后纵韧带骨化、黄韧带钙化等各种退行性病变因素引起，也可为先天发育异常。MRI显示椎管前后径、侧隐窝前后径明显变窄，可伴有椎管、侧隐窝形态不规则。

【诊断与鉴别诊断】

1. 椎体内松质骨脂肪退行性病变

应与椎体血管瘤鉴别。在抑脂T_2WI，退行性病变脂肪呈低信号，而血管瘤呈高信号。

2. 椎体松质骨内成骨性退行性病变

应与椎体成骨性转移瘤鉴别。成骨性退行性病变多为单发病变，成骨性转移瘤通常为多发病灶。难以确定病变性质时，密切随诊。

3. 腰椎椎体滑脱

要注意观察椎体峡部，排除峡部裂。

二、椎间盘变性、膨出、脱出

按照北美脊柱协会（North American Spine Society）的命名，Disk Herniation的概念包括椎间盘膨出（annular bulge）、椎间盘突出（protrusion）、椎间盘脱出（extrusion）和椎间盘髓核游离（free fragment disk）4种病理类型。不同的病理学分型代表不同的病理变化。

【病因】

本病多为生理性老化过程。遗传性、自身免疫性、急性创伤或慢性劳损等原因，也可促使椎间盘发生退行性变。

【临床与病理】

椎间盘突出可以是急性或慢性病变。急性者有明确外伤史或扭伤史，症状突然出现。慢性者无明显外伤史，症状逐渐出现。不同节段的椎间盘病变，产生的神经症状不同。可为四肢或双下肢麻木、疼痛或放射性串痛。可单侧，也可双侧肢体交替出现。严重者出现蹒跚步态、肌肉萎缩等。

病理学上，椎间盘膨出为纤维环弹力下降，髓核向周围均匀或不均匀膨隆，向后方膨隆时压迫单侧或双侧神经通路。椎间盘向后突出时纤维环部分断裂，髓核组织后凸至断裂区，压迫一侧或者双侧神经组织。椎间盘脱出时纤维环完全断裂，裂口可居中，也可位于上部或下部，髓核组织脱出至环外，量可大也可较少，可后移、上移、下移，压迫邻近神经组织，产生严重的神经症状。髓核游离时脱出的髓核组织与破裂的纤维环裂口分离，在椎管内上下或侧后方移位，压迫神经。髓核游离多发于腰椎，颈胸椎的椎管间隙较小，髓核不易游离。

【MRI表现】

1. 颈椎间盘疝

（1）突出

可见于颈椎各个间隙，可多个间隙同时发生，以C4-5和C5-6为多见。矢状面MRI显示椎间盘轻度向后突出，压迫硬膜囊或脊髓。脊髓信号多正常，少数可见长T_2信号。在轴面

MRI，可见突出的椎间盘组织压迫硬膜囊及脊髓，或压迫偏侧脊髓及神经通路，常伴钩椎关节增生改变，侧隐窝变窄（图10-4-2）。

（2）脱出

矢状面MRI显示C3-4、C4-5、C5-6某一椎间盘髓核组织脱出，明显压迫局部脊髓和硬膜囊。脱出髓核组织多为蕈伞样，局部脊髓可见长T_2水肿信号或仅见形态变化。在轴面MRI，脱出髓核可向后压迫脊髓，亦可偏侧压迫一侧脊髓。脊髓明显变形，有水肿时，可见长T_2信号。

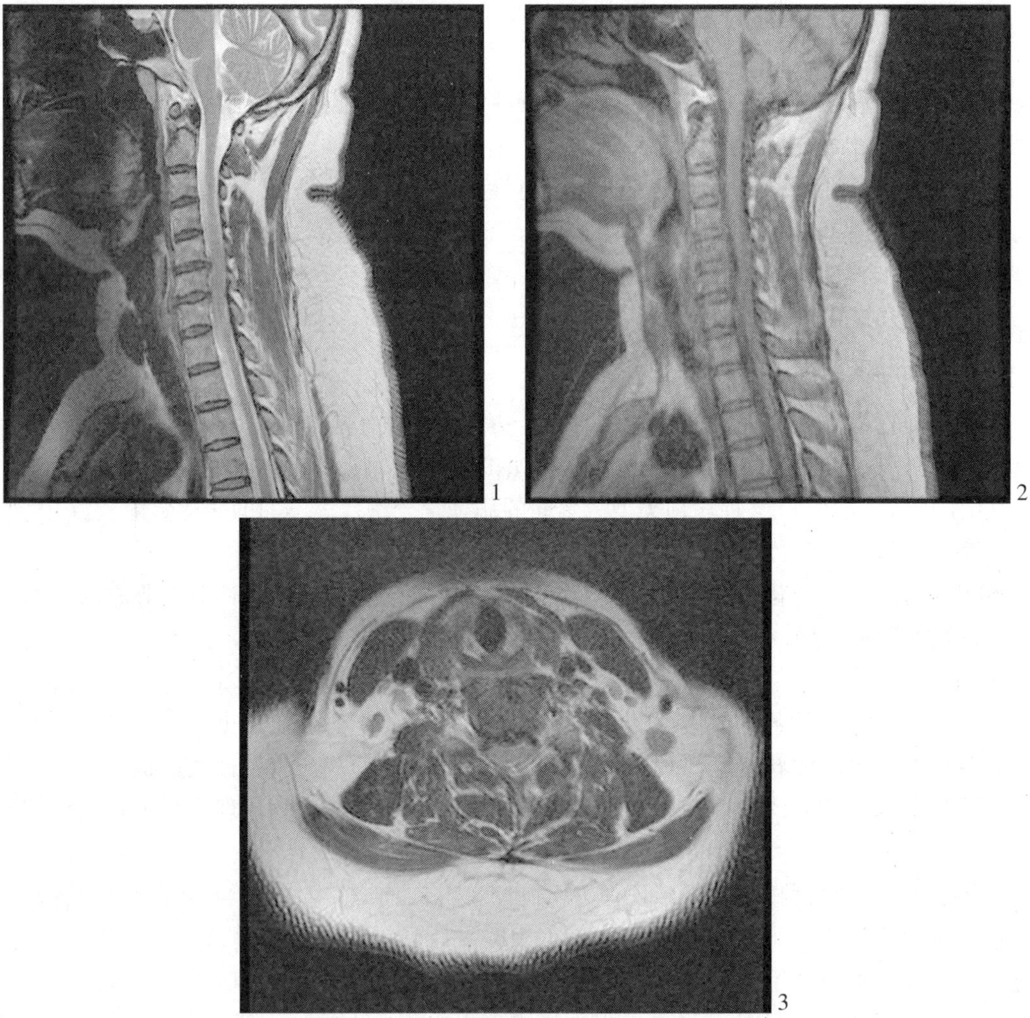

1.矢状位T_2WI；2.矢状位T_1WI；3.C5-6水平横轴位T_2WI。颈椎生理曲度变直，椎体信号混杂，C5-6椎间盘向后突出，压迫硬膜囊。

图10-4-2　颈椎椎间盘突出

2. 胸椎间盘疝

胸椎间隙较小，发生椎间盘膨出、突出少见。临床上突出少见，脱出偶见。上胸椎和下胸椎常见，脱出的间盘组织压迫脊髓，或压迫偏侧脊髓，局部脊髓明显变形，髓内可见明显长T_2信号。

3. 腰椎间盘疝

（1）膨出

MRI不如CT显示清晰。矢状面MRI显示椎间盘组织退变、脱水，呈短T_2信号，并向后膨隆，轻度压迫硬膜囊。在轴面MRI，椎间盘无特定的突出方向，而向四周膨隆，受压硬膜囊、侧隐窝常伴有椎小关节增生，亦可伴有椎体轻度滑脱改变（图10-4-3、图10-4-4）。

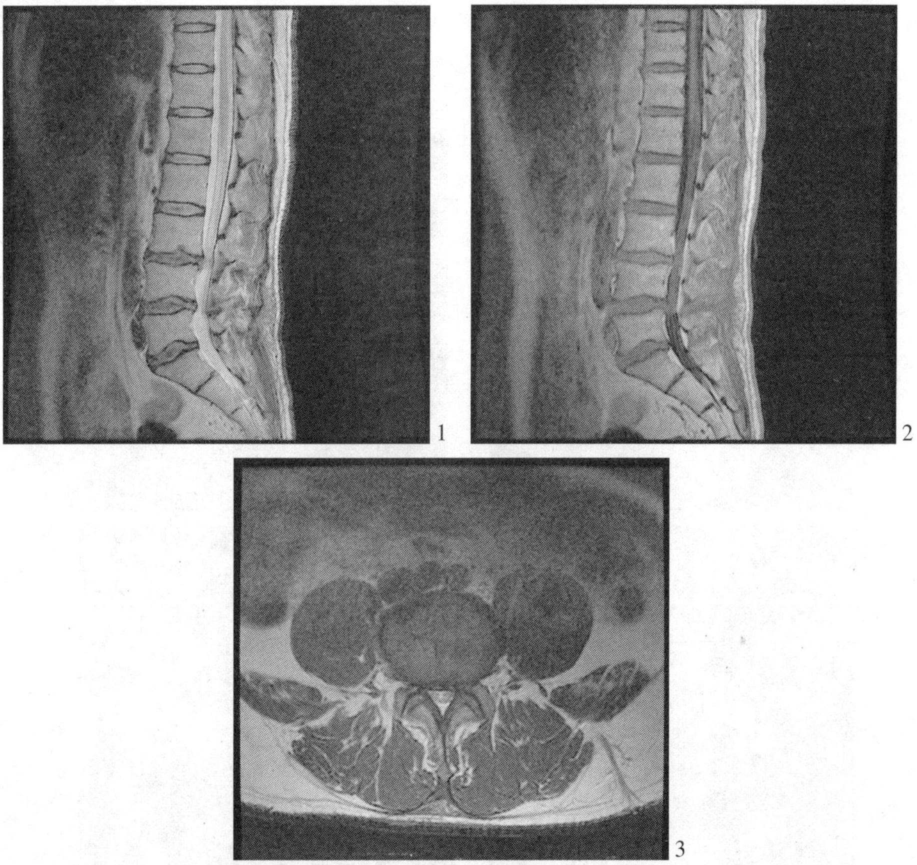

1. 矢状位T_2WI；2. 矢状位T_1WI；3.L3-4水平横轴位T_2WI。L3-4、L4-5、L5-S1椎间盘呈短T_2信号改变，向后膨隆；轴位示L3-4椎间盘向四周膨隆，向后压迫硬膜囊。

图10-4-3　**腰椎间盘膨出**

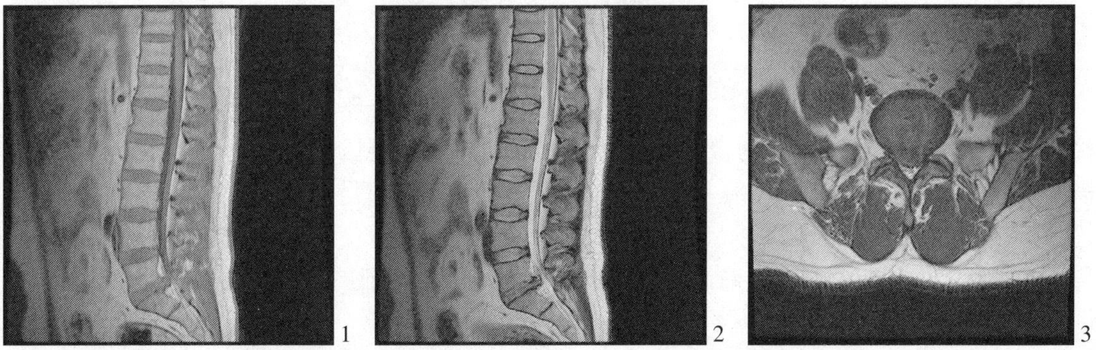

1. 矢状位T_1WI；2. 矢状位T_2WI；3.L5-S1水平横轴位T_2WI。L5-S1椎间盘信号异常，T_2WI信号减低，髓核局限性后突，硬膜囊受压。

图10-4-4　**腰椎间盘膨出**

（2）突出

矢状面MRI显示椎间盘信号异常，T_2WI信号减低，纤维环部分断裂，髓核后突。在轴面MRI，偶见断裂纤维环的信号，髓核突向裂口处。裂口可呈中央型，亦可突向侧方。可压迫一侧硬膜囊、神经根袖，亦可单纯压迫一侧侧隐窝，还可压迫椎管外一侧神经根组织。

（3）脱出

纤维环在T_1WI较髓核信号略低。仔细观察矢状面T_1WI，常可见断裂的纤维环。脱出髓核呈稍长T_1、短T_2信号，可向后、向上、向下移动，压迫局部硬膜囊，累及椎基底动脉丛时可见短T_1血流信号（图10-4-5）。

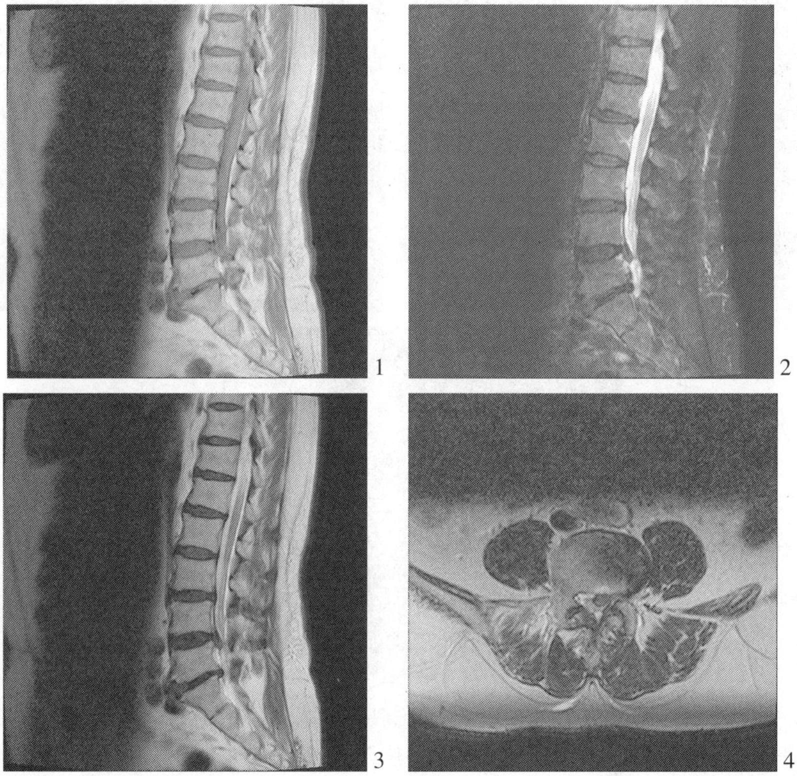

1.T_1WI矢状位；2.T_2WI脂肪抑制序列矢状位；3. T_2WI矢状位；4.T_1WI轴位。L4-5椎间盘呈舌样脱入髓腔，L5/S1椎间盘向后突出。

图10-4-5　腰椎间盘脱出

（4）髓核游离

MRI显示椎管内前侧方髓核组织信号，其与破裂的纤维环口不连续。可沿椎管前壁上移、下移，亦可后移至后纵韧带、硬膜囊侧壁，似占位病变压迫硬膜囊变形，常需增强扫描，以便与肿瘤鉴别。T_1WI增强扫描显示病灶周边轻度强化，游离髓核不强化。

【诊断与鉴别诊断】

椎间盘病变诊断不难。正确诊断可帮助临床确定手术指征。髓核游离需与肿瘤鉴别，应进行MRI增强扫描。

三、椎管狭窄

椎管狭窄（spinal canal stenosis）是指构成椎管的脊椎、软骨和软组织异常，引起椎管有效容积减少，压迫脊髓、神经和血管等结构而引起一系列的临床症状和体征。

【病因】

1.发育性腰椎管狭窄

2.退变性腰椎管狭窄

3.脊柱滑脱性腰椎管狭窄

由于腰椎峡部不连或退变发生脊椎滑脱使椎管变窄。

4.外伤性椎管狭窄

特别是外伤较重引起脊柱骨折或脱位时常引起椎管狭窄。

5.医源性椎管狭窄

除因为手术操作失误外，多由于脊柱融合术后引起棘间韧带和黄韧带肥厚或植骨部椎板增厚，尤其是后路椎板减压后再于局部行植骨融合术，其结果使椎管变窄压迫马尾或神经根，引起腰椎管狭窄症。

6.腰椎部的各种炎症

包括特异性炎症和非特异性炎症，椎管内或管壁上的新生物等均可引起椎管狭窄。各种畸形如老年性驼背、脊柱侧弯、强直性脊柱炎、氟骨症、Paget病及椎节松动均可引起椎管狭窄症。

【临床与病理】

椎管狭窄分为先天性、获得性和混合性三类，其中以获得性者居多。先天性者包括伴有其他骨骼发育异常的椎管狭窄，如软骨发育不全、黏多糖病等，和不伴有其他骨骼发育异常的特发性狭窄。主要表现为椎弓根增粗、变短、椎板增厚、椎管径线变小。获得者系由各种原因包括退行性变、创伤、炎症、肿瘤、肿瘤样病变、手术、后纵韧带骨化及特发性弥漫性骨质增生等引起椎骨肥大增生和软组织增厚所致，其中以退行性变最多见。后者主要病理改变为椎体后缘骨质增生、椎间关节退变、椎间盘膨出与突出、韧带（后纵韧带、黄韧带）肥厚或钙化等。混合性椎管狭窄是在先天性异常基础上并发有获得性疾患所致，依狭窄部位分为：①中心型椎管狭窄；②侧隐窝狭窄；③神经孔狭窄。

临床上，本病起病隐匿，发展缓慢，病史长，多数为数月至数年，呈进行性发展，多在50～60岁出现症状，男性发病率高于女性。依狭窄部位不同，临床表现亦不同，主要与脊髓、神经根和血管等结构受压有关。

【MRI表现】

MRI多平面成像显示椎管狭窄更明确，其原因在于能够更清楚地显示：

①椎体、椎间关节增生及黄韧带、后纵韧带钙化或骨化，椎间盘膨出或突出。

②椎管、椎间孔及侧隐窝狭窄、变形。

③硬膜外脂肪受压、变形或消失。

④硬膜囊前或侧后缘受压、变形、移位。

⑤脊髓受压、移位，重者可出现缺血、坏死、囊变，表现为脊髓内单或多节段等或长T_1、长T_2信号影。

⑥椎管内占位性病变或邻近结构的病变侵入椎管内（图10-4-6）。

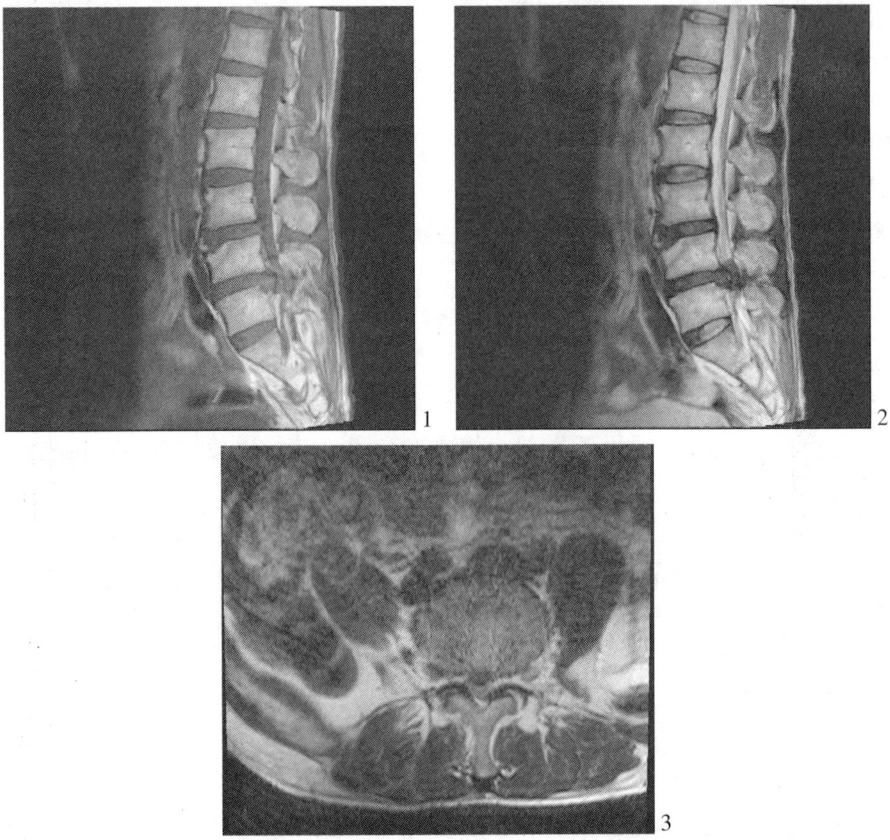

1.T_1WI矢状位；2.T_2WI矢状位；3.T_1WI轴位。L4/5椎间盘向正后方局限性突出，硬膜囊及脊髓受压，椎管前后径变窄。

图10-4-6　腰椎管狭窄

【诊断与鉴别诊断】

腰椎管狭窄病因较多，影像学检查可发现椎管形态、大小、椎体骨质增生、韧带肥厚和（或）钙化，椎间关节退变、椎间盘膨出或突出、椎弓发育异常，以及硬膜囊、脊髓和神经根受压移位等表现，不难做出诊断。

四、脊柱感染性疾病

结核病是危害人类健康的重要疾病。近年来，结核病发病率有上升趋势。结核菌除感染肺外，也会感染脊髓、脊柱等组织。脊柱结核又称为结核性脊柱炎或Pott病，约占骨结核的50%。脊柱结核好发于儿童及青少年，以20～30岁多见。

【病因】

脊柱结核为继发病，原发病为肺结核、消化道结核或淋巴结核等，经血循环途径造成骨与关节结核。在整个脊柱中，腰椎活动度最大，腰椎结核发生率也最高，胸椎次之，颈椎更次之，至于骶、尾椎结核则甚为罕见。

【临床与病理】

临床起病缓慢，常有低热、消瘦、盗汗、食欲缺乏和疲乏无力等症状。腰背痛为轻度疼痛，休息后可缓解。可有斜颈畸形，后背弯曲。患者也可无明显症状。病变累及脊髓时出现神经症状，如下肢震颤、双下肢或四肢瘫。

脊柱结核是结核菌血行感染性疾病。结核菌可在椎体中央、椎体边缘、椎体附件、脊髓内生长，形成结核性肉芽肿、干酪性坏死、脓肿，脓肿可向上、向下流动，侵及相邻组织。脓肿亦可向椎体后蔓延，突破硬膜囊，侵及蛛网膜下腔。

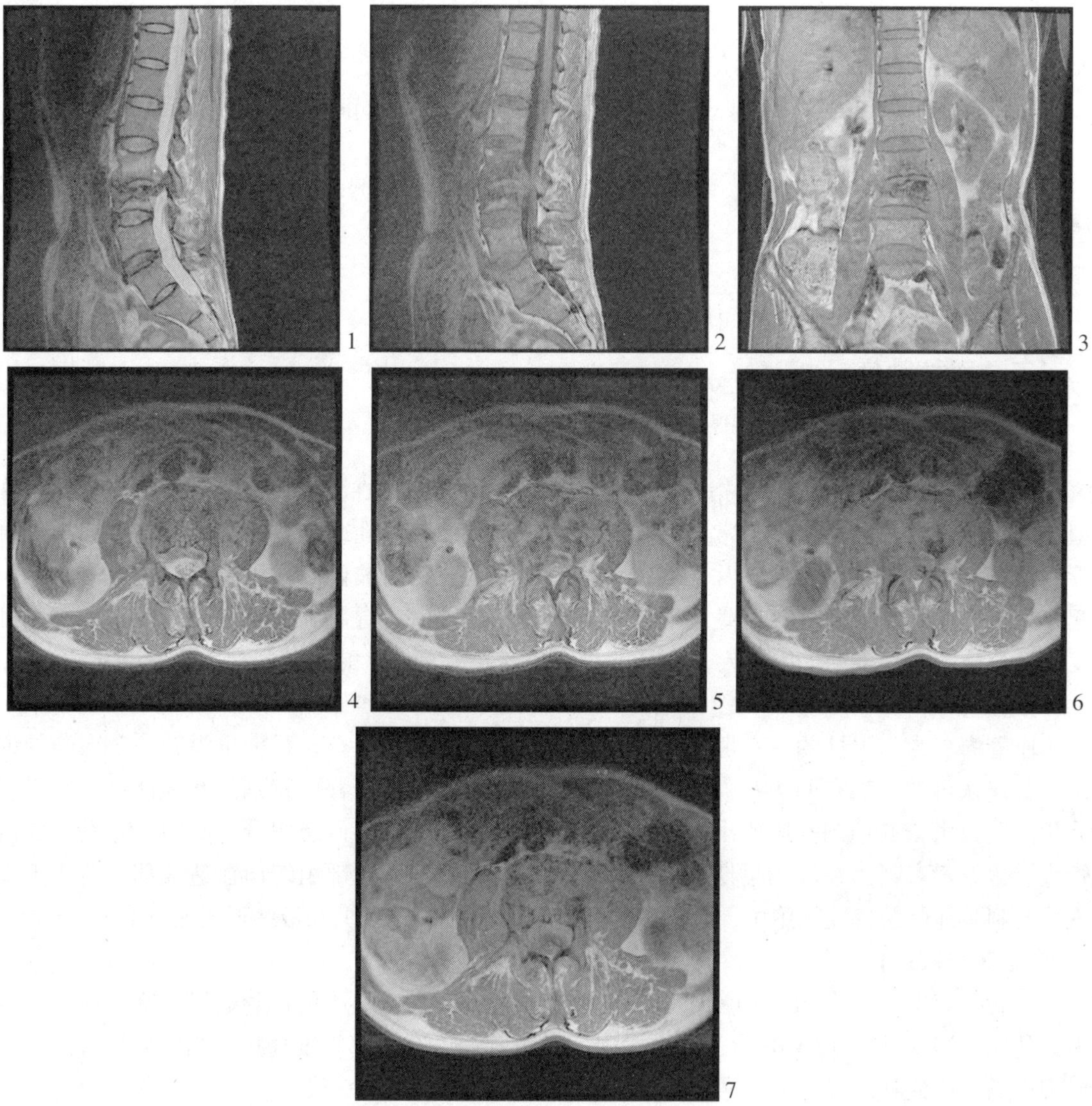

1. 矢状位 T_2WI；2. 矢状位 T_1WI；3. 冠状位 T_1WI；4～5. 横轴位 T_2WI；6～7. 横轴位 T_1WI。L3-4椎体骨质破坏，椎间隙变窄，两侧腰大肌周围见不规则长 T_1、短 T_2 信号脓肿。

图10-4-7 腰椎结核

【MRI表现】

脊柱结核可发生于脊柱椎体各段，以腰椎最多见。病灶可位于椎体中央、椎体边缘、椎体附件、椎旁韧带等部位。病变早期，仅见椎体边缘轻度长 T_1、长 T_2 信号，信号不均匀，多数不伴椎旁脓肿。病变严重者，椎体破坏、楔变，骨内可见长 T_1、长 T_2 信号。病变后期，脊柱后凸畸形，椎体可为单个破坏或多个椎体连续破坏，亦可多中心、远距离跳跃式破坏，椎体旁可形成长 T_1、长 T_2 脓肿信号，可位于椎体前侧方、椎体关节间隙内，也可向后突入椎管，突破脊膜囊，破入硬膜下。椎旁脓肿可沿着椎体前方上下蔓延，可从胸腰段向下蔓延至盆腔，部分病例形成臀部或会阴部寒性脓肿、瘘道。脓肿较大时，脓肿内信号可不均匀，长 T_1、长 T_2 信号中可见短 T_2 干酪病灶信号。椎前脓肿也可侵蚀相邻椎体，形成结核性骨炎，MRI显示局部椎体呈长 T_1、长 T_2 信号，椎体形态无变化（图10-4-7）。

【诊断与鉴别诊断】

1.脊柱转移瘤

脊柱转移瘤发病年龄偏高，且多有原发病灶，病变不累及椎间盘。附件受累多见。

2.椎间盘炎

应与椎体边缘型结核鉴别。椎间盘炎病变范围较大，信号较均匀。结核病变多较局限，信号不均匀。

3.椎旁脓肿

脓肿内短 T_2 信号提示结核病灶内干酪坏死。

五、脊柱肿瘤

（一）血管瘤

血管瘤（hemangiomas）系指由新生血管组织所形成的良性肿瘤，分为海绵型和毛细血管型，脊椎血管瘤多混合存在，常以海绵型占优势，可为单发性或多发性，前者多见。脊椎血管瘤比较常见，多见于女性，常发生在青壮年，可无症状而被偶然发现。肿瘤使椎体后缘突起，致椎管变窄，或肿瘤穿破骨皮质向椎管内突入，可引起脊髓和神经根压迫症状，最终可发生部分性截瘫，多见于中年人，少见于儿童和老人。无症状的血管瘤常为多发性。

【病因】

血管瘤多为先天性的，一般出生时就有。它的原因比较复杂，目前也没有一个准确的说法，普遍认可的原因有两类：大多数学者认为人体胚胎发育过程中特别是在早期血管性组织分化阶段，由于其控制基因段出现小范围错构而导致其特定部位组织分化异常，并发展成血管瘤。也有学者认为在胚胎早期胚胎组织遭受机械性损伤，局部组织出血造成部分造血干细胞分布到其他胚胎特性细胞中，其中一部分分化成为血管样组织并最终形成血管瘤。

【临床与病理】

血管瘤好发年龄为11～50岁，以中年较多，好发于女性。小的血管瘤可无临床症状，常因其他原因行脊椎CT或MRI检查才被发现。肿瘤较大可有局部轻度疼痛，当突向椎管内时可出现脊髓压迫症状。首发症状亦可为脊椎血管瘤合并压缩骨折所致。

血管瘤切面呈蜂窝状或海绵状，腔内含有血液。没有包膜，但与周围正常骨组织分界尚清。镜下，血管瘤由新生血管所构成，可为海绵型、毛细血管型或混合型。血管瘤中的血管扩张，内衬一层内皮细胞。在血管间可见网状或平行的骨小梁。

【MRI表现】

MRI对诊断血管瘤十分有价值，可发现X射线、CT表现为阴性的小的病灶，可以定位、定性，还可很好地显示肿瘤病灶对神经根和脊髓压迫、椎管狭窄情况。小的血管瘤多呈类圆形，境界清楚。瘤血管间有脂肪性骨髓成分，因此信号强度受脂肪成分多少的影响。较小的血管瘤可表现为与脂肪相近的短 T_1、稍长 T_2 信号，但其信号强度随TE延长而逐渐增强，脂肪抑制 T_2WI 呈高信号。肿瘤较大时，主要由血管腔构成，T_1 为低信号或不均匀的稍低信号。瘤内稀疏、粗大的骨小梁在 T_1WI、T_2WI 上均为低信号，横断面上表现为“蜂房”状改变的多个小圆点状低信号影，冠状面、矢状面上呈栅栏状。瘤内出血或血栓形成在T_1WI上可为高信号（图10–4–8）。

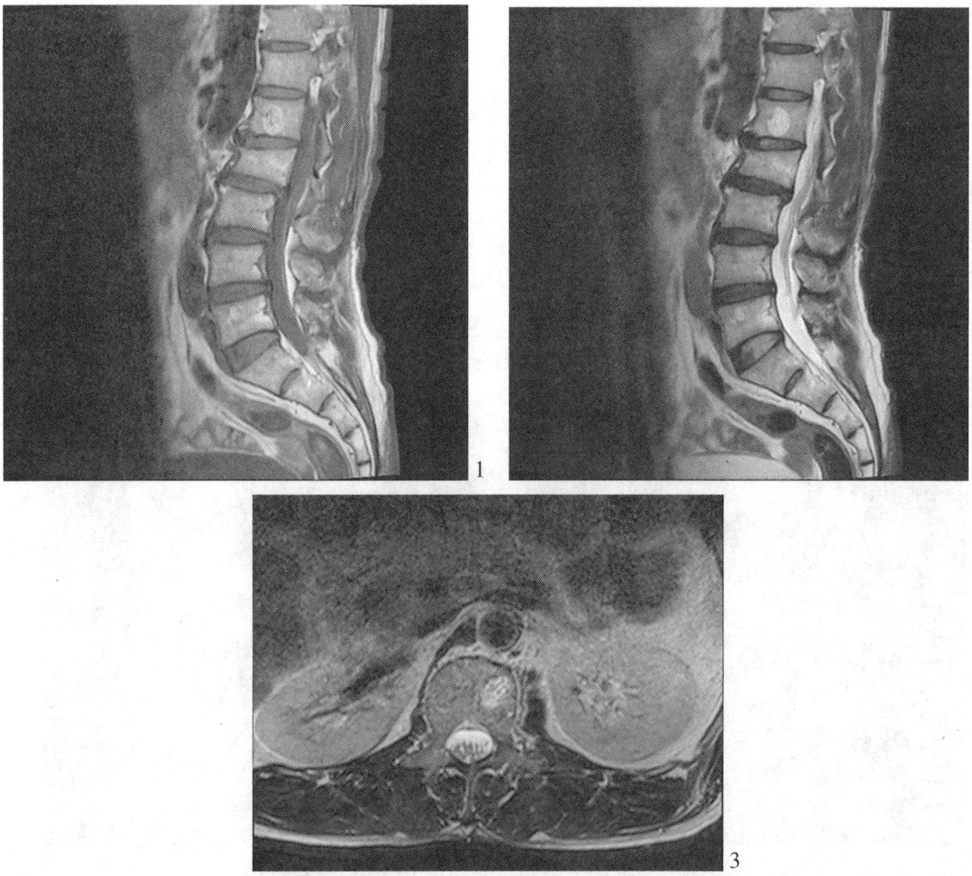

1.T_1WI矢状位；2.T_2WI矢状位；3.T_2 WI轴位。L1～L5椎体内双高信号影，边界清晰，L1椎体内高信号在T_2压脂序列上仍呈高信号。

图10–4–8　椎体血管瘤

【诊断与鉴别诊断】

（1）局限性椎体内脂肪沉积

局限性椎体内脂肪沉积在T_1WI上表现为高信号，但在T_2WI上其信号强度明显减低，低于脑脊液的信号，稍高于周围骨髓的信号，脂肪抑制序列为低信号，可资鉴别。

（2）溶骨性转移瘤

溶骨性转移瘤常多发，椎体溶骨性破坏，多同时累及椎弓，常压缩呈楔状，无栅栏状骨结构。瘤体信号不像血管瘤随TE延长信号逐渐增高。

（3）骨髓瘤

骨髓瘤为全身病变，颅骨、肋骨，骨盆等部位均可见类似的改变。

（二）脂肪瘤

脂肪瘤是一种由成熟脂肪细胞构成的良性肿瘤，为最常见的间叶组织肿瘤，可发生于含脂肪的全身任何部位。

【病因】

脂肪瘤是脂肪细胞过度生长造成的，多发性的脂肪瘤可能与遗传有关。

【临床与病理】

病理上，脂肪瘤常有一层纤维包膜，质软，边缘清晰。镜下见成熟的脂肪细胞堆积，其间有不规则纤维组织分隔。脂肪瘤多为单发，偶可多发，称多发性脂肪瘤。本病好发于50～70岁，多见于肥胖人群，无明显性别差异。临床表现与发病部位、肿瘤形态有关，典型表现为缓慢生长的无痛性肿块，但可产生压迫性症状。

【MRI表现】

MRI上表现为类圆形边缘规则、清楚的短T_1、中长T_2信号，信号均匀，有包膜，内部可有分隔，周围组织受压，MRI增强扫描病变无强化。在所有序列中均与皮下脂肪组织信号相同，可含有等信号的纤维间隔，在脂肪抑制序列上其短T_1、中长T_2信号可被抑制（图10-4-9）。

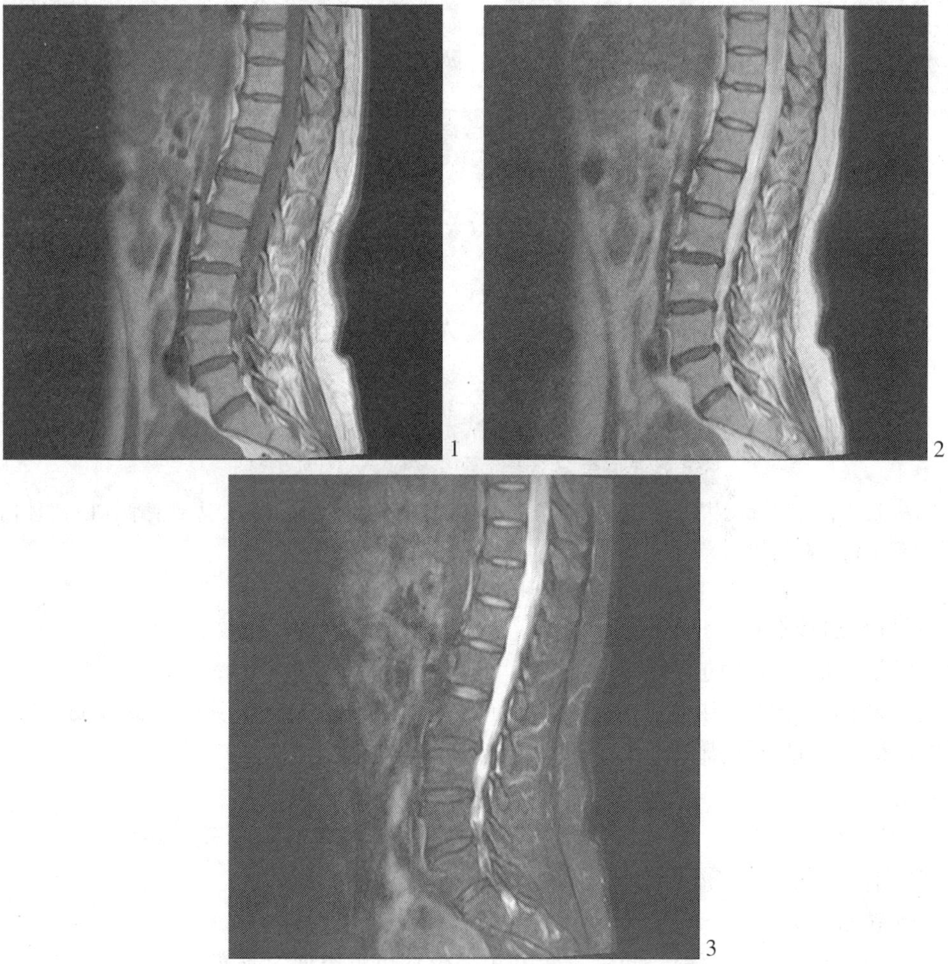

1.T_1WI矢状位；2. T_2WI矢状位；3.T_2WI脂肪抑制序列矢状位。L4椎体内双高信号影，边界清晰，压脂后呈低信号。

图10-4-9　脂肪瘤

【诊断与鉴别诊断】

脊柱旁类圆形边缘规则的短T_1、中长T_2信号，信号均匀，内可见分隔，MRI无强化，脂肪抑制序列上其短T_1、中长T_2信号可被抑制。影像学表现特殊，一般无须和其他病变鉴别，但与低度恶性脂肪肉瘤鉴别困难。

（三）脊索瘤

脊索瘤（chordoma）为起源于胚胎残留或异位脊索组织的低度恶性肿瘤，生长缓慢，较少发生转移。脊索组织在胚胎发育过程中大部分退化，仅在蝶枕骨交界处的颅底部、骶骨前面和椎间盘的髓核内有少许残留，故肿瘤常发生于骶尾部及蝶枕部。脊索瘤较少见，占骨肿瘤的2%，占恶性骨肿瘤的4.28%。在脊柱的原发性恶性肿瘤中，脊索瘤占第一位。骶尾部最多见，约占55%；颅骨斜坡次之，约占35%；颈、胸、腰椎少见，约占10%。

【病因】

关于脊索瘤发病机制的研究尚在探索阶段，近年来，随着人类DNA序列图谱的构建可以通过DNA分子的分析来识别特定基因组区域的丢失或扩增。目前报道的脊索瘤的染色体缺失与变异主要在1q36及7q33。

【临床与病理】

任何年龄均可发病，骶尾部脊索瘤发病高峰一般在50～70岁，男女发病率比约为2：1。早期症状很轻，一般不引起注意。多有局部疼痛，可向下肢放射，压迫膀胱、直肠将引起泌尿、肠道症状。大多数直肠指检可在直肠后方触及肿块。颈椎、胸椎和腰椎肿瘤可产生脊髓压迫症状，甚至引起截瘫。

肿瘤大小不一，位于骶尾部者可长得较大。肿瘤可有或无包膜，质软而脆，切面呈半透明，灰白胶冻样或黏液样。质地较软者，因黏液变性较多，常为良性。体积较大的肿瘤常有囊变、坏死、出血。肿瘤组织由纤维组织间隔分割成大小不等的分叶状。小叶内为富含空泡液滴状细胞和黏液样细胞间质。瘤细胞为类似腺体的上皮细胞，能分泌黏液，后者的主要成分是黏蛋白。

【MRI表现】

MRI能清楚地显示脊索瘤的范围和生长方向，特别是显示肿瘤向椎管或骶管内生长的情况更为有效。对判断组织成分特别是坏死、囊变、出血较为敏感。另外，MRI可清晰地显示脊髓受累和神经根受压。平扫信号以等长T_1、长T_2信号为主，其内信号不均匀，可见更长T_1、更长T_2坏死囊变信号，短T_1、长T_2出血信号及长T_1、短T_2钙化信号。增强扫描不均匀“蜂窝样”“颗粒样”强化，颇具特征。

颈、胸、腰椎脊索瘤较少见，表现为椎体前分叶状软组织肿块及散在的骨碎片，邻近椎骨可有侵蚀性骨质破坏，亦可表现为椎体溶骨性或膨胀性骨破坏，可见厚薄不一及不完整的骨性包壳，破坏区内见散在点、片状钙化，为本病的特点。附件亦可受累（图10-4-10）。

【诊断与鉴别诊断】

（1）脊柱结核

脊柱结核多发病于青少年，常位于腰椎及胸椎，椎体受侵多位于附件，除骨质破坏外且可出现死骨，椎间隙狭窄或消失。

（2）骨巨细胞瘤

两者不易鉴别，骨巨细胞瘤多见于年轻成人，以骶1-骶3受累为主，病变以偏心性、多房性膨胀性骨质破坏（皂泡样）为特征，肿瘤内无钙化。

（3）神经源性肿瘤

神经源性肿瘤以40岁以上多见，多位于骶骨上部偏向一侧，相应的骶管或骶孔有扩大，骶前软组织肿块大而圆，边缘锐利。肿块MRI呈长T_1、长T_2信号，其内有更长T_1、更长T_2信号坏死囊变区。

（4）脊柱转移瘤

骶前形成软组织肿块时两者不易鉴别，骶骨转移瘤患者多有原发病史，病灶多偏向一侧，附件受累多见，其内无散在钙化点。可有胸、腰椎同时转移。多见于中老年人。结合实验室检查有助于诊断。

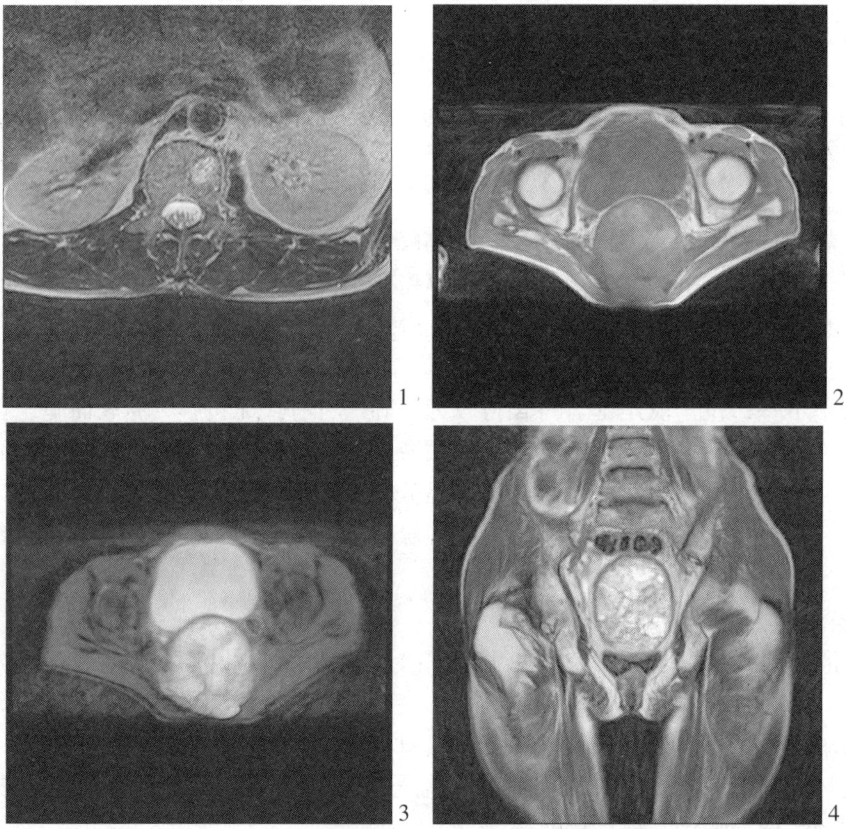

1.T_2WI轴位；2.T_1WI轴位；3.T_2WI脂肪抑制序列轴位；4.T_2WI水抑制序列冠状位。骶尾部混杂信号团块影，包膜完整，边界清晰。

图10-4-10　腰骶部脊索瘤

（四）脊柱转移瘤

脊柱转移瘤（vertebral metastases）是指肿瘤发生椎体转移，常为癌或肉瘤转移，多为血行转移。骨转移性肿瘤比较常见，仅次于肺和肝脏转移性肿瘤，居第三位。脊柱是骨转移性肿瘤最常见的部位，任何恶性肿瘤均可转移至脊柱。

【临床与病理】

脊柱转移瘤多见于50岁以上中老年人。常见症状为疼痛，可为神经根压迫痛或全身痛，疼痛逐渐加重，镇痛药效果不佳，可合并下肢瘫。

脊柱转移瘤多为血行转移。转移病灶的病理特点与原发瘤有关，可单发，可多发。发生于椎体时，可为成骨性破坏，亦可为溶骨性破坏。也可发生于椎板、附件等部位。病变局部可为团状，亦可为团片状。

【MRI表现】

转移瘤细胞类型较多，MRI表现各不相同，分述如下：

1.椎体、棘突、小关节局部转移灶

局部椎体骨质膨大，软组织信号取代正常骨质信号，呈长T_1、长T_2信号，可压迫相邻神经组织；T_1WI增强扫描显示局部异常组织明显强化，多呈不均匀强化。

2.椎体内多发溶骨性转移灶

病变多发，大小不等，可见于椎体、小关节、棘突等；MRI平扫时，病灶呈明显长T_1、长T_2信号，在脂肪抑制T_2WI呈高信号，形态规则或不规则；T_1WI增强扫描时，病变多呈明显强化。

3.椎体内成骨性转移灶

椎体内成骨性转移灶可发生于椎体、椎板、棘突等，病变呈长T_1、短T_2信号，普通T_1WI通常显示更多病灶。

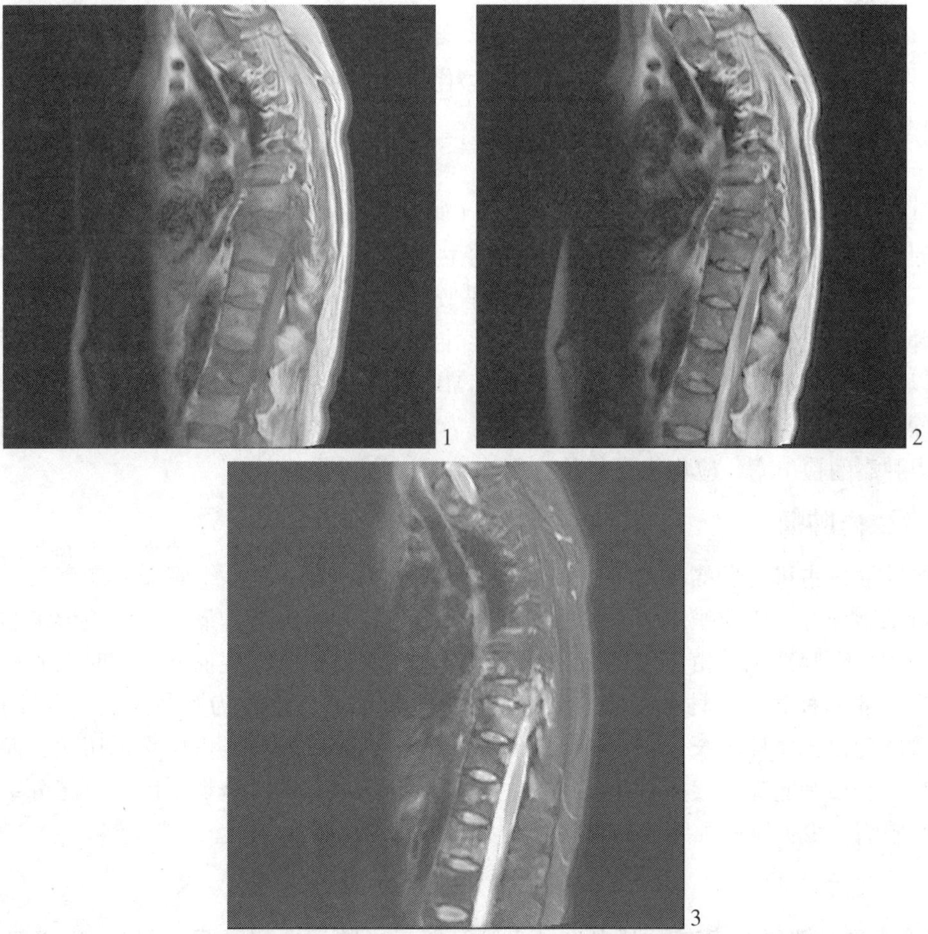

1.矢状位T_1WI；2.矢状位T_2WI；3.矢状位T_2WI压脂。多个椎体及其附件可见不规则长T_1、长T_2信号改变。

图10-4-11 脊柱转移瘤

【诊断与鉴别诊断】

(1) 多发性骨髓瘤

病变部位、分布和年龄与转移瘤相似。MRI表现呈颗粒样长T_1、长T_2信号，典型者呈“椒盐样”征象。实验室检查血清球蛋白增高，尿中出现本-周蛋白，骨髓穿刺涂片浆细胞增多，可找到骨髓瘤细胞，有助于诊断。

(2) 甲状腺功能亢进

脊柱转移瘤需与甲状腺功能亢进鉴别，后者除全身性多发溶骨性骨破坏外，还常有全身性骨质疏松、骨膜下骨吸收等征象。此外，血钙增高、血磷降低等也有别于脊柱转移瘤。

(3) 脊柱结核

脊柱转移瘤需与脊柱结核相鉴别，后者以骨破坏为主，多累及椎体前中部，椎弓根破坏不多见，骨破坏的同时常有死骨形成。常伴有椎旁脓肿或腰大肌冷脓肿，呈梭形，界限清，其间可见钙化影，脓肿内部缺乏血供，MRI增强扫描不强化，仅部分病例出现肿块周边强化。结核常累及邻近椎间盘，椎间隙变窄。

第五节　椎管肿瘤

椎管内肿瘤包括发生于椎管内各种组织（如脊髓、血管、神经根、脊膜以及脂肪组织等）的原发性肿瘤和继发性肿瘤。根据肿瘤的生长部位，可将椎管内肿瘤分为髓内肿瘤、髓外硬膜下肿瘤和硬膜外肿瘤。髓内肿瘤主要是胶质瘤（包括室管膜瘤和星形细胞瘤），髓外硬膜下肿瘤最常见，主要有脊膜瘤、神经源性肿瘤（包括神经鞘瘤和神经纤维瘤）等，硬膜外肿瘤以恶性居多，包括转移瘤、淋巴瘤等。MRI由于具有软组织分辨率高的特点，可清楚显示肿瘤的全貌及与脊髓的毗邻关系，现已成为椎管内肿瘤的首选检查方法，增强扫描能提高椎管内肿瘤的检出率，应作为常规检查方法。

一、髓内肿瘤

髓内肿瘤仅占椎管肿瘤的10%～15%，主要为室管膜瘤、星形细胞瘤、少突胶质细胞瘤及血管母细胞瘤等。胶质瘤系指来源于神经胶质细胞的肿瘤，即肿瘤来源于星形细胞、少突胶质细胞和室管膜细胞。由于它们在胚胎学上均由成胶质细胞派生而来，有时在胶质瘤中可同时存在上述两种甚至三种神经胶质细胞，因此它们被笼统地称为胶质瘤或混合性胶质瘤。鉴于室管膜瘤以膨胀性生长为主，肿瘤与邻近脊髓组织分界较清，可望手术切除，而星形细胞瘤、少突胶质细胞瘤以浸润性生长为主，病变境界不清，难以全切。因此，区分室管膜瘤与星形细胞瘤、少突胶质细胞瘤有其临床意义。

（一）室管膜瘤

室管膜瘤起源于脑室或脊髓中央导水管管壁，由肿瘤性室管膜细胞组成，WHO Ⅱ级，占髓内肿瘤的55%～65%，常见于20～60岁之间，男性发病多见。

【病因】

大部分脉络丛乳头状瘤和室管膜瘤患者可检测到SV40病毒大T抗原相关DNA序列，这可能是1955—1962年间广泛使用含SV40的急性脊髓灰质炎疫苗所致的隐性感染。但其他研究没有证实上述表现，SV40是否在室管膜瘤发生中起作用，还有待进一步证实。

【临床与病理】

室管膜瘤分为乳头型和细胞型两类，乳头型多见于终丝，而细胞型多见于脊髓，室管膜瘤有两个主要病理特点，即种植性转移与空洞形成。室管膜瘤症状隐匿，进展缓慢。根据肿瘤的大小和部位不同，临床上可出现各种不同的表现，如背痛、颈痛、肢体无力、坐骨神经痛、感觉异常和膀胱直肠功能障碍等。

【MRI表现】

室管膜瘤可发生在脊髓的任何节段，包括圆锥与终丝。室管膜瘤被发现时，往往已累及几个节段。圆锥以上的肿瘤呈梭形，其长轴与脊髓长轴平行；圆锥以下者无一定形状，可呈球形或分叶状，较大的室管膜瘤常由实性部分与囊性部分组成，实性部分为肿瘤存活部分，与邻近正常脊髓信号比较，T_1WI呈低信号，T_2WI呈高信号。由于肿瘤周围脊髓水肿部分在T_2WI也呈高信号，所以T_2WI异常信号的大小要比肿瘤的实际大小大得多。有的室管膜瘤还可在横断面上分散为几小块。囊性部分为肿瘤内部的坏死液化以及肿瘤以上与以下部分脊髓继发空洞所致。Gd-DTPA增强检查，肿瘤的实性部分有明显异常对比增强，增强信号不均匀，而肿瘤坏死液化部分可有延迟性异常对比增强，脊髓继发性空洞无异常对比增强。

起源于圆锥的室管膜瘤在肿瘤较小时难以识别。由于小的室管膜瘤往往呈等信号，所以肿瘤检出主要依赖于病变圆锥的形态学变化；正常圆锥在横断面T_1WI前后径为5～8 mm，左右径为8～11 mm。发生肿瘤时以上两径线均增大。此外，正常圆锥在T_1WI平面可显示前正中裂的切凹，在T_2平面可显示平直的后外缘。一旦前正中裂的切凹消失，圆锥后外缘明显浑圆膨隆，提示占位性病变的存在。室管膜瘤为富血供肿瘤，均可发生显著强化，有时还并有蛛网膜下腔出血。

【诊断与鉴别诊断】

（1）脊髓内室管膜瘤首先需要与急性脊髓炎鉴别，鉴别的要点包括：

①室管膜瘤多呈缓慢生长，肿瘤范围大时脊髓增粗多较显著，外缘可不规则，凹凸不平，而急性脊髓炎病变范围大，肿胀多较轻，均匀一致，外缘光整；

②脊髓内室管膜瘤容易出现肿瘤囊变或近端和远侧脊髓空洞，说明其为缓慢生长，而急性脊髓炎不出现这些合并征象；

③增强扫描时室管膜瘤实质部分强化显著，而急性脊髓炎一般不强化或呈轻度斑片状强化；

④发病急、病史短、病变范围大是诊断急性脊髓炎的有力依据，再结合临床有发热、感冒和腹泻等前驱症状，一般鉴别诊断不难。

（2）脊髓内室管膜瘤还应与髓内星形细胞瘤鉴别，鉴别的要点为：

①室管膜瘤主要发生于30岁以后，而星形细胞瘤多见于儿童及青少年；

②室管膜瘤多发生于下部脊髓、圆锥及终丝，而星形细胞瘤颈髓及上部胸髓多见；

③两者CT和MRI表现可能类似，常难以区别，但星形细胞瘤增强时常呈不规则强化，境界欠清楚，而室管膜瘤强化常较锐利光整，境界清楚；

④横切位MRI增强扫描观察，室管膜瘤常累及整个脊髓，而星形细胞瘤常为非中心性，多位于脊髓的后部。

（二）星形细胞瘤

星形细胞瘤（astrocytoma）指星形胶质细胞起源的肿瘤，是最常见的胶质瘤，占髓内肿瘤的25%，男性发病较多见，高峰发病年龄为30～40岁。在2007年WHO公布的脑肿瘤组织学新分类中，将星形细胞肿瘤分为Ⅰ～Ⅳ级。不同分级的肿瘤具有相应的影像学表现。

【病因】

流行病学研究显示胶质瘤发生的危险性与多种原因有关，除了X射线放射治疗外，目前还没有发现哪一种特定的环境因素能明确引起胶质瘤的发生。已经明确人类星形细胞瘤TP53突变型是内源性致癌因子。

【临床与病理】

星形细胞瘤生长极其缓慢，早期缺乏神经方面的症状和体征。晚期表现神经功能障碍。

【MRI表现】

星形细胞瘤常引起脊髓的梭形增粗，在T_1WI尤为明显。肿瘤亦常有囊性部分，其MRI表现与室管膜瘤相似。肿瘤的实性部分以及周围脊髓水肿在T_2WI呈高信号，其下端可呈“蛇舌状”。依据肿瘤的分化程度，星形细胞瘤在T_1WI呈不同信号强度，分化好的可呈等信号，绝大部分呈低信号，且信号强度不均。少数星形细胞瘤呈较小的卵圆形长T_1、长T_2信号，其上与其下部分脊髓形成较长的脊髓空洞。有的可位于脊髓中央，上、下延伸，如铅笔勾画，病变冗长，但脊髓本身不粗。Gd-DTPA检查发现星形细胞瘤多数呈不均匀、明显强化，并有延迟强化现象。强化略晚于室管膜瘤。有的可呈连续性多个节段强化，但也有不强化者。不强化者提示肿瘤分化甚好或肿瘤全部坏死（图10-5-1）。

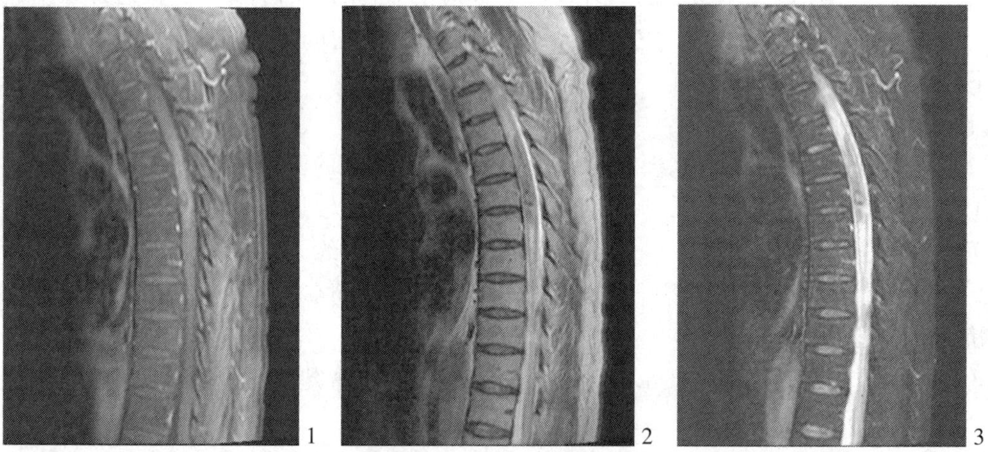

1.T_1WI矢状位脂肪抑制序列；2. T_2WI矢状位；3.T_2WI脂肪抑制序列矢状位。上胸椎椎体水平脊髓增粗，其内可见梭形长T_1、长T_2信号影，边界尚清晰，局部蛛网膜下腔变窄。

图10-5-1　星形细胞瘤

【诊断与鉴别诊断】

星形细胞瘤与室管膜瘤甚难鉴别。平扫时两者均缺乏各自的特征性表现。增强扫描有一定的鉴别价值。限于脊髓中央管周围或位于圆锥、终丝的肿瘤，以室管膜瘤为多。不发生强化的髓内肿瘤以星形细胞瘤为多。多个小灶性强化的肿瘤，室管膜瘤往往呈跳跃性，星形细胞瘤常表现为连续性。若同时合并有蛛网膜下腔出血，则室管膜瘤可能性大。

（三）血管母细胞瘤

血管母细胞瘤（Hemangioblastoma，HB）又称血管网状细胞瘤（Angioreticuloma，ARM）、成血管细胞瘤，髓内血管母细胞瘤仅占髓内肿瘤的1%～3%。常见于20～30岁之间。肿瘤以颈段、胸段多见，绝大多数发生在脊髓背侧，约有10%的髓内血管母细胞瘤并发有小脑血管母细胞瘤。HB被认为是起源于中胚层细胞的胚胎残余组织，属于良性血管性肿瘤。2007年WHO中枢神经系统肿瘤分类将其归类于其他脑膜相关性肿瘤，WHO Ⅰ级。HB分为散发和家族遗传性两种，后者称为VHL病（von Hippel-Lindau's disease），是一种常染色体显性遗传性疾病，患者常伴有视网膜的HB、肾脏透明细胞癌、嗜铬细胞瘤以及胰腺和内耳肿瘤。

【病因】

血管母细胞瘤常伴发有其他脏器的血管性肿瘤，如视网膜血管母细胞瘤、肾母细胞瘤或胰腺血管瘤等。此类血管母细胞瘤又称为von Hippel-Lindau病。临床与流行病学调查研究发现，VHL病患者大多具有家族史。分子生物学研究表明，患者细胞内出现VHL基因的表达，可能与该病的发生有关。

【临床与病理】

血管母细胞瘤局限性生长，病灶有或无包膜，多数有囊腔，切面呈暗红色，质较软，似血管瘤状改变。光镜下其特点是丰富的血管呈薄壁毛细血管和血窦状，血管网之间可见大量间质细胞，无核分裂象。临床症状取决于肿瘤所在部位，可有头晕、头痛、呕吐、视力下降或视物障碍以及不同节段的感觉运动障碍或自发疼痛等症状。开始的症状可能为椎管内出血，表现为头痛、恶心、呕吐等，亦可视乳头水肿等。

【MRI表现】

血管母细胞瘤的MRI表现主要取决于肿瘤大小。较小的肿瘤在它们造成脊髓增粗之前易漏诊。由于富含血管，诊断唯一的佐证是病变髓内低信号，由流空效应所致。较大的肿瘤其MRI表现具有特征性，肿瘤结节往往在脊髓的背侧，T_1WI呈混杂信号或低信号，T_2WI呈高信号，有十分明显的强化，有时可显示蜿蜒走行的引流静脉或供血动脉。血管母细胞瘤也可形成广泛的继发性空洞。由于肿瘤血供丰富，其在脊髓表面时易发生蛛网膜下腔出血。

【诊断与鉴别诊断】

根据上述MRI表现特点，脊髓血管母细胞瘤通常容易诊断。但若血管母细胞瘤内无囊变存在很难与其他髓内实质肿瘤区别。另外，囊内附壁结节可以很小，MRI平扫常不能显示，此时若合并广泛脊髓空洞常误诊为单纯的脊髓积水空洞，增强扫描对诊断和鉴别诊断非常重要。

（四）髓内其他肿瘤及鉴别诊断

脂肪瘤、皮样囊肿、畸胎瘤及胆脂瘤可发生于脊髓内任何节段。它们均起源于髓内存在的胚胎性残余，发生于胚胎第6～8周神经管闭合时。肿瘤多半位于软脊膜下，常常部分呈外生性生长；病变段脊髓增粗，病变常向髓外生长，造成硬膜囊增宽。肿瘤的信号强度取决于肿瘤内的脂肪、纤维与角蛋白含量。脂肪瘤T_1WI呈高信号，T_2WI呈中等信号。皮样囊肿与胆脂瘤的信号强度缺乏特征性，它们随病变的质地（液性或实质性）及其含有脂质的种类（胆固醇或脂肪酸）而变化。不同肿瘤以及同一肿瘤的不同部分信号强度均可不一。胆脂瘤可在重T_2WI使信号强度高于脑脊液，反映了其内含有大量的角蛋白。髓内畸胎瘤发生在圆锥者并不少见，往往并有脊髓低位。

二、髓外硬膜下肿瘤

（一）神经鞘瘤、神经纤维瘤

神经鞘瘤与神经纤维瘤也为神经源性肿瘤，是椎管内最常见的肿瘤，占椎管内肿瘤的25%～30%。神经鞘瘤更常见。

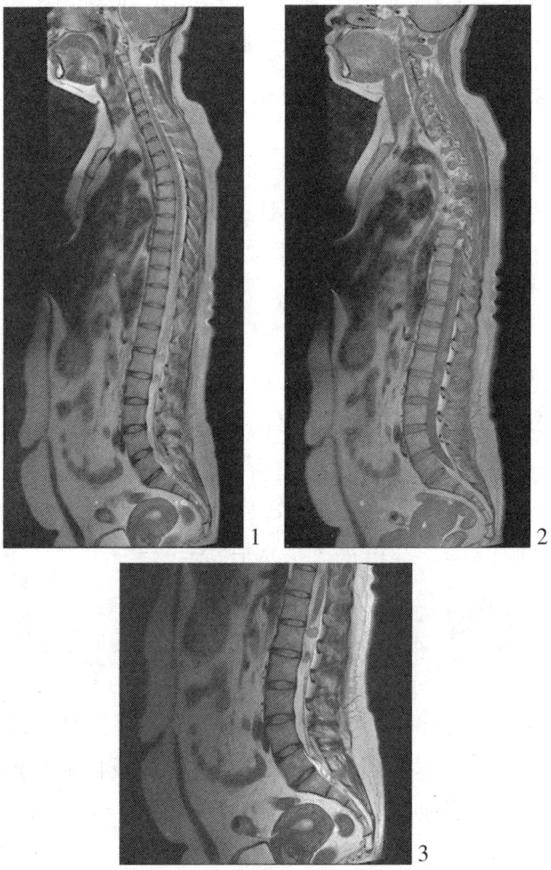

1.T_2WI矢状位；2.T_1WI矢状位；3.T_2WI矢状位局部放大图。神经纤维瘤T_1WI等信号、T_2WI高信号，瘤体内部信号均匀。

图10-5-2　神经纤维瘤

【病因】

病因不明。

【临床与病理】

发病年龄以20～40岁多见，性别之间无明显差异。神经根性疼痛为最早症状，而后出现脊髓压迫症状，表现为肢体无力、麻木、感觉减退，并逐渐出现运动障碍、大小便困难等异常。

神经鞘瘤（neurinoma）起源于神经鞘膜的施万细胞，故又称施万细胞瘤（Schwannoma）。镜下见肿瘤以施万细胞为主，常与神经根相连，病灶较大时可见囊变、坏死，瘤内可有出血，瘤体可呈哑铃形。神经纤维瘤（neurofibroma）起源于神经纤维母细胞，镜下见肿瘤以神经纤维细胞为主。通常神经鞘细胞与神经纤维细胞二者混合存在，以其中一种细胞为主作为诊断依据。

【MRI表现】

神经纤维瘤与神经鞘瘤可发生于脊柱各个节段。病变大小不一，大者数厘米，小者几毫米，呈长 T_1、长 T_2 信号。实性病变信号一般较均匀，瘤体囊变时信号不均匀。T_1WI增强扫描，实性肿瘤较均匀明显强化，囊变时肿瘤强化不均匀，仅见周边强化，中央坏死部分不强化。肿瘤较大者，可沿椎间孔向椎体外蔓延，椎间孔扩大。瘤体小时，仅见病灶与一根马尾神经相连。肿瘤发生在脊髓段时，脊髓明显受压（图10-5-2、图10-5-3）。

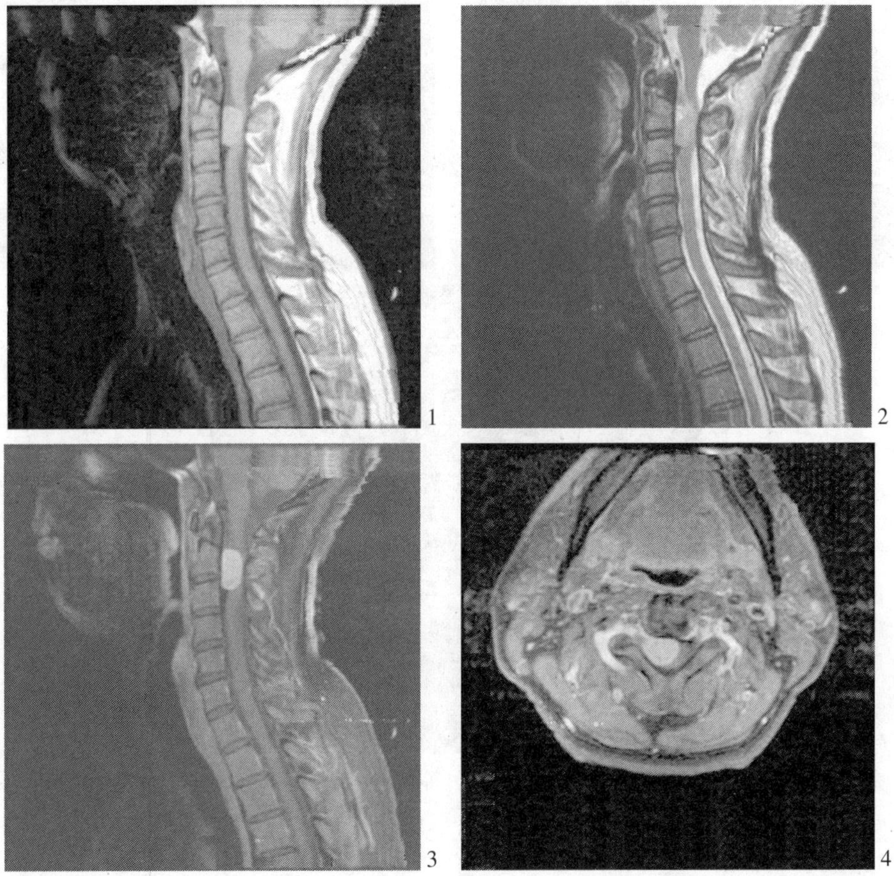

1.T_1WI矢状位；2.T_2WI矢状位；3.T_1WI压脂增强矢状位；4.T_1WI压脂增强轴位。C2水平椎管内见椭圆形 T_1、T_2 等稍高信号肿块，增强后呈较均匀明显强化。

图10-5-3 神经鞘瘤

【诊断与鉴别诊断】

1.神经源性肿瘤较大时，需与髓内肿瘤鉴别，仔细观察矢状面、横断面MRI，可明确肿瘤与脊髓的关系。

2.神经源性肿瘤无典型的哑铃形态时，需与脊膜瘤鉴别。二者均属于脊髓外肿瘤，脊膜瘤一般可见瘤体与局部硬脊膜广基相连。

神经源性肿瘤常多病灶发生，当合并脑膜瘤时，应注意全身检查。注意可能的神经纤维瘤病，这是一种遗传性疾病，具有特征性临床及遗传学表现。

（二）脊膜瘤

脊膜瘤占椎管内肿瘤的25%。脊膜瘤80%以上发生于胸段椎管内，少数发生于颈段，腰段少见。

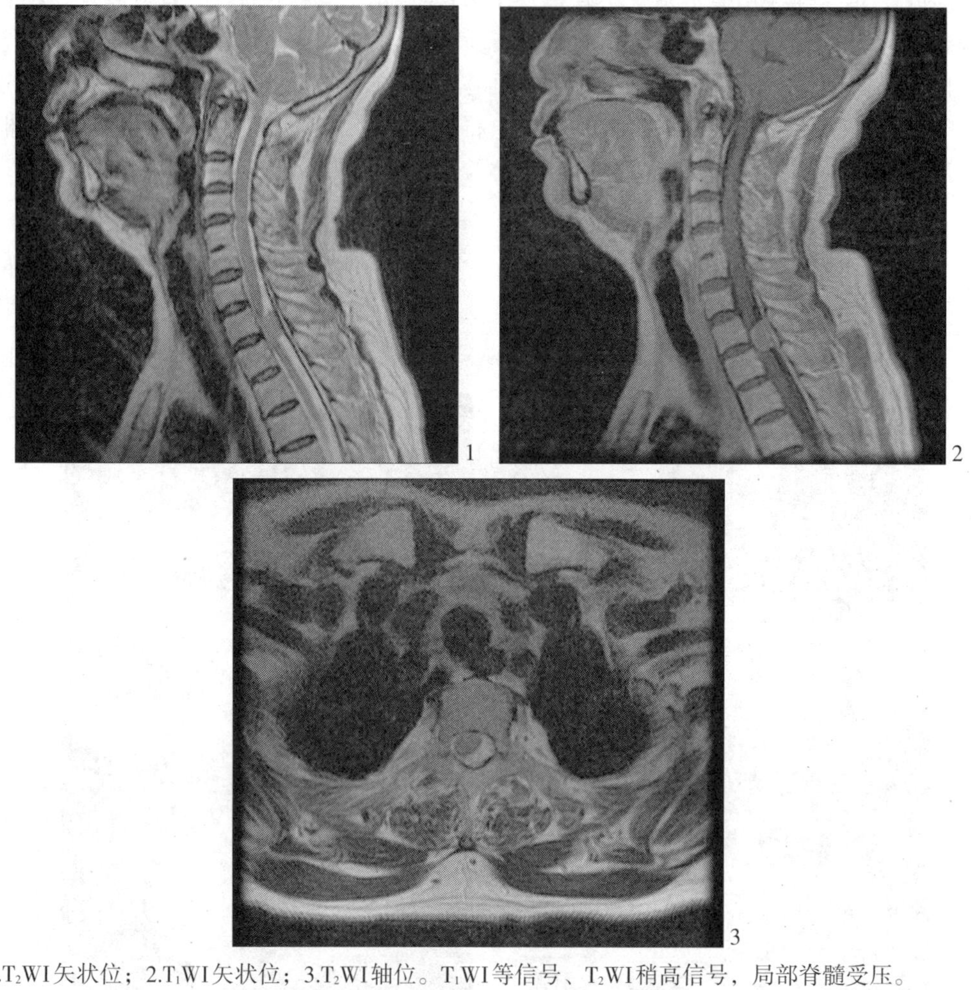

1.T_2WI矢状位；2.T_1WI矢状位；3.T_2WI轴位。T_1WI等信号、T_2WI稍高信号，局部脊髓受压。

图10-5-4 脊膜瘤

【病因】

病因不明。

【临床与病理】

脊膜瘤发病高峰年龄为50～60岁，女性占80%以上。主要症状为病变水平以下进行性感觉、运动障碍，起病缓慢，可突发双下肢瘫，呈不完全性瘫。

脊膜瘤发生于蛛网膜颗粒细胞，其基底紧密附着于硬脊膜面，绝大多数生长于脊髓外硬膜下，仅7%同时累及硬脊膜内外。肿瘤表面光滑，包膜完整，呈圆形或卵圆形，亦可呈结节状。偶见肿瘤沿硬脊膜匍匐生长。瘤体为实性，易发生钙化。脊膜血管供血，肿瘤附近脊膜血管常见增粗。

【MRI表现】

脊膜瘤好发于颈胸段，多数病灶边界清楚，呈等T_1或稍长T_1信号，稍长T_2信号，部分病灶呈短T_2信号。局部脊髓受压，变形。在矢状面MRI见病灶呈椭圆形或方形，病变常不超过2个椎体节段。T_1WI增强扫描时，肿瘤明显强化，少见囊变。病灶与硬脊膜广泛相连，相邻硬脊膜强化。少数脊膜瘤可突破硬膜囊，向硬膜外生长。

【诊断与鉴别诊断】

脊膜瘤突向椎管外时，应与神经纤维瘤鉴别。

（三）髓外硬膜下其他肿瘤

髓外硬膜下肿瘤最常见者为脂肪瘤、皮样囊肿、胆脂瘤以及畸胎瘤，它们往往合并其他异常，如皮下脂肪瘤、发斑、骶凹、骶部窦道以及脊髓低位等。

【MRI表现】

脂肪瘤具有特征性的MRI表现，T_1WI加权像呈圆形或长条状的高信号，在T_2WI加权像呈中等信号，以椎管后部多见。尽管其边界较锐利，但其前方常与脊髓背部粘连，呈参差不齐表现。不少病人同时伴发有脊髓低位或腰骶部皮下脂肪瘤。

【诊断与鉴别诊断】

皮样囊肿、胆脂瘤及畸胎瘤的MRI表现较为多样化，主要取决于MRI扫描方法以及肿瘤的内部结构，它们都可呈混杂信号。胆脂瘤含脂肪的机会不如畸胎瘤多。胆脂瘤容易出现弥漫性的混杂信号，在T_2WI可高于脑脊液信号。为了同时显示可能存在的其他异常如脊髓低位、腰骶部窦道，扫描亦包括矢状位。

三、硬膜外肿瘤

髓外硬膜外肿瘤是指肿瘤位于椎管内硬脊膜外，通常以转移瘤或淋巴瘤多见。发生在硬膜外的罕见肿瘤还有恶性纤维组织细胞瘤；在良性肿瘤中，终丝室管膜瘤、脂肪瘤、血管瘤、脊膜瘤及神经鞘瘤也可发生在硬膜外。

（一）转移癌

【病因】

继发性肿瘤起源于原发肿瘤中具有转移能力的一部分亚群。转移过程与肿瘤细胞通过血液传播到脑、脊髓、骨、硬膜和软脑膜有关。

【临床与病理】

脊髓脊柱转移瘤是一个疾病、两个概念。脊髓转移瘤是指肿瘤发生脊髓内转移，可为恶性肿瘤转移，也可为神经系统肿瘤的种植性转移。脊柱转移瘤（vertebral metastases）是指肿瘤发生椎体转移，常为癌或肉瘤转移，多为血行转移。

【MRI表现】

1.脊髓转移瘤

脊髓转移瘤可分为神经系统肿瘤种植性转移和神经系统外恶性肿瘤转移。前者多见于室管膜瘤、生殖细胞瘤、血管母细胞瘤等；后者多为癌转移或其他恶性肿瘤转移，较少见。MRI平扫显示脊髓内局部稍长T_1、长T_2信号。T_1WI增强扫描时，髓内强化病灶可呈结节状或团片状，强化病灶亦可沿脊膜分布。

2.椎体转移瘤（图10-5-5）

转移瘤细胞类型较多，MRI表现各不相同，分述如下：

（1）椎体、棘突、小关节局部转移灶：局部椎体骨质膨大，软组织信号取代正常骨质信号，呈长T_1、长T_2信号。可压迫相邻神经组织。T_1WI增强扫描显示局部异常组织明显强化，多呈不均匀强化。

（2）椎体内多发溶骨性转移灶：病灶多发，大小不等，可见于椎体、小关节、棘突等；MRI平扫时，病灶呈明显长T_1、长T_2信号，在脂肪抑制T_2WI呈高信号，形态规则或不规则；T_1WI增强扫描时，病灶多呈明显强化。

（3）椎体内成骨性转移灶：可发生于椎体、椎板、棘突等，病灶呈长T_1、短T_2信号，T_1WI通常显示更多病灶。

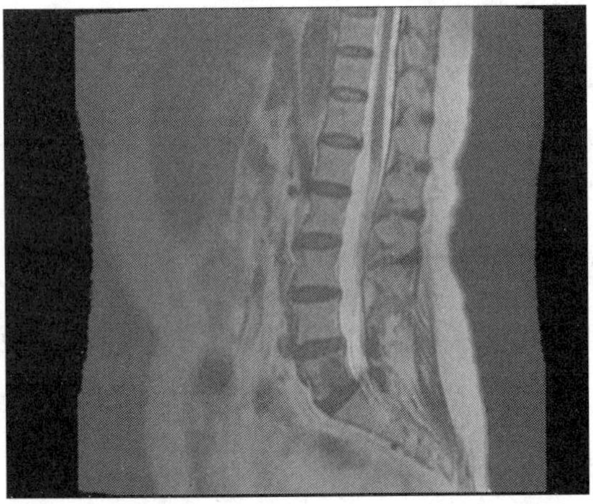
1

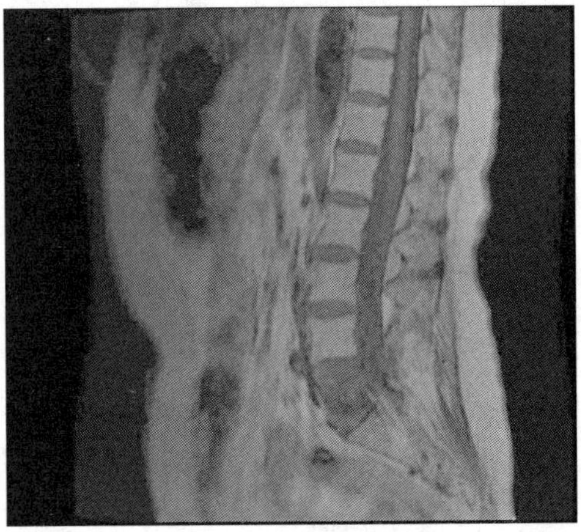
2

1.T_2WI矢状位；2.T_1WI矢状位。T_1、T_2平扫，呈长T_1及短T_2信号，椎体局部骨质破坏。

图10-5-5　椎体转移瘤

【诊断与鉴别诊断】

（1）脊髓转移瘤出现症状时原发病多已明确，鉴别诊断不难。如果脊髓出现病变，原发病不明确，需与脊髓炎、脊髓寄生虫感染、脊髓结核等鉴别。

（2）脊柱转移瘤的转移病灶少时，需与椎体血管瘤、椎体退变等鉴别。部分病例需与脊柱结核鉴别。

脊柱MRI检查是除核素骨扫描外，能有效发现脊椎转移瘤的检查方法，对早期明确诊断有明显帮助。MRI检查能显示转移瘤早期骨组织的结构变化，对转移瘤的检出率明显高于X射线平片及CT。

（二）淋巴瘤

中枢神经系统淋巴瘤包括继发性淋巴瘤和原发性中枢神经系统淋巴瘤（Primary CNS Lymphoma，PCNSL），前者为全身系统性淋巴瘤的一部分，最常见；而后者是指原发于脑、脊髓和脑脊膜的淋巴瘤，身体其他部位未发现淋巴瘤证据，其恶性度高，预后较差，近年来发病率逐年提高。免疫正常的PCNSL患者多为60岁以上老年人，单发病灶多见；免疫缺陷患者发病年龄多为40岁左右，多发病灶多见。

【病因】

遗传性或获得性免疫缺陷易发生原发性中枢神经系统淋巴瘤，免疫缺陷原因有Wiskott-Aldrich综合征、艾滋病和器官移植免疫抑制治疗等；多数情况下治疗霍奇金病和自身免疫性疾病如风湿性关节炎等也可引起免疫缺陷。EBV在免疫受损病人的原发性中枢神经系统淋巴瘤的发生中起了重要的作用。少数原发性中枢神经系统淋巴瘤中还可以检出疱疹病毒DNA基因。疱疹病毒感染可能和该肿瘤发生有关。

【临床与病理】

淋巴瘤（lymphoma）累及椎管比累及头颅常见，且主要位于硬膜外间隙，包括霍奇金淋巴瘤、非霍奇金淋巴瘤及淋巴肉瘤三种类型，多见于男性。霍奇金淋巴瘤好发年龄为20～30岁，淋巴肉瘤好发年龄为30～50岁，非霍奇金淋巴瘤好发年龄为40～60岁。主要临床表现为脊髓和神经根受压症状，以局部疼痛最多见，逐渐出现运动和感觉障碍。椎管内硬膜外淋巴瘤以胸腰段多见，主要为纵向浸润性生长，肿瘤上下范围常很大，且常呈环状包绕硬膜囊。

【MRI表现】

硬膜外淋巴瘤组织在T_1WI和T_2WI均呈中等信号，其脊髓侧的线条状低信号代表硬脊膜。由于占位效应，硬脊膜凸向硬膜囊或脊髓方向。Gd-DTPA增强扫描有明显强化。

【诊断与鉴别诊断】

椎管内硬膜外淋巴瘤与转移瘤的区别在于淋巴瘤上下范围很广，且常呈环形包绕性生长，这种包绕状生长需要与神经母细胞瘤区别。年龄很重要，淋巴瘤好发于成人，而神经母细胞瘤多见于幼儿，同时，在胸腰部CT或MRI上应仔细观察是否同时有腹膜后淋巴结肿大，有淋巴结肿大时有助于淋巴瘤的诊断。

第六节 脊柱与脊髓外伤

脊柱与脊髓损伤是一组外伤性疾病。随着交通发达、工业化活动增加，脊髓、脊柱损伤病人有增多趋势。脊柱外伤累及椎骨、椎间盘、韧带、血管和神经，构成联合性损伤。其中最主要的是对脊髓和神经的损伤。临床上对脊髓脊柱损伤越来越重视，并进行了深入研究。影像学亦遵循临床分类、分型进行研究。

一、脊柱外伤

【病因】

脊柱损伤多是由直接暴力或间接暴力作用于脊柱所导致的损伤。

【临床与病理】

为了便于临床评价脊柱的稳定性，可人为地将脊柱分为前、中、后三柱，即三柱理论。前柱指前纵韧带、椎体前三分之二；中柱指椎体后三分之一、后纵韧带；后柱指椎弓根、椎弓板、棘突、棘间韧带、棘上韧带、脊髓等。外伤后，如骨折仅累及前柱，说明损伤较轻，脊柱有保护脊髓的作用。如骨折累及前柱和中柱，说明脊柱稳定性受到威胁，骨折需要固定，否则有继发伤害脊髓的危险。如骨折累及前中后三柱，说明脊柱极不稳定，随时可能脱位，伤及脊髓，或加重脊髓损伤，有的已发生脱位，需手术复位固定。

爆裂型、坐带型、复杂骨折、骨折脱位等常伴脊髓损伤。

【MRI表现】

MRI检查不仅能显示脊椎骨折，而且能显示脊髓损伤，如脊髓水肿、出血、脊髓软化和外伤后脊髓空洞积水症等，并可判断脊椎损伤的预后（图10-6-1）。

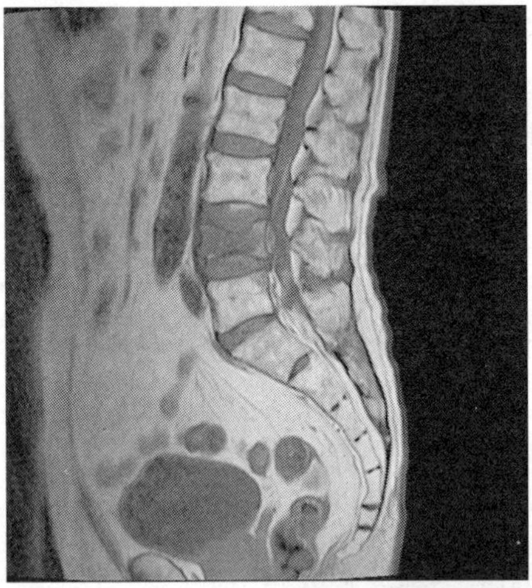

1

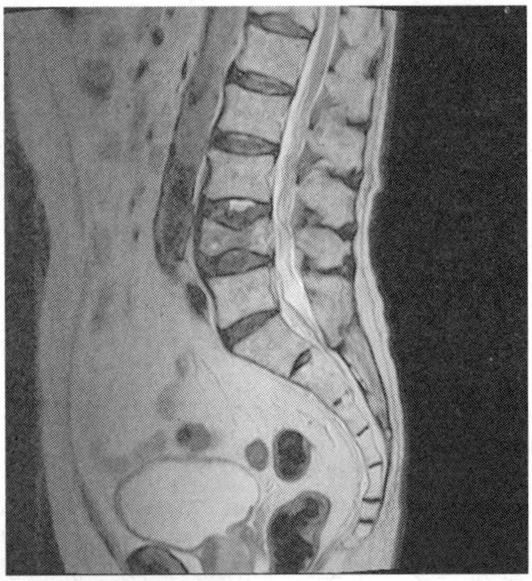

2

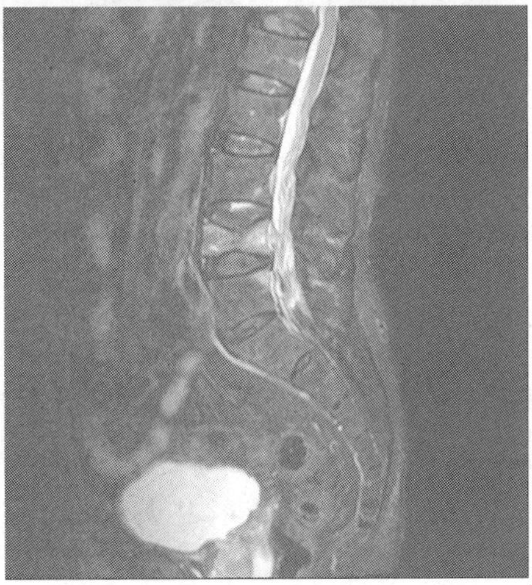

3

1.T_1WI矢状位；2. T_2WI矢状位；3.T_2WI脂肪抑制序列。L_4椎体变扁，呈“楔形”改变，局部骨皮质不连续，可见混杂长T_1、长T_2信号，边缘模糊。

图10-6-1　脊椎外伤

1.椎体损伤的MRI改变

（1）爆裂骨折：椎体呈粉碎性碎裂、移位，正常结构与外形消失，骨皮质低信号带凹凸不平、部分嵌入椎体松质骨内。

（2）压缩骨折：矢状位扫描椎体呈典型楔形变，常伴相邻椎间盘损伤，表现为正常椎间盘信号变低或消失。

（3）损伤椎体信号变化：骨折椎体在急性期由于骨髓水肿而呈长T_1、长T_2信号，中、后期骨折椎体表现为中等T_1、短T_2信号。

（4）骨折椎体出血信号变化：急性出血在T_2WI多为等信号，T_1WI为高信号，亚急性期出血T_1WI、T_2WI均为高信号。

（5）骨折线：在T_1WI和DWI显示较好，急性期骨折线信号强度高于皮质骨而低于松质骨，中、后期信号强度明显减低。骨折线和骨折脱位在矢状位可清晰显示，弥补了CT扫描中常有的部分容积效应的不足。

2.椎间盘、韧带损伤的MRI改变

椎间盘、韧带撕裂或断裂在T_2WI表现为这些结构区的信号异常和结构变形，同时伴有椎间盘的碎裂、移位及韧带结构连续性中断。

3.脊髓损伤的MRI改变

脊髓水肿T_1WI为等或略低信号，T_2WI为梭形高信号。脊髓出血早期为灶性低信号，随后T_1WI高信号，T_2WI低信号。两者合并存在时，在T_2WI表现为中央低信号，周围信号模糊。脊髓软化在T_1WI为圆形低信号，在T_2WI为高信号。

【诊断与鉴别诊断】

结合临床外伤史一般诊断不难。

二、脊髓外伤

【病因】

脊髓损伤（spinal cord injury）见于脊柱外伤后，常为脊柱脊髓联合性损伤。

【临床与病理】

脊髓和（或）马尾神经损伤是脊椎骨折、脱位最严重的并发症，临床常见。脊椎骨折、脱位往往导致脊髓和脊神经根损伤，造成损伤平面以下运动障碍和感觉障碍而发生外伤性截瘫，累及上颈髓时还可导致呼吸中枢衰竭而死亡。因此，损伤早期对脊髓损伤严重程度的准确判断和评估，对于脊髓和马尾神经损伤的治疗和预后有重要意义。

脊髓损伤后的病理变化可分为以下几方面：

①脊髓休克（脊髓震荡）；

②脊髓受压、挫伤；

③脊髓断裂；

④脊髓受压；

⑤脊髓水肿；

⑥椎管内出血。

【MRI表现】

1.各部位脊髓损伤多由椎体骨折脱位引起，其骨折脱位的影像学改变参见有关章节。

2.MRI表现（图10-6-2）

（1）脊髓水肿

伤后即出现，可持续1～2周，于伤后3～6天最明显。主要表现为脊髓弥漫性增粗，T_1WI等信号或隐约可见低信号，T_2WI梭形高信号。

（2）脊髓挫伤伴髓内出血

最初1～3天内血肿在T_1WI和DWI均表现为脊髓内灶性等或低信号，在T_2WI为典型短T_2信号；4～7天后，T_1WI病灶周围出现高信号，T_2WI为低信号；1个月～数个月后在所有成像序列均为高信号，以T_1WI明显；在数个月～1年后在T_1WI、T_2WI上病灶均显示为低信号，以T_2WI显示较好。

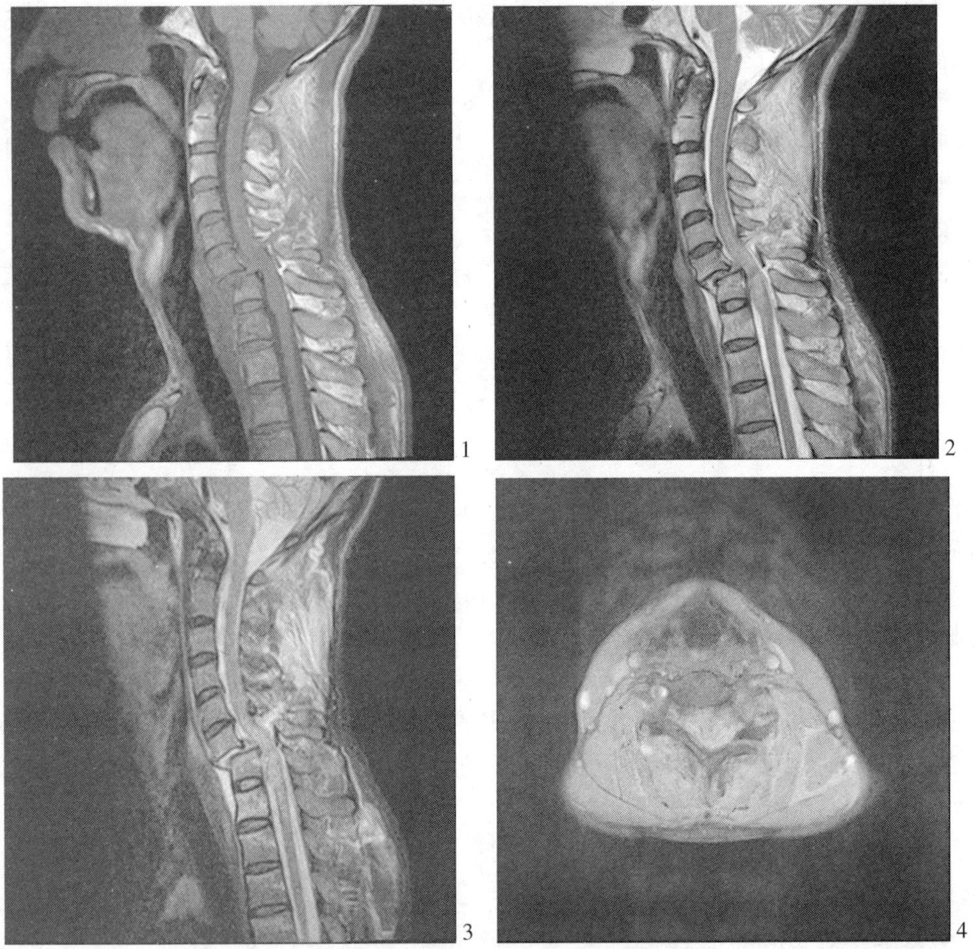

1.T_1WI矢状位；2.T_2矢状位；3.T_2脂肪抑制序列矢状位；4.T_2脂肪抑制序列轴位。C_6椎体向前滑脱，C_6、C_7椎体错位明显，C_7–T_1椎体骨小梁断裂，信号混杂，C_4–T_1椎体相应层面脊髓走行迂曲、肿胀并呈等T_1、稍长T_2信号，颈背部软组织肿胀，呈长T_1、长T_2信号，边界模糊。

图10–6–2　脊髓外伤

（3）脊髓挫裂伤合并水肿

主要表现为T_2WI病灶中央低信号，周围有一圈模糊的高信号影环绕。

（4）脊髓软化、坏死

T_1WI表现为囊状低信号，T_2WI为高信号，可导致脊髓空洞形成。

（5）脊膜病变

脊膜可于脊髓损伤处增生、肥厚，并可与脊髓、蛛网膜粘连。

（6）脊髓萎缩

脊髓在撕裂损伤的上、下段后期可见萎缩改变，表现为脊髓明显变细。

（7）椎管内出血

主要为硬膜下血肿或硬膜外血肿，MRI做出诊断较CT敏感。

①硬膜外血肿主要表现为硬膜外较局限的梭形异常信号影，急性期呈等或低信号，3～7天后血肿在各个成像序列上均为高信号，可持续较长时间。

②硬膜下血肿表现为范围较大的梭形异常信号影，硬膜在血肿外侧。信号演变规律同硬

膜外血肿。

③脊髓受压移位，可伴有脊髓内出血。

【诊断与鉴别诊断】

尽管脊髓损伤后的MRI表现与急性脊髓炎、脊髓内转移、放射性损伤等其他髓内病变相似，但结合临床外伤史一般诊断不难。

第七节 椎管内血管畸形

椎管内血管畸形是指脊髓血管发育异常形成的一类病变，大多数学者认为，脊髓血管畸形是一组先天性血管发育畸形性病变，也有学者提出硬脊膜动静脉漏可能与全身性疾病及脊柱手术有关，如继发的下腔静脉或椎旁静脉压力改变。有关椎管内血管畸形可发生于脊髓各个节段，脊髓内、外可同时受累。颈胸段血管畸形多位于脊髓内，腰段血管畸形位于脊髓后方。脊髓血管畸形在颈段占12%，在上胸段占28%，在下胸及腰段占60%。病理学可见动脉或静脉为主的异常血管团，动脉血管壁肌层发育不完善，静脉血管扩张，依据病理学分类，本病可分为动静脉畸形、海绵状血管瘤、静脉畸形和毛细血管扩张症。依据病变部位及影像学分类，本病分为脊髓内动静脉畸形、脊髓周围动静脉畸形、硬脊膜动静脉漏、混合型动静脉畸形、海绵状血管瘤以及椎体血管瘤。脊髓血管畸形发病年龄广泛，但多数在中年前发病。在发生合并症前，多数病人无明确症状。合并脊髓出血后，常出现与出血脊髓水平对应的完全或不完全瘫痪，少数病例可有进行性肢体功能障碍。

一、椎管内动静脉畸形（AVM）

椎管内血管畸形包括脊髓内动静脉畸形、脊髓周围动静脉畸形、硬脊膜动静脉畸形；MRI能区分髓内AVM与髓外和硬膜血管畸形。这对外科手术至关重要，因髓内AVM常不能手术，而髓外和硬膜病变适宜手术。

【病因】

椎管内动静脉畸形是先天性病变，产生于血管的早期胚胎发育异常。

【临床与病理】

本病男性发病略多，出现症状的年龄半数小于16岁。多于30%的病人最初症状为无力。几乎所有的病人病程中有运动功能障碍，70%以上的病人有感觉异常，近1/5的病人发病时即有背部疼痛，二便及性功能损害在病程进展中也可出现。本病可作为全身血管性异常如Renduosler Weber综合征或Klippel Trenaunay综合征的一部分而存在，Cobb综合征可能存在于5%的脊髓动静脉畸形的病人。

【MRI表现】

球型或幼稚型硬膜内血管畸形（包括髓内血管畸形）在脊髓实质内可见到异常血管团，相应脊髓局限性膨大。由于在畸形血管内血液流动较快，T_1WI和T_2WI上均呈多条圆形、管形无血管信号流空征象。特别是在T_2WI上，在周围高信号脑脊液的衬托下，流空的血管显示更加清晰。MRI有利于观察粗大的引流静脉，T_2WI在高信号脑脊液的衬托下，呈蛇形充盈缺损

（图10-7-1）。

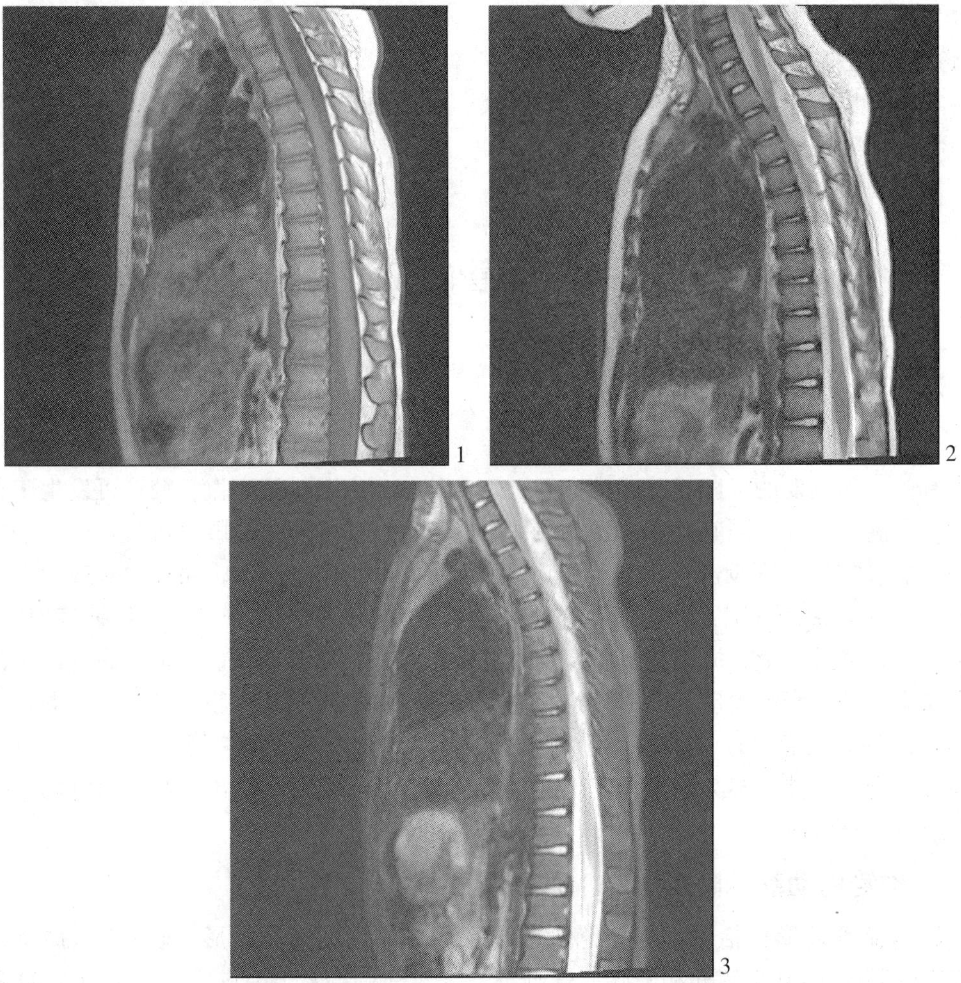

1.T_1WI矢状位；2. T_2WI矢状位；3.T_2WI脂肪抑制序列。T_1-T_5椎体层面脊髓后方可见条带状异常信号，T_1呈低信号，T_2呈混杂高信号，局部脊髓受压，蛛网膜下腔增宽。

图10-7-1　脊髓动静脉畸形

当硬膜内AVM较小或不出现流空征象时，难与海绵状血管瘤相鉴别。此时，增强检查有助于发现畸形的血管团及其供血动脉和引流静脉。国外文献报告，MRI还可显示畸形血管中的血栓形成，并能显示脊髓血管造影不能发现的隐匿性血管畸形。血管畸形可出现脊髓萎缩的表现。

硬脊膜血管畸形的异常血管团一般较小，常位于神经根鞘附近的硬脊膜上，血管流空征象出现率低，多可见到粗大的引流静脉流向脊髓背侧，相应脊髓增粗。如果扩大的脊髓静脉流动很慢（如在硬膜病变），T_2WI见不到流空征象，尤其是当图像平面（冠状位和矢状位）与流动方向平行时。胸段者常并发硬膜外血肿，可累及数个脊髓节段。急性血肿在T_1WI上一般呈等或高信号，压迫相应脊髓，并可向神经孔方向蔓延。由于血液成分变化，在T_2WI上，血肿由低信号逐渐演变为高信号。当血管畸形伴血肿形成时，由于血流缓慢则表现为高信号的团块状结构。

【诊断与鉴别诊断】

AVM在MRI平扫上的特征表现为乱线团状或蜂窝状血管流空影，另外，再结合MRA及MRI增强扫描的表现，均可做出诊断。

脊髓内肿块和蛛网膜下腔血管扩张的脊髓血管母细胞瘤（hemangioblastoma）在脊髓造影和血管造影上类似髓内AVM。动态增强CT扫描时AVM与两者不能区别，除非血管母细胞瘤有囊性部分。但是，MRI依据T_1WI和T_2WI特征可区别血管母细胞瘤与AVM。血管母细胞瘤在T_1WI呈长形的囊性低信号区。肿瘤灶与脊髓空洞无法区别，在T_2WI肿瘤和囊腔呈高信号，而髓内AVM呈流空性缺损。

二、脊髓动静脉瘘

脊髓动静脉瘘也称为硬膜内动静脉瘘或髓周动静脉瘘。它由位于脊髓上直接的动静脉瘘组成，由供应脊髓的动脉直接供血。此供血动脉最常为脊柱前动脉。分流的硬膜内位置、供应脊髓的动脉受累以及缺少之间的巢是本病的血管结构特征，并因此区别于硬脊膜动静脉瘘和脊髓动静脉畸形。

【病因】

本病被认为属于先天性血管畸形。

【临床与病理】

通常于30～40岁间出现症状。临床表现主要为涉及下肢的进行性非对称性神经根脊髓病的症状、体征。大约1/3的病人有脊髓蛛网膜下腔出血。

【MRI表现】

本病最常见的部位是下胸段或腰段脊柱，血管流空效应可描绘出增粗的供血动脉和引流静脉。增粗的血管结构可能引起占位效应和脊髓的扭曲、移位，脊髓内可有包括出血在内的信号异常。

【诊断与鉴别诊断】

小的病变及巢的缺少可能使本病的发现及其与硬脊膜动静脉瘘的区别发生困难。Gd-DTPA增强后的T_1WI可见脊髓异常强化。

三、硬脊膜动静脉瘘

【病因】

硬脊膜动静脉瘘至少占脊柱血管畸形的35%，且一般认为本病由硬膜外静脉丛血栓形成引起。发生在脊髓硬膜内的动静脉分流通常位于接近椎间孔处或在硬膜根袖内。动脉供应来自根动脉的硬膜分支，一个硬膜内静脉直接引流入脊髓的软膜，其结果是脊髓的静脉充血和静脉高压。充血和压力升高降低了脊髓内动、静脉的压力差别，组织灌注减少，组织缺氧，脊髓内血管舒张及自动调节能力失常，引起脊髓水肿、血流停滞及血-脑屏障破坏。

【临床与病理】

本病是最常见的脊柱血管异常。80%～90%的病人为男性，出现症状的年龄一般在40～50岁。进行性下肢无力是最常见的临床症状，其次是局部或放射性疼痛。多数病人也可有感觉障碍、二便及性功能异常。症状常呈慢性进展性，从出现症状到确定诊断常超过2年。

【MRI表现】

本病最常发生于胸腰段脊柱，通常在T_9和L_3之间。受累的腰髓及圆锥均匀增粗，也可有整个脊髓的弥漫增粗。软脊膜静脉的扩张是诊断硬脊膜动静脉瘘的特征，它们最常位于脊髓背侧面，T_2WI上表现为高信号脑脊液内的流空影像。在这些静脉相对较小、血流较慢的情况下，静脉血流可能表现为等信号甚至高信号。在Gd-DTPA增强后的T_1WI上，这些慢血流的静脉可能表现为高信号区。少数情况下，MRI可能是正常的或仅显示脊髓信号异常而无扩张的软脊膜静脉，很少情况下，位于颅后窝的软脑膜或硬脑膜的动静脉畸形可能使脊髓软脊膜充血，导致静脉高压性脊髓病。在这种情况下，MRI可发现脑干和颈髓的信号异常。

【诊断与鉴别诊断】

这些表现是非特异性的，也可见于脊髓的炎症、脱髓鞘及新生物。软脊膜静脉的扩张是诊断硬脊膜动静脉瘘的特征，它们最常位于脊髓背侧面，在T_2WI上表现为高信号脑脊液内的流空影像。必须仔细区别真正的流空现象和由脑脊液搏动引起的伪影，尤其是在这些静脉相对较小、血流较慢的情况下。此时，静脉血流可能表现为等信号甚至高信号。在Gd-DTPA增强后T_1WI上，这些慢血流的静脉可能表现为高信号区。

四、海绵状血管瘤或血管畸形

【病因】

本病被认为是先天性血管畸形，发病率仅次于AVM。

【临床与病理】

本病是慢血流的血管畸形而无动静脉分流。涉及中枢神经系统所有部位的海绵状畸形的发生率为2.9%～4%，多见于女性。本病的临床表现多种多样。尽管症状可出现于各种年龄，但以40岁左右为多。发作性的神经功能失常伴发作之间不同程度的恢复是较为典型的临床表现，但也有慢性脊髓功能损害或急性脊髓功能损害发病且持续进展者，后者可能继发于出血。海绵状血管畸形出血造成临床症状恶化的进展速度慢于脊髓动静脉畸形出血。进行性脊髓病可能产生于病变的增大。

【MRI表现】

海绵状血管畸形在脊髓各段的发病概率相同，终丝、马尾也可受累。海绵状血管畸形易出血，血流缓慢、血成分沉着、血栓形成和钙化等病理变化是主要影像学成像基础。含铁血黄素及钙化，T_1WI多数呈等或低信号，少数为高信号或混杂信号，出血显示为高信号；T_2WI呈高、低混杂信号，似爆米花样或桑葚状，T_2WI瘤体周围圆形低信号环是由于反复出血并被周围沉积的含铁血黄素所包绕，称“铁环征”。由于CCA是一种先天性慢性疾病，主要是以机化、纤维化、钙化为主，所以大部分病灶无水肿占位，并且增强后强化也不明显。多数病人的海绵状畸形为单发，但少数病人也可多发（图10-7-2）。

【诊断与鉴别诊断】

本病的MRI表现具有特征性，可据此做出相当肯定的诊断，而无须考虑与其他疾病的鉴别。

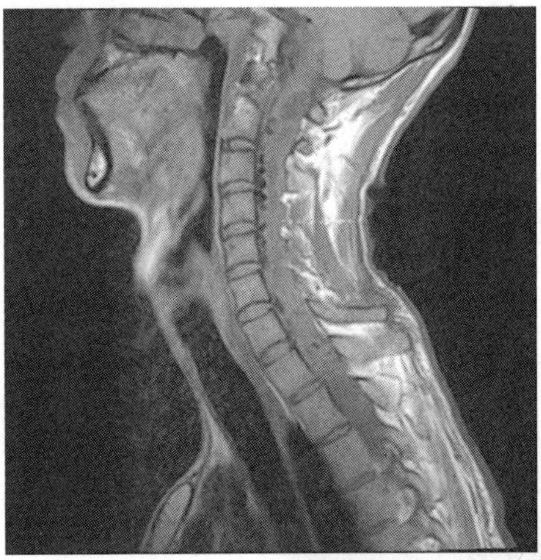
1

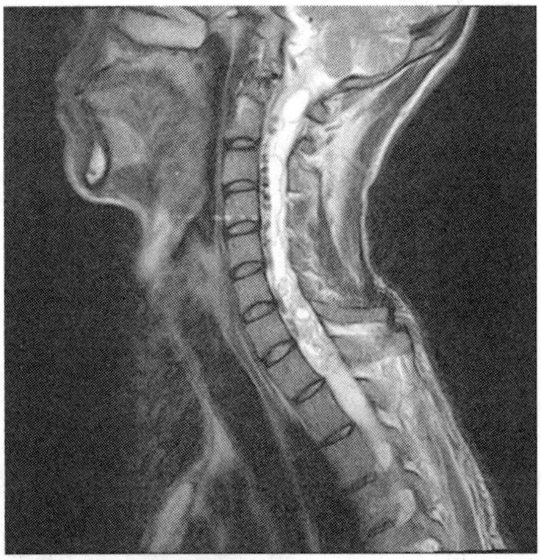
2

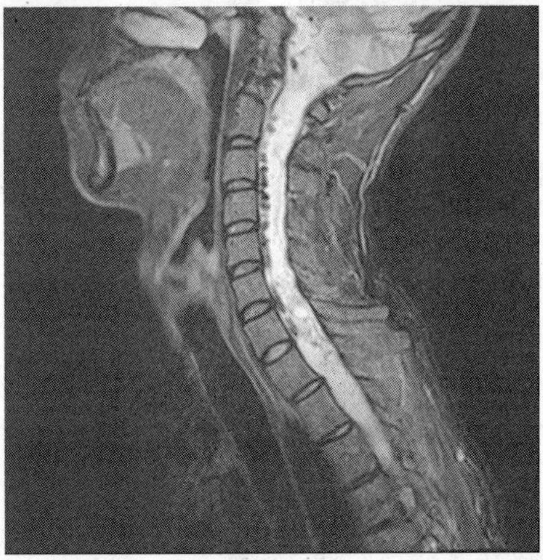
3

1.T_1WI矢状位；2.T_2WI矢状位；3.T_2脂肪抑制序列矢状位。颈胸髓增粗，正常结构消失，可见多发囊状长T_1、长T_2信号影及点、线状明显低信号影，并呈条带状分布。点、线状明显低信号为流空血管。

图10-7-2 椎管内动静脉畸形

（窦郁，王正盛）

参考文献

1.白人驹，张雪林.医学影像诊断学［M］.3版.北京：人民卫生出版社，2015.

2.靳二虎，蒋涛，张辉.磁共振成像临床应用入门［M］.2版.北京：人民卫生出版社，2015.

3.刘士远，孙铁英.肺癌影像诊断与临床新进展［M］.北京：人民卫生出版社，2015.

4.李若溪.眼科常见疾病的CT及MRI图谱［M］.北京：北京大学医学出版社，2014.

5.鲜军舫.头颈部影像学［M］.北京：人民卫生出版社，2014.

6.蔡宗尧，刘文，肖朝勇.磁共振成像读片指南——中枢神经系统［M］.3版.南京：江苏科学技术出版社，2013.

7.罗成华.腹膜后肿瘤［M］.北京：人民卫生出版社，2013.

8.王振常.同仁眼科影像诊断手册［M］.北京：人民军医出版社，2013.

9.王霄英，蒋学祥.中华影像医学：泌尿生殖系统卷［M］.2版.北京：人民卫生出版社，2012.

10.李联忠.脑与脊髓CT、MRI诊断学图谱［M］.2版.北京：人民卫生出版社，2011.

11.全冠民.神经系统CT与MRI影像解读［M］.北京：人民卫生出版社，2011.

12.汤钊猷.现代肿瘤学［M］.3版.上海：复旦大学出版社，2011.

13.伍建林，路希伟.临床结核病影像诊断［M］.北京：人民卫生出版社，2011.

14.赵世华.心血管病磁共振诊断学［M］.北京：人民军医出版社，2011.

15.赵霞.临床专科医师规范化培训用书——妇产科学［M］.北京：人民卫生出版社，2009.

16.韩丰谈，朱险峰.医学影像设备安装与维修学［M］.北京：人民卫生出版社，2008.

17.李玉林.病理学［M］.7版.北京：人民卫生出版社，2008.

18.郭启勇.实用放射学［M］.3版.北京：人民卫生出版社，2007.

19.熊国欣，李立本.核磁共振成像原理［M］.北京：科学出版社，2007.

20.朱有华.泌尿外科诊疗手册［M］.3版.北京：人民卫生出版社，2007.

21.杨正汉，冯逢，王霄英.磁共振成像技术指南［M］.北京：人民军医出版社，2007.

22.Paul K, Webster K C. 世界卫生组织肿瘤分类及诊断标准系列：神经系统肿瘤病理学及遗传学［M］.李青，徐庆中，译.北京：人民卫生出版社，2006.

23.孟悛非，梁碧玲.临床MRI诊断学［M］.广州：广东科技出版社，2005.

24.陈树宝.先天性心脏病影像诊断学［M］.北京：人民卫生出版社，2004.

25.李文华.眼科影像学［M］.北京：人民卫生出版社，2004.

26.孙为荣.眼科肿瘤学［M］.北京：人民卫生出版社，2004.

27.赵喜平.磁共振成像［M］.北京：科学出版社，2004.

28.张雪林.磁共振成像（MRI）诊断学［M］.3版.北京：人民军医出版社，2004.

29.石木兰.肿瘤影像学［M］.北京：科学出版社，2003.

30.阎洪禄.小儿眼科学［M］.北京：人民卫生出版社，2002.

31.郝希山.简明肿瘤学［M］.北京：人民卫生出版社，2001.

32.金延方，马林.实用神经系统磁共振成像诊断图谱［M］.北京：人民卫生出版社，2001.

33.周良辅.现代神经外科学［M］.上海：复旦大学出版社，2001.

34.史大鹏.眼科影像诊断学［M］.郑州：河南医科大学出版社，1997.

35.刘英奇.现代眼科学［M］.南昌：江西科学技术出版社，1996.

36.左启华.儿科学［M］.北京：人民卫生出版社，1995.

37.陈晓荣，舒锦尔，潘勇浩，等.心脏黏液瘤的MRI表现特征［J］.临床放射学杂志，2017（5）：654-657.

38.孔涛，惠汝太.心脏磁共振在限制型心肌病中的应用［J］.中国分子心脏病学杂志，2017（4）：2184-2187.

39.唐颖，唐跃.心脏黏液瘤的发生、特征和分子生物学机制［J］.中国循环杂志，2017（7）：719-720.

40.马晓海，赵蕾，李松南，等.磁共振T_1 mapping成像评价肥厚型和扩张型心肌病弥漫性心肌纤维化［J］.中国医学影像技术，2016（1）：52-56.

41.殷亮，喻思思，龚良庚.心脏磁共振纵向弛豫时间定量成像技术进展［J］.中华放射学杂志，2016，50（1）：76-78.

42.中华医学会放射学分会腹部学组.肝特异性磁共振对比剂钆塞酸二钠临床应用专家共识［J］.中华放射学杂志，2016，50（9）：641-646.

43.钟玉凤，唐作华.磁共振特异性对比剂在原发性肝癌诊断中的应用［J］.放射学实践，2015，30（10）：1056-1058.

44.兰天，赵世华，陆敏杰，等.磁共振成像在缺血性心脏病与特发性扩张型心肌病鉴别诊断中的价值［J］.中国循环杂志，2014（4）：284-287.

45.赵世华.心脏磁共振技术新进展［J］.磁共振成像，2014，5（S）：73-77.

46.杜伟，杨毅梅.颅内常见寄生虫病影像学的表现［J］.医学影像学杂志，2012（1）：138-140.

47.刘红阳，李澄.肝硬化相关结节的磁共振表现［J］.生物医学工程与临床，2011，15（6）：599-602.

48.吕建华，陆敏杰，赵世华，等.磁共振在复合和复杂先天性心脏病“一站式”检查中的应用［J］.中国医学影像技术，2010，26（10）：1864-1868.

49.顾福祥，顾金保，陈晓光.脑寄生虫病的影像学表现［J］.热带医学杂志，2009（6）：709-711.

50.赵世华，冯敢生，陆敏杰，等.缩窄性心包炎MRI诊断［J］.临床放射学杂志，2009（3）：334-337.

51.郭会利，张敏，程敬亮.脑囊虫病的MRI诊断及病理分析［J］.中国CT和MRI杂志，2008（2）：14-16.

52.陆敏杰，赵世华，黄连军，等.原发性心脏心包恶性肿瘤的影像学评价［J］.中国综合临床，2006（7）：640-642.

53.张林川，刘焱，任永芳.脑包虫病的CT与MRI诊断［J］.实用医学影像杂志，2006（3）：198-199.

54.易进武，姚成刚.脑包虫病的CT和MR诊断［J］.新疆医学，2006（4）：41-43.

55.陆敏杰，蒋世良，牟峰，等.原发性非黏液瘤性心脏肿瘤的影像学评价［J］.中国循环杂志，2005（5）：53-56.

56.赵世华.全面认识心血管MR的应用价值［J］.中华放射学杂志，2005（39）：566-568.

57.陆敏杰，赵世华，韦云青，等.EBCT在原发性非黏液瘤性心脏心包肿瘤中的诊断价值［J］.中国医学影像技术，2004（12）：1884-1888.

58.贾文霄，戴建平.主动脉夹层磁共振诊断与超声等诊断方法的比较［J］.中国医学影像技术，2002（8）：782-784.

59.瞿再珍，郭建平，李冠海.脑囊虫病72例MRI表现分析［J］.临床军医杂志，2002（1）：51-53.

60.罗敏，肖家和.病毒性脑炎的CT、MRI诊断（附48例报告）［J］.临床放射学杂志，2000，3（19）：133-136.

61.李明洙，富春雨，罗力，等.颅脑包虫病X射线、CT、MRI影像特点［J］.中华神经外科杂志，1997（6）：41-43.

62.Lin L, Li X, Feng J, et al. The prognostic value of T_1 mapping and late gadolinium enhancement cardiovascular magnetic resonance imaging in patients with light chain amyloidosis[J]. J Cardiovasc Magn Reson, 2018, 20(1): 2.

63.Riederer S J, Stinson E G, Weavers P T. Technical Aspects of Contrast- enhanced MR Angiography: Current Status and New Applications[J]. Magn Reson Med Sci, 2018, 17(1):3-12.

64.Abels B, Pfeiffer S, Stix J, et al. Multimodal Imaging for the Assessment of a Cardiac Mass - A Case of Primary Cardiac Sarcoma[J]. J Radiol Case Rep, 2017, 11(11): 11-19.

65.Dündar T T, Aralaşmak A, Özdemir H, et al. Comparison of TOF MRA, Contrast-Enhanced MRA and Subtracted CTA from CTP in Residue Evaluation of Treated Intracranial Aneurysms[J]. Turk Neurosurg, 2017, 11(11): 11-19.

66.Hoelter P, Lang S, Weibart M, et al. Prospective intraindividual comparison of gadoterate and gadobutrol for cervical and intracranial contrast- enhanced magnetic resonance angiography [J]. Neuroradiology, 2017, 59(12):1233-1239.

67.Merlocco A, Lacro R V, Gauvreau K, et al. Longitudinal Changes in Segmental Aortic Stiffness Determined by Cardiac Magnetic Resonance in Children and Young Adults with Connective Tissue Disorders (the Marfan, Loeys- Dietz, and Ehlers- Danlos Syndromes, and Nonspecific Connective Tissue Disorders)[J]. Am J Cardiol, 2017, 120(7):1214-1219.

68.Maron B J, Rowin E J, Maron M S, et al. Nonobstructive Hypertrophic Cardiomyopathy out of the Shadows: Known from the Beginning but Largely Ignored ... until Now[J]. Am J Med, 2017, 130(2): 119-123.

69.Maron M S, Rowin E J, Maron B J. How to Image Hypertrophic Cardiomyopathy[J]. Circ

Cardiovasc Imaging, 2017, 10(7): 1–10.

70.Rowin E J, Maron B J, Haas T S, et al. Hypertrophic Cardiomyopathy with Left Ventricular Apical Aneurysm: Implications for Risk Stratification and Management[J]. J Am Coll Cardiol, 2017, 69(7): 761–773.

71.Veldhoen S, Behzadi C, Lenz A, et al. Non–contrast MR angiography at 1.5 Tesla for aortic monitoring in Marfan patients after aortic root surgery[J]. J Cardiovasc Magn Reson, 2017, 19(1):82.

72.Welch T D, Oh J K. Constrictive Pericarditis[J]. Cardiol Clin, 2017, 35(4): 539–549.

73.Wang Y, Seguro F, Kao E, et al. Segmentation of lumen and outer wall of abdominal aortic aneurysms from 3D black–blood MRI with a registration-based geodesic active contour model[J]. Med Image Anal, 2017, 40:1–10.

74.Maron B J, Rowin E J, Casey S A, et al. What Do Patients with Hypertrophic Cardiomyopathy Die from[J]. Am J Cardiol, 2016, 117(3): 434–435.

75.Maron B J, Maron M S. The Remarkable 50 Years of Imaging in HCM and How it Has Changed Diagnosis and Management: From M- Mode Echocardiography to CMR [J]. JACC Cardiovasc Imaging, 2016, 9(7): 858–872.

76.Schuster A, Hor K N, Kowallick J T, et al. Cardiovascular magnetic resonance myocardial feature tracking: concepts and clinical applications [J]. Cir Cardiovasc Imaging, 2016, 9 (4) : e004077.

77.Alois M S, Julian A L, Frank T, et al. Gradient Spin Echo(GraSE)imaging for fast myocardial T_2 mapping[J]. J Cardiovasc Magn Reson, J Cardiovasc Magn Reson, 2015, 12(2) : 17.

78.BaeBler B, Schaarschmidt F, stehning C, et al. Cardiac T_2–mapping using a fast gradient echo spin echo sequence–first *in vitro* and *in vivo* experience[J]. J Cardiovase Magn Reson, 2015, 17(11):67.

79.Bernus O, Radjenovie A, Trew M L, et al. Comparison of diffusion tensor imaging by cardiovascular magnetic resonance and gadolinium enhance 3D image intensity approaches to investigation of structural anisotropy in explanted rat hearts[J]. J Cardiovasc Magn reson, 2015, 17:31.

80.Bolen M A, Rajiah P, Kusunose K, et al. Cardiac MR imaging in constrictive pericarditis: multiparametric assessment in patients with surgically proven constriction [J]. Int J Cardiovasc Imaging, 2015, 31(4):859–866.

81.Cassinotto C, Rullier A, Hocquelet A, et al. Hepatic angiosarcoma: a suggestive pattern of enhancement on dynamic MR imaging[J]. Diagn Interv Imaging, 2015, 96(3): 293–295.

82.Groves R, Chan D, Zagurovskaya M, et al. MR imaging evaluation of pericardial constriction. Magn Reson Imaging Clin N Am., 2015, 23(1):81–87.

83.Khan J N, Singh A, Nazir S A, et al. Comparison of cardiovascular magnetic resonance feature tracking and tagging for the assessment of left ventricular systolic strain in acute myocardial infarction [J]. Eur J Radiol, 2015, 84(5):840–848.

84.Maron M S. Family History of Sudden Death Should Be a Primary Indication for Implantable Cardioverter Defibrillator in Hypertrophic Cardiomyopathy[J]. Can J Cardiol, 2015, 31(11): 1402–1406.

85.Burt J R, Zimmerman S L, Kamel I R, et al. Myocardial T_1-mapping: techniques and potential applications [J]. Radiographics, 2014, 34(2):377-395.

86.Weingärtner S, Akçakaya M, Basha T, et al. Combined saturation inversion recovery sequences for improved evaluation of scar and diffuse fibrosis in patients with arrhythmia or heart rate-variability [J]. Magn Reson Med, 2014, 71(3):1024-1034.

87.Alter P, Figiel J H, Rupp T P, Bachmann G F, et al. MR, CT, and PET imaging in pericardial disease[J]. Heart Fail Rev, 2013, 18(3): 289-306.

88.Bertholdo D, Watcharakorn A, Castilli M. Brain proton magnetic resonance spectroscopy: introduction and overview[J]. Neuroimaging Clin N Am, 2013, 23(3):359-380.

89.Salerno M, Kramer C M. Advances in parametric mapping with CMR imaging [J]. JACC Cardiovasc Imaging, 2013, 6(7):806-822.

90.Markl M, Alex F D, Kozerke S, et al. 4D flow MRI[J]. Magn Reson Imaging, 2012,(5):1015-1036

91.Song T, Stainsby J A, Ho V B, et al. Flexible cardiac T_1 mapping using a modified Look-Locker acquisition with saturation recovery [J]. Magn Reson Med, 2012, 67(3):622-627.

92.Sohn D W. Constrictive Pericarditis as a Never Ending Story: What's New[J]. Korean Circ J, 2012, 42(3): 143-150.

93.Florian A, Jurcut R, Ginghina C, et al. Cardiac Magnetic Resonance Imaging in Ischemic Heart Disease: A Clinical Review[J]. Pet Clinics, 2011, 6(4):453.

94.Dacher J N, Caudron J, Fares J, et al. Chronic constrictive pericarditis: MR imaging features [J]. J Radiol, 2010, 91(5 Pt 2):623-629.

95.Belgour A, Christiaens L P, Varroud-Vial N, et al. Chronic pericarditis: CT and MR imaging features[J]. J Radiol, 2010, 91(5 Pt 2): 615-622.

96.Babu-Narayan S V, Gatzoulis M A, Kilner P J. Non-invasive imaging in adult congenital heart disease using cardiovascular magnetic resonance[J]. Journal of Cardiovascular Medicine, 2007, 8(1):23.

97.Isoda H, Imai M, Inagawa S, et al. Magnetic resonance imaging findings of angiosarcoma of the scalp[J]. J Comput Assist Tomogr, 2005, 29(6): 858-862.

98.Lee S H, Suh J S, Lim B I, et al. Intravascular papillary endothelial hyperplasia of the extremities: MR imaging findings with pathologic correlation[J]. Eur Radiol, 2004, 14(5): 822-826.

99.Koeller K K, Rosenblum R S, Morrison A L. Neoplasms of the spinal cord and filum terminale : radiologic - pathologic correlation[J] . Radiographics, 2000 , 20:1721 - 1749.

100.Neubauer S. Cardiac magnetic resonance spectroscopy: potential clinical applications [J]. Herz, 2000, 25(4):452-460.

101.Demaeral P, Wilm G, Robberecht W, et al. MRI of herpes simple xencephalitis [J]. Neuroradiology, 1992, 34:490.

102.Feinberg D A, Shio K O. GRASE(Gradient and spin echo)MR imaging: a new fast clinical technique[J]. Radiology, 1991, 181(2):597-602.

103.Schroth G, Gawehn J, Thron A, et al. Early diagnosis of herpes simple xencephalitis by MRI [J]. Neurology, 1987, 37:179.

中英文专业词汇对照索引

B

包裹性积液（encapsulated effusion）
鼻窦炎（nasosinusitis）
鼻咽（nasal pharynx）
鼻咽癌（nasopharyngeal carcinoma）
鼻咽纤维血管瘤（angiofibroma of nasopharynx）
表皮样囊肿（epidermoid cyst）

C

成人股骨头缺血坏死（ischemic necrosis of femoral head in adult）
重复肾（duplication of kidney）
磁共振波谱（magnetic resonance spectroscopy, MRS）
磁共振功能成像（functional MRI, fMRI）
磁共振弹性成像（magnetic resonance elastography, MRE）
磁敏感加权成像（susceptibility weighted imaging, SWI）
磁共振尿路造影（magnetic resonance urography, MRU）
错构瘤（hamartoma）

D

胆囊腺肌增生症（adenomyomyomatosis of gallbladder）
胆脂瘤（cholesteatoma）
动静脉畸形（arteriovenous malformation, AVM）
动脉导管未闭（patent ductus arteriosus, PDA）
动脉瘤样骨囊肿（aneurysmal bone cyst, ABC）
动静脉畸形（arterio-venous malformation, AVM）
多形性黄色星形细胞瘤（pleomorphic xanthoas-trocytoma, PXA）
多发性硬化（multiple sclerosis, MS）

多发性骨髓瘤 （multiple myeloma, MM）
多囊性肾病变（polycystic kidney disease）

E

恶性纤维组织细胞瘤（malignant fibrous histiocytoma, MFH ）

F

房间隔缺损（atrial septal defect, ASD）
肥厚型心肌病 （hypertrophic cardiomyopathy, HCM）
复杂性囊肿（complicated cyst）

G

钆塞酸二钠注射液（Gd-EOB-DTPA, 普美显）
钆贝葡胺注射液（Gd-BOPTA, 莫迪司）
肝包虫病（hydatid disease of liver）
肝局灶性结节增生（focal nodular hyperplasia, FNH）
肝脓肿（abscess of liver）
肝血色素沉着症 （hemochromatosis）
肝硬化（cirrhosis ）
肝脏炎性假瘤（hepatic inflammatory muscle fiber blastomar）
宫内膜（endometrium）
骨的孤立性浆细胞瘤（solitary plasmacytoma of bone, SPB）
骨巨细胞瘤（giant cell tumor of bone）
孤立性左室心肌致密化不全（LV non-compaction , LVNC）
骨肉瘤（osteosarcoma）
骨软骨瘤（osteochondroma）
骨样骨瘤（osteoid osteoma）
骨纤维异常增殖症（fibrous dysplasis of bone）
骨纤维肉瘤（fibrosarcoma of bone）
灌注加权成像（perfusion weighted imaging, PWI）

H

海绵状血管瘤（cerebral cavernous angioma, CCA）
横纹肌肉瘤（rhabodomyosarcoma）
喉癌（laryngeal carcinoma）

喉咽（laryngeal pharynx）
化脓性骨髓炎（purulent osteomyelitis）
滑膜肉瘤（synovialsarcomas）
化脓性胸膜炎（pyothorax）
黄色肉芽肿性胆囊炎（xanthogranulomatous cholecystitis, XGC）

J

急性播散性脑脊髓炎（acute disseminated encephalomyelitis, ADEM）
急性胰腺炎（acute pancreatitis, AP）
继发性脑损伤（secondary brain injury）
畸胎瘤（teratoma）
急性乳腺炎（acute mastitis）
脊柱侧弯（scoliosis）
脊椎滑脱（spondy lolisthesis）
脊椎结核（tuberculosis of spine）
脊椎退行性变（degenerative spinal disease）
浆液性囊腺癌（serous cystadenocarcinoma）
浆液性囊腺瘤（serous systadenoma）
结核性胸膜炎（tuberculosis pleuritis）
静脉畸形（venous malformation）

K

口咽（oral pharynx）
扩散张量成像（diffusion tensor imaging, DTI）
扩张型心肌病（dilated cardiomyopathy, DCM）
扩散加权成像（diffusion weighted imaging, DWI）

L

良性前列腺增生（benign prostatic hyperplasia, BPH）
颅脑损伤（craniocerebral injury）
颅内血肿（intracranial hematoma）
颅内结核（encephalic tuberculosis）
颅咽管瘤（craniopharyngioma）
卵巢囊肿（ovarian cyst）
卵泡（folliculi）

M

MR血管成像（MR angiography, MRA）
马蹄肾（horseshoe kidney）
慢性胰腺炎（chronic pancreatitis, CP）
慢性乳腺炎（chronic mastitis）
毛细胞星形细胞瘤（pilocytic astrocytoma, PA）
弥漫性轴索损伤（diffuse axonal injury, DAI）

N

囊腺癌（cystadenocarcinoma）
囊性畸胎瘤（cystic teratoma）
脑挫裂伤（cerebral contusion and laceration）
脑灰质异位（cerebral heterotopic gray matter）
脑静脉畸形（cerebral venous malformation, CVM）
脑水肿（cerebral edema）
脑静脉窦血栓形成（cerebral venous sinus thrombosis, CVST）
脑膜瘤（meningioma）
脑外伤后综合征（post-traumatic brain syndrome, PTBS）
脑转移瘤（brain metastasis）
脑震荡（cerebral concussion）
黏液囊肿（mucocele）
黏液潴留囊肿（mucous retention cyst）
黏液性囊腺癌（mucinous cystadenocarcinoma）
黏液性囊腺瘤（mucinous cystadenoma）

P

膀胱癌（bladder carcinoma）
膀胱结核（tubeculosis of urinary bladder）
膀胱结石（bladder calculus）
膀胱肿瘤（tumor of urinary bladder）
皮质下动脉硬化性脑病（subcortical arteriosclerotic encephalopathy, SAE）
皮样囊肿（dermoid cysts）
胼胝体发育不全（hypoplasia of corpuscallosrm）

Q

前列腺（prostate）
前列腺癌（prostate cancer）
腔隙性梗死（lacunar infarction）
缺血性心脏病（ischemic heart disease, IHD）

R

乳腺癌（breast carcinoma）
乳腺脓肿（abscess of breast）
乳腺影像报告和数据系统（Breast Imaging Reporting and Data System, BI-RADS）
软骨肉瘤（chondrosarcoma）

S

肾结核（renal tuberculosis）
肾结石（renal calculus）
肾脓肿（renal abscess）
肾上腺（adrenal glands）
肾上腺非功能性腺瘤（nonfunctioning adrenal adenoma）
肾上腺结核（adrenal tuberculosis）
肾上腺囊肿（adrenal cyst）
肾上腺髓脂瘤（adrenal myelolipoma）
肾上腺增生（adrenal hyperplasia）
肾细胞癌（renal cell carcinoma）
肾血管平滑肌脂肪瘤（renal angioleiomyolipoma）
肾盂癌（renal pelvic carcinoma）
肾脏旋转异常（malrotation of kidney）
室管膜下巨细胞星形细胞瘤（subependymal giant cell astrocytoma, SGCA）
室管膜瘤（ependymoma）
时间飞跃（time of flight, TOF）
室间隔缺损（ventricular septal defect, VSD）
肾单纯性囊肿（simple cyst of kidney）
输尿管结核（ureteral tuberculosis）
输尿管结石（ureteral calculus）
输尿管肿瘤（tumor of ureter）
缩窄性心包炎（constrictive pericarditis, CP）

T

特发性扩张型心肌病（idiopathic dilated cardiomyopathy, IDC）
特发性眶部炎症（idiopathic orbital inflammation）
体素内不相干运动（intravoxel incoherent motion, IVIM）
听神经瘤（acoustic neurinoma）

X

细胞外间质容积分数（extracellular volume fraction, ECV）
膝关节半月板撕裂（meniscus tears）
纤维瘤（fibroma）
先天性胆管扩张症（congenital choledochal cyst, CCC）
限制型心肌病 （restrictive cardiomyopathy, RCM）
纤维腺瘤（fibroadenoma）
腺样体肥大（adenoid hypertrophy）
相位对比（phase contrast, PC）
血氧水平依赖性（blood oxygenation level-dependent, BOLD）
血管肉瘤（angiosarcoma）
血管母细胞瘤（hemangioblastoma, HB）
心血管磁共振（cardiovascular magnetic resonance, CMR）
心脏磁共振特征追踪技术（feature-tracking cardiac magnetic resonance, FT-CMR）
胸膜间皮瘤（mesothelioma of pleura）
胸膜炎（pleurisy）
胸膜增厚、粘连及钙化（pleural thickening, adhesion and calcification）
胸膜肿瘤（pleural tumor）
胸膜转移瘤（metastatic tumor of pleura）
胸内甲状腺肿（intrathoracic goiter）
胸腺瘤（thymoma）

Y

眼眶炎性病变（inflammatory lesion of orbita）
叶间积液（interlobar effusion）
液气胸（hydropneumothorax）
异位肾（ectopic kidney）
胰腺实性假乳头状瘤（solid-pseudopapillary tumors of pancreas, SPTP）
硬膜外血肿（epidural hematoma）

硬膜下血肿（subdural hematoma）
应激性心肌病（Tako- tsubo）
游离性胸腔积液（free pleural effusion）
尤文肉瘤（Ewing sarcoma）
原发性中枢神经系统淋巴瘤（Primary central nervous system lymphoma, PCNSL）
原发性骨淋巴瘤（primary bone lymphoma）
原发性肝细胞癌（primary hepatic carcinoma, PHC）
原发性肾上腺增生（primary adrenal hyperplasia, PAH）

Z

增强对比MRA（contrast enhancement MRA, CE-MRA）
脂肪肉瘤（posonoma）
主动脉瘤（aortic aneurysm, AA）
主动脉夹层（aortic dissection, AD）
蛛网膜下腔出血（subarachnoid hemorrhage）
脂肪瘤（lipoma）
椎管狭窄（spinal stenosis）
椎间盘突出（disc protrusion）
自身免疫性胰腺炎（autoimmune pancreatitis, AIP）
子宫颈癌（cervical carcinoma）
子宫内膜癌（endometrial carcinoma）
子宫内膜异位症（endometriosis）
子宫平滑肌瘤（uterine leiomyoma）
子宫腺肌病（adenomyosis）
纵隔肿瘤（mediastinal）

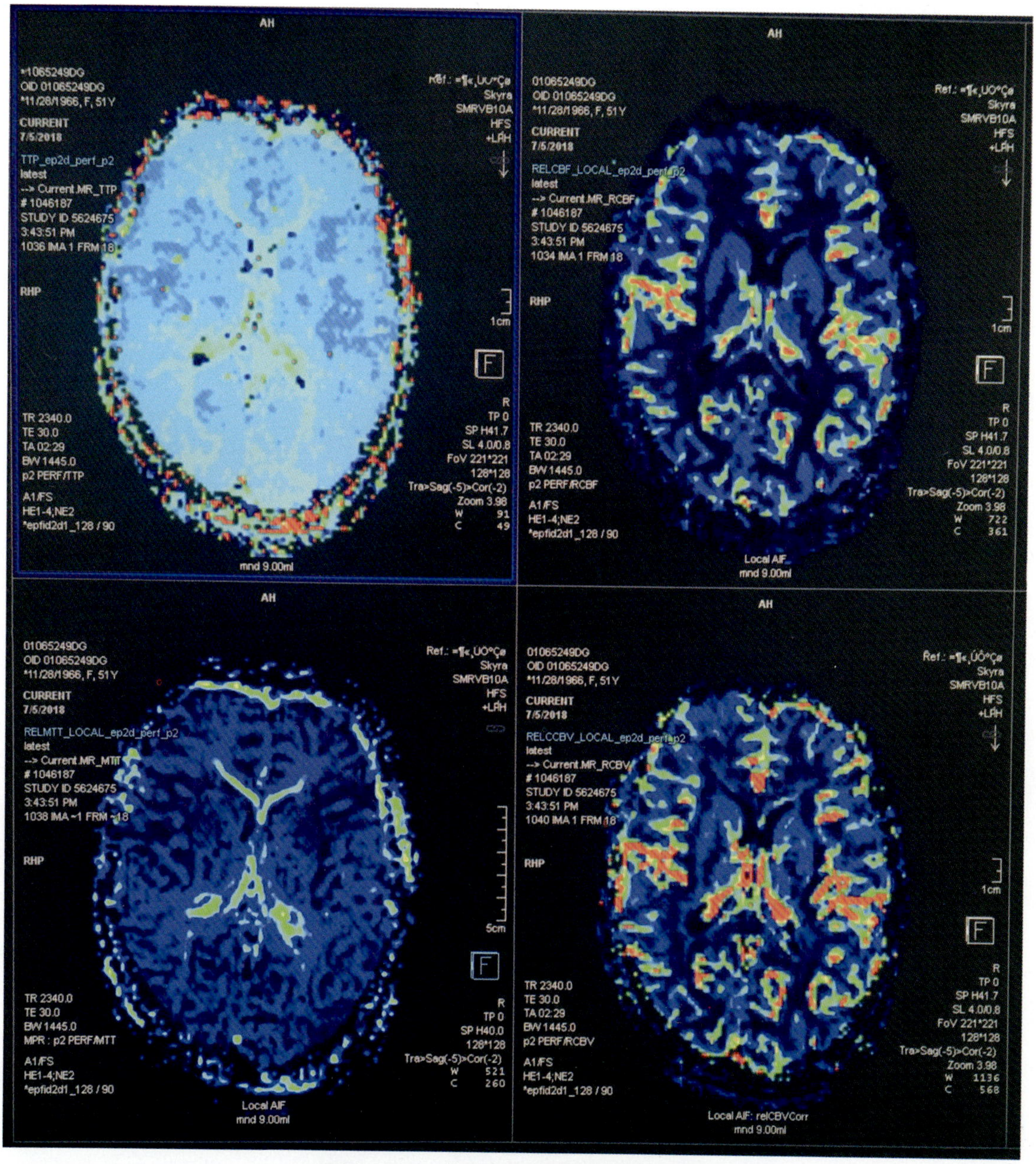

▲图 1-6-2　基底节区层面正常脑灌注图

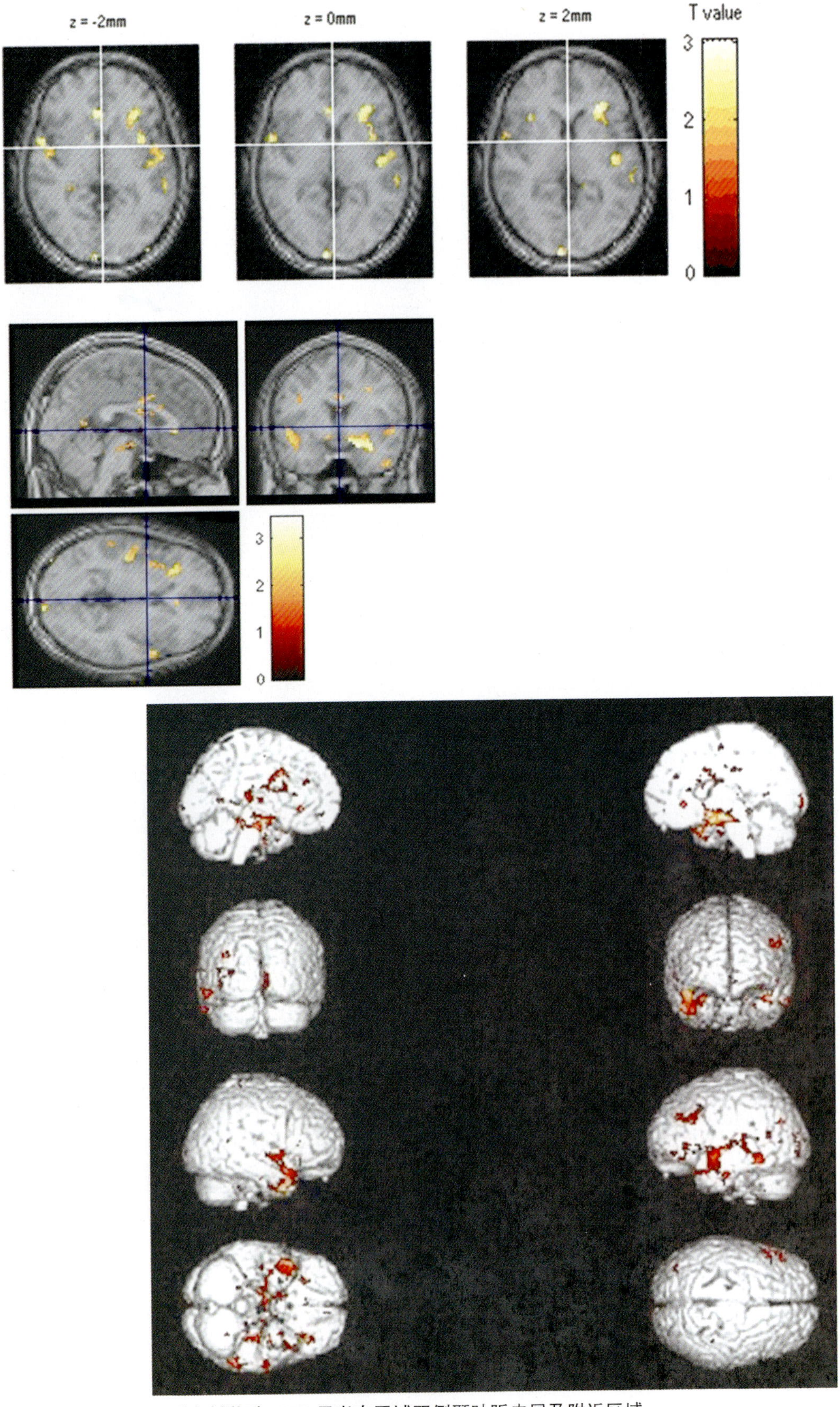

▲图 1-6-3　听力刺激时BOLD示兴奋区域双侧颞叶听皮层及附近区域

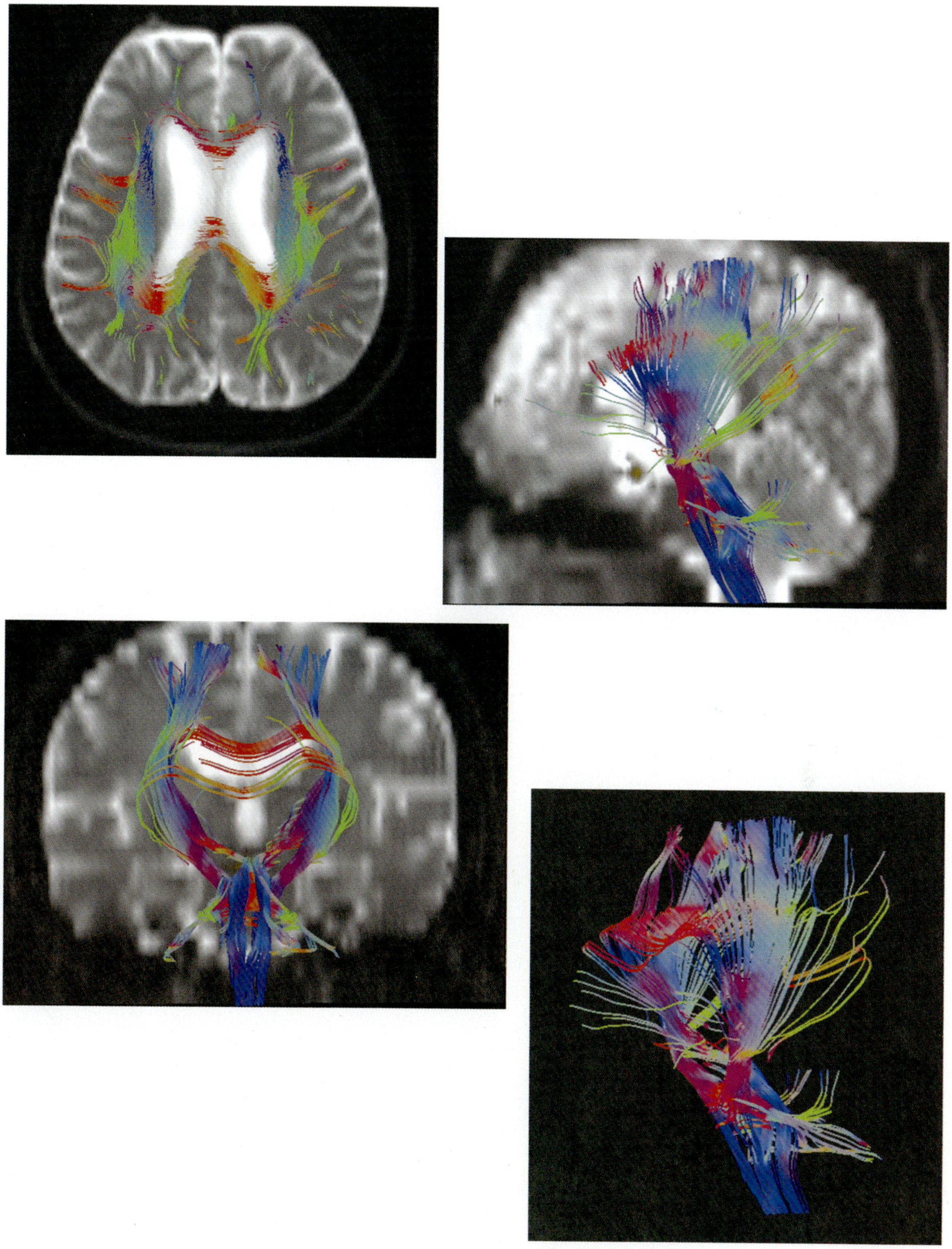

▲图 1-6-5　DTI 成像:大脑正常神经纤维束

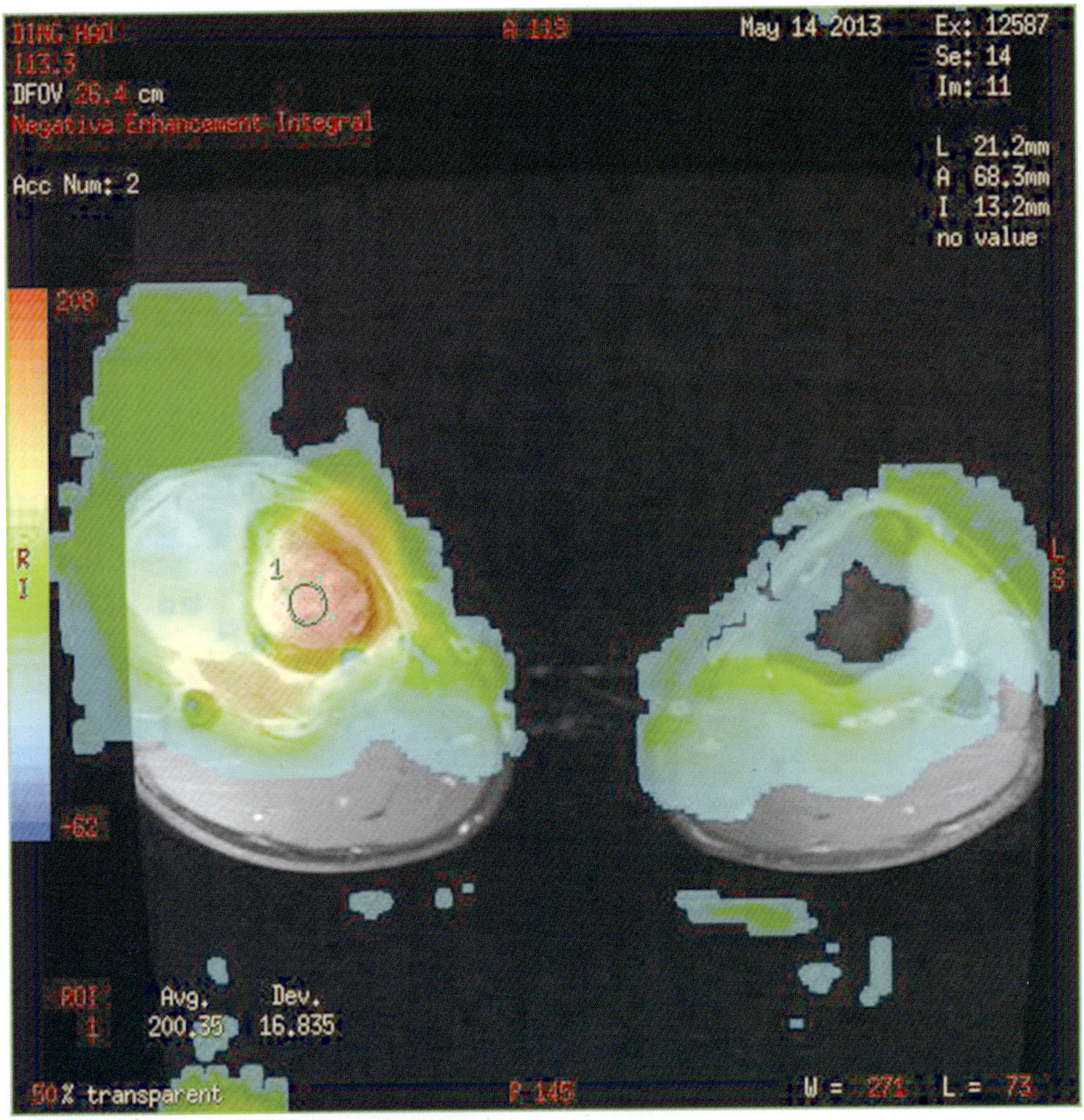

▲图 9-1-4-2　右胫骨近端骨肉瘤，MRI动态对比增强灌注成像，融合图示红色区域为病变肿瘤高灌注区